Gynäkologie
und Geburtshilfe

Gynäkologie und Geburtshilfe

Sicher durch Studium und Praxis

Herausgegeben von

Albrecht Pfleiderer, Meinert Breckwoldt, Gerhard Martius

Mit Beiträgen von

M. Breckwoldt
U. Karck
C. Keck
J. Martius
A. Pfleiderer
H. Schneider
W. Schuth

4., korrigierte Auflage
320 Abbildungen, 103 Tabellen

2001
Georg Thieme Verlag Stuttgart · New York

1. Auflage 1994
2. Auflage 1996
3. Auflage 2000
1. slowakische Auflage 1997
1. tschechische Auflage 1997
1. polnische Auflage 1997
Die 1. und 2. Auflage erschien unter dem Titel „Lehrbuch der Gynäkologie und Geburtshilfe", herausgegeben von G. Martius, M. Breckwoldt, A. Pfleiderer.

Freie Mitarbeiterinnen der Fachredaktion:
Dr. med. A. Neufischer
Dr. med. B. von Moers

Die Deutsche Bibliothek – CIP-Einheitsaufnahme

Gynäkologie und Geburtshilfe : sicher durch Studium und Praxis / hrsg. von A. Pfleiderer ... Mit Beitr. von M. Breckwoldt ... – 4., korrigierte Aufl. – Stuttgart ; New York : Thieme, 2002

Zeichnungen:
M. Voll, Fürstenfeldbruck

Umschlaggestaltung:
Cyclus DTP Loenicker, Stuttgart

Geschützte Warennamen (Warenzeichen) werden nicht besonders kenntlich gemacht. Aus dem Fehlen eines solchen Hinweises kann also nicht geschlossen werden, daß es sich um einen freien Warennamen handele.

Das Werk einschließlich aller seiner Teile ist urheberrechtlich geschützt. Jede Verwertung außerhalb der engen Grenzen des Urheberrechtsgesetzes ist ohne Zustimmung des Verlages unzulässig und strafbar. Das gilt insbesondere für Vervielfältigungen, Übersetzungen, Mikroverfilmungen und die Einspeicherung und Verarbeitung in elektronischen Systemen.

© 1994, 2002 Georg Thieme Verlag
Rüdigerstraße 14, D-70469 Stuttgart
Unsere Homepage: http://www.thieme.de
Printed in Germany
Satz: Gulde-Druck GmbH, Tübingen
Druck: Staudigl/Donauwörth

ISBN 3-13-118904-5   1 2 3 4 5 6

Wichtiger Hinweis:
Wie jede Wissenschaft ist die Medizin ständigen Entwicklungen unterworfen. Forschung und klinische Erfahrung erweitern unsere Erkenntnisse, insbesondere was die Behandlung und medikamentöse Therapie anbelangt. Soweit in diesem Werk eine Dosierung oder eine Applikation erwähnt wird, darf der Leser zwar darauf vertrauen, daß Autoren, Herausgeber und Verlag große Sorgfalt darauf verwandt haben, daß diese Angabe **dem Wissensstand bei Fertigstellung des Werkes** entspricht.

Für die Angaben über Dosierungsanweisungen und Applikationsformen kann vom Verlag jedoch keine Gewähr übernommen werden. **Jeder Benutzer ist angehalten,** durch sorgfältige Prüfung der Beipackzettel der verwendeten Präparate und gegebenenfalls nach Konsultation eines Spezialisten festzustellen, ob die dort gegebene Empfehlung für Dosierungen oder die Beachtung von Kontraindikationen gegenüber der Angabe in diesem Buch abweicht. Eine solche Prüfung ist besonders wichtig bei selten verwendeten Präparaten oder solchen, die neu auf den Markt gebracht worden sind. **Jede Dosierung oder Applikation erfolgt auf eigene Gefahr des Benutzers.** Autoren und Verlag appellieren an jeden Benutzer, ihm etwa auffallende Ungenauigkeiten dem Verlag mitzuteilen.

Vorwort

Schon jetzt können wir – nach noch nicht 2 Jahren – die 4. Auflage der „Gynäkologie und Geburtshilfe" vorlegen.

Die große Nachfrage nach unserem Lehrbuch hätte einen Nachdruck nötig gemacht. Wir haben die Gelegenheit genutzt, das gesamte Buch sorgfältig durchzusehen und neuere und „Lehrbuch-reife" Entwicklungen und Erkenntnisse einzuarbeiten. Dabei ergab sich auch die Gelegenheit, allen Fragen nachzugehen, die uns besonders sorgfältige und kritische Leserinnen und Leser gestellt haben.

So ist mit dieser neuen Auflage wieder ein ganz aktuelles Buch entstanden, in dem die Studentinnen und Studenten der Medizin alles finden, was an Verständnis und Wissen in dem sehr großen Gebiet der Frauenheilkunde heute bis zur Approbation erwartet wird.

Auch dieses Mal gilt unser Dank der großen Bereitschaft und Mithilfe der Leitung und den Mitarbeiterinnen und Mitarbeitern des Thieme-Verlags, insbesondere den Redakteurinnen Frau Dr. Sabine Tettenborn und Frau Antje-Karen Richter.

Albrecht Pfleiderer und
Meinert Breckwoldt   Freiburg, im Mai 2001

Anschriften

Prof. Dr. med. Meinert Breckwoldt
Wonnhaldestraße 9
79100 Freiburg

PD Dr. med. Ulrich Karck
Universitätsfrauenklinik
Abt. Frauenheilkunde und Geburtshilfe II
Hugstetter Straße 55
79106 Freiburg

PD Dr. med. Christoph Keck
Universitätsfrauenklinik
Abt. Frauenheilkunde und Geburtshilfe II
Hugstetter Straße 55
79106 Freiburg

Prof. Dr. med. Gerhard Martius †

Prof. Dr. med. Joachim Martius
Krankenhaus Agatharied
St.-Agatha-Str. 1
83734 Hausham/Obb.

Prof. Dr. med. Albrecht Pfleiderer
Eichbergstraße 34
79117 Freiburg

Prof. Dr. med. Henning Schneider
Universitätsfrauenklinik und
Kantonales Frauenspital
Schanzeneckstraße 1
CH-3012 Bern

PD Dr. med., Dipl.-Psych. Walter Schuth
Universitätsfrauenklinik
Hugstetter Straße 55
79106 Freiburg

Vorwort zur 3. Auflage

Die Frauenheilkunde ist eines der großen Fächer. Das vor Ihnen liegende Buch enthält den Lehrstoff für alle Studentinnen und Studenten bis zur Approbation. Auch wenn dieser Stoff wegen der Überfülle der Fächer bis zum 2. Staatsexamen immer nur unvollständig gelehrt werden kann, ändert dies nichts an der Tatsache, daß jede Ärztin und jeder Arzt dieses Grundwissen beherrschen muß, weil sie nur dann die sich ihnen anvertrauenden Frauen medizinisch korrekt betreuen können.

Die 3. Auflage des Lehrbuchs der Gynäkologie und Geburtshilfe ist im Grunde die 19. des Lehrbuchs der Gynäkologie und die 15. des Lehrbuchs der Geburtshilfe, die auf Heinrich Martius zurückgehen. Die 10. bis 13. Auflage des Lehrbuchs der Gynäkologie wurden von R. Kepp und H.J. Stämmler, die 14. bis 16. von R. Kaiser und A. Pfleiderer, die 8. bis 12. Auflage des Lehrbuchs der Geburtshilfe von G. Martius herausgegeben. Dabei wurde jede Auflage intensiv bearbeitet und nach und nach wurden fast alle Kapitel neu geschrieben, die Zeichnungen und fotografischen Abbildungen erneuert sowie Tabellen und neue Darstellungen aufgenommen. Dadurch war gewährleistet, daß diese Bücher immer aktuell blieben und den wesentlichen Lehrstoff enthielten. Sie begleiteten nicht nur sehr viele Studentinnen und Studenten bis zu ihrem Examen, sondern auch sehr viele Assistenten und Assistentinnen bis zur Anerkennung als Frauenarzt oder Frauenärztin.

Die außergewöhnliche Entwicklung der Medizin in den vergangenen Jahrzehnten und die förmliche Explosion der Erkenntnisse, besonders auch in diesem Fach, hat eine Neugliederung der Lehrbücher für das Fach Frauenheilkunde notwendig gemacht. Dazu wurden 1993 die beiden Lehrbücher für Gynäkologie und Geburtshilfe intensiv bearbeitet, auf die Hälfte gekürzt und in einem Band von G. Martius, M. Breckwoldt und A. Pfleiderer als 1. Auflage neu herausgegeben. Die Neubearbeitung findet jetzt mit der 3. Auflage einen ersten Abschluß. In dieser Phase ist Gerhard Martius, der Sohn von Heinrich Martius, überraschend gestorben. In seiner Hand hatten große Teile der Geburtshilfe gelegen. Um die Einheitlichkeit des Buches zu erhalten, haben wir seine Kapitel übernommen.

Dieses neue Lehrbuch „Gynäkologie und Geburtshilfe" enthält jetzt nur noch das zur Approbation notwendige Wissen. Die an diesem Fach besonders interessierten Leser finden den Lehrstoff für die Weiterbildung zum Frauenarzt/Frauenärztin, besonders aber für die speziellen fakultativen Weiterbildungen in Geburtshilfe, Perinatalmedizin, gynäkologischer Endokrinologie, Reproduktionsmedizin sowie in operativer und onkologischer Gynäkologie in weiteren Lehrbüchern.

Bei der großen Fülle des Stoffs, der Entwicklung in diesem Fach und der Notwendigkeit, ein Grundwissen in Gynäkologie und Geburtshilfe optimal zu vermitteln, wurde diese dritte Auflage des Lehrbuchs noch einmal grundlegend überarbeitet. Dabei blieb jetzt kein Kapitel unberücksichtigt; zwölf Kapitel wurden ganz neu geschrieben. Die Anordnung der Kapitel wurde geändert, die Inhalte systematisiert und durch weitere Schaubilder sowie durch die Farbgebung auf das etwas veränderte Lernverhalten der Studentinnen und Studenten abgestimmt. Mit mehr Tabellen und grafischen Darstellungen sowie vielen neuen Fotografien haben wir versucht, den Text aufzulockern und besser lernbar zu machen. Der gesamte Text wurde sorgfältig revidiert, durch neue Erkenntnisse und Daten ergänzt und noch mehr auf das notwendige Grundwissen gestrafft. Zwei junge, dynamische Kolleginnen, Frau Antje Richter und Frau Antje Voß, haben als Redakteurinnen fast zu jeder Aussage bohrende Fragen gestellt und dafür gesorgt, daß Unklares und Unübersichtliches erklärt, in grafischen Darstellungen erläutert und Überschneidungen vermieden wurden. Die Darstellung erfolgte nach einheitlichem Muster. Alle Zeichnungen wurden durch Herrn Markus Voll neu gestaltet und das Druckbild grundsätzlich verändert.

In gemeinsamer und äußerst fruchtbarer Arbeit ist so nicht nur als Ausdruck unserer persönlichen, jahrzehntelangen, harmonischen und glücklichen Zusammenarbeit, sondern auch in anregender und sehr erfolgreicher Kooperation mit dem Georg Thieme Verlag und allen seinen Mitarbeiterinnen und Mitarbeitern ein vollkommen neues Lehrbuch der Gynäkologie und Geburtshilfe entstanden. Dieses moderne Lehrbuch wird sich konsequent in die Tradition der „Martius-Lehrbücher" einreihen und soll auch deshalb dem Andenken an Herrn Professor Dr. Gerhard Martius gewidmet sein.

Albrecht Pfleiderer und
Meinert Breckwoldt

Freiburg, im Juli 1999

Inhaltsverzeichnis

Gynäkologie

1 Sexuelle Differenzierung und ihre Störungen 1
M. Breckwoldt

1.1	**Normale Geschlechtsentwicklung**	1
	Oogenese	1
	Festlegung des Geschlechts	1
	Chromosomales Geschlecht	1
	Entwicklung und Differenzierung der Genitalorgane	4
	Genitaltrakt	4
1.2	**Störungen der Geschlechtsentwicklung** .	5
	Ursachen	5
	Numerische Chromosomenaberration ..	5
	Strukturanomalien der Chromosomen ..	6

Gonadendysgenesie 6
   Ullrich-Turner-Syndrom 7
   „Reine" Gonadendysgenesie und Swyer-Syndrom 7
   Triplo-X-Syndrom 7
Intersexualität 7
   Echter Zwitter 8
   Männlicher Scheinzwitter 9
   Testikuläre Feminisierung 9
   Transsexualität 12

Literatur 12

2 Anatomie, Topographie und Funktion der weiblichen Genitalorgane 13
A. Pfleiderer nach Vorgaben von G. Martius

2.1	**Skelett und Becken der Frau**	13
2.2	**Bauchwand und Beckenboden**	13
2.3	**Genitalorgane der Frau**	15
	Äußeres Genitale	15
	Inneres Genitale	16
	Introitus vaginae	16
	Vagina	16
	Uterus	18

Tube 19
Ovarium 19
Haltevorrichtungen des inneren Genitales und das Beckenbindegewebe . 21
Topographie des inneren Genitales 21
Gefäßversorgung 21
Innervation 22

2.4 Mamma 22

3 Fehlbildungen der weiblichen Genitalorgane und der Mamma 24
M. Breckwoldt

3.1	**Genitalfehlbildungen**	24
	Agenesien, Aplasien und Atresien	24
	Hymen	24
	Vagina und Uterus	25
	Septierungen und Doppelbildungen der Genitalorgane	25
3.2	**Fehlbildungen der unteren Harnorgane** .	27
	Spaltbildungen der ableitenden Harnwege	27

Urethradivertikel 28
Doppelbildungen der Harnleiter 28
Beckenniere 29

3.3 Verschlüsse und Fehlmündungen des Enddarmes 29

3.4 Kongenital determinierte Anomalien der Mamma 30

Literatur 31

4 Gynäkologische Untersuchung ... 32
A. Pfleiderer

4.1 Vorgehen bei der gynäkologischen Untersuchung ... 32
Voraussetzungen zur gynäkologischen Untersuchung ... 32
Untersuchung der Brüste ... 32
    Untersuchung der Brustdrüse durch den Arzt ... 32
    Selbstuntersuchung der Brust ... 33
Lagerung der Patientin ... 34
Inspektion und Palpation des Abdomens ... 34
Inspektion des äußeren Genitales ... 34
Spekulumuntersuchung ... 35
Kolposkopische Untersuchung ... 36
Zellabstrich ... 36
Sekretentnahme zur Erregersuche ... 37
Austastung der Vagina ... 37
Bimanuelle Tastuntersuchung ... 38
Rektale Tastuntersuchung ... 39
Rektovaginale Tastuntersuchung ... 39
Befunddokumentation ... 39

4.2 Untersuchung beim Kind ... 40

4.3 Untersuchung zur Krebsvorsorge und Krebsfrüherkennung ... 41
Bedeutung der Früherkennungsuntersuchung ... 41
Durchführung der Vorsorgeuntersuchung ... 42

Literatur ... 46

5 Geschlechtsspezifische Funktionen und ihre Störungen ... 47
M. Breckwoldt

5.1 Neuroendokrine Regulation der Sexualhormonsynthese ... 47
Ovarielle Steroidhormonsynthese ... 47
    Gestagene ... 47
    Androgene ... 50
    Östrogene ... 50

5.2 Geschlechtsspezifische Funktionen in den einzelnen Lebensphasen der Frau ... 50
Lebensphasen der Frau ... 50
Normale geschlechtsspezifische Entwicklung im Kindes- und Jugendalter ... 50
    Neugeborenenphase ... 50
    Kindheit ... 50
    Pubertät mit Adoleszenz ... 52
Störungen der geschlechtsspezifischen Entwicklung im Kindes- und Jugendalter ... 55
    Angeborenes AGS ... 55
    Pubertas praecox ... 55
    Pubertas tarda ... 55
    Anorexia nervosa ... 56
Normale Ovarialfunktion während der Geschlechtsreife – menstrueller Zyklus ... 56
    Follikelphase ... 58
    Corpus-luteum-Phase ... 59
    Zyklische Veränderungen an extragenitalen Erfolgsorganen ... 61
Menstruation und Menstruationshygiene ... 62
Zyklusanomalien ... 63
    Diagnostisches Vorgehen ... 63
    Ursachen und Klassifikationen ovarieller Funktionsstörungen ... 68
    Dysmenorrhö ... 74
Prämenstruelles Syndrom, Klimakterium und Postmenopause ... 74
    Prämenstruelles Syndrom ... 74
    Klimakterium und Postmenopause ... 75

Literatur ... 77

6 Störungen der Fruchtbarkeit ... 78
M. Breckwoldt, C. Keck

6.1 Definitionen ... 78
Fertilität ... 78
Sterilität ... 78
Infertilität ... 78

6.2 Epidemiologie ... 78

6.3 Ursachen ... 78
Störungen der weiblichen Fertilität ... 78
Hypothalamisch-hypophysäre Ursachen ... 79
Ovarielle Ursachen ... 81
Störungen im Bereich der Tuben ... 81
Uterine Ursachen ... 81
Zervikale Ursachen ... 81
Vaginale Ursachen ... 81
Psychogene Ursachen ... 81
Extragenitale Ursachen ... 82
Störungen der männlichen Fertilität ... 82

6.4	**Diagnostik bei Fertilitätsstörungen**	82		Glucocorticoide	89
	Anamnese	82		Dopaminagonisten	90
	Diagnostische Maßnahmen beim Mann	82		Androgene	90
	Klinische Untersuchung	82		Operative Rekonstruktion bei tubarer Sterilität	90
	Hormonstatus	84		Operative Therapie bei uteriner Sterilität	91
	Spermiogramm	84		Technisch assistierte Reproduktion	91
	Diagnostische Maßnahmen bei der Frau	84		Insemination	91
	Gynäkologische und klinische Untersuchung	84		Extrakorporale Insemination	92
	Zervixbeurteilung	84	**6.6**	**Ethische und juristische Aspekte**	93
	Zyklusdiagnostik	84		Homologe Insemination	93
	Labor	86		Heterologe Insemination	93
	Funktionstests	86		In-vitro-Fertilisation	93
	Bildgebende Verfahren	86		Leihmutterschaft	93
	Invasive Maßnahmen	87		Eizellspende	93
6.5	**Therapie und Prognose**	87		Präimplantationsdiagnostik und Veränderung des Erbguts	93
	Medikamentöse Therapie	87			
	GnRH und Gonadotropine	87		**Literatur**	93
	Clomifen	89			

7 Kontrazeption zur Familienplanung und Geburtenkontrolle ... 94
M. Breckwoldt

7.1	**Anforderungen an kontrazeptive Methoden**	94		Unerwünschte Wirkungen	99
				Erwünschte Nebenwirkungen	100
7.2	**Methoden der Kon(tra)zeption**	94		Arzneimittelinterferenzen	101
	Natürliche Methoden	94		Verschreibungspraxis	101
	Zeitwahlmethode	94		Fertilität	104
	Billings-Methode	95		Morning-after-pill	104
	Basaltemperaturmessung	95		Antigestagene	105
	Symptothermale Methode	95		Definitive Kontrazeption: Sterilisation der Frau	105
	Coitus interruptus	95		Kontrazeptive Methoden in der Entwicklung	105
	Chemische Methoden	95		Silikonplastikkapseln	105
	Vaginale Spülungen	95		Gestagenvaginalringe	105
	Mechanische Methoden	95		GnRH-Agonisten	106
	Kondom	95		Vakzine	106
	Scheidendiaphragma	96			
	Intrauterinpessare (IUP)	96		**Literatur**	106
	Hormonale Kontrazeptiva	97			

8 Gynäkologische Psychosomatik ... 107
W. Schuth

8.1	**Einleitung**	107	**8.2**	**Psychosomatische Störungen**	109
	Informationsvermittlung	107		Funktionelle Sexualstörungen	110
	Psychosoziale Beratung	108		Chronische Unterbauchschmerzen	112
	Klinisch-psychologische Verfahren	108		Die Frau im normativen Übergang „Klimakterium"	114
	Überweisung der Patientin	109			
				Literatur	116

9 Entzündliche Erkrankungen ... 117
A. Pfleiderer

9.1	**Besonderheiten der Vulvaregion** ...	117		Akute Zervizitis ...	128
	Pruritus vulvae ...	117		Chronische Zervizitis ...	128
				Endometritis ...	129
9.2	**Entzündliche Erkrankungen der Vulva** ...	118			
	Unspezifische Vulvitis ...	118	9.6	**Entzündliche Erkrankungen der**	
	Vulvadystrophie ...	118		**Parametrien** ...	129
	Hyperplastische Dystrophie ...	119			
	Lichen sclerosus ...	120	9.7	**Entzündliche Erkrankungen der**	
	Gemischtförmige Dystrophie ...	121		**Adnexe** ...	130
	Umschriebene Entzündungsprozesse im Bereich der Vulva ...	121	9.8	**Genitaltuberkulose** ...	134
	Folliculitis und Furunculosis vulvae ...	121	9.9	**Entzündliche Erkrankungen der Brust** ...	135
	Bartholinitis ...	121		Thelitis ...	135
				Mastitis puerperalis ...	135
9.3	**Besonderheiten der Vagina** ...	122		Mastitis nonpuerperalis ...	135
	Physiologie der Vagina ...	122			
	Bakterielle Vaginose ...	123	9.10	**Entzündungen im Kindesalter** ...	136
	Fluor genitalis ...	124		Vulvitis ...	136
				Vulvovaginitis ...	136
9.4	**Entzündliche Erkrankungen der Vagina**	126		Kolpitis ...	137
	Kolpitis ...	126		Therapie ...	137
	Toxisches Schocksyndrom (TSS) ...	128			
				Literatur ...	137
9.5	**Entzündliche Erkrankungen des Uterus**	128			
	Zervizitis ...	128			

10 Sexuell übertragbare Erkrankungen ... 138
A. Pfleiderer

10.1	**Bakterien als Erreger sexuell übertragbarer Erkrankungen** ...	139		HIV-Infektion und AIDS ...	147
	Chlamydieninfektion ...	139		Weitere Virusinfektionen ...	149
	Gonorrhö ...	141	10.3	**Parasiten als Erreger sexuell übertragbarer Erkrankungen** ...	149
	Mykoplasmainfektionen ...	142		Trichomoniasis ...	149
	Syphilis ...	142		Andere sexuell übertragbare parasitäre Infektionen ...	150
	Ulcus molle ...	144			
	Lymphogranuloma inguinale ...	144			
10.2	**Viren als Erreger sexuell übertragbarer Erkrankungen** ...	144	10.4	**Entzündliche Erkrankungen des Genitales durch Pilze** ...	151
	Herpes genitalis ...	144		Kandidamykose ...	151
	Papillomavirusinfektion ...	146			
				Literatur ...	152

11 Tumorartige Veränderungen und gutartige Tumoren ... 153
A. Pfleiderer

11.1	**Vulva** ...	153	11.3	**Cervix uteri** ...	154
	Papillome ...	153		Zervikales Drüsenfeld ...	154
	Zysten ...	153		Zervixpolyp ...	157
	Schweißdrüsenadenom ...	153			
			11.4	**Corpus uteri** ...	159
11.2	**Vagina** ...	153		Endometriumpolyp ...	159

	Endometriose (M. Breckwoldt)	160		Symptomatik aller Tumoren oder tumorähnlichen Veränderungen	177
	Uterusmyom	163		Komplikationen aller Tumoren oder	
	Myom in der Schwangerschaft	169		tumorähnlichen Veränderungen	177
11.5	**Tuben**	169		Achsen- oder Stieldrehung	177
				Infektion	178
11.6	**Ovar**	171		Ruptur	178
	Physiologische Vorgänge im Ovar	171		Diagnostik aller Tumoren oder	
	Funktionelle Zysten und Retentionszysten des Ovars	171		tumorähnlichen Veränderungen	178
	Follikelzysten	171		Differentialdiagnose	179
	Zystische Veränderungen des Corpus luteum	173		Therapie gutartiger Ovarialtumoren	181
	Stromahyperplasie und Stromaödem	173	11.7	**Mamma**	182
	Einteilung der echten Ovarialtumoren	173		Mastopathie	182
	Besonderheiten der gutartigen, echten Tumoren des Ovars	173		Fibroadenome und Solitärzysten der Mamma	184
	Gutartige epitheliale Ovarialtumoren	173		Sezernierende Mamma und Milchgangspapillome	184
	Keimstrang-Stroma-Tumoren	176			
	Tumoren der Keimzellen	176		**Literatur**	184

12 Maligne Tumoren ... 185
A. Pfleiderer

12.1	**Allgemeine Onkologie**	185	12.5	**Maligne Tumoren der Tuben**	208
12.2	**Maligne Tumoren der Vulva**	186	12.6	**Maligne Tumoren der Ovarien**	209
	Vulväre intraepitheliale Neoplasie (VIN)	187		Borderline-Tumoren	209
	Invasives Vulvakarzinom	188		Ovarialkarzinom	210
	Vulvamelanom	190		Extraovariales seröses Karzinom	215
				Granulosazelltumor	215
12.3	**Maligne Tumoren der Vagina**	191		Maligne Keimzelltumoren	216
12.4	**Maligne Tumoren des Uterus**	192	12.7	**Maligne Tumoren der Mamma**	217
	Zervikale intraepitheliale Neoplasie (CIN)	192		Carcinoma in situ der Mamma	217
	Invasives Zervixkarzinom	195		Invasives Mammakarzinom	218
	Endometriumkarzinom	201		Mammakarzinom in der Schwangerschaft	226
	Sarkom des Uterus	206			
	Chorionkarzinom (M. Breckwoldt)	208		**Literatur**	227

13 Krebsnachsorge und Rezidiv ... 228
A. Pfleiderer, W. Schuth

13.1	**Grundlagen der Rezidiverkennung und Behandlung**	228		Voraussetzungen einer psychoonkologischen Intervention	230
	Zeitpunkt des Rezidivs	228		Bewältigung von Krankheit, Therapie und deren Folgen	231
	Lokalisation des Rezidivs	228			
	Diagnostik des Rezidivs	228		Psychosoziale Situation der Patientin mit Rezidiv	233
	Therapie des Rezidivs	228			
	Kurative Therapie	228		Die Patientin in der Terminalphase	234
	Palliative Therapie	229			
	Umgang mit Krebspatientinnen	230	13.2	**Nachsorgeuntersuchung**	236
	Krebspatientinnen sind „besondere" Patientinnen	230		Zeitpunkt	236
				Ablauf	236

Vulvakarzinom	236	Rezidiv	238
Rezidiv	236	Mammakarzinom	239
Zervix- und Vaginalkarzinom	237	Spezielle Maßnahmen der Nachsorge	239
Rezidiv	237	Rezidiv	240
Endometriumkarzinom	238	**13.3 Rehabilitation**	241
Rezidiv	238		
Ovarialkarzinom	238	**Literatur**	241

14 Lageveränderungen des Genitales ... 242
A. Pfleiderer

Intraperitoneale Lagevariationen des Genitales	242	**Literatur**	248
Extraperitoneale Lageveränderungen des Genitales – Deszensus und Prolaps	244		

15 Harninkontinenz ... 249
A. Pfleiderer

Physiologie des Blasenverschlusses	249	Reflexinkontinenz	251
Formen und Ursachen der Harninkontinenz	249	Überlaufinkontinenz	251
		Diagnostik	251
Streßinkontinenz	250	Therapie	253
Hypotone (hyporeaktive) Urethra	250	Harnfisteln	255
Urgeinkontinenz	250		
		Literatur	255

Geburtshilfe

16 Entstehung einer Schwangerschaft ... 256
M. Breckwoldt nach Vorgaben von G. Martius

Physiologie von Sexualverhalten und Sexualakt (A. Pfleiderer)	256	Konjugation, Frühentwicklung in der Tube	261
Psychologische Gesichtspunkte	256	Versorgung des befruchteten Eies	261
Annäherung der Partner und erogene Zonen	256	Implantation	261
Physiologische Reaktionsphasen des Sexualzyklus	256	Plazentation	262
		Trophoblastdifferenzierung	263
		Dezidualisation	263
Physiologische Reaktionen der Sexualorgane der Frau	257	Übergang in die hämatotrophe Phase	263
Physiologische Reaktionen der Sexualorgane des Mannes	258	Immunschutz des Schwangerschaftsproduktes	263
Normales Sexualverhalten von Frau und Mann	258	Intrakavitäre uterine Veränderungen, Differenzierung der Dezidua, Zottenreduktion	263
Sexualverhalten und Reaktionsablauf in Abhängigkeit vom Alter	258	Entwicklung von Embryo, Eihäuten und Nabelschnur	264
Vorbereitung der Gameten	259	Voraussetzungen für die Entstehung einer Schwangerschaft (Potentia generandi)	265
Befruchtung	260		

17 Plazenta, Eihäute, Fruchtwasser und Nabelschnur ... 266
M. Breckwoldt, U. Karck

17.1 Plazenta ... 266
Fetaler Teil der Plazenta ... 266
Materner Teil der Plazenta ... 267
Stoffaustausch ... 267
    Passive Stoffbewegung ... 267
    Aktiver Stofftransport ... 267
    Zusätzliche Einrichtungen für den Gasaustausch in der Plazenta ... 268
Endokrine Funktionen ... 269
    Schwangerschaftshormone ... 269
    Schwangerschaftsproteine ... 270
    Immunologie ... 270

17.2 Eihäute ... 271

17.3 Fruchtwasser ... 271

17.4 Nabelschnur ... 271

Literatur ... 272

18 Schwangerschaftsveränderungen des mütterlichen Organismus ... 273
H. Schneider

18.1 Herz-Kreislauf-System ... 273
Abnahme des peripheren Gefäßwiderstandes ... 273
Zunahme des zirkulierenden Blutvolumens und des Herzminutenvolumens ... 273
Zunahme der Herzgröße ... 274
Zunahme des Venendrucks ... 274

18.2 Hämatologie ... 275
Eisenstoffwechsel ... 275
Leukozyten ... 275
Thrombozyten und Gerinnungsfaktoren ... 275

18.3 Lunge ... 275

18.4 Niere und ableitende Harnwege ... 275
Morphologische Veränderungen ... 275
Funktionelle Veränderungen ... 276

18.5 Gastrointestinaltrakt ... 276
Mund ... 276
Speiseröhre, Magen, Dünn- und Dickdarm ... 276
Gallenblase ... 276
Leber ... 276

18.6 Endokrines System ... 277
Hypophyse ... 277
    Hypophysenvorderlappen ... 277
    Hypophysenhinterlappen ... 277
Ovarien ... 277
Schilddrüse ... 277
Nebenschilddrüse ... 278
Nebennierenrinde ... 278

18.7 Intermediärer Stoffwechsel ... 278
Kohlenhydratstoffwechsel ... 278
Proteinstoffwechsel ... 279
Fettstoffwechsel ... 279
Elektrolyt- und Spurenelementstoffwechsel ... 279

18.8 Mamma ... 279

18.9 Genitale ... 280
Vulva, Vagina ... 280
Uterus ... 280
    Myometrium ... 280
    Endometrium ... 281

18.10 Haut ... 281
Hyperpigmentation ... 281
Vaskuläre Veränderungen ... 282
Striae gravidarum ... 282

18.11 Psyche ... 283
    1. Trimenon ... 283
    2. Trimenon ... 283
    3. Trimenon ... 284

Literatur ... 284

19 Spezielle Untersuchungsmethoden in der Geburtshilfe ... 285
M. Breckwoldt

19.1 HCG-Test ... 285

19.2 Ultraschall ... 286
Ultraschalluntersuchung in der Frühgravidität ... 286
Fetometrie ... 287

Fehlbildungsdiagnostik 288
Plazentalokalisation und -reife 288
Fruchtwassermenge 288
Dopplersonographische Blutflußmessung . 288

19.3 Kardiotokographie (CTG) 289
Tokographie 289
Kardiographie 290
Beurteilung der Kardiotokographie 291
Anwendung der Kardiotokographie 294
Antepartuales Kardiotokogramm 294

19.4 Pränatale Diagnostik 295
Triple-Test 295
Amniozentese 295
Chordozentese 296
Chorionzottenbiopsie 296
Amnioskopie 297
Fetoskopie 297

Literatur 297

20 Vorsorgeuntersuchungen in der Schwangerschaft 298
A. Pfleiderer

20.1 Einführung 298
Mutterschutzgesetz,
Mutterschaftsrichtlinien, Mutterpaß 301

20.2 Vorsorgeuntersuchung vor Schwangerschaftsbeginn 301

20.3 Präimplantationsdiagnostik 301

20.4 Erstuntersuchung in der Schwangerschaft 302
Anamnese 302
Ermittlung des Schwangerschaftsbeginns,
Berechnung des Geburtstermins 302
Untersuchung der Schwangeren 304
Ultraschalluntersuchung 306
Erste Beratung der Schwangeren 307
Ernährung 307
Medikamente 308
Genußmittel 308
Beruf 308
Sport 308
Reisen 308

Beratung über mögliche Risiken 308

20.5 Vorsorgeuntersuchungen im 3. bis 6. Monat 309
Untersuchung der Schwangeren 309
Pränatale Diagnostik 309

20.6 Impfungen in der Schwangerschaft 312

20.7 Vorsorgeuntersuchungen im 3. Trimenon 312
Untersuchung und Beratung der Schwangeren 312
Gynäkologisch-geburtshilfliche Untersuchung 312
Allgemeine körperliche Untersuchung . . 314
Beratung 314
Untersuchung des Feten 314

20.8 Geburtsvorbereitung (Psychoprophylaxe) 315

Literatur 315

21 Mütterliche Erkrankungen 316
H. Schneider

21.1 Schwangerschaftserkrankungen 316
Frühgestosen 316
Übelkeit, Emesis und Hyperemesis gravidarum 316
Hypertensive Schwangerschaftserkrankungen (HES) 317
Isolierte Hypertonie 318
Präklampsie 319

21.2 Schwangerschaftsunabhängige Erkrankungen 324
Endokrines System 324
Diabetes mellitus 324
Schilddrüsenerkrankungen 329
Hyperthyreose 329

Hypothyreose 329
Erkrankungen der Nebenschilddrüse und der Nebenniere 329
Hypophyse 329
Prolaktinom 329
Diabetes insipidus 330
Sheehan-Syndrom 330
Herz- und Kreislauferkrankungen 331
Herzerkrankungen 331
Hypotone Kreislaufdysregulation 333
Vena-cava-Kompressionssyndrom 334
Hämatologische Erkrankungen 334
Anämie 334
Eisenmangelanämie 335
Folsäuremangelanämie 335

Thalassämie	335
Sichelzellanämie	335
Thrombophilie	336
Hämorrhagische Diathese	336
Lungenerkrankungen	336
Lungentuberkulose	336
Sarkoidose	337
Asthma bronchiale	337
Pneumonie	338
Bakterielle Pneumonie	338
Virale Pneumonie	338
Erkrankungen des Gastrointestinaltraktes	338
Sodbrennen	338
Gastroduodenalulkus	338
Chronisch-entzündliche Darmerkrankung	338
Appendizitis	338
Erkrankungen von Leber und Pankreas	339
Intrahepatische Cholestase	339
Cholezystolithiasis	339
HELLP-Syndrom	339
Akute Fettleber	339
Pankreatitis	339
Erkrankungen der Nieren und ableitenden Harnwege	340
Harnwegsinfektionen	340
Asymptomatische Bakteriurie	340
Zystitis	340
Pyelonephritis	340
Nephrolithiasis	340
Akutes Nierenversagen	341
Chronische, vorbestehende Nierenerkrankung und Nierentransplantation	341
Hautkrankheiten	342
Schwangerschaftsdermatosen	342
Generalisierter Juckreiz	342
Herpes gestationis	342
Juckende polymorphe Dermatose	343
Prurigo gestationis	343
Progesteronbedingte Autoimmundermatitis	343
Systemischer Lupus erythematodes (SLE)	343
Neurologische Erkrankungen	344
Kopfschmerzen/Migräne	344
Intrakranielle Blutungen	344
Subarachnoidalblutung (SAB)	344
Intrazerebrale Blutung (IZB)	344
Hirninfarkt	345
Sinusthrombose	345
Hirntumoren	345
Multiple Sklerose	345
Myasthenia gravis	345
Karpaltunnelsyndrom	345
Neuralgien	346
Epilepsie	346
Psychiatrische Erkrankungen	347
Affektive Veränderung	347
Wochenbettpsychose	347
Drogen in der Schwangerschaft	347
Maligne Erkrankungen	347
Mammakarzinom	347
Morbus Hodgkin/akute und chronische Leukämie	348
Zervixkarzinom	348
Fetomaternale Blutgruppeninkompatibilitäten	348
Inkompatibilität im Rhesussystem	348
Inkompatibilität im AB0-System	353
Inkompatibilität infolge irregulärer Antikörper	353
Literatur	353

22 Infektionen in der Schwangerschaft ... 355
J. Martius

22.1 Allgemeines zur Diagnostik	355
22.2 Virale Infektionen	355
Röteln	355
Masern und Mumps	357
Ringelröteln	357
Herpes simplex	357
Herpes genitalis	357
Varizellen und Herpes zoster	358
Zytomegalie	359
Mononukleose	360
Infektionen durch Viren des Respirationstraktes und Enteroviren	360
AIDS (Aquired immune deficiency syndrome)	360
Virushepatitis	360
Hepatitis A	360
Hepatitis B	361
Non-A-Non-B-Hepatitis	362
Condylomata acuminata	362
22.3 Bakterielle Infektionen	362
Infektionen mit Streptokokken der Gruppe B	362
Infektionen mit Chlamydia trachomatis	363
Gonorrhö	364
Syphilis (Lues)	364
Listeriose	365
Bakterielle Vaginose	366
Unspezifische Harnwegsinfektion	366

22.4	**Parasitäre Infektionen**	366	**22.5 Mykosen**	368
	Toxoplasmose	366	Kandidose	368
			Literatur	368

23 Entwicklungs- und Nidationsstörungen der Schwangerschaftsanlage 369
M. Breckwoldt nach Vorgaben von G. Martius

	Anlage- und Reifungsstörungen	369	Gravidität bei liegender	
	Molenschwangerschaft	369	Intrauterinspirale	373
	Blasenmole	369	Extrauteringravidität	373
	Fehlgeburt	369		
	Abruptio graviditatis	372	**Literatur**	376

24 Regelhafte Geburt 377
A. Pfleiderer

24.1	**Das Kind als Geburtsobjekt**	377	**24.4**	**Spontangeburt aus Hinterhauptslage**	382
				Geburtsmechanismus	382
24.2	**Der Geburtskanal**	378		Vor Beginn der Geburt	382
	Knöchernes Becken und Beckenräume	378		Eintritt in das Becken	382
	Weichteilrohr	379		Durchtritt durch das Becken	383
	Führungslinie	380		Austritt aus dem Geburtskanal	384
				Klinischer Ablauf der Geburt	384
24.3	**Die Wehen**	380		Eröffnungsperiode	384
	Wehenbeginn	380		Austreibungsperiode, Preßperiode	384
	Wehentätigkeit	381		Nachgeburtsperiode	385
				Dauer der Geburt	385
				Literatur	385

25 Überwachung und Leitung der Geburt 386
H. Schneider

25.1	**Geburtsbeginn**	386	**25.3**	**Apparative Überwachung des Fetus und der Wehentätigkeit**	394
	Aufnahmeuntersuchung	386		Kardiotokographie (CTG)	394
	Äußere Untersuchung	386		Suspekte und pathologische Befunde	
	Vaginale Untersuchung	386		der fetalen Herzfrequenz	394
	Nachweis der fetalen Herztöne	388		Fetale Blutgasanalyse (FBA)	396
	Allgemeinuntersuchung	388			
25.2	**Geburtsverlauf**	389	**25.4**	**Geburtsunterstützende und -erleichternde Maßnahmen**	396
	Leitung der Eröffnungsperiode	389		Psychische Betreuung	396
	Leitung der Austreibungsperiode	390		Medikamentöse Spasmolyse, Analgesie	
	Lagerung	390		und Sedierung	397
	Anleitung zum Mitpressen	391		Lokal- und Leitungsanästhesie	398
	Dammschutz und Entwicklung des Kindes	391			
	Erstversorgung des Kindes	392		**Literatur**	399
	Leitung der Nachgeburtsperiode	393			

26 Regelwidrige und pathologische Geburt ... 400
A. Pfleiderer nach Vorgaben von G. Martius

26.1 Regelwidrige Wehentätigkeit (Wehendystokie) ... 400
Hypokinetische Dystokie ... 400
Hyperkinetische Dystokie ... 401
Unkoordinierte Dystokie (Koordinationsstörung der Wehenausbreitung) ... 401
Zervixdystokie ... 401

26.2 Regelwidriger Geburtsmechanismus ... 401
Regelwidrige Haltung des Kopfes ... 401
    Roederer-Kopfhaltung ... 402
    Deflexionshaltung (Streckhaltung) ... 402
Regelwidrige Einstellung ... 403
    Regelwidrige Einstellung des Kopfes ... 403
    Regelwidrige Einstellung der Schulter (Schulterdystokie) ... 404
Regelwidrige Poleinstellung ... 405
    Beckenendlage (BEL) ... 405
Regelwidrigkeit der Lage ... 407
Mißverhältnis zwischen Kind und Becken ... 408
    Enges Becken ... 408
    Tumoren des mütterlichen Genitales ... 409
    Anomalien des Kindes als Geburtshindernis ... 409

26.3 Nabelschnurkomplikationen ... 409
Vorfall der Nabelschnur ... 409
Nabelschnurumschlingung, Nabelschnurknoten ... 411

26.4 Regelwidrigkeiten der Eihäute und des Fruchtwassers ... 411
Vorzeitiger Blasensprung ... 411
Chorioamnionitis ... 412
Hydramnion ... 412
Oligohydramnion ... 413
Fruchtwasserembolie ... 413

26.5 Regelwidrigkeiten der Plazenta ... 413
Morphologische Veränderungen der Plazenta ... 413
    Reifungsstörungen ... 413
    Plazentainfarkte ... 414
    Entzündungen der Plazenta ... 414
    Formanomalien der Plazenta ... 414
Plazentainsuffizienz ... 414
Vorzeitige Lösung der normal sitzenden Plazenta ... 415
Placenta praevia ... 416

26.6 Uterusruptur ... 418

26.7 Regelwidrigkeiten von seiten des Kindes ... 419
Intrauterine Wachstumsretardierung ... 419
Intrauterine Asphyxie ... 419
Intrauteriner Fruchttod ... 421

26.8 Regelwidrige Schwangerschaftsdauer ... 421
Frühgeburt ... 421
Übertragung ... 423

26.9 Mehrlingsschwangerschaft und Mehrlingsgeburt ... 424

26.10 Regelwidrigkeiten der Nachgeburtsperiode ... 426
Geburtsverletzungen ... 426
    Verletzungen der Haut im Bereich der Vulva ... 426
    Dammriß ... 427
    Zervixriß ... 427
    Infralevatorielles und supralevatorielles Hämatom ... 427
Störungen der Plazentalösung ... 428
Geburtshilfliche Koagulopathie ... 429

26.11 Grundzüge der wichtigsten geburtshilflichen Operationen ... 429
Grundlagen ... 429
Operationen zur Entbindung auf vaginalem Weg ... 431
    Entbindung durch Zange oder Vakuumextraktion ... 431
    Kristeller-Handgriff ... 431
    Manualhilfe bei Beckenendlage ... 432
Kaiserschnitt ... 432
Entscheidungs-Entwicklungs-Zeit ... 432
Operationen zur Lösung und Entfernung der Plazenta ... 432
    Credé-Handgriff ... 432
    Manuelle Lösung der Plazenta ... 432

26.12 Müttersterblichkeit ... 432

26.13 Kindliche Mortalität ... 435
Perinatale Mortalität ... 435
Säuglingssterblichkeit ... 435

Literatur ... 435

27 Mutter und Kind nach der Geburt ... 436
M. Breckwoldt

27.1 Physiologie des Wochenbetts (Puerperium) ... 436
Genitale Rückbildungsvorgänge ... 436
    Uterus ... 436
Extragenitale Rückbildungsvorgänge ... 437
    Blase und Darm ... 437
    Hämodynamische Veränderungen ... 437
    Hormonale Umstellung ... 437
Die Psyche der jungen Mutter ... 438
Pflege im Wochenbett ... 438

27.2 Pathologie des Wochenbetts ... 438
Rückbildungsstörungen ... 438
    Subinvolutio uteri ... 438
    Lochialstauung ... 438
Verstärkte vaginale Blutungen ... 439
Puerperalfieber ... 439
    Endometritis puerperalis ... 440
    Endomyometritis puerperalis ... 440
    Adnexitis puerperalis ... 441
    Parametritis puerperalis ... 441
    Peritonitis puerperalis ... 441
    Sepsis puerperalis ... 441
Thromboembolische Erkrankungen ... 442
    Oberflächliche Thrombose ... 442
    Tiefe Bein- und Beckenvenenthrombose ... 442
    Lungenembolie ... 442
Erkrankungen der Harnorgane ... 443
    Zystitis ... 443
    Pyelonephritis puerperalis ... 443
    Harninkontinenz ... 443
    Fistelbildungen ... 443
Hormonale Störungen ... 444
    Laktationsatrophie des Genitales ... 444
    Sheehan-Syndrom ... 444
Gestationsbedingte Pelveopathien ... 444
Puerperale Psychosen ... 444

27.3 Das gesunde Neugeborene ... 445
Anpassung an das extrauterine Leben ... 445
    Herz-Kreislauf-System ... 445
    Atmung ... 446
    Temperaturregulation und Energiehaushalt ... 446
    Blut und Blutgerinnung ... 446
    Gastrointestinaltrakt und Verdauung ... 446
    Leber ... 447
    Nieren ... 447
    Immunsystem und Auseinandersetzung mit Mikroorganismen ... 447
Erstversorgung des Neugeborenen ... 447
    Abnabelung ... 447
Erstuntersuchung des Neugeborenen ... 448
    Screening-Verfahren beim Neugeborenen ... 448
Pflege des Neugeborenen ... 448

27.4 Pathologie des Neugeborenen ... 449
Adaptationsstörungen ... 449
    Postnatale Asphyxie ... 449
    Mekoniumaspiration ... 451
    Atemnotsyndrom ... 451
Geburtsverletzungen ... 452
    Kephalhämatom und Caput succedaneum ... 452
    Schiefhals ... 452
    Frakturen ... 452
    Nervenverletzungen ... 453
    Intrakranielle Blutungen ... 453
Infektionen ... 454
    Lokale Infektionen ... 454
    Infektionen mit Streptokokken der Gruppe B ... 454
Störungen der Stoffwechseladaptation ... 454
    Hypoglykämie ... 454
    Hyperbilirubinämie ... 455
Fehlbildungen ... 455
    Hydrozephalus ... 456
    Choanalstenose, Choanalatresie ... 457
    Zwerchfellhernie ... 457
    Ösophagusatresie ... 457
    Atresien im Magen-Darm-Kanal ... 458
    Omphalozele, Gastroschisis ... 458
    Herzfehler ... 458
    Hüftgelenkdysplasie ... 458
    Klumpfuß ... 458
Früh- und Mangelgeborenes ... 458
    Frühgeborenes ... 458
    Mangelgeborenes ... 459

27.5 Physiologie und Pathologie der Laktation ... 459
Ernährung des Neugeborenen ... 459
    Laktation ... 460
    Stilltechnik ... 460
    Medikamente während der Laktation ... 460
Stillschwierigkeiten und -hindernisse ... 461
Mastitis puerperalis ... 461

Literatur ... 463

28 Akute Notfallsituationen ... 464
A. Pfleiderer

28.1 Genitale Blutung ... 464

28.2 Geburtshilflicher Schock ... 466

28.3 Geburtshilfliche Koagulopathie ... 467

28.4 Akute Schmerzzustände: akutes Abdomen ... 468
Akute abdominale Schmerzen ... 468
Akute abdominale Schmerzen durch gynäkologisch-geburtshilfliche Erkrankungen ... 469

28.5 Verletzungen des Genitales ... 472
Kohabitationsverletzungen, Vergewaltigung ... 472
Genitalverletzungen durch Unfall ... 473
Iatrogene Verletzungen ... 474
Spätfolgen von Verletzungen ... 474

Literatur ... 475

Quellenverzeichnis ... 476

Sachverzeichnis ... 477

1 Sexuelle Differenzierung und ihre Störungen

M. Breckwoldt

1.1 Normale Geschlechtsentwicklung

Oogenese

Die Entwicklung eines Individuums geht von einer Zygote aus, einer Zelle mit diploidem Chromosomensatz (d.h. 23 Chromosomenpaaren). Sie entsteht durch die Verschmelzung einer Oozyte mit einem Spermatozoon, die jeweils nur einen haploiden Chromosomensatz mit 23 einzelnen Chromosomen beinhalten.

> Bildung, Entwicklung und Reifung der weiblichen Gamete wird als Oogenese bezeichnet.

Die Urkeimzellen sind bereits in der 4. Embryonalwoche in der Wand des Dottersacks nahe der Allantois zu finden. Sie erreichen die Genitalleiste etwa in der 6. Woche und werden in Keimepithelsträngen inkorporiert. Aus den oberflächlichen Keimepithelzellen entwickeln sich durch Proliferation die Keimstränge als Ovaranlage. Bis zur 24. Schwangerschaftswoche vermehren sie sich durch Mitose auf bis zu 7 Millionen (👁 **1.1**). Durch Apoptose, also den genetisch programmierten Zelltod nimmt die Zahl jedoch wieder ab (ca. 2 Mio. pro Ovar bei der Geburt). Ungefähr im 5. Schwangerschaftsmonat werden die Oogonien zu primären Oozyten, die bald in die erste Phase der meiotischen Reduktionsteilung eintreten. Die zweite Reifeteilung, also die Entwicklung zur befruchtungsfähigen Gamete, vollzieht sich erst unmittelbar nach der Ovulation.

👁 **1.2** zeigt die verschiedenen Entwicklungsstadien am Beispiel der Oogenese. Die Spermatogenese läuft prinzipiell genauso ab. Unterschiedlich sind nur die Zeitskala (Beginn in der Pubertät und kontinuierlicher Ablauf innerhalb von ca. 74 Tagen) sowie die Tatsache, daß am Ende 4 funktionstüchtige Spermatozoen anstelle von 1 Oozyte und 3 verkümmernden Polkörperchen entstehen. Aus dem Mesenchym differenzieren sich flache Follikelepithelzellen, die die Oozyten umgeben. Dabei entwickeln sich Primordialfollikel, aus denen im weiteren Verlauf Primär- und Sekundärfollikel entstehen.

Festlegung des Geschlechts

Das phänotypische Geschlecht wird initial durch die Zusammensetzung des Chromosomensatzes bestimmt (*chromosomales* oder *genetisches Geschlecht*, 👁 **1.3**), da sie die embryonale Anlage der Genitalorgane steuert (*gonadales Geschlecht*). Im weiteren Verlauf der Entwicklung eines Individuums ist aber die Wirkung der in diesen Organen synthetisierten Hormone für die Ausbildung der Geschlechtsmerkmale entscheidend (*somatisches* bzw. *phänotypisches Geschlecht*). Eine weitere Rolle spielt die Identifizierung der Person mit dem somatischen Geschlecht (*psychisches Geschlecht*).

Chromosomales Geschlecht

Der normale Chromosomensatz des Menschen (Karyotyp) besteht aus 22 Autosomenpaaren (bestehend aus je einem strukturell gleichen väterlichen und mütterlichen Chromosom) sowie 2 Geschlechtschromosomen (Gonosomen), einem größeren X- und einem kleineren Y-Chromosom. Hat ein Individuum zwei X-Chromosomen, ist es weiblich. Hat es ein X- und ein Y-Chromosom, ist es männlich, da der testisdeterminierende Faktor (TDF) auf dem Y-Chromosom lokalisiert ist. Hieraus ergibt sich,

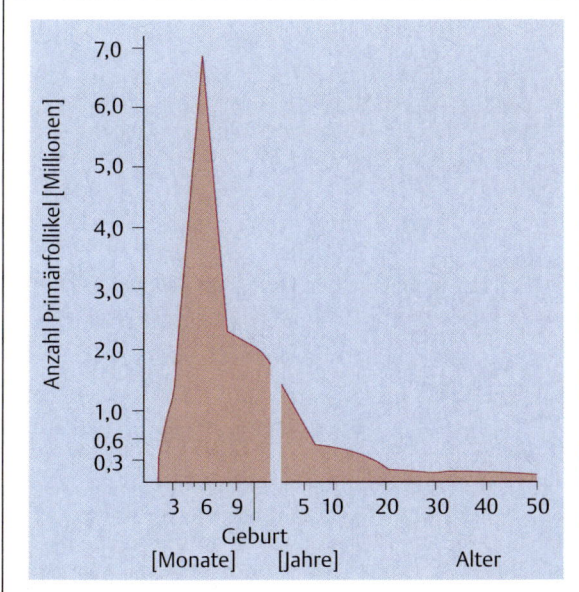

👁 **1.1** Anzahl der Keimzellen

Die Kurve zeigt die altersabhängige Änderung der Oogonien- und Oozytenzahl bzw. der Primärfollikel im Ovar. (nach Baker)

1.2 Oogenese

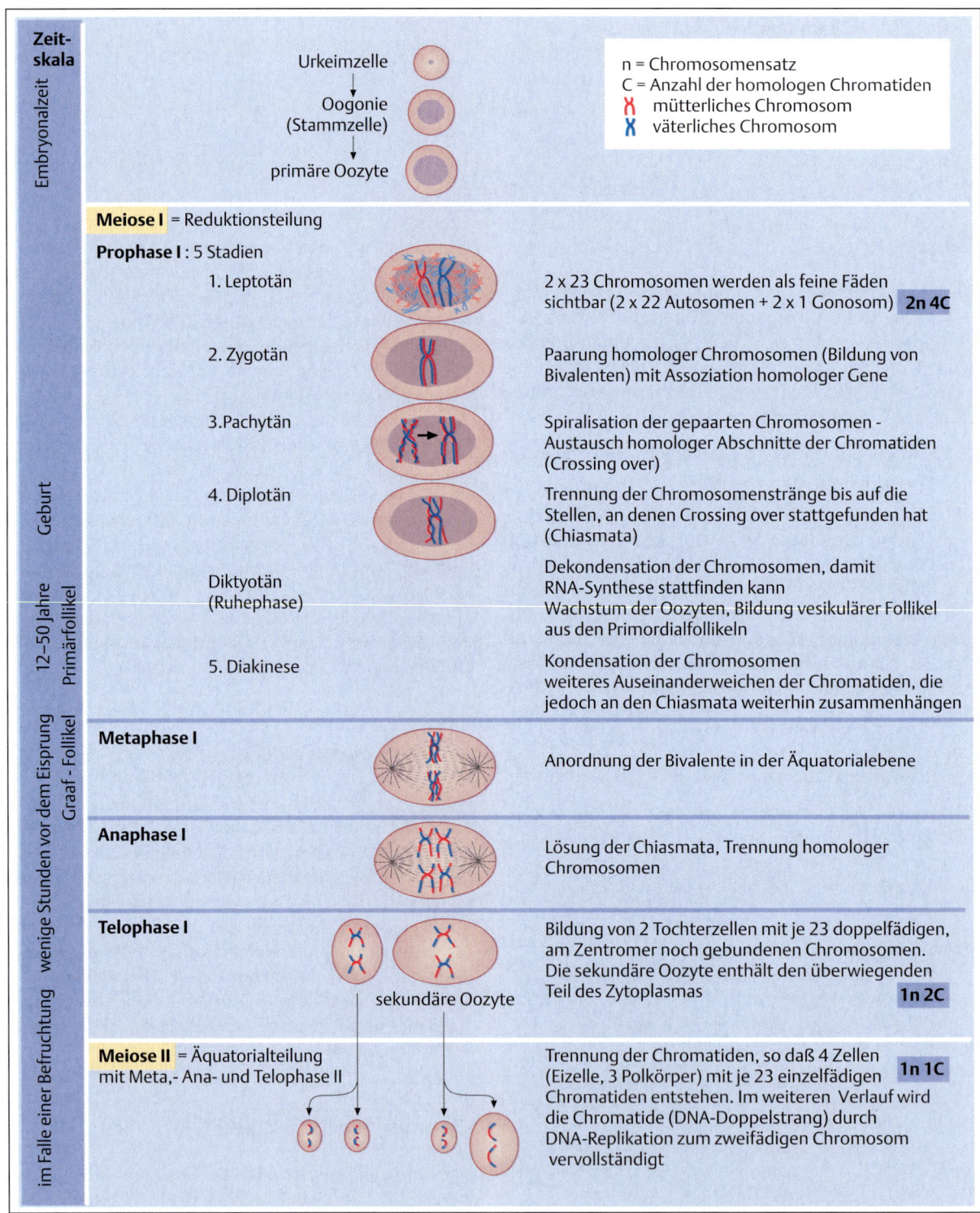

Am Beispiel der Oogenese sind die Stadien der zwei Reifeteilungen dargestellt. In der 1. meiotischen Reifeteilung werden die homologen Chromosomen auf zwei Zellen verteilt, nachdem im Crossing-over Genmaterial ausgetauscht wurde. Die Chromatiden eines Chromosoms sind nun von ihrem genetischen Informationsgehalt her nicht mehr identisch. Das Ergebnis der Meiose I sind zwei Zellen mit einem haploiden Chromosomensatz, weshalb man auch von Reduktionsteilung sprechen kann.
In der 2. meiotischen Reifeteilung werden die zwei Chromatiden eines Chromosoms auf zwei Zellen verteilt. Diese werden im weiteren Verlauf durch DNA-Replikation zu einem doppelfädigen Chromosom mit zwei identischen Chromatiden vervollständigt.

1.3 Entwicklung des physischen und psychischen Geschlechts

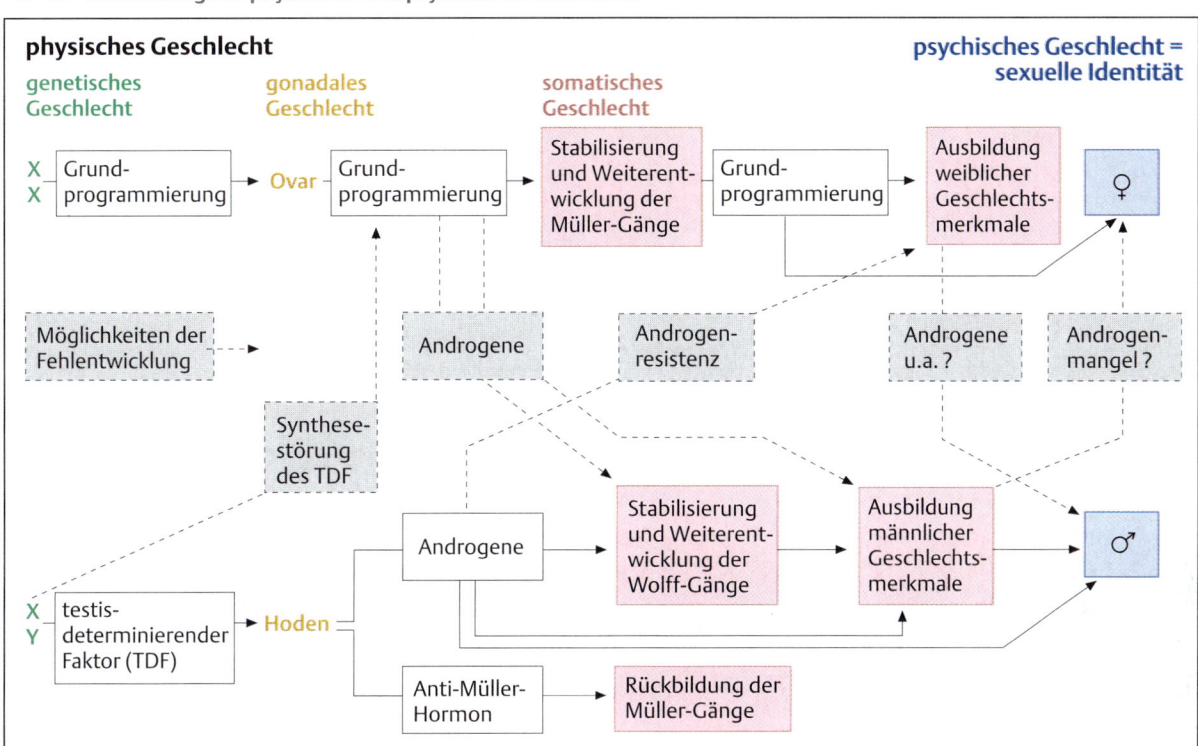

Dargestellt sind die zeitlich aufeinanderfolgenden sexuellen Differenzierungsschritte und die Möglichkeiten einer Fehlentwicklung. Die Ausbildung des somatischen und psychischen Geschlechts verläuft z. T. parallel, da sich einige Geschlechtsmerkmale erst in der Pubertät entwickeln.

daß die mütterliche Eizelle nur ein X-Chomosom enthalten kann, das Spermatozoon aber ein X- oder ein Y-Chromosom.

- Das chromosomale Geschlecht eines Individuums wird dadurch festgelegt, ob die Eizelle durch ein X- oder Y-tragendes Spermatozoon befruchtet wurde.

Ermittlung des chromosomalen Geschlechts: Die einfachste Möglichkeit herauszufinden, welche Gonosomen ein Individuum besitzt, ist die Suche nach einem *Barr-Körperchen*. Bei weiblichen Personen ist in jeder Körperzelle ein X-Chromosom weitgehend inaktiviert. Es liegt randständig im Zellkern in kondensierter Form vor. Dieses sog. Sexchromatin kann in ca. 15–20% der Körperzellen nachgewiesen werden. In der Praxis (z.B. vor sportlichen Wettkämpfen) hat sich die Untersuchung von Zellabstrichen der Mundschleimhaut oder von Blutausstrichen bewährt.

Weitergehende Informationen werden einem *Karyogramm*, einer Darstellung des gesamten Chromosomensatzes (👁 **1.4**), entnommen. Mit dieser Untersuchungsmethode können fehlende oder überzählige Chromosomen, Strukturänderungen an Chromosomen wie partielle Deletionen und Duplikationen sowie der distale Teil des langen Armes des Y-Chromosoms nachgewiesen werden. Man muß allerdings bedenken, daß die kleinste sichtbare Bande noch mehr als 1 Million Basenpaare enthält.

Zur Angabe des Karyotyps sind also die Gesamtanzahl der Chromosomen sowie die Art der Gonosomen notwendig; normalerweise lautet er:

➤ bei der Frau: 46, XX,
➤ bei dem Mann: 46, XY.

Anfertigung eines Karyogramms: Zellen des peripheren Blutes (evtl. auch der Haut oder anderer Gewebe) werden in vitro inkubiert. In der Metaphase wird durch Zugabe von Colchizin und seinen Derivaten die Bildung mitotischer Spindelformen verhindert. Zytoplasma und Karyoplasma werden durch Behandlung mit destilliertem Wasser oder hypotoner Salzlösung aufgetrieben. Die Ausbreitung der Chromosomen in einer Ebene erreicht man durch mechanische Quetschung oder durch Lufttrocknung nach Alkoholfixierung. Nach Färbung der Präparate werden die Teilungsfiguren photographiert und danach die Mikrophotogramme vergrößert. Man kann dann die Chromosomen ausschneiden und sie nach dem Denver-System in Paaren anordnen. Für die Kennzeichnung eines Chromosoms sind die Gesamtlänge, das Bandenmuster und die Lage des Zentromers bestimmend (👁 **1.5**).

1 Sexuelle Differenzierung und ihre Störungen

1.4 Karyogramm einer chromosomal männlichen Person

Die 44 Autosomen und die 2 Gonosomen X und Y sind nach dem Denver-Schema angeordnet. Das Karyogramm einer chromosomal weiblichen Person unterscheidet sich nur dadurch, daß anstelle des Y-Chromosoms ein X-Chromosom vorhanden ist.

1.5 Chromosomenmorphologie

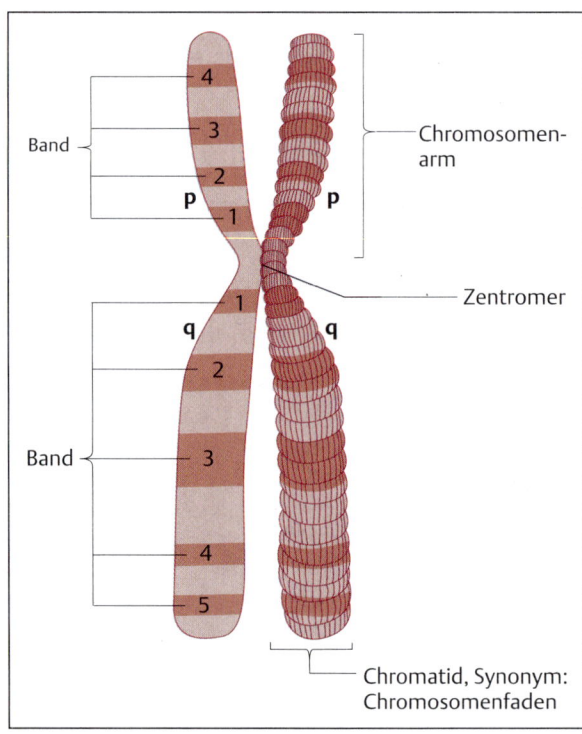

Ein Chromosom besteht aus zwei Chromatiden, die an einer Einschnürung, dem Zentromer, zusammengeheftet sind. Das Zentromer sitzt nicht in der Mitte der Chromatiden, also submetazentrisch. Die dadurch in zwei ungleich lange Teile (die Chromosomenarme) geteilte Chromatide besteht wiederum aus der DNA-Doppelhelix. Auf den Chromatiden lassen sich mit der **G**iemsa-Färbung und dem Fluoreszenzfarbstoff **Q**uinacrine-Mustard G- und Q-Banden anfärben. Nach der international einheitlichen Nomenklatur werden die kurzen Arme des Chromosoms mit **p** und die langen mit **q** bezeichnet.

Entwicklung und Differenzierung der Genitalorgane

Die embryonale Entwicklung des Genitalsystems geht zunächst vom *Stadium des indifferenten Geschlechts* aus. In dieser Entwicklungsphase bis zur 7. Woche zeigen weder Gonaden noch Embryonalanlagen morphologisch faßbare Unterschiede.
Aus der primär indifferenten Gonadenanlage erfolgt in der 7. bis 8. Embryonalwoche eine Differenzierung zum Testis, wenn ein Y-Chromosom und damit der testisdeterminierende Faktor vorhanden ist; zum Ovar, wenn das Y-Chromosom fehlt.

Genitaltrakt

Grundstrukturen der Genitalentwicklung stellen das Müller- und Wolff-Gangsystem dar, die bei Embryonen beider Geschlechter paarig angelegt im freien Rand der Urogenitalfalte verlaufen (1.6). Spezifische Stabilisatoren für die Entwicklung der männlichen Geschlechtsteile aus den Wolff-Gängen sind die in den Leydig-Zellen produzierten Steroidhormone, vor allem Testosteron. Die Müller-Gänge, aus denen beim weiblichen Geschlecht Tuben, Uterus und das obere Drittel der Vagina gebildet werden, verkümmern bei Anwesenheit des Anti-Müller-Hormons (AMH). Das AMH wird in den Sertoli-Zellen gebildet und ist ein zur Familie der transformierenden Wachstumsfaktoren (TGF-ß) gehörendes Proteohormon mit einem Molekulargewicht von 140kD.
Die konstitutive Grundprogrammierung der embryonalen Entwicklung ist also primär weiblich. Für die Entwicklung des männlichen Geschlechts bedarf es zunächst des testisdeterminierenden Faktors (TDF), der die Differenzierung der Gonadenanlage zum Hoden induziert, bevor die oben genannten Faktoren (Testosteron und AMH) gebildet werden können.

1.2 Störungen der Geschlechtsentwicklung

👁 **1.6 Lage der Müller- und Wolff-Gänge**

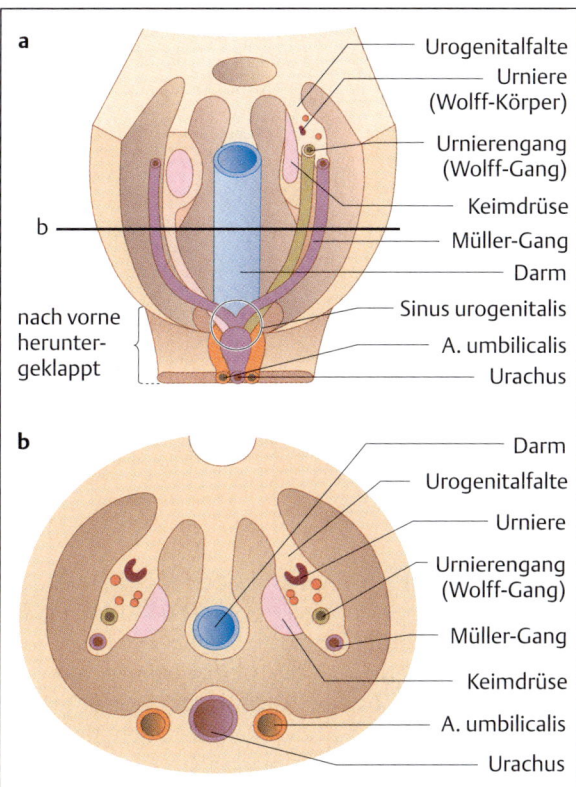

a Darstellung des Geschlechtsstranges etwa in der 4. Embryonalwoche. Der Müller-Gang verläuft ventral des Wolff-Ganges im freien Rand der Urogenitalfalte. Auf Höhe des Beckens verschmelzen zunächst die ventralen Kanten der Urogenitalfalten, so daß die beiden Müller-Gänge medial nebeneinander liegen, was eine Vereinigung derselben zur Uterus- und Vaginaanlage ermöglicht. Mit „b" ist die Höhe markiert, die der Querschnitt in **b** zeigt. (nach Voit)

Innere weibliche Geschlechtsteile: Im kaudalen Abschnitt (Beckenteil) verschmelzen die beiderseitigen Urogenitalfalten, in denen die Müller-Gänge neben den Wolff-Gängen verlaufen, zu einer Scheidewand, dem sog. Genitalstrang. Dieser durchzieht das Becken zwischen Rektum und Sinus urogenitalis. In der Achse des Genitalstranges verlaufen nun medial die Müller- und lateral die Wolff-Gänge.

Bei Embryonen von etwa 2 cm Länge erreicht der Genitalstrang den Sinus urogenitalis, dessen Hinterwand sich in Form eines Wulstes (sog. *Müller-Hügel*) gegen das Lumen vordrängt. Hier erfolgt später der Durchbruch der Gänge in den Sinus.

Die beiden Müller-Gänge beginnen in der 9. Fetalwoche zu verschmelzen. In diesem Abschnitt entstehen im weiteren Verlauf Uterus und Teile der Vagina. Die Muskelfasern dieser Organe entstehen ab dem 5. Monat. Da die männlichen hormonalen Impulse fehlen, werden die Wolff-Gänge nicht stabilisiert und gehen zugrunde. Reste können sich zu Zysten in der Seitenwand des Uterus oder in der seitlichen Vaginalwand entwickeln. Karzinome, die von Resten des Wolff-Ganges ausgehen, sind beobachtet worden.

Äußere weibliche Geschlechtsteile: Sie entstehen dadurch, daß sich in der 6.–8. Embryonalwoche im kaudalen Ende des Embryos 2 Hohlräume (Darm und Allantois) ausbilden, die in einen gemeinsamen Raum einmünden, der als Kloake bezeichnet wird (👁 **1.7**). Den Verschluß der Kloake nach außen bildet die Kloakenmembran. Sie besteht aus Entoderm, das vorn mit dem Ektoderm der Bauchwand in Verbindung steht.

In der weiteren Entwicklung wird die Kloake durch ein spornartiges mesodermales Gebilde, das sog. Septum urorectale, in 2 Teile geteilt. Dieses Septum schiebt sich kaudalwärts vor, während die beiden Hohlräume, der Darm und die Allantois, die Kloakenmembran durchbrechen und nunmehr nach außen münden (👁 **1.7 b, c**). Aus der Allantois entwickeln sich die Blase und der Sinus urogenitalis und aus diesem das Vestibulum vaginae. Harnröhre und Scheide werden durch das Septum urethrovaginale voneinander abgetrennt.

1.2 Störungen der Geschlechtsentwicklung

Ursachen

In der Regel liegen den Störungen der Geschlechtsentwicklung Gendefekte zugrunde. Diese können durch:
➤ eine numerische Chromosomenaberration (meist der Gonosomen),
➤ Strukturanomalien der Chromosomen oder
➤ Punktmutationen einzelner Gene
hervorgerufen werden.

Die Defekte, die oft auf Punktmutationen oder Deletion zurückzuführen sind, führen entweder zur Expression funktionsloser Enzyme, Wachstumsfaktoren oder Rezeptoren.

Numerische Chromosomenaberration

In diesem Fall weicht die Anzahl der Chromosomen von der Norm ab. Sie können durch Fehlverteilung der Chro-

1.7 Bildung der Kloake

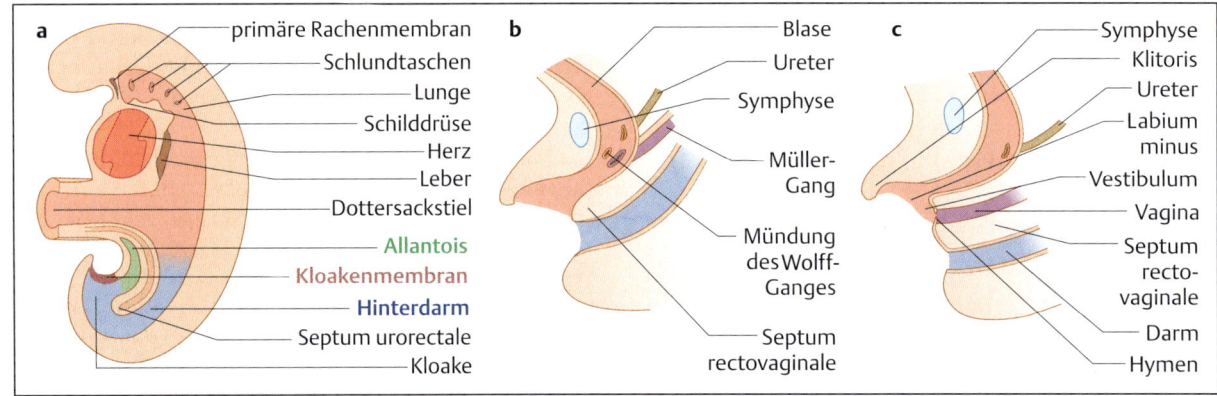

a Am kaudalen Ende des menschlichen Keimlings in einem Stadium mit 23 Ursegmentpaaren befindet sich das Septum urorectale zwischen Allantois und Darm. Das Ende des Septums bewegt sich auf die Kloakenmembran zu, so daß Allantois und Darm später (**b, c**) getrennt nach außen münden.

mosomen während der Meiose (*meiotische Non-disjunction*) entstehen. Eine vorzeitige oder fehlende Lösung der Chiasmata (s. 1.2, S. 2) führt zu Verteilungsstörungen, wobei aneuploide Gameten mit abnormer Chromosomenzahl zustande kommen. Eine der Tochterzellen besitzt dann 3 Exemplare des betroffenen Chromosoms (Trisomie), während die andere Tochterzelle nur eins enthält (Monosomie). Bei der Bezeichnung des Krankheitsbildes werden diese Begriffe mit der Bezeichnung des Chromosoms im Denver-Schema kombiniert (z.B. Trisomie 21).

> Die meisten Autosomenaberrationen sowie das Fehlen des X-Chromosoms sind mit dem Leben nicht vereinbar.

So können bei bis zu 70% der Spontanaborte Chromosomenaberrationen nachgewiesen werden. 1.1 führt die für die an dieser Stelle relevanten Kombinations-möglichkeiten der Gonosomenaberrationen auf. Sie kommen mit einer Häufigkeit von ca. 0,3–1,5 Fälle auf 1000 Lebendgeburten vor (X0: ca. 0,3).
Findet die Fehlverteilung der Chromosomen während der ersten postzygotischen Teilung statt (*mitotische Non-disjunction*), entstehen 2 oder mehr Zellinien mit unterschiedlichen Chromosomensätzen (Mosaike).

Strukturanomalien der Chromosomen

Sie entstehen durch Verlust oder Zugewinn eines Chromosomenstücks. Voraussetzung sind Bruchereignisse in einem oder mehreren Chromosomen, die meist während des Crossing-over stattfinden. Dabei können die resultierenden Fragmente verlorengehen oder auf andere Chromosomen transloziert werden. Zu den wichtigsten Strukturanomalien der Chromosomen gehören:
- **Deletion:** Verlust eines Chromosomenstücks mit Verschmelzung der Bruchflächen.
- **Defizienz:** Verlust eines terminalen Chromosomenstücks mit der Möglichkeit der Entstehung eines Ringchromosoms.
- **reziproke Translokation:** Austausch terminaler Chromosomenstücke, wobei partielle Trisomien oder Monosomien entstehen können.
- **Isochromosom:** Vom Isochromosom spricht man, wenn ein Chromosom nur zwei kurze oder zwei lange Arme aufweist (durch transversale Teilung).

Gonadendysgenesie

Merkmale: Die Ovarien dieser Patientinnen sind zu bindegewebigen, derben Strängen (streak gonad) umgewandelt. Der Follikelbestand der Ovarien geht durch beschleunigte Regression (Apoptose) zugrunde. Der Phä-

1.1 Mögliche Zusammensetzung der Gonosomen

Spermium / Ovum	X	Y	XY	0
X	XX normal weiblich	XY normal männlich	XXY Klinefelter-Syndrom	X0 Ullrich-Turner-Syndrom
XX	XXX Triplo-X	XXY Klinefelter-Syndrom	XXXY Variante des Klinefelter-Syndroms	XX0 „normal" weiblich
0	X0 Ullrich-Turner-Syndrom	Y0 letal	XY0 „normal" männlich	00 letal

0 bezeichnet das Fehlen eines Gonosoms

notyp ist immer weiblich. Tuben, Uterus, Vagina und Vulva sind normal angelegt, allerdings hypoplastisch.

Formen: Folgende Formen der Gonadendysgenesie werden unterschieden:
➤ XO-Gonadendysgenesie (Ullrich-Turner-Syndrom),
➤ XX-Gonadendysgenesie („Reine" Gonadendysgenesie),
➤ XY-Gonadendysgenesie (Swyer-Syndrom),
➤ Sonderform: Triplo-X-Syndrom.

Diagnostik: Laborchemisch liegt ein hypergonadotroper Hypogonadismus mit stark erniedrigten Östrogenspiegeln in Harn und Blut vor. Die Chromosomenanalyse deckt evtl. vorhandene Chromosomenaberrationen (s.u.) auf.

Differentialdiagnose: Pubertas tarda und Kleinwuchs, die aber mit erniedrigten Gonadotropinspiegeln einhergehen.

Therapie: Eine zyklische Gabe von Östrogenen und Gestagenen ab dem 14. Lebensjahr ist notwendig, weil der sonst resultierende Kleinwuchs und die mangelhafte Entwicklung der äußeren Sexualmerkmale die Patientin seelisch beeinträchtigen. Die Hormongaben fördern die Ausbildung der Mamma und der Sexualbehaarung. Außerdem wird einer Osteoporose sowie vorzeitigen kardiovaskulären Schädigungen zumindest graduell vorgebeugt. Durch eine Förderung des Längenwachstums kann ein gewisser Wachstumsschub ausgelöst werden.
Zur Anwendung empfehlen sich Östradiol-Valerat, mikrogenisiertes Östradiol oder equine konjugierte Östrogene. Als ausreichende Dosis gelten 1–2 mg/Tag bzw. 0,625 mg/Tag. Für die Behandlung bieten sich Zweiphasenpräparate an, wie z.B. Climen, Presomen compositum oder Trisequens, da die reine Östrogengabe zu einer Hyperplasie des Endometriums führt. Die Folge sind Blutungsstörungen; bei längerfristiger Anwendung erhöht sich das Risiko für ein Endometriumkarzinom.
Eine wichtige Aufgabe für den Arzt besteht darin, die Eltern und zu gegebener Zeit auch die Patientin darüber in Kenntnis zu setzen, daß nicht damit zu rechnen ist, daß die Patientin später schwanger werden kann.

Ullrich-Turner-Syndrom

Karyotyp: Meist X0 (s. ⊤ **1.1** u. ☙ **1.8 c**), gelegentlich Mosaike, Ring- und Isochromosombildungen, die mit einer Abschwächung der Ullrich-Turner-Symptomatik einhergehen.

Symptomatik: Charakteristisch sind primäre Amenorrhö und Kleinwuchs. Fakultative Symptome sind das Pterygium colli (Flügelfellbildung am Hals, ☙ **1.8 b**), ein faßförmiger Thorax (☙ **1.8 a**), Pigmentnävi, Cubiti valgi, ein hoher (gotischer) Gaumen sowie ein tiefer Nackenhaaransatz.

„Reine" Gonadendysgenesie und Swyer-Syndrom

Karyotyp: 46, XY (Swyer-Syndrom) oder 46, XX (reine Gonadendysgenesie: seltene Form, ☙ **1.9**).

Pathophysiologie: Bei Patienten mit einem Karyotyp 46, XY wird wahrscheinlich der TDF (s. S. 4) nicht exprimiert. Punktmutationen und Deletionen des TDF-Gens sind in 30% der Fälle nachgewiesen. Die reine XX-Gonadendysgenesie kann auf eine Punktmutation mit Expression eines defekten FSH-Rezeptors zurückzuführen sein. FSH ist ein antiapoptotischer Faktor für Granulosazellen. Daher gehen die Granulosazellen bei defektem FSH-Rezeptor beschleunigt zugrunde.

Symptomatik: Primäre Amenorrhö bei ungestörtem Längenwachstum. Die XY-Gonadendysgenesie geht mit einem erhöhten Risiko für die Entwicklung eines Gonadoblastoms einher.

Therapie: Neben der oben beschriebenen Hormontherapie ist bei einem XY-Karyotyp die prophylaktische Gonadektomie angezeigt, um der Tumorentstehung vorzubeugen.

Triplo-X-Syndrom

Karyotyp: 47, XXX
Das Triplo-X-Syndrom nimmt eine Sonderstellung ein, da in der Regel nicht mit der oben beschriebenen Symptomatik zu rechnen ist. Häufig macht sich diese Chromosomenaberration nur durch ein Climacterium praecox bemerkbar. Die Fertilität muß nicht notwendigerweise gestört sein.

Intersexualität

Definition: Man versteht unter der Bezeichnung „Intersexualität" das Vorhandensein von *Merkmalen beider Geschlechter bei demselben Individuum*. Es besteht eine mehr oder minder ausgeprägte Diskrepanz zwischen dem chromosomalen Geschlecht bzw. der Anlage der Gonaden und der Entwicklung der Geschlechtsorgane, dem Phänotyp oder der seelischen Geschlechtseinstellung. Die Intersexualität weist sehr mannigfaltige Variationen auf; sie kommt bei etwa 1‰ der Gesamtbevölkerung vor.

Einteilung: Folgende Intersexualitätsformen werden nach **ätiologischen Gesichtspunkten** unterschieden:
➤ *Störungen von Geschlechtsdetermination und Ge-*

👁 1.8 Ullrich-Turner-Syndrom

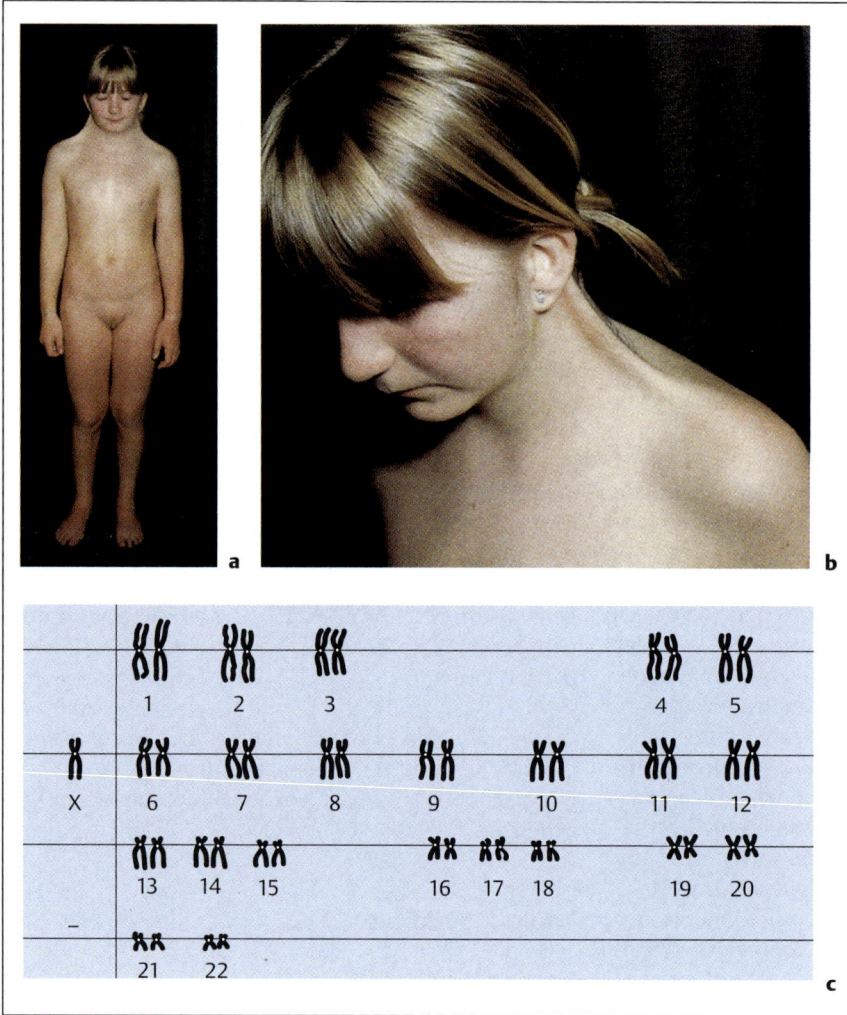

a, b Phänotyp einer 13jährigen Patientin mit Ullrich-Turner-Syndrom. Man erkennt bei diesem kleinwüchsigen Mädchen (135 cm) die ausgeprägte Flügelfellbildung sowie den Faßthorax. **c** Im Karyogramm zeigt sich der Karyotyp 45, XO.

schlechtsdifferenzierung: Strukturanomalien der Chromosomen oder Punktmutationen führen zu Gonadenanomalien und Androgenrezeptordefekten,
➤ *Störungen in der Steroidhormonsynthese:* Formen des adrenogenitalen Syndroms, s. S. 71f,
➤ *exogene Hormonzufuhr* und *androgenproduzierende Tumoren,*
➤ *psychogene Intersexualität* (Transsexualität).

Klinische Erscheinungsformen: Die mehr oder weniger häufigen möglichen Ursachen einer Intersexualität liegen den klinisch relevanten Erscheinungsformen zugrunde. Hierbei wird unterschieden zwischen dem echten Zwittertum und dem Scheinzwittertum. Beim **echten Zwitter** (Hermaphroditus verus) findet sich Keimgewebe sowohl des Eierstocks als auch des Hodens. Der **Scheinzwitter** (Hermaphroditus spurius, Pseudohermaphroditus) bietet äußerlich Geschlechtsmerkmale, die der Anlage seiner Keimdrüsen widersprechen. 👁 **1.10** zeigt die Grundtypen des intersexuellen Urogenitalsystems.

Man trennt das männliche vom weiblichen Scheinzwittertum je nach dem gonadalen oder chromosomalen Geschlecht. Der *weibliche Scheinzwitter* trägt Ovarien, bietet äußerlich aber maskuline Stigmata (Pseudohermaphroditus femininus internus mit äußerer Vermännlichung). Der *männliche Scheinzwitter* hat Hoden, ist aber im Phänotyp mehr oder minder verweiblicht (Pseudohermaphroditus masculinus internus mit partieller oder totaler äußerer Feminisierung).

Echter Zwitter

Syn.: Hermaphroditus verus

Karyotyp: 46, XX häufiger als 46, XY; Mosaike kommen vor.

Ätiologie: Beim Hermaphroditus verus sind die Keimelemente beider Geschlechter vorhanden. Die embryonale

1.9 XX-Gonadendysgenesie

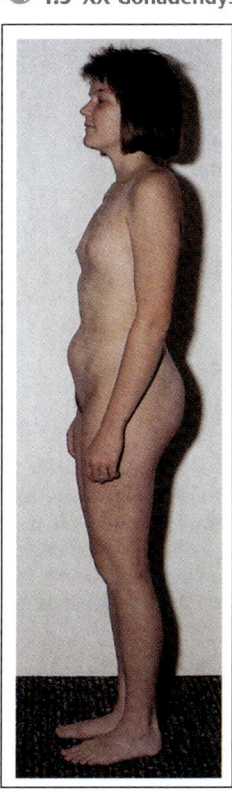

Bei der 22jährigen Patientin wurde der Karyotyp 46, XX nachgewiesen. Neben der primären Amenorrhö fällt die hochgradige Unterentwicklung der Geschlechtsmerkmale auf.

Entwicklung der Gonaden hat also nicht zur Differenzierung in eine Richtung geführt, sondern beide Gonadenformen hervorgebracht. Dadurch werden sowohl die Wolff- als auch die Müller-Gänge (s. S. 4f) in ihrer Ausbildung induziert.

Die Gonaden können auf der einen Seite als Hoden und auf der anderen als Eierstock ausgebildet sein oder beide enthalten sowohl Ovarial- als auch Testikelparenchym (bilaterale Ovotestes) oder aber auf der einen Seite liegt ein *Ovotestis* und auf der anderen ein Hoden bzw. ein Ovarium vor. Echte Zwitter sind außerordentlich selten.

Klinische Erscheinungsformen: Bei den meisten echten Zwittern ist ein Uterus vorhanden, von dem eine Scheide nach außen führt. Bei einem Teil dieser Patienten vereinigen sich Urethra und Vagina zu einem gemeinsamen Ausführungsgang (Sinus urogenitalis, 1.10 Typ II–IV). Das äußere Genitale erscheint bei der Mehrzahl zwittrig (1.10 Typ II–IV). Etwa 2/3 der Patienten weisen eine gute Ausbildung der Mammae auf. Bei fast der Hälfte der Fälle werden Inguinalhernien vorgefunden. Menstruationsblutungen treten bei etwa 2/3 der Patienten auf. Schwangerschaften sind bei echten Zwittern bisher nicht beschrieben worden.

Diagnostik: Histologisch finden sich in den Gonaden alle Reifegrade des Keimparenchyms bis zum Corpus luteum und zur Spermiogenese. Die Diagnose darf erst als gesichert gelten, wenn Keimelemente sowohl des Hodens als auch des Eierstocks histologisch nachgewiesen wurden.

Differentialdiagnose: Es sind der männliche und der weibliche Scheinzwitter auszuschließen, die sich entweder im Phänotyp („hairless woman") oder in gesteigerter Androgenkonzentration mit Virilismus und Hirsutismus zu erkennen geben.

Therapie: Die Behandlung richtet sich nach der psychischen Einstellung des Patienten unter Berücksichtigung des Urogenitalsystems. Davon ausgehend können plastische Korrekturen des äußeren Genitales und die Änderung des Vornamens, also des Personenstandes erforderlich sein.

Männlicher Scheinzwitter

Syn.: Pseudohermaphroditus masculinus internus

Karyotyp: 46, XY; ein autosomal rezessiver Erbgang wird angenommen.

Ätiologie: Ursächlich liegt ein lokaler Mangel an 5-Reduktase vor. Dieses Enzym vermittelt die Konversion von Testosteron zu 5-Dihydrotestosteron (DHT). DHT ist für die externe Virilisierung erforderlich. Ein DHT-Defizit zieht eine inkomplette Maskulinisierung nach sich.

Klinische Erscheinungsformen: Wie beim echten Hermaphroditismus kommen auch bei den Pseudohermaphroditen alle Formen im Übergang vom männlichen zum weiblichen Typ vor (s. 1.10). Der Gesamtaspekt des äußeren Genitales kann also durchaus männlich erscheinen nach dem Typ IV–V, aber auch vorwiegend weiblich nach dem Typ I–II. Im inneren Genitale werden gewöhnlich Tuben gefunden, die Hoden befinden sich entweder an der für Ovarien normalen Stelle oder im Inguinalbereich. Die Tumorrate liegt höher als normal.

Diagnostik: Histologisch zeigen die Hoden Samenkanälchen mit wenig differenziertem Samenepithel und Leydig-Zellen im Zwischengewebe.

Therapie: Die dystop gelegenen Hoden müssen aufgrund der Entartungsgefahr entfernt werden. Eine Substitution mit Östrogenen ist obligat, wenn eine weibliche Entwicklung angestrebt wird.

Testikuläre Feminisierung

Syn.: Pseudohermaphroditus masculinus internus mit äußerer Verweiblichung, hairless women

Karyotyp: 46, XY

1.10 Grundtypen intersexueller Urogenitalsysteme

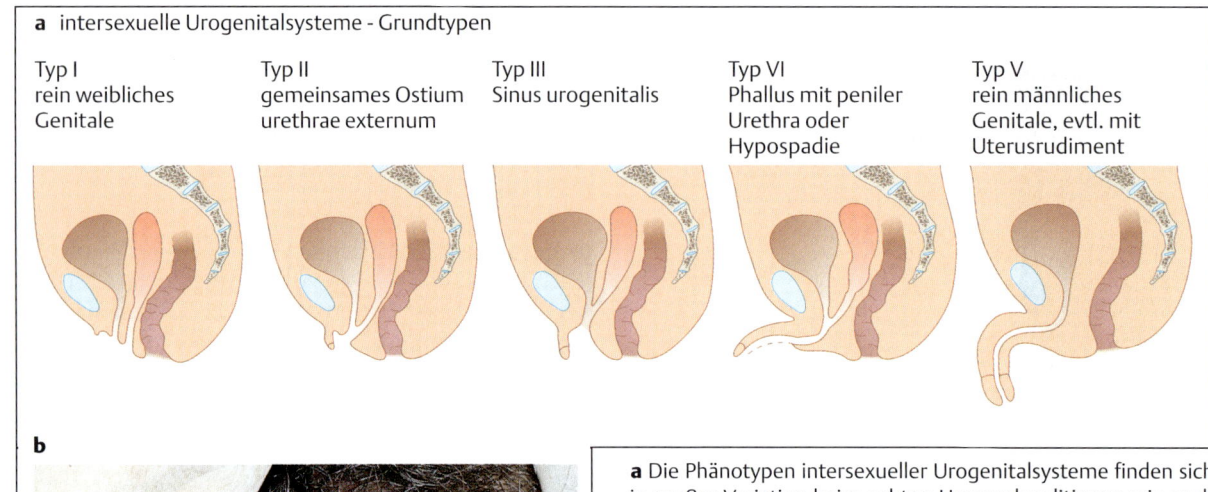

a intersexuelle Urogenitalsysteme - Grundtypen

Typ I	Typ II	Typ III	Typ VI	Typ V
rein weibliches Genitale	gemeinsames Ostium urethrae externum	Sinus urogenitalis	Phallus mit peniler Urethra oder Hypospadie	rein männliches Genitale, evtl. mit Uterusrudiment

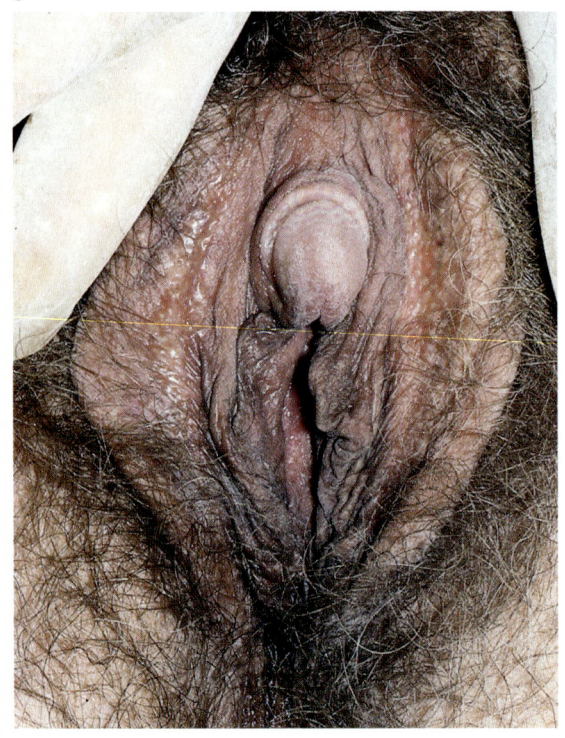

a Die Phänotypen intersexueller Urogenitalsysteme finden sich in großer Variation beim echten Hermaphroditismus wie auch bei den verschiedenen Formen des Pseudohermaphroditismus. Die Erscheinungsform hängt von Zeitpunkt und Stärke der Störung, die auf das Genitalsystem trifft, ab. **b** Klinisches Bild des Typ III.

Klinische Erscheinungsformen: Bei typischer Ausprägung bieten die Patienten eine komplette Feminisierung des Phänotyps mit gut ausgebildeten Mammae und einer femininen Entwicklung des äußeren Genitales (👁 **1.11 b**). Charakteristisch sind der Hochwuchs (> 170 cm) und die gynandroide Beckenform. Als auffälligstes Merkmal am äußeren Erscheinungsbild der Erwachsenen kann das *Fehlen der Scham- und Axillarbehaarung* gelten. Diesem Mangel im Haarkleid, das im übrigen völlig weiblich ist, entspricht man im internationalen Schrifttum mit der Bezeichnung „*hairless women*". Die äußere Feminisierung kann auch nur partiell vorhanden sein (*Syndrom der partiellen Androgenresistenz*).

> Das klinische Bild ist abhängig vom Schweregrad des Androgenrezeptordefektes.

Die „Scheide", oder besser der Sinus urogenitalis, erweist sich für gewöhnlich als ein normal langes Rohr, das aber blind endet. Uterus, Tuben und Eierstöcke fehlen, da das aus den fetalen Sertoli-Zellen sezernierte AMH (s. S. 4) zur Rückbildung der Müller-Strukturen geführt hat. Die Hoden befinden sich meist in Ovarstellung. Sie bergen enge, lumenlose Samenkanälchen embryonalen Typs, die nur selten Vorstufen der Spermiogenese erkennen lassen. Eine gute Entwicklung zeigen die Leydig-Zellen. Nicht selten trifft man *tubuläre Adenome* an.
Bei einem Teil der Patienten sind die Hoden bis in den Leistenkanal oder in die großen Labien deszendiert. Sie lassen sich meistens leicht tasten. Typisch für die Anamnese dieser Patienten ist die Angabe, daß sie als Kind an einem ein- oder beidseitigen Leistenbruch operiert worden seien. Oftmals werden die Leistenhoden bei dieser Gelegen-

Phänotyp und sexuelle Identität: weiblich (👁 **1.11**)

Häufigkeit: ca. 0,5–1 Patientin / 10 000 Frauen.

Ätiologie: Der Erkrankung liegt ein Gendefekt zugrunde, der auf dem X-Chromosom lokalisiert ist. Dieser führt zu einer Expression eines fehlerhaften Androgenrezeptors, der das biologische Signal nicht überträgt. Die daraus resultierende Androgenresistenz der Endorgane führt zu einer partiellen oder totalen Verweiblichung der Genitalsphäre und des Phänotyps.

Vererbungsmodus: Der Gendefekt wird von gesunden Frauen x-chromosomal-rezessiv vererbt.

1.11 Testikuläre Feminisierung

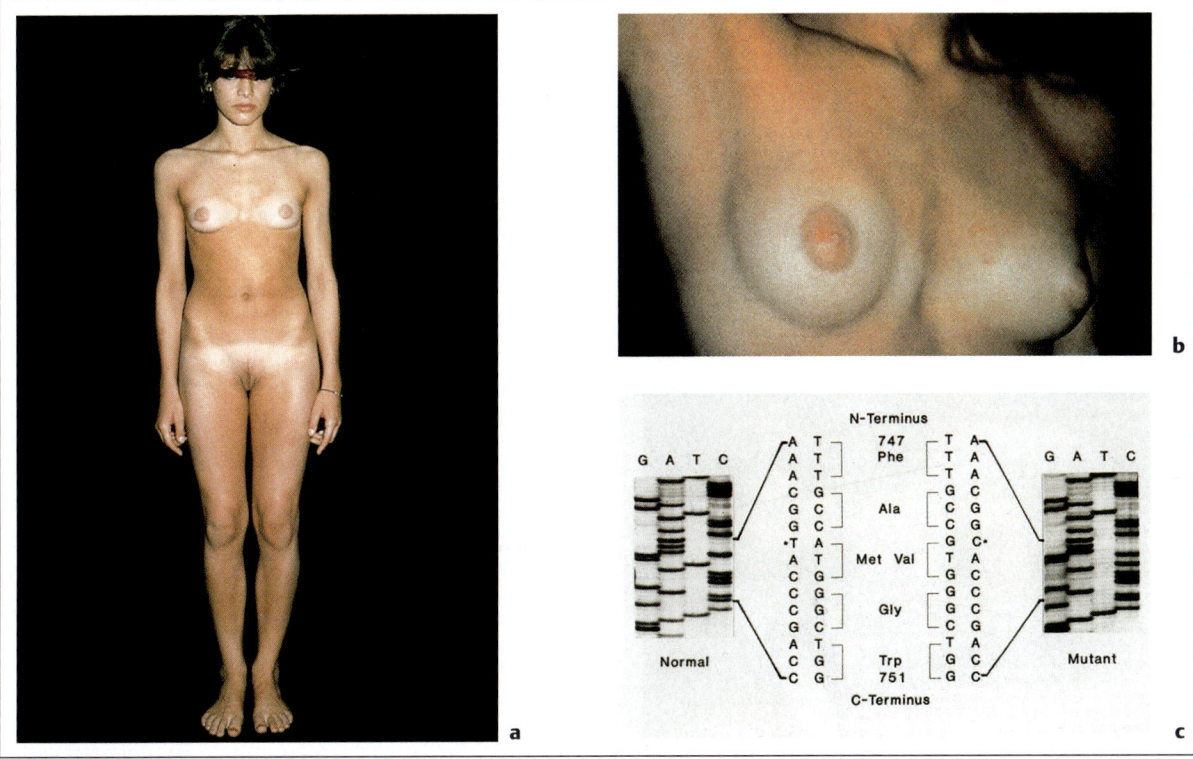

a Die Patientin (175 cm groß) stellte sich beim Arzt wegen primärer Amenorrhö vor. Mammae und äußeres Genitale sind unauffällig weiblich. Den einzigen sichtbaren Hinweis auf die Erkrankung liefert die fehlende Achsel- und Schambehaarung („hairless woman", **b**). Die Hormonanalyse ergab einen Testosteronspiegel von 24 ng/ml. **c** Die Sequenzanalyse des Gens für den Androgenrezeptor zeigt den Austausch einer einzigen Base: T (normal) gegen C (Mutant). Dies führt zu einem Austausch von Methionin gegen Valin im Rezeptorprotein.

---

heit entdeckt oder nicht selten in Unkenntnis des Organs, das nur kümmerlich ausgebildet ist, entfernt.

Diagnostik: Die meisten Patienten suchen den Arzt auf, weil ihre Regelblutung noch nicht eingetreten ist, also eine primäre Amenorrhö besteht. Bei Erwachsenen läßt das Fehlen der Pubes- und der Axillarbehaarung meistens sofort die richtige Diagnose zu. Bei der gynäkologischen Untersuchung fällt auf, daß sich am oberen Ende des Vaginalrezessus keine Portio befindet. Bei der bimanuellen Untersuchung wird der Uterus vermißt.

Die Diagnose wird gesichert durch die Chromosomenanalyse mit der Konstellation 46, XY. Der endokrine Status erweist sich bei den verschiedenen Formvarianten als nicht ganz einheitlich. Bei typischer Ausprägung findet man LH gegenüber FSH deutlich erhöht. Testosteron und Dihydrotestosteron liegen im peripheren Venenblut im Normbereich von Männern. Der Östradiolspiegel im Blut entspricht den Werten der frühen Follikelphase (s. ⊤ 5.1, S. 56).

Differentialdiagnose: Es muß die Vaginalaplasie mit regelrechter Ausbildung der Scham- und Axillarbehaarung (s. S. 25) abgegrenzt werden, da ein mehrere Zentimeter tiefer Scheidenrezessus vorhanden sein kann und der Uterus immer fehlt.

Therapie und Prognose: Bei kompletter Feminisierung beschränkt man sich darauf, den Patienten darüber zu unterrichten, daß keine Regelblutung und auch keine Schwangerschaft eintreten wird. In der Regel sind die Patienten kohabitationsfähig. Wenn der Sinus urogenitalis zu kurz ist, kann man ihn wie bei einer Vaginalaplasie durch einen plastischen Eingriff unschwer verlängern, so daß der Koitus möglich wird.

Man sollte die Patientin behutsam darauf hinweisen, daß ihre „Keimdrüsen" vermehrt männliche Hormone bilden, die aber in ihrem Körper nicht wirksam werden können. Grundsätzlich ist diesen Patientinnen eine Gonadektomie anzuraten, um der Entwicklung eines Gonadoblastoms vorzubeugen. Nach Entfernung der Testikel ist eine langjährige Substitutionstherapie mit Östrogenen (z.B. Presomen, Progynova) notwendig, da sich sonst bald Ausfallerscheinungen einstellen.

1.12 Ergebnis einer Geschlechtsumwandlung

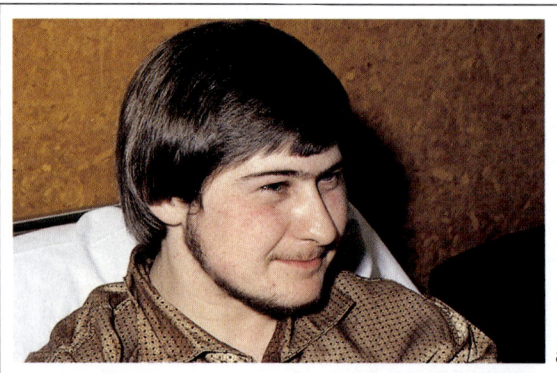
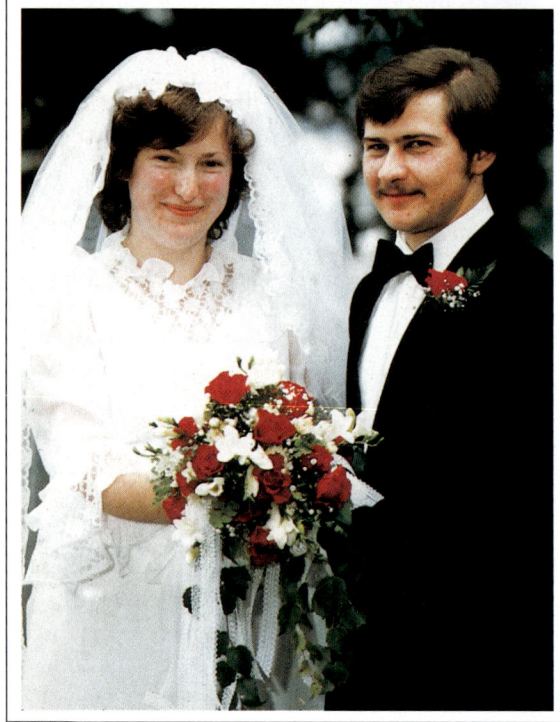

a, b Der Mann (der vor der Therapie eine Frau war) hat nach seiner Geschlechtsumwandlung geheiratet. Das Ehepaar hat inzwischen zwei Kinder durch In-vitro-Fertilisation. **a** Während der Therapie; **b** nach der Therapie.

Transsexualität

Der Begriff Transsexualität bezeichnet die Diskordanz zwischen dem Phänotyp und der sexuellen Identität. Der sexuelle Identitätsswitch kann sowohl vom weiblichen zum männlichen Geschlecht als auch umgekehrt stattfinden. Die Diskrepanz zwischen somatischem und psychischem Geschlecht wird oft schon in der Kindheit auffällig und verstärkt sich nach Einsetzen der Pubertät.

Klar hiervon abgrenzen muß man Transvestiten, die sich darauf beschränken, die Rolle des anderen Geschlechts zu „spielen", aber z.B. keine Geschlechtsumwandlung anstreben.

Das Transsexuellengesetz ermöglicht eine somatische und personenstandsrechtliche **Geschlechtsumwandlung** (1.12). Voraussetzungen hierfür sind:
- Mindestalter von 24 Jahren,
- Sterilität,
- zweifelsfreie Feststellung der sexuellen Identität.

Um die letztgenannte Voraussetzung sicherzustellen, sind **3 Phasen** der Geschlechtsumwandlung vorgesehen:
1. *Erprobung der angestrebten Geschlechtsrolle* im alltäglichen Leben;
2. *Behandlung mit dem gegengeschlechtlichen Hormon:*
   - Frau → Mann: Testosteron: Vertiefung der Stimmlage, Bartwuchs, Wachstum der Klitoris, Zunahme der quergestreiften Muskulatur;
   - Mann → Frau: Östrogen und Antiandrogene: Entwicklung einer weiblichen Brust;
3. *Chirurgische Umformung der Geschlechtsteile:*
   - Frau → Mann: Mastektomie, Hysterektomie unter Mitnahme beider Adnexe;
   - Mann → Frau: Orchiektomie, Abtragen der Corpora cavernosa und Bildung einer künstlichen Vagina aus der umgestülpten Penishaut.

Nach der chirurgischen Geschlechtsumwandlung müssen die gegengeschlechtlichen Hormone lebenslang substituiert werden.

Literatur

Breckwoldt, M., Wieacker, P.: Ovarialinsuffizienz. In: Käser, O., Friedberg, V., Ober, K.G., Thomson, K., Zander, J., Breckwoldt, M.: Gynäkologie und Geburtshilfe, Band 1 u. 2. Thieme, Stuttgart 1992

Byskov, A.G., Hoyer, P.E.: Embryology of mammarian gonads and ducts. In: Knobil, E., Neill, J.D.: The Physiology of Reproduction. Raven, New York 1988

Stenchever, M.A., Jones, H.W.: Genetic disorders and sex chromosome abnormalities. In: Pernoll, M.L.: Current Obstetric and Gynecology Diagnosis and Treatment. Appleton and Lange, East Norwalk 1991

2 Anatomie, Topographie und Funktion der weiblichen Genitalorgane

A. Pfleiderer

2.1 Skelett und Becken der Frau

Das Skelett und besonders das Becken der Frau unterscheidet sich von dem des Mannes. Die primär genetisch fixierten Unterschiede werden durch die Wirkung der Östrogene in der Pubertät verstärkt.
- Bei der Frau sind die einzelnen Knochen zarter ausgebildet.
- Die untere Brustkorbapertur ist weiter und der Angulus arcuum costarum breiter.
- Die Wirbelsäule weist eine stärkere Lendenlordose auf. Dadurch springt die Wirbelsäule über dem Promontorium vor. Da das Becken (stärker als beim Mann) nach vorne geneigt (60 Grad) ist, muß der Eintritt des Kindes in den Beckeneingang in einem nach hinten offenen Bogen erfolgen.
- Die stärksten geschlechtstypischen Unterschiede zeigt das Becken (👁 **2.1**). Das Becken der Frau ist:
  - breiter und niedriger als das des Mannes. Der Abstand der Hüftgelenke ist größer. Daraus resultiert eine physiologische X-Beinstellung.
  - Der Beckeneingang ist queroval.
  - Die Seitenwände des Beckens verlaufen parallel, die Vorderfläche des Kreuzbeins ist konkav, die Beckenhöhle ist dadurch zylindrisch.
  - Der Schambogen ist weit: der Winkel zwischen den Schambeinen beträgt 90 Grad oder mehr.
  - Während der Schwangerschaft kommt es unter dem Einfluß von Östrogenen zu einer Auflockerung der Bandverbindungen der Ileosakralgelenke und der Symphyse, die eine Erweiterung des Beckenrings, allerdings nur um wenige Millimeter, ermöglicht.

Diese Besonderheiten des weiblichen Skeletts erlauben das Wachstum des schwangeren Uterus und den Durchtritt des Kindes durch das Becken bei erhaltener Statik.

2.2 Bauchwand und Beckenboden

Bauchwand und Beckenboden begrenzen in Form von schichtweise angeordneten Muskeln und Faszien den Bauchraum nach vorn und unten.

Die *vordere Bauchwand* (👁 **2.2**) wird durch die jeweils paarig vorhandenen Mm. recti abdominis, Mm. obliqui externi et interni und die Mm. transversi abdominis ge-

👁 **2.1 Unterschiede im Bau des männlichen und weiblichen Beckens**

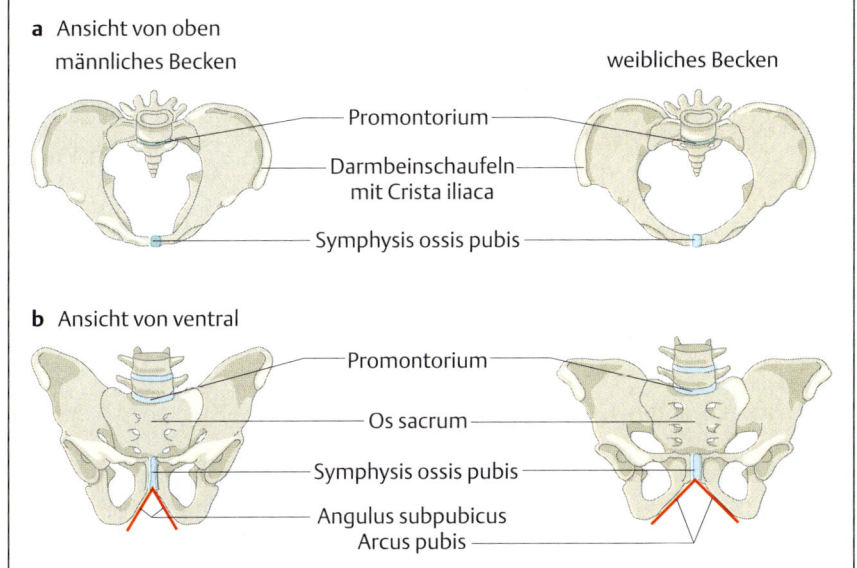

Am knöchernen Becken der Frau fallen im Vergleich zum männlichen Becken der zartere Knochenbau und die weiter ausladenden Darmbeinschaufeln mit einer geringeren Becken- und Symphysenhöhe auf. Der Beckeneingang hat eine querovale Form. Die Beckenhöhle ist rund und weit, das Kreuzbein leicht ausgehöhlt. Der Schambogenwinkel ist weit.

👁 2.2 Horizontaler Schnitt durch die Bauchdecke

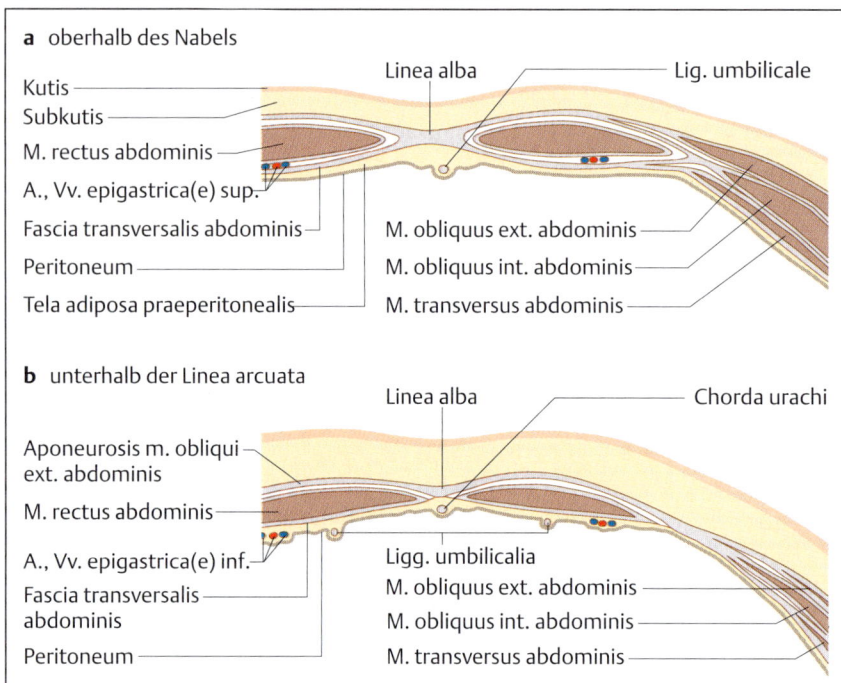

Unterhalb der Linea arcuata (ca. 3 Fingerbreit kaudal des Nabels) gehen alle Sehnen in das vordere Blatt über, so daß der M. rectus abdominis zur Bauchhöhle hin nur noch von der Fascia transversalis abdominis bedeckt ist.

👁 2.3 Beckenboden

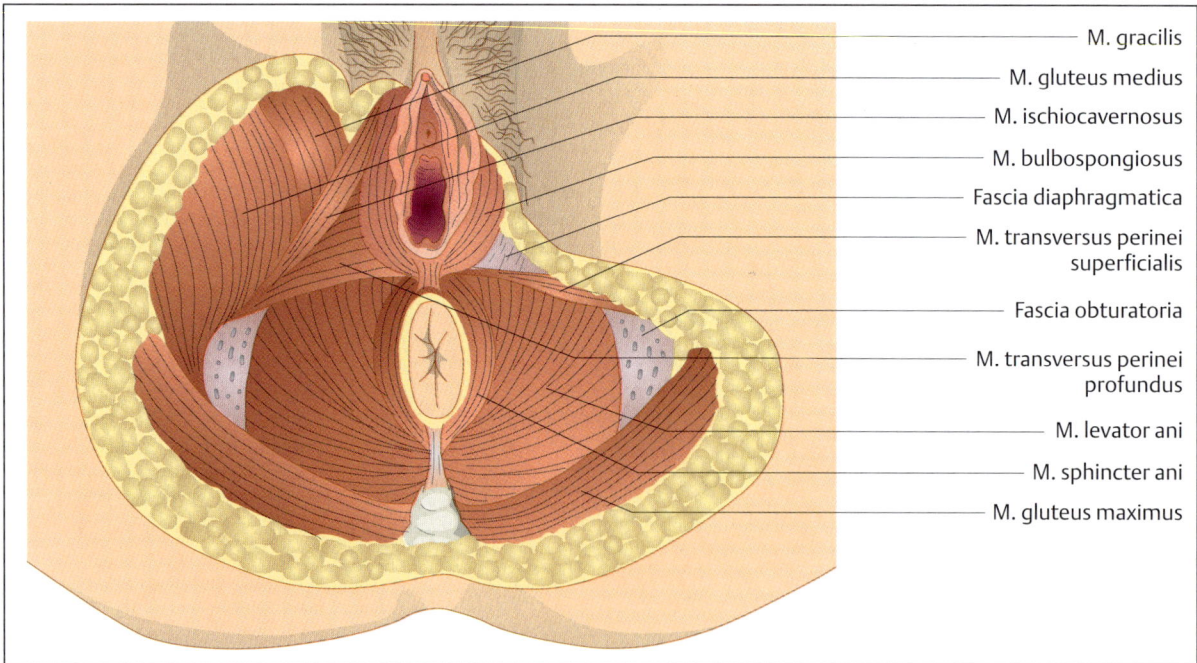

Die Abbildung zeigt die drei Schichten des Beckenbodens in der Ansicht von unten.

bildet. Sie garantieren durch ihren schichtweise unterschiedlichen Verlauf einem Korsett ähnlich die notwendige Stabilität. Unter der Geburt (beim Pressen) führt ihre Kontraktion in Verbindung mit einer inspiratorischen Tiefstellung des Zwerchfelles zu einer Erhöhung des abdominalen Innendruckes. Dadurch wird die Kontraktion des Uterus und die Propulsion des Kindes verstärkt.

Der **Beckenboden** hat bei der Frau zwei gegensätzliche Funktionen zu erfüllen: den *Verschluß* der Bauchhöhle nach unten mit dem Abfangen intraabdominaler Druckerhöhungen und die *Dehnbarkeit* zum Durchlaß des Kin-

des. Auch er besteht ähnlich dem Bauchmuskelsystem aus dachziegelartig übereinandergefügten Systemen von Muskulatur und Faszien (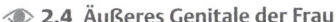 2.3):
- *Äußere Schließmuskelschicht:* Sie besteht aus dem M. ischiocavernosus, dem M. transversus perinei superficialis, dem M. bulbospongiosus (bulbocavernosus) und dem M. sphincter ani. Der M. bulbospongiosus und der M. sphincter ani bilden eine Achtertour und umschließen so zugleich den Introitus vaginae und den Anus.
- *Diaphragma urogenitale:* Als dreieckige Muskel-Faszien-Platte ist sie in den Arcus pubis des Beckenausganges eingelassen. Sie enthält den M. transversus perinei profundus und Teile des muskulären Harnröhrenverschlusses.
- *Diaphragma pelvis:* Es wird gebildet aus dem kräftigen M. levator ani. Dieser setzt sich aus mehreren Anteilen zusammen, die ihren Ursprung entlang der seitlichen Beckenwand haben, beginnend an der Rückfläche des Schambeins und von dort schräg abfallend zum 4. Kreuzwirbel. Die Muskelplatte umschließt trichterförmig den Analkanal, die Scheide und die Harnröhre, die durch den *Hiatus genitalis* (Synonym: Levatorspalt), der durch die beiden Levatorschenkel gebildet wird, austreten. Diese „doppelte schiefe Ebene" des Diaphragma pelvis veranlaßt unter der Geburt den vorangehenden Kindsteil sowohl zur Drehung in den tiefen Geradstand als auch zur Abbiegung entlang der Führungslinie nach vorn.

2.3 Genitalorgane der Frau

Man unterscheidet das äußere und das innere Genitale. Die Grenze ist der Hymen. Das äußere Genitale wird als Vulva bezeichnet, zum inneren Genitale rechnet man die Vagina, den Uterus, die Tuben und die Ovarien.

Äußeres Genitale

Zur **Vulva** (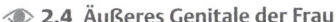 2.4) gehören:
- Der **Mons pubis** (Synonym: Schamberg): Das der Symphysenregion aufliegende Fettpolster ist behaart.

Die bei der Frau horizontale Schamhaargrenze ist Ausdruck fehlender Testosteronwirkung und gilt deshalb als sekundäres Geschlechtsmerkmal.
- Die **großen Schamlippen** (Synonym: Labia majora pudendi) sind fettreiche Bindegewebswülste mit mäßigem Gefäßreichtum und im äußeren und seitlichen Umfang mit allen Anhangsgebilden der Haut, mit Haarfollikeln, Schweiß- und Talgdrüsen ausgestattet. Sie weisen ein verhornendes Plattenepithel auf, das nach medial fließend in ein nur noch angedeutet verhornendes Plattenepithel übergeht. Die großen

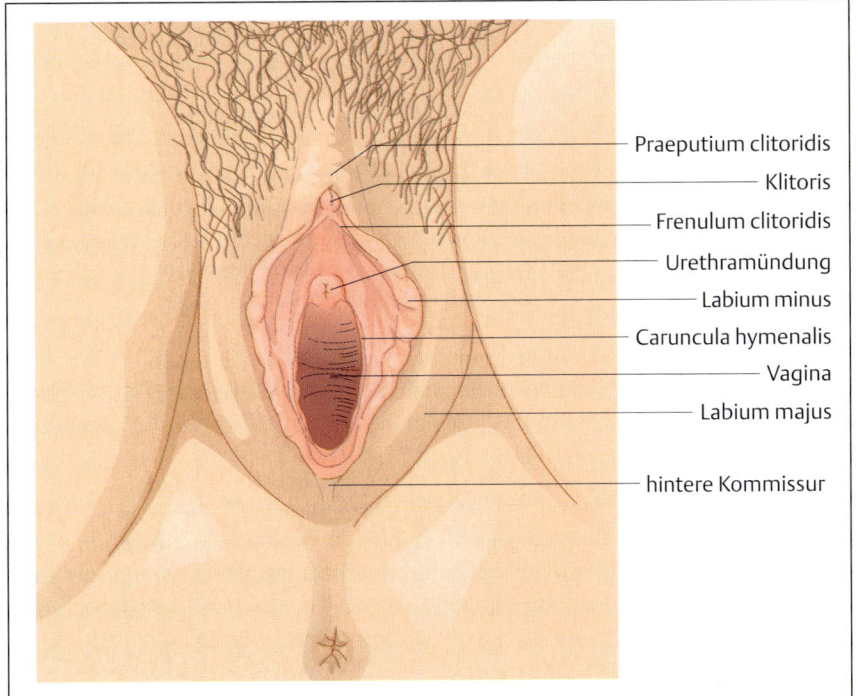

2.4 Äußeres Genitale der Frau

Die Vulva einer Frau, die geboren hat: Die großen und die kleinen Schamlippen sind weit entfaltet. Die Mündung der Harnröhre zwischen den kleinen Schamlippen im Scheidenvorhof ist sichtbar und darunter der Introitus vaginae mit Carunculae hymenales.

Schamlippen vereinigen sich vorn über dem Praeputium clitoridis in der Commissura anterior und hinten vor dem Frenulum in der Commissura posterior. Bei der Nullipara bedecken sie die kleinen Schamlippen und den Scheidenvorhof vollständig und bilden so die *Rima pudendi.*

➤ Die **kleinen Schamlippen** (Synonym: Labia minora pudendi) sind aus fettfreiem, sehr gefäß- und nervenreichem Bindegewebe mit reichlich elastischen Fasern aufgebaut. Auf der Außenseite sind sie von angedeutet verhornendem Plattenepithel mit Talg- und Schweißdrüsen, auf der Innenseite von einem nichtverhornenden Plattenepithel bedeckt. Vorne gehen die kleinen Schamlippen in die Frenula clitoridis über und vereinigen sich einerseits in der Klitoris und gehen andererseits in das Praeputium clitoridis über. Hinten treffen sie sich im Frenulum labiorum pudendi.

➤ Der **Scheidenvorhof** (Synonym: Vestibulum vaginae) befindet sich zwischen den kleinen Schamlippen (außen), dem Introitus vaginae mit dem Hymen (innen) und der Fossa vestibuli vaginae (hinten). In den Scheidenvorhof münden die Urethra (Ostium urethrae externum) etwa 2 cm hinter der Klitoris sowie die paraurethralen Skene-Drüsen, das System der Glandulae vestibulares minores und die Ausführungsgänge der Bartholin-Drüsen (Synonym: Glandulae vestibulares majores). Diese großen, schleimbildenden Drüsen sind an der Grenze vom mittleren zum hinteren Drittel in das Corpus cavernosum der großen Schamlippen eingebettet. Ihre Ausführungsgänge verlaufen tunnelförmig unter den kleinen Schamlippen hindurch und münden seitlich im Scheidenvorhof. Diesen umgibt ein Schwellkörpersystem, die Bulbi vestibuli, die sich nach vorn durch den Plexus cavernosus communicans mit den Schwellkörpern der Klitoris vereinigen.

➤ Die **Klitoris,** zwischen der vorderen, ventralen Vereinigung der kleinen und der großen Schamlippen gelegen, entspricht entwicklungsgeschichtlich dem Penis des Mannes. Zwei erektile, den unteren Schambeinästen angeschmiegte Schwellkörper vereinigen sich unter der Symphyse zu einem kurzen Schaft, dem Corpus clitoridis. Es springt spitzwinkelig gegen den Scheidenvorhof vor und wird hier mit Ausnahme der Glans clitoridis vom Praeputium clitoridis der kleinen Schamlippen überdeckt.

Inneres Genitale

Introitus vaginae

Die Grenze zwischen dem Vestibulum vaginae und der Vagina ist **der Hymen** (griech: ο υμεν) bzw. dessen narbige Reste, der *Hymenalsaum.* Der unversehrte Hymen stellt eine gefäßreiche Gewebeplatte mit einer oder mehreren, meist exzentrischen, in Weite und Form stark variierenden Öffnung(en) dar. Bei der virginellen Frau ist er im allgemeinen für den kleinen Finger einer zarten Hand passier- und gut dehnbar. Er reißt gewöhnlich bei der ersten Kohabitation mehr oder weniger tief ein und ist später für zwei Finger gut durchgängig. Die nach einer Spontangeburt noch vorhandenen Reste des Hymen bezeichnet man als *Carunculae myrtiformes.* Aus der Weite der Hymenalöffnung läßt sich nicht ohne weiteres auf eine Perforation des Hymen (Defloration) schließen. Zur forensischen Beurteilung der Hymenalöffnung ist ein Kolposkop nötig.

Vagina

Die Vagina (Synonym: Scheide) verläuft bei der liegenden Frau fast horizontal nur leicht nach vorne gekrümmt. Die vordere Scheidenwand ist etwa 10 cm, die hintere etwa 12 cm lang (👁 **2.5**).

Die Vagina ist drüsenlos und von nichtverhornendem Plattenepithel ausgekleidet. Ihre große Sekretionsfähigkeit erfolgt durch Transsudation. Man sollte deshalb nicht von einer Scheiden*schleim*haut sprechen. Das Plattenepithel der Vagina besteht aus folgenden Schichten:

➤ Basalschicht (Stratum basale),
➤ Parabasalschicht (Stratum spinosum profundum),
➤ Intermediärschicht (Stratum spinosum superficiale),
➤ Superfizialschicht (Stratum superficiale).

Diesem Epithel kommt für die Funktion der Scheide als Organ der Flüssigkeitsabsonderung (s. S. 122), unter anderem auch bei sexueller Erregung (s. S. 256 ff), als biologische Barriere für das innere Genitale (s. S. 122) und als Durchtrittsschlauch bei der Geburt (s. Kap. 24.2) große Bedeutung zu.

♀ Das Vorkommen der Zellen aus den verschiedenen Schichten im Vaginalabstrich reflektiert die Hormonwirkung (s. S. 53, 59) und ist für die Krebsfrüherkennung (s. S. 42 ff) sehr wichtig.

Das subepitheliale Bindegewebe ist reich an venösen Gefäßen und elastischen Fasergeflechten. Im äußeren Drittel des Scheidenrohres verursachen diese quer verlaufende Falten, die man als *Columnae rugarum* bezeichnet. Die Scheidenwand wird von einer Längsmuskulatur durchzogen. Darüber hinaus bilden glatte Muskelfasern in gegensinniger Spiralanordnung ein verstellbares Gittersystem. Dieses Muskelgeflecht kann zusammen mit dem Beckenboden Kontraktionen ausüben.

Die **Portio vaginalis** des Gebärmutterhalses ist zapfenartig in das kraniale Ende der Vagina eingefügt (👁 **2.6** u. 👁 **2.5**). Dabei umgreift der Vaginalraum die Portio in Form eines Gewölbes, das dorsal (hinteres Scheidengewölbe) tiefer liegt als ventral. Das vordere Scheidengewölbe grenzt etwa an die Region des Blasenhalses. Im Bereich des hinteren Scheidengewölbes trennt nur eine dünne bindegewebige Schicht das Vaginalepithel vom Peritoneum der Excavatio rectouterina (Synonym: Douglas-Raum, s. u.) der Bauchhöhle (👁 **2.7** und 👁 **2.5**). Bei der gynäkologischen Tastuntersuchung erlaubt diese

2.3 Genitalorgane der Frau

👁 **2.5 Sagittalschnitt durch das weibliche Becken**

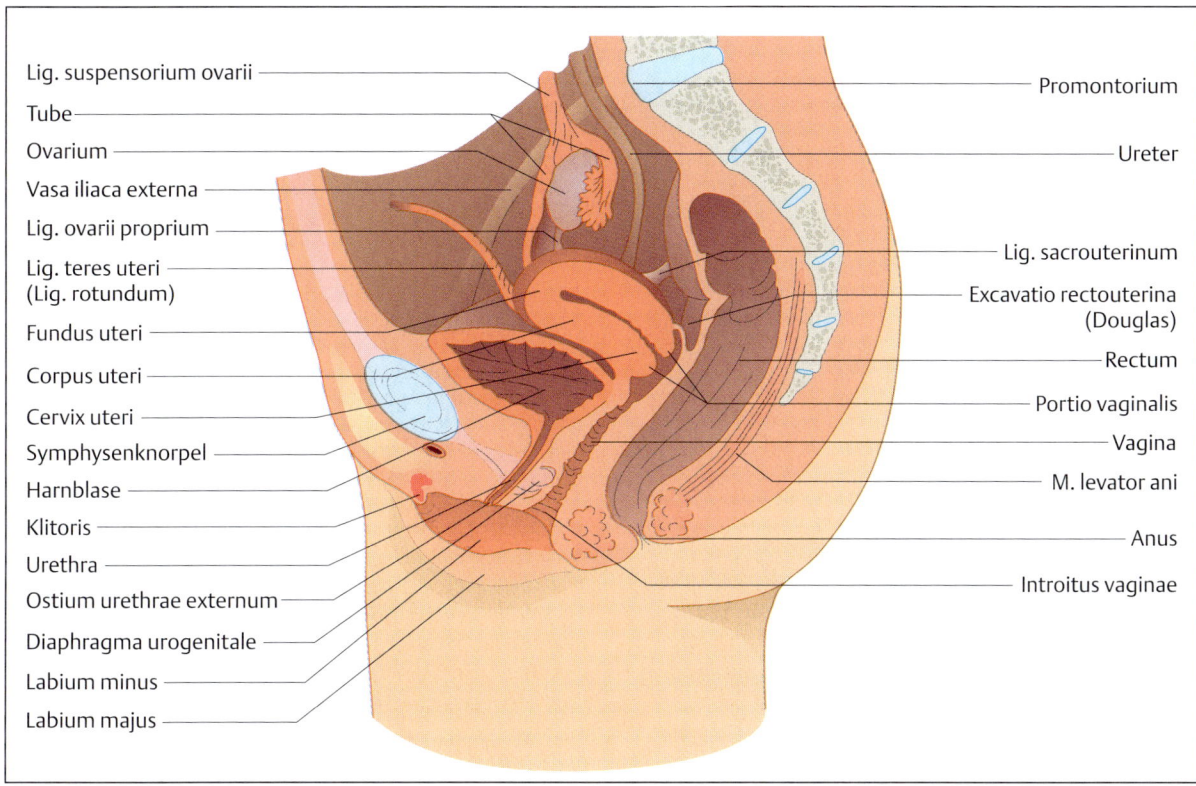

👁 **2.6 Frontalschnitt durch den Uterus**

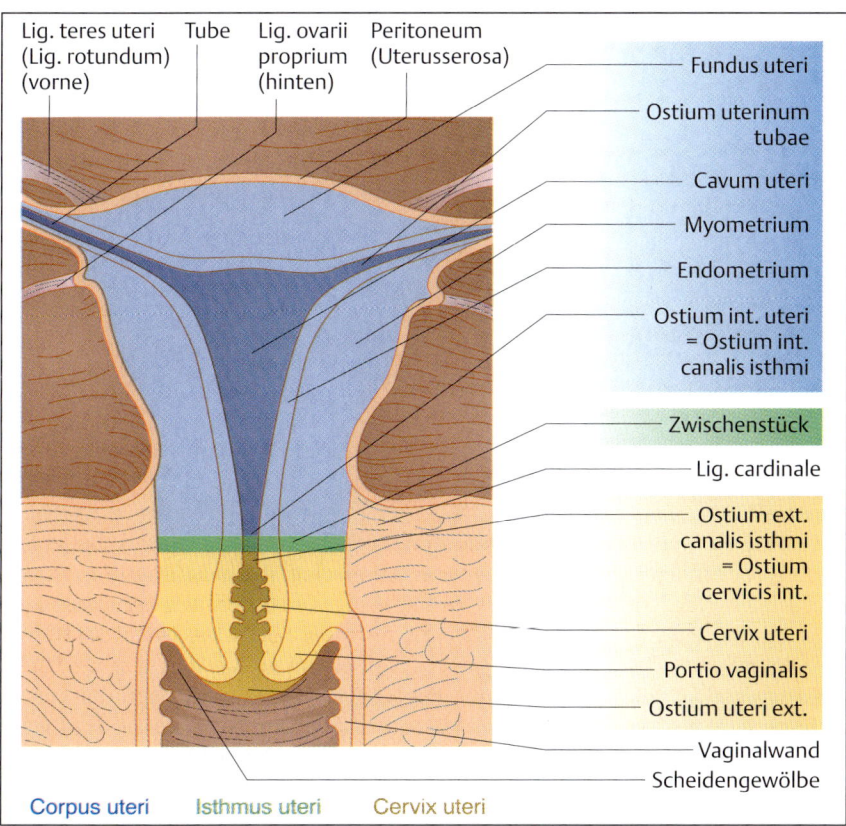

Die drei Anteile Korpus, Isthmus und die in die Vagina hineinragende Portio als kaudaler Anteil der Zervix sind in der Ansicht von dorsal nach ventral zu erkennen. Die Adnexabgänge und die Bandverbindungen sind dargestellt.

2.7 Innere weibliche Genitalorgane

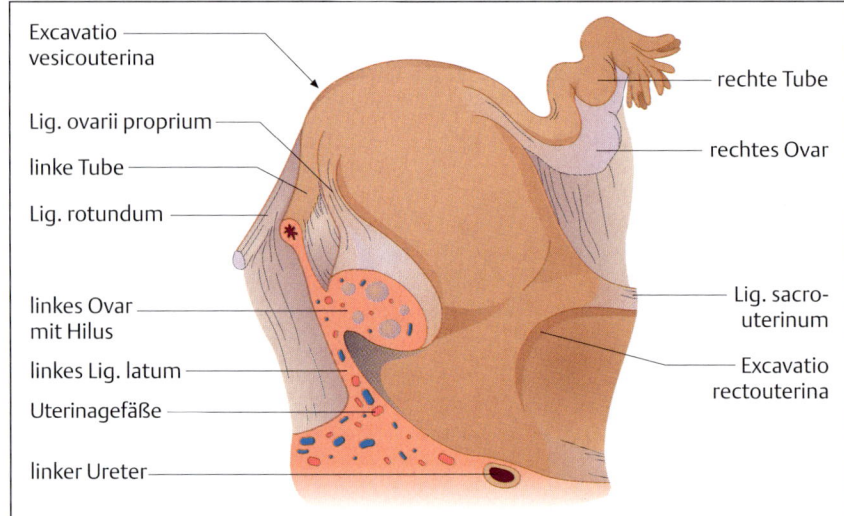

Dargestellt ist die Ansicht von links dorsal. Ventral des Uterus (in der Abbildung nicht zu erkennen) schlägt sich das Peritoneum von der Excavatio vesicouterina auf den Uterus herüber und senkt sich anschließend tief nach dorsal in die Excavatio rectouterina. Dadurch entstehen beiderseits die zur Beckenwand ziehenden Ligg. lata in Form einer Bauchfellduplikatur. Auf der Schnittfläche des linken Lig. latum ist das laterale Parametrium mit den Uterinagefäßen und dem Ureter zu erkennen.

dünne, dehnbare Schicht nicht nur die Beurteilung des Douglas-Raumes und der Uterushinterwand, sondern auch die gefahrlose Punktion bei einer Ansammlung von Blut oder Eiter im Douglas-Raum.

Uterus

Der Uterus (Synonym: Gebärmutter; griech: Hystera) der geschlechtsreifen Frau (👁 **2.6**) ist 7–9 cm lang (Sondenlänge 6–7 cm). Der Uterus einer Adoleszentin hat ein Gewicht von 40–60 g, der Uterus der erwachsenen Frau wiegt 80–120 g.
Am Uterus unterscheidet man das
- **Corpus uteri**, den eigentlichen Uteruskörper mit seiner die Adnexabgänge überragenden Kuppel, dem *Fundus uteri*, den
- **Isthmus uteri**, wegen der Enge auch „Zwischenstück des Uterus" genannt, gehört zur Cervix uteri, wird aber in der Schwangerschaft zum *unteren Uterinsegment* (s. S. 277 u. Kap. 20, 23), und die
- **Cervix uteri**, die aus einer Portio supravaginalis und einer Portio vaginalis, der „*Portio*" besteht.

Das Verhältnis der Länge des Korpus zur Länge der Zervix variiert im Laufe des Lebens. Es beträgt beim Neugeborenen 1:2 und bei der geschlechtsreifen Frau 2:1.
Das Corpus uteri, der eigentliche Uterus, ragt, vom *Perimetrium* (Synonym: Uterusserosa, Uterusperitoneum) überzogen, mit seiner dorsalen und ventralen Wand sowie mit dem Fundus frei in die Beckenhöhle (👁 **2.5**).
Das Perimetrium schlägt vorne in Höhe des Isthmus uteri auf die Harnblase um. Der dorsale Umschlag auf das Rektum liegt tiefer, berührt die Wand des hinteren Scheidengewölbes und bildet den Douglas-Raum (s.o.; 👁 **2.7**).
Die Wand des Corpus uteri besteht im wesentlichen aus glatter Muskulatur **(Myometrium)**. Das Myometrium ist im Bereich des Fundus am stärksten ausgebildet. Die Muskelfaserstränge bilden ein spiralisiertes Scherengitter. Diese Funktionsstruktur ist neben der Hyperplasie und Hypertrophie des Muskelgewebes eine wichtige Voraussetzung für die Erweiterung des Cavum uteri in der Schwangerschaft und die Wehentätigkeit unter der Geburt.
Das **Endometrium** kleidet das Cavum uteri, also den Innenraum des Corpus uteri aus. Man unterscheidet anatomisch und funktionell 2 Schichten:
- *Lamina basalis* („Basalis"): Diese aus faserreichem Stroma bestehende, ca. 0,5 mm dicke Schicht enthält Gefäße und die basalen Teile der Drüsen. Da sie sowohl während der Menstruation, als auch bei der postpartualen Ablösung der Nachgeburt erhalten bleibt, kann von hier aus die endometriale Wundheilung erfolgen.
- *Lamina functionalis* („Funktionalis"): Sie besteht aus einem faserarmen Stroma mit vielen Drüsen und Gefäßen aus dem Stromgebiet der A. und V. uterina. Lumenwärts ist sie von einem einschichtigen Zylinderepithel überzogen, das sich in die Drüsenlumina fortsetzt.

Unter dem Einfluß der Ovarialhormone vollziehen sich erhebliche anatomische und funktionelle Veränderungen im Endometrium (s. S. 58 ff).

Der **Isthmus uteri** (Zwischenstück des Uterus) bildet außerhalb der Schwangerschaft mit dem kranialen Ostium internum den Übergang vom Corpus zur Cervix uteri. Er hat eine Höhe von nur etwa 0,5 cm. Dieser Teil des Uterus unterscheidet sich in seinem Aufbau und in seiner Funktion sowohl vom Corpus uteri als auch von der Cervix uteri. Die Drüsen entsprechen mehr denen des Endometriums, ohne an den zyklischen Veränderungen teilzunehmen. Die Wand besteht weitgehend aus Bindegewebe (nur 15% Muskulatur) und entspricht damit der

Zervix. Während der Schwangerschaft, etwa von der 12. Woche an, entfaltet sich der Isthmus zum „unteren Uterinsegment" und wird damit Teil des „Fruchthalters". Während der Geburt beteiligt er sich wegen des mit 15% geringen Muskelanteils nicht an den Wehen und ist damit zum Weichteilrohr zu rechnen.

Die **Cervix uteri** (Halsteil) besteht aus der in die Scheide zapfenförmig hineinragenden *Portio vaginalis* und dem darüberliegenden supravaginalen Teil (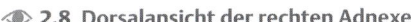 2.6). Ihre Gesamtlänge beträgt ca. 3 cm. Der Muskelanteil ist mit ca. 8% gering. Die *Endozervix* (= Endometrium im Bereich der Zervix) besteht aus einem kryptenreichen, schleimbildenden Zylinderepithel. Der von ihm gebildete zähe Schleimpfropf, der den Zervikalkanal verschließt, besitzt möglicherweise eine Schutzfunktion hinsichtlich der Aszension pathogener Keime. Andererseits ist er aber so beschaffen, daß er in Abhängigkeit von der Zyklusphase die Aszension der Spermien ermöglicht (12.-14. Tag) oder behindert (s. S. 59). Die Erweiterung der Zervix im Verlauf der Geburt (während der Eröffnungsperiode) erfolgt durch Retraktion und Dilatation (s. Kap. 24.3).

Tube

Die Tuben (Synonym: Eileiter, Tuba uterina, Tuba Falloppii), die ebenso wie der Uterus von den Müller-Gängen abstammen (s. S. 4f, 25ff), gehen auf beiden Seiten von der kranio-lateralen Kante des Corpus uteri, den Tubenecken ab. Sie sind von Peritoneum umhüllt und verlaufen firstförmig auf dem kranialen Rand des Lig. latum. Die Tuben münden medial mit engem Lumen in das Cavum uteri (Ostium uterinum) und lateral unter trichterartiger Erweiterung frei in die Bauchhöhle (Ostium abdominale). Sie sind im Durchschnitt 11–14 cm lang und bestehen aus 3 Abschnitten, der

- Pars *intramuralis* (Synonym: Pars interstitialis; Abschnitt in der Uteruswand), der
- Pars *isthmica*, dem daran anschließenden, 3–6 cm langen Teil mit einer Weite von 2–3 mm sowie der
- Pars *ampullaris* mit einer Weite von 4–10 mm, die in einem frei beweglichen Fimbrientrichter über dem Ovar endet.

Wie bei allen intraabdominalen Hohlorganen besteht die Wand der Tube aus Mukosa, Submukosa, Muskularis und Serosa. Die Mukosa ist in enge, längsverlaufende Falten gelegt, die besonders im ampullären Teil ausgeprägt sind. Das Tubenepithel ist ein einschichtiges, kubisch bis zylindrisches Epithel, das teils flimmert, teils sezerniert. Der Flimmerstrom ist nach dem Uterus hin gerichtet. Eine äußere Längs- und eine innere Ringmuskelschicht erlaubt die zur Eiabnahme notwendige Mobilität und die zum Eitransport nötigen Kontraktionen.

Ovarium

Die Ovarien (Synonym: Eierstock, Oophoron), deren Größe und Gewicht sich während des Zyklus erheblich ändern, haben bei der geschlechtsreifen Frau eine Größe von 0,6–1,5 cm x 1,5–3,0 cm x 3,0–5,0 cm und wiegen 5–8 g. Sie liegen seitlich der Beckenwand an, meist in der Fossa ovarica. Bei der stehenden Frau hängt das Ovarium fast senkrecht (👁 2.5). Die Ovarien sind durch das Lig. ovarii proprium mit dem Uterus (👁 2.8, 2.9, 2.5) und über das Mesovar und den sog. Hilus ovarii unter und hinter der Tube breit mit dem Lig. latum verbunden und „hängen" nach lateral und kranial am Lig. suspensorium ovarii, das auch als Infundibulum bezeichnet wird. Das Infundibulum ist der „Gefäßstiel" des Ovars. Es führt die A. ovarica und ein Venengeflecht (s. 👁 2.8).

Auf seiner gesamten Oberfläche ist das Ovarium vom

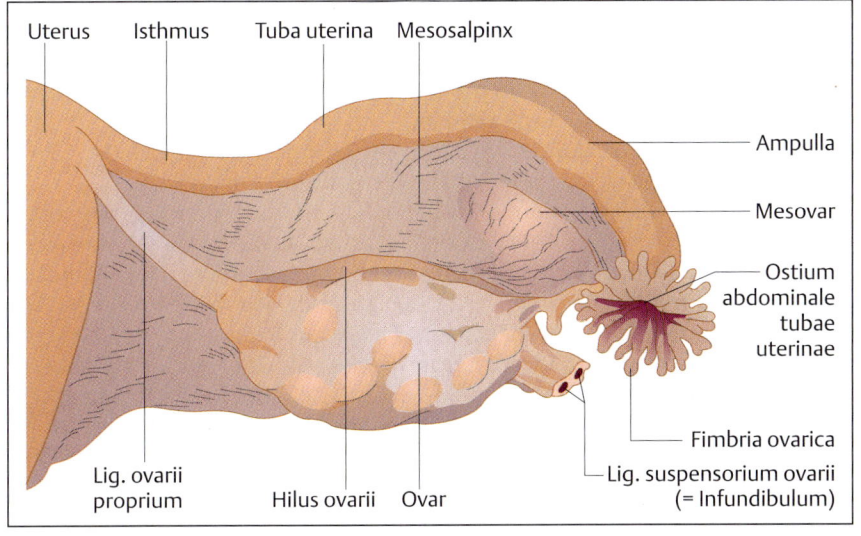

👁 **2.8 Dorsalansicht der rechten Adnexe**

Die Tube verläuft am Oberrand des Lig. latum in einer Falte des Peritoneums. Das von Keimepithel überzogene Ovar ist durch den Hilus ovarii mit dem Lig. latum verbunden. Zwischen Ovar und Uterus ist das Lig. ovarii proprium und zur seitlichen Bauchwand das Lig. suspensorium ovarii ausgespannt.

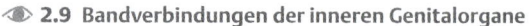
2.9 Bandverbindungen der inneren Genitalorgane

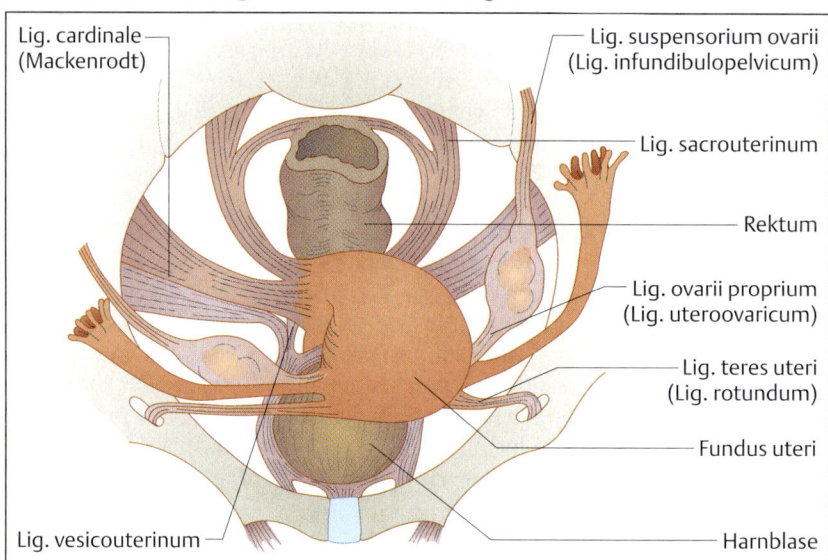

Der Uterus ist durch ein sprungnetzartig angeordnetes System von Bindegewebszügen im kleinen Becken aufgehängt.

sog. **Keim- oder Oberflächenepithel** bedeckt. Dieses Epithel stammt vom Zölomepithel ab und unterscheidet sich weder histologisch oder elektronenmikroskopisch, noch histochemisch oder biologisch vom umgebenden Peritoneum. Es weist eine ausgeprägte Basalmembran auf. Bei jeder Ovulation reißt dieses Epithel ein. Im Zuge der Regeneration wird es häufig auch unter die Oberfläche des Ovars verlagert.

Das Keimepithel ist die Quelle aller epithelialen Ovarialtumoren und des Ovarialkarzinoms.

Das Bindegewebe des Ovars, das **Ovarialstroma**, wird oft nach Rinde und Mark unterschieden, ohne daß erkennbare Unterschiede vorhanden wären. Es besteht aus den sog. Stromazellen. Aus diesen „sexuell differenzierten" Stromazellen entstehen alle *hormonbildenden Zellen* des Ovars wie Theka- und Granulosazellen, luteinisierte und enzymaktive Stromazellen sowie Leydig- und Sertolizellen (s. S. 56ff, 176).

Die **Keimzellen** (Synonym: Eizellen, Oozyten) sind der wichtigste Bestandteil des Ovariums. Sie liegen dicht gedrängt unter seiner Oberfläche. Bei der Geburt des Mädchens finden sich in jedem Ovarium etwa 400 000 Oozyten in Primordialfollikeln. Ihre Zahl geht durch Follikulogenese und Atresie rasch zurück. Sind alle Oozyten „verbraucht", ist die generative Phase im Leben der Frau abgeschlossen.

Der Vorgang der Follikelreifung, Gelbkörperbildung und Atresie, an dem bei jeder Follikelreifung eine ganze Kohorte von Primordialfollikeln teilnimmt, verläuft kontinuierlich in gut definierten Stadien während des gesamten reproduktiven Lebens der Frau bis zur Menopause (zur Reifeteilung s. **1.2**, S. 2, **5.10**, S. 58; der Hormonstoffwechsel ist ab S. 56ff beschrieben):

▶ *Primordialfollikel*: Die 40–70 μm großen Oozyten sind von einer einreihigen Schicht abgeflachter Granulosazellen umgeben.
▶ *Primärfollikel*: Die Follikelreifung beginnt mit einer Vergrößerung der Oozyte und dem Kubischwerden der Granulosazellen.
▶ *Sekundärfollikel:* Durch Proliferation der Granulosazellen entstehen 3–5 konzentrische Schichten um die Oozyte, so daß die Follikel auf 50–400 μm anwachsen. Gleichzeitig werden die umgebenden Stromazellen in eine innere und eine äußere Thekazellschicht differenziert.
▶ *Tertiärfollikel:* Durch Sekretion einer mukopolysaccharidreichen Flüssigkeit wächst der von mehreren Schichten proliferierender Granulosa- und Thekazellen ausgekleidete Follikel rasch auf bis zu 15 mm an. An der Follikelreifung beteiligen sich immer mehrere Follikel.
▶ *Reifer Follikel* (Synonym: Graaf-Follikel): Hat ein Follikel seine definitive Größe von 15–25 mm erreicht, bilden die proliferierenden Granulosazellen den *Cumulus oophorus*, der die Oozyte in ihrer endgültigen Größe enthält.

An die Ovulation (s. S. 59f; typischerweise am 14. Zyklustag) schließt sich die Gelbkörperbildung an:

▶ *Corpus luteum in Vaskularisation:* In 1–2 Tagen nach der Ovulation wachsen Gefäße in den jetzt kollabierten und von weiterhin proliferierenden Granulosa- und Thekazellen ausgekleideten Follikel ein. Im Zentrum kommt es meist zur Bildung eines Blutkoagels.
▶ *Corpus luteum in Blüte:* Die Granulosa- und Thekazellen sind zu großen zytoplasmareichen, „luteinisierten" Zellen angeschwollen und von einem feinen gefäßreichen Bindegewebe umgeben. Ist es zu keiner Implantation einer Blastozyste gekommen, findet sich ab dem 8.–9. Tag nach der Ovulation das

- *Corpus luteum in Rückbildung:* In den Granulosa- und Thekazellen treten Lipidtropfen und Vakuolen auf und die Durchblutung des immer noch 1,5–2,0 cm großen, durch Verfettung jetzt typischen „Gelbkörpers" geht zurück.
- *Rückbildung bis Corpus albicans:* Die weitere Rückbildung bis zu einer kleinen, bindegewebigen Narbe kann viele Monate dauern und insbesondere in den Jahren vor der Menopause unvollständig bleiben.

Da nicht gesprungene Follikel, die bis zu 1 cm groß sein können, auch einer Atresie anheimfallen, die ebenfalls über Monate dauern kann, wird verständlich, wie schwer, ja wie unmöglich es ist, eine beginnende echte Tumorbildung innerhalb eines Ovars von den sich überschneidenden und lang anhaltenden physiologischen Wachstums- und Rückbildungsvorgängen zu unterscheiden (s. S. 171 ff).

Haltevorrichtungen des inneren Genitales und das Beckenbindegewebe

Die physiologische Funktion der inneren Genitalorgane wird erst durch eine Aufhängung ermöglicht, die erhebliche Verschiebungen erlaubt. Uterus, Ovarien und Tuben sowie die Adnexe sind durch parametrane Gewebszüge sowie durch die *Ligg. teretia uteri* (Synonym: Ligg. rotunda) und die die Ovarikagefäße führenden *Ligg. suspensoria ovarii* (Synonym: Ligg. infundibilo-pelvica) im kleinen Becken elastisch mehr aufgehängt als befestigt (👁 **2.9**). Als *Ligg. lata* (Synonym: Plicae lata) bezeichnet man Duplikaturen des Peritoneums seitlich des Uterus, die firstförmig die Tuben enthalten. Die Ligg. lata bilden die Mesosalpinx, das Mesovarium und das Mesometrium. Zwischen den Blättern der Plica lata befindet sich parametranes Gewebe. Dieser Raum wird als intraligamentär bezeichnet (s. „intraligamentäre Tumoren", S. 164 f, 170, 177 f). Alle diese Bindegewebszüge stellen das „Retinaculum uteri" dar. Seine Haltefunktion ist jedoch relativ gering.

Die kräftigsten parametranen Gewebsbündel sind die *Ligg. sacrouterina* (👁 **2.9**). Sie ziehen halbbogenförmig von der Hinterwand der Zervix, das Rektum umgreifend, in die Kreuzbeinhöhle. Sie enthalten glatte Muskelfasern. Im seitlichen Parametrium finden sich die *Ligg. cardinalia* (Synonym: Ligg. Mackenrodt, 👁 **2.9**). Diese Ligamente führen die Vasa uterina, die etwa in Höhe des inneren Muttermundes den Ureter kreuzen und an den Uterus herantreten. Geringere Bedeutung haben die *Ligg. pubovesicalia* (👁 **2.9**).

Da die Räume des Beckenbindegewebes bis hinauf zum Nierenpol miteinander kommunizieren, können sich Eiterungen wie z. B. ein paranephritischer Abszeß oder eine parametrane Abszedierung leicht nach allen Seiten und in jeder Höhe ausbreiten.

Topographie des inneren Genitales

Die **Harnblase** (👁 **2.5**) liegt extraperitoneal hinter der Symphyse. Vom Uterus ist sie durch die nach kaudal gerichtete Peritonealfalte, die Excavatio vesicouterina, getrennt.

Der Blasenboden ist durch das Septum vesicourethrovaginale, einem Bindegewebslager, mit der vorderen Vaginalwand verbunden. Hier findet sich auch das Trigonum vesicae mit der Einmündung der Ureteren und dem Urethraabgang.

Die Urethra ist 3,5–5,0 cm lang. Sie zieht bogenförmig um die Unterkante der Symphyse und mündet im Vestibulum vaginae.

Das **Rektum** (👁 **2.5**) liegt locker fixiert der vorderen Kreuzbeinfläche an. Zwischen Rektum und Uterushinterwand findet sich die tief bis zum hinteren Scheidengewölbe hinunterreichende Excavatio rectouterina (Synonym: Douglas-Raum).

Der Uterus befindet sich normalerweise in einer sog. **Anteversio-Anteflexio** (👁 **2.5**). Dies bedeutet, daß der ganze Uterus nach ventral zur Harnblase hin gekippt und außerdem in Höhe des Isthmus nach vorne abgeknickt ist (s. auch „Lagenanomalien des Uterus", S. 242 ff). Durch die Art der Bandverbindungen ist der Uterus so beweglich, daß er in Abhängigkeit vom Füllungszustand der Nachbarorgane nach ventral, dorsal und auch nach kranial ausweichen kann.

Gefäßversorgung

> Der spiralige Verlauf der Gefäße in der Nähe der Genitalorgane stellt die notwendige Längenzunahme in der Schwangerschaft sicher.

Arterien: *Vagina* und *Vulva* werden im wesentlichen von Ästen der A. pudenda interna und der A. rectalis media versorgt. Die arterielle Durchblutung der Klitoris ist besonders ausgeprägt.

Die Blutversorgung des *Uterus* erfolgt durch die A. uterina und die A. ovarica:
- Die A. uterina entspringt im Bereich der seitlichen Beckenwand aus der A. iliaca interna (Synonym: A. hypogastrica). Sie zieht von dort nach mediokaudal zum Isthmus uteri, um sich intramural in einen zervikalen und korporalen Ast aufzuteilen. Kurz vor dem Eintritt in die Uteruswand kreuzt sie den Ureter (👁 **2.7**). Die A. iliaca interna geht tief im kleinen Becken in die strangförmig verödete Chorda umbilicalis über, die ehemalige Umbilikalarterie. Die fetalen Nabelarterien, die Aa. umbilicales, sind beim Erwachsenen verödet und bilden die beiden Ligg. umbilicalia lateralia (👁 **2.2**).
- Die Aa. ovaricae stammen unmittelbar aus der Aorta abdominalis. Ihr Abgang liegt kaudal der Nierenarterien. Sie erreichen die Adnexe über das Lig. suspensorium ovarii.

Das *Ovar* wird über eine Gefäßarkade im Mesovar, die einerseits aus der A. ovarica im Infundibulum (👁 **2.8**) und andererseits aus der A. uterina über das Lig. ovarii proprium gespeist wird, versorgt.

Die **Venen** sind klappenlos und sehr weit verzweigt. Sie weisen zahllose Anastomosen auf und umgeben die Hohlorgane mit netzförmigen Gefäßgeflechten. Besonders erwähnenswert sind der Plexus pampiniformis (Synonym: Plexus venosus ovaricus) sowie der Plexus venosus uterinus und der Plexus venosus vaginalis.

Im Gegensatz zu den Aa. ovaricae, die direkt aus der Aorta stammen, mündet die linksseitige V. ovarica in die V. renalis, die rechtsseitige in die V. cava.

Das **Lymphgefäßsystem** ist im Bereich des kleinen Beckens sehr reich verzweigt. Die Hauptbahnen und ihre Anastomosen erklären das Muster der Lymphknotenmetastasen bei malignen Tumoren im kleinen Becken: Die Lymphbahnen der *Vulva* und des *äußeren Vaginaldrittels* ziehen zu den Inguinaldrüsen, die der oberen 2/3 der Scheide sowie der *Zervix* zu den iliakalen Lymphknoten. Parametrane Lymphknoten drainieren in die Lymphknoten der Fossa obturatoria, der A. iliaca interna, externa und communis und schließlich in die der Aorta. Aus dem *Corpus uteri* erfolgt der Abfluß ebenfalls zur Beckenwand, aber auch direkt zur Aorta in Höhe der V. renalis und in die Leiste. Aus *Ovar* und *Tube* erfolgt der Abfluß wie aus dem Corpus uteri.

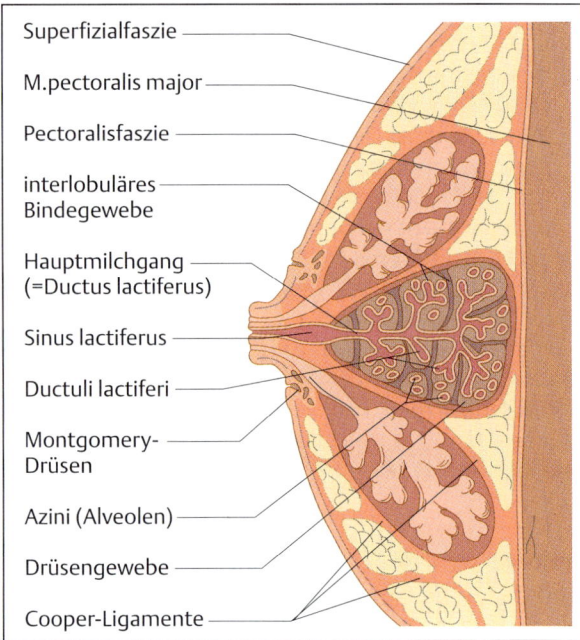

👁 **2.10 Anatomie der voll entwickelten Mamma**

Die Ductuli lactiferi leiten die Milch der Drüsenläppchen in den Hauptmilchgang. Das Drüsengewebe ist in das unterschiedlich stark ausgebildete Fettgewebe eingelagert.

Innervation

Die sympathischen Nervenfasern für die inneren Genitalorgane entstammen dem Plexus renalis (N. splanchnicus minor). Die parasympathischen Fasern werden vom N. pelvicus aus dem Sakralplexus hergeleitet. Der sog. Frankenhäuser-Zervikalplexus, der im Bereich der Hinterwand der Zervix in Höhe des inneren Muttermundes gelegen ist (retroperitoneal), stellt einen Sammelpunkt aller zum Uterus ziehenden gemischten Nervenfasern dar.

Vulva und äußeres Scheidendrittel werden im wesentlichen vom N. pudendus innerviert. Die Umgebung des äußeren Muttermundes ist weitgehend unempfindlich.

2.4 Mamma

Die Brustdrüse bedeckt ein Areal, das sich von der 2. bis zur 7. Rippe erstreckt, und ist als Hautorgan ein Abkömmling der Schweißdrüsen. Sie besteht aus Drüsen-, Fett- und Bindegewebe. Das Drüsengewebe wird zusammen mit dem Fett- und Bindegewebe durch eine oberflächliche und eine tiefe *Faszienschicht* begrenzt. Die Verschieblichkeit der Mamma gegenüber der Brustwand wird durch den retromammären Raum zwischen Brust- und Pektoralisfaszie ermöglicht.

Die **Drüse** der Brust besteht aus dem Milchgangsystem, den Azini und den Alveolen, die in das Binde- und endokrin ansprechbare Fettgewebe eingebettet sind (👁 **2.10**). Das (Milch) sezernierende Organ sind die Alveolen, die über Azini in Duktuli münden. Jeweils 20–40 Azini bilden eine sekretorische Einheit. Sie wird als *Lobulus* oder Drüsenläppchen bezeichnet. Die Duktuli münden in ca. 8–15 Hauptgänge (Duktus), die mit ihren Lobuli den *Lobus* oder Drüsenlappen bilden. Unmittelbar unter der Brustwarze erweitern sich die Milchgänge zu *Milchsinus* (Synonym: Sinus lactiferus) und verengen sich dann wieder zu den Ausführungsgängen, die auf der Spitze der Brustwarze münden.

Alveolen und Azini sind von einem *Myoepithel* zwischen Epithelzelle und Basalmembran umgeben. Das Myoepithel kontrahiert sich unter der Wirkung von Oxytocin und führt so zum Milchabfluß.

Die **Mamille** (Synonym: Papilla mammae, Brustwarze) ist von einer Epidermisschicht bedeckt und enthält glatte Muskulatur, die eine Erektion der Brustwarze ermöglicht. Die Enden der großen Ausführungsgänge sind als feine Vertiefungen eben mit bloßem Auge zu sehen.

Die etwa markstückgroße **Areola mammae** (Synonym: Warzenhof) besteht aus einer pigmentreichen, gewöhnlich dunkelbraunen Haut; auf ihrer Oberfläche sind die

👁 **2.11 Lymphabflußgebiete der Mamma**

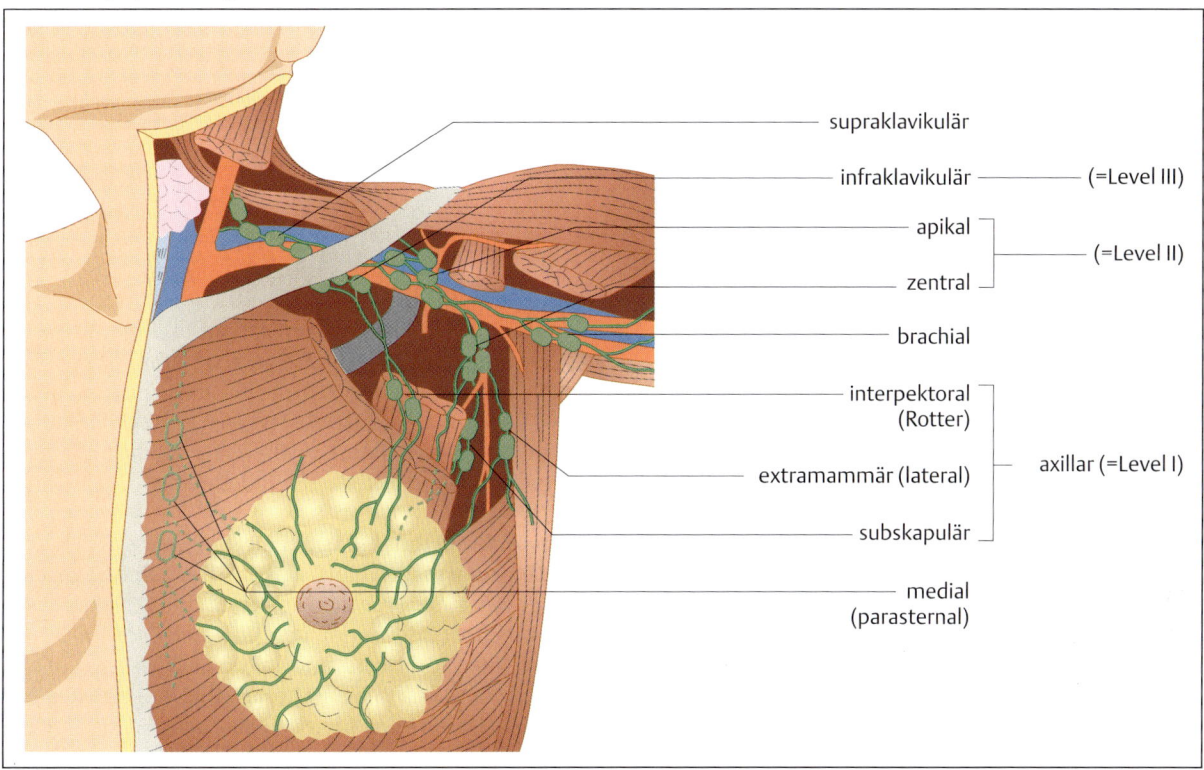

Der mediale Abflußweg verläuft parasternal durch die Brustwand hindurch: Es bestehen auch Verbindungen zur Brustdrüse der anderen Seite.

Glandulae areolares (Synonym: Montgomery-Talgdrüsen) sichtbar. Sie zeichnen sich als feine Höckerchen in wechselnder Zahl und Gruppierung ab.

Im Laufe des Lebens nimmt das **Fettgewebe** stärker als das Drüsengewebe zu. Form und Größe der Brust hängen wesentlich von der Fetthülle unter der Brusthaut und über der Pektoralisfaszie ab.

Die einzelnen Drüsenlappen der Brust sind durch relativ deutliche Septen gegliedert. Sie werden als Cooper-Septen bezeichnet.

In Zusammenhang mit dem Mammakarzinom kommt den **Lymphbahnen** besondere Bedeutung zu. Der Hauptlymphstrom geht zur Axilla. Die verschiedenen Lymphdrüsengruppen sind in 👁 **2.11** dargestellt.

Das **Gefäßbindegewebe** oder Corpus fibrosum besteht aus dem interlobulären Stützgewebe und dem intralobulären „*Mantelgewebe*". In ihm verlaufen Blut- und Lymphgefäße sowie Nerven, die die Lobuli versorgen. Das Gewebe spricht sehr sensibel auf Hormone an, was sich nicht zuletzt in der prämenstruellen Spannung der Mamma äußert.

3 Fehlbildungen der weiblichen Genitalorgane und der Mamma

M. Breckwoldt

3.1 Genitalfehlbildungen

Agenesien, Aplasien und Atresien

Hymen

Hymen = griechischer Hochzeitsgott

Pathogenese: Die **Atresie des Hymens** erklärt sich daraus, daß aufgrund überschießender Hymenalfalten der normale Durchbruch am Müller-Hügel unterbleibt. Es handelt sich also um eine *Hemmungsfehlbildung*.

Klinisches Bild: Die Hymenalöffnung fehlt. Bis zum Eintritt der Pubertät bleibt diese Fehlbildung der Patientin meistens verborgen. Nach der „Menarche" treten in monatlichen Intervallen an Stärke zunehmende Beschwerden auf. Es wird über Schmerzen im Unterleib, Übelkeit, Kopfschmerzen und ein allgemeines Krankheitsgefühl geklagt, ohne daß die erwartete Blutung „durchkommt". Diese Molimina menstrualia steigern sich schließlich zu schweren monatlichen Kolikanfällen mit hochgradiger Beeinträchtigung des Allgemeinbefindens.

Diagnostik: Im fortgeschrittenen Stadium ist der Hymen gespannt und vorgewölbt (**3.1 a**). Das dahinter gestaute Blut schimmert meistens bläulich durch. Rektal fühlt man einen großen Tumor, den *Hämatokolpos* (**3.1 b**). Wie weit die zurückgestauten alten Blutmassen schließlich den Halskanal und die Uterushöhle aufgetrieben haben, so daß eine *Hämatometra* oder sogar *Hämatosalpin-*

3.1 Hymenalatresie

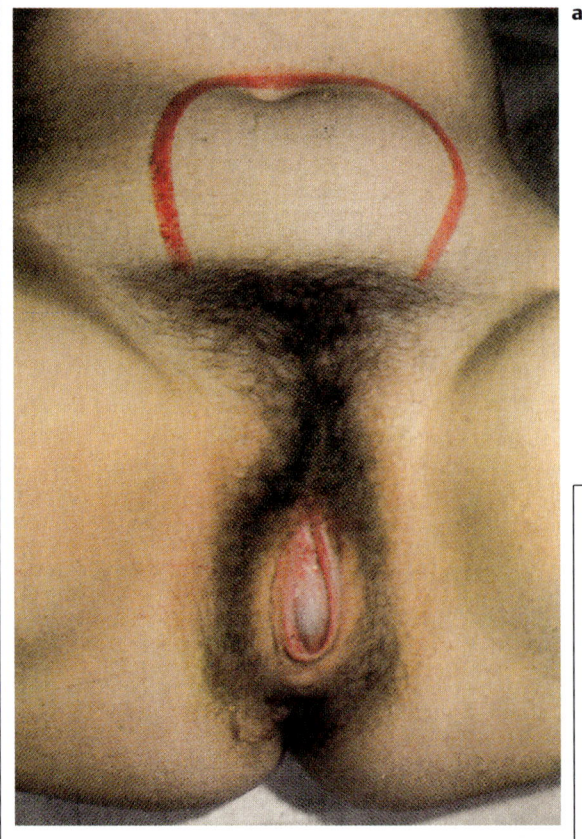

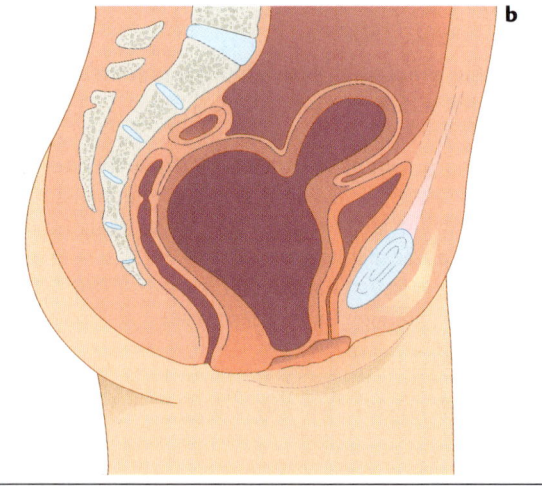

a Äußeres Genitale einer 15jährigen Patientin mit Hymenalatresie. Der Hymen wölbt sich prall vor. Bei der bimanuellen Untersuchung (ein Finger der rechten Hand ist im Rektum, die linke Hand palpiert die Bauchdecke) tastet man einen fast bis zum Nabel reichenden Tumor. Nach Inzision des Hymen fließen etwa 1000 ml eingedickten Menstrualblutes ab. **b** Die Zeichnung eines Sagittalschnittes durch ein Becken zeigt einen großen Hämatokolpos und eine geringer ausgeprägte Hämatometra.

3.1 Genitalfehlbildungen

◉ 3.2 Uterus bicornis mit Hämatokolpos

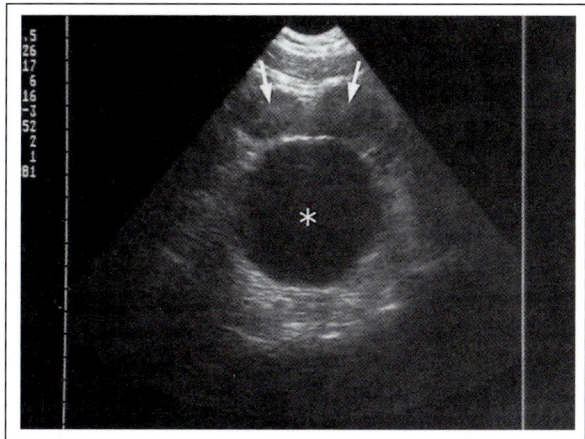

Neben einem Uterus bicornis liegt eine Hymenalatresie vor. Nach der Menarche entwickelt sich dann infolge der Ansammlung des Menstrualblutes ein ausgeprägter Hämatokolpos (*). Die beiden Uterushörner liegen der massiv aufgetriebenen Scheide auf. (aus [21][1])

gen vorhanden sind, ist durch die bimanuelle Untersuchung (ein Finger ist im Rektum), auch in Narkose, oftmals nicht sicher zu entscheiden. Die Größe des gefühlten Tumors sagt nichts über den Grad der Mitbeteiligung der oberen Partien des Genitales aus. Oft sitzt der kleine Uterus dem riesengroßen, bis zum Nabel reichenden Hämatokolpos pelottenförmig auf (◉ 3.1 b). Er ist dann nur schwer zu tasten. Die besten Informationen vor einem Eingriff gibt die *Ultraschalluntersuchung* (◉ 3.2), mit der die Ausdehnung und Größe des Hämatoms erkannt werden können.

Therapie: Die Behandlung der Hymenalatresie besteht in der queren Inzision und digitalen Dehnung des Hymens. Die alten teerartigen Blutmassen werden mit Stieltupfern vorsichtig herausgestrichen.

Vagina und Uterus

Eine doppelseitige **Agenesie der Müller-Gänge** mit einem vollständigen Fehlen aller aus diesen Gängen hervorgehenden Organe kommt zusammen mit anderen schweren Fehlbildungen nur bei lebensunfähigen Feten vor. Demgegenüber führt eine einseitige Agenesie lediglich zum Bild eines *Uterus unicornis* bei normaler Entwicklung der anderen Seite. Bei diesen Individuen kann eine gleichseitige Nieren- und/oder Ovarialagenesie vorliegen.
Bei einer **Aplasie** ist das entsprechende Organ angelegt, aber nicht entwickelt. Die *Vaginalaplasie* entsteht, wenn sich die soliden Müller-Gänge zwar zusammenfügen, aber nicht öffnen. Ist der Uterus rudimentär, d. h. nur als

[1] siehe Quellenverzeichnis im Anhang

solider Strang angelegt (*Uterus bicornis rudimentarius solidus*), so besteht immer auch eine Aplasie der Scheide (*Aplasia uterovaginalis,* Synonym: Mayer-v. Rokitansky-Küster-Syndrom). Bei diesen Patienten gehen von den beiden soliden Uterushörnern normal entwickelte Tuben ab. Die Eierstöcke liegen an normaler Stelle. Die Erkrankung ist häufig mit anderen Fehlbildungen, z. B. der ableitenden Harnwege (Nierenaplasie, Hufeisenniere, Doppelureter), assoziiert (s. S. 27 ff).
Bei den **Atresien** handelt es sich um relativ seltene stenosierende Veränderungen im Bereich der aus den Müller-Gängen hervorgegangenen Organen. Diese Fehlbildungen sind nicht vererbte, sondern intra- oder extrauterin erworbene Verschlüsse von Scheide, Zervix und/oder Uterus (*Atresia vaginae, cervicis* und *uteri*). Die vollständigen Narbenverschlüsse und ringförmigen Stenosen der Scheide entstehen entweder durch Infektionskrankheiten in der Kindheit oder häufiger durch Verletzungen oder Verätzungen.

Symptomatik: Die Patientinnen suchen den Arzt im allgemeinen wegen einer primären Amenorrhö oder Schwierigkeiten bei der Kohabitation auf.

Differentialdiagnose: Die Unterscheidung zwischen **Aplasie** und **Atresie** der Geschlechtsorgane der Frau bereitet im allgemeinen keine Schwierigkeiten. Bei der Vaginalaplasie kann gelegentlich ein kleinerer Rezessus von mehreren Zentimetern Tiefe vorhanden sein (Sinus urogenitalis), der als Scheide fungiert. Die **testikuläre Feminisierung** und die partielle **Vaginalaplasie** unterscheiden sich äußerlich dadurch, daß bei ersterer die Scham- und Axillarbehaarung fehlen („hairless woman", s. S. 9 ff).

Therapie: Wenn die Vagina nicht angelegt oder atretisch verschlossen ist, ist die plastische Herstellung einer Scheide angezeigt. Hierfür sind verschiedene Methoden angegeben worden. Gute Langzeitergebnisse sind nach der laparoskopisch durchführbaren Operation nach Vecchietti beschrieben worden.

Septierungen und Doppelbildungen der Genitalorgane

Pathogenese: Angeborene Fehlanlagen dieser Art erklären sich daraus, daß sich die Müller-Gänge an einer Stelle nicht zusammenfügen und dabei sich zum Teil nicht öffnen. Es können entweder im gesamten Bereich oder nur teilweise die verschiedensten Septierungen und Doppelbildungen resultieren. Asymmetrische Fehlbildungen entstehen dadurch, daß der eine Müller-Gang unterentwickelt oder rudimentär verbleibt.

Erscheinungsformen und klinisches Bild: Der geringste Grad der Doppelbildung des weiblichen Genitales ist die doppelte Hymenalöffnung (Hymen septus seu duplice

3.3 Septierungen der Genitalorgane

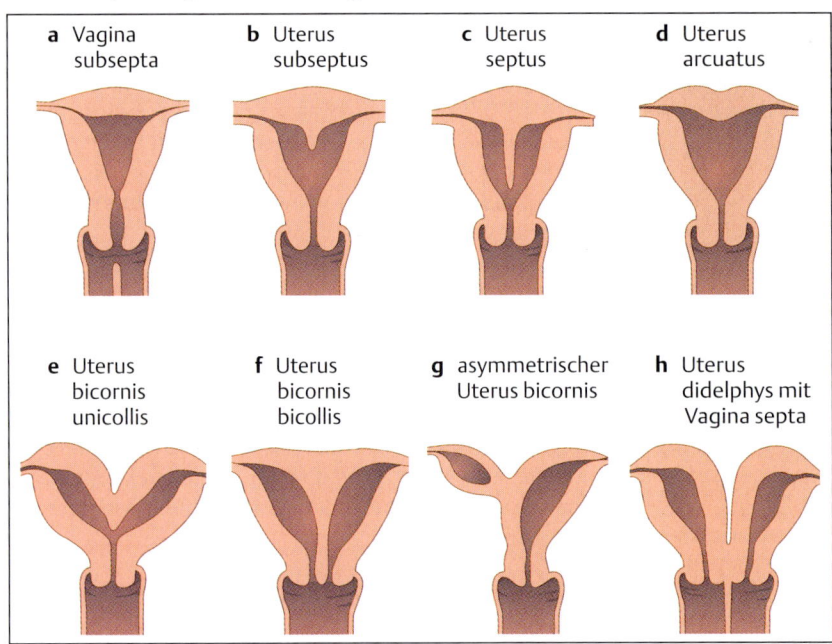

a Vagina subsepta
b Uterus subseptus
c Uterus septus
d Uterus arcuatus
e Uterus bicornis unicollis
f Uterus bicornis bicollis
g asymmetrischer Uterus bicornis
h Uterus didelphys mit Vagina septa

a Die Septierung der Vagina kann isoliert oder in Kombination mit Uterusfehlbildungen vorliegen. d Beim Uterus arcuatus ist der Fundus uteri lediglich eingedellt. Ist der Uterus wie bei vielen anderen Säugetieren zweigehörnt, kann die Zervix wie in e unauffällig oder ebenfalls zweigeteilt (f) sein. g Das rudimentäre, aber Schleimhaut enthaltende Nebenhorn hat keinen Anschluß an die Vagina. Die Folge ist eine Hämatometra. h Ein Synonym für Uterus didelphys ist Uterus duplex.

3.4 Vagina duplex

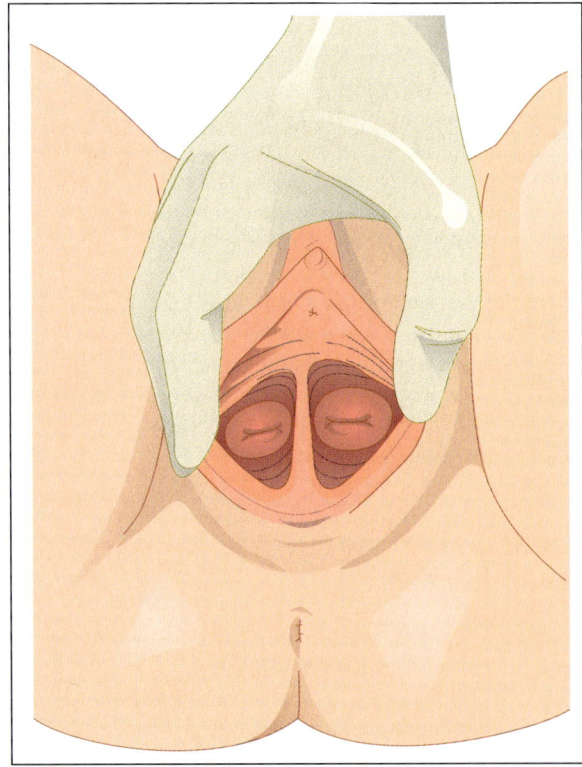

Man sieht in der Tiefe beider Scheidenrohre den grübchenförmigen Muttermund. Es ist durch Sondierung oder durch gleichzeitige Spekulumeinstellung der Scheidenrohre festzustellen, ob auch ein doppelter Uterus vorhanden ist.

perforatus), die aber keinen Krankheitswert besitzt. Die verschiedenen Vagina und Uterus betreffenden Formen einschließlich der Nomenklatur sind in 3.3 dargestellt. Hat der Uterus äußerlich eine normale Form, spricht man vom septierten, sonst vom zweigehörnten Uterus. Ist nur die Zervix isoliert septiert, heißt die Fehlbildung Uterus biforis.

Diagnose und Differentialdiagnose: Die doppelte Hymenalöffnung und die Doppelbildung oder Septierungen der Scheide sind im allgemeinen leicht zu erkennen (3.4).
Der Uterus septus oder subseptus ist Ursache von wiederholten Aborten und wird oft erst festgestellt, wenn eine Abrasio durchgeführt wird.
Er läßt sich röntgenologisch durch die *Hysterosalpingographie* oder endoskopisch durch die *Hysteroskopie* nachweisen. Auch die Sonographie liefert in vielen Fällen gute diagnostische Hinweise (3.5).
Die Doppelbildungen des Uterus (3.6) werden vorwiegend bei Frauen diagnostiziert, bei denen Sterilität, Abort bzw. Frühgeburtsneigung und geburtshilfliche Störungen vorliegen. Bei Doppelbildungen oder Septen des Uterus finden sich relativ häufig Lageanomalien des Feten.
Gynäkologische Beschwerden in Form von Molimina menstrualia entstehen dann, wenn funktionsfähiges Endometrium angelegt ist, ohne mit der Vagina in Verbindung zu stehen.

> Eine sorgfältige urologische Diagnostik ist in jedem Falle angezeigt, da bei allen Fehlbildungen der Scheide und des Uterus zugleich Fehlbildungen der Nieren und ableitenden Harnwege bestehen können.

3.5 Schwangerer Uterus bicornis

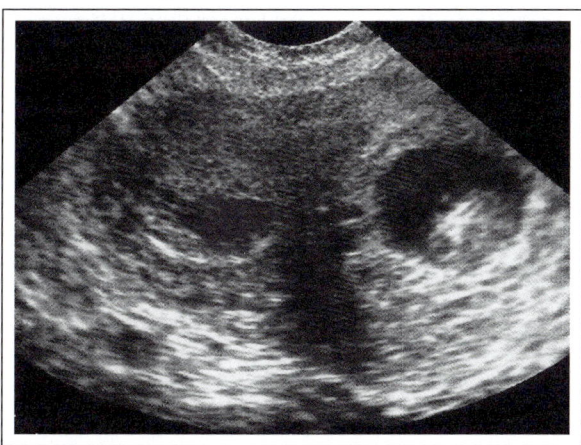

Das Ultraschallbild zeigt im rechten Horn des Uterus eine Schwangerschaft in der 10. Woche. Das linke Cavum uteri ist leer.

3.6 Uterus didelphys

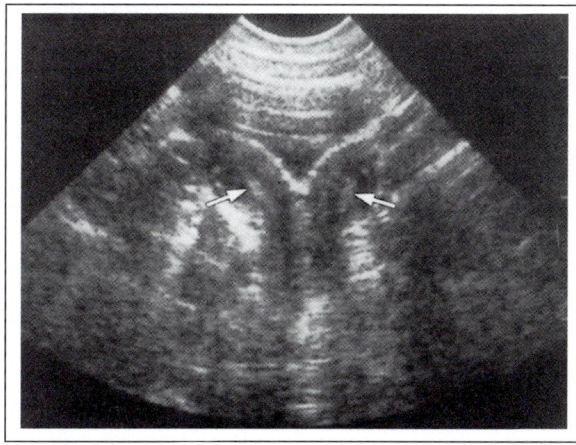

Dargestellt wird ein Uterus didelphys im frontalen Längsschnitt. Die echoreichen Endometriumstreifen (→) sind beidseits gut zu erkennen. (aus [21])

Therapie und Prognose: Die doppelte Hymenalöffnung wird bei der Defloration oder spätestens bei der ersten Geburt behoben. Die partiellen oder totalen Scheidensepten werden operativ nur dann entfernt, wenn das Septum Kohabitationsschwierigkeiten bereitet.
Die Bestrebungen, aus einem abnorm gebildeten Uterus durch eine plastische Operation eine voll funktionsfähige Gebärmutter zu gestalten, sind durchaus berechtigt, aber meistens nur bei den geringgradigen und symmetrischen Doppelbildungen erfolgreich. Eine brauchbare Operation ist die von *Strassmann* angegebene Metroplastik, bei der die beiden Hälften des Uterus bicornis nach Spaltung des vorhandenen medianen Septums vereinigt werden. Die Chancen für eine Schwangerschaft mit lebensfähigem Kind werden durch diese Methode vervierfacht, während die Abortrate auf $1/4$ absinkt. Bei günstigen Bedingungen läßt sich das Septum auch im Rahmen der Hysteroskopie abtragen. Bei den asymmetrischen Fehlbildungen des Uterus wird das rudimentäre Horn, sofern es Beschwerden verursacht, operativ entfernt.

3.2 Fehlbildungen der unteren Harnorgane

Spaltbildungen der ableitenden Harnwege

Die Spaltbildungen der Harnröhre und der Blase sind im Zusammenhang mit den Fehlbildungen der äußeren Geschlechtsteile zu sehen, da sie entwicklungsgeschichtlich gemeinsam auf den Sinus urogenitalis zurückgehen. Man unterscheidet bei der Frau:
- Hypospadie (Synonym: Fissura urethrae inferior, untere Harnröhrenspalte; engl.: hypospadia): Mündung der Harnröhre in der vorderen Scheidenwand; die Kontinenz kann erhalten sein.
- Epispadie (Synonym: Fissura urethrae superior, obere Harnröhrenspalte; engl.: epispadia): der geringste Grad ist die Spaltung der Klitoris mit Verlagerung der normal angelegten Harnröhre in Richtung Schambeinfuge. Die Fehlbildung kann aber auch zu einer Spaltung der vorderen Harnröhrenwand, evtl. bis auf Höhe der Blase, führen.
- Blasenekstrophie (Synonym: Ecstrophia vesicae; engl.: bladder exstrophy): vordere Spaltbildung der Blase als Maximalvariante der Epispadie. Bei dieser extremen Fehlbildung besteht gleichzeitig ein mehr oder weniger ausgeprägter Symphysenspalt.

Pathogenese: Die *Hypospadie* entsteht als Hemmungsfehlbildung dadurch, daß das Septum urethrovaginale, das normalerweise Urethra und Scheide voneinander abtrennt (**1.7**, S.6) und die Harnröhrenmündung bei seinem Vordringen vulvawärts schiebt, entweder ganz fehlt oder nur unvollständig entwickelt ist.
Bei der *Epispadie* handelt es sich entwicklungsgeschichtlich um den mangelhaften Zusammenschluß der aus der Kloakenmembran (**1.7**, S.6) stammenden Weichteilbegrenzung des Sinus urogenitalis in seinen kaudalen Abschnitten.

Diagnostik: Da oftmals gleichzeitig andere urogenitale Fehlbildungen vorliegen, ist die Anfertigung eines Urogramms obligat. Für Therapieentscheidungen ist es wichtig festzustellen, ob eine Harninkontinenz besteht.

Therapie: Hypo- und Epispadie müssen in der Regel nicht operativ behandelt werden. Sind bei einer Epispadie nur Blasenverschluß und Harnröhre, nicht aber Schambeinfuge oder Blasenwand gespalten, kann aus dem umgebenden Gewebe eine Harnröhre hergestellt werden. Der Blasenverschluß wird durch eine Bulbokavernosus-Fettlappenplastik nachgebildet.

Urethradivertikel

Eine recht seltene, aber charakteristische Erkrankung ist das Harnröhrendivertikel (Synonym: Urethrozele). Es handelt sich um eine sackartige Ausstülpung der Harnröhre, meistens nach der Scheide zu, in der sich der Urin fängt, die bald infiziert wird und hartnäckige Zystitiden unterhält. Die Urethrozele kann angeboren sein. Meistens entsteht sie erst nach der Geburt durch das Auseinanderweichen der Harnröhrenmuskulatur.

Therapie: Die Behandlung besteht in der Freilegung des Divertikels von der Scheide aus. Das Divertikel wird an der Basis abgetragen und durch eine einstülpende Naht verschlossen.

Doppelbildungen der Harnleiter

Mit der Vaginalaplasie (s.S.25) verbinden sich relativ häufig auch Fehlbildungen der Nieren und der ableitenden Harnwege im Sinne einer Aplasie oder Dystopie der

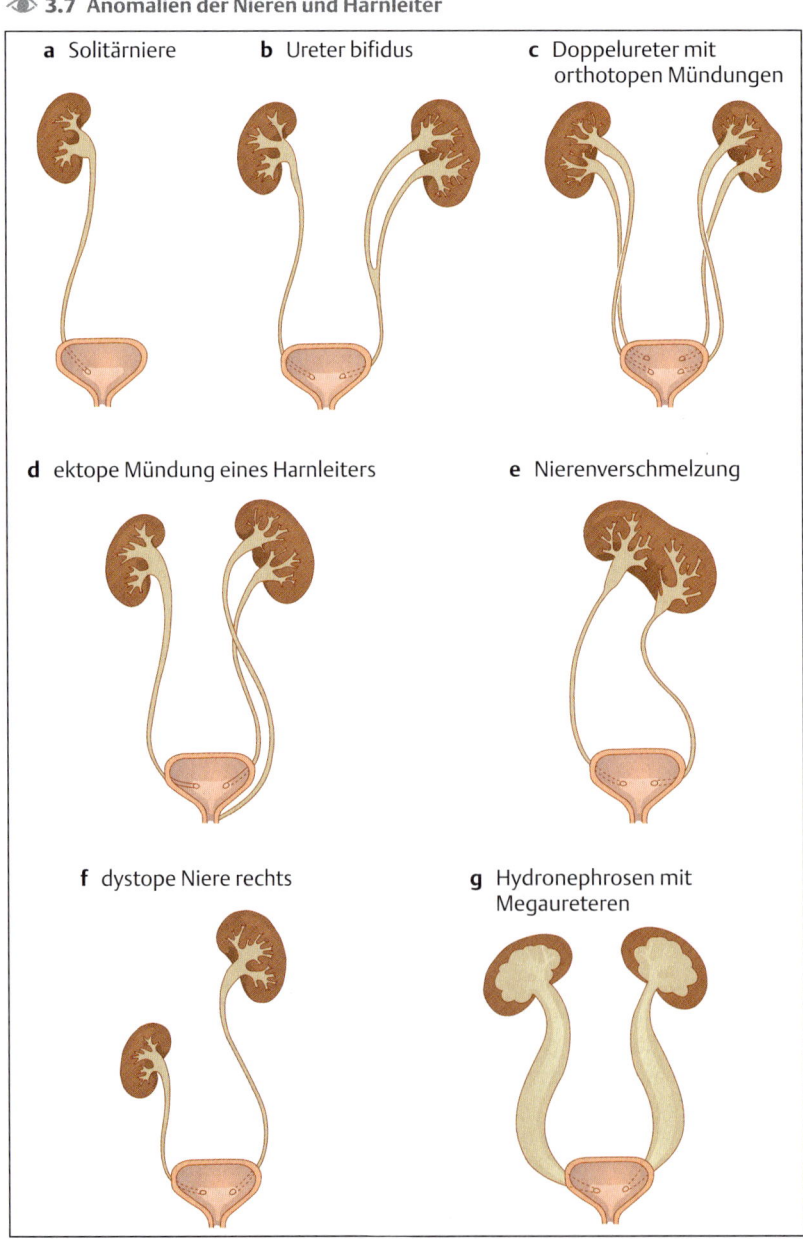

3.7 Anomalien der Nieren und Harnleiter

a Solitärniere
b Ureter bifidus
c Doppelureter mit orthotopen Mündungen
d ektope Mündung eines Harnleiters
e Nierenverschmelzung
f dystope Niere rechts
g Hydronephrosen mit Megaureteren

a Bei einer Solitärniere handelt es sich auf der Gegenseite um eine Agenesie von Niere und Harnleiter. **b, c, d** Doppelbildungen der Niere(n) können mit unterschiedlichen Harnleitervarianten einhergehen. Mündet ein Harnleiter ektop (z.B. in Harnröhre, Vagina oder Vestibulum), entspringt er immer der kranialen Nierenknospe. In **e** sind beide Nierenanlagen miteinander verwachsen. **f** Die dystope Niere darf nicht mit einer Senkniere verwechselt werden. **g** Eine Stenose im juxtavesikalen Uretersegment führt zu einem Harnstau mit Aufweitung der prästenotischen Harnwege.

👁 **3.8 Ureter bifidus**

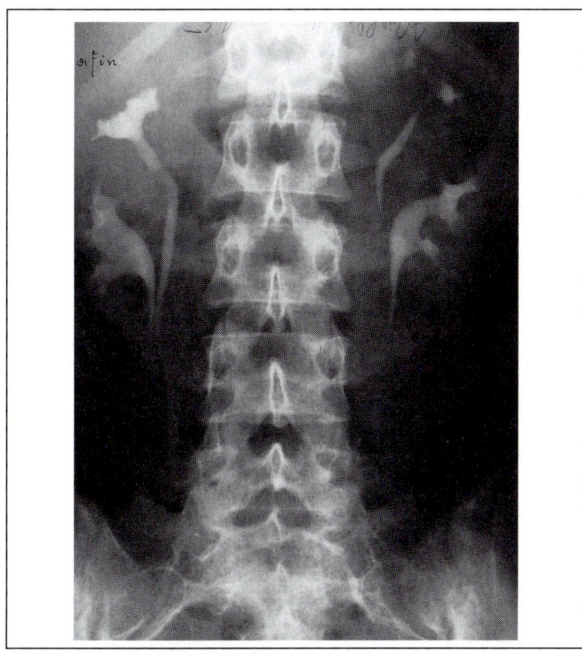

Im Urogramm stellt sich beidseits ein doppeltes Nierenbecken mit einem Ureter bifidus dar. (aus [19])

Niere und Doppelbildungen des Nierenbeckens oder des Ureters (👁 **3.7 a–d**).

Klinisches Bild: Ein doppelter Ureter ist meist asymptomatisch und oft nur ein Zufallsbefund. Bei abdominellen Operationen ist ein überzähliger Ureter einer erhöhten Verletzungsgefahr ausgesetzt (👁 **3.7 b–d**).

Der Ureter kann in seinem ganzen Verlauf gedoppelt sein (*Ureter duplex*) und 2 gegeneinander abgetrennten Nierenbecken oder Nieren angehören (👁 **3.7 c**). Er kann aber auch teilweise gedoppelt, also an irgendeiner Stelle gespalten sein (*Ureter bifidus* bzw. *fissus*, 👁 **3.8**), und zwar sowohl nach oben (👁 **3.7 b**) als auch nach unten hin (*Ureter fissus superior* oder *inferior*).
Alle diese Fehlbildungen müssen wegen der Häufigkeit der Kombinationen von verschiedenen Anomalien eine intensive Diagnostik (z. B. Ausscheidungsurographie) initiieren, um auch Abwegigkeiten im Bau der Nieren oder andere Fehlbildungen, die z. B. mit einem Reflux einhergehen, zu entdecken (👁 **3.7 e–g**).

Beckenniere

Die kongenitale *Nierendystopie* (Synonym: Beckenniere; 👁 **3.7 f**) ist keine Senkniere, d. h. eine orthotop gelegene, aber abnorm bewegliche Niere. Der Beckenniere liegen entwicklungsmechanische Störungen im kleinen Becken zugrunde. Eine Beckenniere sowie auch die Aplasie einer Niere (👁 **3.7 a**) kommen relativ häufig bei Patientinnen mit Vaginalaplasie vor (s. S. 25).
Die Beckenniere kann einen Ovarialtumor vortäuschen und ein Geburtshindernis darstellen.

Therapie: Eine operative Behandlung ist nur bei stärkeren Beschwerden erforderlich. Vor der Entfernung der Beckenniere ist es immer notwendig, das Vorhandensein und die Funktionsfähigkeit der anderen Niere sicher festzustellen.

3.3 Verschlüsse und Fehlmündungen des Enddarmes

Pathogenese: Diese angeborenen Fehlbildungen beruhen auf dem Ausbleiben der Eröffnungen der Kloakenmembran für den Darm bzw. der Persistenz des Sinus urogenitalis.

Erscheinungsformen und klinisches Bild:
Atresia ani: Bei neugeborenen Kindern findet sich manchmal anstatt der Analöffnung nur ein flaches Grübchen. Das atretische Ende des Darmes kann unmittelbar dahinter liegen (👁 **3.9 a**).
Atresia recti: In anderen Fällen kann der Darm weiter oben atretisch sein. Es fehlt ein ausgedehntes kaudales Darmstück und meistens auch die Aftergrube.
Anus vestibularis: Eine weitere Fehlbildung besteht darin, daß die Abtrennung des Enddarms vom Sinus urogenitalis (👁 **1.7 c**, S. 6) nicht vollständig erfolgt ist und der Darm infolgedessen in das Vestibulum hineinmündet. Die 👁 **3.9 b** zeigt eine angeborene *Kloake,* bei der Darm und Scheide gemeinsam münden. Diese Fehlbildung geht immer mit einer Stuhlinkontinenz einher. Zusätzlich kann die Urethra in die Kloake münden.

Diagnose und Differentialdiagnose: Die Unterscheidung zwischen einer Atresia ani und einer Atresia recti kann schwierig sein. Sie erfolgt beim Neugeborenen röntgenologisch nach Zufuhr eines Kontrastmittels. Die Fehlmündungen sind dagegen unschwer zu erkennen.

Therapie und Prognose: Die vollständigen Verschlüsse des Darmes verlangen eine sofortige operative Eröffnung nach der Geburt des Kindes. Dieser Eingriff ist bei der Atresia ani einfach, dagegen bei der Atresia recti schwierig. In der Regel wird bei dem Neugeborenen zunächst ein Anus praeternaturalis angelegt und die plastische Operation zur Herstellung einer Stuhlkontinenz (soweit eine solche überhaupt möglich ist) auf einen späteren Zeitpunkt festgelegt.

3.9 Verschluß und Fehlmündung des Enddarmes

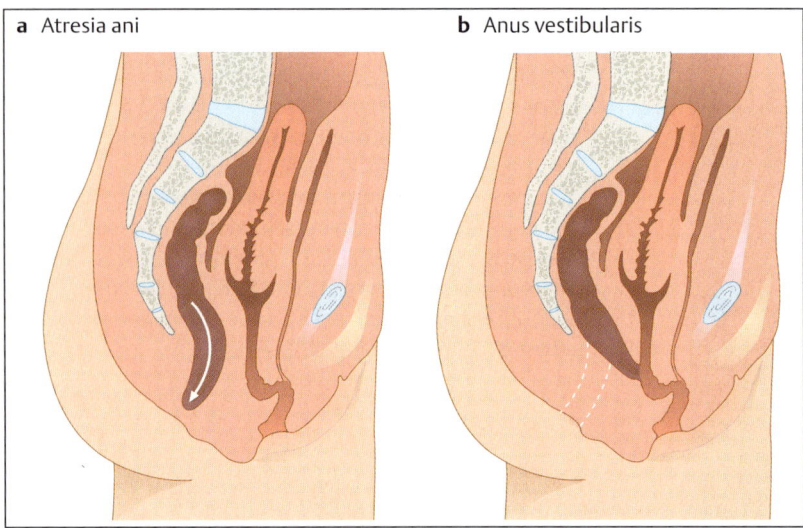

a Atresia ani   b Anus vestibularis

a Bei der Atresia ani ist lediglich die Eröffnung der Kloakenmembran unterblieben. Das atretische Ende des Darmes liegt dicht unter der Körperoberfläche. b Bei der angeborenen Kloake mündet der Darm in die hintere Scheidenwand oberhalb des Introitus vaginae. In diesem Fall fehlt der M. sphincter ani, während er in ähnlichen Fällen vorhanden sein kann. Die gestrichelten Linien zeigen den normalen Verlauf des Enddarms an. Der Zervixanteil ist am Neugeborenenuterus größer als der Korpusanteil.

3.4 Kongenital determinierte Anomalien der Mamma

Gelegentlich haben Erwachsene Anlagestörungen der Brust, die entweder schon zum Zeitpunkt der Geburt oder erst mit Einsetzen der Pubertät in Erscheinung getreten sind. Bei der **Polythelie** handelt es sich um überzählige Brustwarzen, die sich im Bereich der sog. Milchleiste (3.10) finden können. Sie sind vorwiegend einseitig und haben keine klinische Relevanz.

Bei der **Polymastie** liegen rudimentäre Mammae vor; auch ihre Lokalisation betrifft die ursprüngliche Milchleiste. Da etwas Brustparenchym vorhanden ist, können von diesen *akzessorischen Mammae* gestations- und laktationsbedingte Veränderungen und auch Milchstauungen ausgehen. Die „*aberrierende Mamma*" gehört zu den Polymastien und ist in Richtung Achselhöhle entwickelt.

Die **Amastie** als fehlende Brust oder die **Athelie** als fehlende Brustwarze sind sehr selten und mit anderen Fehlbildungen kombiniert.

Als **Anisomastie** (3.11) wird die unterschiedliche Größenentwicklung der Brüste bezeichnet. Diese Anlagestörung zeigt sich nach der Thelarche. Meistens gleicht

3.10 Milchleiste

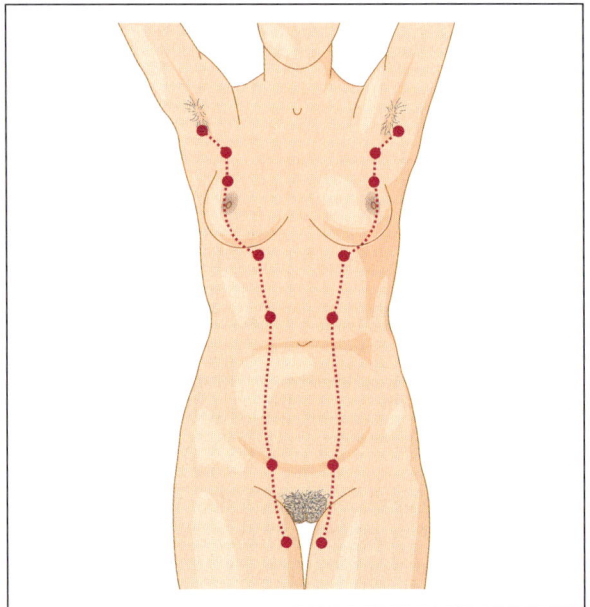

Die beidseits angelegte Milchleiste ist der entwicklungsgeschichtliche Vorläufer der Brust. Normalerweise bildet sie sich bis auf einen kleinen thorakalen Abschnitt, aus dem sich dann die Brust entwickelt, zurück. Bleibt diese Rückbildung aus, können in den entsprechenden Regionen überzählige Brustwarzen (Polythelie) oder Mammae (Polymastie) entstehen.

3.11 Anisomastie

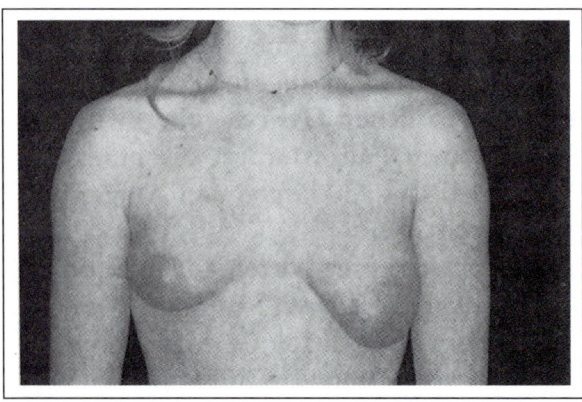

Bei dieser Frau liegt eine idiopathische Anisomastie vor, da weder Anamnese noch der Lokalbefund auf pathologische Veränderungen wie z.B. einen Tumor hinweisen. (aus [22])

sich die Größe der Mammae im Laufe der weiteren Brustentwicklung nicht an, so daß von der Patientin gewöhnlich eine plastisch-chirurgische Korrektur gewünscht wird.

Den folgenden Anomalien in bezug auf Größe und Form der Mamma liegen mutmaßlich ebenfalls konstitutionelle Faktoren zugrunde.

Die **Makromastie** bedeutet eine Größenzunahme der Brust über das dem Alter der Patientin entsprechende Maß hinaus. In einem hohen Prozentsatz treten die Veränderungen in der Pubertät, seltener erst bei der Frau in der Geschlechtsreife oder während der Schwangerschaft auf. Das klinische Bild ist durch schwere Hängebrüste mit vergrößertem Warzenhof und verstrichener Mamille charakterisiert. Histologisch zeigt sich eine starke tubuläre Proliferation mit Weitstellung des Gangsystems und Hyperplasie des Epithels, meistens im Sinne fibroadenomatöser Strukturen (s. S. 182f). Fett- und Bindegewebe weisen ebenfalls eine erhebliche Zunahme auf. Eine *Reduktionsplastik* läßt sich aus kosmetischen und statischen Gründen vielfach nicht umgehen. Dies gilt insbesondere auch für die *einseitige Mammahypertrophie*.

Die **Mikromastie** (Synonym: Hypoplasie) der Mamma entspricht einer unzureichenden Brustentwicklung. Als Ursache wird eine verminderte Ausstattung an Brustdrüsengewebe oder an Rezeptoren für Östrogene und Prolaktin diskutiert. Insbesondere junge Frauen leiden unter einer zu kleinen Brust. Eine Hormonbehandlung zeigt nur eine vorübergehende Wirkung im Sinne einer Vergrößerung, die vor allem das endokrin ansprechbare „Mantelgewebe" betrifft. Die Maßnahme hat eigentlich nur bei Frauen mit Ovarialinsuffizienz verschiedenster Genese (s. S. 56ff) Erfolg. Bei der chirurgischen Vergrößerung einer zu kleinen Brust im Sinne der *Augmentationsplastik* wird eine Silikoneinlage eingebracht. Die Ergebnisse sind etwas weniger befriedigend als bei der Reduktionsplastik zur Behandlung einer Mammahypertrophie.

Eine **Mastoptose** (Synonym: Hängebrust) wird einerseits bei Frauen mit Adipositas, andererseits bei älteren Frauen mit Atrophie des Drüsenkörpers beobachtet. Sie ist dann der Ausdruck einer allgemeinen Bindegewebsschwäche. Bei schweren Brüsten wird die Indikation zur operativen Korrektur insbesondere aus statischen und psychologischen Gründen gestellt.

Mamillenveränderungen in Form von **Hohl-, Spalt- und Flachwarzen** können beim Stillen Schwierigkeiten bereiten.

Literatur

Breckwoldt, M., Peters, F.: Diagnostik und Therapie von Brustdrüsenerkrankungen während Pubertät und Adoleszenz. Gynäkologe 16 (1983) 48

Nothrop, H.: Das Stillbuch. 23. Aufl. Kösel, München 1997

Vecchietti, G.: Die Neovagina beim Rokitansky-Küster-Hauser-Syndrom. Gynäkologe 13 (1980) 112–115

Zander, J., Lampe, B.: Kongenitale Anomalien des Uterovaginaltraktes und ihre Behandlung. In: Käser, O., Friedberg, V., Ober, K. G., Thomsen, K., Zander, J., Breckwoldt, M.: Gynäkologie und Geburtshilfe, Band I/2. Thieme, Stuttgart 1992

4 Gynäkologische Untersuchung

A. Pfleiderer

4.1 Vorgehen bei der gynäkologischen Untersuchung

Voraussetzungen zur gynäkologischen Untersuchung

Die gynäkologische Untersuchung, die von den meisten Frauen als sehr unangenehm empfunden wird und mit Schamgefühlen besetzt ist, setzt besondere Feinfühligkeit, einen sachlichen, gut eingespielten Ablauf (T 4.1) und günstige äußere Bedingungen voraus. Besonders wichtig ist:
- Vor jeder Untersuchung muß genügend Zeit und Gelegenheit zu einem vertraulichen Gespräch mit dem Arzt/der Ärztin unter vier Augen sein.
- Die gynäkologische Untersuchung selbst sollte aber nie ohne Zeugen stattfinden, besonders bei einer Untersuchung durch männliche Frauenärzte.
- Der Arzt sollte bei der Lagerung der Patientin behilflich sein und sie nicht in einer für sie unangenehmen und peinlichen Lage warten lassen.
- Ober- und Unterkörper werden nie gleichzeitig entkleidet.
- Die Untersuchung sollte an der sitzenden oder stehenden Frau und deshalb mit der Untersuchung der Brüste beginnen.

Da eine gefüllte Harnblase z. B. eine Schwangerschaft oder eine Ovarialzyste vortäuschen kann, muß die Blase bei der Untersuchung leer sein. Die Entleerung erfolgt am besten spontan, da durch jedes Katheterisieren stets Keime in die Blase eingeschleppt werden, die die Gefahr einer aszendierenden Infektion mit sich bringen. Auch ein gefüllter Mastdarm macht eine korrekte Untersuchung unmöglich. Skybala können leicht einen Tumor vortäuschen.

Untersuchung der Brüste

Untersuchung der Brustdrüse durch den Arzt

Ist eine Prolaktinbestimmung indiziert, so sollte die Blutentnahme vor der Brustuntersuchung abgenommen werden, da eine Betastung der Brust und insbesondere der Brustwarze zu einem Prolaktinanstieg führen kann.

Die Untersuchung wird im Stehen, in Rückenlage und mit vornübergebeugtem Oberkörper durchgeführt. Dabei nehmen die Arme der Patientin nacheinander folgende Stellungen ein: locker hängend, über den Kopf erhoben und in die Hüfte gestemmt (👁 **4.1 a**).
Bei der **Inspektion** der Brust müssen folgende Gesichtspunkte beachtet werden:
- Seitenvergleich von Größe und Form,
- Einziehungen und Abflachungen der Oberflächenkontur (Einziehungen werden deutlicher beim Heben und Senken der Arme),
- Verfärbungen und Knötchenbildungen der Haut,
- Ekzeme, Pseudoekzeme,
- Hautödem,
- verstärkte Venenzeichnung,
- Anomalien und Lageveränderungen der Mamille,
- Retraktionszeichen (Mamille eingezogen? Zirkularfurche?),
- spontane Sekretion.

Palpation: Jede *Brustdrüse* wird in den in 👁 **4.1 b** dargestellten Körperhaltungen Quadrant für Quadrant im Uhrzeigersinn und von außen nach innen palpiert und dabei in die flache Hohlhand genommen. Anschließend erfolgt eine vergleichende Palpation beider Brustdrüsen.
Bei Verhärtungen werden
- Größe,
- Konsistenz,
- Form,
- Abgrenzbarkeit gegen das umliegende Gewebe,
- Verschieblichkeit gegen die Haut und die Unterlage,
- Schmerzhaftigkeit

geprüft und dokumentiert.

T 4.1 Gynäkologische Untersuchung		
Voraussetzung	obligatorisch bei jeder Untersuchung	jährlich oder bei entsprechender Symptomatik
Untersuchung im Stehen und auf der Untersuchungsliege, Oberkörper entkleidet	Abtasten der Halsregion, der Brüste und der Axillen	Mammographie ab (40.) 50. Lebensjahr
Lagerung auf dem Untersuchungsstuhl, nur Unterkörper entkleidet	Abtasten Abdomen, Nierenbecken und Leistengegend	Abdominalsonographie
warme Spekula	Inspektion der Vulva, Spekulumuntersuchung	Sekretentnahme, Kolposkopie, Zellabstrich
leere Blase, leerer Darm	vaginale Tastuntersuchung, bimanuelle Tastuntersuchung	Vaginalsonographie, rektale/rektovaginale Tastuntersuchung

4.1 Körperhaltung zur Untersuchung der Brustdrüse

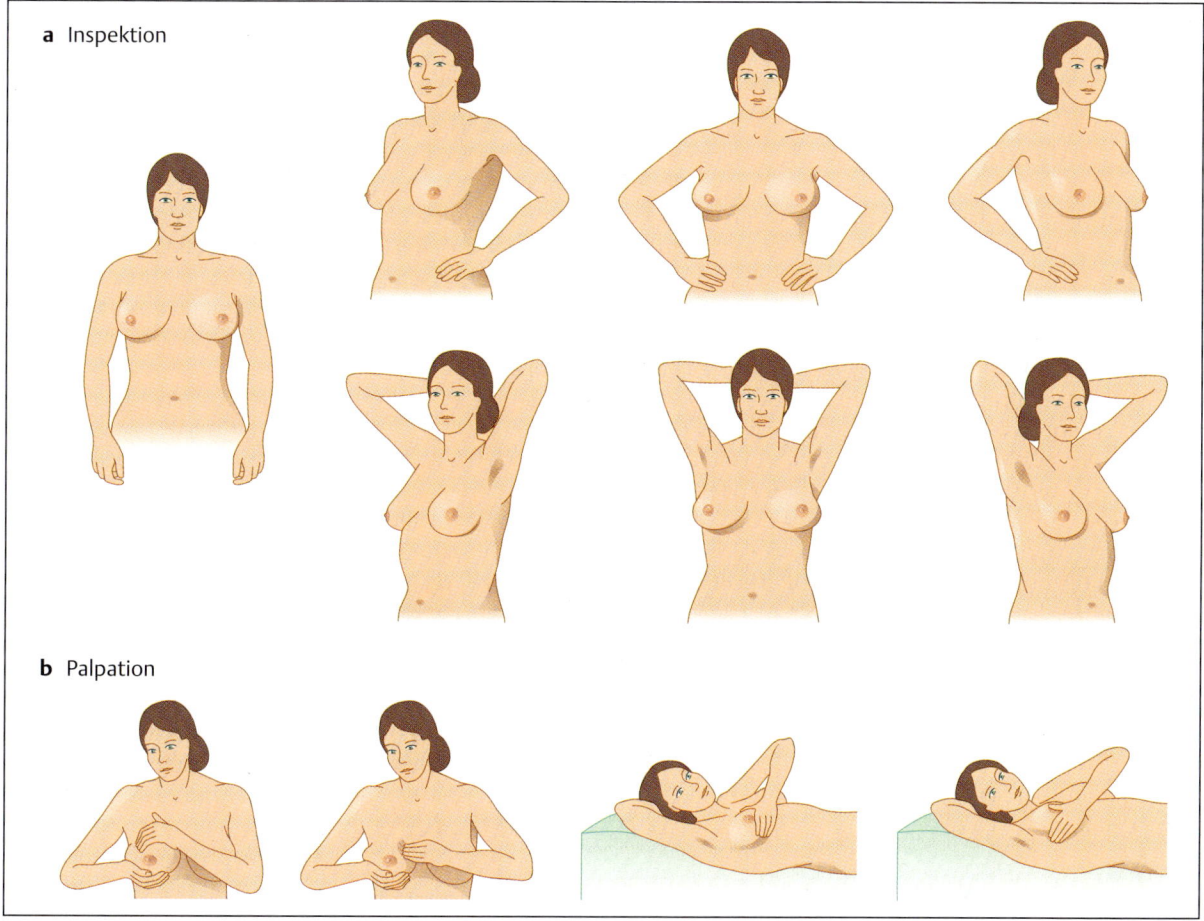

a Die Betrachtung (von allen Seiten!) erfolgt am besten vor dem Spiegel. **b** Obwohl es am günstigsten ist, die Palpation beim Duschen vorzunehmen, sollte sie zusätzlich im Liegen durchgeführt werden.

Zur Untersuchung der Achselhöhle ist es wichtig, daß die Schulter locker herabhängt. Dies kann am besten erreicht werden, indem die linke Hand des Untersuchers die linke Hand der Patientin faßt und über die Mediansagittalebene vorsichtig nach unten zieht. Mit der rechten Hand kann dann die linke Axilla palpiert werden. Die Palpation der rechten Axilla erfolgt analog.

Anschließend sollten die *supra- und infraklavikulären Lymphknotenregionen* abgetastet werden.

Zur **Sekretprovokation** liegt die Brust auf der flachen Hand des Untersuchers. Die Finger der anderen Hand streichen die Milchgänge mit ausreichendem Druck von der Thoraxwand bis zur Mamille aus. Läßt sich Sekret abdrücken, so sollte dieses zytologisch untersucht werden. Dazu wird das abgedrückte Sekret direkt auf einen Objektträger aufgetragen und wie ein zytologischer Abstrich weiterbehandelt (s. S. 36f). Zusätzlich kann ein Abstrich luftgetrocknet und nach Giemsa gefärbt werden.

Selbstuntersuchung der Brust

Zur Selbstuntersuchung ihrer Brust sollte der Arzt jede Frau anleiten: Die Inspektion sollte sie vor dem Spiegel (4.1 a), das Abtasten (4.1 b) am besten beim Duschen vornehmen, da man mit nasser Hand besser fühlen kann.

> Weil die Frau ihre Brust selbst am besten kennt, erscheint die Selbstuntersuchung die beste Methode einer Krebsfrüherkennung.

Andererseits müssen sich der Arzt und die Frau darüber im klaren sein, daß während der Geschlechtsreife jede Brust viele absolut harmlose Verdichtungen und „Knotenbildungen" aufweist und daß ein Karzinom im Vergleich dazu sehr selten ist. Die Selbstuntersuchung führt deshalb insbesondere bei etwas ängstlichen Frauen sehr oft zur Steigerung dieser Ängste und bringt dadurch mehr Sorgen und Probleme als Gewinn. Darüber hinaus ist es zwar theoretisch richtig, daß durch ein etwas früheres Tasten eines Tumors die Prognose besser ist. Der Umkehrschluß ist aber nicht erlaubt, daß jedes kleine Mammakarzinom geheilt werden kann und jedes große unheilbar ist.

Lagerung der Patientin

Bei der gynäkologischen Untersuchung reagiert fast jede Patientin mit einer unwillkürlichen Abwehrhaltung gegen die Berührung des Genitales. Das führt zu einem Zurückziehen des Gesäßes, zur Anspannung des Beckenbodens und der Bauchdecke und zur Lordose der Wirbelsäule. Dadurch wird eine gynäkologische Untersuchung oft praktisch unmöglich. Um das zu verhindern, muß vor der Untersuchung die Angst abgebaut werden. Dies geschieht auch dadurch, daß jeder Untersuchung ein vertrauliches Gespräch unter vier Augen vorausgeht, in dem auch auf den Ablauf der Untersuchung eingegangen wird. Bei der Lagerung der Patientin ist es wichtig, daß sie aufgefordert wird, das Becken etwas zu heben, das Kreuz hinzulegen und den Bauch, d. h. die Bauchdecke fallen zu lassen (● **4.2**). Die Patientin wird am besten mit leicht erhobenem Oberkörper gelagert und der Kopf durch ein Kissen in der Halswirbelsäule gebeugt. Schließlich sollte man auch bei der liegenden Patientin nicht sofort das Genitale untersuchen, sondern mit der Abtastung des Abdomens und der Leisten beginnen.

Inspektion und Palpation des Abdomens

Eine sorgfältige gynäkologische Untersuchung muß die Beachtung der Bauchdecke einschließen. Die Suche nach Narben, die zu Rückfragen nach vorausgehenden Operationen Anlaß geben müssen, die Betrachtung des Nabels, die Feststellung einer Vorwölbung des Leibes, eines Aszites und die sorgfältige Palpation sind obligatorisch. Die Untersuchung schließt die Palpation der Leber und das Beklopfen der Nierenlager ein. Schließlich gehört die Abtastung der Leisten, die Suche nach einer Hernie, das Registrieren von erweiterten Venen und das Abtasten vergrößerter Lymphknoten zum gynäkologischen Untersuchungsprogramm.

Inspektion des äußeren Genitales

Zur Inspektion gehört die Suche nach Hautveränderungen, das Beachten der Körperbehaarung und der Schamhaargrenze. Es folgt die Besichtigung der Vulva und schließlich, nach dem Spreizen der großen Schamlippen mit 2 Fingern der linken Hand, die Inspektion der kleinen Schamlippen, der Urethralöffnung und des Introitus vaginae (● **4.3**). In dieser Situation sollte man die Patientin heftig pressen lassen, um zu beobachten, ob Urin abgeht und welche Teile der Vagina (und eventuell des Uterus) bei der Betätigung der Bauchpresse vor die Vulvaebene treten.

● 4.3 Inspektion des äußeren Genitales

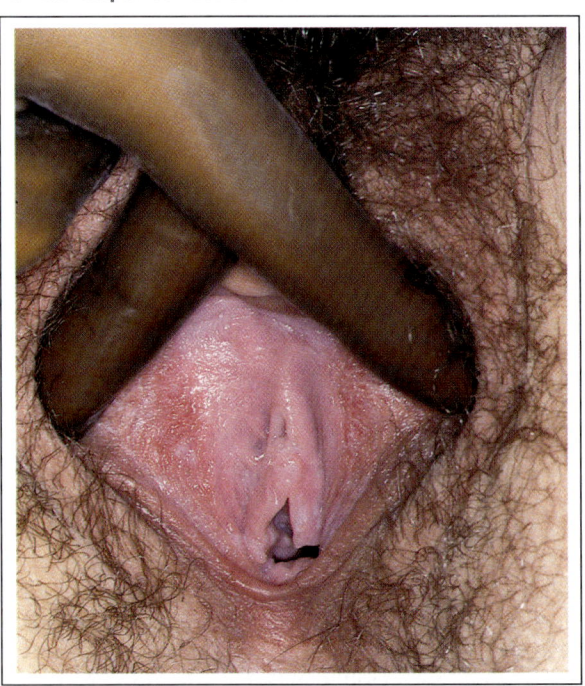

Mit zwei Fingern werden die großen Schamlippen gespreizt, um die Harnröhrenöffnung, die kleinen Schamlippen und den Introitus vaginae zu inspizieren.

● 4.2 Lagerung für die gynäkologische Untersuchung

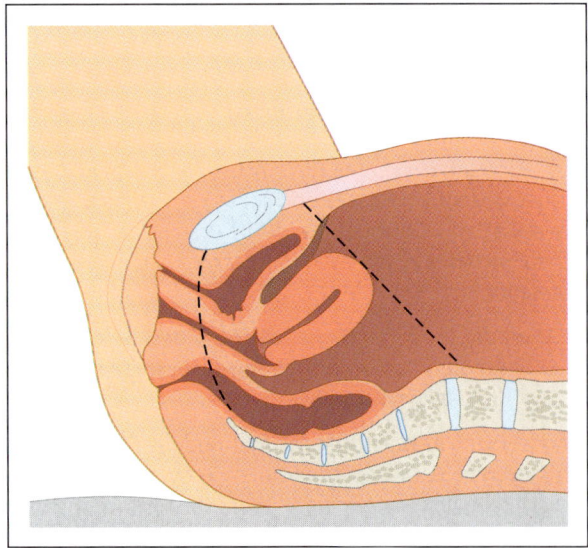

Bei der richtigen Lagerung ist die Lendenlordose beseitigt und die Bauchdecke entspannt. In dieser Position nähern sich die inneren Genitalorgane dem Introitus vaginae. Die gestrichelten Linien bezeichnen die Beckeneingangsebene und den Beckenboden. Sie umgrenzen den Beckenraum.

👁 4.4 Durchführung der Spekulumuntersuchung

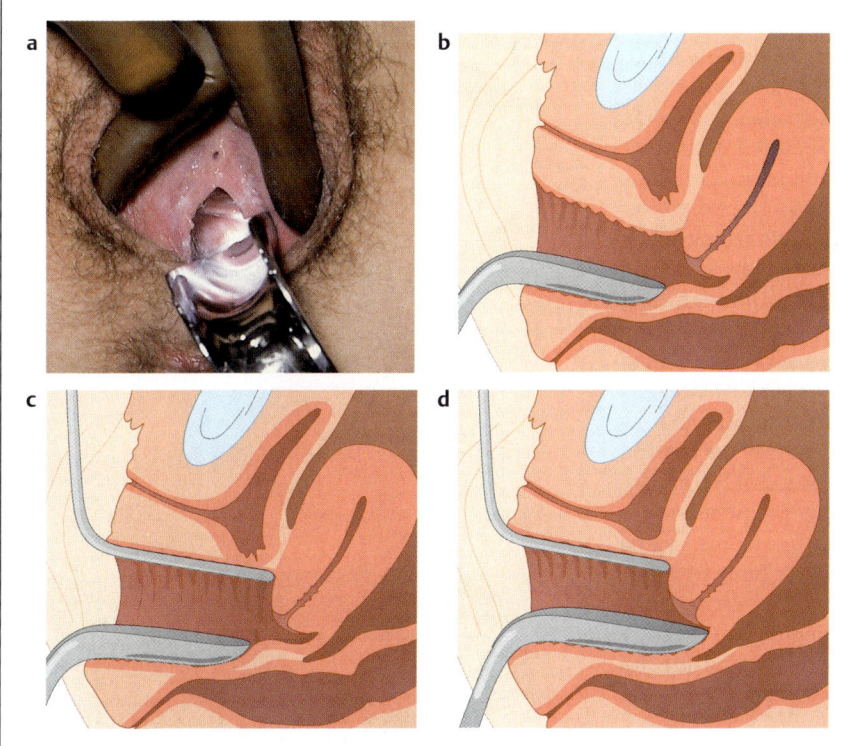

Das hintere (rinnenförmige) Spekulum wird nach Spreizen der Schamlippen schräg und unter Drehung in den Introitus vaginae und den vorderen Teil der Vagina eingeführt (**a**) und dann etwas steißbeinwärts gezogen (**b**).
Das vordere Spekulum wird bis in das vordere Scheidengewölbe vorgeschoben, um so die vordere Scheidenwand und die Portio anzuheben (**c**).
Das hintere Spekulum kann nun in das hintere Scheidengewölbe vorgeschoben werden, ohne die Portio zu verletzen (**d**).

Spekulumuntersuchung

Der gynäkologischen Untersuchung muß die Besichtigung der Scheidenwand und der Portio vaginalis mit Hilfe von Scheidenspekula vorausgehen. Eine ungehinderte Sicht ist auch für die Kolposkopie und die sachgerechte Entnahme eines Abstrichs für die zytologische Untersuchung wichtig.

- Um das durch die Zellabstrichuntersuchung zu untersuchende Zellbild nicht zu zerstören, sollten die für die Spekulumuntersuchung benutzten Instrumente frei von Gleitmitteln sein.

Sehr bewährt sind einfache, hintere rinnenförmige sowie vordere plattenförmige Spekula, die in verschiedenen Größen zur Verfügung stehen und deren Wahl der Weite und Länge der Vagina angepaßt werden muß.
Zuerst wird nach Spreizen der Schamlippen und des Introitus das hintere Spekulum schräg in den vorderen Teil der Vagina eingeführt, dann folgt das vordere, mit welchem man die vordere Scheidenwand und die Portio anhebt, ehe man das hintere Spekulum ganz in das hintere Scheidengewölbe einführt (👁 **4.4**). So vermeidet man, die Portiooberfläche zu verletzen (👁 **4.5**). Durch Hin- und Herbewegen der Spekula und zuletzt während des langsamen Zurückziehens werden alle Teile der Vagina, die Scheidengewölbe und die Buchten und Falten der Scheidenwand bis zum Scheideneingang dem Auge zugänglich gemacht.

👁 4.5 Verletzungsgefahr der Portio

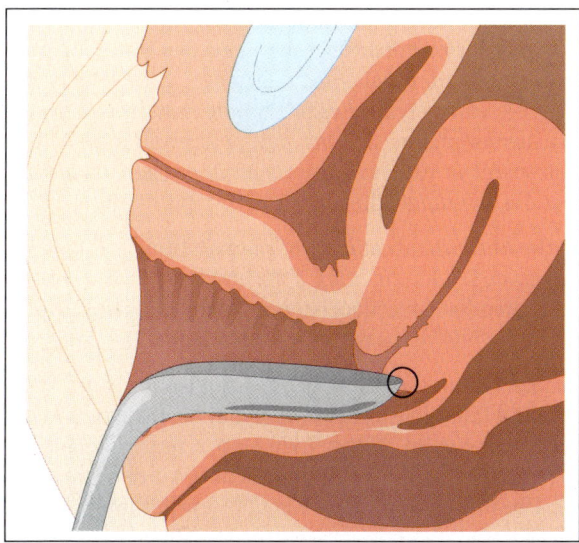

Wird das hintere Spekulum sofort in das hintere Scheidengewölbe vorgeschoben, ist die Gefahr groß, die Portio zu verletzen.

Kolposkopische Untersuchung

Das Kolposkop ist ein Instrument, mit dem die Portio vaginalis unter Benutzung einer starken Lichtquelle in Lupenvergrößerung (6–40fach) betrachtet wird. Die Brennweite der Optik ist so bemessen, daß das Gerät, nachdem die Portio mit Hilfe eines Spekulums sichtbar gemacht wurde, vor der Vulva verbleibt und nicht in die Vagina eingeführt werden muß (👁 **4.6**). Die Kolposkopie ist Bestandteil jeder sorgfältigen gynäkologischen Untersuchung. Bei Betrachtung der Portio vaginalis wird zunächst der Abstrich für die zytologische Untersuchung entnommen (s. u.). Anschließend wird die Portiooberfläche mit 3prozentiger Essigsäure betupft. Wartet man mindestens 30 Sekunden, so treten auf der Portiooberfläche und in den unteren Abschnitten des Zervikalkanals zahlreiche Befunde wesentlich besser hervor. Ein atypisches Epithel verfärbt sich weiß (s. S. 42). Die Untersuchung schließt mit der Jodprobe. Die Schiller-**Jodprobe** besteht darin, daß man die Portio und die Vagina mit Lugol-Jodlösung betupft. Die Braunfärbung tritt dort auf, wo Glykogen im Plattenepithel vorhanden ist. Diese Methode hat heute nur noch zur Festlegung der Grenzen einer pathologischen Veränderung in der Vagina oder im Bereich der Portio vor einer Konisation (s. S. 45f) oder größeren Tumoroperation Bedeutung.

> Vor dem Betupfen muß man nach einer Jodallergie fragen!

Zellabstrich

> Die Treffsicherheit der Zellabstrichuntersuchung hängt entscheidend von einer sorgfältigen Entnahmetechnik ab.

Um zuverlässige Abstriche und eine hohe Sicherheit zu erzielen, ist es wichtig, den Abstrich an einer vorher nicht berührten Portio vorzunehmen. Der Untersuchung sollten deshalb möglichst 24 Stunden vorher keinerlei Eingriffe vorangegangen sein. Für die Entnahme des Abstriches empfiehlt sich der seit Jahrzehnten bewährte Holzspatel. Er ist dem Watteträger überlegen, da an diesem die zu untersuchenden Zellen stärker haften.

> Die Abstrichentnahme darf niemals blind erfolgen, da gerade bei Karzinomen aufgrund der den Tumor bedeckenden oberflächlichen Nekrosen der zytologische Abstrich negativ ausfallen kann.

Das Zervixkarzinom muß makroskopisch erkannt werden und fällt nicht mehr in den diagnostischen Bereich der Zytologie. Im allgemeinen sind 2 Abstriche ausreichend. Unter kolposkopischer Sicht wird der erste von der Oberfläche der Portio vaginalis entnommen, wobei der Holzspatel mit einer leichten kreisförmigen Wischbewegung über die gesamte Portiooberfläche geführt wird. Es ist dabei zu beachten, daß die Plattenepithel-Zy-

👁 **4.6 Kolposkopie**

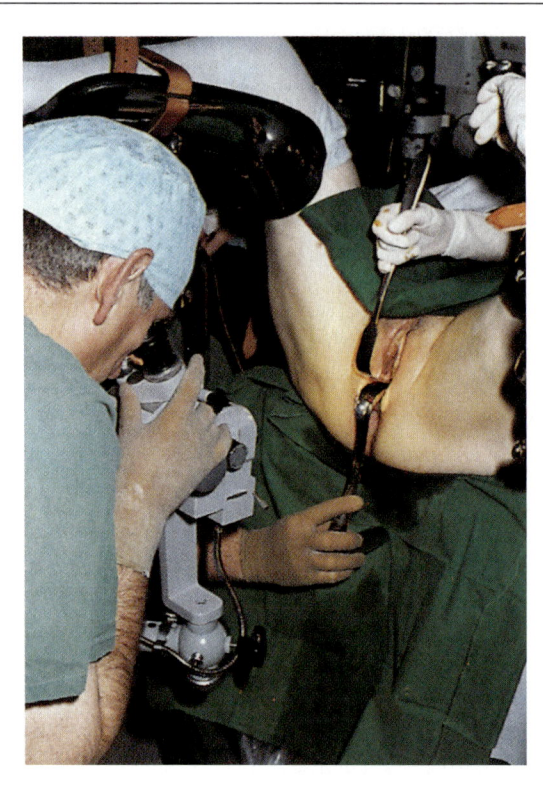

Mit dem Kolposkop kann die Portio vaginalis in Lupenvergrößerung betrachtet werden.

linderepithel-Grenze als Ort der häufigsten Karzinomentstehung sowie die makroskopisch verdächtigen Stellen erreicht werden. Der zweite Abstrich wird aus dem Zervikalkanal entnommen. Dazu wird ein Watteträger oder besser ein Bürstchen mit leicht drehender Bewegung in den Zervikalkanal eingeführt. Abstriche zur Analyse der Hormonwirkung auf das Scheidenepithel (s. S. 59) werden von den seitlichen Scheidenwänden im oberen Drittel ebenfalls mit einem Holzspatel entnommen. Tumorzellen eines Endometriumkarzinoms findet man am ehesten im hinteren Scheidengewölbe (s. S. 204). Bei makroskopisch verdächtigen Veränderungen in der Vagina wird das Material mit einem Holzspatel direkt dort entnommen.

Das Material wird auf einen Objektträger ausgestrichen. Dabei können die Abstriche von der Portiooberfläche und der Zervix durchaus nebeneinander vorgenommen werden. Die Ausstriche sollen gleichmäßig und möglichst dünn sein. Die Objektträger werden sofort zur Fixierung in ein Gefäß mit 96prozentigem Alkohol eingetaucht (👁 **4.7**). Dort verbleiben sie mindestens 15 Minuten und längstens 1 Woche.

> Wichtig ist, daß der Objektträger nicht an der Luft trocknet, da dies eine Auswertung unmöglich machen kann.

4.7 Fixierung eines Zellabstrichs

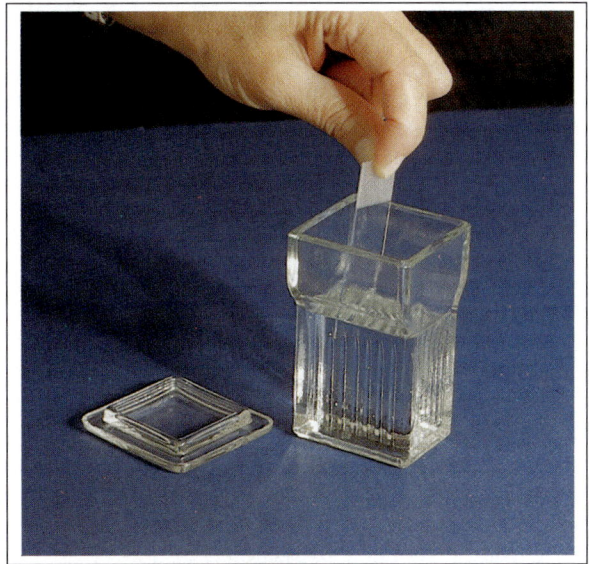

Sofort nach dem Abrollen des Watteträgers auf dem Objektträger muß dieser in 96prozentigen Alkohol eingebracht werden.

Nach der Fixierung werden die Objektträger luftgetrocknet, zur Färbung nach der Methode von Papanicolaou und zur Auswertung verschickt. Eine Klassifikation zur Beurteilung des Ausstrichs ist auf S. 43 (**T 4.3**) dargestellt.

Sekretentnahme zur Erregersuche

Besteht Verdacht auf eine entzündliche Erkrankung (s. S. 126ff), eine Kolpitis, Zervizitis oder Adnexitis, so müssen bei der ersten Untersuchung die entsprechenden Maßnahmen zur Erregersuche eingeleitet werden. Bei einer **Entzündung der Scheide (Kolpitis)** werden mit der sterilen Platinöse aus dem seitlichen Scheidengewölbe Sekrettropfen entnommen. Diese werden mit einer 0,1prozentigen Methylenblaulösung auf einem Objektträger verrührt und mit dem Mikroskop untersucht. Die Suche gilt Trichomonaden, Pilzhyphen, sog. Cluecells bei bakterieller Vaginose (s. S. 123f) und der Feststellung, ob Leukozyten vorhanden sind. Im Zweifelsfall muß das Sekret, je nach Fragestellung, mit mikrobiologischen Methoden auf die Art der Erreger, Bakterien, Pilze oder Chlamydien (spezielles Kulturmedium nötig!) analysiert werden.
Besteht der Verdacht auf eine **Zervizitis** oder gar **Adnexitis**, so muß immer eine Gonorrhö und eine Chlamydieninfektion ausgeschlossen werden (s. S. 139ff).
Zwar ist es möglich, eine **Gonorrhö** unter Umständen im Direktabstrich oder über ein übliches Nährmedium zu erkennen (s. S. 141f), die Mehrzahl der Befunde wird jedoch negativ ausfallen. Eine sehr viel höhere Ausbeute ergibt sich bei Verwendung eines Transportmediums (Port-A-Cul, Port-a-germ, Culture Tube A und S, Stuarts-Transportmedium und andere). Mit einem speziellen Watteträger wird der Abstrich aus dem Zervikalkanal und der Urethra, ggf. von der Öffnung der Bartholin-Drüse abgenommen und sofort in das Nährmedium eingebracht. Das Medium wird möglichst rasch zur bakteriologischen Untersuchungsstelle gebracht.

Zum Nachweis von Chlamydien stehen heute der Fluoreszenztest, der ELISA-Test und die DNA-Amplifikation (Polymerase-Kettenreaktion; PCR) zur Verfügung. Die höchste Sensitivität besitzt die DNA-Amplifikation. Nur damit ist es möglich, Chlamydien im Urin und somit eine Infektion des Mannes nachzuweisen. Bei allen diesen Tests wird das Untersuchungsmaterial wie z. B. Abstrichmaterial aus Endozervix (Spezialwatteträger wird in den Zervikalkanal eingeführt und mehrfach gedreht; Cave: schmerzhaft!), von einer Ektopie oder von paraurethralen Drüsen direkt auf speziell präparierte Objektträger ausgestrichen und mit Methanol fixiert oder in spezielle Probenabstrichröhrchen eingebracht.

Austastung der Vagina

Der bimanuellen Untersuchung muß immer eine Austastung der Scheide vorausgehen. Um keine Schmerzen auszulösen, verwendet man dazu zunächst nur den Zeigefinger. Sind der Scheideneingang und die Scheide genügend weit und dehnbar, kann bei der gynäkologischen Untersuchung der Mittelfinger als zweiter innerer Finger hinzugenommen werden. Das Gefühl für Raum und Größe wird besser durch 2 Finger vermittelt.
Die untersuchenden Finger werden immer „über den Damm" eingeführt, dergestalt, daß das Endglied des Fingers in den Introitus vaginae eingelegt und die hintere

4.8 Vaginale Tastuntersuchung

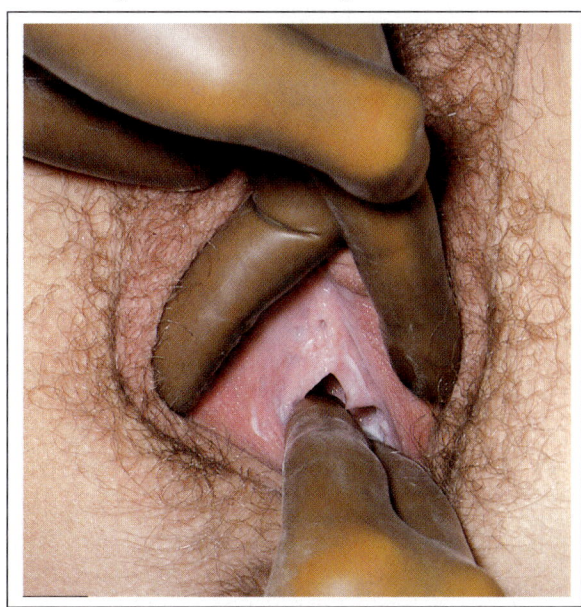

Die Schamlippen werden gespreizt und die untersuchenden Finger „über den Damm" in die Vagina eingeführt.

Kommissur etwas dammwärts geschoben wird (4.8). Erst dann werden die Finger über den Damm vollends in die Scheide eingeschoben, bis die Rückfläche der restlichen eingeschlagenen Finger den Damm berührt und fest gegen den Damm gesetzt werden kann. Durch diese Technik werden die nerven- und gefäßreichen und damit sehr empfindlichen und verletzlichen, schamfugenwärts gelegenen Teile der Vulva, besonders die Klitorisgegend und der Harnröhrenwulst, unberührt gelassen und Schmerzen vermieden.

Die Abtastung beginnt am Scheideneingang. Besondere Bedeutung kommt dem Abfühlen der introitusnahen Scheidenabschnitte zu, da tiefsitzende Tumoren nicht selten von den Spekula bedeckt und bei der bimanuellen Tastuntersuchung übersehen werden (s. S. 191, 204).

Es folgen die oberen Scheidenabschnitte und die Portio. Das Scheidengewölbe und damit auch die Bauchfellräume vor und hinter dem Uterus werden mit der Fingerspitze auf Dehnbarkeit des Gewebes, abnorme Vorwölbungen, Knotenbildungen, Fluktuationen und Schmerzhaftigkeit abgetastet.

Bimanuelle Tastuntersuchung

Bei der bimanuellen Tastuntersuchung nehmen die Finger bzw. die beiden Finger der vaginal untersuchenden Hand mit der äußeren, flach auf die Bauchdecke aufgelegten Hand Verbindung auf (4.9). Für die Entspannung der Handmuskeln muß der Unterarm des Untersuchers auf seinem seitenentsprechenden Oberschenkel eine feste Unterlage finden und kann von diesem sogar beckenwärts etwas verschoben werden, damit sich die eingeschlagenen Finger der untersuchenden Hand fest gegen den Damm stemmen. Der breitflächige Druck auf den Damm ruft keine Schmerzen bei der Patientin hervor, sondern trägt sogar eher zu ihrer Entspannung bei. Um den Widerstand der Bauchdecke zu überwinden, ist es wichtig, daß die Fingerspitzen nicht in die Bauchdecke eingebohrt werden, sondern daß die Hand und die Fingerbeeren möglichst flach auf die Bauchdecke aufgelegt werden. Dabei ist entscheidend, daß mit „leichter Hand" untersucht wird und die äußere Hand die Weichteile der Bauchdecke von oben her schamfugenwärts herunterholt.

Bei der bimanuellen Tastuntersuchung ist es notwendig, ein gewisses System einzuhalten. Zuerst werden der Uterus oder ein mit ihm in Verbindung stehender Tumor, dann die Adnexe und die Parametrien abgetastet. Dabei achtet man auf Lage, Größe, Form, Konsistenz, Beweglichkeit und Druckschmerzhaftigkeit der verschiedenen Organe. Bei dünner und gut entspannter Bauchdecke sind bei Frauen in der Geschlechtsreife die beweglichen Eierstöcke als über fingergliedgroße Körper tastbar.

4.9 Bimanuelle Tastuntersuchung

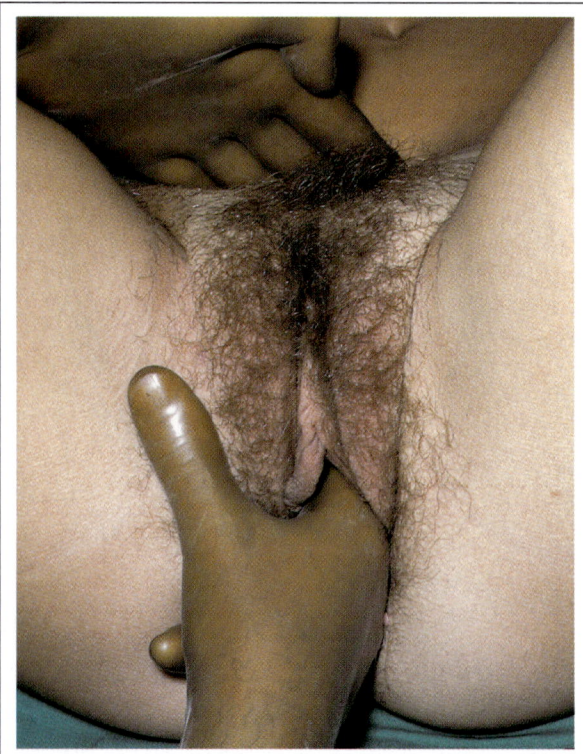
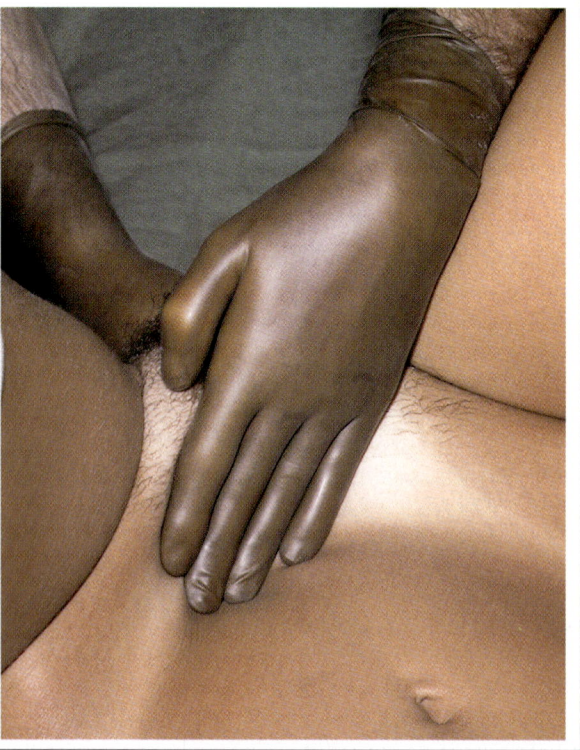

Nach der vaginalen Tastuntersuchung nimmt die äußere Hand mit der inneren Beziehung auf, so daß beide Hände das Genitale abtasten können.

Sie machen sich auch durch den typischen „Ovarialschmerz" bemerkbar. Unabhängig davon ist es selbstverständlich, die Untersuchung zart und schmerzfrei durchzuführen, da jeder Schmerz eine Abwehrspannung auslöst.

Gut tastbare Ovarien nach der Menopause sind tumorverdächtig (s. S. 179). Die normalen, nicht fixierten Eileiter sind so zarte Gebilde, daß sie sich meist dem Tastgefühl entziehen. Die Nichttastbarkeit von Tuben und Ovarien genügt allermeistens als Feststellung ihrer Unversehrtheit. Abschließend wird nach besonderen Schmerzpunkten gesucht und der sog. Schiebeschmerz überprüft: dazu wird die Portio mit dem Finger vorsichtig nach der einen und dann nach der anderen Seite hin geschoben. Die dabei auftretende Schmerzhaftigkeit zeigt den Sitz der krankhaften Veränderung im kleinen Becken an.

Rektale Tastuntersuchung

Um den Finger einführen zu können, wird die Patientin aufgefordert, wie zum Stuhlgang zu pressen, um dadurch reflektorisch die Spannung des M. sphincter ani externus zu lösen. Die rektale Untersuchung dient bei zu engem Hymen oder bei fehlender Scheide als Ersatz, sonst zur Ergänzung der vaginalen Untersuchung. Sie ermöglicht die Abtastung der Hinterfläche des Uterus, der sakrouterinen Teile des Parametriums, des Septum rectovaginale und der Kreuzbeinhöhle. Dabei lassen sich auch krankhafte Veränderungen der Rektumwand (Endometriose, Rektumkarzinom, Polypen) ermitteln. Die rektale Untersuchung ist deshalb bei Verdacht auf Tumoren und ab dem 6. Lebensjahrzehnt obligat.

Rektovaginale Tastuntersuchung

Die bidigitale Untersuchung, bei der der Zeigefinger in der Vagina und der Mittelfinger im Rektum liegen (◉ 4.10), ermöglicht ein noch besseres und insbesondere plastischeres Bild des hinteren Anteils des kleinen Beckens. Art und Konsistenz parametraner Infiltrate lassen sich so am besten erfassen. Die Beurteilung der Parametrien, wie sie besonders beim Zervixkarzinom notwendig ist, ist nur so einwandfrei möglich.

Befunddokumentation

Die exakte Dokumentation aller Befunde ist die Basis für jeden späteren Vergleich. Nur so lassen sich Veränderungen, ein Tumorwachstum, ein Neuauftreten von Infiltraten usw. erfassen. Eine vollständige Dokumentation erzieht aber auch dazu, während der Untersuchung systematisch vorzugehen und auf alle Einzelheiten zu achten. Schließlich ist die Dokumentation aus juristischen

◉ **4.10 Rektovaginale Tastuntersuchung**

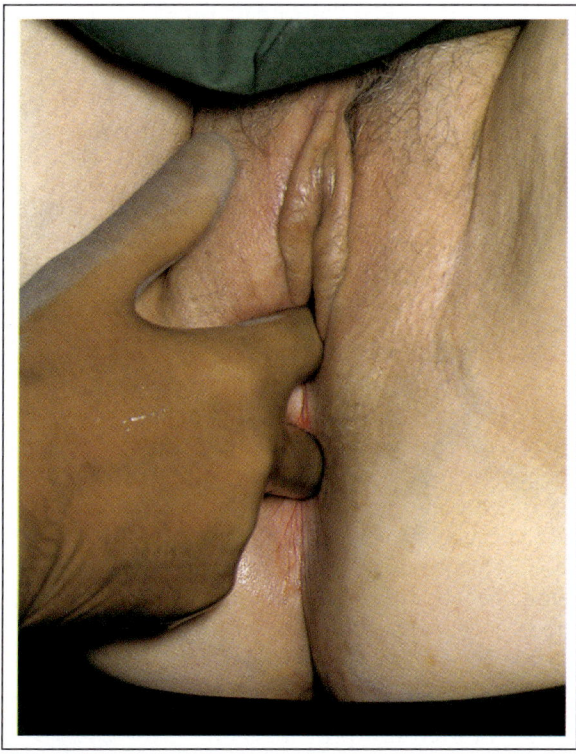

Der Zeigefinger wird in die Vagina und der Mittelfinger in den After eingeführt.

Gründen erforderlich. Ihre Ausführlichkeit beweist die Sorgfalt des Arztes und bewahrt ihn vor Regreßansprüchen. Unmittelbar nach jeder Untersuchung muß sich der Untersucher fragen, wie war der genaue Befund?

1. Brust:
   Größe? Einziehung? Vorbuckelung? Verfärbung? Rötung? Brustwarze? Sekret? Knoten?
2. Halsregion und Achselhöhlen:
   Struma? Vergrößerte Lymphknoten?
3. Abdomen:
   Narben? Nabel (Granulom)? Aszites? Knoten in der Bauchdecke? Gestaute Venen? Leber? Nierenlager?
4. Leisten:
   Vergrößerte Lymphknoten? Verdacht auf Hernie?
5. Äußeres Genitale:
   Schamhaargrenze? Vulvadystrophie? Hautveränderungen? Pigmentstörungen? Leukoplakien? Urethralmündung? Scheidenvorhof? Mündung der Bartholin-Drüsen?
6. Vagina:
   Zystozele? Rektozele? Douglasozele? Entzündung? Läsionen? Knoten? Introitus abgetastet? Suburethral? Scheideninhalt? Parakolpium?
7. Portio/Zervix:
   Länge? Durchmesser? Oberfläche? Kolposkopie? Muttermund? Zervixschleim? Konsistenz der Portio? Schiebeschmerz?

8. Corpus uteri:
   Lage? deszendiert? Mobilität? Größe? Konsistenz? Oberfläche? Druckschmerz?
9. Adnexe rechts und links:
   Ovar? Größe? Oberfläche? Beweglichkeit? Druckschmerz? Tubenregion verdickt? schmerzhaft?
10. Parametrien:
    Infiltration? Tastbare Resistenz? Lokalisation? Größe?
11. Beckenwände:
    Knoten?
12. Douglas-Raum:
    vorgewölbt? Knoten? Flüssigkeit?
13. Retrozervikale Region:
    Knoten?
14. Rektum:
    Blut am Finger? Knoten? Polyp? Ulkus? Hämorrhoide?

4.2 Untersuchung beim Kind

Die gynäkologische Untersuchung von Kindern und von Jugendlichen vor der Defloration ist nur bei entsprechender Symptomatik indiziert.

Der Untersuchungsgang beginnt mit einer **allgemeinen Untersuchung** und der Registrierung der sekundären Geschlechtsmerkmale. Dabei wird festgelegt, ob ein dem Lebensalter des Kindes entsprechender Entwicklungsstand erreicht oder überschritten ist (s. S. 50ff).

Die wie bei jeder **gynäkologischen Untersuchung** erforderliche vorherige Entleerung von Darm und Blase sollte die Gewinnung einer Urinprobe einschließen, da deren bakteriologische Untersuchung in der Mehrzahl der Fälle nötig ist.

Die Lagerung kann bei größeren Mädchen in der üblichen Weise auf dem gynäkologischen Untersuchungsstuhl erfolgen. Säuglinge und Kleinkinder müssen mit im Hüft- und Kniegelenk gebeugten Beinen von einer Hilfsperson fixiert werden. Die manchmal zweckmäßige Untersuchung in Knie-Ellenbogen-Lage erfordert einen großen Personalaufwand.

Der gynäkologische Untersuchungsgang beginnt mit der Inspektion des äußeren Genitales, des Anus, des Dammes und der Analfurche. Am besten benutzt man dazu ein Kolposkop. Die Scheide wird mit einem gläsernen Blasenkatheter vorsichtig sondiert. Damit läßt sich ein Fremdkörper in der Scheide leicht feststellen. Zudem sammelt sich an der Spitze des Katheters Sekret. Die Untersuchung des Sekrets kann neben einer Vitalfärbung auch die Anfertigung eines Ausstriches zur Beurteilung des zytologischen Scheidenbildes einschließen. Die Untersuchung der Vagina und Portio, die vor allem bei Blutungen oder Vulvovaginitiden in Frage kommt, ist mit einem Vaginoskop möglich (**4.11 a**). Den Abschluß der Untersuchung bildet die bimanuelle Palpation, wobei mit dem kleinen Finger rektal untersucht wird (**4.11 b**). Bei größeren Mädchen kann rektal mit dem Zeigefinger untersucht werden.

4.11 Gynäkologische Untersuchung beim Kind

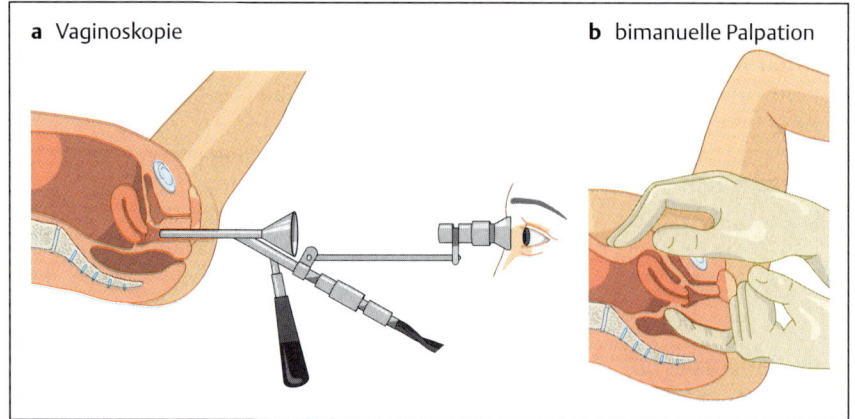

a Vaginoskopie   b bimanuelle Palpation

nach Goerke, Steller und Valet [8]

4.3 Untersuchung zur Krebsvorsorge und Krebsfrüherkennung

Bedeutung der Früherkennungsuntersuchung

Eine erfolgversprechende Früherkennungsuntersuchung ist nur bei Krebserkrankungen möglich, denen über längere Zeit ein präinvasives Stadium vorausgeht, das mit hoher Sicherheit durch einfache Screeningmethoden erkannt und entfernt werden kann. So gehört die Vorsorge- und Früherkennungsuntersuchung in besonderem Maße in den Aufgabenbereich des Gynäkologen, da dies in erster Linie für das Zervixkarzinom und in geringerem Umfang für das Vulva- und das Mammakarzinom gilt.

In einem Land wie Baden-Württemberg werden jährlich etwa 1000 neue Fälle einer bösartigen Neubildung am Gebärmutterhals beobachtet. Etwa die Hälfte dieser Fälle wird durch eine Vorsorgeuntersuchung bei Frauen, die keinerlei Beschwerden haben, aufgedeckt. 90% von diesen Krebsen sind erst im Stadium einer intraepithelialen Neoplasie (CIN III, S. 193) oder im Stadium Ia (S. 194) und können fast alle durch eine einfache Exzision geheilt werden. Von den Frauen (43%), die erst wegen eines Symptoms den Arzt aufsuchen, haben dagegen fast 90% ein weiter ausgedehntes Karzinom des Gebärmutterhalses, das eine vollständige Karzinomtherapie nötig macht. Die Vorsorgeuntersuchung zur Früherkennung des Zervixkarzinoms führt dort, wo sie konsequent durchgeführt wird, zu einem hochsignifikanten Rückgang des invasiven Zervixkarzinoms.

Jede Frau, bis ins hohe Alter hinein, muß über diese auch volkswirtschaftlich bedeutsame Möglichkeit einer Früherkennung aufgeklärt werden und sollte sich einmal jedes Jahr gynäkologisch untersuchen lassen.

Leider lassen sich diese Erfolge einer Früherkennung nicht auf alle anderen Krebsarten übertragen (T 4.2). Das Endometriumkarzinom wird meist im Stadium I (s. S. 201) der Erkrankung erkannt. Die Heilungsaussichten sind dadurch besonders günstig. Beim Mammakarzinom ist zu hoffen, daß durch konsequente mammographische, sonographische oder Kernspinuntersuchungen der Brust das Carcinoma in situ häufiger erkannt und dadurch die Zahl der invasiven Mammakarzinome auf Dauer reduziert werden kann. Bei malignen Ovarialtumoren sind die Verhältnisse am ungünstigsten: Mit den heutigen Methoden einer spezialisierten und differenzierten Sonographie lassen sich nur die intrakapsulär wachsenden, typische Ovarialtumoren bildende Varianten frühzeitig erkennen. Die von der Ovarialoberfläche oder gar vom Peritoneum ausgehenden, meist sehr viel bösartigeren Karzinome entziehen sich jedoch jeder Früherkennung (S. 211 f).

Die **Risikofaktoren** für das Auftreten der von den Fortpflanzungsorganen ausgehenden malignen Tumoren sind bekannt. Dazu gehören für das Zervix-, das Vaginal- und das Vulvakarzinom die Infektion mit Papillomaviren, dem Herpesvirustyp II und möglicherweise auch das Rauchen. Zu den Risikofaktoren für das Endometriumkarzinom gehören die Adipositas, die Kinderlosigkeit und die ausschließliche Östrogengabe. Beim Mamma- und beim Ovarialkarzinom sind es die familiäre Häufung und ebenfalls die Kinderlosigkeit. Das bedeutet, daß es

T 4.2 Vorsorgeuntersuchung

Malignom	Untersuchungsmethode	Problematik	Folgerung für die Praxis
Vulva	Inspektion, Toluidinblauprobe (s. S. 119), Kolposkopie	Zytologie unzuverlässig	Biopsie bei Verdacht
Vagina	Spekulumeinstellung, Kolposkopie, Zytologie	Herde schwer zu finden	Biopsie bei Verdacht
Cervix uteri	Spekulumeinstellung, Kolposkopie, Zytologie	bei Kombination sehr erfolgreich	Kolposkopie, Zytologie, Biopsie
Corpus uteri	Anamnese, Vaginalsonographie, Zytologie	Vorsorge sehr teuer, jedoch gute Prognose ohne Vorsorge	keine Vorsorge zu empfehlen
Ovar	Tastbefund, Sonographie, CA-125	nur Ovarialtumor erkennbar	keine Vorsorge zu empfehlen
Mamma	Tastbefund, Mammographie, Sonographie	maligne Veränderungen nicht immer kalkhaltig, Dichte der Brust (bei sehr dichter/fester Brust ist alles „grau" und Einzelheiten sind nicht zu sehen)	Mammographie ab 50. LJ, Sonographie bei familiärem Risiko
Darm	Anamnese, Tastbefund, Rektalsonographie	Hämoccult unzuverlässig	Koloskopie bei wiederholt positivem Hämoccult
Haut	Inspektion	fehlende Sorgfalt	gesamten Körper ansehen!

4 Gynäkologische Untersuchung

sich hier um Risikofaktoren handelt, die durch die betroffene Frau nur wenig zu beeinflussen sind und nicht durch eine Gesundheitserziehung verändert werden können.

Durchführung der Vorsorgeuntersuchung

Das Programm der Vorsorgeuntersuchung umfaßt:
- Tumoranamnese (eigene Vorgeschichte, Familienanamnese),
- Inspektion der Haut,
- Inspektion des äußeren Genitales,
- Spekulumeinstellung mit Inspektion der Portio und Vagina,
- Entnahme von Zellabstrichen zur Zytodiagnostik und (nicht im Programm vorgesehen, aber sinnvoll:) kolposkopische Untersuchung,
- bimanuelle gynäkologische Untersuchung,
- rektale Untersuchung zur Austastung des Enddarms (spätestens ab dem 45. Lebensjahr),
- Palpation der Mammae einschließlich der regionalen Lymphabflußgebiete,
- Mammographie,
- Blutdruckmessung,
- Urinuntersuchung,
- Stuhluntersuchung (Hämocculttest ab dem 45. Lebensjahr).

Kolposkopie zur Krebsfrüherkennung

Die **typischen Bilder**, die den Verdacht auf das Vorliegen eines malignen Wachstums wecken, sind grundsätzlich durch eine gegenüber der örtlichen Umgebung helle, weißlich oder gelblich erscheinende Verdickung des Epithels (Leukoplakie), durch Veränderungen der feinen Kapillaren der Scheidenhaut, durch papilläre Wucherungen und durch Ulzerationen gekennzeichnet. Verdächtig auf Atypien im Oberflächenepithel ist das Bild einer **Punktierung** (4.12a). Dabei ziehen die gefäßführenden Papillen des Bindegewebes bis an die Oberfläche und werden bei kolposkopischer Betrachtung als feine Pünktelung sichtbar. Auf eine Atypie weist weiterhin eine Weißverfärbung hin, die 20–30 Sekunden nach Betupfen mit 3prozentiger Essigsäure auftritt. Diese sog. **essigweißen Bezirke** entsprechen in etwa 10% der Fälle einer intraepithelialen Neoplasie. Wächst atypisches Epithel in Zapfen in die Tiefe vor oder dringt es in die Ausführungsgänge von Zervixdrüsen ein, so entstehen an diesen Stellen Gruppen von kleinen helleren Feldern, die von einem Netz rötlicher Kapillaren umgeben sind. Diese Veränderung wird als **Mosaik** bezeichnet (4.12b). Eine weitere atypische Veränderung, die **atypische Transformationszone**, erscheint als gelb-rote, glasige und leicht erhabene Veränderung. Schließlich geben „atypische Gefäße", die wirr und korkenzieherartig gewunden sind, einen Hinweis auf das Vorliegen malignen Wachstums. Die Treffsicherheit der Kolposkopie wird mit 60–85% angegeben. Falsch negative Befunde werden in mindestens 13%, falsch positive in 5–10% erhoben. Zur Karzinomsuche ist sie der Zytodiagnostik unterlegen, zur korrekten Entnahme des zytologischen Abstrichs, zur Lokalisation des atypischen Epithels und damit zu einer gezielten Probeentnahme oder aber auch zur Kontrolle eines falsch negativen zytologischen Befundes ist die Kolposkopie eine unentbehrliche Methode.

Zytodiagnostik

Sie gründet sich darauf, daß die oberflächlichen Schichten eines jeden Epithels im Rahmen dauernder Regeneration abgestoßen werden. Die Anfertigung eines Abstrichs ist auf S. 36 dargestellt. Die *Färbung der Abstriche* wird bis heute nach der von *Papanicolaou* (1943) angegebenen Methode vorgenommen. Die vier Zellschichten des Plattenepithels von Portio und Vagina (s. S. 16) lassen sich dabei gut unterscheiden (4.13). Die Diagnose des Malignitätsgrades richtet sich danach, aus welcher Schicht die Zellen mit eindeutigen Atypien stammen. Je tiefer diese Schicht ist, um so höher ist der Malignitätsgrad (4.3). Auf Malignität verdächtige Zellveränderungen sind

am Kern: Polymorphie der Kerne (Anisokaryose), Verschiebung der Kern-Plasma-Relation zugunsten des Kerns, Hyper- und Hypochromasie, atypische Chromatinstrukturen, Vergrößerung der Nukleoli, Mitosen und Mehrkernigkeit,

am Plasma: Polymorphie der Zellen (Anisozytose), Veränderungen der Färbbarkeit, Vakuolisation, Phagozytose.

Die Einteilung in 5 Gruppen baut einerseits auf der Tatsache auf, daß man leicht die Zellen aus den verschiedenen Schichten des Plattenepithels der Portiooberfläche und der Vagina unterscheiden kann (4.13) und daß andererseits mit zunehmender Malignität atypische Zellen

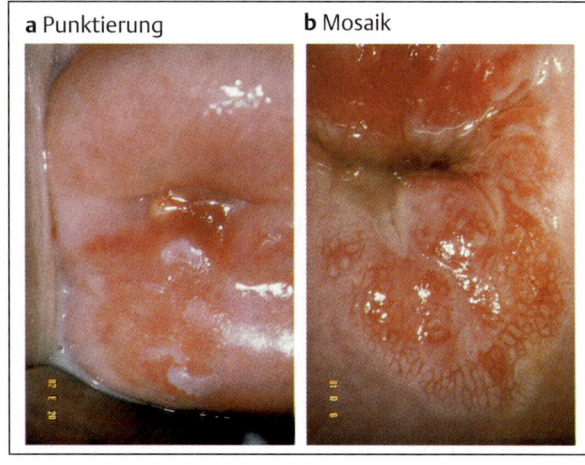

4.12 Makroskopische Merkmale von Zervixkarzinomen

a Punktierung   b Mosaik

Beide kolposkopischen Bilder sind aus [2] entnommen.

👁 **4.13 Normale Zellen aus verschiedenen Schichten des Plattenepithels**

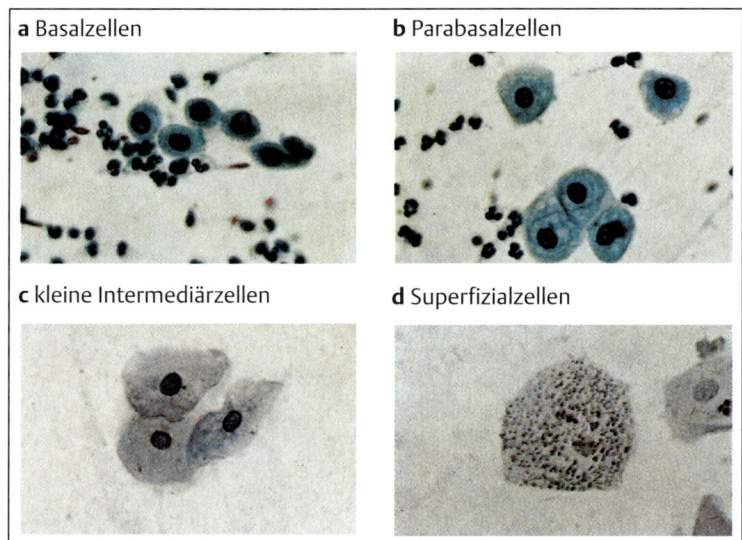

a Basalzellen
b Parabasalzellen
c kleine Intermediärzellen
d Superfizialzellen

Abbildungen aus [32]

aus tieferen Epithelschichten im Abstrich nachzuweisen sind. Die hierfür gebräuchliche erweiterte Papanicolaou-Klassifikation (sog. Münchner Klassifikation, ⊤ 4.3) steht in Beziehung zu den histologisch definierten Formen der zervikalen intraepithelialen Neoplasie (CIN).

⚠ Die Hoffnung aber, aus dem Befund eines einmaligen Abstriches den Grad der Neoplasie sicher vorauszusagen zu können, hat sich leider nicht, zumindest nicht mit der nötigen Sicherheit erfüllt.

⊤ 4.3 Modifizierte Münchner Nomenklatur (II) und Empfehlungen zum Vorgehen (Deutsche Gesellschaft für Zytologie, Freiburg 1997)

Befund des Zytologen	Gruppe („Pap")	Verdacht auf histologische Veränderungen	weitere Maßnahmen	Abb.
unauffälliges Zellbild	I		–	👁 4.14
entzündliche, regenerative, metaplastische oder degenerative Veränderungen, Hyper- und Parakeratosezellen	II		–	
schwere entzündliche oder degenerative Veränderungen, die eine sichere Unterscheidung zwischen gut- und bösartig nicht zulassen	III		je nach kolposkopischem und klinischem Befund, kurzfristige zytologische Kontrolle oder sofortige histologische Abklärung	👁 4.15
Dyskariosen in Superfizial- und Intermediärzellen deuten auf eine Dysplasie leichten bis mäßigen Grades	III D	CIN I, II	kolposkopische und zytologische Kontrolle in 3 Monaten	👁 4.16
Dyskariosen von Zellen aus tieferen Schichten	IV a	CIN II, III (schwere Dysplasie)	kolposkopische, zytologische und histologische Abklärung bzw. Behandlung	👁 4.17
Dyskariosen tiefer Schichten, beginnende Invasion nicht auszuschließen	IV b	CIN III (Carcinoma in situ), invasives Karzinom nicht auszuschließen		
Zellen eines invasiven Zervixkarzinoms oder anderer maligner Tumoren	V	invasives Karzinom		👁 4.18
technisch unbrauchbares Material	0		sofortige Wiederholung des Abstrichs	

Einteilung der zervikalen intraepithelialen Neoplasie (CIN):
CIN I: leichte Dysplasie
CIN II: mittelschwere Dysplasie
CIN III: schwere Dysplasie und Carcinoma in situ

Ohne Kolposkopie und ohne Wiederholung des Abstrichs ist die Fehlerbreite der Aussage zu hoch. Dazu kommt, daß etwa 20 % der Abstriche falsch negativ sind, weil sie fehlerhaft abgenommen, falsch behandelt oder ungenügend beurteilt werden.

◉ **4.14 Zervixabstrich: Pap I**

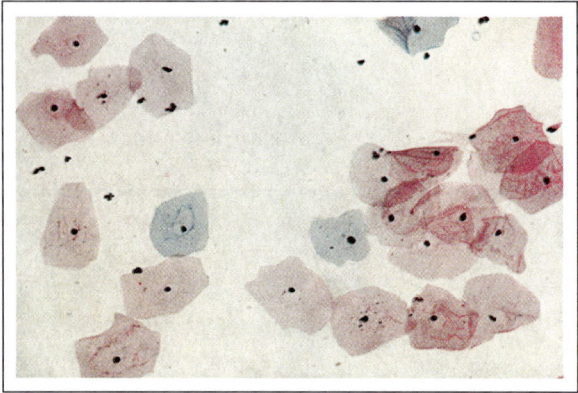

Bild einer späten Follikelphase ohne Atypien und ohne Drüsenzellen. (aus [32])

◉ **4.15 Zervixabstrich: Pap III**

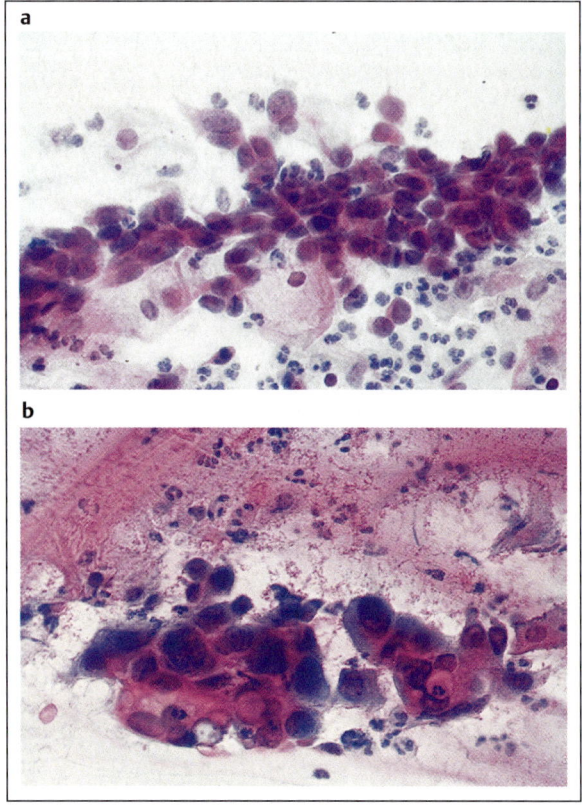

a Kleine Zellen mit hyperchromatischen Kernen in unregelmäßigem, aufgelockertem Verband.
b Unregelmäßiger Zellverband mit Hyperchromasie.
a und b sind unklare Befunde, die sofort abgeklärt werden müssen. In diesem Fall bestand eine Zervizitis. (aus [32])

Nach der Münchner Klassifikation sind die Stadien folgendermaßen definiert (s. auch ⊤ 4.3; im Befund wird die Bezeichnung der Gruppe mit der Abkürzung „Pap" versehen, z. B. Pap III D):
Gruppe I: Das Zellbild ist normal (typische Superfizialzellen, ◉ 4.14).
Gruppe II: An den Zellen finden sich entzündliche, regenerative, metaplastische oder degenerative Veränderungen, Hyper- und Parakeratosezeichen.
Gruppe III: Es bestehen schwere entzündliche oder degenerative Veränderungen und/oder ein schlecht erhaltenes Zellmaterial. Bei diesem Befund sind ein Carcinoma in situ oder ein invasives Karzinom nicht auszuschließen. Die Befunde erfordern eine lokale Therapie (Antibiotika oder Östrogene) und eine kurzfristige zytologische Kontrolle (◉ 4.15).
Gruppe III D: Aus Dyskariosen in Superfizial- und Intermediärzellen kann man auf eine Dysplasie leichten bis mäßigen Grades schließen (◉ 4.16).
Gruppe IVa: Dyskariosen der basalen Schichten neben solchen der Superfizial- und Intermediärzellschicht weisen zytologisch auf eine intraepitheliale Neoplasie (CIN) Grad II oder III hin (s. S. 193 und ◉ 4.17 a, b).
Gruppe IVb: Es sind Zellen einer zervikalen intraepithelialen Neoplasie Grad III vorhanden, ein invasives Karzinom läßt sich nicht mit Sicherheit ausschließen (s. S. 193 und ◉ 4.17 c).
Gruppe V: Zellen eines invasiven Zervixkarzinoms oder anderer maligner Tumoren (◉ 4.18).
Gruppe O: Der Zellabstrich ist technisch unbrauchbar, z. B. zu wenig Material, unzureichende Fixierung, aber auch Blut, abgestorbene Zellen oder Schleim. Der Abstrich muß sofort wiederholt werden, da dieser Befund bei einem invasiven Karzinom nicht selten ist.

⚠ Der zytologische Befund erhebt den Verdacht auf bestimmte histologische Veränderungen, ist aber nie allein für eine bestimmte Diagnose beweisend.

Die **Treffsicherheit** der Zellabstrichuntersuchung, ein Zervixkarzinom oder dessen Vorstufen zu erkennen, ist abhängig von der Sorgfalt der Entnahmetechnik, von der Technik des Ausstreichens, von der Art der Fixierung, von der Qualität der Färbung, von der Sorgfalt der Durchmusterung und der Erfahrung des Zytologen. Der positive prädikative Wert der zytologischen Stadienbeurteilung steigt mit dem Grad der Malignität. Die Zahlen liegen für intraepitheliale Neoplasien in der Vagina und für Vaginalkarzinome naturgemäß wesentlich niedriger.
Zwar kann auch ein Karzinom des Corpus uteri durch eine zytologische Untersuchung erkannt werden, aber auch bei regelmäßigen Abstrichen aus der Endozervix findet man nur bei etwa der Hälfte der Endometriumkarzinome einen zytologisch positiven Befund. Abstriche aus dem hinteren Scheidengewölbe enthalten etwas häufiger Tumorzellen.

⚠ Eine negative Zytologie der Portio und Endozervix schließt ein Endometriumkarzinom nicht aus.

4.16 Zervixabstrich: Pap III D

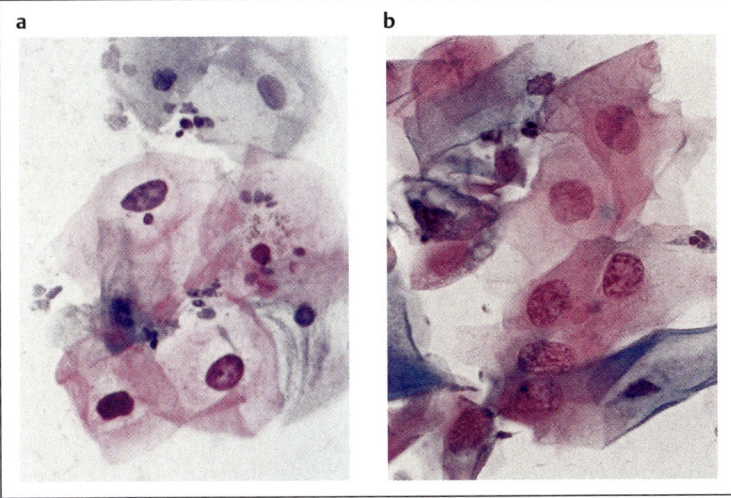

a Zellen aus oberen Schichten mit vergrößerten und entrundeten Kernen.
b Ausgereifte Zellen mit vergrößerten, leicht entrundeten Kernen. Chromatinstruktur unregelmäßig. (aus [32])

4.17 Zervixabstrich: Pap IV

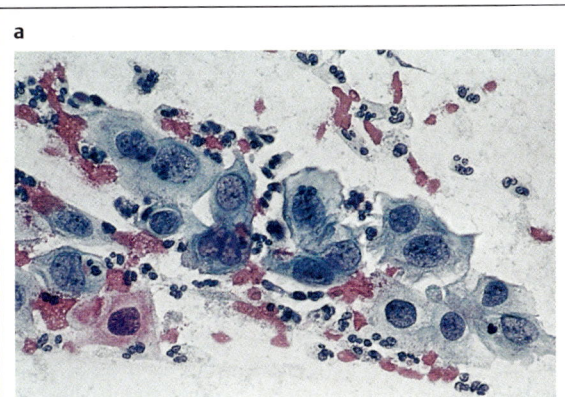

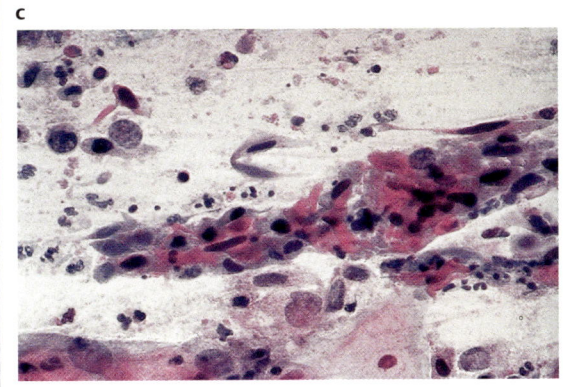

a Großzelliges Carcinoma in situ.
b Zellbild bei Carcinoma in situ.
c Kleinzelliges Carcinoma in situ.
(Abbildungen aus [32])

Gewebsentnahme

Die endgültige Stellung der Diagnose „zervikale intraepitheliale Neoplasie Grad III" oder „mikroinvasives Karzinom" oder „invasives Karzinom" ist wegen der daraus resultierenden therapeutischen Konsequenz (s. S. 192 ff) nur aufgrund einer **histologischen Untersuchung** erlaubt.

Eine histologische Untersuchung ist erforderlich, wenn kolposkopisch der Verdacht auf ein invasives Karzinom oder wenn ein Pap der Gruppe IV oder V oder mehrmals ein solcher der Gruppe III besteht.

Eine **Probeexzision** (keilförmiges Gewebsstück) oder eine **Knipsbiopsie** eignen sich als Gewebsentnahme zur histologischen Sicherung nur bei einem makroskopisch erkennbaren Karzinom oder aber zur histologischen Überprüfung eines unklaren kolposkopischen Befundes. Es kann damit in keinem Fall ausgesagt werden, ob bei einem präinvasiven Prozeß an anderer Stelle Invasivität besteht oder ob der Prozeß im Gesunden entfernt wurde.

Zur Beantwortung dieser Frage ist die einzig sichere Form der Gewebsentnahme die **Konisation**. Dabei wird mit dem Skalpell ein kegelförmiges Gewebsstück zirkulär um den Muttermund entnommen. Dabei muß beach-

4.18 Zervixabstrich: Pap V

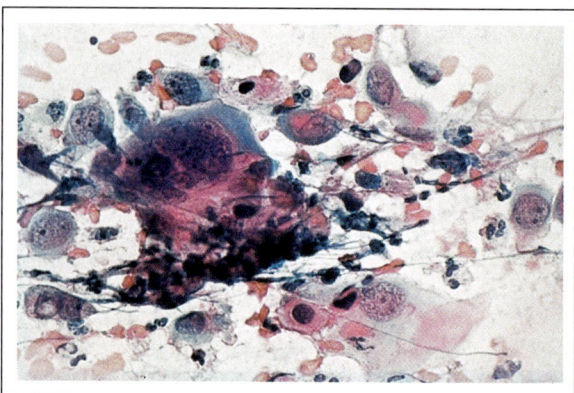

Großzelliges, nicht verhornendes Plattenepithelkarzinom der Cervix uteri. (aus[32])

4.19 Konisation des Collum uteri

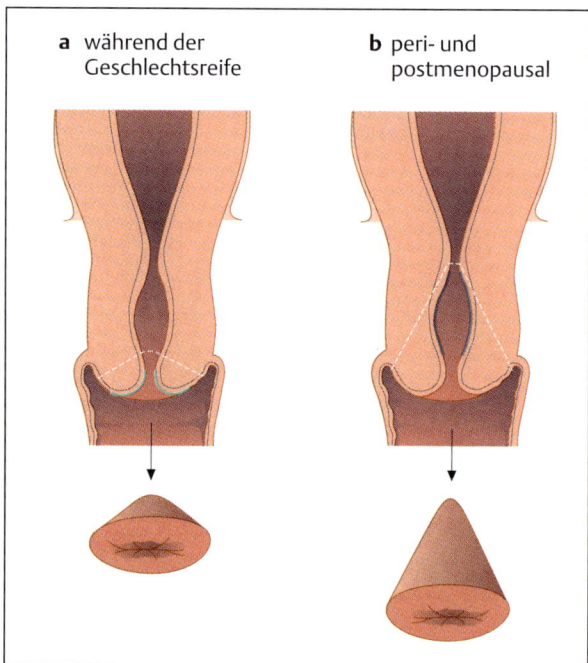

a während der Geschlechtsreife   **b** peri- und postmenopausal

Da sich die Grenze zwischen Zylinder- und Plattenepithel in Abhängigkeit von der Wirkung der Sexualhormone bzw. mit zunehmendem Alter nach oben verlagert, muß die Höhe des entnommenen Konus entsprechend angepaßt werden.

tet werden, daß die Grenze zwischen Zylinder- und Plattenepithel als Prädilektionsstelle neoplastischer Erkrankungen (s. S. 196) miterfaßt wird. Da sich diese Grenze in Abhängigkeit von der Wirkung der Sexualhormone und damit mit dem Alter nach oben verlagert (s. S. 154f), muß man dem mit der Höhe des entnommenen Konus Rechnung tragen (4.19). Der Gewebekonus wird in toto fixiert, eingebettet und in Stufen vollständig aufgeschnitten. In der Regel werden dadurch etwa 100–200 Schnitte gewonnen, die durchnummeriert eine Rekonstruktion des gesamten Konus erlauben. Nur so ist es möglich, den gesamten bösartigen Prozeß zu übersehen, die vollständige Entfernung zu beweisen und im Falle eines Carcinoma in situ oder eines mikroinvasiven Karzinoms auf eine radikale Tumortherapie zu verzichten. Die Konisation ist aber ein operativer Eingriff mit Früh- und Spätkomplikationen (früh: Nachblutung, Parametritis, aszendierende Infektion; spät: Zervixstenose oder Zervixinsuffizienz mit Komplikationen in der Schwangerschaft). Die Indikation zu diesem Eingriff muß deshalb sorgfältig gestellt werden. Er sollte nur dann vorgenommen werden, wenn aufgrund kolposkopischer und zytologischer Untersuchungen eine zervikale intraepitheliale Neoplasie (s. S. 192f) oder eine frühe Stromainvasion erwartet wird. Zwar kann auch mit der elektrischen Schlinge oder dem LASER die Konisation vorgenommen werden, nachteilig bei diesen Methoden sind aber Verbrennungen größerer Teile des Konus und damit Schwierigkeiten bei der Beurteilung der Randpartien.

Weitere Untersuchungen

Nächster Schritt der Vorsorgeuntersuchung ist die sorgfältige **Palpation des inneren Genitales** (s. S. 37ff). Ist dabei kein sicherer Befund zu erheben (Adipositas oder Abwehrspannung) oder ergeben sich Unsicherheiten oder Unklarheiten, so ist dringend zu einer **Sonographie des kleinen Beckens**, am besten zu einer Vaginalsonographie, eventuell ergänzt durch eine Abdominalsonographie, zu raten. Diese Untersuchungen sind allerdings nicht Bestandteil der normalen Vorsorgeuntersuchung. Zur Vorsorgeuntersuchung ab dem 50. Lebensjahr gehört die **Mammographie** (s. S. 220ff). Bei jüngeren Frauen, besonders mit familiärem Risiko und wechselhaftem Tastbefund ist zusätzlich eine Sonographie der Brust mit hochauflösenden Geräten zu empfehlen.
Bei postmenopausalen Frauen sind auch die sorgfältige **rektale Untersuchung** und die Untersuchung des Stuhls auf Blut (Hämoccult) Bestandteil der Vorsorgeuntersuchung.
Schließlich gehören die **Blutdruckmessung** und die **Urinuntersuchung** zur Vorsorgeuntersuchung. Jede Frau sollte nach Veränderungen an der Haut befragt werden. Jeder melanomverdächtige Bezirk muß angesehen werden und insbesondere ist der Rücken der Patientin zu inspizieren.

Literatur

Hilgarth, M., Szalay, L.: Farbatlas der gynäkologischen Zytodiagnostik. Marseille, München 1986
Soost, H. J., Baur, S.: Gynäkologische Zytodiagnostik. 5. Aufl. Thieme, Stuttgart 1990

5 Geschlechtsspezifische Funktionen und ihre Störungen

M. Breckwoldt

5.1 Neuroendokrine Regulation der Sexualhormonsynthese

Das Ovar stellt ein Organ mit endokriner und exokriner Funktion dar. Die endokrine Funktion beinhaltet die Synthese und Freisetzung von Steroid- und Peptidhormonen. Die exokrine oder generative Funktion ist in der mittzyklischen Freigabe der reifen Eizelle zu sehen. Die endokrine und die generative Funktion des Ovars sind miteinander gekoppelt. Die Hormonsynthese wird durch ein fein reguliertes Kaskadensystem sowie unterschiedliche Feed-back-Mechanismen kontrolliert (👁 5.1):
Durch übergeordnete Zentren wie Großhirnrinde, limbisches System und Formatio reticularis, die modulierend auf die Synthese des **Gonadotropin-Releasinghormons** (GnRH) im Hypothalamus (vor allem im Nucleus arcuatus) wirken, werden Umwelt, somatische Faktoren und psychische Interaktionen wie z.B. sexuelle Erregung und Belastungen in den Regulationskreis mit einbezogen (👁 5.1 (1)). Die weiteren Einflußfaktoren auf die GnRH-Synthese wie z.B. Katecholamine, endogene Opiate sowie die Rückkopplung durch Östrogene und Progesteron sind in 👁 5.1 mit (2) bezeichnet. GnRH wird über das hypophysäre Pfortadersystem pulsatil der Adenohypophyse (d.h. dem Hypophysenvorderlappen) zugeleitet (3). Unter der Stimulation von GnRH werden die Gonadotropine **follikelstimulierendes Hormon** (FSH; Molekulargewicht 32 600 D) und **luteinisierendes Hormon** (LH; Molekulargewicht 27 000 D) synthetisiert und freigesetzt.

> Die gonadotrope Partialfunktion der Hypophyse ist absolut abhängig von der *pulsatilen* Stimulation durch GnRH.

In der Follikelreifungsphase erfolgt in Abhängigkeit von der GnRH-Pulsatilität die Ausschüttung von FSH und LH ca. alle 90 Minuten, während sich unter dem Einfluß von Progesteron in der Luteralphase die Sekretionsdynamik auf 2–3stündige Intervalle verlangsamt. Die Neubildung von FSH und LH ist ein Prozeß, der mehrere Stunden in Anspruch nimmt, während die Freisetzung von gespeicherten Gonadotropinen, z.B. präovulatorisch, sehr rasch abläuft.
FSH und LH steuern über spezifische Rezeptoren an Theka- und Granulosazellen die zyklische Ovarialfunktion und somit die Reifung der Eizellen sowie die Synthese und Freisetzung von **Östrogenen** und **Progesteron**, den Sexualhormonen im eigentlichen Sinne (4). Die Steuerung geschieht vor allem über die Bildung von Enzymen, die für den ungestörten Ablauf der ovariellen Steroidsynthese von Bedeutung sind. Die einzelnen Syntheseschritte sowie die Aufgaben der Östrogene und Gestagene sind vielschichtig und werden im folgenden gesondert besprochen.

Das Ovar signalisiert der Hypophyse bei Erreichen eines Schwellenwertes der Östrogenkonzentration, daß die Follikelreifung abgeschlossen ist, woraufhin die Hypophyse schlagartig größere Mengen an LH und FSH freigibt. Dieser mittzyklische Peak löst die Ovulation aus.
Mit negativen und positiven Rückkopplungsmechanismen von Sexualhormonen auf die Synthese des GnRH schließt sich der Regulationskreis (2).

Ein weiteres hypophysäres Hormon ist **Prolaktin** (hPRL; Molekulargewicht 22 000 D). Seine Sekretion aus dem Hypophysenvorderlappen wird durch Dopamin inhibiert sowie durch Östradiol und Thyreotropin-releasing-Hormon (TRH) gefördert (5). Auf diese Weise können sich Schilddrüsenfunktionsstörungen auf den Funktionskreis der Ovarien auswirken. Die Sekretion von Prolaktin erfolgt in einem Tag-Nacht-Rhythmus mit einem Minimum am späten Vormittag und einem Maximum um Mitternacht. Die Freisetzung von Prolaktin interferiert mit der der Gonadotropine, was bei Hyperprolaktinämie zu einer ovariellen Funktionsstörung führen kann. Peripheres Haupt-Erfolgsorgan des Prolaktins ist die Mamma (6). Wachstum und Differenzierung von Milchgängen und Alveolen werden gefördert. Für die Laktation ist Prolaktin das Schlüsselhormon.

Ovarielle Steroidhormonsynthese

Die ovariellen Steroidhormone werden nach der Anzahl der Kohlenstoffatome in 3 Gruppen eingeteilt (👁 5.2):
- C_{21}-Steroide: Gestagene (Prototyp: Progesteron),
- C_{19}-Steroide: Androgene (Prototyp: Testosteron),
- C_{18}-Steroide: Östrogene (Prototyp: Östradiol).

Gestagene

Ausgangssubstanz für die Steroidhormone ist das Cholesterin. Dieses wird über LDL-Rezeptoren in Theka- und

5.1 Regulation der Sexualhormonsynthese

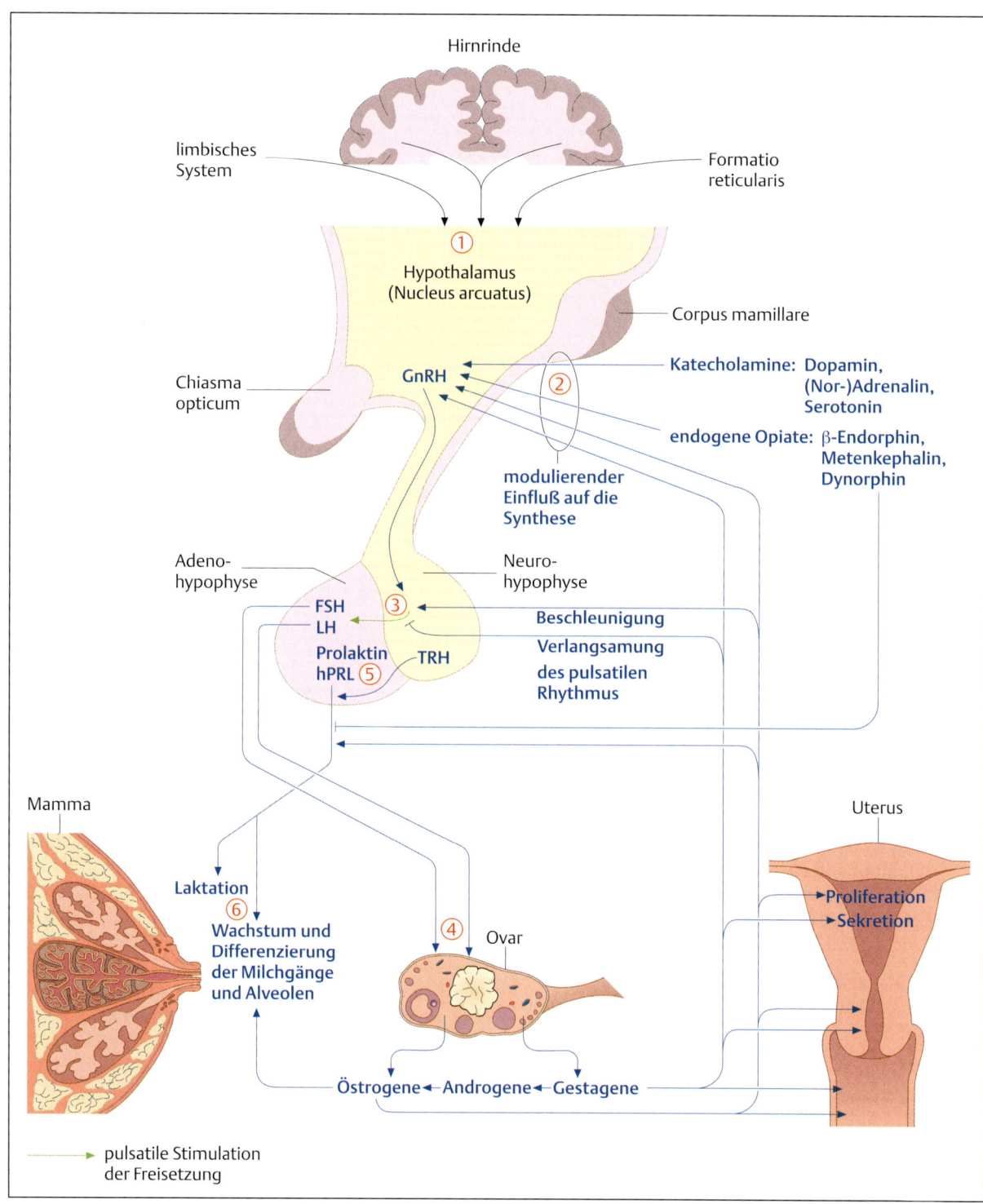

Die Synthese der Östrogene und Gestagene wird durch die übergeordneten Zentren Hypothalamus und Hypophyse gesteuert. Prolaktin wird im Hypophysenvorderlappen gebildet. Peripheres Erfolgsorgan dieses Hormons ist in erster Linie die Mamma. Die eingekreisten Zahlen werden im Text näher erklärt.

5.2 Syntheseschritte der Gestagene und Östrogene

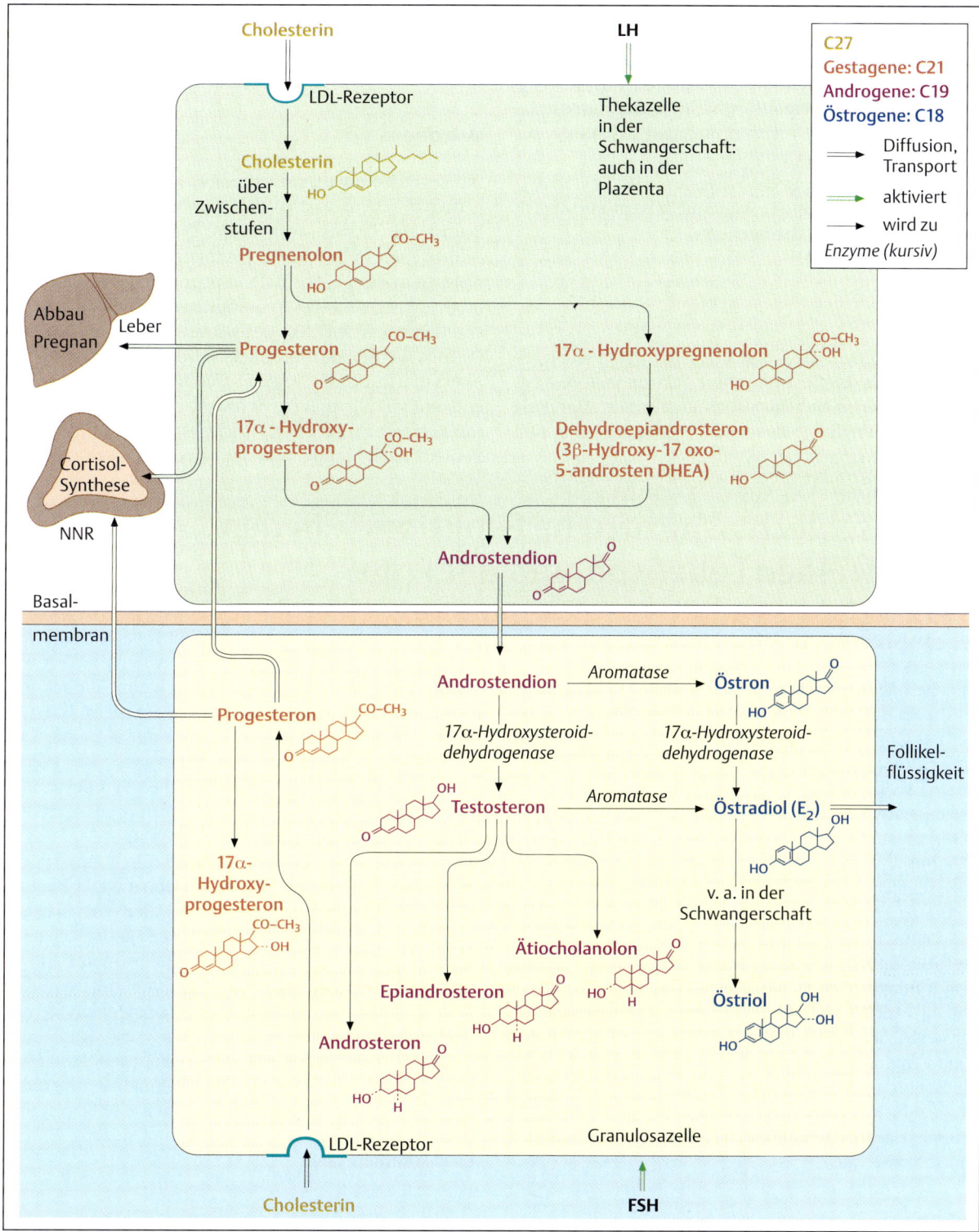

Grundelemente für die Biosynthese der Sexualsteroide des dominanten Follikels sind Theka- und Granulosazellen als funktionelle Einheit. Die ovariellen Steroide leiten sich vom Cholesterin, einem Molekül mit 27 C-Atomen, ab. Über mehrere Zwischenschritte werden in den *Thekazellen* sowie in der Schwangerschaft von der Plazenta die **Gestagene** mit 21 C-Atomen gebildet. Dieser Vorgang wird durch LH stimuliert. Der Prototyp der Gestagene ist das Progesteron. Androstendion diffundiert durch die Basalmembran von der Thekazelle in die *Granulosazelle*. Die Syntheseschritte der **Androgene** mit Testosteron als bekanntestem Vertreter mit 19 C-Atomen werden dann dort sowie in der Nebennierenrinde und in peripheren Geweben gebildet (s. hierzu auch 👁 **5.21** auf S. 69). Die Aromatisierung zu **Östrogenen** (18 C-Atome) findet ebenfalls in den Granulosazellen statt und wird durch FSH gefördert. Östradiol wird in hohen Konzentrationen in die Follikelflüssigkeit abgegeben und wirkt ebenfalls unterstützend auf die Proliferation der Granulosazellen.

(während der Schwangerschaft) in Plazentazellen aufgenommen. Die Thekazellen werden durch LH stimuliert. Nach dem Eisprung werden im Corpus luteum (Gelbkörper, s. S. 59f) große Mengen von Progesteron synthetisiert. Die verschiedenen Vertreter der Gestagene (Synonym: Gelbkörperhormone) sind in ◉ 5.2 dargestellt. Ihre Aufgabe ist die Vorbereitung und Erhaltung der Schwangerschaft, der Gestation.

Die 17α-Hydroxylierung von Progesteron ist die notwendige Voraussetzung für den weiteren Biosyntheseweg zu den Androgenen und Östrogenen.

Androgene

Androgene fördern die Entwicklung der männlichen Sexualmerkmale. Die Testosteronproduktion läuft nur zur Hälfte über Ovarien und Nebennierenrinde. Der Rest wird durch periphere Konversion, z. B. in der Leber und im Unterhautfettgewebe, gebildet.

Androstendion wird zur Hälfte von den Ovarien und zur anderen Hälfte von den Nebennierenrinden sezerniert. Demgegenüber stammen das Dehydroepiandrosteron (DHEA) und sein Sulfat zu 95 % aus der Nebennierenrinde.

Östrogene

Die Bezeichnung dieser Gruppe bezieht sich auf die Eigenschaft, beim kastrierten Nagetier die Zeichen der Brunst, des Östrus, auszulösen. Die Umwandlung von Androgenen in Östrogene geschieht durch Aromatisierung neutraler C_{19}-Steroide in phenolische C_{18}-Steroide. Im Ovar geschieht dies in Granulosazellen, die durch FSH stimuliert werden. 90% des Östradiols und ca. 50% des Östrons werden dort produziert. Der Rest entsteht peripher (u. a. in Uterus, Vagina). Durch C_{16}-Hydroxylierung entsteht vor allem in der Schwangerschaft durch die fetoplazentare Einheit Östriol. Die Östrogene werden großenteils nach Konjugation mit dem Urin ausgeschieden.

5.2 Geschlechtsspezifische Funktionen in den einzelnen Lebensphasen der Frau

Lebensphasen der Frau

Im Leben der Frau zeichnen sich bestimmte Abschnitte ab, die charakteristische Merkmale aufweisen und jeweils einer speziellen Entwicklungsperiode zugeordnet werden können. Es handelt sich dabei um folgende postnatale Lebensphasen:
- Neugeborenenphase,
- Kindheit,
- Pubertät,
- Geschlechtsreife,
- Klimakterium,
- Senium.

In einzelnen Entwicklungsstadien, z. B. der Pubertät und dem Klimakterium, ist noch eine weitere Unterteilung sinnvoll. ◉ 5.3 charakterisiert die einzelnen Lebensphasen ab der Kindheit, die sich vor allem durch endokrine Veränderungen voneinander unterscheiden.

Die Einteilung der folgenden Abschnitte orientiert sich an einzelnen Lebensphasen, wobei in jedem Abschnitt dem physiologischen Ablauf die Pathologie unmittelbar angeschlossen ist.

Normale geschlechtsspezifische Entwicklung im Kindes- und Jugendalter

Neugeborenenphase

Während der Neugeborenenphase ist der *Hymen* sukkulent und rot-livide, auch die *Vagina* ist gut durchfeuchtet und weist, da sie meist nach der 12. Lebensstunde von Döderlein-Bakterien besiedelt wird, einen pH-Wert von 5,0 auf. Die gut entwickelte Zervixschleimhaut sondert einen weißlich-flockigen Schleim ab, der meist als Fluor neonatalis aus der Vulva tritt und dann auf eine freie transvaginale Kommunikation hinweist. Der *Uterus* steht aufrecht und indifferent zwischen Symphyse und Promontorium, die Zervix ist kolbenförmig gestaltet und macht $2/3$ der Gesamtgröße des Uterus aus.

Das *Neugeborenenendometrium* wird durch eine spärliche Drüsenbildung charakterisiert, wobei die Epithelien Sekretionszeichen in Form einer basalen Vakuolenbildung oder einer Sekretabgabe ins Lumen aufweisen können. Durch den Hormonentzug nach der Geburt tritt in 3% der Fälle eine makroskopisch wahrnehmbare und in 50% der Fälle eine okkulte *Neugeborenenblutung* aus dem Endometrium auf.

Die Brustdrüsen haben sich durch die plazentaren Hormone so weit entwickelt, daß eine ödematöse Vergrößerung der Brust in der Neugeborenenphase üblich ist und es in seltenen Fällen zu einer Entleerung der sog. *Hexenmilch* kommen kann.

Kindheit

Endokriner Status: Die Hormone des Hypophysenvorderlappens, also FSH und LH, sind bis zum 2. Lebensmonat noch in relativ hoher Konzentration vorhanden, zwischen dem 2. und 8. Lebensjahr besteht dann aber keine

5.3 Lebensphasen der Frau

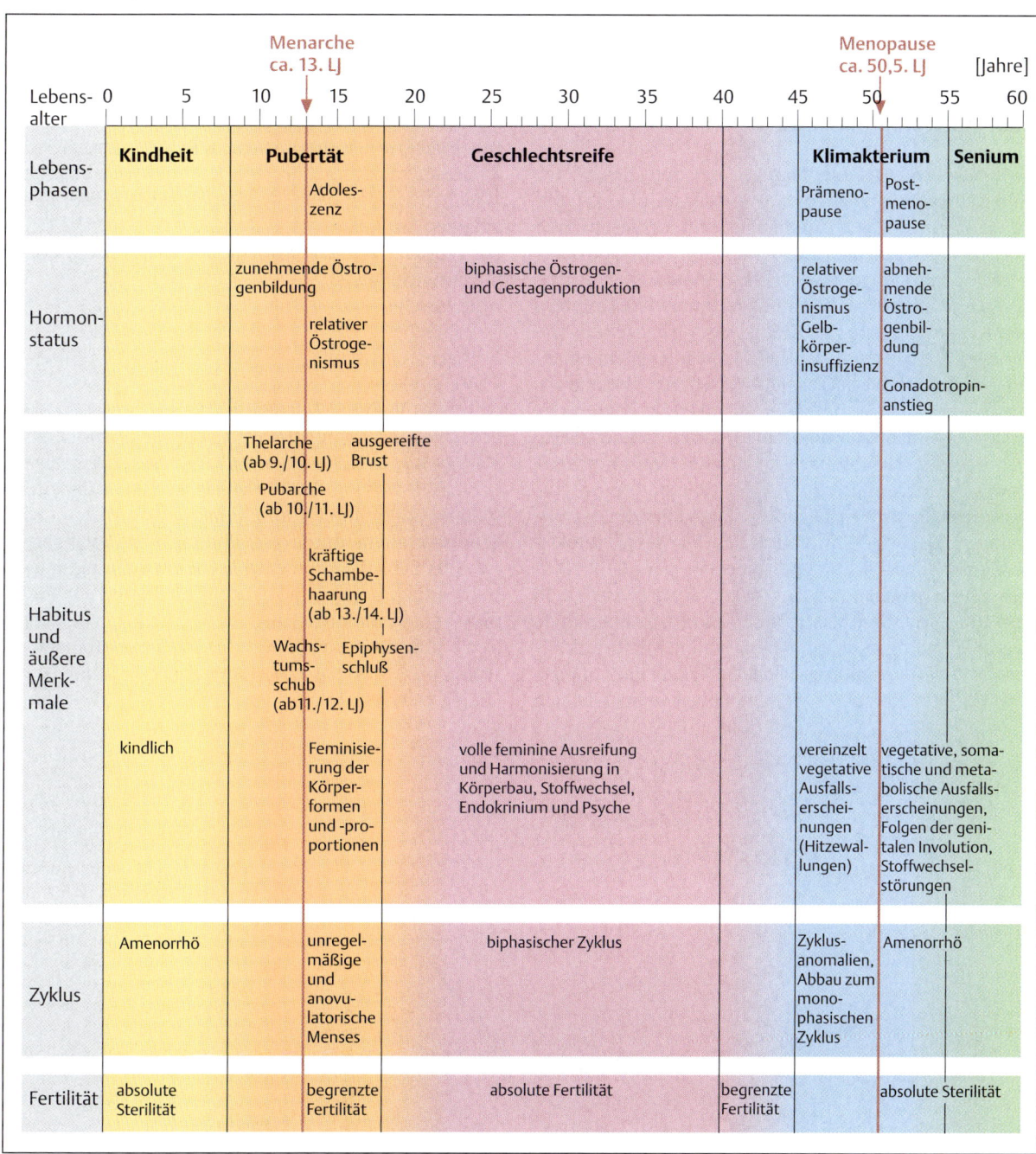

Im Laufe des Lebens einer Frau ändern sich die Konstellationen der Sexualhormone. Dies hat nicht nur Auswirkungen auf Menstruationszyklus und Fertilität, sondern auch auf äußeres Erscheinungsbild sowie auf somatisches und psychisches Befinden.

Die in dieser Abbildung angegebenen Zeiten sind Richtwerte, die sich aus den Mittelwerten in der Normalbevölkerung ergeben. Im Einzelfall können sie stark variieren.

meßbare Gonadotropinaktivität mehr. Auch Prolaktin wird nur in niedriger Konzentration gefunden.
Die Produktion von Östrogenen und Androgenen ist entsprechend der Ovarruhe minimal, sie ändert sich erst wieder mit Beginn der Pubertät.

Erfolgsorgane: Nach der *postnatalen Involution* ist der Hymen dünn, scharfrandig und durchsichtig. Die *Vagina* ist glatt und trocken sowie ohne mikrobielle Besiedlung. Ihr pH-Wert beträgt etwa 7. Der *Uterus* verschmälert sich rasch sagittal. Das Korpus wird kleiner, so daß bei der rektalen Untersuchung lediglich die Zervix zu tasten ist.

Die morphologischen Substrate der *Mamma* sind in vollkommener Ruhe, ein Brustdrüsenkörper ist nicht erkennbar.

Pubertät mit Adoleszenz

Definition und endokriner Status: Unter dem Begriff der Pubertät versteht man die Lebensphase, die von der Kindheit zur Geschlechtsreife überleitet. In dieser Phase erwirbt der Hypothalamus die Fähigkeit, Gonadotropin-releasing-Hormon in ausreichender Menge zu synthetisieren und in einem adäquaten Rhythmus (90 Minuten) an das hypophysäre Pfortadersystem abzugeben. Die pulsatile Ausschüttung von GnRH spiegelt sich in einem entsprechenden Verhalten der peripheren Gonadotropinspiegel wider, insbesondere des LH. Zu Beginn der Pubertät wird diese Sekretionsdynamik vorzugsweise während der Nachtstunden beobachtet. Mit fortschreitender Pubertät erstreckt sich der Gonadotropinrhythmus über den ganzen Tag. In Abhängigkeit von der Gonadotropinausschüttung nimmt das Ovar seine endokrinen Funktionen auf. Östradiolspiegel im peripheren Blut steigen entsprechend an und liegen etwa zwischen 10 und 100 pg/ml. Gleichzeitig läßt sich eine zunehmende ovarielle Androgensekretion beobachten. Mit fortschreitender Pubertät stabilisiert sich der Zyklus mit vollwertiger Corpus-luteum-Funktion. Daneben verschiebt sich die Relation zwischen Östrogenen und Androgenen wieder zugunsten der Östrogene (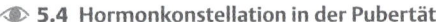 5.4). Progesteron besitzt zudem eine gewisse antiandrogene Eigenschaft. Das Ovargewicht nimmt mit Beginn der Pubertät von 0,5 auf 7,5 g deutlich zu.

Entwicklung der Erfolgsorgane: Zur Beurteilung der Brustdrüsenentwicklung und der Pubesentwicklung beim Mädchen werden heute die Stadien nach Tanner unterschieden (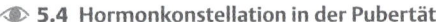 5.5).
Die typische **zeitliche Abfolge der somatischen Pubertätsentwicklung** ist:
- Thelarche,
- Pubarche,
- Wachstumsschub,
- Menarche.

Als erstes äußeres Zeichen macht sich um das 10. Lebensjahr das Knospen der Brust, die **Thelarche**, bemerkbar (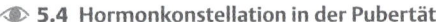 5.3, 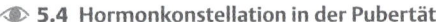 5.5 und 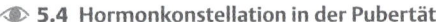 5.6). Das *Brustdrüsengewebe* entwickelt sich vor der Thelarche, also etwa ab dem 9.–10. Lebensjahr, unter dem Einfluß der ovariellen Östrogene vor allem durch die Bildung von Milchgängen (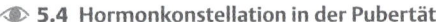 5.6). Sobald sich eine zyklische Ovarialfunktion einstellt, erfolgt unter dem zusätzlichen Einfluß von Progesteron eine Differenzierung von Milchgängen und Lobuli, die allgemein gegen Ende des 2. Dezenniums abgeschlossen ist (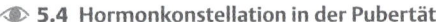 5.6). Die funktionelle Leistung ist abhängig vom Prolaktin.

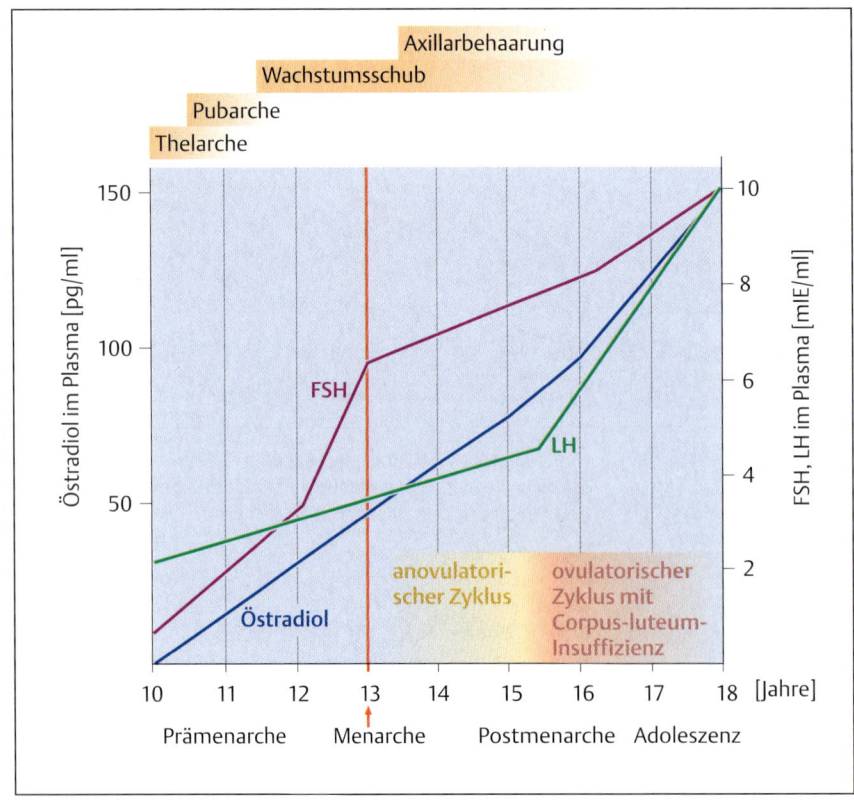

5.4 Hormonkonstellation in der Pubertät

Wenn FSH einen Schwellenwert erreicht, kommt es zur Menarche. Über einen Zeitraum von ca. 2 Jahren besteht ein unregelmäßiger und anovulatorischer Zyklus, während die Östradiolspiegel kontinuierlich ansteigen. Etwa um das 15. Lebensjahr kommt es zu einem stärkeren Anstieg von LH, woraufhin während der Zyklen auch Ovulationen stattfinden. Bis zur vollen Geschlechtsreife besteht allerdings häufig noch eine Corpus-luteum-Insuffizienz, d.h. ein Defizit an Gestagenen.

Die Entwicklung weiblicher Körpermerkmale kann anhand verschiedener Schemata eingeteilt werden. Die Einteilung von Tanner hat den Vorteil, daß sie mehr Abstufungen vorsieht und die Entwicklung von Brust und Pubesbehaarung nicht parallel verlaufen muß. So kann sich z.B. die Brust im Stadium B4 befinden, während die Pubesbehaarung schon dem Stadium P6 entspricht.

5.5 Ausprägungsstadien weiblicher Körpermerkmale

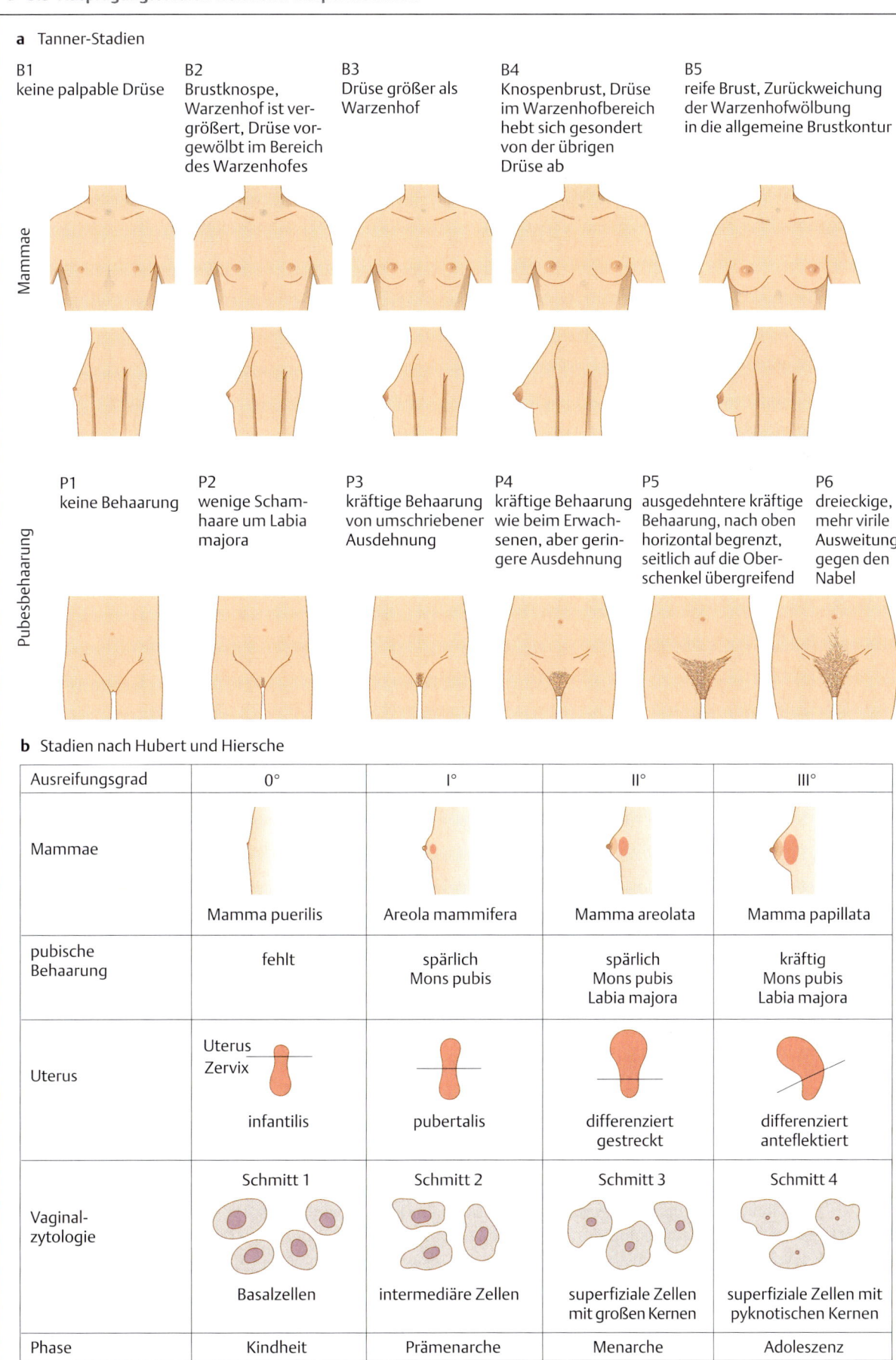

5.6 Entwicklungsstadien des Brustparenchyms

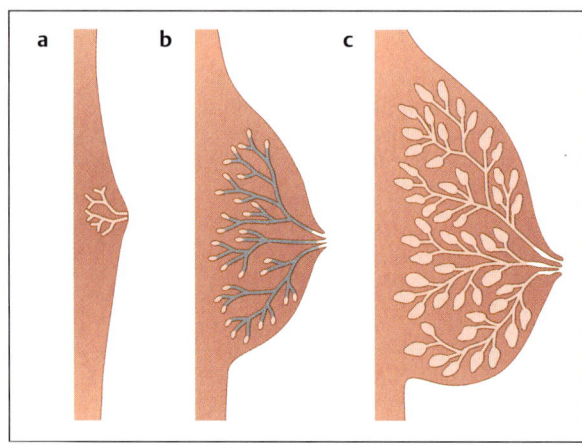

Zum Zeitpunkt der Thelarche beginnen die Milchgänge auszusprossen (**a**). Im Anschluß daran beginnen sie sich zu verzweigen (**b**), bevor die volle Differenzierung des Parenchyms mit Ausbildung der Alveolen und Sinus lactiferi stattfindet (**c**).

5.7 Menarchealter

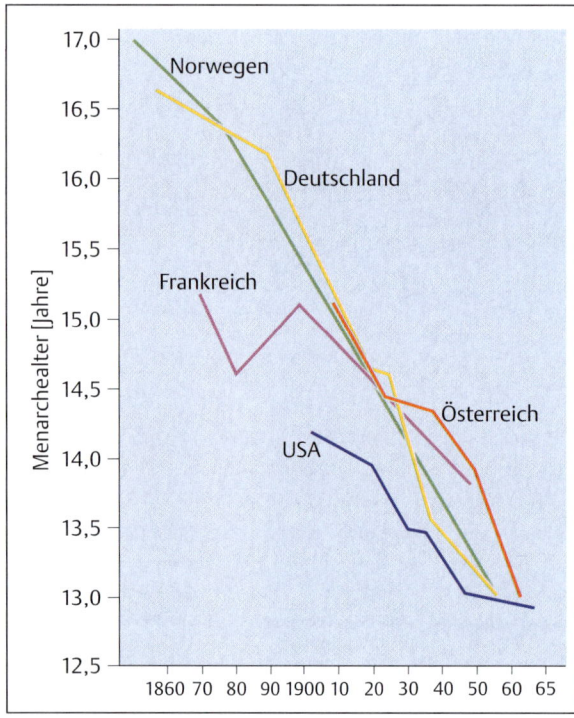

Dargestellt ist das Menarchealter zwischen 1860 und 1965. In diesem Zeitraum ist der Zeitpunkt der ersten Menstruationsblutung um ca. 4 Jahre vorgerückt (Akzeleration).

Als Äußerung einer zunehmenden Bildung androgen wirksamer Hormone setzt um das 11. Lebensjahr das Sprießen der Schambehaarung ein (**Pubarche**, ◉ 5.5). 1–2 Jahre später folgt das Wachstum der Axillarbehaarung (◉ **5.4**, S. 52; ◉ **5.5**, S. 53).
Die Ovarialsteroide beeinflussen in dieser Periode maßgeblich auch das Körperwachstum. Der puberale **Wachstumsschub** setzt beim Mädchen zwischen dem 11. und 12. Lebensjahr ein. Unter dem Einfluß der Östrogene steht u. a. die Breitenentwicklung der Beckenknochen, während die Androgene die Skelettreifung und die Ausbildung des knöchernen Schultergürtels fördern. Das „**Knochenalter**" (s. Lehrbücher der Pädiatrie) ist ein wichtiges Maß für die biologische Reife. So tritt die körperliche Entwicklung des Mädchens im Mittel bei einem Knochenalter von 11 ± 1 Jahren ein. Auf der Höhe der Wachstumsbeschleunigung nimmt die Körperlänge um etwa 8 cm im Jahr zu.
Dieser Wachstumsschub endet mit dem Schluß der Epiphysenfugen, der vom Grad der Östrogenbildung abhängig ist, um das 16. Lebensjahr.

> Ein frühes Einsetzen der Östrogensynthese bewirkt einen frühen Beginn des puberalen Wachstums, aber auch ein frühes Schließen der Epiphysenfugen und somit eine verminderte Erwachsenengröße.

Die erste Uterusblutung, die **Menarche**, erfolgt zwischen dem 11. und 15. Lebensjahr, durchschnittlich mit 12,8 Jahren. Der Menarchetermin ist von Erbfaktoren abhängig und kann durch endogene und exogene Einflüsse verschoben werden. In den vergangenen 50 Jahren wurde eine Vorverlegung des Menarcheeintritts um etwa 1 1/2 Jahre, in den letzten 100 Jahren sogar um 4 Jahre beobachtet (sog. Akzeleration, ◉ 5.7), die auf eine Änderung der Ernährung und auf Umweltreize zurückgeführt wird.
Die Menarcheblutung erfolgt gewöhnlich nicht als echte Menstruation, d. h. es wird nicht ein sekretorisch umgewandeltes Endometrium, sondern eine nur proliferierte Schleimhaut abgestoßen. Es handelt sich also meistens um eine Östrogenentzugsblutung nach monophasischem, nichtovulatorischem Zyklus.
Anovulatorischen Zyklen folgen im allgemeinen zunächst Zyklen mit insuffizienter Corpus-luteum-Funktion. Es dauert gewöhnlich 2–3 Jahre, bis ein regelrechter biphasischer Zyklus zustande gekommen ist.
Bezüglich der **Fertilität** erklärt die relativ hohe Frequenz an anovulatorischen und Corpus-luteum-Insuffizienz-Zyklen das Phänomen der *relativen Sterilität* in der Pubertät.
Von den hormonalen **Erfolgsorganen** im Genitalbereich wird mit Beginn der puberalen Phase der *Hymen* dicker und wölbt sich unter gleichzeitiger Fimbrienbildung meist etwas in das Ostium vaginae vor. Die *Vagina* wird wieder feucht und faltig; sie weist eine mikrobielle Besiedlung mit Döderlein-Bakterien und die hieraus folgende Veränderung des Scheidenmilieus auf. Am *Uterus* läßt sich ein proportionaler Umbau im Zuge der Größenzunahme des Corpus uteri und des allgemeinen Wachstums feststellen. Das Verhältnis von Zervix zu Kavum ändert sich von 3 : 1 auf 1 : 3. Unter anhaltender Vergrößerung des Uterus nimmt diese schließlich die für das Erwachsenenalter typische Form und Lage ein (◉ **5.5b**). Gleichzeitig kommt es zur Ausbildung der Scheidenge-

wölbe. Der Zervikalkanal öffnet sich und sondert einen weißlich-flockigen Schleim (Fluor puberalis) ab.
Das Erlebnis der körperlichen sexuellen Entwicklung, insbesondere an Brüsten und Genitale, hat wesentliche **seelische Auswirkungen**. Manche Mädchen leiden unter Einsamkeit und Minderwertigkeitsgefühlen. Der Wunsch nach Selbständigkeit und Gestaltung des eigenen Lebens, einschließlich der Partnerschaft, ist stark ausgeprägt.

Störungen der geschlechtsspezifischen Entwicklung im Kindes- und Jugendalter

Angeborenes AGS

(s. S. 71 f)

Pubertas praecox

Definition: Man spricht von einer vorzeitigen sexuellen Reifung (Synonym: Pubertas praecox), wenn die Entwicklung der äußeren Sexualmerkmale vor dem 8. Lebensjahr eintritt.

Ätiologie: Nach ihrer Ätiologie lassen sich 2 Formen der **Pubertas praecox** unterscheiden:
➤ zerebrale Frühreife, ausgelöst durch hormonbildende hypothalamische Tumoren wie Hamartome, Teratome, Hydrozephalus, Zustand nach Enzephalitis,
➤ genetisch bedingte Formen der Frühreife.

Abzugrenzen von diesen beiden Formen der Pubertas praecox vera ist die **Pseudopubertas praecox**, der eine autonome Hormonbildung zugrunde liegt. Meist handelt es sich um Granulosazelltumoren der Ovarien. Auch choriongonadotropinproduzierende Tumoren (hCG) kommen als Ursache für eine Pseudopubertas praecox in Frage.
Zu den prämaturen Teilentwicklungen gehören die prämature Thelarche, die prämature Pubarche und die isolierte prämature Menarche.

Klinische Symptomatik: Die Entwicklung setzt in der normalen Reihenfolge ein (Thelarche, Pubarche, Wachstumsschub, Menarche). Pathologisch ist jeweils nur der verfrühte Zeitpunkt. Ein Beispiel zeigt ◉ **5.8**. Die vorzeitige Skelettreifung führt zu einem Minderwuchs.

Diagnostik: Bei der diagnostischen Abklärung geht es primär um den Nachweis bzw. den Ausschluß von hormonbildenden Tumoren, zusätzlich sind neurologische, radiologische und ophthalmologische Untersuchungen erforderlich zum Ausschluß von Hirntumoren. Ferner ist die Bestimmung der Östrogene, des Prolaktins und der Gonadotropine (FSH, LH) im Blut notwendig.

Therapie: Hormonbildende Tumoren müssen operativ entfernt werden. Andere Hirntumoren werden operativ oder radiologisch angegangen. Falls eine Operation oder eine Bestrahlung nicht notwendig ist, läßt sich durch die chronische (d.h. nichtpulsatile) Anwendung von GnRH-Analoga eine hypophysäre Funktionsruhe über eine Down-Regulation der GnRH-Rezeptoren erreichen. Durch die Unterdrückung der hypophysären Gonadotropinsekretion kommt es zu einer Ruhigstellung der endokrinen Ovarialfunktion.

Prognose: Seit der Einführung der GnRH-Agonisten zur Therapie der Pubertas praecox hat sich die Langzeitprognose auch hinsichtlich des Längenwachstums entscheidend verbessert. 3–6 Monate nach Absetzen der Therapie hat sich die Ovarialfunktion wieder normalisiert.

Pubertas tarda

Definition: Von einer Pubertas tarda spricht man, wenn bis zum 16. Lebensjahr die Menarche noch nicht eingetreten ist und auch andere Pubertätsmerkmale noch nicht erkennbar sind.

Ursachen: Es kommen zentrale (hypothalamische, hypophysäre) oder primär ovarielle Störungen in Frage. Intensives körperliches Training wie beim Hochleistungssport oder unzureichende Entwicklung des Körperfetts können die Ursache für die Entwicklungsverzögerung darstellen. Die primäre Ovarialinsuffizienz mit vorzeitigem Untergang des Keimparenchyms führt zum Bild des hypergonadotropen Hypogonadismus (s. S. 72) und damit zum klinischen Bild der Pubertas tarda.

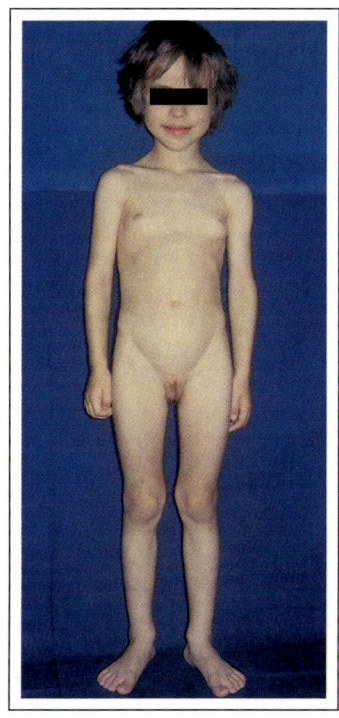

◉ **5.8 Pubertas praecox**

Gezeigt wird ein 3 Jahre altes Mädchen mit einer hypothalamischen Form der Pubertas praecox. (aus [19])

Klinik: In aller Regel suchen die Patientinnen den Arzt auf, weil bislang die Regel ausgeblieben ist und die äußeren Sexualmerkmale unvollständig oder noch gar nicht ausgebildet sind.

Diagnostik: Die wichtigsten diagnostischen Kriterien stellen der Entwicklungszustand der Mammae, der Achsel- und Schambehaarung (s. 5.5, S. 53) sowie das Knochenalter dar. Infolge unzureichender Östrogenwirkung findet sich ein kleiner hypoplastischer Uterus, die Scheidenhaut ist unzureichend aufgebaut. Zur weiteren Abklärung ist die Bestimmung von FSH und LH im Serum erforderlich. Die Normwerte sind in 5.1 aufgeführt. Niedrige Gonadotropinspiegel sind prognostisch günstig einzustufen. Erhöhte FSH-Werte weisen auf eine primäre Ovarialinsuffizienz hin und erfordern eine zytogenetische Abklärung.

Therapie: Die Beseitigung der zugrundeliegenden Ursache (s. o.) sollte in jedem Fall angestrebt werden. Bei nicht zu beseitigender Ursache und einem ausgeprägten Östrogendefizit empfiehlt sich eine zyklusgerechte Substitution mit Östrogenen und Gestagenen zur Ausreifung der sekundären Geschlechtsorgane und des Skelettsystems.

Anorexia nervosa

Definition: Bei der Anorexia nervosa handelt es sich um eine psychische Erkrankung, die mit ausgeprägter Magersucht einhergeht. Obligat findet sich eine Amenorrhö als Ausdruck einer schweren hypothalamischen Ovarialinsuffizienz. Es besteht ein hypogonadotroper Hypogonadismus (WHO I, s. S. 68).
Von der echten Anorexia nervosa ist die anorektische Reaktion abzugrenzen. Dabei handelt es sich um ein passageres Phänomen, das häufig während der Adoleszenz beobachtet wird und mit amenorrhöischen Phasen einhergeht (engl.: weight loss amenorrhoea).

Klinisches Bild: Die psychogene Magersucht entwickelt sich meist während der Adoleszenz. Die Nahrungsverweigerung führt zur Kachexie. Aufgrund der psychischen Störung und des mangelhaften Körperfetts entwickelt sich der hypogonadotrope Zustand.

Diagnostik: Die Diagnose ergibt sich aus dem klinischen Bild. Gonadotropin- und Östrogenspiegel sind stark erniedrigt (Normalwerte s. 5.1).

Therapie: Im Mittelpunkt der Behandlung steht die Psychotherapie, verbunden mit konsequenter Kalorien-Eiweiß-Zufuhr. Darüber hinaus ist eine Substitution mit Östrogenen und Gestagenen notwendig.

Prognose: In etwa 30% kann die Krankheit geheilt bzw. gebessert werden; in etwa 60% ist mit einer Chronifizierung zu rechnen; in etwa 10% endet die Krankheit letal.

Normale Ovarialfunktion während der Geschlechtsreife – menstrueller Zyklus

Aus dem Pool der pränatal gebildeten Eizellen, die nach der Geburt in die Ruhephase eintreten (s. 1.1, S. 1 u. 1.2, S. 2), entsteht in den ca. 35–40 Jahren der Geschlechtsreife einer Frau unter dem zyklischen Einfluß der Gonadotropine und Sexualhormone monatlich ein befruchtungsfähiges Ei. Eine Neubildung von Eizellen (postnatale Oogenese) erfolgt nicht, so daß der Großteil des angelegten Keimparenchyms verbraucht wird.
Die Dauer eines regelrechten Zyklus beträgt im Idealfall 28 Tage, jedoch sind Schwankungen von ±3 Tagen noch als normal anzusehen. Der weibliche Zyklus kann in die

5.1 Die wichtigsten hormonalen Normalwerte im Plasma

Hormone	Frau					Mann
	zyklus-unabhängig	Follikelphase	Ovulationsphase	Lutealphase	Postmenopause	
FSH [mIU/ml]		3,2–10	7,5–20	1,3–11	> 30	1,2–10,1
LH [mIU/ml]		1,2–12,5	12–82	0,4–19	> 15	0,8–8,3
Östradiol [pg/ml]		30–120	90–330	65–180	> 30	20–80
Progesteron [ng/ml]		< 1,82	–	3,3–30	–	0–2,4
Testosteron [ng/ml]	0,2–0,9 > 1,5: Tumorverdacht					3–14
DHEA-S [ng/ml]	800–4500 > 7000: Tumorverdacht					800–5000
Cortisol [ng/ml]	morgens 50–250					morgens 50–250
Prolaktin [mIU/l]	75–495					< 300

5.9 Hormonelle und morphologische zyklische Veränderungen

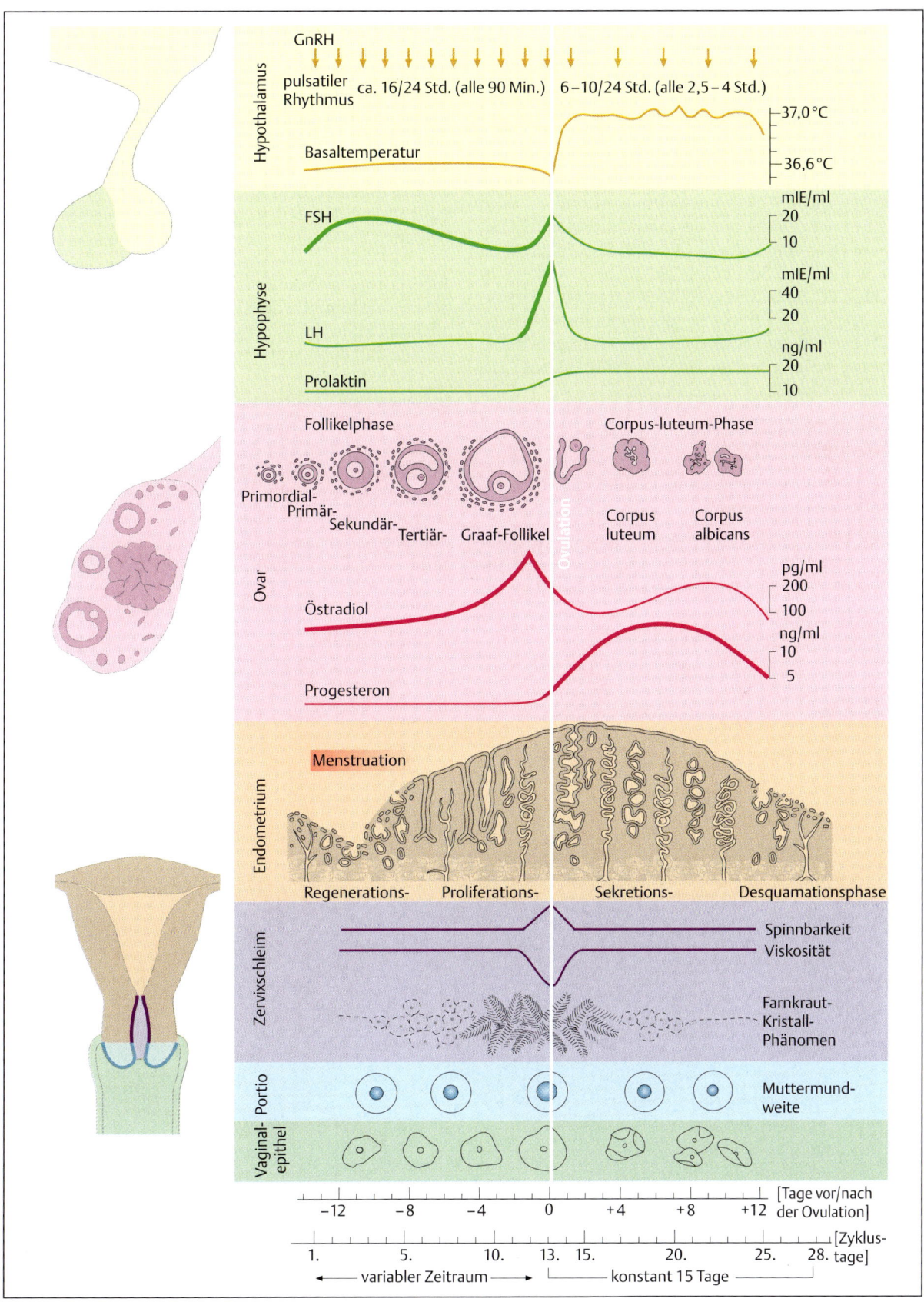

Follikel- und in die Corpus-luteum-Phase eingeteilt werden (◉ **5.9**).

Follikelphase

Ovar: Die erste Zyklushälfte beginnt mit dem ersten Tag der Menstruation und steht im wesentlichen unter dem Einfluß des follikelstimulierenden Hormons (FSH), dessen Bildung durch eine ca. alle 90 Minuten stattfindende hypothalamische GnRH-Ausschüttung stimuliert wird (s. auch ◉ **5.1**, S. 48). Unter der Stimulation von FSH beginnt im Ovar eine Kohorte (40–100) von Follikeln zu reifen und sich zu Sekundärfollikeln zu entwickeln. In ◉ **5.10** ist der Aufbau eines Follikels dargestellt. FSH aktiviert ferner die Aromatase der Granulosazellen (s. ◉ **5.2**) zur Bildung von Östradiol aus Androgenen. Die Zellen des heranreifenden Follikels synthetisieren zunehmend Östradiol.

- Vorherrschende Hormone in der Follikelphase sind die Östrogene.

- Ein Ovar ohne gesprungene Follikel synthetisiert überwiegend Androgene.

Je größer ein Follikel ist, desto größer ist seine Aromataseaktivität und somit auch das Ausmaß der Östrogensynthese. Die Granulosazellen (s. ◉ **5.2**) synthetisieren außerdem zunehmend Inhibin. Dieses Glykoprotein hemmt die hypophysäre FSH-Produktion.

Der FSH-Abfall und andere lokale Faktoren bewirken, daß nur der am weitesten entwickelte und in seiner Östrogenproduktion „autonome" Follikel überlebt. Die anderen heranreifenden Begleitfollikel werden atretisch. In ◉ **5.9** erkennt man, daß sich der zur Ovulation bestimmte Follikel über die Stadien des Sekundär- und Tertiärfollikels zum Graaf-Follikel entwickelt. Der Östrogenspiegel erreicht kurz vor der Ovulation einen Wert von ca. 200 pg/ml und führt durch eine *positive Feedbackreaktion* zu einem sprunghaften LH-Anstieg, der zusammen mit dem bereits ansteigenden Progesteron die Ovulation auslöst.

Tube: Östrogene beeinflussen die Funktion der Tube, indem sie die Motilität der Tubenmuskulatur steigern und die Produktion des Tubensekrets fördern. Diese Effekte werden durch Progesteron antagonisiert.

Endometrium: Simultan zur Follikelreifung erfolgt unter dem Einfluß der Östrogene, insbesondere des Östradiol-17β, eine Proliferation des Endometriums. Östradiol-17β induziert die Synthese seines eigenen Rezeptors sowie die der Progesteronrezeptoren. Daher nimmt das Endometrium in der ersten Zyklushälfte, d. h. in der Proliferationsphase, sichtbar an Dicke zu und erreicht eine Höhe von 8–10 mm.

Zervix: Die Wirkung der Östrogene an der Cervix uteri wird erkennbar an der zunehmenden Erweiterung des

◉ **5.10 Aufbau eines reifenden Follikels und eines Corpus luteum**

a Sekundärfollikel **b** Tertiärfollikel **c** Corpus luteum

- Theka externa
- Theka interna
- Basalmembran
- Antrum mit Follikelflüssigkeit
- Cumulus oophorus
- Oozyt
- Zona pellucida
- Corona radiata
- Granulosazellen

Primordial-, Primär- und **Sekundärfollikel** (**a**) haben noch kein Lumen, das mit Follikelflüssigkeit angefüllt ist. Die Eizelle ist von einer kompakten Zellschicht umgeben. **b** Erst mit fortschreitender Reifung des Follikels wird Flüssigkeit von den Follikelzellen sezerniert, so daß der Zellverband auseinanderweicht. Der **Tertiärfollikel** und später der Graaf-Follikel besitzt dann einen größeren mit Flüssigkeit gefüllten Hohlraum, der aber nicht unter Druck steht. **c** Das auffälligste morphologische Merkmal des **Corpus luteum** ist die ausgeprägte Vaskularisation der präovulatorisch avaskulären Granulosazellen (s. auch ◉ **5.2**, S. 49). (nach Langmann und Breckwoldt et al.)

5.11 Netzwerkstruktur des Zervixschleims

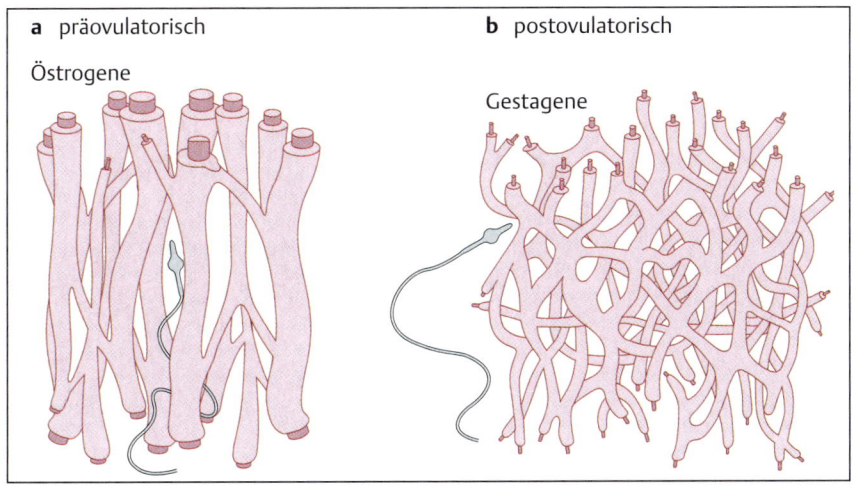

a präovulatorisch — Östrogene
b postovulatorisch — Gestagene

Die Muzinfäden sind unter Östrogeneinfluß aufgelockert und parallel angeordnet und erleichtern somit den Spermien die Aszension. Unter der Wirkung der Gestagene verdichtet sich das Netzwerk in der zweiten Zyklushälfte zu einer nahezu undurchdringbaren Barriere. (nach Odeblad 1952)

5.12 Farnkrautphänomen

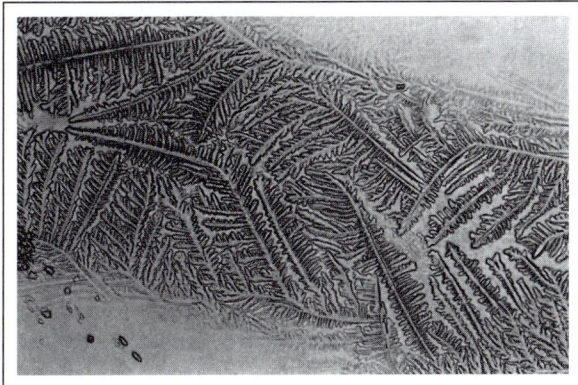

Bringt man in der periovulatorischen Phase den Zervixschleim auf einen Objektträger auf und läßt ihn eintrocknen, kristallisiert er in einem Muster aus, das bei 100facher Vergrößerung dem eines Farnkrautes ähnelt. (aus [32])

Zervikalkanals mit vermehrter sekretorischer Leistung der endozervikalen Drüsen. Der Zervixschleim ist aus einem Netzwerk von Muzinfäden, die aus Glykoproteinen bestehen, aufgebaut und enthält als weitere Bestandteile Wasser, Glucose, Elektrolyte, Spurenelemente und Immunglobuline. Die Komposition dieses Netzwerks wird durch Sexualsteroide reguliert. In der präovulatorischen (durch Östrogene dominierten) Phase wird der Zervixschleim durch vermehrte Wassereinlagerung wäßrig klar, seine Viskosität nimmt ab. Durch die parallele Anordnung der Muzinfäden (5.11) ist der Schleim für Spermien leicht penetrierbar sowie gut spinnbar, d. h. zwischen Daumen und Zeigefinger lassen sich 10–12 cm lange Fäden ziehen. Verteilt man den Zervixschleim in der periovulatorischen Phase auf einem Objektträger und läßt ihn eintrocknen, so kristallisiert er in einem farnkrautähnlichen Muster aus (5.12).

Vagina: Das Vaginalepithel ist ein hohes mehrschichtiges, nicht verhornendes Plattenepithel. Der Aufbau ist in 5.13a dargestellt. Die abschilfernden, glykogenreichen Zellen bieten den milchsäurebildenden Bakterien (Döderlein-Stäbchen) den notwendigen Nährboden. Dadurch entsteht ein saures Scheidenmilieu mit einem pH-Wert zwischen 4,0 und 4,5. Unter diesen Bedingungen wird die Entwicklung pathogener Mikroorganismen erschwert.

Das Vaginalepithel ist zyklischen Veränderungen unterworfen. Während der Follikelphase (Östrogenwirkung) kommt es zur Proliferation durch Vermehrung der Zelllagen. Im Scheidenzellabstrich findet man überwiegend polygonale Superfizialzellen mit einem kleinen pyknotischen Kern (**5.13b**). Unter Östrogenentzug im Senium oder nach Ovarektomie kommt es zur Atrophie der Vaginalhaut.

Zur Quantifizierung dieser Veränderungen dienen der Karyopyknose- und der Eosinophilie-Index (**5.14**, S. 61). Dafür wird der prozentuale Anteil der pyknotischen bzw. eosinophilen Zellen bestimmt.

Die Dauer der Follikelphase ist variabel. Bei einem 28tägigen Zyklus erfolgt die Ovulation und somit die Beendigung der Follikelphase etwa am 14. Tag, bei einem 35tägigen Zyklus am 21. Tag.

Corpus-luteum-Phase

Ovar: Die zweite Zyklushälfte beginnt mit dem Tag der Ovulation. Nachdem sich der Graaf-Follikel durch Proteolyse eröffnet hat (**5.15**, S. 61) und die Eizelle mitsamt der Follikelflüssigkeit und den Cumulus-oophorus-Zellen (s. **5.10**) „der Tube übergeben hat", entwickelt sich die im Ovar verbliebenen Zellen des Follikels zu einer temporären endokrinen Drüse, dem Corpus luteum. Das auffälligste morphologische Merkmal die-

5.13 Vaginalepithel

a Zellschichten

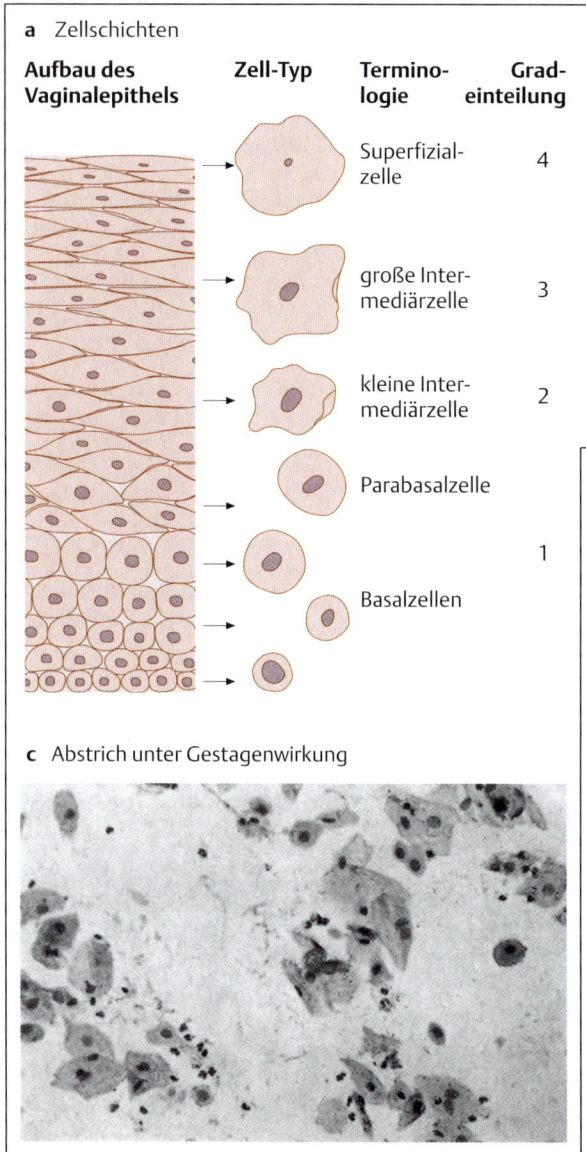

b Abstrich unter Östrogenwirkung

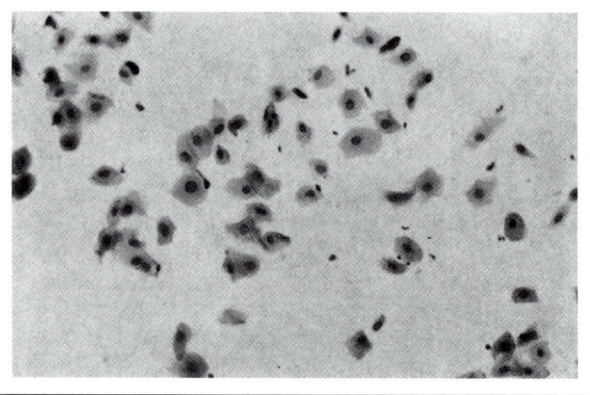

c Abstrich unter Gestagenwirkung

a Während der Wanderung der Zellen in Richtung Oberfläche ändern sie ihr Aussehen. Von den abgeschilferten Zellen kann ein Ausstrich angefertigt werden. Dieser ermöglicht Aussagen über den Sexualhormonhaushalt. **b** Unter ausgeprägter Östrogenwirkung sieht man im Vaginalabstrich überwiegend eosinophile Superfizialzellen mit pyknotischen Kernen und großen Intermediärzellen. **c** In einem in der zweiten Zyklushälfte (d.h. unter Gestageneinfluß) angefertigten Vaginalabstrich erkennt man zahlreiche zyanophile, gefaltete Zellen von geringer Größe, deren Kerne kleine Bläschen enthalten. Die Zellen sind zu Haufen zusammengelagert. (b und c aus [32])

ses sog. Gelbkörpers ist die ausgeprägte Vaskularisation der präovulatorisch avaskulären Granulosazellen, in denen Gestagene, insbesondere Progesteron synthetisiert und sezerniert werden. Die Wirkung des Progesterons bestimmt auch in erster Linie die Veränderungen, die sich in der zweiten Zyklushälfte vollziehen (s.u.). LH regt die Theka-interna-Zellen (5.10, S.58) zur Androgensynthese an, nachdem FSH in der Follikelphase die Synthese der LH-Rezeptoren an diesen Zellen induziert hat. Nach vollständiger Entwicklung des Corpus luteum erreicht das Progesteron im peripheren Blut Konzentrationen von 10–15 ng/ml. Östradiol, Progesteron und das auf S.58 beschriebene Inhibin bewirken synergistisch über eine *negative Feedbackwirkung* ein weiteres Absinken der FSH-Konzentration im Blut, die erst mit Nachlassen der Corpus-luteum-Funktion wieder ansteigt. Progeste-

ron läßt den pulsatilen Rhythmus der GnRH-Sekretion auf ca. 6–10 Pulse/24 Std. absinken (5.1, S.48, 5.9, S.57).

Im Falle einer Befruchtung der Eizelle wird vom Trophoblasten humanes Choriongonadotropin (hCG) gebildet, welches vor allem die Aufgabe hat, das Corpus luteum in einem funktionsfähigen Zustand zu erhalten, da die dort synthetisierten Gestagene für den Erhalt der Schwangerschaft essentiell sind (s.S.50).

Wird die Eizelle nicht befruchtet, beträgt die Lebensdauer des Corpus luteum genau 14 Tage. Danach wird es atretisch und stellt die Hormonsynthese ein. Es wird dann Corpus albicans genannt. Östrogene und Gestagene sinken sehr schnell auf ein basales Niveau ab.

Endometrium: Unter dem Einfluß von Progesteron kommt es in der 2. Zyklushälfte zur sekretorischen Umwandlung des Endometriums mit zunehmender Glykogeneinlagerung und Freisetzung spezifischer Proteine. Ferner entwickeln sich die für die Progesteronwirkung charakteristischen Spiralarterien. Mit Nachlassen der Corpus-luteum-Funktion kommt es zur Regression des Endometriums und schließlich zur Konstriktion der Spiralarterien und somit zur Desquamation des Endometriums mit Einsetzen der Menstruation (s.S.62). Diese Regelblutung ist somit ein Zeichen für die ausgebliebene Konzeption. Auf die Desquamationsphase folgt die Regeneration des Endometriums.

5.14 Karyopyknose- und Eosinophilie-Index

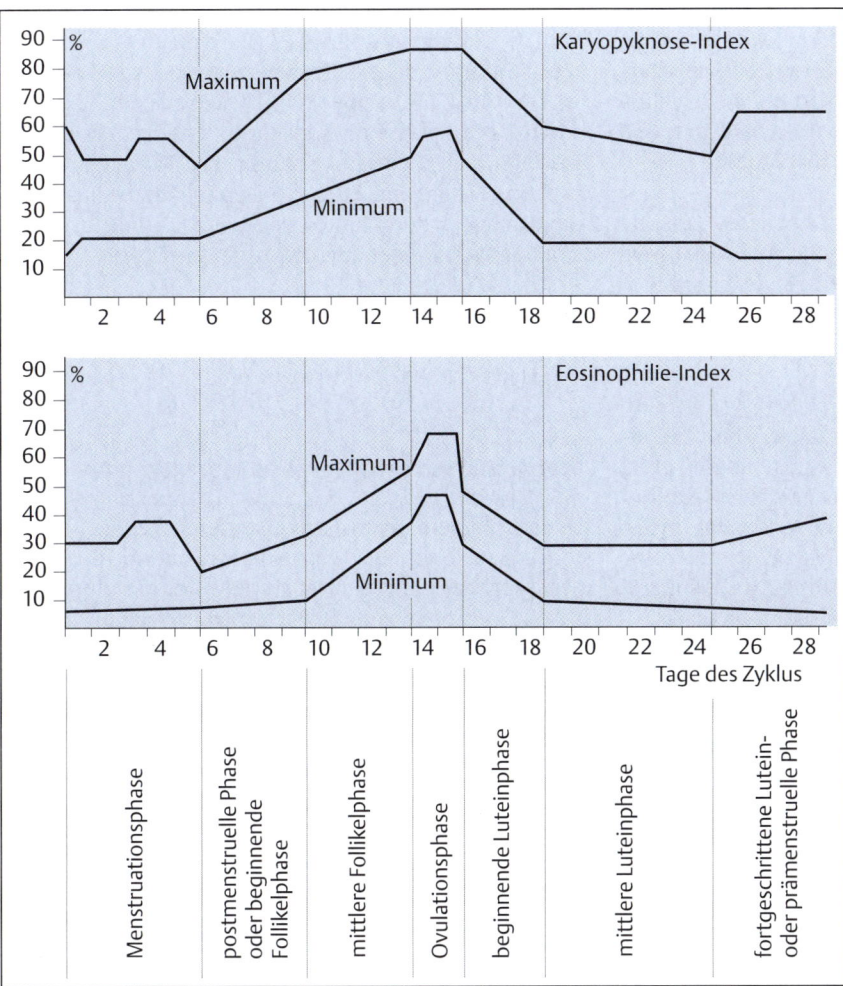

Im vaginalen Zellausstrich wird der prozentuale Anteil der pyknotischen und eosinophilen Zellen bestimmt. Beide Indizes weisen periovulatorisch einen Peak auf.

5.15 Ovulation

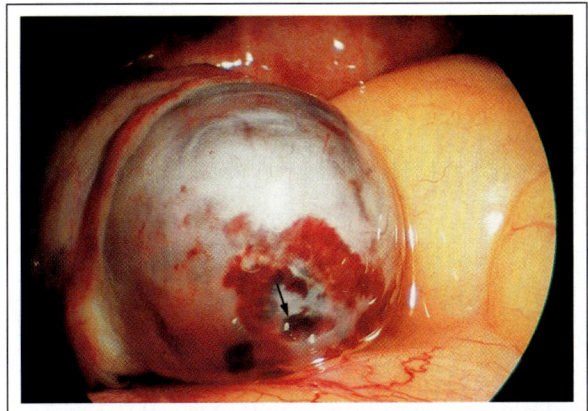

Laparoskopisch zeigt sich das linke Ovar unmittelbar nach der Ovulation. Die Perforation des ehemaligen Graaf-Follikels ist gut zu erkennen. (aus [19])

Zervix: Unter Progesteroneinfluß verdichtet sich das Muzinfadennetzwerk des Zervixschleims und ist für Spermatozoen nicht mehr penetrierbar (5.11 b, S. 59). Auch lassen sich aus dem Schleim zwischen Daumen und Zeigefinger keine Fäden mehr ziehen, das Farnkrautphänomen ist negativ. Der Muttermund ist fest verschlossen. Durch diese Mechanismen wird auch pathogenen Keimen die Aszension erschwert.

Vagina: In der Corpus-luteum-Phase findet man im Ausstrich der Vaginalzellen kleine zyanophile und gefaltete Zellen, die der Intermediärzellschicht entspringen (5.13 a).

Zyklische Veränderungen an extragenitalen Erfolgsorganen

Brustdrüse: Die zyklischen Schwankungen von Östrogenen und Progesteron führen an der Brustdrüse zur Proliferation und Differenzierung des Drüsenparenchyms. Im

Gegensatz zum Endometrium erreicht das Brustdrüsenepithel seinen höchsten Proliferationsgrad während der Corpus-luteum-Phase. Die gesteigerte Mitoserate ist vergesellschaftet mit einem vermehrten Zelluntergang. Das größere Gesamtvolumen der Brust in der 2. Zyklushälfte läßt sich auf eine verstärkte Durchblutung und Ödemneigung des Brustgewebes zurückführen.

Psyche: Sexualsteroide nehmen im gewissen Umfang auch Einfluß auf die seelische Befindlichkeit. Östrogene scheinen eher euphorisierend zu wirken, während Progesteron eher einen zentral sedierenden Effekt auf die Stimmungslage ausübt.

Neurovegetativum: Im vegetativen Nervensystem wird die regulierende Wirkung von Sexualsteroiden besonders deutlich. Östrogene wirken parasympathikoton, Progesteron wirkt sympathikoton. In der Follikelreifungsphase dominiert also die parasympathische, in der Corpus-luteum-Phase die sympathische Regulierung. Die Follikelphase ist dabei als die trophotrope Aufbau- und Vorbereitungsphase anzusehen, während die 2. Zyklushälfte als ergotrope Leistungsphase zu betrachten ist und der Bereitstellung für eine eventuelle Schwangerschaft dient.
Dementsprechend sind alle Funktionen im Organismus der Frau einem biphasischen vegetativen Rhythmus unterworfen. Durch diesen befindet sich die Frau neurovegetativ in einem viel labileren Gleichgewicht als der Mann.

Basaltemperatur: Im physiologischen, ovulatorischen Zyklus weist die Basaltemperaturkurve (s. S. 84) einen charakteristischen, biphasischen Verlauf auf (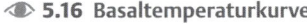 5.16). Während der Follikelphase finden sich gleichbleibend niedrige Temperaturen um 36,5 °C; unter dem Einfluß von Progesteron steigt die Basaltemperatur um 0,4–0,6 °C an. Das Konzeptionsoptimum liegt 1–2 Tage vor dem Temperaturanstieg. Bei intakter Corpus-luteum-Funktion dauert die hypertherme Phase 12–14 Tage. Da vom 2. Tag nach dem intermenstruellen Temperaturanstieg an nie eine Konzeption beobachtet worden ist, eignet sich dieses Verfahren zur Familienplanung (s. S. 95). Erfolgt eine Konzeption, so bleibt die Basaltemperatur hypertherm für die Dauer von 80–100 Tagen und sinkt danach wieder auf das Ausgangsniveau.

Kreislauf: Im arteriellen System wirken Östrogene vasodilatatorisch, Progesteron eher vasokonstriktorisch. Im venösen Schenkel wirkt Progesteron gefäßerweiternd.

Menstruation und Menstruationshygiene

Die nach einem biphasisch verlaufenden Zyklus auftretende Regelblutung wird als **Menstruation** (Synonym: Menses) bezeichnet und ist als die Folge des physiologischen Hormonentzugs zu verstehen. Sie signalisiert das Ausbleiben einer Konzeption. Dauer und Ausmaß der Regelblutung wird durch Vasokonstriktion und Vasodilatation der Spiralarterien sowie durch die Kontraktilität des Myometriums bestimmt. Wichtigste Modulatoren dieser Vorgänge sind die im Endo- und Myometrium gebildeten Prostaglandine (PG), deren Synthese wiederum durch Sexualsteroide reguliert wird. $PGF_{2\alpha}$ fördert ebenso wie Oxytozin die Kontraktion des Myometriums.
PGE_2 und Prostazyklin wirken vasodilatatorisch. Thromboxan (TXA_2) wirkt vasokonstriktorisch und fördert die Thrombozytenaggregation. Der Blutverlust während der Menstruation beträgt im Mittel 60–80 ml. Aufgrund einer erhöhten, lokalen Fibrinolyse durch Plasmin ist das

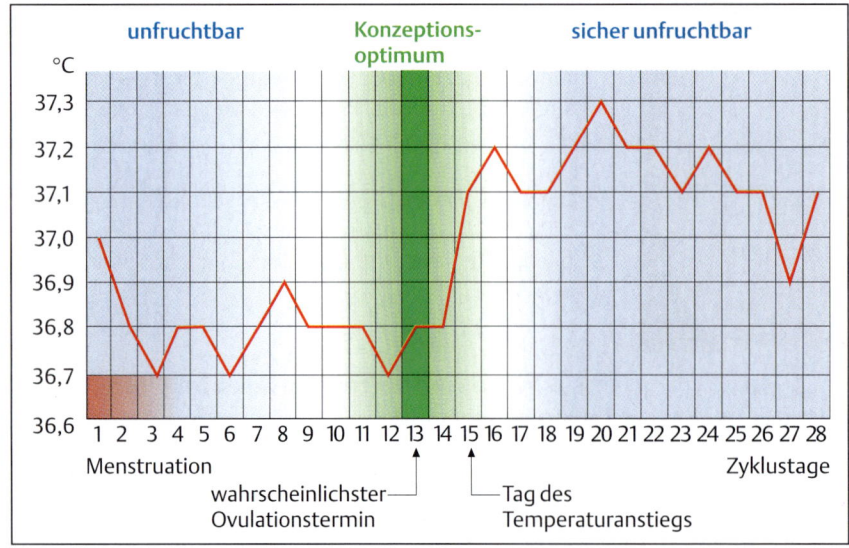

5.16 Basaltemperaturkurve

Trägt man die gemessene Basaltemperatur in ein Kurvenblatt ein, erhält man bei einem physiologischen, ovulatorischen Zyklus einen Kurvenverlauf, wie er hier gezeigt ist. Etwa in der Mitte des Zyklus (am 2. Tag nach der Ovulation) kommt es zu einem Temperaturanstieg um ca. 0,4–0,6 °C. Die hypertherme Phase wird dann – bei nicht eingetretener Konzeption – durch die Menstruation beendet.

Regelblut ungerinnbar. Die regelrechte Menstruation dauert 3–4 Tage.

Menstruationshygiene: In Abhängigkeit von der Blutungsstärke läßt sich das Regelblut entweder in Monatsbinden oder durch intravaginal eingeführte Tampons aufsaugen. Unter normalen Bedingungen ist die Frau während der Menstruation weder in beruflicher noch in sportlicher Hinsicht beeinträchtigt. Kohabitationen können, soweit das ästhetische Empfinden der Partner nicht gestört ist, während der Menstruation erfolgen. Es ist allerdings darauf hinzuweisen, daß während der Menstruation die Aszension pathogener Keime begünstigt ist.

Zyklusanomalien

Zyklusanomalien machen sich durch Unregelmäßigkeiten der Menstruationsblutungen bemerkbar. Die Störung kann sowohl die Blutungsfrequenz (Poly-, Oligo-, Amenorrhö, Metrorrhagie) als auch die Blutungsstärke (Hypo-, Hypermenorrhö, Menorrhagie) betreffen (👁 5.17).
Die Menarche tritt in den meisten Fällen zwischen dem 12. und dem 14. Lebensjahr ein. Ist es bis zum 16. Lebensjahr noch zu keiner Regelblutung gekommen, liegt eine primäre Amenorrhö vor. In diesem Fall ist eine diagnostische Abklärung angezeigt.

Die Dysmenorrhö ist die von krampfartigen Schmerzen begleitete Menstruation. Sie ist keine Zyklusanomalie i.e.S. und wird auf S. 74 beschrieben.

Ursächlich können den Zyklusanomalien Störungen im Regelkreis der Gonadotropine und Sexualhormone zugrunde liegen, wobei die Störung auf Höhe des Hypothalamus, der Hypophyse oder des Ovars liegen kann (👁 5.1, S. 48). Auch Änderungen im Prolaktinstoffwechsel können eine Ovarialinsuffizienz in Form von anovulatorischen Zyklen oder unzureichender Corpus-luteum-Bildung hervorrufen. Anatomische Ursachen, wie z. B. das Fehlen von Endometrium oder Fehlbildungen im Genitalbereich können ebenfalls zur Amenorrhö führen. Die Einteilung der verschiedenen Formen der Zyklusanomalien erfolgt in ⊤ 5.3 auf S. 67.

Diagnostisches Vorgehen

Bei einer sekundären Amenorrhö ist zunächst an die physiologische Amenorrhö der Schwangerschaft zu denken. Die Schwangerschaftsdiagnose sollte mit Hilfe der hCG-Bestimmung nachgewiesen oder ausgeschlossen werden (s. S. 285).

Anamnese: Bei der diagnostischen Abklärung steht die sorgfältige Erhebung der Vorgeschichte im Vordergrund. Menarchealter und Zyklusverhalten während der Adoleszenz geben erste Hinweise auf ursächliche Zusammenhänge.

Basaltemperaturkurve: Einfaches diagnostisches Hilfsmittel zur Klärung der pathophysiologischen Zusammenhänge ist das Führen einer Basaltemperaturkurve (👁 5.16), die monophasisch verlaufen kann (z. B. bei Follikelpersistenz), eine verkürzte hypertherme Phase oder ein treppenförmiges Ansteigen der Aufwachtemperatur (z. B. bei Corpus-luteum-Insuffizienz) aufweisen kann. Das Führen der Basaltemperaturkurve ist insbesondere für die Betreuung von Sterilitätspatientinnen hilfreich.

Allgemeine körperliche Untersuchung: Hierbei ist auf die Fettverteilung, den Behaarungstyp und den Entwicklungszustand der Brüste besonders zu achten. Ein androgener Fettverteilungstyp sowie Hirsutismus (👁 5.18) weisen auf eine Hyperandrogenämie hin.
Eine Gewichtsreduktion kann ebenso wie Übergewicht eine (passagere) ovarielle Dysfunktion nach sich ziehen.

Gynäkologische Untersuchung: Bei der gynäkologischen Untersuchung gibt der zytologische Vaginalabstrich einen ersten Hinweis auf den endokrinen Status, da das Vaginalepithel sehr empfindlich auf Ovarialsteroide reagiert. Findet man überwiegend polygonale pyknotische Oberflächenzellen spricht dies für eine gute Östrogenwirkung (👁 5.13b, S. 60). Bei Östrogendefizit finden sich hingegen nur kleine Parabasal- und Basalzellen sowie Leukozyten. Eine Progesteronwirkung ist an der Fältelung der Zellen und ihrer Basophilie erkennbar (👁 5.13c, S. 60).
Noch aufschlußreicher ist die Beurteilung des Zervixsekrets. Bei guter Östrogenwirkung läßt sich ein gut spinnbarer transparenter Mukus nachweisen, der nach Eintrocknung auf dem Objektträger charakteristische farnkrautähnliche Kristallisationsfiguren bildet (👁 5.12, S. 59). Bei Östrogenmangel oder Progesteronwirkung ist das Farnkrautphänomen negativ, die Spinnbarkeit kaum noch nachweisbar.

Vaginalsonographie: Mit Hilfe der Vaginalsonographie läßt sich die Endometriumsdicke exakt ermitteln. Dieser Befund erlaubt Rückschlüsse auf die Östrogenwirkung am Endometrium.

Funktionstests: Die verschiedenen Formen der nichtschwangerschaftsbedingten Amenorrhö lassen sich in der Praxis durch Verabfolgung von Gestagenen oder Östrogenen teilweise differenzieren:
➤ *Gestagentest:* Über 10 Tage wird ein oral wirksames Gestagen eingenommen (Medrogeston, z. B. Prothil; Medrooxyprogesteronazetat, z. B. Clinovir). Wird die Beendigung der Einnahme des Gestagens mit einer Entzugsblutung beantwortet, ist der Gestagentest positiv und spricht dafür, daß am Endometrium eine

◉ 5.17 Nomenklatur der Blutungsunregelmäßigkeiten

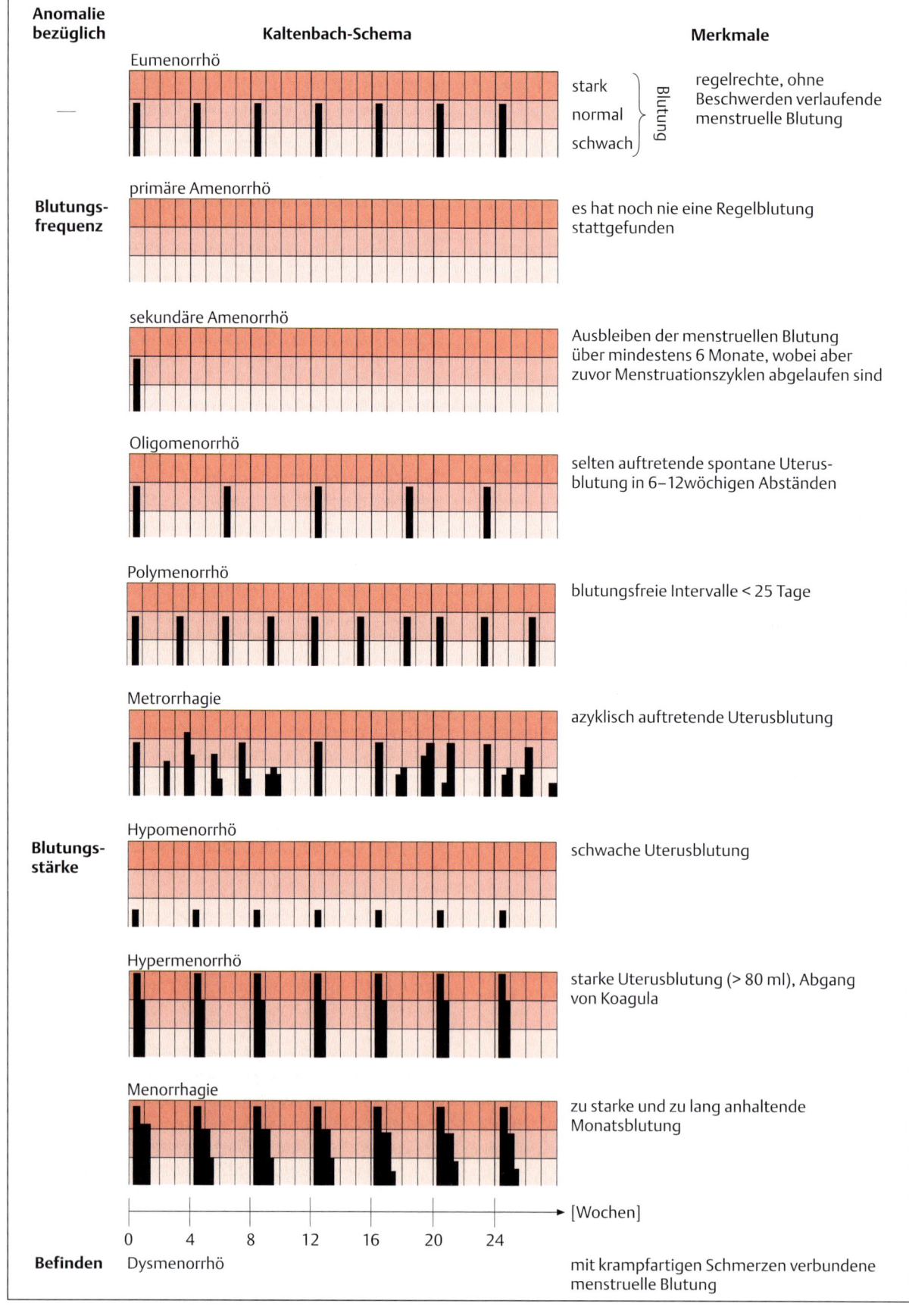

5.18 Hirsutismus

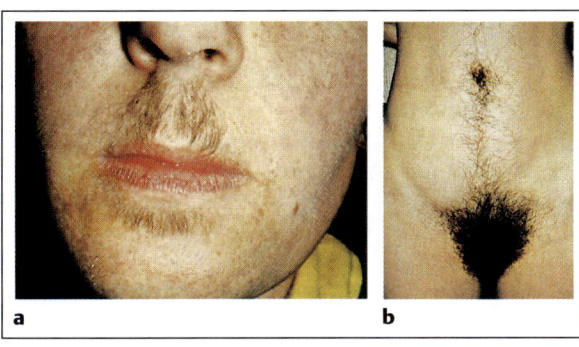

a 32jährige Patientin, **b** 21jährige Patientin mit Hirsutismus. Bei beiden Frauen fanden sich laborchemisch keine Störungen der Nebennierenrinden- und Ovarialfunktion.

Östrogenwirkung vorhanden war. Bei negativem Gestagentest ist von einem Östrogenmangel auszugehen. Zur weiteren Abklärung wird der
➤ *Östrogentest* angeschlossen. Dazu werden beispielsweise 10 mg Östradiol-Valerat (z.B. Progynon Depot) i.m. appliziert. Bei reaktionsfähigem Endometrium ist nach etwa 14 Tagen eine Östrogenentzugsblutung zu erwarten. Bleibt die Entzugsblutung aus, so besteht der Verdacht auf eine uterine Amenorrhö, also auf ein nicht reaktionsfähiges oder fehlendes Endometrium.
➤ Der *Clomifentest* kann im Anschluß an einen positiven Gestagentest bei Sterilitätspatientinnen (d.h. anovulatorischen Zyklen) durchgeführt werden. Clomifen ist ein Antiöstrogen mit schwacher östrogener Eigenschaft. Da diese Substanz an Östrogenrezeptoren bindet, hebt sie die negative Rückkopplung der Östrogene am Hypothalamus auf und führt zu einer vermehrten Ausschüttung von FSH und LH aus der Hypophyse. Bei normogonadotroper Störung, bei der allerdings der mittzyklische Gonadotropinpeak ausbleibt, wird auf diese Weise eine Follikelreifung mit Ovulation und nachfolgender Corpus-luteum-Bildung induziert.

Diagnostik durch Hormonanalysen: Zur weiteren Abklärung ovarieller Funktionsstörungen sind Analysen der basalen Hormonwerte erforderlich (**5.1**, S.56 u. **5.2**). Da die Plasmaspiegel episodische Schwankungen mit zirkadianen oder kurzfristigen Rhythmen auf-

◀ Zur Dokumentation des Blutungstyps hat sich das Kaltenbach-Schema bewährt. Jede Blutung wird durch eine Säule dargestellt. Die x-Achse stellt den zeitlichen Verlauf dar, jeder Teilstrich entspricht einer Woche. Die Höhe der Säulen beschreibt die Stärke der Blutung, wobei drei Grade (stark/normal/schwach) unterschieden werden. Da sich der Begriff Dysmenorrhö auf das Befinden und nicht auf den Blutungstyp bezieht, ist eine Darstellung gemäß des Kaltenbach-Schemas nicht sinnvoll bzw. möglich. Diese hier gezeigte Einteilung hat rein beschreibenden Charakter und sagt nichts über die zugrundeliegenden Ursachen aus.

T 5.2 Indikationen zur Durchführung von Hormonanalysen

Hormone	Indikationen
FSH, LH	Amenorrhö Oligomenorrhö Hirsutismus
Prolaktin	Amenorrhö Galaktorrhö ungeklärte Sterilität
Östradiol-17β	Amenorrhö, Verdacht auf östrogenproduzierenden Ovarialtumor, Kontrolle der Ovarstimulierung bei Gonadotropingaben
Progesteron	Corpus-luteum-Insuffizienz-Zyklen (1 Woche nach der Ovulation oder 1 Woche vor der Menstruation)
Testosteron	Hirsutismus, Virilisierung
17α-OH-Progesteron	Verdacht auf adrenogenitales Syndrom (AGS)

weisen, sollten die Blutentnahmen jeweils zu definierten Tageszeiten erfolgen.
Weiterführende Fragen werden von Stimulationstests beantwortet:
➤ *TRH-Test:* Das Thyreotropin-releasing-Hormon (TRH) bewirkt die Ausschüttung von thyreoideastimulierendem Hormon (TSH) und Prolaktin aus der Hypophyse. Injiziert werden 500 µg TRH i.v. Die Blutabnahmen entsprechen denjenigen beim GnRH-Test. Der Test erfaßt eine Schilddrüsenstörung als mögliche Ursache einer Ovarialinsuffizienz und die Bestätigung einer Hyperprolaktinämie.
➤ *Dexamethasonhemmtest:* Durch ein synthetisches Glukokortikoid wie Dexamethason wird die ACTH-Ausschüttung der Hypophyse und damit die Produktion von Nebennierenrindensteroiden gehemmt, falls kein autonomer Nebennierenrindentumor vorliegt. Gegeben werden 2 Tage je 2 mg Dexamethason (z.B. Fortecortin, Millicorten) um 23.00 Uhr. Liegt der Plasma-Cortisolspiegel am nächsten Morgen <5 µg/dl, kann ein Morbus Cushing sowie ein cortisolproduzierender Nebennierentumor ausgeschlossen werden.

Hypophysenfunktion: Die gonadotrope Partialfunktion des Hypophysenvorderlappens reflektiert sich an den Plasmakonzentrationen von FSH und LH. Durch den **GnRH-Test** mit der Gabe von 25–100 µg GnRH i.v. läßt sich die hypophysäre Reservekapazität bestimmen. Dazu werden die FSH- und LH-Spiegel vor und 30 Minuten nach der Injektion bestimmt. Je ausgeprägter die hypophysäre Antwort auf den GnRH-Stimulus ausfällt, desto günstiger ist die Prognose hinsichtlich einer spontanen Remission.
Einen weiteren wichtigen hypophysären Funktionsparameter stellt das **Prolaktin** dar, da eine Hyperprolaktinämie eine ovarielle Funktionsstörung nach sich zieht.

Meist genügt die Bestimmung des basalen Prolaktinspiegels.

Periphere Hormone: Die Quantifizierung der *Östradiolkonzentrationen* im Blut ist nur bei Stimulationsbehandlungen mit Gonadotropinen angezeigt; die Messung der Progesteronkonzentrationen ist hilfreich bei der Beurteilung der Corpus-luteum-Funktion. Testosteron und DHEA-S-Werte sind erforderlich bei der Abklärung von Virilisierungserscheinungen wie Hirsutismus, Alopezie oder Klitorishypertrophie.

Endometriumbiopsie: Weiteren Aufschluß über die zugrundeliegende Zyklusstörung kann in Einzelfällen die histologische Beurteilung einer Endometriumbiopsie erlauben.

Gynäkologische Endoskopie: Zur anatomischen Beurteilung der Genitalorgane im kleinen Becken dient die gynäkologische *Laparoskopie* oder *Pelviskopie*, bei der mit einem Laparoskop durch einen transumbilikalen Zugang Uterus, Ovarien und Tuben betrachtet werden können. Gleichzeitig läßt sich die Durchgängigkeit der Tuben nach intrauteriner Gabe von Indigocarmin beurteilen (Chromopertubation). Die gynäkologische Endoskopie erlaubt nicht nur eine diagnostische Abklärung. Gleichzeitig können mit dieser Technik auch operative Eingriffe an den inneren Genitalorganen durchgeführt werden wie Sterilisationen, Adhäsiolysen, Salpingotomien bei Extrauteringravidität, Koagulation von Endometrioseherden und Entfernung von kleineren Myomknoten.

Zur Beurteilung der Tubendurchgängigkeit steht ferner die *Hysterosalpingographie* zur Verfügung, die zum Nachweis der Tubendurchgängigkeit geeignet ist und gleichzeitig die Form des Cavum uteri sichtbar macht. Als weiteres diagnostisches Hilfsmittel kann die *Hysteroskopie* eingesetzt werden, bei der die Beschaffenheit des Cavum uteri direkt optisch sichtbar gemacht wird.

◉ **5.19 Ätiologie der Amenorrhö**

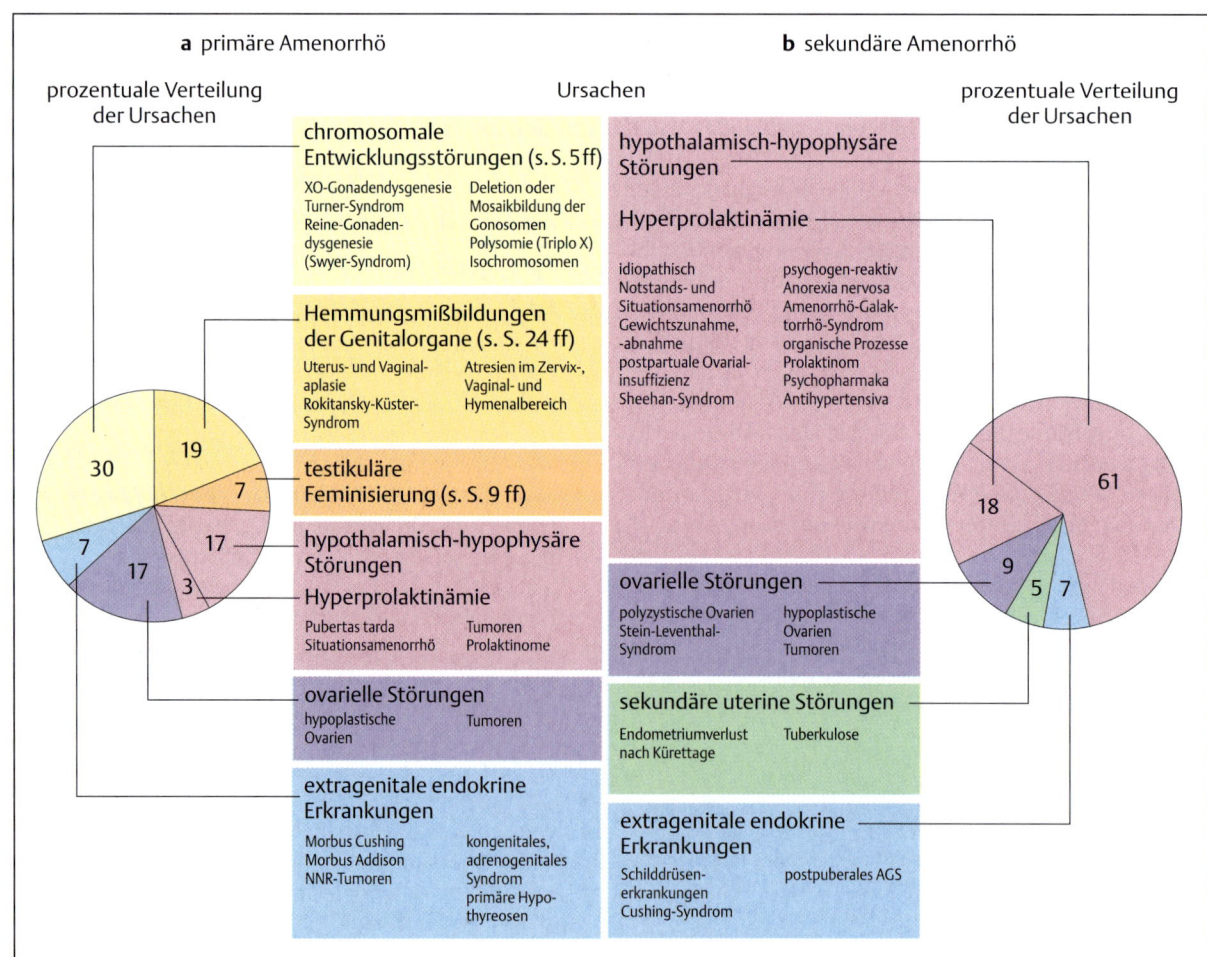

In der Bildmitte sind die Ursachen für die primäre (**a**) und die sekundäre Amenorrhö (**b**) dargestellt. Die Tortendiagramme zeigen die prozentuale Verteilung der einzelnen Ursachen. Die Häufigkeit der Hyperprolaktinämie ist gesondert von den hypothalamisch-hypophysären Störungen aufgeführt.

T 5.3 Klassifikation der Zyklusanomalien (modifiziert nach WHO)

WHO-Gruppe	hormonanalytische Charakteristika	Ursache	Blutungstyp	Diagnostik Gestagen-Test	Östrogen-Gestagen-Test	FSH i.P.	LH i.P.	Prolaktin i.P.	weiterführende Diagnostik
I	hypogonadotrope, normoprolaktinämische Ovarialinsuffizienz (Synonym: hypothalamische Amenorrhö)	Kallmann-Syndrom, chronifizierte Anorexia nervosa, Sheehan-Syndrom	stets Amenorrhö	negativ	positiv	stark erniedrigt	stark erniedrigt	normal	
II	normogonadotrope, normoprolaktinämische Ovarialinsuffizienz			positiv	–	normal	normal	normal	
II a		Follikelpersistenz Corpus-luteum-Insuffizienz (bei meist inadäquater Follikelreifung)	spontane Menstruationen, – Oligo-/Hypermenorrhö – Schmierblutung vor dem Einsetzen der eigentlichen Regelblutung						
II b		häufig während der Adoleszenz in Verbindung mit einer Reduktion des Körpergewichtes (desynchronisierte GnRH-Sekretion)	Amenorrhö						GnRH-Test
Sonderform	normogonadotrope, hyperandrogenämische Ovarialinsuffizienz	Syndrom der polyzystischen Ovarien (PCO), Hyperthecosis ovarii, adrenogenitales Syndrom (AGS)	Oligo- bis Amenorrhö						Androgene 17α-Hydroxyprogesteron
III	hypergonadotrope Ovarialinsuffizienz	Ullrich-Turner-Syndrom (45 X0), Gonadendysgenesie (Karyotyp 46 XX oder 46 XY), Autoimmunerkrankung mit Untergang des Ovarialgewebes, Bestrahlung, Chemotherapie	primäre oder sekundäre Amenorrhö	positiv	positiv	deutlich erhöht	erhöht	normal	
IV	anatomisch bedingte Amenorrhö	Mayer-v. Rokitansky-Küster-Syndrom, Asherman-Syndrom (Verlust des Endometriums nach forcierter Abrasio)	Amenorrhö	negativ	negativ	normal	normal	normal	Darstellung der ableitenden Harnwege
V	hyperprolaktinämische Ovarialinsuffizienz	Prolaktinom	Amenorrhö (falls Prolaktinspiegel > 50ng/ml)	positiv oder negativ	positiv	erniedrigt oder normal	erniedrigt	erhöht	
VI	dysfunktionelle Hyperprolaktinämie	Hypothyreose, körperlicher und seelischer Streß, Pharmaka	Oligo- bis Amenorrhö	positiv	–	normal	normal	erhöht	
VII	durch Kompression hervorgerufene hypogonadotrope Ovarialinsuffizienz	Kraniopharyngeome, Hamartome, andere intrakranielle Tumoren	Amenorrhö	negativ	positiv	erniedrigt	erniedrigt	normal bis erhöht	

Ursachen und Klassifikationen ovarieller Funktionsstörungen

Für die diagnostische Abklärung ovarieller Dysfunktionen ist die Zyklussymptomatik als Basis für eine Kausaltherapie nicht ausreichend, da sie die zugrundeliegende Pathophysiologie weitgehend unberücksichtigt läßt. Die von der WHO vorgeschlagene Klassifikation ist einfach in ihrem systematischen Aufbau und therapieorientiert. Pathophysiologische Zusammenhänge werden in diesem Einteilungssystem unzureichend berücksichtigt. Ein weiterer Klassifikationsvorschlag basiert auf hormonanalytischen Charakteristika, danach läßt sich die Ovarialinsuffizienz als normo-, hypo-, hypergonadotrop, hyperprolaktinämisch oder hyperandrogenämisch beschreiben. Eine Kombination der verschiedenen Klassifikationen stellt ⊤ 5.3 dar. Die verschiedenen Ursachen und deren Häufigkeitsverteilung sind in ◉ 5.19, S. 66 abgebildet. Weitergehende Informationen zum diagnostischen Vorgehen stehen auf S. 84ff

➤ **WHO-Gruppe I: hypogonadotrope, normoprolaktinämische Ovarialinsuffizienz** (Synonym: hypothalamische Amenorrhö): Bei dieser Form der ovariellen Funktionsstörung liegt stets eine Amenorrhö vor. Aufgrund mangelnder oder fehlender hypothalamischer GnRH-Sekretion bleibt die Synthese und Freisetzung von FSH und LH weitgehend aus. Im peripheren Blut finden sich stark erniedrigte Gonadotropinspiegel und eine eingeschränkte oder fehlende Sekretionsepisodik. Aufgrund der fehlenden Proliferation des Endometriums ist der Gestagentest negativ. Das **Kallmann-Syndrom**, auch als olfaktogenitale Dysplasie bezeichnet, ist ein klassisches Beispiel für den hypogonadotropen Hypogonadismus. Dieses Syndrom wird bei Männern etwa 5mal häufiger diagnostiziert als bei Frauen. Ursächlich liegt dieser Entwicklungsstörung ein Gendefekt zugrunde, der zu einer frühzeitigen Degeneration der GnRH-produzierenden Zellen führt. Neben dem Hypogonadismus ist die Anosmie aufgrund einer Hypoplasie oder Aplasie des Bulbus olfactorius ein wichtiges diagnostisches Kriterium.

Patientinnen mit **chronifizierter Anorexia nervosa** gehören ebenfalls in die Gruppe der hypogonadotropen Ovarialinsuffizienz. Eine mangelhafte hypothalamische GnRH-Bildung und -Sekretion ist die Ursache für die ovarielle Funktionsstörung mit dem klinischen Bild der Amenorrhö, einhergehend mit der ausgeprägten Magersucht. Als Ursache für die gestörte Funktion des Hypothalamus werden Störungen im endogenen Opiatstoffwechsel diskutiert. Auch das **Sheehan-Syndrom**, als Folge einer ischämischen Nekrose des Hypophysenvorderlappens im Zusammenhang mit schweren postpartalen Blutverlusten läßt sich in die WHO-Gruppe I einordnen. Diese hypophysäre Ovarialinsuffizienz wird aber heute aufgrund der verbesserten Geburtshilfe nur noch äußerst selten beobachtet.

➤ **WHO-Gruppe II: normogonadotrope, normoprolaktinämische Ovarialinsuffizienz:** Diese Gruppe faßt alle ovariellen Dysfunktionen mit normalen Gonadotropin- und normalen Prolaktinspiegeln im peripheren Blut zusammen. Sie umfaßt einfache Zyklusstörungen wie den anovulatorischen Zyklus und reicht

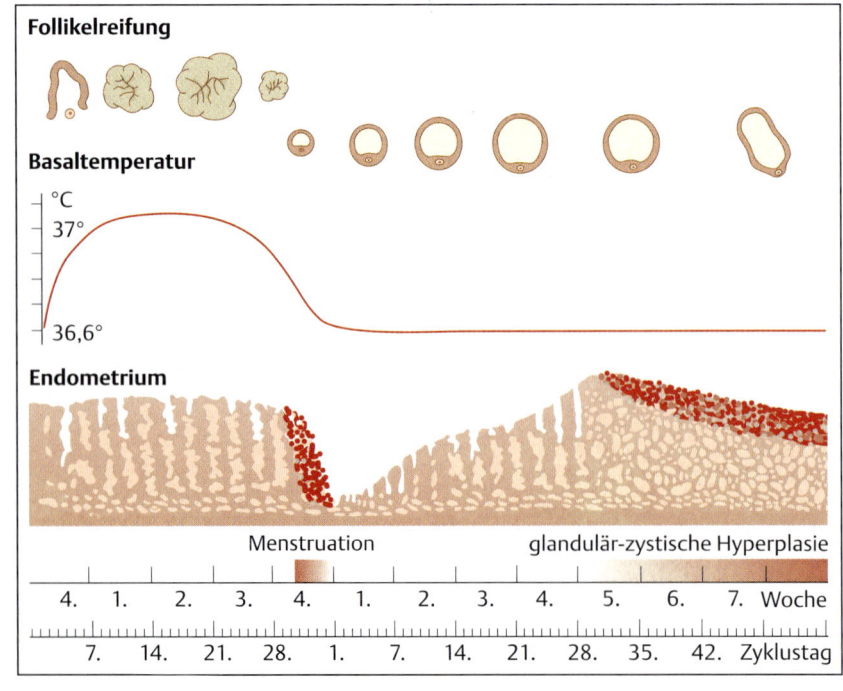

◉ 5.20 Follikelpersistenz mit Hyperplasieblutung

Dargestellt ist das Endometrium bei Follikelpersistenz nach einem normalen Zyklus. Die links im Bild dargestellte Blutung ist also eine normale Menstruation, während die rechts im Bild dargestellte eine Östrogenentzugsblutung ist. Diese kann in Form einer langanhaltenden Hypermenorrhö ablaufen, da das Endometrium nicht vollständig abgestoßen wird. Die biphasische Basaltemperaturkurve geht in eine monophasische über.

bis zur sekundären normogonadotropen Amenorrhö. Aus praktischen Erwägungen untergliedert man in **2 Untergruppen**. Bei der *Gruppe IIa* handelt es sich um Patientinnen mit spontanen Menstruationen, anovulatorischen Zyklen, Corpus-luteum-Insuffizienzen und Oligomenorrhö. Patientinnen mit einer Amenorrhö werden der *Gruppe IIb* zugeordnet. Die ovarielle Hyperandrogenämie stellt eine Sonderform der Ovarialinsuffizienz der WHO-Gruppe IIa bzw. IIb dar.

- *WHO-Gruppe IIa: anovulatorischer Zyklus:* Bei anovulatorischem Zyklus findet eine Follikelreifung mit entsprechender Östrogensekretion statt, ohne daß es zum Eisprung kommt. Mit der Regression des dominanten Follikels nimmt auch die Östrogensekretion ab, die vom Endometrium mit einer Östrogenentzugsblutung beantwortet wird. Persistiert der dominante Follikel über einen Zeitraum von mehr als 4 Wochen, entwickelt sich im Endometrium eine glandulär-zystische Hyperplasie (**5.20**).

! Beim Östrogenentzug kann es in solchen Fällen zu einer langanhaltenden, schweren Hypermenorrhö kommen, die zur sekundären Anämie führen kann.

Da diese Funktionsstörungen meist bei Adoleszentinnen beobachtet werden, spricht man auch von juveniler Blutung. Pathophysiologisch dürfte es sich um eine Störung der LH-Pulsatilität handeln. Als Therapie kommt die exogene Zufuhr von Gestagenen in Frage.

- *WHO-Gruppe IIa: Corpus-luteum-Insuffizienz:* Definitionsgemäß spricht man von einer Corpus-luteum-Insuffizienz, wenn die hypertherme Phase auf 8 oder weniger Tage verkürzt ist. Davon abzu-

👁 **5.22 Funktionskreis der Ovarien beim PCO-Syndrom**

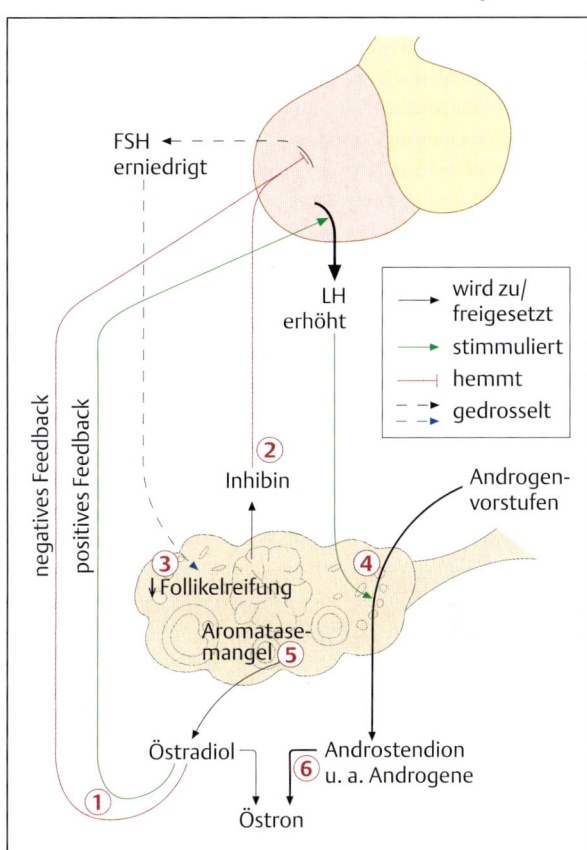

Der Pathomechanismus der polyzystischen Ovarien (PCO) ist noch nicht vollständig geklärt. Erniedrigte FSH- und erhöhte LH-Spiegel (jedoch ohne den mittzyklischen Peak) führen zu einer unvollständigen Follikelreifung, einem Ausbleiben der Ovulation sowie zu einer erhöhten Androgenproduktion. Das Verhältnis zwischen Östradiol und Östron ist in der Peripherie verschoben; die Folge sind Störungen der Rückkopplungsmechanismen in Richtung Hypophyse. Die Zahlen in der Abbildung beziehen sich auf den Text auf S. 70. Dort finden sich nähere Erläuterungen.

grenzen ist die inadäquate Lutealfunktion mit normal langer hyperthermer Phase, aber unzureichender Progesteronsekretion. Ursächlich liegt der Corpus-luteum-Insuffizienz meist eine inadäquate Follikelreifung zugrunde. Klinisch fällt meist eine Schmierblutung vor dem Einsetzen der eigentlichen Regelblutung auf. Corpus-luteum-Insuffizienzen sind häufig Ursachen für eine Sterilität.

- *WHO-Gruppe IIb: normogonadotrope, normoprolaktinämische Amenorrhö:* Hierbei handelt es sich um Patientinnen mit normogonadotroper, normoprolaktinämischer Amenorrhö. Der Gestagentest (s. S. 63) ist positiv, da die endogene Östrogenproduktion ausreicht, das Endometrium zur Proliferation anzuregen. Diese Form der Ovarialinsuffizienz wird nicht selten vorübergehend während der Adoleszenz in Verbindung mit einer Reduktion

👁 **5.21 Androgenstoffwechsel**

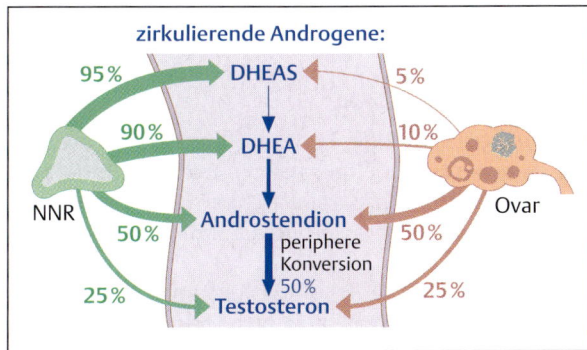

Dargestellt ist der Syntheseweg von **De**hydro**epi**androgen**s**ulfat (DHEA-S) über verschiedene Zwischenstufen zu Testosteron. Die jeweiligen Syntheseprodukte werden zu unterschiedlichen Anteilen von Nebennierenrinde (NNR) und Ovar gebildet, was durch Pfeildicke und Prozentangaben verdeutlicht ist. So wird Testosteron zu 50% durch periphere Konversion der zirkulierenden Androgene gebildet und zu je 25% durch Synthese in NNR und Ovar.

5.23 Polyzystische Ovarien

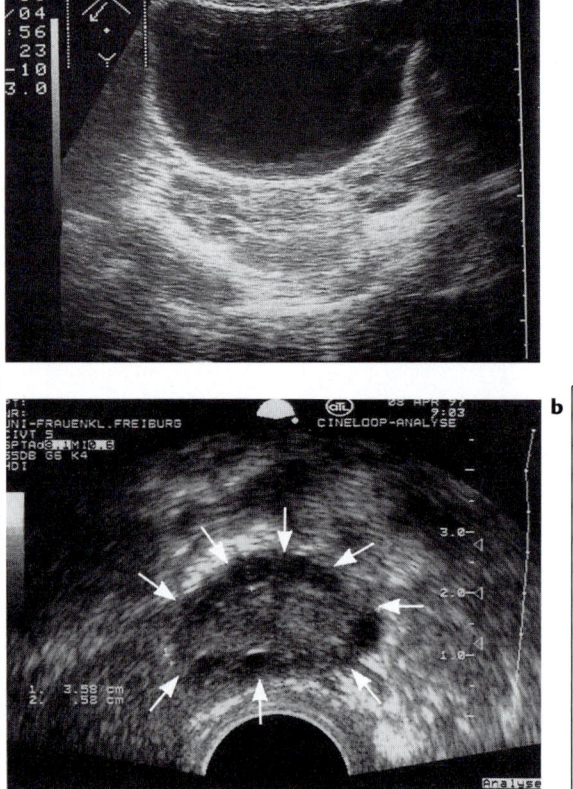

a Die Abdominalsonographie zeigt unter der gefüllten Harnblase zwei vergrößerte Ovarien, die mit zystischen Strukturen durchsetzt sind. **b** Bei einer 34jährigen Patientin mit PCO-Syndrom wurde eine transvaginale Sonographie durchgeführt. Das Ovar mißt im Längsdurchmesser 3,58 cm. Typisch sind die kranzartig angeordneten Follikel (Pfeile) mit einem Durchmesser von < 1 cm. Die Tunica albuginea erscheint leicht verdickt. (b aus [15])

des Körpergewichts beobachtet. Ursache für diese Funktionsstörung ist eine unzureichende oder desynchronisierte GnRH-Sekretion aus dem Hypothalamus. Der Schweregrad der Störung läßt sich durch den GnRH-Test abschätzen. Je besser die hypophysäre Reaktion auf GnRH ausfällt, desto günstiger die Prognose.

- *Sonderform: normogonadotrope, hyperandrogenämische Ovarialinsuffizienz:* Ovarielle Funktionsstörungen, die mit einer gesteigerten Androgenproduktion einhergehen, werden als normogonadotrope, hyperandrogenämische Formen der Ovarialinsuffizienz umschrieben. Klinisch findet man alle Übergänge vom anovulatorischen Zyklus über die Luteininsuffizienz bis zur Oligo- und Amenorrhö sowie evtl. Virilisierungserscheinungen. Der Schweregrad der Störung hängt vom Ausmaß der Androgenproduktion ab, wobei ovarielle und periphere Hyperandrogenämie, d.h. Zyklusstörungen und Virilisierung nicht unbedingt konkordant verlaufen müssen. An der Androgenproduktion beteiligen sich das Ovar, die Nebennierenrinde (NNR) und die periphere Konversion von Androgenvorstufen im Fettgewebe. Der prozentuale Anteil von Ovar und NNR sind in 👁 5.21 dargestellt. Zu den einzelnen Synthesestufen s. 👁 5.2, S. 49.

Syndrom der polyzystischen Ovarien (PCO-Syndrom): Die Pathophysiologie der polyzystischen Ovarien ist noch nicht vollständig aufgeklärt. Vermutet werden folgende *Pathomechanismen* (👁 5.22):
Eine panzyklisch erhöhte Östrogenproduktion (👁 5.22, (1)) führt über ein positives Feedback zu einer Erhöhung der LH-Sekretion und über ein negatives Feedback zu erniedrigten FSH-Spiegeln. Erhöhte Inhibinspiegel (s. S. 58) verstärken die FSH-Suprimierung (2). Dadurch ist die Follikelreifung gestört, wenn auch nicht ganz aufgehoben (3). LH ist dauerhaft erhöht; es fehlt der mittzyklische Peak. Dies hat zur Folge, daß die Ovulation ausbleibt. Die Thekazellen werden durch die erhöhten LH-Spiegel stimuliert und synthetisieren vermehrt Androgene (4), die jedoch aufgrund eines Aromatasemangels der Granulosazellen (5) nicht direkt in Östradiol umgewandelt, sondern in der Peripherie zu Östron aromatisiert werden (6).
Die Hyperandrogenämie ist meist mit einer erhöhten peripheren Insulinresistenz vergesellschaftet. Die Folge ist eine gleichzeitige Hyperinsulinämie. Insulin stimuliert synergistisch mit LH die Androgenbiosynthese in den Thekazellen des Ovars.
Morphologisch resultieren vergrößerte graue Ovarien, mit einer verdickten Tunica albuginea sowie multiplen Follikelzysten und hyperplastischen Thekazellen. Follikelsprungnarben und Corpus-luteum–Strukturen fehlen.
Symptomatik: Ist die Trias aus folgenden Symptomen vorhanden, spricht man auch vom **Stein-Leventhal-Syndrom**:
➤ Amenorrhö (mit resultierender Sterilität),
➤ Hirsutismus,
➤ Adipositas.
Die *Diagnose* basiert auf der Anamnese, der Symptomatik, den Hormonanalysen sowie dem sonographischen Bild der Ovarien, die eine Vielzahl von zystischen Strukturen erkennen lassen (👁 5.23).

👁 **5.24 Regelkreis der Cortisolsynthese beim AGS**

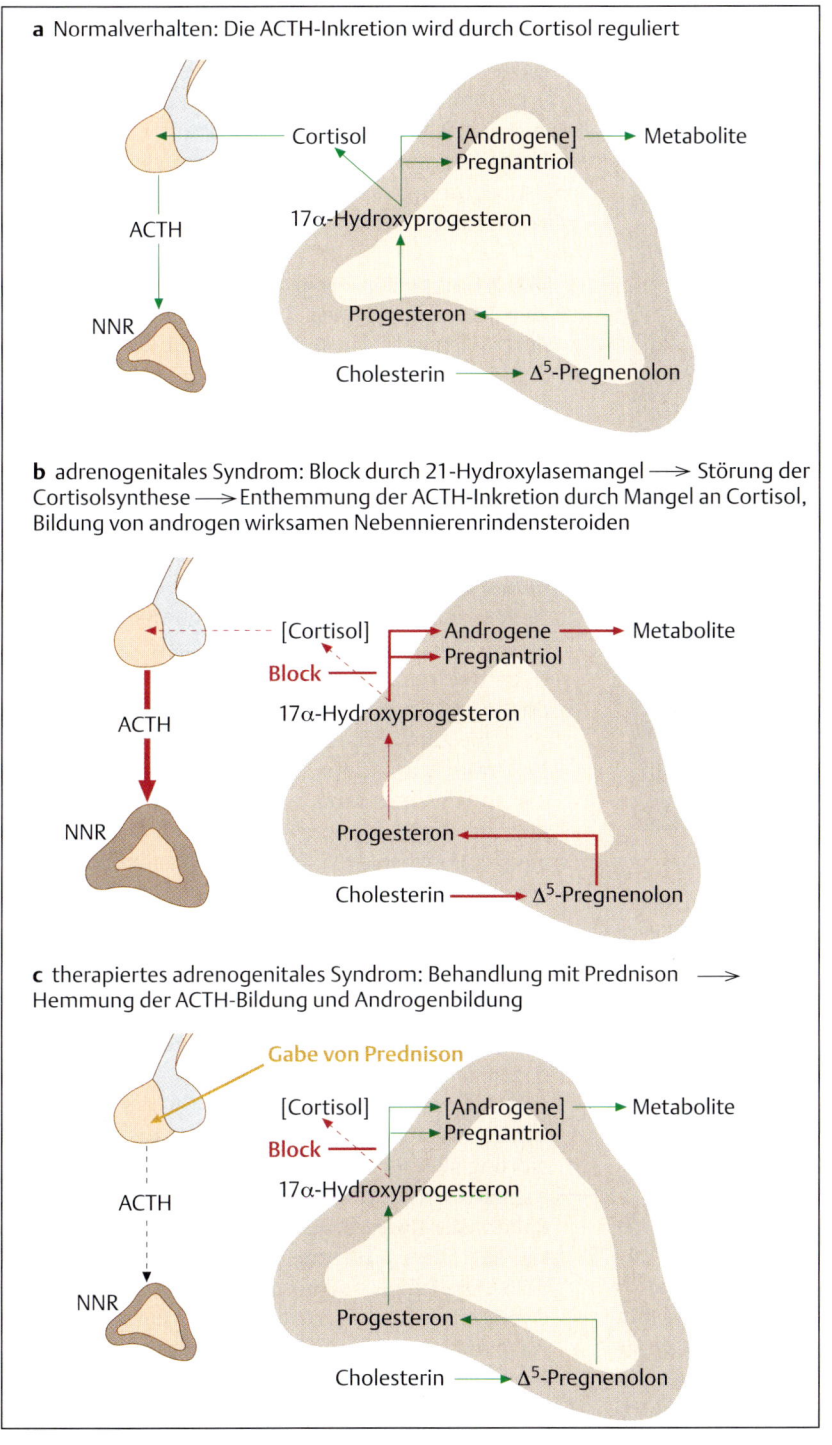

a Normalverhalten: Die ACTH-Inkretion wird durch Cortisol reguliert

b adrenogenitales Syndrom: Block durch 21-Hydroxylasemangel ⟶ Störung der Cortisolsynthese ⟶ Enthemmung der ACTH-Inkretion durch Mangel an Cortisol, Bildung von androgen wirksamen Nebennierenrindensteroiden

c therapiertes adrenogenitales Syndrom: Behandlung mit Prednison ⟶ Hemmung der ACTH-Bildung und Androgenbildung

Vom PCO abzugrenzen ist die sehr seltene **Hyperthecosis ovarii**, eine ovarielle Funktionsstörung mit ausgeprägter Hyperandrogenämie, die bis zum 8fachen der Norm betragen kann und zu entsprechenden Virilisierungssymptomen führt. Neben Hirsutismus und Alopezie kommt es zur Vertiefung der Stimmlage und zur Klitorisvergrößerung. Im Gegensatz zum PCO-Syndrom ergeben die Hormonanalysen bei stark erhöhten Testosteronwerten erniedrigte Gonadotropinkonzentrationen. Morphologisch ist das Ovar von zahlreichen Thekazellhyperplasieinseln durchsetzt und einem androgenproduzierenden Ovarialtumor vergleichbar.

◉ 5.25 Adrenogenitales Syndrom (AGS)

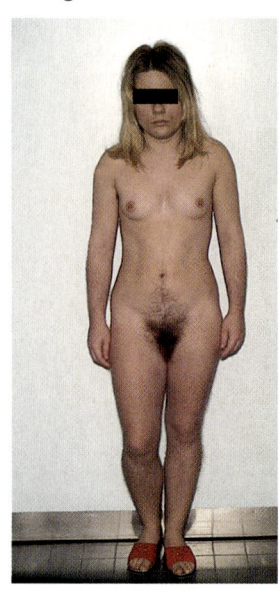
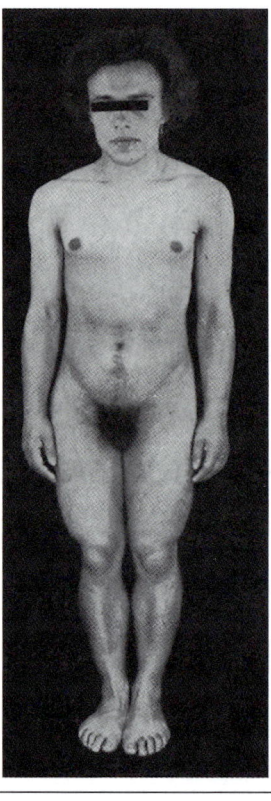

a angeborenes AGS   b Late-onset-AGS

a Virilismus bei einer Patientin mit angeborenem AGS (primäre Amenorrhö). **b** Hirsutismus bei sonst weiblichem Habitus bei einer 25jährigen Patientin mit einem postpuberal erworbenen AGS (Late-onset-AGS) und Nebennierenrindenhypertrophie (Körpergröße 160 cm, sekundäre Amenorrhö).

Der hyperandrogenämischen Ovarialinsuffizienz sind auch die Formen zuzurechnen, die auf eine erhöhte adrenale Androgensekretion infolge eines autosomal rezessiv vererbten Cortisolsynthesedefektes zurückzuführen sind. Aufgrund der resultierenden exzessiven ACTH-Ausschüttung werden in hyperplastischen Nebennieren vermehrt Cortisolvorstufen zu Androgenen weiterverarbeitet (◉ **5.2**, S. 49 u. ◉ **5.24**). Da die erhöhte Androgensynthese zur Virilisierung (◉ **5.25 a**) führt, wird dieses Krankheitsbild **adrenogenitales Syndrom (AGS)** genannt. Der mit 95 % häufigste Enzymdefekt ist der 21-Hydroxylasemangel. Ist zusätzlich die Mineralocorticoidsynthese beeinträchtigt, kann es zu schweren, ohne Therapie nicht mit dem Leben zu vereinbarenden Störungen im Salz-Wasser-Haushalt kommen (Salzverlustsyndrom). Gelegentlich manifestiert sich das AGS erst im geschlechtsreifen Alter mit Virilisierungserscheinungen wie z. B. Hirsutismus und Alopezie. Man spricht in diesem Fall von einem **Late-onset-AGS** (◉ **5.25 b**). Dabei handelt es sich vermutlich um gering ausgeprägte Formen des angeborenen 21-Hydroxylasemangels. Zur diagnostischen Abklärung empfiehlt sich die Bestimmung von Testosteron und 17α-Hydroxyprogesteron im Plasma. Aufgrund der Enzymblockade ist das 17α-Hydroxyprogesteron deutlich erhöht. Durch exogene ACTH-Zufuhr kommt es zum weiteren Anstieg dieses pathognomonischen Parameters. Bei allen Formen des AGS besteht die Therapie in einer entsprechenden Glucocorticoidsubstitution, die ggf. durch Mineralcorticoide ergänzt werden muß.

➤ **WHO-Gruppe III: Hypergonadotrope Ovarialinsuffizienz:** Leitsymptom ist stets die *primäre* oder *sekundäre Amenorrhö* (◉ **5.17**, S. 64 u. ◉ **5.19**, S. 66). Im Serum finden sich aufgrund der fehlenden ovariellen Östrogen- und Inhibinsekretion deutlich erhöhte FSH-Spiegel. Als häufigste *Ursache* für den hypergonadotropen Hypogonadismus kommen **genetische Störungen**, die das X-Chromosom betreffen, in Betracht wie z. B. das **Ullrich-Turner-Syndrom** mit dem Karyotyp 45 XO oder die **Gonadendysgenesie mit dem Karyotyp 46 XX oder 46 XY** (s. S. 7).
Neben genetischen Ursachen kommen in seltenen Fällen auch **immunologische Ursachen** für den vorzeitigen Untergang des Ovarialgewebes in Frage. Dabei dürfte es sich um eine Autoimmunerkrankung handeln, die zum Bild der **prämaturen Menopause** führt. Von prämaturer Menopause oder Climacterium praecox spricht man dann, wenn es vor dem 40. Lebensjahr zur Entwicklung einer primären Ovarialinsuffizienz kommt. In diesen Fällen ist die Symptomatologie des normalen Klimakteriums meist stärker ausgeprägt.
Auch **exogene Ursachen** wie Bestrahlung oder Chemotherapie können ein vorzeitiges Erlöschen der Ovarialfunktion nach sich ziehen.

➤ **WHO-Gruppe IV: Anatomisch bedingte Amenorrhöen:** Die in dieser Gruppe zusammengefaßten Patientinnen leiden nicht an einer Ovarialinsuffizienz. Das klinische Bild der Amenorrhö ist auf eine Anlagestörung oder Fehlentwicklung der Müller-Gangsysteme zurückzuführen. Das bekannteste Beispiel ist das **Rokitansky-Küster-Mayer-Syndrom** mit Vaginalaplasie bei Uterus bicornis rudimentarius solidus (s. S. 25). Die Tuben sind normal ausgebildet, ebenso die Ovarien. Auch die Funktion der Ovarien ist ungestört. Nach forcierter Abrasio zur Behandlung einer Fehlgeburt kann es zum Verlust des Endometriums kommen mit der Folge einer uterinen Amenorrhö **(Asherman-Syndrom)**.

➤ **WHO-Gruppe V: Prolaktinom:** Eine vermehrte Prolaktinausschüttung aus dem Hypophysenvorderlappen kann eine ovarielle Funktionsstörung nach sich ziehen. Der Schweregrad der Ovarialinsuffizienz hängt von der Höhe der Prolaktinspiegel im peripheren Blut ab. Bei Prolaktinomen mit Prolaktinspiegeln über 50 ng/ml tritt stets eine Amenorrhö auf. Normwerte für Prolaktin liegen unter 15 ng/ml (die Normwerte richten sich nach dem verwandten Standard). Bei Hyperprolaktinämie ist die Pulsatilität von LH und FSH weitgehend aufgehoben. Daraus resultiert eine inadäquate Stimulation der Ovarien, so daß Follikelreifung und Ovulation ausbleiben. Zur *diagnostischen Abklärung* sind neben der Prolaktinbestimmung eine CT-Untersuchung der Hypophyse und eine ophthalmologische Untersuchung zur Beurteilung des Blickfeldes angezeigt. Die *Primärtherapie* besteht in der Gabe von Dopaminagonisten, wie Bromocriptin, Lisurit oder Cabergolin. Unter dieser Therapie normalisieren sich dosisabhängig die Prolaktinspiegel. Die Prolaktinome werden sichtbar kleiner, meist ist eine neurochirurgische Therapie vermeidbar.

▶ **WHO-Gruppe VI: Hyperprolaktinämie ohne Tumor:** Hierbei handelt es sich um hyperprolaktinämische Zustände, ohne daß ein Prolaktinom mit Hilfe des Computertomogramms oder der NMR-Untersuchung nachweisbar ist. Diese **dysfunktionelle Hyperprolaktinämie** kann auf eine Schilddrüsenfunktionsstörung mit Hypothyreose zurückzuführen sein. Auch körperlicher und seelischer Streß können zu erhöhten Prolaktinspiegeln führen. Pharmaka, die in den Dopaminstoffwechsel eingreifen wie Sulpirid, Metoclopramid, α-Methyldopa, Reserpin, Cimetidin können eine Hyperprolaktinämie nach sich ziehen. Aus diesen Gründen ist zur Abklärung von Zyklusstörungen und Amenorrhöen die Medikamentenanamnese unerläßlich.

Zur *Behandlung* der mäßig ausgeprägten Hyperprolaktinämie kommen Dopaminagonisten in niedriger Dosierung in Frage. Auf diese Weise läßt sich meist die Zyklusstörung normalisieren.

▶ **WHO-Gruppe VII: Hypogonadismus durch Kompression:** Raumfordernde Prozesse in der Hypothalamus-Hypophysen-Region können zu ovariellen Funktionsstörungen führen, wenn sie die pulsatile Freisetzung von GnRH beeinträchtigen. Die Folge ist dann eine Störung der Freisetzung von FSH und LH aus dem Hypophysenvorderlappen. Meist handelt es sich dabei um **Kraniopharyngeome**, die aus der Rathke-Tasche hervorgehen, aber auch andere Tumoren wie Hamartome kommen dafür in Frage. Neben der Amenorrhö stehen neurologische Symptome sowie Kopfschmerzen, Übelkeit, Gesichtsfeldausfälle und Kreislaufstörungen im Vordergrund. Zur diagnostischen Abklä-

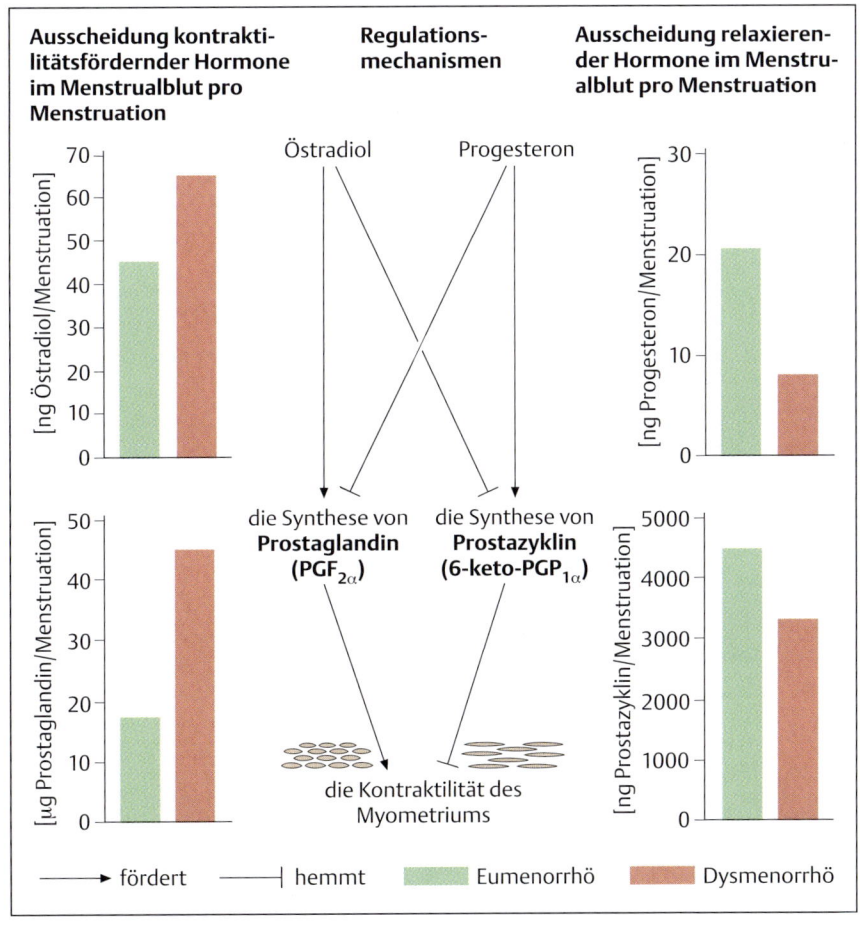

👁 **5.26 Regulation der Kontraktilität der Uterusmuskulatur**

In der Bildmitte sind die Regulationsmechanismen für die Kontraktilität der Uterusmuskulatur aufgezeichnet. Rechts und links daneben zeigen die Diagramme die Hormonausscheidung pro Menstruation im Menstruationsblut. Bei Patientinnen mit Dysmenorrhö sind die Faktoren, die das Myometrium relaxieren, erniedrigt, während die kontraktilitätsfördernden Faktoren in erhöhter Konzentration im Menstrualblut gefunden werden.

rung werden bildgebende Verfahren wie CT oder NMR eingesetzt. Als Therapie kommt nur die neurochirurgische Behandlung in Frage.

Dysmenorrhö

Nach ihrem zeitlichen Auftreten unterteilt man die Dysmenorrhö als schmerzhafte Menstruation in eine *primäre* und in eine *sekundäre* Form (s. S. 161). Die primäre Dysmenorrhö wird vorzugsweise während der Adoleszenz beobachtet und beruht auf einer langanhaltenden, schmerzhaften Uteruskontraktion während der Menstruation, verursacht durch eine verstärkte Bildung von Prostaglandin $F_{2\alpha}$ im Endometrium bei erniedrigter Prostazyklinbildung (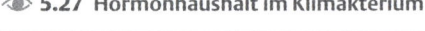 5.26, S. 73). Prostazyklin ist ein wesentlicher Modulator für die Relaxation des Myometriums. Die Synthese von Prostaglandinen im Endometrium wird durch Sexualsteroide reguliert, wobei Östradiol die Bildung von $PGF_{2\alpha}$ steigert und Progesteron diesen Effekt antagonisiert. Bei der Entstehung der Dysmenorrhö spielen zusätzlich psychische Faktoren eine wesentliche, oft verstärkende Rolle mit zunehmender Schmerz- und Erwartungsangst. Zur Behandlung der Dysmenorrhö reichen daher Zyklooxygenasehemmer oder Gestagene häufig nicht aus (s. S. 100). Die Therapie sollte durch ein psychosomatisch orientiertes Aufklärungsgespräch ergänzt werden. Die sekundäre Dysmenorrhö entwickelt sich meist im Rahmen einer Endometriose.

Prämenstruelles Syndrom, Klimakterium und Postmenopause

Prämenstruelles Syndrom

Jenseits des 35. Lebensjahres klagen viele Frauen in der 2. Zyklusphase über prämenstruelle Beschwerden, die mit verstärkter Ödemeinlagerung und Spannungsgefühl in den Brüsten sowie Störungen der seelischen Befindlichkeit einhergehen und als psychoneuroendokrine Dysfunktion umschrieben werden. Die Pathophysiologie dieses Beschwerdebilds ist unklar. Ein Zusammenhang mit der nachlassenden Corpus-luteum-Funktion wird diskutiert.

Aufgrund der ungeklärten Ätiologie ist auch die **Therapie** symptomorientiert. In Frage kommt die Substitution von Gestagenen, die Gabe von Dopaminagonisten sowie die Behandlung mit Diuretika (z. B. Spironolacton). In Einzelfällen können Psychopharmaka notwendig werden.

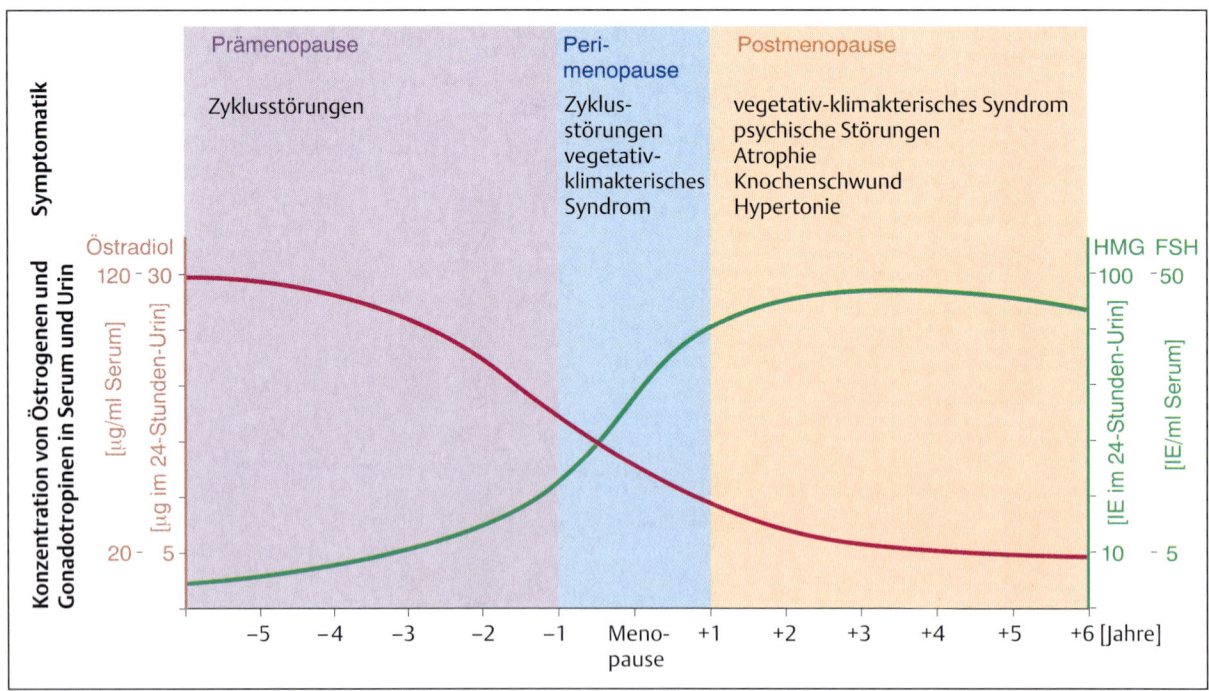

5.27 Hormonhaushalt im Klimakterium

Im Verlauf des Klimakteriums, welches hier in die Phasen Prä-, Peri- und Postmenopause unterteilt ist, sinkt der Östradiolspiegel aufgrund nachlassender Syntheseleistung des Ovars kontinuierlich ab. Kompensatorisch steigen die Gonadotropine im Serum und im Urin (hMG: humanes menopausales Gonadotropin) an. Parallel zum Östrogenabfall tritt das typische Beschwerdebild des Klimakteriums auf. Das vegetativ-klimakterische Syndrom ist gekennzeichnet durch Hitzewallungen, Schweißausbrüche, Herzklopfen, Schlaflosigkeit und eine Minderung der allgemeinen Leistungsfähigkeit. (modifiziert nach Kaiser und Daume)

◉ **5.28 Funktionskreis der Ovarien im Klimakterium**

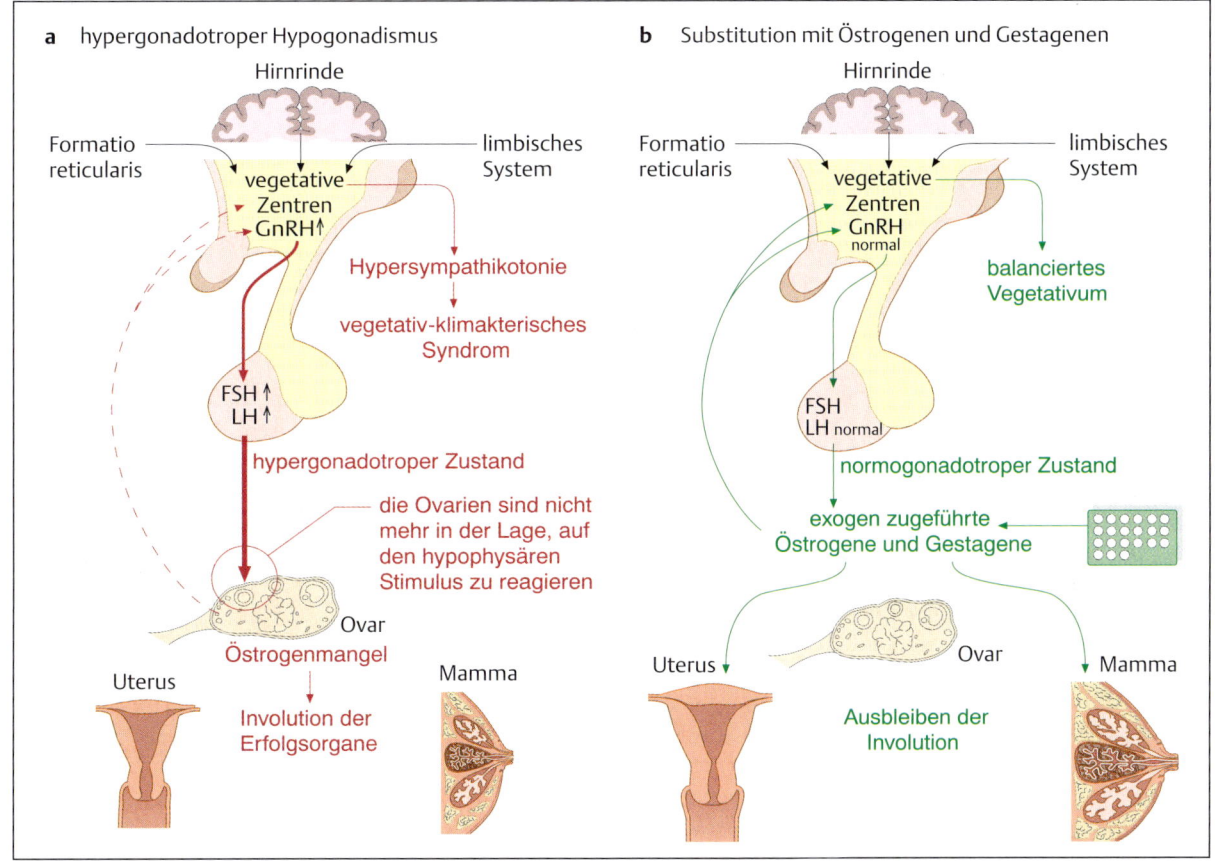

a Der Östrogenmangel führt zu einer Involution der Erfolgsorgane sowie zu einer Entzügelung des Hypothalamus-Hypophysen-Regelkreises. Dies hat eine Hypersympathikotonie mit den bekannten vegetativen Symptomen zur Folge. **b** Werden von außen Östrogene und Gestagene zugeführt, normalisiert sich die Rückkopplung auf das Hypothalamus-Hypophysen-System, wodurch sich die klimakterischen Beschwerden bessern.

Klimakterium und Postmenopause

Definition: Als Klimakterium bezeichnet man die Übergangsphase von der vollen Geschlechtsreife bis zum Senium (◉ **5.3**, S. 51). In diesen Zeitraum fällt die letzte vom Ovar gesteuerte Regelblutung, die Menopause. Die Menopause untergliedert das Klimakterium in einen *prämenopausalen* und einen *postmenopausalen* Abschnitt. Das durchschnittliche Menopausenalter ist mit 52 Jahren anzusetzen. Die Dauer des Klimakteriums ist unterschiedlich, es erstreckt sich durchschnittlich über einen Zeitraum von etwa 10 Jahren.

Endokrinologie: Während der Geschlechtsreife wird das Keimparenchym der Ovarien weitgehend verbraucht. Nach der Menopause finden sich im Ovar nur noch wenige Primordialfollikel. Das Ovar ist zu keiner Östrogensekretion mehr fähig (◉ **5.27**). Da die Ovarien nach der Menopause weder Östrogene noch Inhibin sezernieren, entfällt die negative Rückkopplung auf Hypothalamus und Hypophyse (◉ **5.28**). Die Folge ist eine verstärkte FSH- und LH-Ausschüttung aus dem Hypophysenvorderlappen. Es entwickelt sich das Bild des hypergonadotropen Hypogonadismus.

Zyklussymptomatik: Bereits in der Prämenopause kündigt sich das allmähliche Nachlassen der Ovarialfunktion durch Zyklusirregularitäten (dysfunktionelle Blutungen mit verlängerten und verkürzten Zyklen sowie Zwischenblutungen) an. Als Folge einer Follikelpersistenz werden verlängerte Blutungen aus glandulär-zystischem hyperplastischem Endometrium häufiger beobachtet (◉ **5.20**, S. 68). Zum Ausschluß pathologischer Ursachen kommt eine fraktionierte Abrasio (s. S. 205) mit anschließender histologischer Untersuchung in Betracht. Eine Blutung nach der Menopause sollte in jedem Fall durch Endometriumbiopsie abgeklärt werden. Nach Ausschluß von pathologisch-anatomischen Ursachen besteht die **Therapie** in einer zyklusgerechten Substitution von Östrogenen und Gestagenen. Sind die Blutungsstörungen durch endokrine Maßnahmen nicht behebbar, bleibt als letzter Ausweg die abdominale oder vaginale Hysterektomie, da häufig gleichzeitig anatomische Veränderungen wie submuköse oder intramurale Myome vorliegen.

Klimakterische Symptomatik: Alle im Klimakterium auftretenden, psychisch-vegetativen oder somatischen Symptome (👁 **5.29**) lassen sich auf das postmenopausale Östrogendefizit zurückführen. Etwa $^1/_3$ aller Frauen durchlebt das Klimakterium jedoch ohne subjektive Symptome. Ein weiteres Drittel gibt subjektiv-vegetative Beschwerden an. In einem weiteren Drittel der Fälle sind die Beschwerden stärker ausgeprägt und können durchaus Krankheitswert erreichen. Die auffälligsten **vegetativen Symptome** sind die Hitzewallungen, gefolgt von Schweißausbrüchen, oft einhergehend mit Herzklopfen, Schlaflosigkeit und Minderung der allgemeinen Leistungsfähigkeit.

Auch im **psychischen Bereich** kann es während des Klimakteriums zu Störungen kommen mit Neigung zu depressiver Verstimmung, erhöhter Reizbarkeit, Aggressivität, erhöhter Empfindsamkeit und Verletzbarkeit, einhergehend mit Stimmungsschwankungen. Diese Symptomatik kann verstärkt werden durch Veränderungen im persönlichen, familiären oder beruflichen Bereich.

Somatische Veränderungen: Die Folgen des Östrogendefizits in der Postmenopause manifestieren sich nicht nur an den klassischen Zielorganen wie Uterus, Vagina, Vulva und Brustdrüsen, sondern auch am Gefäß- und Skelettsystem. Jenseits des 50. Lebensjahres nehmen bei Frauen im Vergleich zu Männern *kardiovaskuläre Erkrankungen* wie Hypertonie, Hypercholesterinämie, Ar-

👁 **5.30 Osteoporotische Wirbelsäulenveränderung**

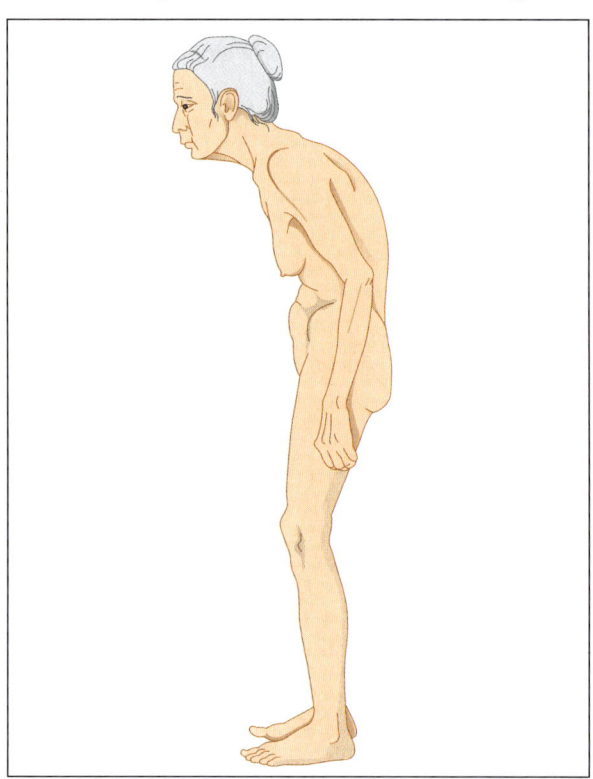

👁 **5.29 Manifestation klimakterischer Symptomatik**

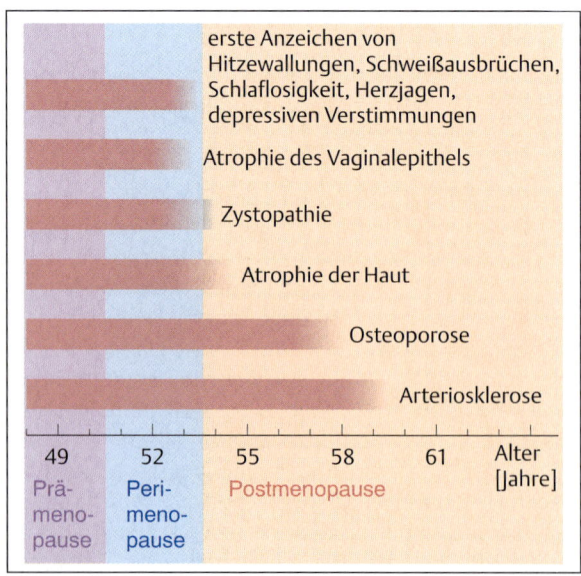

Dargestellt ist die Zeitspanne, innerhalb derer sich Auswirkungen der Umwandlungsprozesse des Klimakteriums erstmals manifestieren. Die Veränderungen bleiben (ohne Östrogensubstitution) für den Rest des Lebens bestehen.

👁 **5.31 Häufigkeit von Schenkelhalsbrüchen**

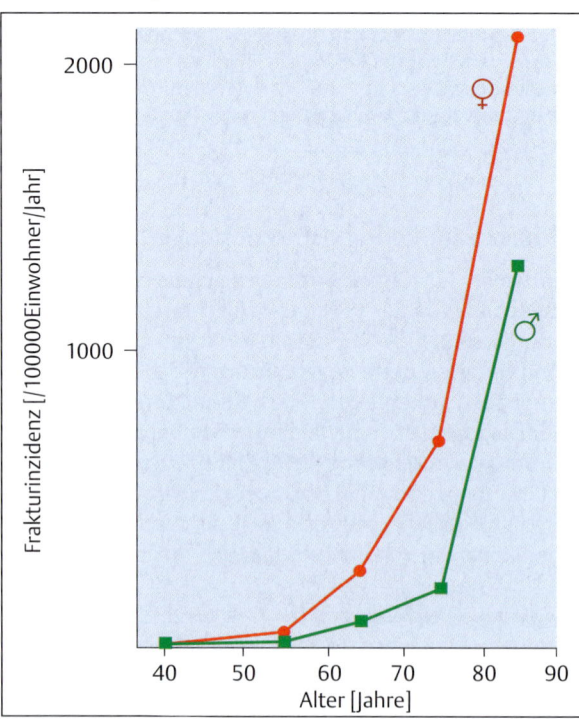

Altersabhängiger Anstieg der Inzidenz von Oberschenkelhalsfrakturen. Die signifikante Zunahme der Inzidenz tritt bei Frauen durchschnittlich 10 Jahre früher auf als bei Männern. (nach Melton und Riggs, [20])

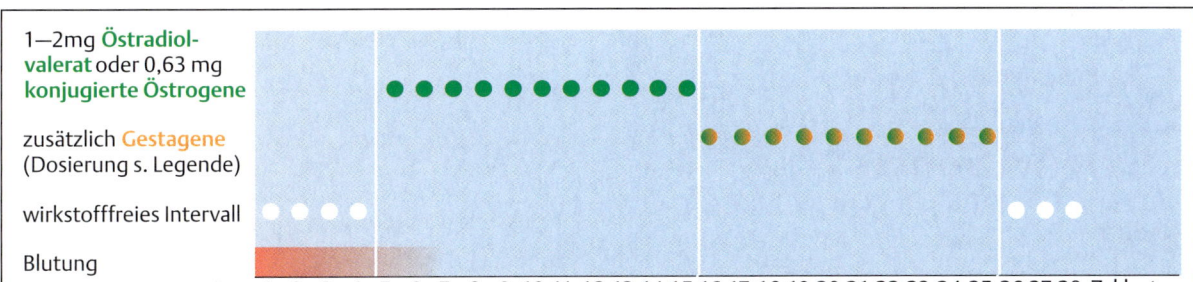

👁 **5.32** Einnahmeschema der oralen postmenopausalen Hormonsubstitution

Aus der Fülle der zur Verfügung stehenden Präparate seien hier nur einige Beispiele wie Climen (1 mg Cyproteronacetat), Cyclo-Progynova (0,5 mg Norgestrel) und Kliogest N (1 mg Norethisteronacetat) genannt.

teriosklerose und Myokardinfarkt überproportional zu. Die Relation von HDL-Cholesterin zu LDL-Cholesterin verschiebt sich zugunsten der LDL-Fraktion.

Am *Skelettsystem* beobachtet man bei Frauen in der Postmenopause eine beschleunigte Demineralisierung, die zur Osteoporose führen kann. Bei manifester Osteoporose beobachtet man Veränderungen an den Wirbelkörpern mit hochgradiger Demineralisierung und Einbrüchen an den Deckplatten sowie Keilwirbelbildungen. Dadurch kommt es zur Verkleinerung der Körpergröße mit Ausbildung von Kyphosen („Witwenbuckel") (👁 **5.30**). Der Mineralgehalt des Knochensystems hat dann mindestens um 30 % abgenommen. Klinisch äußern sich osteoporotische Beschwerden in Kreuz- und Rückenschmerzen und einer Zunahme von pathologischen Frakturen an Unterarm, Wirbelkörper und Schenkelhals (👁 **5.31**). Jenseits des 6. Dezenniums ist das weibliche Geschlecht von solchen Frakturen 6–8mal häufiger betroffen als das männliche.

Das Ausmaß der Osteoporose läßt sich durch Knochendichtebestimmungen mit der Absorptionsmetrie oder mit der quantitativen Computertomographie ermitteln.

Therapie: Zur Behandlung klimakterischer Beschwerden, seien sie vegetativer, psychischer oder somatischer Natur, empfiehlt sich eine Substitutionsbehandlung mit Östrogenen und Gestagenen (👁 **5.28 b**, S. 75). Dabei kommen natürliche Östrogene wie mikrogenisiertes Östradiol, Östradiolester oder konjugierte Östrogene zum Einsatz. Die Östrogene können oral, parenteral oder transkutan verabfolgt werden. Als ausreichende Tagesdosis werden 1–2 mg Östradiolvalerat oder mikrogenisierte Östrogene bzw. 0,6 mg konjugierte Östrogene angesehen. Zur Vermeidung einer überschießenden Proliferation des Endometriums (glandulär-zystische Hyperplasie, adenomatöse Hyperplasie) ist die zusätzliche Gabe von oral wirksamen Gestagenen über einen Zeitraum von 12–14 Tagen empfehlenswert (👁 **5.32**). Mit einer solchen Therapie lassen sich mit hoher Effektivität alle Beschwerden, die auf das Östrogendefizit zurückzuführen sind, beheben. Hitzewallungen und Schweißausbrüche sowie Beeinträchtigungen der seelischen Befindlichkeit bessern sich mit hoher Zuverlässigkeit.

Eine konsequente langjährig durchgeführte Substitution reduziert das relative Risiko von Herzinfarkt und Schlaganfall um 50 %. Zur Prophylaxe der Osteoporose sollte die Hormonsubstitutionsbehandlung durch eine ausreichende Zufuhr von ca. 1,5 g Calcium täglich (1 l Milch enthält 1250 mg Calcium) sowie eine eiweißreiche Ernährung und ausgewogene körperliche Aktivität ergänzt werden.

Zu den ernsten Nebenwirkungen, die mit einer längerfristigen Hormonsubstitution (10 Jahre) verbunden sind, zählt vor allen Dingen ein Anstieg der Mammakarzinom-Inzidenz von 2–3 % pro Jahr. Vermutlich handelt es sich dabei um eine frühere klinische Manifestation eines bis dahin okkulten Karzinoms. Diese durch die Östrogenbehandlung stimulierten Neoplasien haben allerdings eine günstige Prognose. Die Mortalität bezogen auf das Mammakarzinom steigt bei Frauen, die Hormone einnehmen, nicht an.

Literatur

Breckwoldt, M.: Diagnostik und Therapie von Androgenisierungserscheinungen bei der Frau. Diesbach, Berlin 1992

Breckwoldt, M., Zahradnik, H.P. Neulen, J.: Classification and diagnosis of ovarian insufficiency. In: Insler, V., Lunenfeld, B.: Infertility – Male and Female. Churchill Livingstone, Edinburgh 1993

Kuhl, H.: Hormonale Kontrazeption und Substitutionstherapie: Die Bedeutung des Gestagens für kardiovaskuläre Erkrankungen. Geburtsh. u. Frauenheilk. 52 (1992) 653–662

Lauritzen, C.: Osteoporoseprävention durch Östrogene und Gestagene. Gynäkologie 25 (1992) 31–35

6 Störungen der Fruchtbarkeit

M. Breckwoldt, C. Keck

6.1 Definitionen

Fertilität

= Fruchtbarkeit

Sterilität

= Unfruchtbarkeit

Eine Ehe oder Partnerschaft, bei der es trotz regelmäßigen, ungeschützten Geschlechtsverkehrs innerhalb eines Jahres zu keiner Schwangerschaft kommt, wird als steril bezeichnet.
Dabei muß zwischen einer primären und einer sekundären Sterilität unterschieden werden:
- **primäre Sterilität:** die Patientin war noch nie schwanger,
- **sekundäre Sterilität:** nach einer oder mehreren Schwangerschaften tritt trotz Kinderwunsch und regelmäßiger Kohabitation keine weitere Schwangerschaft ein.

Eine Sterilität (= *Impotentia generandi*) kann sehr unterschiedliche Ursachen haben. Bei einer *Impotentia coeundi* besteht aufgrund von Fehlbildungen oder einer erektilen Impotenz die Unfähigkeit, den Beischlaf in physiologischer Weise auszuführen. Bei einer *Impotentia concipiendi* kommt es nicht zu einer Verschmelzung der Gameten.

> Es empfiehlt sich jedoch, dem Paar gegenüber vorerst nur von einer Empfängnisschwierigkeit zu sprechen, um nicht den Eindruck zu erwecken, daß es sich um einen definitiven Zustand handelt.

Infertilität

Unter Infertilität (Synonym: *Impotentia gestandi*) versteht man das Unvermögen, nach erfolgter Konzeption die Frucht auszutragen und zu gebären. Als Ursache kommen sowohl genetische Störungen als auch Fehlbildungen des Uterus in Frage. Habituelle Aborte können die Folge einer uterinen Fehlbildung sein.

6.2 Epidemiologie

Bei regelmäßigem Geschlechtsverkehr und fertilen Partnern kommt es innerhalb eines Jahres in 80–85% der Fälle zu einer Empfängnis. In der Bundesrepublik Deutschland bleiben 10–15% aller Paare ungewollt kinderlos. Dabei kann es sich um eine Sterilität oder um eine Infertilität handeln. Die Ursache für die Kinderlosigkeit ist in ca. 35–40% der Fälle beim Mann, in ca. 40–50% der Fälle bei der Frau und in ca. 15% der Fälle bei beiden Partnern zu suchen. Bei 10–20% der Paare kann die Ursache nicht geklärt werden.

6.3 Ursachen

Eine Übersicht über mögliche Ursachen und deren Diagnostik geben 6.1 und 6.2, S. 80.

Störungen der weiblichen Fertilität

Kinderlosigkeit kann viele Ursachen haben. Große Bedeutung kommt dem Alter der Frau zu, ab dem Kinderwunsch besteht. Die Konzeptionschancen gehen nach dem 35. Lebensjahr stark zurück. 20% der Frauen, bei denen erst zwischen dem 30. und 35. Lebensjahr Kinderwunsch besteht, bleiben kinderlos. Dieser Prozentsatz steigt mit zunehmendem Lebensalter weiter an. Die Zeugungsfähigkeit des Mannes bleibt lange erhalten und nimmt erst ab dem 60. Lebensjahr deutlich ab.
Allerdings hat in den letzten Jahrzehnten auch die gewollte Kinderlosigkeit von 4% auf 8% zugenommen.

Eine Übersicht über die Häufigkeit der einzelnen Sterilitätsursachen bei der Frau gibt 6.1.

6.1 Sterilität der Frau: Ursachen und ihre Häufigkeit

Ursachen	Häufigkeit
hypothalamisch-hypophysär ovariell	ca. 60%
tubar uterin zervikal	ca. 15%
vaginal psychisch extragenital idiopathisch	ca. 25%

◉ 6.1 Diagnostisches Vorgehen bei Fertilitätsstörungen: Untersuchung des Mannes

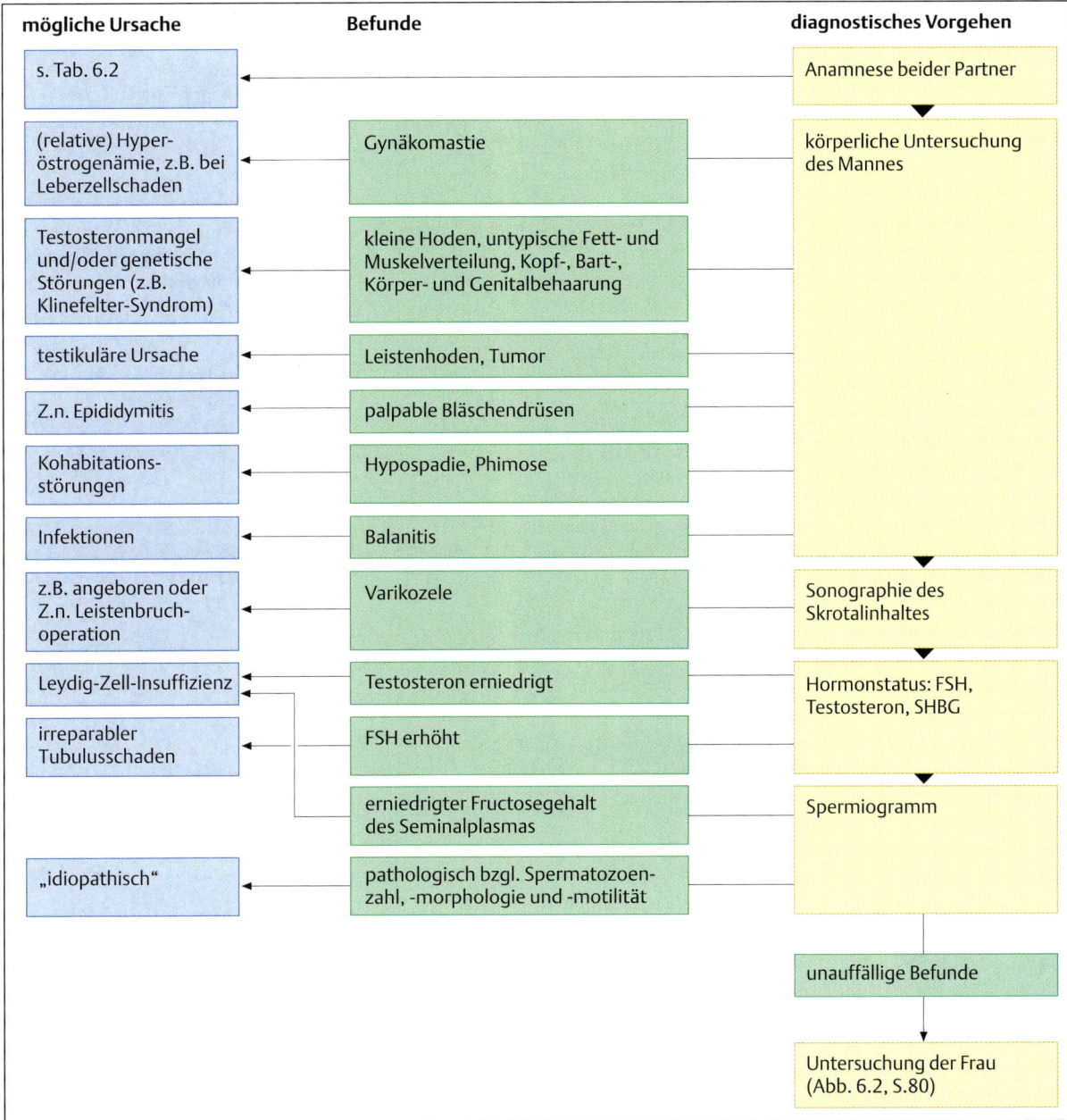

Hypothalamisch-hypophysäre Ursachen

Die GnRH-Sekretion kann in folgenden Situationen vermindert oder desynchronisiert sein (s. auch S. 47 ff):
➤ Hyperprolaktinämie, evtl. mit Galaktorrhö,
➤ Hypophyseninsuffizienz (Sheehan-Syndrom),
➤ Hypophysentumoren,
➤ chronische Streßsituationen,
➤ Intensivtraining beim Hochleistungssport,
➤ Anorexia nervosa, anorektische Reaktionen und Bulimie,
➤ idiopathische hypothalamische Insuffizienz.

Eine gestörte GnRH-Sekretion kann zu einer ovariellen Dysfunktion mit anovulatorischen Zyklen, Corpus-luteum-Insuffizienz oder primärer bzw. sekundärer Amenorrhö als Sterilitätsursache führen.

Die Klassifikation der ovariellen Fehlfunktionen nach dem WHO-Schema ist in ⊤ 5.3 auf S. 67 dargestellt.

Die **Hyperprolaktinämie** führt abhängig von ihrem Schweregrad zur Beeinträchtigung der hypophysären FSH- und LH-Freisetzung mit Aufhebung der Pulsatilität. Erhöhte Prolaktinspiegel hemmen somit indirekt die FSH- und LH-Freisetzung aus dem Hypophysenvorderlappen.

6 Störungen der Fruchtbarkeit

6.2 Diagnostisches Vorgehen bei Fertilitätsstörungen: Untersuchung der Frau

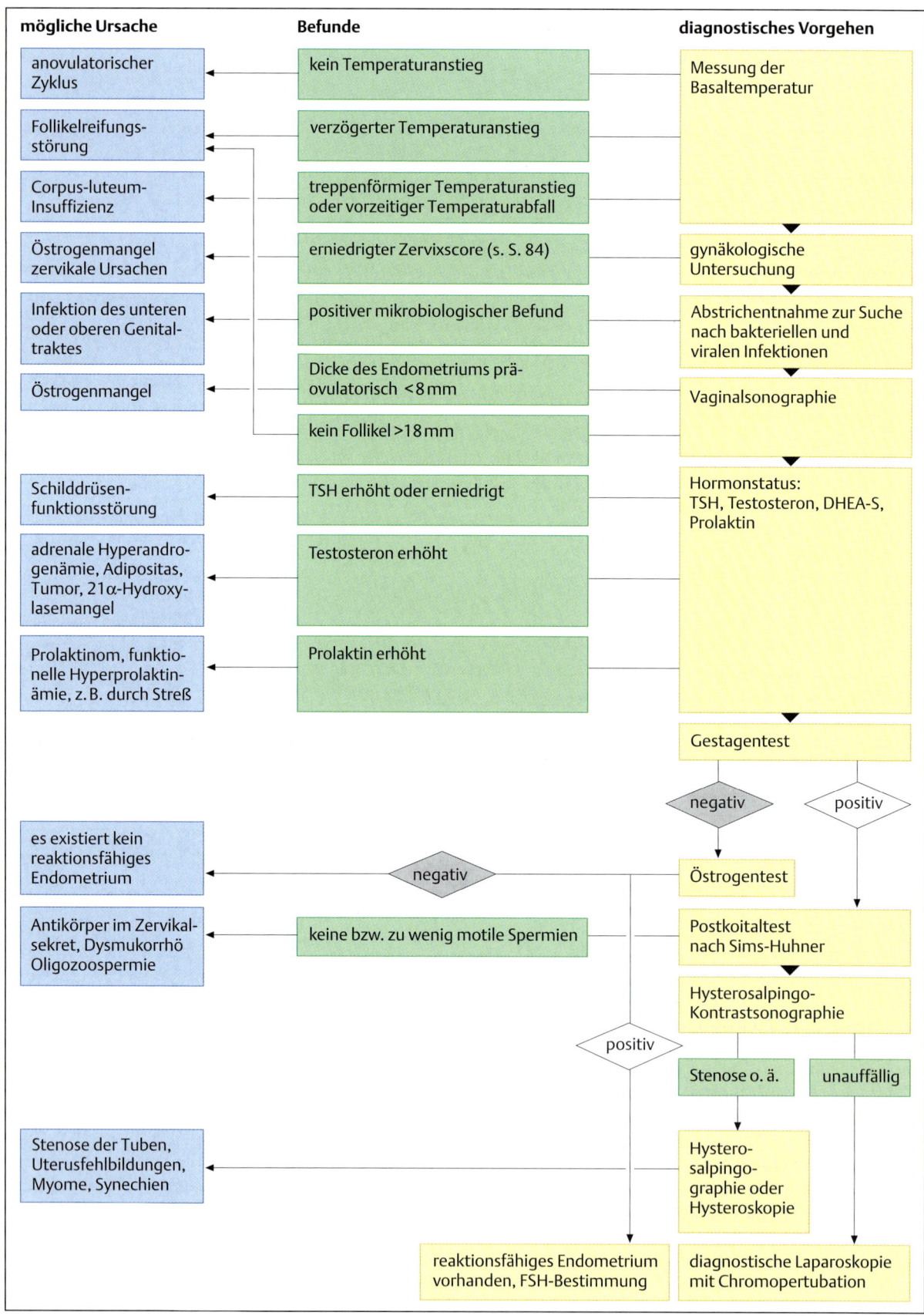

Ovarielle Ursachen

Alle ovariellen Funktionsstörungen zusammengenommen machen etwa 30% aller Sterilitätsursachen aus. Ursachen ovarieller Störungen sind im Kapitel „Geschlechtsspezifische Funktionen und ihre Störungen", S. 47ff beschrieben. Als Ursachen für eine Sterilität kommen insbesondere in Frage:
- genetische Ursachen (s. S. 5ff),
- Gonadendysgenesie (s. S. 6f),
- Climacterium praecox (s. S. 72),
- zystische Veränderungen der Ovarien (s. S. 171ff),
- polyzystische Ovarien (Stein-Leventhal-Syndrom, s. S. 70) mit Hyperandrogenämie,
- Ovarialtumoren (s. S. 173ff und 209ff),
- Ovarialendometriose (s. S. 161ff).

Störungen im Bereich der Tuben

Postinfektiöse Veränderungen: Zu den häufigsten organisch bedingten Ursachen einer Sterilität zählen postinfektiöse Veränderungen an den Eileitern mit Verschluß der Tuben und Adhäsionen. Als Ursache kommt eine aszendierende Infektion mit Gonokokken, Streptokokken, Staphylokokken, Mykoplasmen oder Chlamydien sowie eine auf die Adnexe übergreifende Entzündung der Nachbarorgane, z.B. eine Appendizitis, in Frage. Chlamydien sind die weitaus häufigsten Erreger, die zur tubaren Sterilität führen. Meist kommt es dabei zu einem Verschluß im ampullären Bereich der Tube. Adhäsionen können die Motilität der Tuben und den Eiauffangmechanismus beeinträchtigen.
Endometriose mit Salpingitis isthmica nodosa: Konglomerattumoren als Folge einer Entzündung oder Endometriose (s. S. 160ff) führen zu einer Beeinträchtigung der Tubenmotilität oder zu einem Verschluß der Tube.

Uterine Ursachen

(8% der Fälle, einschließlich zervikaler und vaginaler Ursachen)

Entzündliche oder traumatische Schädigung des Endometriums: Durch eine forcierte Abrasio, z.B. nach einer Fehlgeburt, kann es zum Verlust des Endometriums kommen. Aufsteigende Infektionen können zu intrauterinen Synechien und zu Deformationen des Cavum uteri führen. Posttraumatisch entstandene Synechien werden als Asherman-Syndrom bezeichnet.
Myome: Aufgrund eines minderwertig ausgebildeten Endometriums im Bereich des Myoms führen vor allem submuköse Myome zu einer erschwerten Implantation der befruchteten Eizelle. Intramurale und subseröse Myome sind nur selten, z.B. wenn sie den Tubenabgang verlegen, Ursache einer Sterilität. Sie führen aber möglicherweise im weiteren Verlauf der Schwangerschaft zu Problemen.
Angeborene Uterusanomalien: Angeborene Fehlbildungen des Uterus (s. S. 25ff) können zu trophischen Störungen bzw. zu einem minderwertig ausgebildeten Endometrium, z.B. im Bereich eines Uterusseptums, führen und damit ebenfalls die Implantation einer befruchteten Eizelle erschweren.

Lageanomalien: Lageanomalien der Gebärmutter (s. S. 242ff) spielen als Ursache einer Sterilität keine Rolle.

Zervikale Ursachen

Dysmukorrhö: Unter den zervikalen Sterilitätsursachen spielt die Dysmukorrhö, die mit einem wenig spinnbaren, viskösen und für Spermatozoen nur schwer penetrierbaren Zervixschleim einhergeht, eine wichtige Rolle. Aufgrund der antiöstrogenen Wirkung ist es eine relativ häufige unerwünschte Wirkung einer Behandlung mit Clomifen. Sie kann jedoch auch Folge von Follikelreifungsstörungen, Infektionen und anatomischen Veränderungen sein.
Anatomische Veränderungen der Zervix: Anatomische Veränderungen an der Cervix uteri, wie Risse (z.B. nach einer Geburt: Emmet-Risse), Narben, Zustand nach Konisation, können die Empfängnis erschweren oder gar unmöglich machen.
Infektionen: Die Bedeutung zervikaler Infektionen ist umstritten und der Nachweis eines negativen Einflusses von Mykoplasmen und Chlamydien auf die Motilität der Spermien konnte nie erbracht werden. Wegen der Gefahr einer aufsteigenden Infektion ist eine Behandlung aber auf jeden Fall indiziert. Außerdem können Infektionen der Zervix Ursache einer Dysmukorrhö sein.
Spermaimmunität: Die Bedeutung immunologischer Sterilitätsfaktoren wird oft überschätzt. Nur selten sind immobilisierende Antikörper gegen Spermatozoen oder agglutinierende Faktoren für eine Sterilität verantwortlich.

Vaginale Ursachen

Als Ursache einer Sterilität kommen kongenitale Anomalien (s. S. 25ff), entzündliche oder posttraumatische Stenosen sowie Infektionen in Frage.

Psychogene Ursachen

Störungen der normalen Sexualität mit Dyspareunien (Schmerzen beim Geschlechtsverkehr), fehlender Libido, Frigidität und Anorgasmie sowie Vaginismus (Scheidenkrampf) lassen sich oft auf psychische Konfliktsituationen zurückführen und können Ursache einer Sterilität sein (s. auch S. 110ff).
Ebenso können Eheprobleme mit Angst vor Scheidung bzw. Trennung, berufliche oder soziale Konflikte, Angst

vor der durch die Schwangerschaft veränderten ehelichen Situation, der Konflikt zwischen Beruf und Familie sowie ein übersteigerter Kinderwunsch große Bedeutung erlangen.

Diese Zusammenhänge lassen sich nur durch ausführliche und einfühlsame Gespräche mit beiden Partnern ermitteln. In leichteren Fällen stellen solche Gespräche gleichzeitig die Therapie dar. In schwerwiegenden Fällen ist die Überweisung zum Psychotherapeuten erforderlich.

Extragenitale Ursachen

Insbesondere Störungen in anderen Hormonregelkreisen und schwere chronische Erkrankungen können die Fruchtbarkeit stören:
- Nebenniere:
  - AGS (adrenogenitales Syndrom, s. S. 71 f),
  - adrenale Hyperandrogenämie,
  - Morbus Cushing,
  - Morbus Addison,
  - Tumoren,
- Schilddrüse:
  - Hypothyreose,
  - Hyperthyreose,
- Diabetes mellitus (unbehandelt),
- Drogen-, Alkohol- und Nikotinabusus.

Störungen der männlichen Fertilität

Die medizinische Betreuung des Partners erfolgt in der Regel durch den Andrologen bzw. durch den andrologisch versierten Gynäkologen.

Als Ursachen für eine männliche Infertilität kommen in Frage:
- hypothalamisch-hypophysäre Ursachen:
  - Hypophysen-Vorderlappeninsuffizienz,
  - Hyperprolaktinämie,
- primäre Schädigung des Hodens:
  - genetische Ursachen,
  - Entzündungen,
  - Intoxikation und Medikamente,
  - Wärmeschäden,
- Störungen im Bereich der Samenwege:
  - Stenose,
  - retrograde Ejakulation,
- immunologische Sterilität: durch Spermatozoenautoantikörper im Seminalplasma kommt es zu einer Antigen-Antikörper-Bindung,
- psychische Ursachen: eine ungenügende Erektion oder eine fehlende bzw. verfrühte Ejakulation kann zur Impotenz des Mannes führen und damit Ursache einer Kinderlosigkeit sein (s. S. 81),
- extragenitale Ursachen.

6.4 Diagnostik bei Fertilitätsstörungen

Die Abklärung einer Sterilität oder Infertilität muß sich immer auf beide Partner erstrecken.

Das diagnostische Vorgehen ist in **6.1** (Diagnostik beim Mann) und **6.2** (Diagnostik bei der Frau) zusammengefaßt.

Anamnese

Am Anfang der Behandlung von Paaren mit Kinderwunsch steht das ausführliche Gespräch mit beiden Partnern (s. auch **6.2**). Im Vordergrund steht die allgemeine Anamnese und bei der Frau zusätzlich noch die gynäkologische Anamnese mit der Erhebung einer genauen Zyklusanamnese. Wichtig ist auch die Medikamentenanamnese, da z.B. Psychopharmaka zu einer Hyperprolaktinämie führen können. Häufig können bereits erste Ratschläge erteilt werden, z.B. Einhaltung des Konzeptionsoptimums.

Diagnostische Maßnahmen beim Mann

Vor jeder invasiven diagnostischen Maßnahme bei der Frau ist es unbedingt erforderlich, die Fertilität des Partners anhand eines Spermiogrammes abzuklären.

Die Untersuchung des Mannes sollte auch dann erfolgen, wenn bei der Frau eine mögliche Ursache bekannt ist, da bei 15% der Paare sowohl gynäkologische als auch andrologische Störungen vorliegen.

Klinische Untersuchung

Bei der körperlichen Untersuchung sollten vor allem die Körperproportionen hinsichtlich der geschlechtsspezifischen Muskel- und Fettverteilung sowie die geschlechtsspezifische Ausprägung der Kopf-, Bart-, Körper- und Genitalbehaarung beurteilt werden. Das Vorliegen einer Gynäkomastie kann z.B. auf eine relative Hyperöstrogenämie bei Leberzellschaden hinweisen.

Bei der Palpation von Hoden und Nebenhoden achtet man auf Lage, Größe und Konsistenz und bei der Untersuchung des Penis auf das Vorliegen einer Hypospadie, Phimose oder Balanitis. Die Untersuchung des Skrotums

T 6.2 Anamnese bei Fertilitätsstörungen

Einteilung	Fragen nach
Fragen an beide Partner	
psychische Faktoren	– Ablehnung der Mutterrolle, – übersteigerter Kinderwunsch, – seelische Konflikte, – Frigidität, – Vaginismus
Familienanamnese	– Erbkrankheiten, – Kinderlosigkeit bei nahen Verwandten
Allgemeinerkrankungen	– Stoffwechselerkrankungen (Diabetes mellitus), – Schilddrüse: Hypo- bzw. Hyperthyreose, – Nebenniere: Cushing-Syndrom, adrenogenitales Syndrom, M. Addison, – chronische Erkrankungen (Leber, Niere, arterielle Hypertonie, Morbus Crohn), – Infektionen (Hepatitis, Tbc), – Adipositas
Medikamente	nach allen eingenommenen Medikamenten, insbesondere aber nach – Psychopharmaka, – Dopaminagonisten
Suchtmittel	– Nikotin, Alkohol, Drogen
Umweltfaktoren	– Kontakt mit Strahlen, Lösungsmitteln, Schwermetallen
bisherige Diagnostik und Therapie	
Fragen an die Frau	
Operationen	– z.B. Appendektomie, Cholezystektomie
Zyklusanamnese	– Menarche, – Amenorrhö (primär, sekundär), – Oligo-, Polymenorrhö, – Dysmenorrhö, – Hypo-, Hypermenorrhö, – Schmier- und Durchbruchsblutungen, – Ovulationen (Basaltemperaturkurve)
gynäkologische Erkrankungen	– Infektionen (Pilze, Trichomonaden, Chlamydien, Mykoplasmen, Lues, Gonorrhö), – Endometriose, – Uterusmyome, – Polypen (Zervix, Korpus), – Tumoren
gynäkologische Operationen	– Abrasio, – Operationen an Uterus und Adnexe
Schwangerschafts- und Sexualanamnese	– Sterilität (primär, sekundär), – Infertilität, – Dauer des Kinderwunsches, – Koitusfrequenz
Fragen an den Mann	
Allgemeinerkrankungen	– Kinderkrankheiten (Mumps), – Gefäßerkrankungen
andrologische Erkrankungen	– Hodenhochstand, – Leistenbruch, – Varikozele

beinhaltet auch den sonographischen Ausschluß einer asymptomatischen Varikozele. Bei der rektalen Untersuchung fühlt sich die kastaniengroße Prostata derb-elastisch an. Die Bläschendrüsen sind nur im Falle einer postentzündlichen Verdickung zu palpieren. Ggf. muß eine Prostatamassage zur mikroskopischen und bakteriellen Untersuchung des Sekrets erfolgen.

Hormonstatus

Die wichtigsten endokrinen Parameter zur Beurteilung der Hodenfunktion sind FSH und Testosteron im Plasma. Erhöhte FSH-Werte weisen auf einen irreparablen Tubulusschaden hin. Erniedrigte Testosteronwerte sind Zeichen einer Leydig-Zell-Insuffizienz.

Spermiogramm

Wichtigstes Kriterium zur Beurteilung der Zeugungsfähigkeit des Mannes ist neben der Anamnese und der klinischen Untersuchung das Spermiogramm. Der durch Masturbation frisch gewonnene Samen wird ungefärbt unter dem Mikroskop untersucht. Dabei wird die Menge des Ejakulats bestimmt, die Spermatozoendichte und -motilität beurteilt. Der Normalbefund ist in **T 6.3** dargestellt, die pathologischen Befunde sind in **T 6.4** zusammengefaßt. Bei einer Fertilitätsstörung, die mit einem pathologischen Spermiogramm einhergeht, besteht häufig gleichzeitig eine Oligo-, eine Astheno- und eine Teratozoospermie, die als **OAT-Syndrom** bezeichnet wird. Zur Beurteilung des Seminalplasmas wird der Fructosegehalt und die Carnitinkonzentration bestimmt. Ein erniedrigter Fructosegehalt kann auf eine mangelnde Androgenbildung bei Leydig-Zell-Insuffizienz hinweisen.

> Aufgrund physiologischer Schwankungen der Spermienzahl sollte das Spermiogramm nicht nur bei pathologischen Befunden nach ca. 8 Wochen wiederholt werden.

Diagnostische Maßnahmen bei der Frau

Gynäkologische und klinische Untersuchung

(s. S. 32ff)

Zervixbeurteilung

Zervixscore: Beurteilt wird am besten zur Zeit der Zyklusmitte die Muttermundweite, das Mukusvolumen, die Spinnbarkeit (s. S.58f) sowie das Farnkrautphänomen (👁 **5.12**, S.59).

Zyklusdiagnostik

Basaltemperatur: Mittels Basaltemperaturkurve (s. auch S.62) läßt sich feststellen, ob ein ovulatorischer oder anovulatorischer Zyklus vorliegt. Gleichzeitig dient sie der Ermittlung des optimalen Konzeptionszeitpunktes. Auch Hinweise auf eine gestörte Corpus-luteum-Funktion lassen sich anhand der Kurve ablesen.

T 6.3 Normwerte des Spermiogramms: Normozoospermie (nach WHO)

Kriterium	Normwert
Menge des Ejakulats	2,0–6,0 ml
pH-Wert	7,0–7,8
Verflüssigungszeit	15–30 min
Spermatozoendichte	20–80 Mio./ml
Motilität	60–70%
Morphologie	< 20% Fehlformen

T 6.4 Pathologische Befunde im Spermiogramm

Bezeichnung	Befund
Aspermie	kein Sperma
Azoospermie	keine Spermatozoen im Ejakulat
Kryptozoospermie	< 1 Mio. Spermatozoen/ml
Oligozoospermie	< 20 Mio. Spermatozoen/ml
Polyzoospermie	> 250 Mio. Spermatozoen/ml
Asthenozoospermie	Motilität herabgesetzt
Teratozoospermie	> 50% abnormale Formen

👁 **6.3 Follikelreifung**

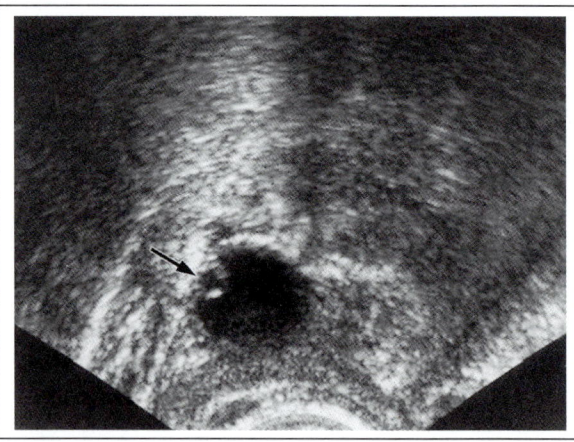

Follikelreifung, 15. Zyklustag. Der Frontalschnitt zeigt den Cumulus oophorus (→) in einem sprungreifen Follikel. (aus [21])

Durchführung: Jeden Morgen zur gleichen Zeit wird die Körpertemperatur direkt nach dem Aufwachen noch vor dem Aufstehen (!) sublingual, vaginal oder rektal gemessen und in ein Kurvenblatt eingetragen.

Auswertung: Kurz vor der Ovulation wird die niedrigste Temperatur registriert, unmittelbar nach dem Eisprung steigt sie aufgrund der Progesteronsekretion aus dem Corpus luteum um 0,4–0,6°C an. Bei normaler Lutealfunktion bleibt die Körpertemperatur 12–14 Tage erhöht

6.4 Diagnostisches Vorgehen bei Verdacht auf Ovarialinsuffizienz

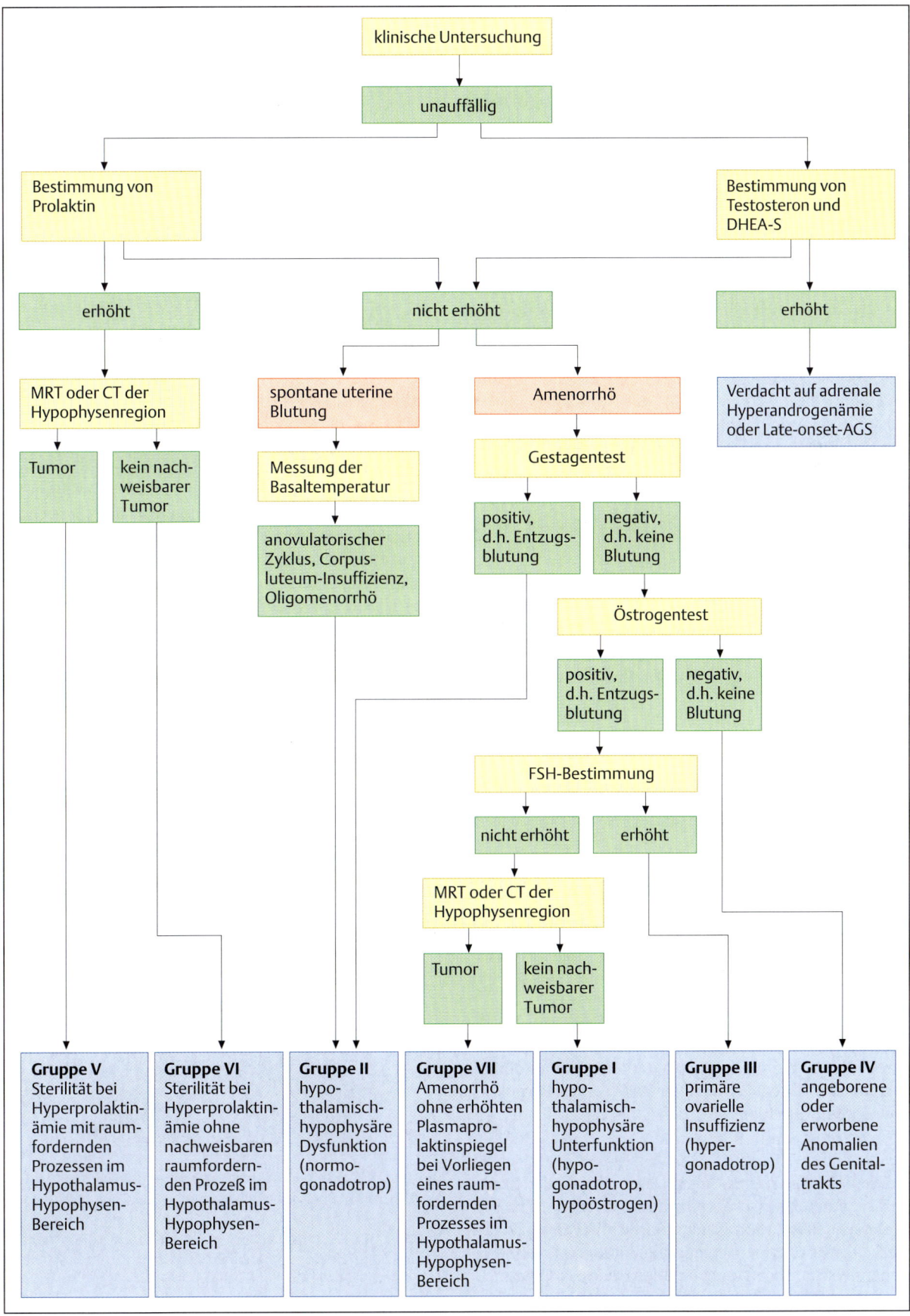

Algorithmus zum diagnostischen Vorgehen bei Verdacht auf Ovarialinsuffizienz entsprechend der WHO-Klassifikation (1976; s. auch S. 67).

(👁 5.16, S. 62). Im Falle einer Schwangerschaft besteht die Hyperthermie über einen Zeitraum von 80–100 Tagen. Verläuft der Temperaturanstieg treppenförmig oder bleibt die Temperatur kürzer als 10 Tage erhöht, weist das auf eine Corpus-luteum-Insuffizienz hin (s. S. 69). Erfolgt der Temperaturanstieg verspätet, kann eine Follikelreifungsstörung vorliegen.

Ultraschall: Die Vaginalsonographie ist bei der Diagnostik von Zyklusstörungen von großer Bedeutung. Sie ermöglicht eine Aussage über den Zustand des Endometriums, das normalerweise präovulatorisch eine Dicke von 8–10 mm aufweist, und dient der Kontrolle der Follikelreifung (👁 6.3, S. 84) sowie der Lokalisation der Follikel bei der Oozytengewinnung durch transvesikale oder transvaginale Punktion (der dominante, präovulatorische Follikel hat normalerweise einen Durchmesser von 18–20 mm). Außerdem ergeben sich Hinweise auf eine Ovulation. Bei der Überwachung des stimulierten Zyklus ist die Vaginalsonographie zum Ausschluß einer ovariellen Überreaktion mit Polyovulationen (s. S. 87ff). unverzichtbar.

Labor

Schilddrüsenparameter, Androgene (Testosteron und DHEA-S im Serum) sowie Prolaktin sind wichtige Bausteine in der Sterilitätsdiagnostik.
👁 6.4 zeigt eine Übersicht über das diagnostische Vorgehen bei Verdacht auf eine Ovarialinsuffizienz.

Funktionstests

Gestagentest, Östrogentest: Besteht eine nichtschwangerschaftsbedingte Amenorrhö, müssen folgende Fragen geklärt werden:
➤ Ist reaktionsfähiges Endometrium vorhanden?
➤ Unterliegt dieses Endometrium einem ausreichenden Östrogeneinfluß?
Zu diesem Zweck wird zunächst der Gestagentest durchgeführt. Er beantwortet die zweite Frage. Fällt er negativ aus, wird der Östrogentest durchgeführt. Das genaue Procedere ist auf S. 63ff beschrieben.

Clomifentest: Fällt der Gestagentest positiv aus, kann anhand des Clomifentests geprüft werden, ob eine Follikelreifung mit anschließender Ovulation und Corpus-luteum-Bildung induziert werden kann. Dieser Test ist auf S. 65 beschrieben.

Postkoitaltest nach Sims-Huhner: Dieser Test sollte unmittelbar präovulatorisch durchgeführt werden. Nach 5tägiger sexueller Karenz erfolgt ungeschützt Geschlechtsverkehr. 12 Stunden nach der Kohabitation wird Zervixschleim entnommen und unter dem Mikroskop betrachtet. Dabei lassen sich Aussagen über die Qualität des Zervixschleims sowie über Zahl und Motilität der Spermatozoen machen.

Kurzrok-Miller-Test: Bei diesem Test werden Zervikalsekret und Spermien auf einen Objektträger aufgebracht. Nach 5 und 30 Minuten werden Anzahl und Motilität der Spermatozoen im Zervikalsekret geprüft. Die Aussagekraft dieses Tests ist allerdings umstritten.

Kremer-Test: Beim Kremer-Test wird Zervikalmukus blasenfrei in Kapillarröhrchen aufgezogen. Nachdem die Röhrchen an einem Ende verschlossen wurden, werden sie an einer Platte mit einer Millimeterskala befestigt, mit dem offenen Ende in das Ejakulat getaucht und bei 37 °C und 100 % Luftfeuchtigkeit inkubiert. Nach 0,5, 2 und 6 Stunden werden Eindringtiefe, Anzahl und Beweglichkeit der Spermatozoen beurteilt.

Bildgebende Verfahren

Hysterosalpingographie: Die Hysterosalpingographie mit Kontrastdarstellung des Cavum uteri und der Tuben wird als aussagekräftigstes bildgebendes Verfahren bei Verdacht auf eine uterine Fertilitätsstörung (Synechien, Septen, Myome) sowie zum Ausschluß bzw. zur Lokalisation eines Verschlusses im Bereich der Tuben durchgeführt. Diese Untersuchung sollte jedoch nur nach Ausschluß akut entzündlicher Genitalerkrankungen erfolgen. Unter Durchleuchtung läßt sich die Verteilung des wasserlöslichen Kontrastmittels und der Austritt durch die Tuben in die freie Bauchhöhle verfolgen. Das Cavum uteri ist normalerweise dreizipflig. Doppelbildungen,

👁 **6.5 Hysterosalpingographie**

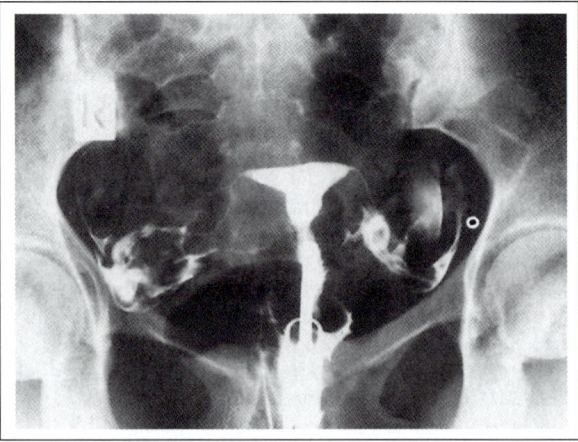

Bei der radiologischen Hysterosalpingographie wird jodhaltiges Kontrastmittel über das Uteruskavum in den Genitaltrakt eingebracht. Bei offenen Tuben füllt sich das Tubenlumen, und das Kontrastmittel tritt in die freie Bauchhöhle aus. Die Röntgenaufnahme zeigt ein Summationsbild des Kontrastmittelverhaltens (Aufnahme von Dr. Guffler, aus [15]).

◉ 6.6 Operationshysteroskop (Resektoskop)

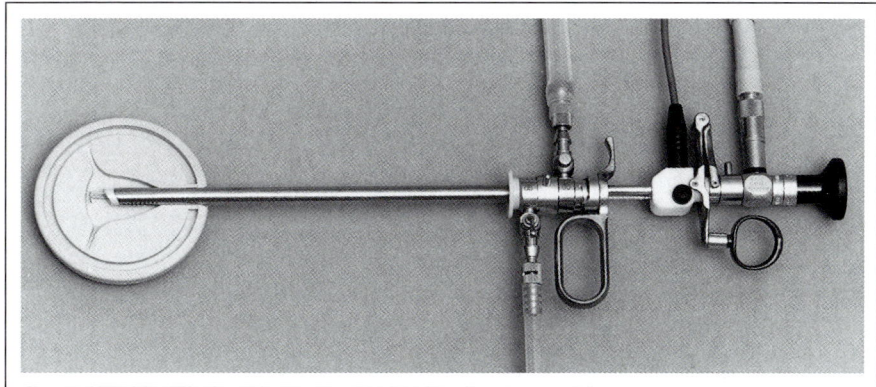

Das Ende des Hysteroskops wird durch die Zervix in das Uteruskavum vorgeschoben. Dieses wird entfaltet, indem ein Distensionsmedium (isotone Sorbit-Mannit-Lösung) über eine Pumpe mit einem Druck von 50–100 mmHg instilliert wird. Das Arbeitsfeld kann entweder direkt über die Optik eingesehen oder auf einen Bildschirm übertragen werden. Über den Arbeitskanal können unterschiedliche Instrumente eingeführt werden.

submuköse Myome oder Polypen stellen sich als Kontrastmittelaussparung dar.

Hysterosalpingo-Kontrastsonographie: Der Vorteil der Hysterosalpingo-Kontrastsonographie, bei der vor Beginn der vaginalen Ultraschall-Diagnostik über einen dünnlumigen Katheter transzervikal ein Sonokontrastmittel in das Cavum uteri instilliert wird, liegt in der fehlenden Strahlenbelastung gegenüber der Hysterosalpingographie. Das Verfahren wird überwiegend zur orientierenden Tubendiagnostik eingesetzt.

Invasive Maßnahmen

Endometriumbiopsie: Die Endometriumbiopsie wird zur histologischen Beurteilung hinsichtlich eines zyklusphasengerechten Umbaus des Endometriums, z.B. bei Verdacht auf Corpus-luteum-Insuffizienz, durchgeführt.

Hysteroskopie: Die Hysteroskopie (◉ 6.6) erlaubt die endoskopische Betrachtung der Gebärmutterhöhle und kann die Hysterosalpingographie ergänzen. Mit dem Hysteroskop ist es ebenfalls möglich, bestimmte therapeutische Eingriffe, wie die Lösung von Synechien, die Abtragung von Polypen und die Entfernung kleinerer Myome vorzunehmen.

Diagnostische Laparoskopie mit Chromopertubation: Zur Überprüfung der Durchgängigkeit und Beweglichkeit der Eileiter hat sich die Laparoskopie oder Pelviskopie mit Chromopertubation als besonders zuverlässiges diagnostisches Verfahren bewährt. Dabei lassen sich postentzündliche Veränderungen, Adhäsionen, Endometrioseherde, Tubenverschlüsse sowie die makroskopische Anatomie der Ovarien sehr gut beurteilen. Zur Prüfung der Tubendurchgängigkeit wird Indigokarmin über einen Adapter in das Uteruskavum eingebracht. Der Farbstoffaustritt durch die Tubenostien belegt die freie Passage. Gleichzeitig ist es möglich, kleinere therapeutische Eingriffe wie Adhäsiolysen, Zystenpunktionen und Koagulationen von Endometrioseherden durchzuführen.

▯ Durchgängige Tuben sind kein Beweis, daß keine tubare Sterilität vorliegt, da selbst subtile Veränderungen des Flimmerepithels oder des Sekrets Fertilitätsstörungen hervorrufen können.

6.5 Therapie und Prognose

Die Indikationen für die verschiedenen therapeutischen Maßnahmen bei Störungen der Fruchtbarkeit sind in ┳ 6.5 dargestellt.

Medikamentöse Therapie

GnRH und Gonadotropine

Bei der Frau: Zur Sterilitätsbehandlung der *hypogonadotropen Ovarialinsuffizienz* mit primärer oder sekundärer Amenorrhö kommt die chronisch-pulsatile Gabe von GnRH als erste Maßnahme in Betracht. Dazu wurde der sog. „Zyklomat" entwickelt. Es handelt sich dabei um eine computergesteuerte Minipumpe, die im 90minütigen Rhythmus zwischen 5 und 10 µg GnRH pro Puls subkutan oder intravenös verabfolgt. Unter einer solchen Therapie kommt es nach 10–14tägiger Anwendung zur Follikelreifung mit Selektion eines dominanten Follikels und zur Ovulation. Die Ovulationsrate liegt bei diesem Verfahren um 80%. Gelegentlich werden unter dieser Therapie auch Polyovulationen beobachtet. Bei den eingetretenen Schwangerschaften handelt es sich jedoch meist um Einlingsgraviditäten. Nach der Ovulation kann die Funktion

6.5 Indikationen für die verschiedenen Therapieoptionen bei Störungen der Fruchtbarkeit

Indikation	Therapie	Schwangerschaftsrate	Bemerkungen
hypogonadotrope Ovarialinsuffizienz mit primärer oder sekundärer Amenorrhö	chronisch-pulsatile GnRH-Gabe oder hochgereinigtes oder rekombinant hergestelltes FSH, ggf. Ovulationsauslösung mit hCG	bis zu 80–90%	sorgfältige Überwachung wegen eines möglichen ovariellen Überstimulationssyndroms
Hyperandrogenämie (z.B. bei polyzystischem Ovarialsyndrom), anovulatorischer Zyklus, Corpus-luteum-Insuffizienz, normogonadotrope, normoprolaktinämische Amenorrhö	Clomifen, evtl. Tamoxifen, Cyclofenil (Antiöstrogene), Epimestrol (Östriolderivat), bei Versagen der Therapie hochgereinigtes oder rekombinant hergestelltes FSH oder hMG	15–30%	
adrenal bedingte Hyperandrogenämie	0,5–1mg Dexamethason/d	15%	
Hyperprolaktinämie	Dopaminagonisten wie Bromocriptin, Lisurid oder Cabergolin	40–60%	
Impotentia coeundi	Ejakulatgewinnung, z.B. durch Elektrostimulation, dann intrauterine Insemination	10%	
zervikale Sterilität	intrauterine Insemination	15%	
tubare Sterilität	In-vitro-Fertilisation	15%	
gestörter Eiaufnahmemechanismus	intratubarer Gametentransfer (GIFT)	20–25 (–30)%	Cave: bis 10% Tubargraviditäten
männliche Sub- bzw. Infertilität	Intrazytoplasmatische Spermieninjektion (ICSI)	>15%	

des Corpus luteum durch Gabe von 5000–10 000 IE hCG i.m. unterstützt werden.

Neben der pulsatilen GnRH-Behandlung können auch exogen zugeführte Gonadotropine zur ovariellen Stimulation und Ovulationsauslösung eingesetzt werden. Da unter dieser Therapie meist mehrere Follikel heranreifen, eignet sie sich eher für die Eizellgewinnung zur extrakorporalen Insemination. Meist kommen aus Kostengründen zunächst hMG-Präparate zur Anwendung. Dabei handelt es sich um Gonadotropine, die aus dem Urin postmenopausaler Frauen gewonnen werden und zu gleichen Teilen FSH- und LH-Aktivitäten enthalten (je 75 IU / Ampulle). Mittlerweile steht hochgereinigtes FSH mit minimaler LH-Kontamination sowie rekombinant hergestelltes FSH ohne LH-Verunreinigung zur Verfügung. Für eine ausreichende Ovarialstimulation sind nur geringe LH-Aktivitäten erforderlich. Meist reicht das endogen noch vorhandene LH dafür aus, so daß auf eine exogene LH-Zufuhr verzichtet werden kann. Nach Selektion eines dominanten Follikels läßt sich durch hCG, das aus dem Urin schwangerer Frauen gewonnen wird und LH-Aktivität besitzt, der Eisprung auslösen (◉ **6.7**).

Diese Therapie erfordert eine sorgfältige, konsequente Überwachung, da es häufig zu ovariellen Überreaktionen mit Polyovulationen und anschließenden Mehrlingsschwangerschaften kommen kann. Zur Überwachung werden klinische und endokrinologische Parameter (LH und Östradiol) herangezogen, ergänzt durch die vaginalsonographische Kontrolle der follikulären Reaktion.

In seltenen Fällen kann es zum ovariellen Überstimulationssyndrom kommen. Dieses schwerwiegende Krankheitsbild geht mit polyzystischer Vergrößerung der Eierstöcke sowie Aszitesbildung und Hydrothorax einher. Die Folge ist eine Hämokonzentration mit Elektrolytverschiebungen und der Gefahr intravasaler Gerinnung. Dabei kann es sich um lebensbedrohliche Zustände handeln, die einer intensivmedizinischen Betreuung bedürfen. Die Symptomatik ähnelt der des Meigs-Syndroms (s. S. 176).

Erfolgsrate: Insgesamt ist unter dieser Therapie von einer Ovulationsrate zwischen 80 und 90% auszugehen. Die Schwangerschaftsrate kann bei hypogonadotroper Ovarialinsuffizienz fast die gleiche Größenordnung erreichen. Eine sorgfältige Auswahl der Patientinnen und entsprechende klinische Erfahrung sind unbedingt erforderlich.

Beim Mann: Beim *hypogonadotropen Hypogonadismus* wie z.B. beim Kallmann-Syndrom ist die Substitution mit GnRH pulsatil oder mit hMG-/hCG-Kombinationen erfolgreich. Sie führt meist zur weitgehenden Normalisierung der Spermiogenese.

6.5 Therapie und Prognose

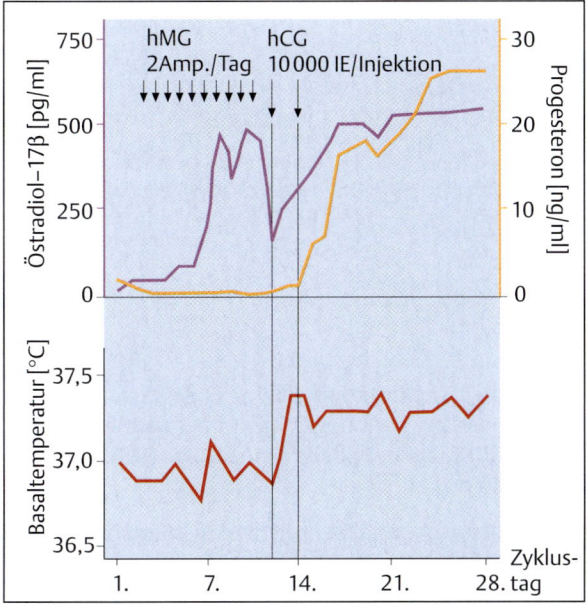

◉ 6.7 Gonadotropinbehandlung bei hochgradiger Östrogenmangelamenorrhö

Über 10 Tage werden 2 x 2 Ampullen hMG (jew. 150 IE FSH + 150 IE LH) verabreicht, die Ovulationsauslösung erfolgt mit 2 x 10000 IE hCG. Behandlungskontrolle durch Östradiol-17 ß und Progesteron: die Konzentrationen liegen im Normbereich, es besteht kein Anhaltspunkt für eine ovarielle Überstimulierung. Nach diesem Behandlungszyklus trat eine Einlingsschwangerschaft ein.

Clomifen

Beim anovulatorischen Zyklus, der Corpus-luteum-Insuffizienz, der normogonadotropen, normoprolaktinämischen Amenorrhö sowie beim polyzystischen Ovarialsyndrom ist die Gabe von Antiöstrogenen, die durch Aufhebung der negativen Rückkoppelung zu einer verstärkten hypophysären FSH- und LH-Freisetzung führen, die Therapie der ersten Wahl. Bei leichteren Funktionsstörungen kann jedoch zunächst Cyclofenil, ein schwach wirksames Antiöstrogen, eingesetzt werden. Das am häufigsten verschriebene Medikament zur Ovulationsauslösung ist Clomifen (z.B. Dyneric, Pergotime), aber auch Tamoxifen ist wirksam (◉ **6.8**).

Erfolgsrate: Die Schwangerschaftsraten beim PCO-Syndrom nach Clomifen-, hMG- oder FSH-Behandlung liegen in einer Größenordnung von 15–30%.

Risiken: Auch unter dieser Therapie kann es zu ovariellen Überreaktionen kommen.

> Insbesondere polyzystische Ovarien neigen zur ovariellen Überreaktion und bedürfen einer entsprechenden Überwachung.

Die Zwillingsrate ist nach dieser Therapie um das 8fache erhöht. Auch Drillings- und Vierlingsschwangerschaften sind nach Clomifenbehandlung beobachtet worden. Die Clomifenbehandlung kann gegebenenfalls durch die zusätzliche Gabe von 5000 IE hCG zur Ovulationsauslösung ergänzt werden (◉ **6.9**).

Alternativen: Bei einem Versagen der Therapie ist der Einsatz von hMG oder reinem FSH (s.o.) indiziert.

Glucocorticoide

Bei der adrenal bedingten Hyperandrogenämie kommen sinnvollerweise Glucocorticoide zum Einsatz. Zur Normalisierung der Nebennierenrindenfunktion reichen meist 0,5–1 mg Dexamethason pro Tag aus.

Die Behandlung einer immunologischen Sterilität mit Glucocorticoiden ist ebenso wie die Empfehlung, über einer Zeitraum von 6 Monaten Kondome zu benutzen, zu hinterfragen.

◉ 6.8 Behandlungsschema mit Clomifen

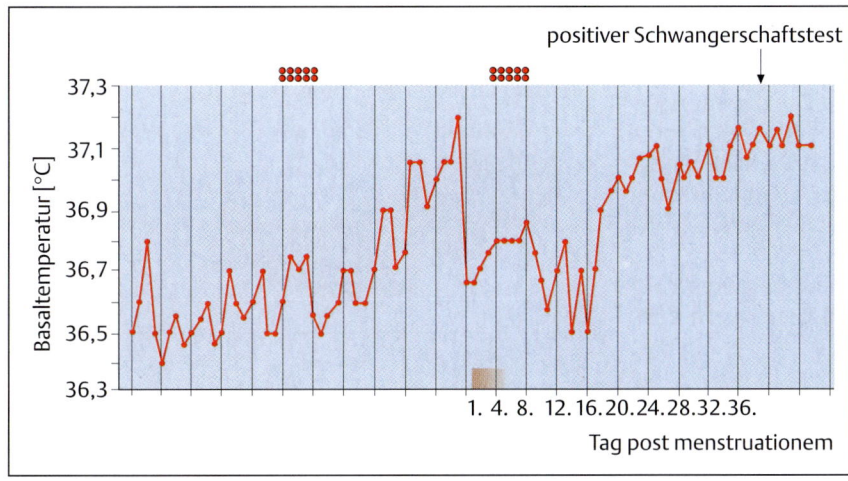

Die 21 Jahre alte Patientin mit sekundärer Amenorrhö seit 1 Jahr und primärer Sterilität wurde über 5 Tage mit 2 x 50 mg Clomifen/Tag (rote Punkte) behandelt. Es erfolgte eine Ovulation mit anschließender regelrechter Menstruation. Nach der 2. Behandlung trat eine Schwangerschaft ein.

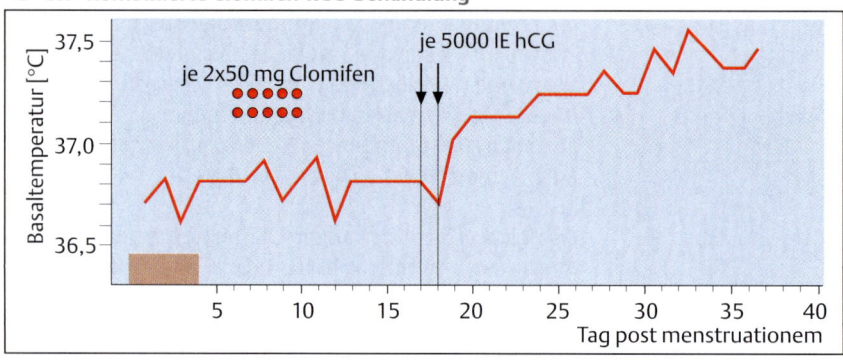

6.9 Kombinierte Clomifen-hCG-Behandlung

Bei der Patientin bestand bei einer langdauernden sekundären Amenorrhö Kinderwunsch. Sie wurde vom 6. bis zum 10. Zyklustag mit 2 × 50 mg Clomifen behandelt. Am 17. und 18. Tag wurden je 5000 IE hCG i.v. gegeben. Daraufhin erfolgte eine Ovulation mit anschließender Schwangerschaft. (nach Kaiser [13])

Dopaminagonisten

Zur Normalisierung der Prolaktinspiegel bei Hyperprolaktinämie kommt die Gabe von Dopaminagonisten wie Bromocriptin, Lisurid oder Cabergolin zur Anwendung. Die Dosis muß dem Einzelfall unter Kontrolle der peripheren Prolaktinspiegel angepaßt werden. Nach Normalisierung der Prolaktinwerte kommt es in aller Regel auch zur Normalisierung der Ovarialfunktion als Voraussetzung für eine Konzeption.

Androgene

Besteht beim Mann eine *primäre Tubulusschädigung*, sind die therapeutischen Möglichkeiten begrenzt. Sie bestehen in einer Substitution mit oral wirksamen Androgenen oder der parenteralen Gabe von Testosteron-Estern (z.B. 250 mg Testoviron i.m.).

Operative Rekonstruktion bei tubarer Sterilität

Die meisten Sterilitätsoperationen betreffen die tubare Sterilität mit dem Ziel der plastischen Wiederherstellung der Durchgängigkeit der Eileiter. Die Indikationsstellung zu diesem Eingriff erfordert Zurückhaltung und hängt vom Ausmaß des vorliegenden Schadens ab. Die einfachste Operation ist die *Adhäsiolyse* zur Verbesserung der Tubenmotilität. Eine relativ günstige Prognose ist bei distalem Tubenverschluß mit gut erhaltener Endosalpinx gegeben. Ziel ist es, den Fimbrientrichter durch Stomatoplastik wiederherzustellen, um den Eiauffangmechanismus zu ermöglichen.

Mikrochirurgie ist besonders erfolgreich auf dem Gebiet der Refertilisierung im Zustand nach Tubensterilisation mit tubotubarer Anastomosenbildung.

Durchführung: Während der letzten Jahre hat die minimal invasive Chirurgie (MIC) zunehmend an Bedeutung gewonnen. Die Operation erfolgt im Rahmen einer gynäkologischen Laparoskopie über 2–3 Arbeitskanäle. Der Operationssitus wird über eine Kamera auf einen Bildschirm übertragen. Dadurch ist eine gute Übersicht gewährleistet.

Für den Operationserfolg ist die Blutstillung von größter Bedeutung.

Erfolgsrate: Die Schwangerschaftsrate nach plastischer Wiederherstellung der Tubendurchgängigkeit ist am niedrigsten bei postentzündlichen Veränderungen mit ca. 15% und mit bis zu 60% am höchsten bei der mikrochirurgisch durchgeführten Anastomose im Zustand nach Sterilisation.

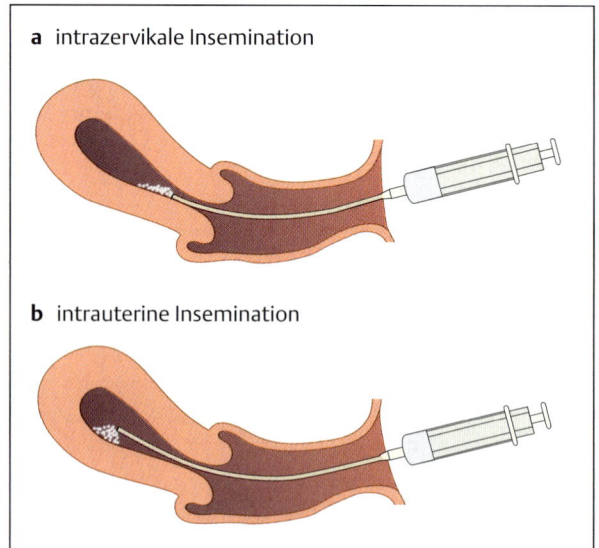

6.10 Technik der Insemination

a intrazervikale Insemination

b intrauterine Insemination

Wenn durch Zyklusmonitoring der Ovulationstermin bekannt ist, werden nach der Swim-up-Methode aufbereitete Spermatozoen (des Partners oder eines Spenders) möglichst prä- oder periovulatorisch in den Zervikalkanal (**a**) oder in das Cavum uteri (**b**) eingebracht.

6.11 Transvaginale Follikelpunktion

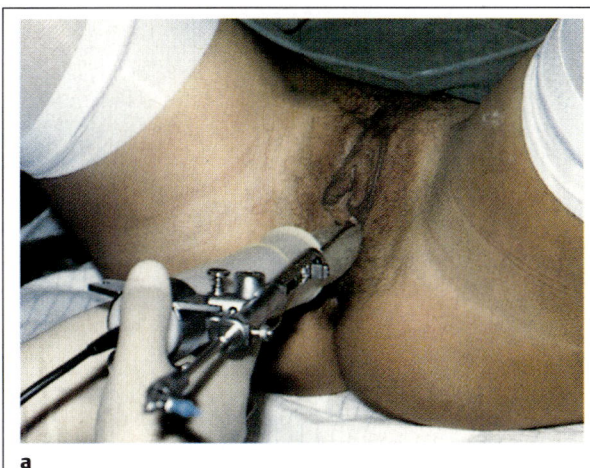
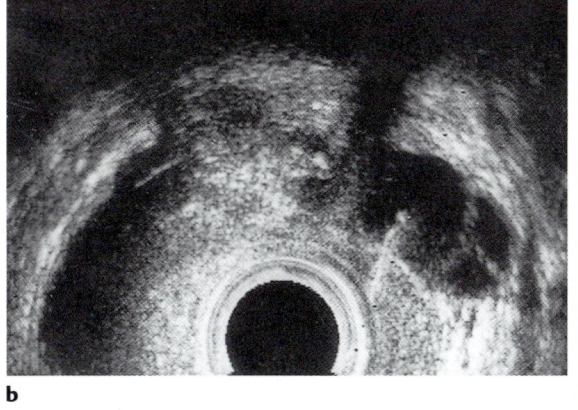

a Vaginalsonde mit montierter Punktionsautomatik in situ. **b** Nach vorausgegangener hMG/hCG-Stimulation wird die transvaginale Follikelpunktion am linken Ovar vorgenommen (Frontalschnitt). (aus [21])

Operative Therapie bei uteriner Sterilität

Bei Uterus myomatosus kommt die konservative organerhaltende Myomenukleation in Frage; bei Uterusdoppelbildungen gegebenenfalls die Entfernung des Septums (Operation nach Straßmann).

Technisch assistierte Reproduktion

Insemination

Je nach zugrundeliegender Störung können die Spermien mit unterschiedlichen Techniken in den weiblichen Genitaltrakt eingebracht werden. Hierfür können frische oder kryokonservierte Samenfäden verwendet werden, wobei die Erfolgsrate bei Verwendung frischer Spermien deutlich höher liegt. Ist vom Partner kein Ejakulat ausreichender Qualität vorhanden, mit dem eine **homologe Insemination** durchgeführt werden könnte, kann auf Spendersamen aus einer Samenbank zurückgegriffen werden **(heterologe Insemination)**.

Über einen Katheter können die Spermatozoen in den Zervikalkanal eingebracht werden (**6.10a**). Wird der Katheter weiter vorgeschoben, so daß die Samenfäden in den Uterus (intrauterine Insemination; IUI) eingebracht werden, können Hindernisse auf Höhe der Zervix umgangen werden (**6.10b**). Für diese Methode ist eine entsprechende Vorbereitung der Spermatozoen mit Hilfe der Percolldichtegradienten-Zentrifugation oder nach der Swim-up-Methode notwendig. Bei der Swim-up-Methode wird das Ejakulat mit einem Kulturmedium (HamF 10) überschichtet. Die motilen Spermatozoen gelangen durch aktive Eigenbewegung in das Kulturmedium. Das Medium wird abgehoben, zentrifugiert und erneut mit Medium überschichtet. Nach nochmaliger Zentrifugation finden sich die gut beweglichen Spermatozoen im Niederschlag, werden in einem Medium mit einem Volumen von 50–100 μl aufgenommen und intrauterin inseminiert. Durch die mehrfachen Behandlungen mit Kulturmedium haben die Spermatozoen gleichzeitig den Vorgang der Kapazitation durchlaufen und sind damit befruchtungsfähig. Es versteht sich von selbst, daß die Insemination zum Zeitpunkt der Ovulation zu erfolgen hat.

Erfolgsrate: Die Schwangerschaftsraten nach der intrauterinen Insemination werden mit 15–20% angegeben.

6.12 Reife Eizelle

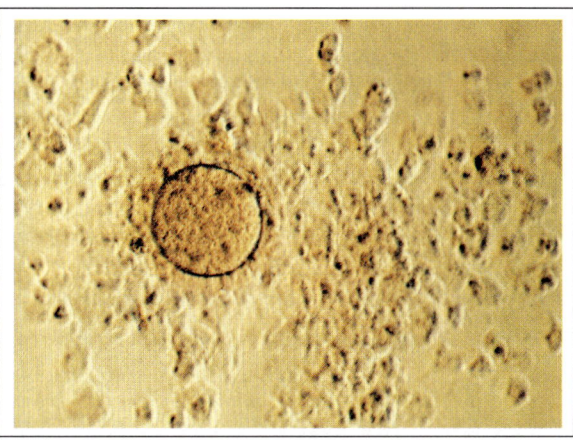

Die frisch punktierte Eizelle findet sich in der Follikelflüssigkeit umgeben von einer aufgelockerten, in der Bewegung zerfließenden Granulosazellmasse, dem Cumulus oophorus. Dieser kann als opaker Fleck mit dem bloßen Auge im Punktat erkannt werden. (aus [15])

Extrakorporale Insemination

In-vitro-Fertilisation (IVF)

Sind beide Eileiter irreparabel geschädigt und durch mikrochirurgische Techniken nicht wieder herstellbar, kommt als Behandlungsmethode die extrakorporale Befruchtung in Frage.

Erstmalig wurde 1978 in England ein Kind nach **In-vitro-Fertilisation** und anschließendem Embryotransfer in die Gebärmutter geboren. Die Methodik der Eizellgewinnung und der In-vitro-Befruchtung wurde von Edwards und Steptoe entwickelt. Seit der Zeit hat sich die technisch assistierte Reproduktionsmedizin wesentlich verbessert und verfeinert. Die tubare Sterilität stellt nach wie vor die wichtigste Indikation für die In-vitro-Fertilisation dar. Hinzugekommen sind die andrologisch bedingte Kinderlosigkeit und die idiopathische Sterilität.

Die Technik der In-vitro-Fertilisation beginnt mit der Stimulation der Follikelreifung mit Clomifen und hMG. Die hMG-Behandlung kann auch in Kombination mit GnRH-Agonisten erfolgen (s. S. 87f). Ziel der Stimulationsbehandlung ist, eine Vielzahl von Follikeln zur Reifung zu bringen.

Zur Oozytengewinnung werden die Follikel durch Ultraschall kontrolliert und auf transvaginalem Weg abpunktiert (👁 **6.11**). Diese Punktion erfolgt meist ohne Narkose. In der abgesaugten Follikelflüssigkeit lassen sich unter der Lupe die vom Cumulus oophorus umgebenen Oozyten leicht erkennen und hinsichtlich ihrer Qualität beurteilen (👁 **6.12**). Nach einer Vorinkubation von 4–6 Stunden werden dem Medium kapazitierte Spermatozoen (s. S. 259) für die Fertilisation zugesetzt. Die Kapazitation der Spermatozoen erfolgt durch eine 4–6stündige Vorinkubation in einem definierten Kulturmedium. Damit erlangen die Spermatozoen die Fähigkeit, die Corona radiata und die Zona pellucida zu durchdringen. Etwa 8–20 Stunden nach Beginn der Insemination werden die Eizellen auf das Vorhandensein von Vorkernen untersucht. Im Pronukleusstadium können die befruchteten Eizellen gegebenenfalls kryokonserviert werden, um sie in einem späteren Zyklus aufzutauen und in den Uterus zu transferieren. Etwa 40–48 Stunden nach der Insemination lassen sich in der Regel die ersten Zellteilungen nachweisen. Embryonen im 4–8-Zellstadium eignen sich am besten für den sog. **Embryotransfer**. Mit einem speziellen Katheter werden möglichst 3 Embryonen in den Uterus eingebracht. Das Embryonenschutzgesetz erlaubt nur den Retransfer von maximal 3 Embryonen.

> ⚠ Um Extrauteringraviditäten zu vermeiden, darf der Katheter nicht zu weit in den Uterus vorgeschoben werden.

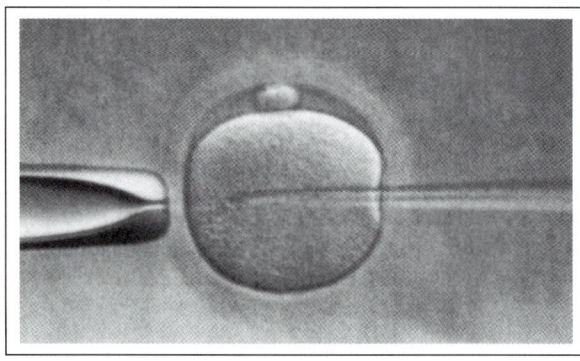

👁 **6.13** Intrazytoplasmatische Spermieninjektion (ICSI)

Nach Punktion der Eizelle wird das Spermium mit kleinstem Flüssigkeitsvolumen im Zytoplasma der Eizelle deponiert. Die größte Gefahr bei diesem Vorgang stellt die Traumatisierung des Spindelapparates der Eizelle dar. Dies kann die weitere Entwicklung nach der Befruchtung terminal stören. (aus [15])

Erfolgsrate: Die Rate ausgetragener Schwangerschaften ist nach dem derzeitigen Stand mit ca. 15–20% anzusetzen.

Intratubarer Gametentransfer (GIFT)

GIFT (= Gamete intrafallopian transfer) ist nur bei gestörtem Eiaufnahmemechanismus indiziert. Nach der auf S. 87ff beschriebenen Zyklusstimulation werden laparoskopisch Eizellen entnommen und in der gleichen Sitzung gemeinsam mit aufbereiteten Spermatozoen in den ampullären Teil der Tube eingebracht. Möglich ist auch ein Transfer von Zygoten (ZIFT) und Embryonen (EIFT) nach einer ein- bzw. zweitägigen Kultivierung. Hierfür ist allerdings eine zweite Laporaskopie notwendig.

Intrazytoplasmatische Spermieninjektion (ICSI)

Bei der ICSI-Methode wird ein einzelnes Spermatozoon direkt in das Zytoplasma der Eizelle injiziert (👁 **6.13**). Hauptsächliche Indikation stellt die männliche Sub- bzw. Infertilität dar. Die ICSI-Methode kann auch angewandt werden, wenn Samenfäden lediglich durch Aspiration aus dem Nebenhoden (mikrochirurgische epididymale Spermienaspiration; MESA) oder durch Expression aus einer Hodenbiopsie (testikuläre Spermienextraktion; TESE) gewonnen werden können.

Die mit dieser Technik erreichbaren Schwangerschaftsraten scheinen günstiger zu sein als bei der konventionellen In-vitro-Fertilisation.

6.6 Ethische und juristische Aspekte

Seit 1991 regelt das in das Strafrecht eingebundene Embryonenschutzgesetz den Umgang mit menschlichen Embryonen. Darin werden detaillierte Empfehlungen zu den Methoden der technisch assistierten Reproduktionsmedizin gegeben. Übertretungen werden mit strafrechtlichen Sanktionen geahndet.

Das Embryonenschutzgesetz wurde erlassen, um die Gesellschaft vor einer mißbräuchlichen Anwendung der modernen Fortpflanzungstechniken zu schützen. In Deutschland ist das Gesetz besonders restriktiv, in anderen europäischen Ländern und in den USA bestehen wesentlich liberalere Regelungen.

Homologe Insemination

Die homologe Insemination ist juristisch unbedenklich. Erfolgt sie jedoch in einem Clomifen- oder hMG-stimulierten Zyklus, muß der behandelnde Arzt über eine entsprechende Genehmigung der Ärztekammer verfügen.

Heterologe Insemination

Obwohl ärztliche Standesorganisationen eine restriktive Grundhaltung einnehmen, verstößt die heterologe Insemination und Fertilisation nicht gegen die Menschenwürde. Ein durch heterologe Insemination gezeugtes Kind gilt als eheliches Kind des behandelten Ehepaares. Das Kind kann jedoch seine Ehelichkeit bis zum 18. Lebensjahr anfechten. Da jedem Menschen durch das Personenstandsgesetz das Recht zusteht, seinen biologischen Vater zu kennen, kann die Anonymität des Samenspenders in diesem Fall nicht gewahrt werden. Aufgrund des gleichen Gesetzes kann ein Unterhaltsanspruch des Kindes gegenüber dem biologischen Vater geltend gemacht werden. Außerdem sollte vor Behandlungsbeginn vom Ehemann eine Vaterschaftsanerkennung sowie eine Verzichterklärung bezüglich des Anfechtungsrechts vorliegen.

In-vitro-Fertilisation

Das Embryonenschutzgesetz schreibt vor, daß pro Zyklus nicht mehr als 3 Embryonen transferiert werden dürfen. Bei überzähligen Embryonen müssen die 3 geeignetsten ausgewählt werden. Die Kryokonservierung von Embryonen ist in Deutschland gesetzlich verboten. Im Pronukleusstadium ist es jedoch möglich, Eizellen durch Einfrieren zu konservieren, um sie in einem späteren Zyklus zu transferieren. Es ist bei Strafe verboten, überzählige Embryonen für Forschungszwecke zu verwenden. Ferner ist die Züchtung von Chimären und Hybriden untersagt, ebenso die Klonierung menschlicher Embryonen.

Leihmutterschaft

Wird die Oozyte einer Frau, die keine Kinder austragen kann, in vitro homolog befruchtet und der Embryo in den Uterus einer anderen Frau transferiert, spricht man von Leihmutterschaft. Leihmutterschaft ist in Deutschland verboten.

Eizellspende

Die Übertragung einer fremden Eizelle ist in Deutschland unzulässig, in anderen europäischen Ländern gilt diese Technik als ethisch unbedenklich.

Präimplantationsdiagnostik und Veränderung des Erbguts

Bei der Präimplantationsdiagnostik wird z.B. im 4-Zellstadium eine Blastomere zur DNA-Analyse entnommen und auf genetische Defekte hin untersucht. Zu diesem Zeitpunkt sind alle 4 Zellen totipotent. Auch nach Entnahme einer Zelle können sich die übrigen Zellen völlig normal entwickeln. Wird ein Gendefekt festgestellt, unterläßt man sinnvollerweise den Retransfer. Präimplantationsdiagnostik und ebenso jeglicher Versuch, durch Genmanipulation die Erbinformation der Zellen der menschlichen Keimbahn künstlich zu verändern, werden in Deutschland mit einer Freiheitsstrafe bis zu 5 Jahren oder mit einer Geldbuße bestraft.

Literatur

Insler, V., Lunenfeld, B.: Infertility: Male and Female. Churchill Livingstone, Edinburgh 1993

Keck, C., Neulen, J., Breckwoldt, M.: Endokrinologie, Reproduktionsmedizin, Andrologie. Thieme, Stuttgart 1997

7 Kontrazeption zur Familienplanung und Geburtenkontrolle

M. Breckwoldt

Die Abkopplung der Sexualität von der Reproduktion ist zum einen angesichts der Bevölkerungsentwicklung in weniger entwickelten Ländern eine globale Aufgabe und zum anderen, insbesondere in Industrieländern, ein individuelles Anliegen im Sinne der persönlichen Lebensplanung. Unerwünschte Schwangerschaften können – unterschiedlich erfolgreich – durch Anwendung der in diesem Kapitel beschriebenen **Methoden zur Kontrazeption** verhindert werden. Werden diese Methoden selbstbestimmt entsprechend der jeweils persönlichen Lebensumstände angewendet, so spricht man von **Familienplanung**. **Geburtenkontrolle** ist die staatlich gelenkte Einflußnahme zur Eindämmung des Bevölkerungswachstums durch Aufklärung, Propaganda, materielle Anreize, Strafandrohung, kostenlose Verteilung von Verhütungsmitteln usw.

Im Jahre 1952 gründete sich aus verschiedenen nationalen Organisationen die International Planned Parenthood Federation (IPPF). Sie stellt heute eine weltweit anerkannte Organisation dar, die sich in Zusammenarbeit mit der UNO, der UNESCO und der WHO mit den Fragen der Bevölkerungsentwicklung und der Geburtenkontrolle auseinandersetzt.

7.1 Anforderungen an kontrazeptive Methoden

Die Verbreitung und Akzeptanz einer kontrazeptiven Methode hängt im wesentlichen von folgenden Aspekten ab:
- Wirksamkeitsgrad,
- Reversibilität,
- Annehmbarkeit für beide Partner,
- Nebenwirkungen,
- Preis.

Zur Beurteilung der Zuverlässigkeit einer kontrazeptiven Methode bedient man sich des **Pearl-Index** (T 7.1). Er beschreibt die Zahl der Schwangerschaften, die in einem Jahr auftreten, wenn 100 Frauen im gebärfähigen Alter die jeweilige Methode anwenden (d.h. Zahl der Schwangerschaften in 100 Frauen- bzw. Anwendungsjahren bzw. 1200 -monaten).

Die z.T. sehr großen Schwankungsbreiten erklären sich daraus, daß die Versagerquoten je nach Bevölkerungsschichten und Kulturkreisen schwanken.

> Die Wahl der Konzeptionsmethode bedarf in jedem Fall einer individuellen Indikationsstellung.

Ein Vorteil der hormonalen Kontrazeptiva besteht darin, daß die Schwankungsbreite zwischen theoretischer und praktischer Sicherheit in allen Bevölkerungsgruppen sehr klein ist.

7.2 Methoden der Kon(tra)zeption

In einigen Ländern wie der Volksrepublik China, Japan und der früheren Sowjetunion sowie in einigen osteuropäischen Ländern ist der **Schwangerschaftsabbruch** eine weit verbreitete Form der Familienplanung. Nach bewährtem medizinischem Grundsatz ist jedoch das **Verhüten der Konzeption** der bessere Weg.

Natürliche Methoden

> Diese Methoden sind nur geeignet für Paare, die verständnisvoll miteinander umgehen und entsprechende sexuelle Erfahrung haben.

Zeitwahlmethode

Die Zeitwahlmethode nach *Knaus-Ogino* besteht in der Beschränkung des sexuellen Verkehrs auf die unfruchtbaren Tage der Frau. Grundlagen für diese Methode sind die Tatsachen, daß die Lutealphase konstant 14 Tage dauert und die Lebensdauer der Spermatozoen im weiblichen Genitaltrakt ca. 24–72 Stunden beträgt. Über einen Zeitraum von 12 Monaten sollte die Frau einen Menstruationskalender führen. Die potentiell fertilen Tage werden dann wie folgt errechnet:
- erster fertiler Tag = kürzester Zyklus – 18 Tage (nach Ogino), kürzester Zyklus – 17 Tage (nach Knaus),
- letzter fertiler Tag = längster Zyklus – 11 Tage.

Bei einem konstanten 28-Tage-Zyklus liegen die fertilen Tage also zwischen dem 10. (11.) und 17. Tag. Schwankt

7.1 Pearl-Index kontrazeptiver Methoden

Kontrazeptionsmethode	Pearl-Index
ohne kontrazeptive Maßnahmen	85–90
natürliche Methoden	
Coitus interruptus	10–38
Zeitwahlmethode	1–35
Billings-Methode	1–15
Basaltemperaturmessung	1
symptothermale Methode	1
chemische Methoden	
vaginale Spülungen	21–41
spermizide Substanzen	3–25
mechanische Methoden	
Kondome	7–14
Scheidendiaphragma	2–25
Scheidendiaphragma + spermizide Substanz	4
Intrauterinpessar	0,5–2,7
hormonale Kontrazeptiva	
monophasische Kombinationspräparate	0,2–0,4
Stufenpräparate	0,2–0,5
Sequenzpräparate	0,5
Minipille	0,8–1,5
Dreimonatsspritze	0,5
Interzeptiva	
Morning-after-pill	0,1–2,6
operative Methoden	
transumbilikale Koagulation der Tuben	0,1–0,2
Vasektomie beim Mann	0,2–0,5

Pearl-Index = Zahl der Schwangerschaften in 100 Frauenjahren bei Anwendung der jeweiligen Methode

die Zykluslänge z. B. zwischen 26 und 30 Tagen, sollte vom 8. (9.) bis zum 19. Tag Enthaltsamkeit geübt oder auf geeignete Kontrazeptionsmethoden zurückgegriffen werden.

- Bei einem besonders labilen Zyklus ist diese Methode unzweckmäßig.

Billings-Methode

Dieser Methode liegt das *Prinzip der Selbstbeobachtung* mit Beurteilung des Zervixsekrets zugrunde. Bei wäßrig klarem, gut spinnbarem Zervixschleim (→ 5.12, S. 59) ist sexuelle Abstinenz geboten.

Basaltemperaturmessung

Diese Methode beruht auf der Erkenntnis, daß nach dem Anstieg der Basaltemperatur eine Konzeption nicht mehr eintreten kann (s. S. 62). Wird dieses Verfahren konsequent angewandt, ist die Sicherheit sehr groß. Auch dieses Verfahren setzt einen stabilen, ovulatorischen Zyklus voraus.

Symptothermale Methode

Unter dieser Bezeichnung versteht man die *gleichzeitige Beobachtung von Basaltemperatur und Zervixschleim*. Dabei müssen nach Verschwinden des flüssigen Zervixsekrets an 3 aufeinanderfolgenden Tagen erhöhte Basaltemperaturwerte gemessen werden. Danach kann man von einer sicheren unfruchtbaren Zyklusphase ausgehen. Diese Methode zeichnet sich durch eine hohe Zuverlässigkeit aus.

Coitus interruptus

Die am weitesten verbreitete Methode zur Schwangerschaftsverhütung ist der Coitus interruptus. Abgesehen davon, daß diese Methode meist nicht zur sexuellen Befriedigung der Frau führt, ist sie von einer nicht akzeptablen Versagerquote belastet.

Chemische Methoden

Bei dieser Verhütungsmethode werden spermizide Substanzen in Form von Tabletten, Schaumovula, Suppositorien, Salben, Gelees oder Sprays vor dem Geschlechtsverkehr in die Scheide eingebracht. In den meisten Präparaten ist Nonoxinol als spermizide Substanz enthalten.

Vaginale Spülungen

Da die Spermatozoen äußerst rasch aszendieren, ist die Spülung der Scheide nach dem Geschlechtsverkehr mit Detergenzien mit einer nicht akzeptablen Versagerquote belastet.

Mechanische Methoden

Kondom

Die Verwendung des Kondoms zur Schwangerschaftsverhütung hat eine relativ weite Verbreitung.

- Das Präservativ wirkt nicht nur schwangerschaftsverhütend, es stellt auch einen weitgehenden Schutz vor sexuell übertragbaren Krankheiten dar.

Hierzu gehören im besonderen Maße die Immunschwäche AIDS, ferner die Lues und die Gonorrhö sowie andere genitale Infektionen, die durch den Geschlechtsakt übertragen werden. Die kontrazeptive Sicherheit hängt von der richtigen Handhabung ab.

Scheidendiaphragma

Dabei handelt es sich um Gummihalbschalen mit elastisch federndem Rand, die die Portio und fast das gesamte vordere Scheidengewölbe abdecken (7.1). Für die kontrazeptive Sicherheit ist die richtige Größe, die in Abhängigkeit von den anatomischen Bedingungen ausgewählt wird, entscheidend. Die kontrazeptive Sicherheit hängt stark vom Bildungsstand der Anwenderin ab.

7.1 Scheidendiaphragma

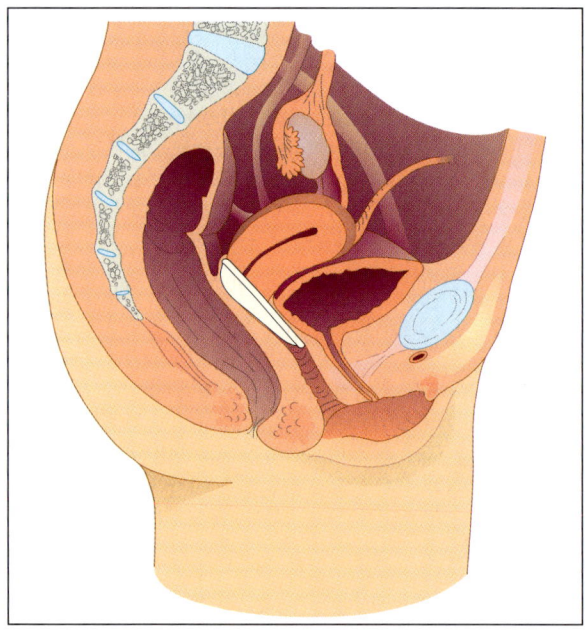

Bei korrekter Lage deckt das Scheidendiaphragma die Portio und fast das gesamte vordere Scheidengewölbe ab.

Sie steigt bei gleichzeitiger Anwendung spermizider Substanzen deutlich an. Nach dem Geschlechtsverkehr sollte das Diaphragma für ca. 6–8 Std. in der Scheide belassen werden.

Das Femidom stellt ein Präservativ dar, das in die Scheide eingeführt wird. Es schützt zusätzlich vor sexuell übertragbaren Krankheiten.

Intrauterinpessare (IUP)

Bei den Intrauterinpessaren (7.2) handelt es sich um **Kunststoffkörper** von verschiedener Form und Größe, die in die Gebärmutter eingelegt werden. Im allgemeinen werden heute nur noch Pessare verwandt, die bioaktive Stoffe wie z. B. Kupfer oder Gestagen abgeben. Meist werden **kupfertragende Pessare** verwandt. Die ins Cavum uteri abgegebenen Kupferionen sind von besonderer Wichtigkeit für die kontrazeptive Wirkung. Der genaue Wirkungsmechanismus der Intrauterinpessare ist nicht bekannt.

> Nach heutigen Erkenntnissen gelten kupfertragende und gestagenabgebende Intrauterinpessare als echte Kontrazeptiva und nicht als Nidationshemmer.

Indikation: Intrauterinpessare kommen insbesondere für Frauen in Frage, die Kinder geboren haben und älter als 35 Jahre sind. Bei Nulliparen sollten Intrauterinpessare nur bei besonderer Indikation gelegt werden. Bei Blutungsstörungen, dysmenorrhoischen Beschwerden und Uterus myomatosus ist das Intrauterinpessar kontraindiziert ebenso wie bei Uterusfehlbildungen und chronisch rezidivierenden Adnexentzündungen.

Anwendung: Das Intrauterinpessar kann entweder bei abklingender Menstruation oder zur Zyklusmitte bei weit geöffnetem Zervikalkanal nach vorheriger Scheidendesinfektion und Uterussondierung eingelegt wer-

7.2 Intrauterinpessare

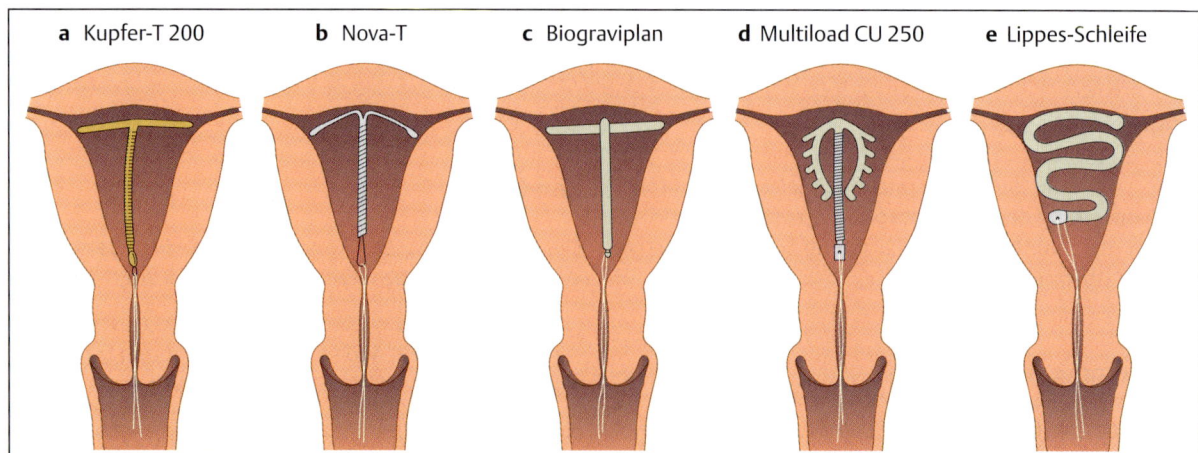

Abgebildet sind die wichtigsten in Deutschland erhältlichen Intrauterinpessare in ihrer korrekten Lage im Cavum uteri.

7.3 Lagekontrolle eines Intrauterinpessars

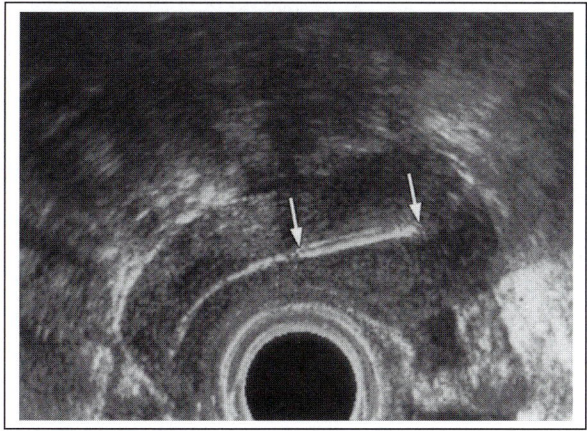

Im sonographischen Längsschnitt zeigt sich eine regelrechte Lage des Intrauterinpessars (→). Innerhalb des Zervikalkanals kann der Faden als echoreiche Linie erkannt werden. (aus [21])

7.2 Wirkprinzipien hormonaler Kontrazeptiva

Wirkort	Wirkung
Hypothalamus/ Hypophyse	Supprimierung der Gonadotropinsekretion, insbesondere des präovulatorischen LH-Peaks durch negative Rückkopplung
Ovar	Ausbleiben von Follikelreifung, Ovulation sowie Corpus-luteum-Bildung durch die Störung der Gonadotropinsekretion
Endometrium	Atrophisierung mit dezidualer Stromareaktion
Cervix uteri	Erhöhung der Viskosität des Zervixschleims, dadurch wird die Aszension von Spermatozoen nahezu unmöglich
Tuben	Beeinflussung von Motilität und Sekretion der Schleimhaut

den. Die Lage des Intrauterinpessars kann ultrasonographisch kontrolliert werden (7.3).
Kupferpessare können ebenso wie die neuen levonorgestrelhaltigen Pessare zwischen 3 und 5 Jahren in utero belassen werden, ohne ihre kontrazeptive Wirkung zu verlieren.
Als **Nebenwirkungen** können Unterleibsschmerzen, dysmenorrhoische Beschwerden, Schmierblutungen und Hypermenorrhöen auftreten. Eine Endometritis oder aufsteigende Adnexitis wird bei weniger als 3% der Pessarträgerinnen beobachtet. Das gestagenabgebende Intrauterinpessar führt zu einer Abnahme der Blutungsstärke und zu einem Nachlassen dysmenorrhoischer Beschwerden aufgrund einer verminderten Prostaglandinsynthese im Endometrium.
Unbemerkte Spontanausstoßung des Intrauterinpessars kommt selten vor. Bei sachgerechter Einlagetechnik ist die Uterusperforation eine seltene Komplikation.
Tritt trotz liegenden Pessars eine Schwangerschaft ein, so wird etwa die Hälfte der Feten ausgetragen, in der Hälfte der Fälle kommt es zur Fehlgeburt. Eine erhöhte Mißbildungsrate scheint nicht zu bestehen. Bei bestehender Schwangerschaft empfiehlt sich die Entfernung des Pessars wegen einer möglichen Infektionsgefahr durch Keimaszension. Da das Intrauterinpessar zwar die intrauterine Schwangerschaft weitgehend verhindert, nicht aber die Extrauteringravidität, erhöht sich *scheinbar* die Rate der Tubargraviditäten.

Hormonale Kontrazeptiva

In Deutschland nehmen etwa 30% aller Frauen im fertilen Alter hormonale (Synonym: orale) Kontrazeptiva zur Schwangerschaftsverhütung.
Hormonale Kontrazeptiva bestehen aus einer unterschiedlichen Kombination synthetischer Östrogene (meist Äthinylöstradiol) und Progestagene (Derivate des 19-Nortestosterons oder des 17α-Hydroxyprogesterons). Dabei ist zu beachten, daß es Gestagene mit androgener Wirkung (z. B. Norgestrel, Norethisteron) und mit antiandrogener Wirkung (z. B. Chlormadinonacetat, Cyproteronacetat, Dienogest) gibt. Zeigen sich bei einer Frau leichte Virilisierungserscheinungen wie z. B. Akne, Seborrhö oder leichter Hirsutismus wird man Präparate mit Gestagenen der letztgenannten Gruppe auswählen. Hinsichtlich der pharmakologischen Potenz werden Gestagene hauptsächlich durch zwei Größen charakterisiert:
Die *Transformationsdosis* ist die Menge eines Gestagens, die über 12 Tage gegeben erforderlich ist, eine vollständige sekretorische Umwandlung eines proliferierten Endometriums zu induzieren.
Die *Ovulationshemmdosis* bezeichnet die Dosis, die bei täglicher Gabe ausreicht, den Eisprung zu unterdrücken.
Die antikonzeptive Wirkung beruht auf einem Synergismus unterschiedlicher Mechanismen, die in 7.2 zusammengefaßt sind. Die Östrogenkomponente der verschiedenen Präparate ist dafür verantwortlich, daß es nicht zu einer vorzeitigen Blutung kommt (Zykluskontrolle).
Je nachdem, nach welchem Schema Östrogene und Gestagene miteinander kombiniert werden, unterscheidet man folgende Präparategruppen:
Einphasenpräparate (7.4a): Östrogen und Gestagen werden über einen Zeitraum von 21 Tagen in konstanter Dosierung eingenommen. Danach folgt ein einnahmefreies Intervall von 7 Tagen, in denen es 2–4 Tage nach der letzten Tablette zu einer regelartigen Abbruchblutung kommt. Dabei ist zu beachten, daß die Einnahme im ersten Zyklus am ersten Zyklustag, d. h. am ersten Tag der Menstruation stattfindet. In allen darauffolgenden Zyklen wird die Einnahme blutungsunabhängig nach 7 Tagen fortgesetzt. Der erste Zyklus ist also kürzer als die darauffolgenden.

Die Dosis des Gestagens wird so gewählt, daß sie der doppelten Ovulationshemmdosis entspricht. Die tägliche Äthinylöstradioldosis liegt bei den meisten der heute verwendeten Präparaten bei 20–30 µg (Mikropille).

⚠ Die Mikropille ist nicht mit der Minipille (s. u.) zu verwechseln.

Insbesondere bei der Primärverordnung ist diesen Präparaten in jedem Fall gegenüber den höherdosierten Präparaten mit 50 µg Äthinylöstradiol der Vorzug zu geben. Höher dosierte Präparate kommen bei unbefriedigender Zykluskontrolle zum Einsatz.

Abgestufte Einphasenpräparate (👁 **7.4 b, c**): In dieser Gruppe gibt es die verschiedenen Kombinationsmöglichkeiten. Die gebräuchlichste ist das Zweistufenpräparat (**b**), bei dem bei gleichbleibender Östrogendosis in den ersten 11 Tagen die Gestagendosis gerade der Ovulationshemmdosis und in den folgenden 10 Tagen der doppelten Dosis entspricht. Bei Dreistufenpräparaten (**c**) wird die Gestagendosis in drei Stufen erhöht und die Östrogendosis in der Zyklusmitte für einige Tage angehoben. Diese Präparate wurden in dem Bestreben entwickelt, eine bessere Zykluskontrolle durch eine Nachahmung des normalen Zyklus zu erreichen.

Zweiphasen- bzw. Sequenzpräparate (👁 **7.4 d**): Eine konstante Äthinylöstradioldosis von 30–50 µg wird erst ab dem 8. Zyklustag durch ein Gestagen ergänzt. Diese Formulierung kann bei schlechter Zykluskontrolle indiziert sein, da ein besserer Aufbau des Endometriums erreicht wird.

Minipille (👁 **7.4 e**): Bei der sog. Minipille handelt es sich um ein niedrigdosiertes Gestagen (z. B. Lynestrenol, Norgestrel, Norethisteron), welches ohne Unterbrechung eingenommen wird. Im Idealfall tritt ca. alle 28 Tage eine Durchbruchblutung ein. Häufig kommt es jedoch zu nicht akzeptablen Zyklusstörungen mit unregelmäßig langanhaltenden Blutungen oder längeren amenorrhoischen Phasen. Die kontrazeptive Sicherheit liegt niedriger als bei anderen hormonalen Kontrazeptiva. Aus diesen Gründen hat sich die Minipille nicht bewährt. Sie wird nur noch selten eingesetzt, so z. B. in der postpartualen Phase.

Depotpräparate (Dreimonatsspritze): Es handelt sich um Depotgestagene (150 mg Medroxyprogesteronazetat oder 200 mg Norethisteronenantat, die alle 2–3 Monate am 5. Zyklustag i.m. injiziert werden. Die antigonadotrope und damit kontrazeptive Wirkung hält für 2–3 Monate an. Als Nachteil der Dreimonatsspritze ist die schlechte Zykluskontrolle mit häufig lang anhaltenden Schmierblutungen zu nennen. Wird diese Therapie über längere Zeit fortgesetzt, kommt es häufig zur völligen Atrophie des Endometriums und damit zu einer lang an-

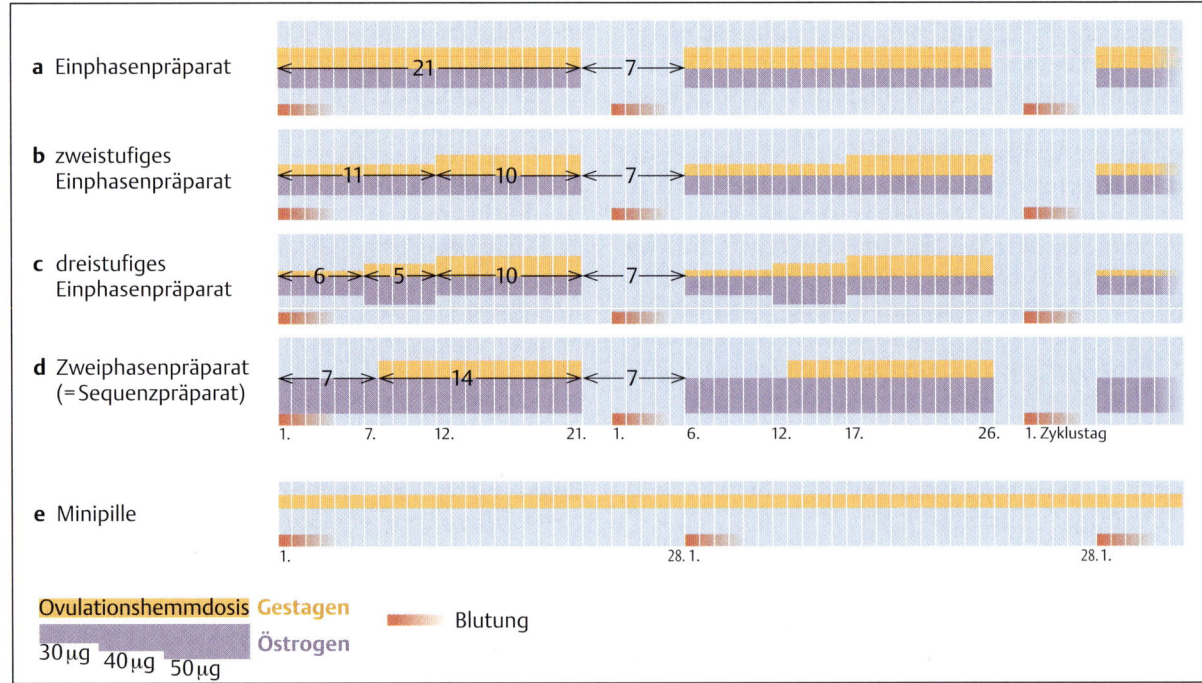

👁 **7.4 Kombinationsschemata oraler Kontrazeptiva**

a–d Links in der Abbildung ist der Zyklus dargestellt, der bei Beginn der Anwendung oder bei einem Wechsel des Präparates verkürzt ist, da die Einnahme immer am ersten Tag der Menstruation begonnen wird. Alle darauf folgenden Zyklen (rechts in der Abbildung) sind dann 28 Tage lang. **e** Die Durchbruchblutungen bei Einnahme der Minipille treten nur selten tatsächlich alle 28 Tage auf. Die Zyklen sind also in der Praxis unregelmäßiger als in dieser Abbildung dargestellt.

haltenden Amenorrhö. Diese Form der Kontrazeption sollte nicht über mehrere Jahre fortgesetzt werden, da es aufgrund der starken Östrogenverarmung des Organismus zur Entwicklung osteoporotischer Veränderungen am Skelettsystem kommen kann.

Unerwünschte Wirkungen

Allgemeinbefinden: Insbesondere während der ersten 3 Monate können bei ca. 10% der Anwenderinnen
➤ Müdigkeit,
➤ Kopfschmerzen,
➤ Schlafstörungen,
➤ Spannungsgefühl in den Brüsten,
➤ Libidoveränderungen,
➤ leichte Übelkeit,
➤ Stimmungsschwankungen

auftreten. Häufig verlieren sich diese subjektiven Nebenwirkungen mit der Fortdauer der Einnahme. Ist allerdings das Ausmaß nicht akzeptabel, muß die Frau auf andere Kontrazeptiva zurückgreifen.

Blutungsstörungen:
➤ länger anhaltende Schmierblutungen, die als Durchbruchsblutungen zu verstehen sind: persistieren diese Blutungen über mehr als 3 Zyklen, kann man ein höher dosiertes Präparat erwägen oder auf ein Stufen- oder Sequenzpräparat umstellen;
➤ Ausbleiben der Abbruchsblutung in der Einnahmepause („silent menstruation"): bei negativem Schwangerschaftstest auf Zweiphasenpräparat umstellen.

Karzinomrisiko: In einer Vielzahl von klinischen und epidemiologischen Untersuchungen wurde der Frage nachgegangen, ob mit der Anwendung hormonaler Kontrazeptiva ein erhöhtes Karzinomrisiko verbunden sei. Aus prospektiv angelegten Studien geht eindeutig hervor, daß benigne Tumoren der Brustdrüse in gewissem Umfang verhütet werden. Das **Mammakarzinomrisiko** wird unterschiedlich beurteilt. Jüngste epidemiologische Befunde im Rahmen einer großen Reanalyse, die mehr als 53000 Frauen mit einem Mammakarzinom einschloß, ergaben ein leicht erhöhtes Mammakarzinomrisiko bei Frauen, die die Pille eingenommen hatten. Dabei handelte es sich meist um lokal begrenzte Neoplasien mit günstiger Prognose. Zehn Jahre nach Absetzen des Kontrazeptivums fand sich das relative Risiko wieder im Bereich der Norm. Eindeutig sind die Ergebnisse hinsichtlich des **Ovarial-** und **Endometriumkarzinoms**. Das relative Risiko für beide Karzinomformen liegt zwischen 0,2 und 0,4. Dies bedeutet eindeutig eine protektive Wirkung.
Bezüglich des **Zervixkarzinoms** finden sich in einzelnen Studien Hinweise auf eine Zunahme von dysplastischen Veränderungen an der Portio. Das relative Risiko wird mit 1,4–1,8 beziffert. Auch das Carcinoma in situ weist ein leicht erhöhtes relatives Risiko auf. Das invasive Zervixkarzinom jedoch wird bei Frauen, die hormonale Kontrazeptiva einnehmen, etwa gleich häufig gesehen wie bei Frauen, die keine Pille einnehmen.

> Aus diesen Gründen ist es ratsam, in jährlichen Abständen eine gynäkologische Untersuchung einschließlich zytologischer Kontrollen vorzunehmen.

Bei verstärktem Fluor sollte gleichzeitig eine bakteriologische Abklärung erfolgen.

Thromboembolische Ereignisse: Insbesondere der Östrogenanteil oraler Kontrazeptiva ist verantwortlich für ein erhöhtes Risiko für ein thromboembolisches Ereignis wie z. B. oberflächliche und tiefe Beinvenenthrombosen und Apoplexie, da folgende Veränderungen induziert werden:
➤ Aktivierung verschiedener Gerinnungsfaktoren,
➤ erhöhte Aggregationsfähigkeit der Thrombozyten,
➤ verminderte Antithrombin-Konzentration.

Treten zusätzliche Risikofaktoren hinzu wie z. B. genetische Disposition (Mutation des Faktors V, Mangel an Protein C, Protein S oder Antithrombin), Rauchen, Adipositas, Hypertonie, Hyperlipidämie, steigt bei Einnahme niedrigdosierter Präparate das relative Risiko einer Thromboembolie auf durchschnittlich 1,5–2,5 an. Bei hochdosierten Präparaten (50 µg) liegt das relative Risiko zwischen 2,5 und 6,0.

> Die meisten Entgleisungen des Gerinnungssystems ereignen sich während des ersten Einnahmejahres.

Koronarerkrankungen: Ein erhöhtes Risiko für kardiovaskuläre Erkrankungen wie Koronarsklerose und Herzinfarkt ging aus den ersten epidemiologischen Untersuchungen hervor. Unter der Einnahme hochdosierter hormonaler Kontrazeptiva ließ sich eine Verschiebung in den Lipoproteinfraktionen des Cholesterins erkennen. Der Quotient von LDL- und HDL-Cholesterin verschob sich zuungunsten der HDL-Fraktion. Bei den heute üblichen, niedrigdosierten Ovulationshemmern ist jedoch kein Einfluß auf den Lipidstoffwechsel mehr nachweisbar. In dieser Hinsicht werden die heute verwandten Kontrazeptiva als stoffwechselneutral apostrophiert. Die Inzidenz des Herzinfarkts nimmt altersabhängig zu. Bei Frauen, die orale Kontrazeptiva einnehmen und gleichzeitig rauchen, erhöht sich die Inzidenz des Herzinfarkts deutlich (👁 **7.5**). Andererseits geht aus einer groß angelegten epidemiologischen Untersuchung hervor, daß das Risiko, an einem Herzinfarkt zu sterben, bei Frauen, die über lange Zeit orale Kontrazeptiva eingenommen haben, gegenüber den Kontrollen nicht erhöht ist. Das relative Risiko liegt somit bei 1,0.

Lebertumoren: Eine seltene Komplikation, die mit der Einnahme oraler Kontrazeptiva verbunden ist, ist das

👁 **7.5 Mortalität an Gefäßerkrankungen**

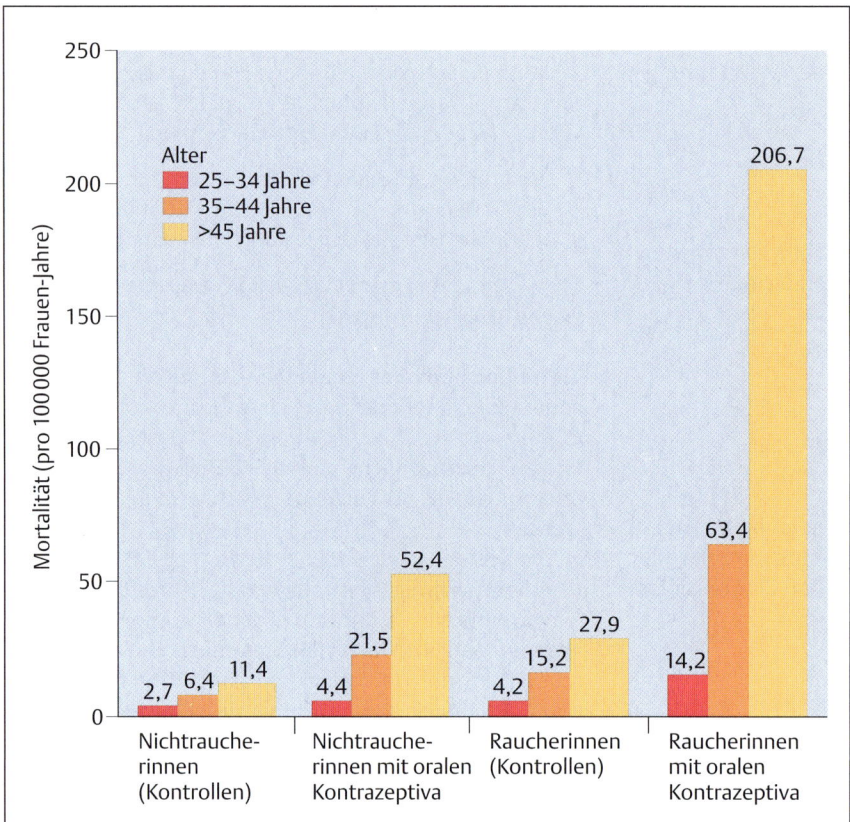

Mortalität an Gefäßerkrankungen in Abhängigkeit von Alter, hormonaler Kontrazeption und Zigarettenkonsum (Royal College of General Practitioners Oral Contraception Study 1981)

Auftreten von nodulären Leberzellhyperplasien und Leberzelladenomen. In Einzelfällen sind auch hepatozelluläre Leberkarzinome beschrieben. Der Kausalzusammenhang zwischen der Einnahme oraler Kontrazeptiva und der Leberzelladenome ist dadurch belegt, daß diese Adenome bzw. Hyperplasien nach Absetzen der Pille wieder schrumpfen und in einer nachfolgenden Schwangerschaft nicht wieder an Größe zunehmen.

Veränderungen des Körpergewichts: Das Körpergewicht kann unter der Einnahme hormonaler Kontrazeptiva schwanken. Es werden Gewichtszunahmen, aber auch Gewichtsabnahmen beobachtet. Den Gewichtszunahmen liegt eine östrogenbedingte Kochsalz- und Wasserretention zugrunde.

Glucosestoffwechsel: Hochdosierte orale Kontrazeptiva können zu einer Zunahme der peripheren Insulinresistenz führen und damit den Kohlehydratstoffwechsel im Sinne eines diabetogenen Effektes ungünstig beeinflussen. Unter den heute üblichen niedrigdosierten Präparaten sind keine nennenswerten Änderungen im Glucosestoffwechsel festzustellen. Dies bedeutet, daß auch Patientinnen mit einem Diabetes mellitus hormonale Kontrazeptiva einnehmen können, solange sich keine Mikroangiopathie als Folge des Diabetes nachweisen läßt.

Entzündungen und Infektionen des Genitaltraktes: Vaginale und zervikale Infektionen mit Candida albicans und Chlamydien treten unter Einnahme hormonaler Kontrazeptiva häufiger auf. Die Gefahr einer aszendierenden Infektion ist allerdings geringer, da der Zervikalkanal fest verschlossen und das Zervixsekret viskös und für Keime schwer penetrierbar ist. Unspezifische Adnexitiden (s. S. 130 ff) werden somit selten beobachtet. Das Risiko einer Infektion mit Gonokokken, Trichomonaden und E. coli ist unverändert.

Brustdrüse: Spannungsgefühl in den Brüsten.

Erwünschte Nebenwirkungen

Neben den unerwünschten Wirkungen, die mit der Einnahme hormonaler Kontrazeptiva verbunden sein können, gibt es eine Reihe von erwünschten Nebenwirkungen. Hierher gehört die **Besserung leichter Virilisierungserscheinungen** wie Seborrhö, Akne, Haarausfall und Hirsutismus durch die Wahl eines antiandrogen wirkenden Gestagens (s. S. 97). Ferner läßt sich eine eindrucksvolle **Besserung dysmenorrhoischer Beschwerden** unter der Einnahme hormonaler Kontrazeptiva beobachten. In mehr als 70% der Fälle bessert sich die primäre Dysmenorrhö. Die Blutung wird weitgehend schmerzfrei.

Arzneimittelinterferenzen

Barbiturate, Hydantoine und Rifampicin können zu einer Enzyminduktion in der Leber führen, die einen beschleunigten Abbau von Äthinylöstradiol bzw. der Progestagene nach sich ziehen. Dabei handelt es sich um Hydroxylasen, Dehydrogenasen und Glucuronidasen, die den Metabolismus oral wirksamer Sexualsteroide beschleunigen und damit die kontrazeptive Sicherheit herabsetzen. Patientinnen, die diese Mittel einnehmen, sollten über diese Zusammenhänge aufgeklärt werden.

Verschreibungspraxis

Die Verschreibungspraxis bei Minderjährigen richtet sich nach den jeweiligen individuellen Erfordernissen.

Altersgrenzen:

➤ **Junge Mädchen:** Bei Einnahme niedrigdosierter Präparate kommt es zu keiner Beeinträchtigung des Längenwachstums, des Zyklusgeschehens und der späteren Fertilität. Soll bei Hochwuchs ein Schluß der Epiphysenfugen erreicht werden, sind Präparate mit einem höher dosierten Östrogenanteil erforderlich. Momentan herrscht folgende Rechtslage:
— *Alter < 14 Jahre:* Mindestens ein Elternteil muß ein schriftliches Einverständnis für die Verordnung eines Kontrazeptivums abgeben, aber:

> Nach § 176 Abs. 3 StGB ist der Beischlaf mit einem Kind unter 14 Jahren ein besonders schwerer Fall sexuellen Mißbrauchs.

7.3 Erkrankungen und Risikofaktoren, die vor Verschreibung eines hormonalen Kontrazeptivums bekannt sein sollten

Einteilung	Erkrankung	absolute Kontraindikation für Östrogene	absolute Kontraindikation für Gestagene	relative Kontraindikation
allgemein	Alter < 40 Jahre			x
	Neigung zur Hyperpigmentierung			x
	Bewegungsmangel, Bettruhe			x
Gerinnung, Gefäßsystem	Thromboembolie	x		
	Thrombophlebitis			x
	Apoplex	x		
	arterielle Hypertonie >160/95 mmHg	x		
	periphere Durchblutungsstörungen	x		
	Morbus Raynaud	x		
	stark ausgeprägte Varikosis			x
	Koronar-, Arterio- und Zerebralsklerose			x
	Mikroangiopathie			x
	Herz- und Kreislauferkrankungen			x
	laborchemisch bekannte Hyperkoagulabilität			x
zentrales Nervensystem	zyklusabhängige Migräne	x		
	Migräne			x
	Epilepsie			x
	Chorea			x
Stoffwechsel	Hyperlipoproteinämie			x
	Hypertriglyceridämie			x
	Hypercholesterinämie			x
	erniedrigtes HDL, erhöhtes LDL			x
	Adipositas			x
Mamma, Genitale	Schwangerschaft	x	x	
	ungeklärte abnormale Genitalblutung	x	x	
	ungeklärte Amenorrhö und Zyklusstörungen			x
neoplastische Erkrankungen	hormonabhängige maligne Tumoren	x	x	
	Hypophysenadenom			x
Leber, Galle	schwere Leberfunktionsstörungen	x	x	
	Dubin-Johnson- und Rotor-Syndrom	x	x	
	cholestatischer Ikterus	x	x	
	Schwangerschaftsikterus in der Anamnese	x	x	
	Porphyrie	x	x	
Lunge	Dyspnoe			x
	Rauchen			x
	Rauchen + Alter > 40 Jahre	x	x	

Vermutet der Arzt eine sexuelle Zwangslage des Mädchens, ist er verpflichtet, parallel zur Verschreibung des Kontrazeptivums Anzeige zu erstatten bzw. das Jugendamt zu informieren.
- *Alter 14–16 Jahre:* Die Einwilligung eines Elternteils ist anzustreben, aber nicht unbedingt erforderlich, wenn das Mädchen die Reife besitzt, die Tragweite des eigenen Handelns abzuschätzen (Einwilligungsfähigkeit). Nach § 182 StGB sind Mädchen unter 16 Jahren vor dem Geschlechtsverkehr zu bewahren.

  ☞ Im Zweifelsfall ist jedoch der Verhütung einer Schwangerschaft der Vorzug zu geben.

- *Alter 16–18 Jahre:* In dieser Altersgruppe ist die Einwilligung der Eltern nur dann notwendig, wenn der Verdacht besteht, daß das Mädchen noch keine Einwilligungsfähigkeit besitzt. Bis zu einem Alter von 18 Jahren werden Kontrazeptiva einschließlich der Rezeptgebühr von den Krankenkassen bezahlt.
- **Frauen > 40 Jahre:** In dieser Altersgruppe kann nicht generell von hormonalen Kontrazeptiva abgeraten werden, obwohl man die Frau darüber aufklären muß, daß das Risiko unerwünschter Wirkungen deutlich ansteigt, insbesondere, wenn weitere Risikofaktoren (🔻 7.3) vorliegen.

☞ Raucherinnen sollten spätestens zu diesem Zeitpunkt das Rauchen einstellen oder auf ein anderes Kontrazeptivum umsteigen.

Erfassung des Risikoprofils: Nachdem eine Schwangerschaft mit Sicherheit ausgeschlossen wurde, sollte sich der Arzt vor der Verschreibung eines hormonalen Kontrazeptivums ein Bild über das individuelle Risikoprofil der Frau machen, um die Gefahr schwerwiegender Nebenwirkungen (insbesondere Thromboembolie, koronare Herzerkrankung) zu reduzieren. Zumindest anamnestisch sollten die in 🔻 7.3 aufgeführten Erkrankungen und Risikofaktoren erfaßt werden, um bei absoluten Kontraindikationen von vornherein eine andere Kontrazeptionsmethode zu wählen bzw. bei relativen Kontraindikationen eine sorgfältige Risikoabwägung vornehmen zu können.

☞ Das Gesamtrisiko errechnet sich aus der *Multiplikation* der Einzelrisiken.

Außer einer ausführlichen Anamnese (🔻 7.3), einer gynäkologischen Untersuchung (s. S. 32 ff) einschließlich eines zytologischen Abstrichs sowie einer Urinuntersuchung auf Eiweiß und Zucker ist die Dokumentation von Ausgangsgewicht und Blutdruck obligat.

Auswahl des geeigneten Präparates: Man sollte stets versuchen, ein Präparat auszuwählen, bei dem die Äthinylöstradioldosis nicht höher als 30 µg ist. Erst wenn hiermit auch nach 3 Zyklen keine ausreichende Zykluskontrolle erreicht werden kann, ist eine Dosiserhöhung sinnvoll. Je nachdem, ob bei der Frau Virilisierungserscheinungen und/oder ein androgener Habitus vorhanden sind, sollte die Gestagenkomponente entsprechend ihrer (anti-)androgenen Potenz (s. S. 97) ausgewählt werden. Hormonanalysen sind hierfür aber nicht sinnvoll.
Eine Übersicht über die z. Zt. in Deutschland im Handel befindlichen Präparate gibt 🔻 7.4.

Dauer der Einnahme: 3 Monate nach einer Primärverordnung wird die Frau zu einer Kontrolluntersuchung einbestellt, bei der alle Parameter der Erstuntersuchung (s. S. 32 ff) kontrolliert werden. Sind keine Nebenwirkungen aufgetreten, kann das Präparat für jeweils 6 Monate verschrieben werden.

☞ Alle 6 Monate sollte eine Kontrolluntersuchung stattfinden.

Sobald eine Schwangerschaft oder eine der in 🔻 7.3 genannten absoluten Kontraindikationen eintritt, muß das Präparat unverzüglich abgesetzt werden.

Einnahmeunregelmäßigkeiten: Wird die Einnahme einer oder mehrerer Pillen vergessen oder kommt es zu Störungen im Gastrointestinaltrakt, stellt sich jeweils die Frage, ob die kontrazeptive Sicherheit noch ausreicht. Eine Entscheidungshilfe gibt 👁 7.6 auf S. 104. Morbus Crohn und Colitis ulcerosa stellen keine Kontraindikation dar.

Verlegung der Menstruation: Bei besonderen Belastungssituationen oder Ereignissen kann es sinnvoll sein, die Menstruation zu verlegen. Da prämenstruell das Befinden und die Leistungsfähigkeit eher eingeschränkt sind, ist es meist sinnvoller, die **Menstruation vorzuverlegen**. Werden *Einphasenpräparate* eingenommen, ist das Procedere am einfachsten: 3 Tage vor der gewünschten Blutung wird die Einnahme für die gewohnten 7 Tage unterbrochen. Es sollten allerdings nicht mehr als 7 Pillen weggelassen werden. Bei Verwendung eines *Zweiphasenpräparates* kann die zweite Phase allerdings auf nicht weniger als 5 Tage verkürzt werden. *Dreiphasenpräparate* sind in dieser Hinsicht problematisch. Soll die **Blutung hinausgezögert** werden, wird bei *Einphasenpräparaten* die Einnahme nach Beendigung der einen Monatspackung einfach fortgesetzt. Bei *Zweiphasenpräparaten* wird nach Aufbrauchen der Monatspackung die Einnahme mit den gestagenhaltigen Tabletten der zweiten Phase fortgesetzt. Nimmt die Frau sonst keine Ovulationshemmer ein, beginnt sie 7 (spätestens 3) Tage vor der erwarteten Menstruation mit der Einnahme von jeweils 2 Tabletten eines Gestagenpräparates wie z. B. Clinofem, Orgametril, Primolut-Nor, Prothil oder 1 Tablette eines Kombinationspräparates wie z. B. Prosiston oder Östro-Primolut. Nach Absetzen dauert es dann ca. 3 Tage bis zum Einsetzen einer Blutung.

T 7.4 Übersicht über die derzeit angebotenen oralen Kontrazeptiva (Stand 1998; modifiziert nach Feige, A., Rempen, A., Würfel, W., Caffier, H., Jawny, J.: Frauenheilkunde. Urban & Schwarzenberg, München 1997)

Beispiele für Handelsnamen	Gestagen Dosis [mg]	Östrogen Dosis [µg] (Angaben für Äthinylöstradiol, ME = Mestranol)
Norethisteron (NET)		
Eve 20	0,5	20
Conceplan M, Sinovula mikro	0,5	30
Ovysmen 0,5/35	0,5	35
Ovysmen 1/35	1,0	35
Synphasec	0,5–1–0,5	35
TriNovum	0,5–0,75–1	35
Ortho-Novum 1/50	1	50 ME
Norethisteronacetat (NETA)		
Primosiston	2	10
Neorlest 21	0,6	30
Prosiston	6	30
Non-Ovlon	1	50
Östro-Primolut	4	50
Sequostat	0–1	50
Lynestrenol (LYN)		
Pregnon L	0,75	37,5
Ovoresta M	0,75	37,5
Yermonil	2	40
Ovoresta	1	50
Lyndiol, Lyn-ratiopharm	2,5	50
Nuriphasic, Ovanon (28), Lyn-ratiopharm-Sequenz	0–2,5	50
Levonorgestrel (LNG)		
Leios, Miranova	0,1	20
MonoStep, Gravistat 125, Minisiston	0,125	30
Femigoa, Femranette mikro, Microgynon, Stediril 30 (30/28),	0,15	30
Triquilar (28), Trinordiol 21 (28),	0,05–0,075–0,125	30–40–30
Triette, Trisiston, Trigoa, TriStep	0,05–0,05–0,125	30–50–40
Neo-Stediril	0,125	50
Neogynon 21, Stediril -d	0,25	50
Perikursal 21, Sequilar 21 (28)	0,05–0,125	50
Tetragynon	0,25	50
Norgestimat (NGM)		
Cilest	0,25	35
Pramino	0,18–0,215–0,25	35
Desogestrel (DSG)		
Lovelle	0,15	20
Marvelon	0,15	30
Biviol	0,025–0,125	40–30
Oviol 22 (28), Cyclosa*	0–0,125	50
Gestoden (GSD)		
Femovan, Minulet	0,075	30
Dienogest (DNG)		
Valette	2	30
Chlormadinonacetat (CMA)		
Neo-Eunomin	1–2	50
Gestamestrol N*	2	50 ME
Ovosiston	2	80
Cyproteronacetat (CPA)		
Diane -35*	2	35

Die mit * gekennzeichneten Präparate haben keine Zulassung zur Kontrazeption, wenngleich die Möglichkeit besteht, sie hierzu zu verwenden.

Bei **Einphasenpräparaten** ist nur eine Dosierung angegeben. Bei **zwei- und dreistufigen Einphasenpräparaten** sind zwei bzw. drei Dosierungen angegeben. **Sequenz- bzw. Zweiphasenpräparate** sind in der ersten Phase frei von Gestagenen (z.B. 0–2,5 mg).

7.6 Entscheidungshilfe bei unregelmäßiger Einnahme oraler Kontrazeptiva

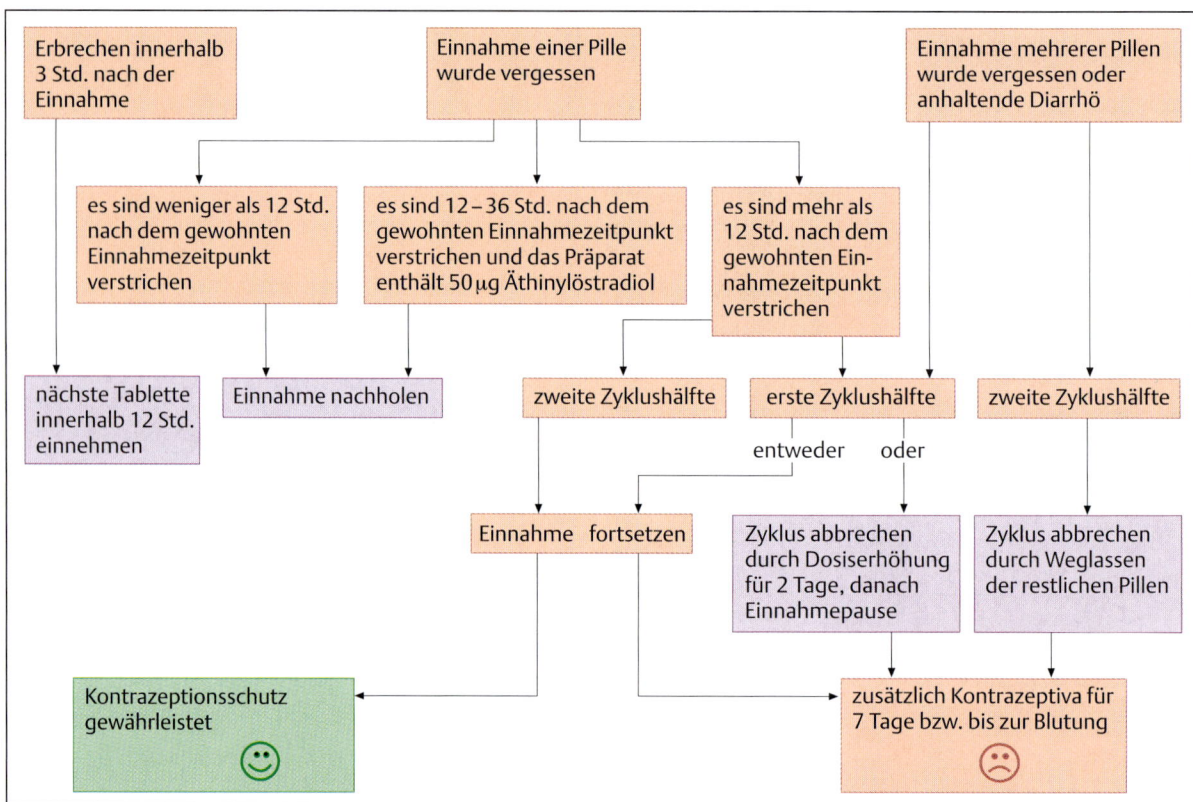

Die Hinweise dieses Algorithmus beziehen sich auf östrogen- und gestagenhaltige Kontrazeptiva. Bei verspäteter Einnahme der Minipille sind immer zusätzliche kontrazeptive Maßnahmen notwendig.

Nachteil der Verschiebung nach hinten ist, daß es gehäuft zu Schmierblutungen kommt.

Schwangerschaft und postpartuale Phase: Tritt während der Pilleneinnahme eine Schwangerschaft ein oder wird versehentlich während der Schwangerschaft die Pille eingenommen, ist dies kein Grund, die Schwangerschaft abzubrechen, da es keine Hinweise auf eine teratogene Wirkung der oral wirksamen Östrogene und Gestagene gibt. 4–6 Wochen nach der Geburt können nichtstillende Frauen mit der Einnahme niedrigdosierter Ovulationshemmer beginnen. Stillenden Frauen kann 4 Wochen nach der Geburt die Minipille empfohlen werden.

Fertilität

Nach Absetzen der Pille ist auch nach längerer Anwendung die Fruchtbarkeit nicht beeinträchtigt. Aus diesem Grund und nicht zuletzt wegen der möglichen Gerinnungsstörungen bei Wiederbeginn der Einnahme (s. S. 99) ist eine regelmäßige Pillenpause, wie sie früher oft durchgeführt wurde, nicht ratsam. Allerdings ist zu bedenken, daß die Empfängnisfähigkeit der Frau altersabhängig abnimmt. Schon mit dem 35. Lebensjahr ist die Fertilität deutlich reduziert. Nach dem 40. Lebensjahr kommt es nur noch selten zur Konzeption. Der 1. Zyklus nach Absetzen der hormonalen Kontrazeptiva ist häufig verlängert. Die Ovulation findet nicht am 13. oder 14. Zyklustag statt, sondern erst etwa am 20. oder 21. Zyklustag. Die Ansicht, daß nach Absetzen oraler Kontrazeptiva vermehrt Mehrlingsschwangerschaften auftreten, ist unrichtig. Die Schwangerschaftsverläufe nach Absetzen der Pille unterscheiden sich nicht von anderen Schwangerschaften. Abortraten, Fehlbildungsraten, Frühgeburtenraten, Schwangerschaftskomplikationen finden sich in gleicher Häufigkeit wie in einer entsprechenden Vergleichsgruppe.

Morning-after-pill

Die postkoitale Schwangerschaftsverhütung durch oral wirksame Östrogene und Progestagene wird als **Interzeption** bezeichnet. Mit Hilfe dieser Substanzen kann die Nidation einer Blastozyste verhindert werden, wenn mit der Einnahme spätestens 24–48 Stunden nach dem ungeschützten Verkehr begonnen wird.
Man verwendet dazu 4 Dragees, die jeweils 50 µg Äthinylöstradiol und 250 µg Levonorgestrel enthalten. 2 Dra-

gees werden äußerstenfalls bis 48 Stunden nach dem Koitus eingenommen, die restlichen zwei 12 Stunden später. Auf diese Weise kommt es zu Störungen des Eitransports und der Frühentwicklung der befruchteten Eizelle. Die Folge ist eine Hemmung der Nidation. Die kontrazeptive Sicherheit liegt bei 95%. Als Nebenwirkungen können vorübergehende Übelkeit und Erbrechen auftreten. Die gleichzeitige Gabe eines Antiemetikums empfiehlt sich. Da die „Pille danach" als nidationshemmende Maßnahme wirksam wird, gilt sie nicht als Abortivum, daher bestehen keine juristischen Bedenken gegen ihre Anwendung.

Antigestagene

Progesteronrezeptorblocker wie Mefipristones (RU 486) sind bis zum 49. Schwangerschaftstag in der Lage, Frühschwangerschaften nach bereits erfolgter Implantation abzustoßen. Sie gehören in die Gruppe der Abortiva und sind in Deutschland seit Juli 1999 zugelassen.

Definitive Kontrazeption: Sterilisation der Frau

Die operative freiwillige Unfruchtbarmachung der Frau ist wie jeder medizinische Eingriff an eine Indikation gebunden. Von besonderer Bedeutung ist die umfassende Aufklärung über den Eingriff mit dem Hinweis auf die Irreversibilität und die mit der Operation verbundenen Risiken. Auch der Hinweis auf ein mögliches Versagen der Methode sollte nicht unterlassen werden. Ein Kind, das nach durchgeführter Tubensterilisation geboren wird, gilt als Schadensfall mit erheblichen zivilrechtlichen Konsequenzen für den Operateur.

Technik: Die Sterilisation erfolgt im allgemeinen durch eine **transumbilikale Koagulation der Tuben**. Sie kann auch operativ im Rahmen einer Laparotomie oder nach einem Kaiserschnitt vorgenommen werden. Die laparoskopische bzw. pelviskopische Methode bipolarer Elektrokoagulation ist das am häufigsten durchgeführte Verfahren. Dabei wird unter laparoskopischer Sicht die Tube mit einer Zange gefaßt, wobei der Stromfluß nur zwischen den beiden Branchen stattfinden kann. Auf diese Weise wird die Verletzung von Nachbarorganen weitgehend vermieden. Die Koagulation wird an mehreren Abschnitten der Tube 4–6mal vorgenommen. Neben der Elektrokoagulation kommt als schonende Methode die Thermokoagulation zur Anwendung.
Eine weitere Möglichkeit besteht in dem **Anlegen von Kunststoffklammern**, sog. Clips, an den Eileiterabgängen. Diese Methode soll nach Entfernung der Clips reversibel sein. Bei sorgfältiger und eindeutiger Indikation zur definitiven Antikonzeption dürfte die Frage der Refertilisierung von untergeordneter Bedeutung sein.

Indikation: Der Indikationsstellung ist um so größere Bedeutung beizumessen, als es darum geht, die Patientin und den durchführenden Operateur vor späteren Vorwürfen und Schuldgefühlen zu bewahren. Die Indikation zur Tubensterilisation läßt sich in eine medizinische, eine genetische und in eine psychosoziale Indikation untergliedern. Von **medizinischer Indikation** spricht man, wenn von einer weiteren Schwangerschaft für die betroffene Frau ernste gesundheitliche oder gar lebensbedrohliche Komplikationen zu befürchten sind. Ein besonderes, auch juristisch nicht befriedigend geklärtes Problem ist die Sterilisation von geistig Behinderten, bei der eine Einsichtfähigkeit der Betroffenen nicht möglich ist.
Eine **genetische Indikation** zur Tubensterilisation ist gegeben, wenn die Betroffene Trägerin defekter Erbanlagen ist und mit einem gesunden Kind nicht mehr gerechnet werden kann.
Bei der **psychosozialen Indikation** geht es um die zuverlässige Verhütung von Schwangerschaften bei schwerer, nicht behebbarer sozialer Notlage.
Die **Beratung vor einer Sterilisation** sollte beide Ehepartner einschließen, wobei zunächst die Frage nach der Sterilisation des Mannes gestellt werden sollte. Die Unterbindung der Samenleiter ist technisch leichter durchführbar und mit weniger Komplikationen behaftet, allerdings auch nicht frei von Versagern. Bei der Beratung ist die soziale Familiensituation zu berücksichtigen. Wichtig ist der Hinweis auf die Irreversibilität des Eingriffs und auf seltene Versager.

Kontrazeptive Methoden in der Entwicklung

Dabei handelt es sich um Depotgestagene in kristalliner Form, die entweder injiziert oder subkutan implantiert werden können. Durch die fortlaufende Gestagenfreisetzung kommt es ebenfalls zur Atrophisierung des Endometriums und damit längerfristig zur Amenorrhö. Die Effektivität dieser kontrazeptiven Verfahren wird zur Zeit in groß angelegten Studien der WHO in Entwicklungsländern geprüft.

Gestagenvaginalringe

Diese Ringe enthalten Äthinylöstradiol und Levonorgestrel und geben nach intravaginaler Einlage diese Substanzen kontinuierlich, unter Umgehung des „first pass effects", in den Organismus ab. Die Entfernung der Ringe erfolgt nach 3 Wochen für 7 Tage. In dieser Zeit kommt es zu einer Abbruchblutung. Danach wird der Ring erneut in die Scheide eingeführt. Die kontrazeptive Sicherheit wird mit einem Pearl-Index von 1,0 angegeben.

GnRH-Agonisten

Mit GnRH-Agonisten ist bei chronischer Anwendung über eine Rezeptor-down-Regulation eine Ovulationshemmung erreichbar. In Abhängigkeit von der Dosis kann jedoch eine noch ausreichende Östrogensekretion aus den Ovarien stattfinden. Die zusätzliche Gabe eines Gestagens führt dann zur sekretorischen Umwandlung des Endometriums und zu einer anschließenden Abbruchblutung. Die Anwendung dieses Verfahrens bedarf einer speziellen Indikation.

Vakzine

Die aktive Immunisierung gegen hCG mit der Bildung von hCG-Antikörpern ist als kontrazeptive Methode noch in der Erprobung, da Fragen wie Nebenwirkungen und Reversibilität zur Zeit noch nicht geklärt sind.

Literatur

Runebaum, B., Rabe, T., Kiesel, L.: Female Contraception and Male Fertility Regulation. Parthenon, Lancester 1991

Taubert, H.D., Kuhl, H.: Kontrazeption mit Hormonen. Thieme, Stuttgart 1994

8 Gynäkologische Psychosomatik

W. Schuth

8.1 Einleitung

Kranke erwarten vom Arzt die Verwirklichung zwei divergenter **Rollenaspekte**:
➤ den lösungssicheren medizinischen Experten, der die Krankheit heilt und
➤ den Experten für „human relations", der die mit der Krankheit verbundenen psychosozialen bzw. zwischenmenschlichen Probleme löst.

Natürlich entspricht die medizinisch-somatische bzw. psychologisch-soziale Kompetenz des Arztes nur selten dieser Totalitätserwartung der Patienten. Vor allem Frauenärzte müssen sich den hohen medizinischen und psychosozialen Anforderungen ihrer Patientinnen stellen: der Frauenarzt wird definiert als Helfer, Heiler, Berater, Begleiter bei allen gynäkologisch-medizinischen Beschwerden, aber auch bei psychosozialen Problemen, v.a. in normativen und nichtnormativen Übergängen im Lebenslauf, z.B. in der Pubertät, im Klimakterium oder bei „Krebs". Die spezifischen Totalitätserwartungen an ihn resultieren aus der Medikalisierung primär nichtmedizinischer Probleme, z.B. Ehekonflikten, dem durch die Medien verstärkten Omnipotenzanspruch der Medizin und vor allem durch die mit dem Organsystem „Genitalorgane" verbundenen Bewertungen: der Frauenarzt ist per definitionem legitimiert, in intime, schambesetzte, verborgene Organe und Funktionen diagnostizierend und therapierend einzugreifen. Empirische Folgen dieser projektiven Überhöhung des Frauenarztes sind sein Bild in den Medien, die hohe Patientinnentreue trotz erkennbarer, von den Patientinnen aber uminterpretierter Inkompetenz und die Adressierung völlig medizinfremder, psychosoziale Kompetenz erfordernder Probleme an ihren Frauenarzt, z.B. Sexualstörungen, „Streß in der Familie", Erziehungsprobleme.

Diese Anforderungen sind häufig Überforderungen für den Frauenarzt. Empirisch gesicherte **Folgen** dieser Überforderung sind:
➤ Falsche bzw. unvollständige Diagnosestellung: Die daraus abgeleitete falsche Therapie verursacht hohe, nicht nur finanzielle Kosten, v.a. für die Patientin.
Beispiel: In Unkenntnis der Biographie und der Bewertung der aktuellen Partnerschaft von Frauen mit „chronischem Unterbauchschmerz" werden unter der Verlegenheitsdiagnose „Verwachsungen" oder „Zysten am Eierstock" nichtindizierte diagnostische (Laparoskopie) und „therapeutische", verstümmelnde Eingriffe durchgeführt.
➤ Folgen falscher Therapie sind nicht selten destruktive „Patientinnenkarrieren".
Beispiel: Da durch die „Zystenentfernung" die „chronischen Unterbauchschmerzen" nicht beseitigt wurden und sonographisch erneut (funktionelle) „Zysten" nachzuweisen sind, wird erneut operiert. Aus diesem Teufelskreis resultieren Organ- und Funktionsverluste für die Patientin und ihre Fixierung auf eine organische, noch unbekannte Ursache der Beschwerden. Weitere „schädigende" Eingriffe werden erwartet und akzeptiert.
➤ Eine fehlende psychosoziale Diagnostik fixiert die Patientin in ihrer organischen Ursachenvorstellung, verhindert die Entwicklung eines angemessenen Krankheitsmodells und damit eine kausale, psychosozial orientierte Therapie.
Beispiel: Ein partnerunabhängiger, sekundärer Vaginismus wird fälschlich auf die „zu enge Scheide" zurückgeführt und entsprechend falsch behandelt. Enttäuschungsbedingt und durch die Erwartungsangst nimmt die erlernte Vaginismussymptomatik zu und generalisiert. Die Folge ist z.B. ein kompletter Libidoverlust.
➤ Der Frauenarzt teilt seine fehlende psychosoziale Kompetenz der Patientin nicht mit, da dies seine berufliche Selbstdefinition gefährden würde („Als Arzt muß ich auf alles eine Antwort wissen!"). Reaktiv wertet er die Patientin und ihr Anliegen ab („Ist eine typisch besserwisserische Patientin!")

In den folgenden Abschnitten werden die Möglichkeiten der **Intervention** durch den Frauenarzt erläutert. Dabei wird das in der Medizinischen Psychologie vermittelte Wissen über die In-Put- und Out-Come-Variablen der Arzt-Patienten-Beziehung vorausgesetzt.

Informationsvermittlung

Durch die Vermittlung von Informationen kann die Patientin ihre subjektive Krankheitstheorie (SKT) überdenken und ändern.

Kranke oder subjektiv sich krank Definierende entwickeln fast immer eine eigene Krankheitstheorie. Diese umfaßt Vorstellungen zur Beschwerdeursache, zu den Therapieoptionen und zur Prognose.

➤ Medizinisches Krankheitsmodell und SKT stimmen selten überein.

Nicht aufgeklärte Diskrepanzen zwischen beiden Modellen sind die Hauptursache für Non-Compliance, Doctorshopping und Ausweichen in die Alternativmedizin. Die Patientin soll daher ermutigt werden, ihre SKT zu äußern. Korrekte und von der Patientin auf der Basis einer vertrauensbestimmten Arzt-Patienten-Beziehung akzeptierte ärztliche Information muß sich anschließen. Meist müs-

sen dabei Mythen und sozial vermittelte Fehlinformationen korrigiert werden wie folgende Beispiele belegen:
- Die Patientin lehnt die „Pille" ab, weil sie „dick" und „unfruchtbar" macht.
- Die Patientin mit großem symptomatischem Uterus myomatosus lehnt die Hysterektomie ab, weil dadurch der „Hormonhaushalt und der Sex zerstört werden". Durch „homöopathische Tropfen" habe ihre Freundin beste Erfolge erzielt.
- Die Patientin mit funktioneller Ovarialzyste ist über die Diagnose entsetzt, weil „Zysten" mit Operation und „Krebs" gleichgesetzt werden.
- Die medizinisch indizierte pelviskopische definitive Antikonzeption wird abgelehnt, weil dadurch die Sexualität „weg ist, der Bauch verbrannt wird und die Blutung nicht mehr auftritt".
- Die Patientin mit rezidivierendem Pruritus vulvae ohne Organbefund sieht die Ursache in „dem Thermalbad", „dem Fahren mit dem Motorrad" oder „unhygienischen Toiletten" und verlangt alternativlos eine „Pilzbehandlung". Aus der erweiterten Anamnese geht für den Arzt eine sexuell massiv gestörte Partnerschaft als wahrscheinliche Ursache des körperlichen Symptoms hervor.
- Die Patientin mit Carcinoma in situ der Zervix lehnt zunächst die Behandlung ab, da „Krebs" unausweichlich ein Todesurteil sei und die Therapie „nur noch mehr die Körperabwehr" schädige. Sie lasse sich daher beim Homöopathen therapieren.

Psychosoziale Beratung

Anzustreben ist, daß der Arzt kompetent und bereit ist, der Patientin bei der Klärung und Lösung eines Problems zu helfen. Er kennt nicht die Lösung, sondern versucht die Patientin zu befähigen, als Expertin für ihr Leben eine angemessene Lösung zu entwickeln. Da eine psychosoziale Beratung bei fast allen Patientinnen indiziert ist, wird diese Intervention näher beschrieben.

Voraussetzungen einer optimalen psychosozialen Beratung sind:
- Der Arzt registriert gleichzeitig die Gefühle und Gedanken der Patientin und versucht, verbal und nonverbal auf den Beziehungs- und Inhaltsaspekt angemessen zu reagieren.
- Das setzt – zunächst – bedingungslose Wertschätzung der Patientin voraus. Der Arzt versucht, ihre Wertungen, Gefühle und Verhaltensweisen unabhängig von seinen eigenen Standards nichtwertend wahrzunehmen.
- Der Arzt erläutert seine Standards, soweit sie, z.B. in der Schwangerschaftskonfliktberatung, für die Beratung relevant sind.
- Der Arzt greift v.a. emotional bedeutsame Äußerungen der Patientin auf („Verbalisierung emotionaler Erlebnisinhalte").
- Die Äußerungen des Arztes bleiben im „Hier und Jetzt".

Die **Ziele** der psychosozialen Beratung werden unterteilt in die Prozeß- und Endziele. Zu den *Prozeßzielen* gehören zum einen, den Kontakt zu der Patientin herzustellen und aufrechtzuerhalten sowie die Patientin zur Selbstexploration anzuregen, zum anderen sollten alle kurz- und langfristigen Konsequenzen des Problems bzw. gewünschten Verhaltens aufgezeigt werden. Die *Endziele* muß die Patientin fortlaufend selbst angeben, präzisieren, bestätigen oder verwerfen. Die Endziele müssen aber auch vom Arzt angegeben werden unter gleichzeitiger Angabe der Divergenzen zu den Endzielen der Patientin. Ferner sollten Endziele konkret statt global-unspezifisch formuliert werden („Ich gönne mir einen Mittagsschlaf!" statt „Ich will ein zufriedener Mensch sein!").

Um diese Ziele zu erreichen, kann der Arzt folgende **Strategien** einsetzen:
- *Identifizierung von Einstellungen und Gefühlen der Patientin:* Durch präzisierende Rückfragen lernt die Patientin selbst ihre Einstellungen kennen. Möglich ist aber auch das sog. „Modell-Lernen", indem der Arzt die Gefühle der Patientin darstellt.
- *Veränderung von Einstellungen und Gefühlen der Patientin:* Durch Übungen im Alltag und Stellen von „Hausaufgaben" erfolgt eine allmähliche Veränderung und Neu-Lernen. Hilfreich kann auch ein Rollenspiel und Rollentausch mit der Patientin sein. Bei irrationalen und dysfunktionalen Gedanken sollte ein sog. „Gedankenstop" erfolgen, d.h. eine direktive Unterbrechung dieser Gedanken. Dafür werden „gesunde" Alternativen gesucht, die dann anstelle der bisherigen Vorstellungen gesetzt werden.
- *Veränderung unerwünschter Verhaltensweisen:* Eine allmähliche Veränderung des Verhaltens kann nur durch Übungen im Alltag und „Hausaufgaben" erfolgen. Dabei sollten Selbstbekräftigungsmaßnahmen bei gewünschtem Verhalten formuliert werden („Belohnungslernen"). Möglich ist auch ein „negative practice", d.h. die unerwünschten oder gemiedenen Verhaltensweisen werden gedanklich und emotional vorgestellt und innerlich nacherlebt.
- *Techniken der systematischen Bekräftigung:* Dazu gehören das Ignorieren oder Relativieren negativer Verhaltenssequenzen, die sofortige Verstärkung gewünschter Verhaltenssequenzen („operante Konditionierung") sowie das Lernen am Modell, d.h. das Lernen am Umgang des Arztes mit dem Problem, das Lernen am eigenen Verhalten, z.B. im Rollenspiel mit dem Arzt oder durch die Beobachtung des eigenen Verhaltens, besonders der eigenen problemlösenden Kompetenz („Selbstmanagement") und das Lernen aus dem „Problemlöseverhalten" Dritter.

Klinisch-psychologische Verfahren

Ein symptomunspezifisches Verfahren ist die Krisenintervention (s. S. 232 f). In die Praxis integrierte symptom-

spezifische Verfahren sollten z.B. die Verhaltensanalyse, einfache Desensibilisierungsverfahren oder ein Selbstkonfrontationstraining sein.
Verhaltensanalyse: Welche Bedingungen lösen das Problemverhalten aus? Welche erwünschten und unerwünschten Konsequenzen hat dieses Verhalten? Welche Verhaltensalternativen stehen zur Verfügung? Was verhindert ihre Verwirklichung?
Bei Frauen mit chronischem Unterbauchschmerz und prämenstruellem Syndrom sollte eine verhaltensanalytische Auswertung des Schmerztagebuchs mit der Patientin erfolgen.
Einfache **Desensibilisierungsverfahren** werden z.B. bei Vaginismus Grad I–II eingesetzt.
Selbstkonfrontationstraining wird bei nichtwahnhaften dysmorphophobischen Störungen, v.a. bei Androgenisierungserscheinungen und subjektiv leidenstiftender Größe bzw. Form der Mammae durchgeführt.

Überweisung der Patientin

Überfordern Beschwerdemuster und -intensität die Kompetenz des Frauenarztes, muß er die Patientin zum Nervenfacharzt bzw. Psychotherapeuten überweisen. Folgende Erkrankungen sind in der gynäkologischen Praxis sehr häufig anzutreffen:
- phobische und Angststörungen,
- Reaktionen auf schwere Belastungen und Anpassungsstörungen,
- Eßstörungen, besonders Anorexia nervosa und Bulimia nervosa mit dem gynäkologischen Symptom „sekundäre Amenorrhö",
- depressive Störungen, v.a. im Klimakterium mit relativ häufiger aktiver Suizidalität,
- ausgeprägte nichtorganische sexuelle Funktionsstörungen.

Diese Störungen hinter dem gynäkologischen Präsentiersymptom zu erkennen und die Patientin zur kausalen Therapie zu motivieren, verhindert Chronifizierung und damit Therapieresistenz der Beschwerden, vermeidbares Leiden der Patientin und eine destruktive Patientinnenkarriere.
Psychopharmakologische Kompetenz, v.a. für den Einsatz von Antidepressiva und Anxiolytika, für geringgradig ausgeprägte Beschwerden benötigt allerdings auch der Frauenarzt.

8.2 Psychosomatische Störungen

In diesem Kapitel werden einige, als psychosomatisch deklarierte Störungsbilder vorgestellt und ein praxisbezogener Wahrnehmungs- und Handlungsrahmen angeboten. Die Studierenden sollen Anregungen zur Reflexion ihrer zukünftigen beruflichen Selbstdefinition, z.B. „krankheitszentrierter Mediziner" versus „patientinorientierter Arzt" bekommen.
Folgende **Störungen** sind psychosomatisch verursacht oder werden von psychosomatischen Beschwerden begleitet:
- funktionelle Sexualstörungen,
- gestörte Geschlechtsentwicklung und -identität, v.a. Transsexualität,
- organisch nicht hinreichend erklärbarer Fluor et Pruritus vaginalis,
- organisch nicht hinreichend erklärbare chronische Unterbauchschmerzen,
- Beschwerden in Verbindung mit dem Zyklus:
  - organisch nicht hinreichend erklärbare Blutungsstörungen, z.B. normo-/hypogonadotrope Ovarialinsuffizienz mit sekundärer Amenorrhö, insbesondere im Rahmen einer Anorexia nervosa oder azyklische, situationsgebundene Blutungen („Abwehrblutung"),
  - primäre, d.h. organisch nicht hinreichend erklärbare Dysmenorrhö,
  - prämenstruelles Syndrom,
- Beschwerden in normativen, aber subjektiv nicht bewältigten Übergängen im Lebenslauf:
  - in der Pubertät mit Berufsfindung, Entwicklung der psychosexuellen Identität und ersten Partnerschaften,
  - in der (ersten) Schwangerschaft als Übergang zur Mutter- und Elternschaft, v.a. (persistierende) Hyperemesis, vorzeitige Wehen und isolierte arterielle Hypertonie als körperliches Symptom des konflikthaften Übergangs,
  - im Klimakterium mit dem Verlust der Fruchtbarkeit und der Neudefinition von Lebensinhalten und -zielen,
- psychosoziale Belastung bei organisch bedingten Erkrankungen:
  - ungewollte Kinderlosigkeit,
  - Fehl-, Totgeburt, Geburt eines Kindes mit Behinderung,
  - subjektiv als bedrohlich eingeschätzte Erkrankung, v.a. eine Malignomerkrankung (s. S. 185 ff).

Bei diesen Störungen muß beachtet werden, daß die Bezeichnung „psychosomatisch" nicht aufgrund des negativen somatischen Befundes, sondern nur aus der Biographie, besonders der Lerngeschichte, und dem aktuellen Erleben der Patientin abgeleitet wird. Außerdem verlangen alle gynäkologischen Krankheitsbilder, wenn auch in unterschiedlicher Gewichtung, sowohl gynäkologisch-somatische als auch psychosoziale Kompetenz vom Arzt, da prinzipiell alle Krankheiten psychosoziale Belastungen verursachen können. So ist zum Beispiel die Diagnose und Therapie einer Trichomonadenkolpitis sehr einfach. Psychosozial komplizierend sind aber die sexuelle Übertragung und die Notwendigkeit der Partnerbehandlung.

Funktionelle Sexualstörungen

Bei ca. 80% aller Frauen treten im Laufe des Lebens in unterschiedlicher Intensität und Dauer subjektiv beeinträchtigende sexuelle Störungen auf. Ca. 25% aller ambulanten gynäkologischen Patientinnen geben als Haupt- oder „Nebengrund" für die Untersuchung sexuelle Störungen an; diesem riesigen Versorgungsbedarf stehen wenig ausgebildete Frauenärzte gegenüber. Da Patientinnen jedoch fast nur den Frauenarzt als „Experten für Sexualität" definieren, ist er meist erster Gesprächspartner und stellt damit die prognostische Weiche: korrekte Diagnostik, Beratung und ggf. Überweisung der Patientin zur professionellen Therapie oder schädigendes, inkompetentes Agieren, z.B. durch Verordnung immer höherer Dosen von „Hormonen", (teils unverschämte) Ratschläge wie „Nehmen Sie sich einen Freund!" oder Bagatellisierung der Störung.

Manifestationsformen:
Frigidität: Fehlendes Verlangen nach sexueller Betätigung überhaupt (Inappetenz) oder Ausbleiben sexueller Empfindungen beim Verkehr (fehlende Wollust).
Anorgasmie: Fehlen des Orgasmus bei vorhandener Libido.
Dyspareunie: Jede Art des körperlichen oder seelischen Nichtzusammenpassens in der Ehe, mit Schmerz bzw. Unlustempfinden verbunden.
Vaginismus: Krampfartige Enge des Introitus und der Vagina durch Kontraktion der gesamten Beckenbodenmuskulatur, dadurch Behinderung der Immissio penis.

Diagnostik: Weibliche Sexualstörungen sind selten isolierte, anatomisch-organisch bedingte Funktionsstörungen.

> Im weitesten Sinne sind Sexualstörungen Beziehungsstörungen, da das sexuelle Erleben der Frau stärker als beim Mann liebes- und partnerbezogen ist und dadurch stärker von der emotionalen Qualität der Paarbeziehung abhängt.

Die **somatische Diagnostik** ist rasch und definitiv abzuschließen. In den seltensten Fällen ist eine hinreichend anatomische („zu eng gebaut"), (erregungs-)physiologische („zu trocken") oder entzündliche („Pilzerkrankung") Ursache nachzuweisen.
Die präzise und umfassende Erhebung der **Sexualanamnese** ist indiziert, die der Patientin gleichzeitig eine Veränderung ihres Störungsmodells und meist die Ableitung therapeutischer Strategien ermöglicht. Themenbereiche sind:
1. gegenwärtige Sexualität und sexuelle Störungen:

➤ Art der Störung: Dauer, Intensität, Verlauf der Störung; Welche Einzelschritte sind gestört? Welche können angstfrei bzw. lustvoll erlebt und zugelassen werden (z.B. zärtliche körperliche Nähe des Partners)? Wie bewerten Patientin bzw. Partner die Störung nach Ursache und Auswirkungen?
➤ gegenwärtiges Sexualverhalten: Häufigkeit von und Konflikte bei Körperkontakt, Zärtlichkeit und Koitus; Kommunikation über die eigene Sexualität bzw. die Störung, sexuelle Präferenzen, Idealvorstellung und Abneigungen, deviante bzw. homosexuelle Wünsche, Phantasien und Verhaltensweisen, individuelle und partnerschaftliche Bewältigungsbemühungen und deren Ergebnis.

2. sexuelle Entwicklung:
➤ im Elternhaus: emotionale und sexuelle Beziehung der Eltern, Kommunikation über sexuelle bzw. „persönliche" Probleme in der Familie,
➤ sexuelle Lerngeschichte: in der Kindheit z.B. frühkindliche Sexualerfahrungen (Beobachtung der Eltern oder anderer Erwachsener, „Doktorspiele"), elterliche Einstellung zu Sexualität und Körper, sexuell deviante Erlebnisse (Mißbrauch); in Pubertät und Adoleszenz z.B. Aufklärung, Menarche- und Kohabitarcheerleben, Masturbation,
➤ Partnerverhalten bis zur aktuellen Beziehung: Anzahl, Dauer, Bewertung und Verlauf der Beziehungen, Idealvorstellungen und Enttäuschungen, Schwangerschaften, Geburten, Schwangerschaftsabbrüche und ihre Auswirkung auf die Sexualität, STD.

3. gegenwärtige Partnerschaft:
➤ allgemeine Merkmale: Dauer und Qualität der Beziehung, ökonomische Situation, Arbeitsteilung in Familie und Haushalt, körperliche oder psychische Krankheiten des Partners einschließlich Sucht,
➤ Entwicklung der Störung: erstes Auftreten, mögliche auslösende Situation (z.B. Wochenbett), Auftreten von Ängsten, Vermeidungsverhalten und Täuschungsoperationen gegenüber dem Partner (z.B. Vorschützen von „Migräne"), reale und/oder phantasierte sexuelle außerpartnerschaftliche Beziehungen und deren Auswirkung auf die Partnerschaft und Sexualstörung,
➤ aktuelle Qualität der Beziehung und Lebenssituation: Rollen- und Dominanzverteilung; Kommunikationsinhalte, -defizite und -tabus; Zufriedenheit mit gegenwärtiger Arbeits-, Wohnungs- und Interaktionssituation; gemeinsame Interessen, Aktivitäten und Außenkontakte; Belastung durch die Kinder, den Kinderwunsch oder die Antikonzeptionsmethode (z.B. Coitus interruptus); globale Un- bzw. Zufriedenheit mit und in der Partnerschaft; Auswirkungen der Sexualstörung auf die Beziehung.

Trotz der individuell unterschiedlichen auslösenden, aufrechterhaltenden und verstärkenden Bedingungen weisen Frauen mit Sexualstörungen häufig Gemeinsamkeiten auf:

➤ Sie fühlen sich den sexuellen Wünschen bzw. Ansprüchen ihrer Partner ausgeliefert ohne Rücksicht auf die eigenen emotionalen und sexuellen Bedürfnisse.
➤ Sie überlassen dem Partner die Initiative und Gestaltung des „Sexuallebens". Voraussetzungen und Ziele erfüllter eigener Sexualität können nicht formuliert, kommuniziert bzw. verwirklicht werden.
➤ Sexualität wird erduldet, um den Partner nicht zu verletzen, die „Ehepflichten" zu erfüllen oder sich von ihm – illusionär – Nähe und Geborgenheit zu erkaufen.
➤ Die Störung ist in der Paarkommunikation kein Thema, da schon Alltagsprobleme nicht (mehr) offen und lösungsorientiert kommuniziert werden können oder Unverständnis antizipiert wird.
➤ Die Sexualstörung chronifiziert, da keine gemeinsamen Lösungsstrategien entwickelt werden. Sekundär setzt die Frau destruktive Strategien ein, z.B. den Orgasmus vorzutäuschen, ihn krampfhaft erzwingen zu wollen bei fehlender sexueller Erregung, Vermeidung körpernaher, eigentlich gewünschter Umgehensweisen aus Furcht, daß ihr Zärtlichkeitsbedürfnis vom Partner zielführend zur gefürchteten Kohabitation eingesetzt wird.

Durch die Anamneseerhebung können prognostisch und therapeutisch wichtige Fragen geklärt werden:
Welche bisherigen individuellen und/oder partnerschaftlichen (Selbst-)Therapieversuche brachten Teil- bzw. Mißerfolge?
Ist die Sexualstörung ein gemeinsames Leiden und ist eine gemeinsame Initiative möglich oder delegiert der Partner Ursache, „Schuld" und Therapie ausschließlich an die Frau?
Was ist für die Frau bzw. den Mann an der Sexualstörung leidensstiftend? Schafft der gemeinsame Leidensdruck eine gemeinsame Therapiemotivation? Welche realistischen bzw. illusionären Therapieerwartungen haben die Partner? Was verbinden sie mit einer gelingenden Sexualität?
Ist eine Eheberatung oder Überweisung zum Sexual- bzw. Psychotherapeuten indiziert?

Therapie: Ein hilfreicher Umgang mit sexuell erlebnisgestörten Patientinnen setzt voraus, daß der Arzt eine positive Einstellung zur eigenen und zur Sexualität allgemein hat. Er sollte an Patientinnen mit Sexualstörungen fachlich interessiert und diagnostisch-therapeutisch kompetent sein, v.a. in Sexualberatungen. Für ein Gespräch mit einer Patientin muß er günstige Rahmenbedingungen schaffen, z.B. sich ausreichend Zeit nehmen. Mit einer die Selbstexploration fördernden Gesprächstechnik kann er die Patientin ermutigen, über ihre Sexualität zu sprechen, denn das ist oft tabuisiert, konfliktträchtig oder peinlich. Die Patientin selbst sollte unter einem gewissen Leidensdruck stehen und mitteilungsfähig sein. Die Mitteilungsfähigkeit wird dabei weitgehend von der Qualität der Arzt-Patientin-Beziehung bestimmt.

Durch die Anamneseerhebung werden der Frau die auslösenden und unterhaltenden Bedingungen ihrer Sexualstörung deutlich, z.B. der Mangel an sexuellem Verlangen durch die physische und psychische Überbeanspruchung als berufstätige Frau mit einem Kleinkind oder die enge räumliche Nähe zu den Kindern bei beengten Wohnverhältnissen.

Informationen über die Häufigkeit sexueller Störungen, über das statistisch normale quantitative und qualitative sexuelle Erleben der Frau, das sich deutlich von dem durch die Massenmedien vermittelten, Leistungsdruck erzeugenden Zerrbild unterscheidet, und die unterschiedliche Störanfälligkeit und Funktion männlicher und weiblicher Sexualität können zumindest entlasten. Das meist rein organische Krankheitsmodell muß korrigiert werden. Nicht der Frauenarzt kann die Störung „wegmachen", sondern nur ein geduldiges, angeleitetes Bemühen beider Partner.

⚠ Verweigert sich der Partner einer gemeinsamen Therapie, ist eine Therapie innerhalb der Paarbeziehung kaum möglich, da Sexualtherapie fast immer Paartherapie sein muß!

Bestehen gemeinsamer Leidensdruck und Therapiemotivation, können folgende, aufeinander aufbauende Zielsetzungen durch **ärztliche Information und Beratung** angestrebt werden:

1. Abbau von Versagensängsten, Vermeidungsverhalten und negativen Selbstverstärkungsmechanismen:
➤ Initial gilt ein strikt einzuhaltendes Koitusverbot. Zärtlichkeit wird dadurch von dem negativen Erlebnis „Kohabitation" abgetrennt und wieder zugelassen.
➤ Es erfolgt eine stufenweise Desensibilisierung. Unter günstigen, durch die Partner herzustellenden äußeren und emotionalen Bedingungen durchlaufen die Partner schrittweise die sexuelle Sequenz jeweils bis zu dem Punkt, an dem Angst oder andere aversive Gefühle bei einem der Partner auftreten.
➤ An- und Entspannungsübungen dienen z.B. der Kontrolle des Muskeltonus durch die Patientin und den Partner bei Vaginismus.
➤ Wichtig ist die Kommunikation über das Erleben der „Übungen" und die damit verbundenen Erfahrungen. Daß über das (meist) tabuisierte Thema der eigenen Sexualität offen und lösungsorientiert gesprochen werden kann, sollte das Paar ermutigen, diese Kommunikationserfahrung auch auf Alltagsprobleme anzuwenden.

2. Abbau von Lerndefiziten und Neulernen:
➤ Informationsdefizite werden durch den Arzt behoben. Dabei müssen v.a. die unangemessenen Erwartungen korrigiert werden.
➤ Wichtig ist die Auseinandersetzung mit hemmenden Einstellungen, insbesondere mit sozial vermittelten und verstärkten Stereotypen und Mythen („Ein Mann

kann und will immer!", „Männer wollen immer nur das Eine!", „Der Mann hat aktiv-dominant, die Frau passiv zu sein!", „Je häufiger Koitus, desto besser die Beziehung!") sowie mit sozialisationsbedingten internalisierten Einstellungen („Sexualität ist schmutzig!", „Das Leben ist Last, Lust gibt es nicht!", „Frausein heißt leiden!").

➤ Eigene sexuelle Wünsche und Idealvorstellungen sollen zunehmend präzisiert und kommuniziert werden.
➤ Neue sexuelle Verhaltensmöglichkeiten können in der Beziehung mit Zustimmung des Partners („Verhandlungsmoral") erprobt werden.

3. Verständnis entwickeln für Zusammenhänge zwischen Merkmalen der Paarbeziehung, der Partner und der sexuellen Funktionsstörung:

➤ Angst- und repressionsfrei soll über die Defizite des Partners bzw. der Partnerschaft einschließlich ihrer schrittweisen Korrektur gesprochen werden, z.B. rücksichtsloser sexueller Vollzug durch den Mann, Libidomangel der Frau infolge mangelndem nichtsexuellem Bemühen des Mannes um die Frau als Lebens-, Alltags- und Sexualpartnerin.
➤ Die während der „Übungen" gesammelten Erfahrungen werden im Hinblick auf die gesamte Interaktion der Partner, auch im Alltag, aufgearbeitet.

Dem Erstgespräch mit der Patientin, dem Einzelgespräch mit dem Partner und dem Paargespräch folgen weitere Paargespräche, in denen die häuslichen Übungen vorgestellt und die individuellen und gemeinsamen Erfahrungen fortlaufend aufgearbeitet werden.

Chronische Unterbauchschmerzen

Ursachen: Empirisch gesicherte psychische bzw. lernpsychologische Ursachen bzw. Auslöser zyklusabhängiger und -unabhängiger chronischer Schmerzen sind:

➤ partnergebundene und/oder -ungebundene Sexualaversion, v.a. aus „enttäuschter Liebe" oder als Korrelat eines ärgerlichen Affekts,
➤ larvierte Depression, v.a. wahrscheinlich bei strikter Leugnung jeglicher psychischer Störung bzw. Alltagsschwierigkeiten,
➤ Mißbrauchstrauma,
➤ chronische Unzufriedenheit mit der individuellen „Frauenrolle",
➤ chronische Be- und Überlastung durch die Mehrfachrolle als Hausfrau, Ehefrau, Mutter, Berufstätige, Pflegerin kranker Angehöriger,
➤ chronische sexuelle, emotionale und/oder kommunikative Unzufriedenheit in der aktuellen Partnerschaft,
➤ chronische Be- und Überlastung durch „daily hassles", meist aufgrund eines Bemühens um Perfektion,
➤ Symptom einer dissoziativen Störung bzw. Persönlichkeit,
➤ Symptom einer Somatisierungsstörung,
➤ „Unterbauch" bzw. „Menstruation" als biopsychischer „locus minoris resistentiae", häufig mitbedingt durch iatrogene Fehldiagnosen („chronische Adnexitis", „Verwachsungen") bzw. Fehlbehandlung (nichtindizierte Organentfernungen).

Durch die chronischen bzw. zyklischen Beschwerden bildet sich ein Erwartungsangst-Symptom-Teufelskreis aus (Erwartungslernen, self-fulfilling-prophecy), der die Symptomatik unterhält und verstärkt, auch wenn der ursprüngliche Auslöser entfallen ist. Man spricht auch von der „klassischen Konditionierung der Beschwerden". In diesem Fall ist die Suche nach der eigentlichen Ursache häufig unergiebig oder führt zu willkürlichen Ergebnissen. Jedes Auftreten der Symptomatik verstärkt die negativen Erfahrungen und Bewertungen und die (scheinbare) Unmöglichkeit, sich selbst zu kontrollieren. Diese Verstärkung automatisiert das Wiederauftreten der Symptomatik und macht diese im Extremfall löschungsresistent.

Weitere bedeutsame **Lernmechanismen** können sein:

➤ *Soziales Lernen bzw. Lernen am Modell:* Die Patientin lernte als Mädchen von ihrer Mutter bzw. Frauen des sozialen Umfelds, daß das „Frausein" gleichzusetzen ist mit „Schmerzen haben", insbesondere im Zusammenhang mit dem Zyklus, aber auch unabhängig davon.
➤ *Prozeß des labeling:* Symptomatische Frauen verbinden mit „Frausein" durch die Übernahme sozialer stereotyper Konstrukte „selbstverständlich" und damit automatisiert die Beschwerden.
➤ *„learned helplessness":* Aus der Erfahrung, daß die Symptomatik nicht selbst kontrolliert werden kann, sondern permanent und unausweichlich wiederkehrt, leitet die Patientin ab, daß nicht sie selbst, sondern nur mächtige andere, v.a. Ärzte, durch „Hormone" oder Operationen helfen können (externe Kontrollüberzeugung und externer locus-of-health-control).

Manifestationsformen: Chronische Schmerzzustände können zyklusunabhängig, v.a. als chronischer, organisch nicht hinreichend erklärbarer Unterbauchschmerz (CUBS) und Pruritus vulvae et vaginae, oder zyklusabhängig-rezidivierend, v.a. als primäre Dysmenorrhö und prämenstruelles Syndrom (PMS), auftreten.

Diagnostik: Chronische Unterbauchschmerzen stellen eine diagnostische und therapeutische Crux in der gynäkologischen Praxis dar, da die somatische Symptomtherapie meist erfolglos ist, die Patientin aber auf eine organische Ursache fixiert ist und eine nichtsomatische Diagnostik und Therapie ablehnt.

Der **Diagnosegang** umfaßt daher folgende Schritte:

➤ Eine *somatische Diagnostik* sollte immer in rational begründetem Umfang, v.a. mit Ultraschall, Chlamydiendiagnostik und – in seltenen Fällen – mit einer

einmaligen diagnostischen Pelviskopie durchgeführt werden.
- Die *SKT sollte vorsichtig in Frage gestellt werden*, ohne die Beschwerden zu bagatellisieren, den Schmerz als „eingebildet" und die Patientin als „hysterisch" erscheinen zu lassen.
- Das Angebot eines *biopsychosozialen Ursachenspektrums* in Form von Fremdschilderungen („Bei manchen Frauen schlägt Kummer auf das Herz, bei manchen meiner Patientinnen auch auf den Unterbauch, und das hatte dann folgende Ursache ... und dann hat das geholfen ...!") kann der Patientin ein angemessenes Krankheitsmodell vermitteln.
- Stellt die Patientin ihre SKT in Frage, schließt sich eine *biographische Anamneseerhebung* an mit dem Ziel, für Arzt und Patientin die vermutete, meist erlernte und durch unbemerkte Lernvorgänge unterhaltene Schmerz- und meist vorhandene Begleitsymptomatik positiv begründen zu können.
    - Wichtig ist eine exakte Symptom- und Schmerzanalyse („Wo tut es wann, in welchem Maß und in welcher Qualität wie lange weh?"). Typisch für das PMS und den CUBS sind das inter-, aber auch intraindividuell unterschiedliche Beschwerdespektrum mit Angst, Depressivität, Müdigkeit, Reizbarkeit, Stimmungsschwankungen, Kopf- und Rückenschmerzen, „allgemeinem Unwohlsein" und reduzierter Energie.
    - Welche externen und internen Bedingungen lösen die Beschwerden aus, verstärken und unterhalten sie? Welche Bedingungen verringern sie?
    - Welche eigenen Bewältigungsversuche waren erfolglos, welche ansatzweise erfolgreich?
    - Liegt eine klinisch relevante, v.a. depressive Psychopathologie anamnestisch und/oder aktuell vor? Liegt Suizidalität vor? Zur Abklärung können standardisierte klinisch-psychiatrische Fragebögen bzw. Symptomlisten sinnvoll sein, z.B. Psychiatrisches Standardinterview oder SCL-90 R.
    - Um die anamnestischen Angaben zur Symptomatik zu aktualisieren und zu präzisieren, soll die Patientin im Schmerztagebuch (besser: Beschwerdetagebuch) Schmerzqualität/-intensität beurteilen und die aktuellen, möglicherweise auslösenden und unterhaltenden Bedingungen („W"-Fragen: wo, wie, wann, wie lange, warum, wozu besteht die Symptomatik?) eintragen. Nur wenn das Schmerztagebuch als eigener Bewältigungsbeitrag exakt geführt wird, ist die Patientin zur nichtsomatischen Therapie motiviert!
    - Das Schmerztagebuch wird nach auslösenden, unterhaltenden, verstärkenden bzw. hemmenden Bedingungen ausgewertet. Daraus können dann gemeinsam individuelle Veränderungsstrategien abgeleitet werden.

Nicht immer ist eine korrekte Diagnosestellung möglich:
- Die Patientin hat (fast immer) eine rein organische subjektive Ätiologievorstellung, besonders „Hormonmangel", „Verwachsungen", „Zysten" und „Pilze". Ihre somatische SKT verhindert eigene Bewältigungsbemühungen und ist daher nur schwer zu verändern.
- Da der Arzt keine hinreichende organische Ursache findet, schließt er sich resigniert bzw. aus Bequemlichkeit der SKT der Patientin an, agiert also in ihrem destruktiven Arrangement mit, oder er erklärt kurzschlüssig lediglich aufgrund des negativen somatischen Befundes die Beschwerden als „psychisch bedingt" ohne, mangels Kompetenz, eine adäquate Therapie vorzuschlagen.
- Eine psychische Verursachung und Aufrechterhaltung der Beschwerde darf nie ohne erweiterten psychosozialen positiven Diagnosegang behauptet werden!
- Die Annahme einer somatischen Ursache der Beschwerden verursacht hohe Kosten durch zunehmend invasive und komplikationsbelastete Diagnostik, z.B. wiederholte diagnostische und probatorisch operative Pelviskopien, durch somatische Fehlbehandlungen, operativ bedingte Organ- und Funktionsverluste aufgrund des naiven Denkfehlers, daß entfernte Organe nicht mehr schmerzen könnten sowie durch eine Fixierung der Patientin auf eine organische, noch nicht erkannte, potentiell aber durch immer aufwendigere Diagnostik nachzuweisende organische Ursache.

Therapie: Am wichtigsten ist, keine (weitere) somatische Diagnostik und/oder Therapie, v.a. Pelviskopie oder „probatorische Adnexexstirpation", durchzuführen und sich nicht der SKT wie „Verwachsungen", „unerkannte körperliche Krankheit" anzuschließen. Behutsam sollte die meist rigide SKT der Patientin modifiziert werden, denn diese ist primär veränderungsfeindlich, da die Patientin eine durch sie nicht erkennbare und beeinflußbare Ursache annimmt. Helfen können daher nur mächtige andere, z.B. Ärzte. Wichtig ist auch die Auswertung des Schmerztagebuchs und die daraus erfolgende Ableitung von Veränderungsstrategien, v.a. die Ableitung einer neuen Tages- und Belastungsstrukturierung. „Ärztliche Ratschläge" verbieten sich meistens, da diese nicht hinreichend individualisiert auf die Situation der Patientin gegeben werden.
Bei offener oder larvierter Depression bzw. Angstsymptomatik müssen Antidepressiva oder auch kurzzeitig Anxiolytika verordnet werden. Gegebenenfalls ist eine Überweisung zum Psychiater erforderlich, v.a. bei Suizidalität.
Handelt es sich um eine überwiegend partnerschaftsbedingte Symptomatik, sollte der Versuch der Paarbera-

tung bzw. -therapie mit dem Focus auf (Neu-)Lernen der partnerschaftlichen Kommunikation unternommen werden.

Bei hoher Suggestibilität der Patientin, ausschließlich externer Kontrollüberzeugung und großem Vertrauen in den Arzt kann dieser eine Placebotherapie vertreten.

Elemente einer **kognitiven verhaltenstherapeutischen Intervention** sind:

➤ *Ausgangspunkt:* Die Anamneseerhebung verdeutlicht Arzt und Patientin, daß der Schmerz die Betroffene hilflos macht und ihre Bewältigungsstrategien überfordert. Sie besitzt (noch) keine Kontrolle über den Verlauf.

➤ *Globale Bewältigungsstrategien und -ziele:* Entwicklung von Kontrollmöglichkeiten durch die Patientin selbst, Reduktion der Erwartungsängste, Bereitstellen von Belohnungsmöglichkeiten.

➤ *Vermittlung und Akzeptanz eines angemessenen Krankheitsmodells:* Der Patientin wird vermittelt, daß eine multifaktorielle, keineswegs nur somatische Ätiologie vorliegt, eine vollständige Ursachenklärung nur spekulativ möglich und für eine erfolgreiche Therapie auch nicht erforderlich ist und die Therapie vordergründig in der Entwicklung und Anwendung einer ausreichenden Selbstmanagementkompetenz der Patientin besteht.

➤ *Aufbau positiver Streßbewältigungstechniken durch:* individuell bessere Zeit-, v.a. Tagesstrukturierung; Sicherung von social support, v.a. durch den (Ehe-) Partner, nicht jedoch von regressionsförderndem over-protecting; individuell dosiertes körperliches Training; Einsatz von Entspannungstechniken, v.a. der rasch zu erlernenden progressiven Muskelrelaxation; Umbewertung der erlebten und antizipierten Beeinträchtigungen („Angst vor der Angst"); Einsatz von Selbstbestärkungstechniken, z.B. Selbstaufbau, Rückbesinnung auf anamnestisch erfolgreich bewältigte Belastungen und die dabei eingesetzten Strategien.

➤ *Abbau negativer Streßbewältigungstechniken durch:* Reduktion von exzessivem Nikotin- und Koffeingenuß durch Selbstkontrolltechniken; Kontrolle von Heißhunger- und Freß-Attacken; Erkennen und Vermeiden von nur kurzfristig belohnendem, langfristig aber negativ verstärkendem sekundären Krankheitsgewinn, z.B. regelmäßige Krankschreibung, Klinikaufenthalt als „time-out" von der Überlastung des Alltags, von der Symptomatik scheinbar erzwungener Berufswechsel und allgemeines „Schonverhalten".

Die Frau im normativen Übergang „Klimakterium"

Der menschliche Lebenslauf ist ein kontinuierliches Wechsel- und Zusammenspiel von Veränderung und Konstanz von Rollen und Verhaltensanforderungen in einem bestimmten gesellschaftlichen und kulturellen Kontext. Aufforderungen zu Rollen- und Verhaltensänderungen stellen normativ zeitlich verdichtet Übergänge im Lebenslauf, z.B. die Vorbereitung auf die Mutterschaft in der ersten Schwangerschaft oder nichtnormativ kritische Lebensereignisse, z.B. die Diagnose einer Malignomerkrankung (s. S. 185 ff). Übergänge können durch biologische Veränderungen ausgelöst werden, im Klimakterium durch Erlöschen der Ovarialfunktion. Sie sind aber immer auch sozial geschaffen und begleitet von, teils zwingenden, psychologischen und sozialen Veränderungsaufforderungen. Kann das neu zu Bewältigende nicht mit den verfügbaren Bewältigungsressourcen bewältigt werden, wird der Übergang zur Krise. Wie ein normativer Übergang, d.h. ein entwicklungspsychologisch und biologisch normaler und erwarteter Übergang, bewältigt wird, hängt davon ab, in welchem Umfang bewährte Strategien eingesetzt bzw. neue entwickelt werden können. Ein Spezifikum der Gynäkologie ist, daß sie sich (fast ausschließlich) mit Übergängen im Lebenslauf befaßt. Der Frauenarzt hat damit Verantwortung auf der biopsychosozialen Ebene nicht nur für die Patientin, sondern den Mehrpersonen- bzw. Mehrgenerationenverbund, am offenkundigsten in der Schwangerenvorsorge und der Reproduktionsmedizin, aber auch bei der Frau im Klimakterium.

Ursachen: Ursachen für Beschwerden im Klimakterium können im Sinne der „Mehrebenen-Ätiologie" sein:

➤ das *Erlöschen der Ovarialfunktion* („hypergonadotrope Ovarialinsuffizienz"),

➤ *soziokulturelle Faktoren* wie die Bewertung des Fruchtbarkeitsverlustes und des Wechsels ins späte Erwachsenenalter durch die soziale Bezugsgruppe der Frau, das Fehlen bzw. Vorhandensein von sozialen Mustern für einen gelingenden Wechsel durch sozial positiv gewertete neue Funktionen sowie das Ausmaß, in dem Fruchtbarkeit den „Wert als Frau" bestimmt,

➤ *individuelle psychologisch-soziologische Variablen:*
   – soziale Schichtzugehörigkeit, d.h. je schichtniedriger die Frau, desto ausgeprägter sind die Beschwerden, da der „Wert" der Frau (überwiegend) durch ihre Reproduktionsfähigkeit bestimmt wird, sie also über keine sozial anerkannten Alternativen verfügt wie z.B. die berufliche Karriere und sie (kaum) außermedizinische Bewältigungsstrategien besitzt, z.B. in Form eines Hobbys,
   – Ausmaß an Gesundheitssorgen und Hypochondrie, das nur gering mit tatsächlichen Krankheitsvorerfahrungen, aber sehr stark mit der negativen Wertung des Klimakteriums durch die soziale Bezugsgruppe korreliert,
   – Zivilstand, d.h. die Symptomatik ist bei verheirateten Frauen stärker ausgeprägt als bei ledigen Frauen,

- subjektive Bedeutung von körperlicher Attraktivität, Erotik, sexueller Resonanz für Selbstbild und -wert,
- Kenntnisse und Vorstellungen über Klimakterium und Altern,
- aktuelle Qualität der (Ehe-)Beziehung,
- realisierbare Lebensinhalte und -perspektiven nach dem Verlust der Mutterrolle, Verhältnis von Verwirklichungsbarrieren zu Bewältigungsressourcen bei der Verwirklichung der (neuen) Lebensinhalte, kurz: ob klar ist, wohin der Wechsel in den „Wechseljahren" erfolgen soll.

Formen: Ätiologisch, diagnostisch und therapeutisch muß bei den Beschwerden streng unterschieden werden zwischen primär klimakterischen, östrogenmangelbedingten Beschwerden, sekundär klimakterischen, östrogenmangelbedingten Beschwerden wie z.B. Tagesmüdigkeit und Leistungsverlust durch nächtliche Schweißausbrüche sowie Kohabitationsschmerzen durch Atrophisierung der Scheide und nichtöstrogenmangelbedingten Beschwerden im Klimakterium.

Zu den nichtöstrogenmangelbedingten Beschwerden gehören die depressive Symptomatik, v.a. depressive Verstimmung, Konzentrations- und Antriebsmangel, Inhaltsleere und Perspektivlosigkeit des weiteren Lebens, Angststörungen, Partnerschaftskonflikte mit oder ohne sexuelle Störungen, das Leiden an fehlender Lebensperspektive nach Verlust der Mutterrolle (empty-nest-symptom) und Tod der eigenen Eltern sowie fehlende Alternativen bei keiner Schul- und Berufsausbildung.

> Die Abklärung der aktuellen Suizidalität ist obligat bei ausgeprägten klimakterischen Beschwerden, ggf. muß die Patientin dem Psychiater vorgestellt werden.

Diagnostik: Die „Mehrebenen-Ätiologie" erfordert auch eine „Mehrebenen-Diagnostik" bei der Anamneseerhebung.
Diese wiederum setzt voraus, daß der Arzt sich nicht als „Hormontankwart" definiert und alle Beschwerden im Klimakterium als östrogenmangelbedingt wertet. Elemente einer **psychosozialen Anamneseerhebung** sollten sein:

▶ Welche Vorstellungen und Befürchtungen verbindet die Patientin mit den „Wechseljahren"? Woher stammen diese Vorstellungen?
▶ Welche Erklärungstheorie hat die Patientin für ihre verschiedenen Beschwerden?
▶ Welche Lösungs- und Therapieansätze kann sie formulieren bzw. verwirklichen?
▶ Wer gibt wahrscheinlich in welchem Umfang und in welchem Bereich social support?
▶ Wie bewertet die Patientin aktuell die Ehe-/Beziehungsqualität? Wieviel Gemeinsamkeiten bestehen (noch) mit dem Partner im Alltags-, Freizeit-, Werte- und sexuellen Bereich?
▶ Ist eine Paarkommunikation jenseits der Alltagsroutine (noch) möglich? Welche Prognose stellt sie für die Beziehung?

Therapie: Auch die Therapie klimakterischer Beschwerden ist eine „Mehrebenen-Therapie". Die hormonelle Substitutionstherapie ist also keineswegs immer ausreichend.
Elemente einer **Mehrebenen-Therapie** sind:

▶ eine frühzeitige, der Patientin akzeptabel vermittelte *Überweisung zum Psychiater*, v.a. bei aktiver Suizidalität,
▶ eine symptomorientierte *antidepressive* oder *anxiolytische Medikation* (für Hypnotika und Benzodiazepinderivate besteht keine Indikation!),
▶ eine erfolgreiche *Modifikation des Krankheitsmodells* der Patientin, die meist alle Beschwerden mit „Hormonmangel" begründet und zunächst ausschließlich eine Substitutionstherapie wünscht,
▶ *der Arzt differenziert nach medizinisch und nichtmedizinisch zu behandelnden Problemen*, z.B. Kommunikationsunfähigkeit in der Partnerschaft, fehlende Lebensperspektive, Reduktion des weiblichen Selbstwerts auf die Fortpflanzungsfunktion,
▶ damit differenziert er die *therapeutische Verantwortung* und verdeutlicht der Patientin, daß sie als „Expertin für ihr eigenes Leben" auch eigeninitiativ Bewältigungsziele und -strategien entwickeln muß, wobei der Arzt (nur) „Entwicklungshelfer" und empathischer Gesprächspartner sein kann.

Hilfreich können für die Patientin **„Hausaufgaben"** sein. Dazu gehören die Präzisierung der Belastungsbereiche und Beschwerden und die daraus resultierende Strukturierung der Befindlichkeit und Situation sowie die Gewichtung der Belastungsbereiche (Problemdefinition). Die Patientin soll sich überlegen, welche Strategie für welchen Bereich geeignet bzw. nicht geeignet ist und wer bei der Verwirklichung helfen kann bzw. wer hemmt (Coping-Analyse). Sie muß sich Klarheit darüber verschaffen, welche Aufgabe vordringlich anzugehen ist, wie ihre „Ausweichreaktionen" aussehen, z.B. „Aufgehen im Beruf", um der Konfrontation mit der abgestorbenen Ehe auszuweichen. Die Patientin soll sich erinnern, mit welchem Ergebnis sie welche (Teil-)Ziele erreichte, welche emotionalen und kognitiven Erfahrungen und Bewertungen sie machte und was sie daraus für sich lernte (Erwerb von Selbstmanagementkompetenz und Lernen am Erfolg). Wichtig sind auch die Maßnahmen, mit denen Bekannte der Patientin ihre „Probleme in den Wechseljahren" lösen einschließlich ihrer Erfolge damit (Lernen am Modell).
„Wechseljahre" sollten auch als Chance zur positiven Änderung gesehen werden, was retrospektiv eine Lebensbilanz und prospektiv die Formulierung befriedigender Lebensziele erfordert, um bei einem durchschnittlichen Menopause-Alter von 52 Jahren die (statistisch) noch verbleibenden 28 Lebensjahre zu gestalten.

Literatur

Arentewicz, G., Schmidt, G.: Sexuell gestörte Beziehungen. Konzept und Technik der Paartherapie. 3. Aufl. Enke, Stuttgart 1993

Jacobson, G.: Crisis intervention in the 1980's. Jossy Bass, San Francisco 1980

Schultz-Zehden, B.: Körpererleben im Klimakterium. Profil, München 1997

Strauß, B. (Hrsg.): Psychotherapie der Sexualstörungen. Thieme, Stuttgart 1998

9 Entzündliche Erkrankungen

A. Pfleiderer

Die Entzündung ist eine Reaktion auf verschiedene äußere Einflüsse, z.B. auf eine Infektion oder auf Allergene, aber auch auf endogene Funktionsänderungen und Funktionsstörungen. In diesem Kapitel werden die entzündlichen Reaktionen der verschiedenen Organe, ihre Pathogenese, Symptomatik, Diagnostik und Therapie dargestellt.
engl.: infectious diseases

9.1 Besonderheiten der Vulvaregion

Für das Verständnis einiger Besonderheiten bei Erkrankungen der Vulva sind Kenntnisse über ihren Aufbau und ihre Funktion erforderlich.
Als **Teil der äußeren Haut** kann die Vulva bei Hauterkrankungen mitbetroffen sein. In der Vulvaregion findet eine **erhöhte Flüssigkeitsabsonderung** statt. Diese resultiert sowohl aus einer vermehrten Schweißbildung (nur im Bereich der Achselhöhle ist die Schweißbildung noch stärker) als auch aus Sekreten aus dem Vestibulum vaginae und Absonderungen aus der Vagina. Diese physiologischen Vorgänge werden durch psychogene Faktoren verstärkt. Bei unsachgemäßem Verhalten, z.B. Tragen von zu enger Kleidung oder durch Anwendung von Deodorants, kann es zu einer Art feuchten Kammer und damit zu einem Dauerreiz kommen.
Im Vulvaepithel und im Bindegewebe der Vulva befinden sich außerdem **Rezeptoren für Östrogene, Progesteron und Androgene**. Die Androgenrezeptoren binden Testosteron und Dihydrotestosteron. Eine hohe 5 -Reduktaseaktivität ermöglicht hier lokal die Transformation von Testosteron zu Dihydrotestosteron.
Die dichten Nervenplexus in der Vulva erklären, daß der Pruritus vulvae, d.h. der Juckreiz im Bereich der Vulva, bei fast allen Erkrankungen dieses Organs im Vordergrund steht.

Pruritus vulvae

engl.: vulvar pruritus, vulvodynia

Ätiologie und Pathogenese: Der Juckreiz im Bereich der Vulva und der perianalen Region kann ein selbständiges Leiden darstellen oder sekundär durch endogene Erkrankungen und exogene Reize verursacht sein. Bei **Kindern** sollte man zunächst an Oxyuren, eine Mykose, eine unspezifische, evtl. allergische Vulvitis oder an einen Diabetes mellitus denken. In der **Geschlechtsreife** stehen Mykosen, Kontaktekzeme, die hypertrophische Dystrophie und der Herpes im Vordergrund, **im Alter** sind es die atrophische Dystrophie, der Diabetes mellitus und ein Karzinom (T 9.1).
Man nimmt an, daß die peripheren Nervenendigungen durch Histamin und andere verwandte Substrate sowie durch Prostaglandin E sensibilisiert werden. Durch Kratzen und Reiben treten Epitheldefekte und kleine Risse auf, die sich entzünden und ihrerseits wiederum Juckreiz verursachen.

T 9.1 Ätiologie des Pruritus vulvae

Ursachen	Beispiele
Vulvadystrophie	Lichen sclerosus, hyperplastische Dystrophie, gemischtförmige Dystrophie
Neoplasien	Carcinoma in situ, Karzinom
infektiöse Erkrankungen	Mykose, bakterielle Vulvitis, Herpes simplex, Parasitose (z.B. Skabies, Oxyuren)
allergische Reaktion	Arzneimittelüberempfindlichkeit, Intimsprays, Seife
Verunreinigungen	mangelhafte Hygiene, Staubeinwirkung, Fluor vaginalis
mechanische Reize	harte Vorlagen, Onanie, sexuelle Exzesse, Deflorationsverletzungen
chemische Reize	Abwaschungen mit Desinfizienzien (z.B. Lysol, Sagrotan)
Allgemeinerkrankungen	Diabetes mellitus, Lebererkrankungen, Cholestase in der Schwangerschaft, Urämie, Hypo- und Hyperthyreose, Leukämie, Lymphogranulomatose, perniziöse Anämie, Avitaminosen
dermatologische Erkrankungen mit Vulvabeteiligung	Lichen ruber planus, Psoriasis vulgaris
psychosomatische Störungen	z.B. erotische Äquivalenz: Säuberungszwang, Selbstbestrafung

Symptomatik: Da der Pruritus vulvae nur ein Symptom ist, gibt es kein typisches klinisches Bild. Oft fehlen sichtbare Veränderungen. Meist sieht man eine Vulvadystrophie (s. unten) mit Zeichen von Kratzspuren. Das Symptom kann in allen Altersstufen vorkommen. Es betrifft oft die ganze Vulvaregion, manchmal auch nur einzelne Bereiche. Die Klitoris ist besonders häufig betroffen. Der Juckreiz, der besonders abends im Bett auftritt, kann zu einer erheblichen Beeinträchtigung des Allgemeinbefindens führen.

Therapie: Behebung des Grundleidens und lokale Maßnahmen, die im wesentlichen denen bei einer Vulvitis entsprechen (s. unten). Bei Epitheldefekten und Rhagaden hat sich Bepanthen-Creme oder Tumenol-Zinkoxyd-Schüttelmixtur bewährt, die morgens und abends mit weicher Watte aufgetragen wird. Außerdem kommt eine Behandlung mit Antipruriginosa (z.B. Fenistil Gel, Euraxil Creme) und bei anhaltendem Juckreiz mit Oberflächenanästhetika (Anaesthesin Salbe, Xylocain Gel) in Frage. Tritt der Pruritus in zeitlichem Zusammenhang mit der Menopause auf, empfiehlt sich eine Östrogentherapie.

9.2 Entzündliche Erkrankungen der Vulva

Unspezifische Vulvitis

engl.: unspecific vulvitis

Ätiologie: Entzündungen des äußeren weiblichen Genitalbereichs und des Scheideneingangs werden als Vulvitis bezeichnet. Das Bild einer Dermatitis im Bereich der Vulva ist als Symptom aufzufassen. Die Ursachen sind vielfältig und entsprechen im wesentlichen denen des Pruritus vulvae.

Ekzematöse Veränderungen können z.B. kumulativ-toxischer (u.a. Detergenzien, Speichel), allergischer, atopischer (Neurodermitis circumscripta vulvae) oder seborrhoischer Genese sein. Weitere auf die Vulva begrenzte entzündliche Veränderungen sind die akute ulzerative Vulvitis und die Vulvitis chronica benigna plasmacellularis.

Eine Perivulvitis und eine Intertrigo, d.h. ein Wundwerden der Haut durch Aneinanderreiben gegenüberliegender Hautflächen, kommen am häufigsten bei gesteigerter Schweißabsonderung, also bei Überanstrengung und warmer Witterung vor. Besonders davon betroffen sind adipöse Frauen. Die Intertrigo perinealis an Damm und After wird im Volksmund als „Wolf" bezeichnet.

Unabhängig davon kommt eine Beteiligung der Vulva bei generalisierten dermatologischen Erkrankungen vor. Das gilt besonders für den Lichen ruber planus und die Psoriasis vulgaris.

Klinisches Bild: Hauptsymptome sind Rötung, Schwellung, Hitzegefühl sowie brennender Schmerz und quälender Juckreiz (**9.1**). Die Beschwerden nehmen beim Gehen zu. Urinieren ist schmerzhaft und eine Kohabitation wegen der Empfindlichkeit des Introitus vaginae nicht möglich.

Therapie: Zur lokalen Behandlung eignen sich Kamille- oder Eichenrindensitzbäder (z.B. Tannolact). Günstig wirkt das Auftragen einer dünnen Puderschicht (Kinderpuder) oder einer Salbe, die als Antiphlogistikum ein Corticoid und ggf. noch ein Antibiotikum enthält (z.B. Decoderm, Delmeson, Ficortril, Volon A). Diese Salben beheben häufig schon nach kurzer Zeit die Beschwer-

9.1 Allergisches Kontaktekzem

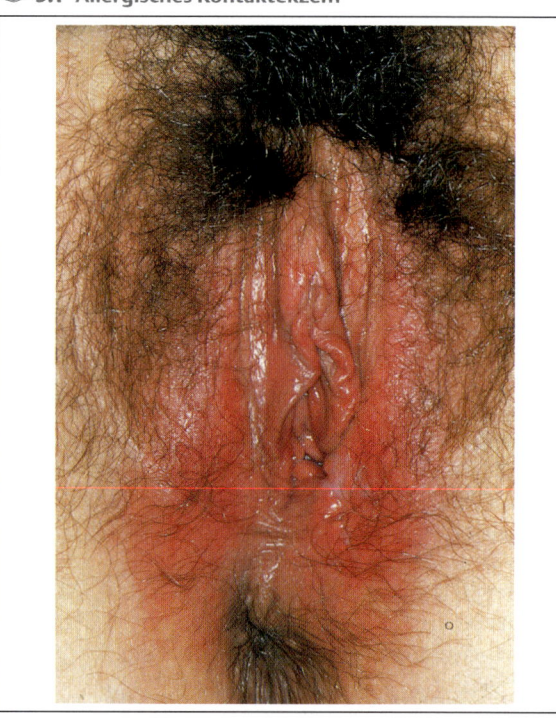

Bei der Patientin, bei der seit Monaten zunehmende Schmerzen im Vulvabereich bestehen, ist die Vulva gerötet und leicht geschwollen. Es besteht eine Vulvitis. Die Ursache ist wahrscheinlich eine Seifenunverträglichkeit. Nach Applikation einer cortisonhaltigen Salbe kam es zu einer raschen Abheilung. (Abb. von E.E. Petersen)

den. In der Postmenopause empfiehlt sich eine Östrogentherapie. Bei einer ausgeprägten Vulvitis ist Bettruhe erforderlich.

Vulvadystrophie

engl.: vulvar dystrophy

Veränderungen der gesamten Vulva, die mit einer Art ödematösen Schwellung und Plattenepithelhyperplasien oder mit einer Atrophie einhergehen, bezeichnet man als Vulvadystrophie. Man spricht von einer hyperplastischen Dystrophie und von einer Vulvaatrophie bzw. einem Lichen sclerosus der Vulva.

Treten im Bereich einer dystrophisch veränderten Vulva Plattenepithelhyperplasien mit Atypien auf, so spricht man von einer Vulvadysplasie. Dysplastische Veränderungen der Vulva sind nicht vergleichbar mit einer Dysplasie im Bereich der Portio uteri, da der Übergang in ein Carcinoma in situ sehr viel seltener, wahrscheinlich kaum je erfolgt. Die Dysplasie der Vulva, die auch als VIN I bezeichnet wird, gehört deshalb zu den entzündlichen Erkrankungen. Die vulvären intraepithelialen Neoplasien (VIN) werden auf S. 187ff besprochen.

Eine Vulva*dystrophie* ist im Gegensatz zur Vulva*dysplasie* (s. S. 121) durch das Fehlen von Zellatypien gekennzeichnet und ist keine Präkanzerose.

Hyperplastische Dystrophie

Die hyperplastische Dystrophie schließt alle Epithelveränderungen ein, die durch eine Proliferation gekennzeichnet sind. Die Hornschicht ist verbreitert (Hyperkeratose), ihre Leisten sind vertieft und verbreitert (Akanthose). Unter der Epidermis findet man meist entzündliche Infiltrate.

Epidemiologie: Am häufigsten sind Frauen zwischen dem 30. und 60. Lebensjahr betroffen.

Ätiologie: Die hyperplastische Dystrophie ist wahrscheinlich Folge eines chronischen Reizzustandes. Die Kombination aus „feuchter Kammer" mit Epitheliolyse einerseits und reizenden Chemikalien, allergisierenden Substanzen usw. andererseits wird für die Veränderungen verantwortlich gemacht.

Symptomatik: Pruritus vulvae und Symptome der Vulvitis.

Diagnostik:

Klinische Untersuchung: Die Vulva und besonders die Schamlippen sind rosarot verfärbt und zeigen unterschiedlich dicke, grauweiße Beläge als Zeichen einer Hyperkeratose (9.2a). Aufgrund eines intradermalen Ödems ist die Hautzeichnung häufig verstärkt. Exkoriationen und Fissuren sind Folge des oft intensiven Juckreizes.

Toluidinblauprobe (Synonym: Collins-Test; 9.2b): Das Toluidinblau reichert sich in Nukleinsäuren an. Findet eine starke Proliferation statt, sind mehr Zellkerne vorhanden. Diese Regionen färben sich blau.

Durchführung: 3 Minuten nachdem die Vulva mit 1–2%iger Toluidinblaulösung angefärbt wurde, wird sie mit 1–3%iger Essigsäure gespült.

Auswertung: Blau gefärbte Regionen weisen auf eine erhöhte Epithelneubildung. Dabei könnte es sich auch um ein Carcinoma in situ handeln.

Atypien können nur durch eine Biopsie ausgeschlossen werden.

Therapie: Im Vordergrund steht die rasche Beseitigung des Juckreizes durch corticoidhaltige Cremes, die allerdings nur kurzfristig angewendet werden dürfen, da eine langfristige Behandlung zur Hautatrophie führt.
Folgende Allgemeinmaßnahmen bessern den chronischen Reizzustand und schaffen ein trockenes Milieu:
- Verwendung kochbarer Baumwollunterwäsche, die regelmäßig gewechselt und separat mit normaler Seife gewaschen wird,
- Verzicht auf Intimsprays, -parfüms und -deodorants,
- kein Tragen enger Hosen,
- rasches Wechseln feuchter Badebekleidung,

9.2 Hyperplastische Dystrophie der Vulva

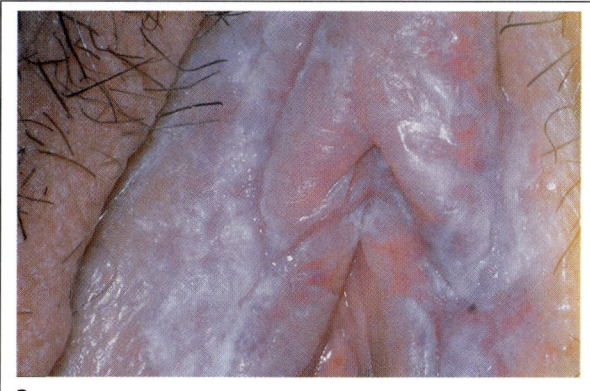
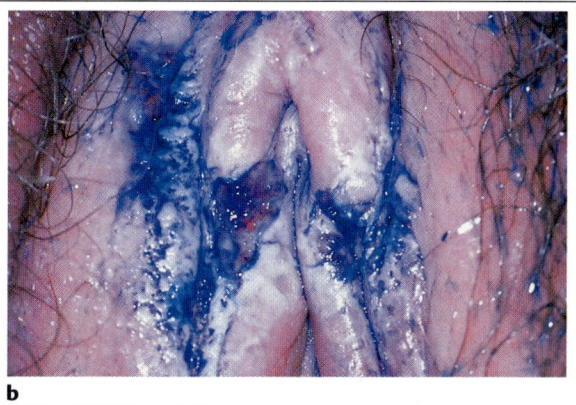

a Die grauweiße Verfärbung der ödematös geschwollenen Vulva weist auf eine Verdickung des Epithels (Hyperkeratose) hin. b Die Toluidinblauprobe markiert neben den grauweißen, hyperkeratotischen Bezirken die Stellen, an denen eine größere Dichte von Zellkernen vorhanden ist.

➤ Verwendung von Strohkissen bei überwiegend sitzender Tätigkeit auf Kunststoffstühlen.
Zur Reinigung der Vulva sollte statt Seife Babyöl und zum Trocknen ein Fön verwandt werden.

Lichen sclerosus

Die atrophische Form der Vulvadystrophie wird heute als Lichen sclerosus (alte Bezeichnung: Craurosis vulvae) bezeichnet. Frauen sind von dem Krankheitsbild, das sich bei beiden Geschlechtern an der Haut verschiedener Körperpartien manifestieren kann, häufiger betroffen als Männer. Die Veränderung tritt überwiegend in der Postmenopause auf und ist nicht selten im Bereich der Vulva am stärksten ausgeprägt.

Ätiologie: Die Ursache ist weitgehend unbekannt. Morphologie und Immunfluoreszenzuntersuchungen deuten auf einen Autoimmunmechanismus hin. Ein genetischer Aspekt ist ebenfalls zu berücksichtigen, da ein familiär gehäuftes Vorkommen bekannt ist. Im Mittelpunkt der Diskussion steht aber nach wie vor die Endokrinopathie. Das Auftreten in der Postmenopause stützt die Hypothese eines ursächlichen Östrogenmangels, Untersuchungen des Testosteronstoffwechsels die eines lokalen 5α-Reduktasemangels.

Symptomatik: Meist besteht ein starker Pruritus vulvae. Kohabitationsversuche führen zu Schmerzen und Einrissen.

Diagnostik:
Klinische Untersuchung: Der Lichen sclerosus zeichnet sich durch einen Verlust des Hautreliefs aus. Die Haut wirkt dünn und pergamentartig, die Hautoberfläche schimmert grauweiß (9.3 a). Unregelmäßige, weißliche Beläge verschiedener Dicke weisen auf Zellatypien hin. Die kleinen Schamlippen und die Klitoris können verschwinden. Die ausgeprägte Schrumpfung führt nicht selten zu einer Stenose des Introitus vaginae. Rhagaden treten häufig auf, besonders an der hinteren Kommissur. Die Veränderungen können auch auf die Vagina ausgedehnt sein.
Toluidinblauprobe (s. S. 119): indiziert bei Vorhandensein weißer, nicht abwischbarer Beläge.
Biopsie: nur bei positiver Toluidinblauprobe.

Histologische Veränderungen: Die Epithelschicht der Haut ist stark verdünnt und verliert ihre papilläre Verzahnung. In der Unterhaut besteht zunächst ein Ödem, welches später in eine Sklerose übergeht (9.3 b). Die elastischen Fasern werden aufgesplittert und gehen zugrunde, die Melanozyten verschwinden und unter dem Corium tritt ein chronisch entzündliches Zellinfiltrat auf. Mitosen sind selten. Vulvakarzinom und Lichen sclerosus kommen häufig gleichzeitig vor, da sehr viele Frauen im Alter einen Lichen sclerosus der Vulva haben.

 9.3 Lichen sclerosus

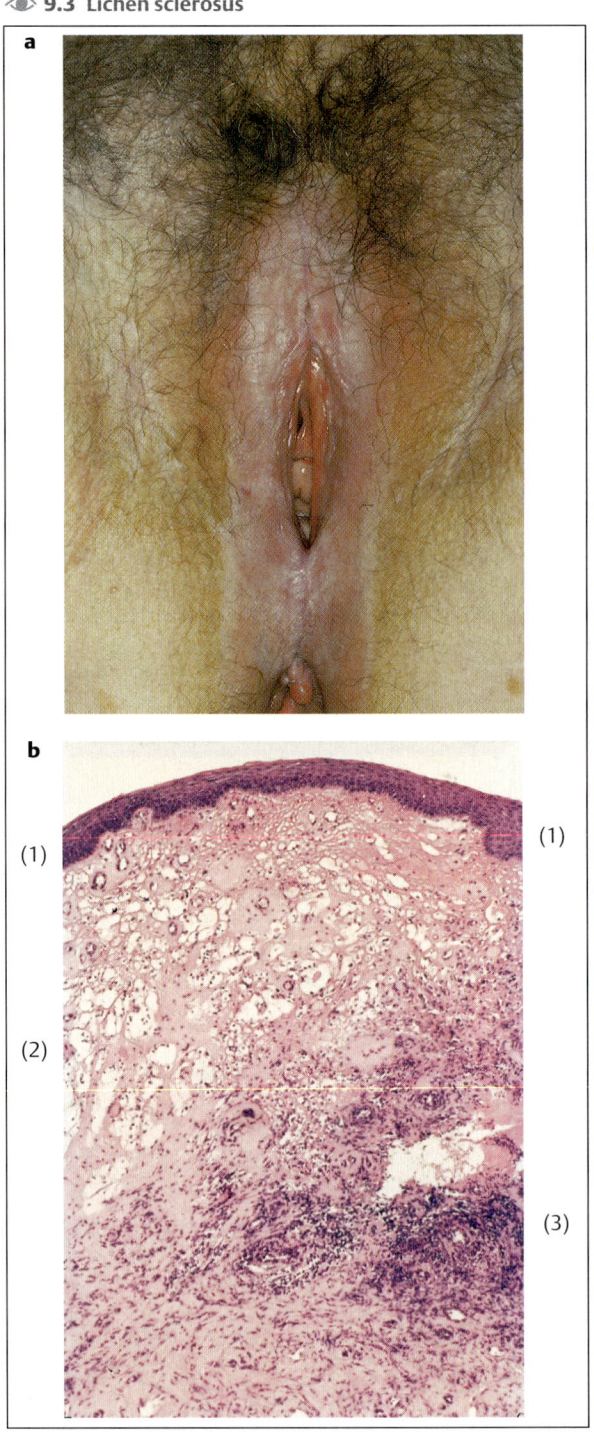

a Die kleinen Schamlippen fehlen vollständig, die großen sind abgeflacht, die Haut ist glatt, pergamentartig und weißlich schimmernd. **b** Histologische Veränderungen bei einem Lichen sclerosus: Unter dem abgeflachten atrophischen Epithel (1) ist die Subkutis ödematös (2). In der Tiefe kommen Rundzellinfiltrate zur Darstellung (3).

⚠ Zelluläre Atypien kommen bei der reinen Form des Lichen sclerosus nicht vor. Im Bereich von Atrophien kann es jedoch zu einer malignen Regeneration kommen.

Therapie: Therapie der Wahl ist die Applikation einer 2%igen Testosteronproprionatsalbe. Wichtig ist eine fetthaltige Salbengrundlage. Bei jungen Frauen beginnt man besser mit einer Progesteronsalbe, um virilisierende Effekte sicher zu vermeiden. Kommt es zu keiner Besserung, setzt man corticoidhaltige Salben (z.B. Volon A, Kaban Creme) ein. Da es sich meist um ältere Frauen handelt, sollte man eine postmenopausale Östrogenersatztherapie einleiten. Wird diese bereits durchgeführt, muß eventuell die Dosis erhöht werden.

Gemischtförmige Dystrophie

Synonym: Dysplasie der Vulva

Etwa 10–15% der Dystrophien zeigen nach Ausmaß und Lokalisation unterschiedliche Mischbilder zwischen der hyperplastischen Dystrophie und dem Lichen sclerosus. Sie sind besonders dadurch gekennzeichnet, daß sich in den hyperplastischen Dystrophieabschnitten Atypien finden. Solche Atypien werden nach dem Grad des Ausmaßes der atypischen Umwandlung des Epithels, entsprechend den Veränderungen an der Zervix, als leichte, mittlere und schwere Dysplasien bezeichnet. Die wenigen Verlaufsbeobachtungen sprechen dafür, daß nur wenige dieser Atypien in ein invasives Karzinom übergehen. Der Krankheitswert dieser Dysplasien scheint damit nicht dem einer Dysplasie an der Cervix uteri (s. S. 192ff) zu entsprechen. Diese Veränderungen werden heute zur Gruppe der vulvären intraepithelialen Neoplasien (VIN, S. 187f) gerechnet. Die Abgrenzung zu einem Carcinoma in situ (VIN III) ist besonders wichtig. Die Toluidinblauprobe (👁 **9.2 b**, S. 119) ist dabei hilfreich. Multiple Stanzbiopsien sind meist nicht zu vermeiden und geben allein sichere Auskunft.

Umschriebene Entzündungsprozesse im Bereich der Vulva

Folliculitis und Furunculosis vulvae

In den behaarten äußeren Teilen der Vulva finden sich nicht selten multiple eitrige Haarbalginfektionen, die meist durch Infektion mit Staphylococcus aureus bedingt sind. Selten, besonders in Kombination mit einem Diabetes mellitus, kommt es zur Ausbildung einer Furunkulose. Neben Schmerzen, Schwellung und Rötung sieht man bei einer Folliculitis kleine Furunkel. Zur Therapie kommen schwarze Salben (z.B. Ichthyol, Schwarze-Salbe Lichtenstein), Umschläge mit essigsaurer Tonerde und Sitzbäder mit Kaliumpermanganat in Frage. Die äußeren Vulvateile können mit Jodtinktur eingepinselt werden. Größere eingeschmolzene Furunkel müssen inzidiert werden.

Bartholinitis

engl.: infection of Bartholin's gland

Ätiopathogenese und Krankheitsverlauf: Die Bartholinitis tritt überwiegend im 2.–4. Lebensjahrzehnt auf und ist meistens einseitig ausgebildet. Die Infektion der Drüse erfolgt vom Vestibulum vaginae aus. Es kommt zu einer Entzündung mit Verklebung des Ausführungsganges. Als Erreger findet man meist Anaerobier und Bakterien der Koligruppe, aber auch Gonokokken, Chlamydien oder Staphylokokken. Die Folge der Verklebung des Ausführungsganges ist ein Empyem. Das umgebende lockere Bindegewebe schwillt ödematös an. Im weiteren Verlauf kann sich Eiter aus dem Ausführungsgang entleeren, oder das Empyem kann spontan in das Vestibulum oder seltener durch die äußere Haut perforieren.

Symptomatik: Bei einer akuten Bartholinitis hat die Patientin starke Schmerzen und klagt über eine meist einseitige, entzündliche Schwellung der großen und kleinen Schamlippe.

Klinische Untersuchung: Im hinteren Drittel der kleinen und großen Schamlippe findet sich eine Rötung und eine bis zu mehrere Zentimeter große Schwellung (👁 **9.4**).

👁 **9.4 Akute Bartholinitis**

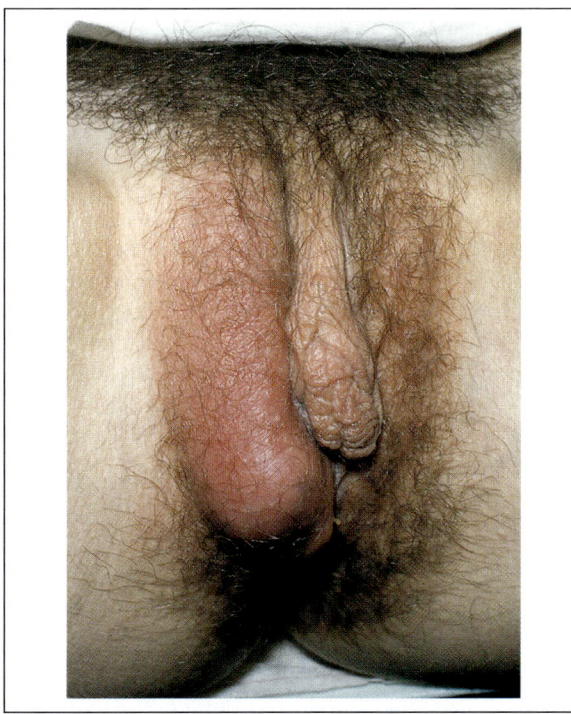

Bei der 20jährigen Patientin ist die rechte große Schamlippe gerötet und insbesondere im dorsalen Bereich stark geschwollen.

Therapie: Die Behandlung der akuten Bartholinitis besteht aus einer Marsupialisation (Marsupialia = Beuteltiere: es wird eine Art Beutelöffnung geschaffen). Dabei wird an der Innenseite der kleinen Schamlippe im Vestibulum vaginae über dem prall gespannten Empyem ein 1–2 cm großes quadratisches Fenster exzidiert. Nach Ablassen des Eiters und Entnahme eines Abstriches für eine Kultur wird die Zystenwand mit der äußeren Haut so vernäht, daß eine gut 1 cm weite Öffnung bestehen bleibt. Mit Abklingen der Entzündung schrumpft diese Öffnung auf wenige Millimeter Weite. Dadurch bleibt die Funktion der Drüse erhalten. Postoperativ sind Sitzbäder z.B. mit Kamillosan zu empfehlen. Auf eine antibiotische Therapie kann meist verzichtet werden.

Wird durch Marsupialisation kein genügend breiter Abfluß geschaffen, so kommt es zum Rezidiv bzw. bei abgeheilter Infektion zum Sekretstau und zur „Zystenbildung".

9.3 Besonderheiten der Vagina

Physiologie der Vagina

Um ihre Funktion zu ermöglichen, enthält die Vagina
- Flüssigkeit,
- abgeschilferte Epithelien und
- Bakterien.

Bei der **Flüssigkeit** handelt es sich um ein von der Durchblutung abhängiges *Transsudat* durch porenähnliche Spalten der Vaginalhaut. Da die Vagina keine Drüsen enthält, handelt es sich nicht um eine „Sekretion". Täglich werden ca. 2–5 g Transsudat gebildet, bei sexueller Erregung kann die Flüssigkeitsmenge auf über das 3fache ansteigen. Mit dem Transsudat werden Elektrolyte, besonders Kalium, aber auch Harnstoff, freie Fettsäuren, verschiedene Proteine und Immunglobuline sowie immunkompetente Zellen ausgeschieden.

Umgekehrt erfolgt durch die Scheidenwand auch eine *Resorption* von Flüssigkeit, chemischen Substanzen, Medikamenten, Hormonen etc.

Außer dem Transsudat enthält die Vagina *Flüssigkeit* aus den höheren Genitalabschnitten, besonders den Zervixschleim, der in seiner Menge und Konsistenz zyklusabhängig ist (s. S. 58 ff).

Der *Feuchtigkeitsgehalt* der Scheide ist für die Frau von großer Bedeutung. Da jede Frau aus ihrer eigenen Erfahrung, aus ihrem persönlichen Reinlichkeitsgefühl und aus ihrem subjektiven Empfinden heraus die Menge der austretenden Flüssigkeit als normal, vermehrt oder vermindert beurteilt und da das Feuchtigkeitsgefühl stark von der Durchblutung abhängt, ist es sehr schwer möglich, die Menge der austretenden Flüssigkeit zu objektivieren.

Ein zu *geringer* Feuchtigkeitsgehalt der Scheide findet sich bei einem Östrogenmangel, z.B. kurz vor oder nach der Menopause.

Vermehrte Flüssigkeit beobachtet man mit steigender Durchblutung der Scheidenwand, bei sexueller oder psychischer Erregung (sog. *Diffusionsfluor*), aber auch zur Zeit der Ovulation.

Abgeschilferte Epithelzellen des Plattenepithels der Scheidenwand bilden den größten Teil des „festen" Bestandteils des Scheideninhaltes. Unter dem Einfluß von Östrogenen wird die Scheidenwand stärker durchblutet, das Plattenepithel, das Östrogen- und Progesteron-Rezeptoren enthält, proliferiert, differenziert sich, lagert in den Zellen der Intermediärschicht (s. S. 16) Glykogen ein und differenziert sich. Unter der weiteren Wirkung von Östrogenen und Gestagenen in der Sekretionsphase schilfern die Superfizialzellen ab, zerfallen und das Glykogen wird freigesetzt. In der Schwangerschaft kommt es deshalb zu einer verstärkten Zytolyse (sog. *Desquamationsfluor*). Die zytologische Untersuchung eines Abstrichs von der Scheidenwand erlaubt einen sehr guten Einblick in den Blutspiegel der Östrogene und Gestagene der Frau (s. S. 57 ff).

Bei der gesunden geschlechtsreifen Frau gehören zur normalen Standortflora der Vagina **Laktobakterien** (Synonym: **Döderlein-Bakterien**, s. **9.6 c**, S. 124). Die „Milchsäurestäbchen" bauen das Glykogen zu Maltose und Dextrose ab und vergären sie zu Milchsäure. Daraus resultiert ein pH-Wert von 3,8–4,5 (**9.5**). Dieser pH-Wert begünstigt die Vermehrung der Laktobakterien und hemmt andere Bakterien, die aber auch wie auf der äußeren Haut und im Darm physiologischerweise in geringer Keimzahl in der Vagina vorkommen. Da das Vorkommen der Laktobakterien östrogenabhängig ist, ist ihre Konzentration auch in der Kindheit und im Senium niedrig.

In der Vagina der gesunden geschlechtsreifen Frau kommen neben Laktobakterien alle Keime der physiologischen Haut- und Darmflora vor. Zervixabstriche spiegeln das *physiologische Keimspektrum der Vagina* wider. Die einzelnen Keimarten befinden sich in einem quantitativen und qualitativen Gleichgewicht, das durch endogene und exogene Faktoren gestört werden kann. Dazu gehören das sexuelle Verhalten, Verhütungsmethoden oder eine Antibiotikatherapie.

Neben den Laktobakterien sind apathogene Korynebakterien, vergrünende Streptokokken und Staphylococcus epidermidis die am häufigsten vorkommenden aeroben Keime. Peptostreptokokken, Peptokokken, anaerobe Laktobakterien, Eubakterien und Prevotella sind die häufigsten Anaerobier. Mycoplasma hominis, Ureaplasma urealyticum, selbst Gardnerella vaginalis oder Candida können bei asymptomatischen Frauen gefunden werden. Das Keimwachstum und damit das Erregerspektrum hängen vom pH-Wert, vom Redoxpotential (H_2O_2-Bildung) sowie vom Glykogen- und Glucoseangebot ab,

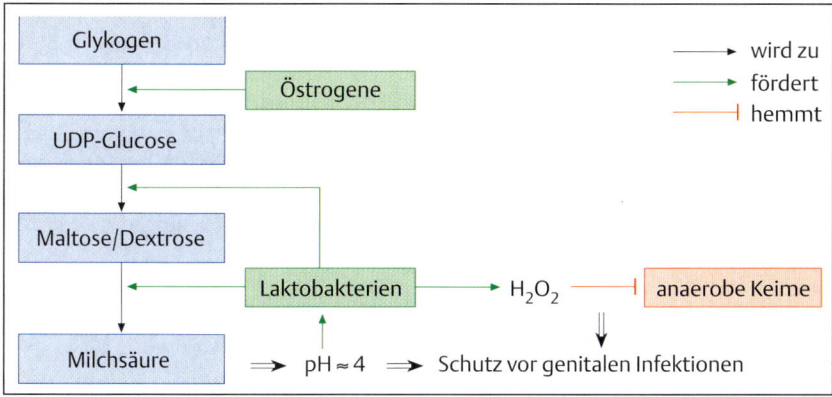

9.5 Biologie der Scheide

Unter dem Einfluß von Östrogenen kommt es zur Glykogenbildung im Plattenepithel der Vagina. Durch Glykogenolyse zu Maltose und Dextrose und nachfolgende Vergärung zu Milchsäure durch die Laktobakterienflora entsteht das saure Milieu der Scheide, welches wiederum Voraussetzung für die Vermehrung der Döderlein-Bakterien ist.

das durch die Laktobakterien gesteuert wird. Eine ungezielte kulturelle Untersuchung der Vaginalflora ist somit ungeeignet, die mikrobielle Ätiologie einer Scheidenentzündung oder einer sonstigen Infektion zu erkennen.
Die Flüssigkeit, die abgeschilferten Plattenepithelien und die Bakterien bilden den **normalen Fluor**, der weißlich, sauer, geruchsneutral, flüssig oder pastenartig ist.

Bakterielle Vaginose

engl.: bacterial vaginosis

Die bakterielle Vaginose (BV) als „Dysbiose" im Ökosystem Vagina ist gekennzeichnet durch eine Fehlbesiedlung der Scheide mit anaeroben und fakultativ anaeroben Keimen auf Kosten der physiologischen Döderlein-Flora. Die synonymen Bezeichnungen „Aminkolpitis", „unspezifische Kolpitis", „Hämophilus-" oder „Gardnerella-Vaginitis" konnten sich international nicht durchsetzen, da in der Regel entzündliche Veränderungen fehlen.

- Die bakterielle Vaginose gehört zu den häufigsten Vaginalerkrankungen der Frauen im geschlechtsreifen Alter.

Ätiologie und Pathogenese: Neben sog. „falschen" Laktobakterien, die nicht in der Lage sind, H_2O_2 zu bilden und damit das Wachstum von Anaerobiern nicht hemmen können, kommt vor allem dem nach seinem Entdecker Gardner als *Gardnerella vaginalis* bezeichneten Keim besondere Bedeutung zu. Voraussetzung für die bakterielle Vaginose ist die bis zu 1000fache Konzentrationszunahme der anaeroben Bakterienflora und die bis zu 100fache Konzentrationszunahme von Gardnerella vaginalis, während die physiologische Döderlein-Flora (Lactobacilli acidophili) stark reduziert ist.

- Die Änderung der physiologischen Scheidenflora bedeutet für die betroffene Frau ein besonderes Infektionsrisiko, da Keime aszendieren und zu schwerwiegenden Infektionen führen können.

Das Risiko einer Aszension erlangt in der Schwangerschaft besondere Bedeutung (vorzeitiger Blasensprung, s. S. 411; Amnioninfektionssyndrom, s. S. 412). Die bakterielle Vaginose begünstigt auch eine aufsteigende Infektion durch Chlamydien oder Gonokokken (s. S. 139ff).
Die bakterielle Vaginose wird durch den Geschlechtsverkehr übertragen und begünstigt, nicht aber in allen Fällen dadurch verursacht. Da die Symptomatik jedoch auch bei monogam lebenden und bei lesbischen Paaren vorkommt und die routinemäßige Mitbehandlung des Sexualpartners keinen Einfluß auf die Rezidivrate hat, wird sie nicht zu den typischen venerischen Erkrankungen gerechnet, auch wenn die bakterielle Vaginose sehr oft gleichzeitig mit anderen sexuell übertragbaren Erkrankungen auftritt.

Symptomatik: Im Vordergrund der Beschwerden steht das Mißempfinden der Patientin durch ein Nässegefühl und einen nach faulem Fisch überriechenden, auffallend dünnflüssigen, weißlich-grauen Ausfluß. Durch das alkalische Sekret der Prostata verstärkt sich der Geruch besonders nach dem Geschlechtsverkehr (**9.6a**). Andere Symptome wie z.B. Jucken, Brennen oder Schmerzen gehören nicht zum Bild der bakteriellen Vaginose.

Diagnostik:
Geruchsprobe: Der Ausfluß riecht spontan oder bei Alkalisierung, z.B. nach Zugabe von 1–2 Tropfen einer 10%igen Kalilauge, unangenehm fischartig (Amingeruch).
pH-Wert: Der pH-Wert des Scheidensekrets ist auf > 4,5 erhöht. Die Bestimmung erfolgt am einfachsten mit einem pH-Streifen, der in den Fluor eingetaucht und sofort abgelesen werden kann. Bei leichten Formen kann der pH-Wert noch zwischen 4,6 und 4,9 liegen, typischerweise findet man Werte zwischen 5,0 und 5,5. Bei pH-Werten über 6,0 müssen zusätzlich andere Ursachen vorliegen.
Mikroskopie des Scheidensekrets: Durch Färbung des Nativpräparats mit 1%iger Methylenblaulösung kann

9.6 Bakterielle Vaginose

a Klinisches Bild

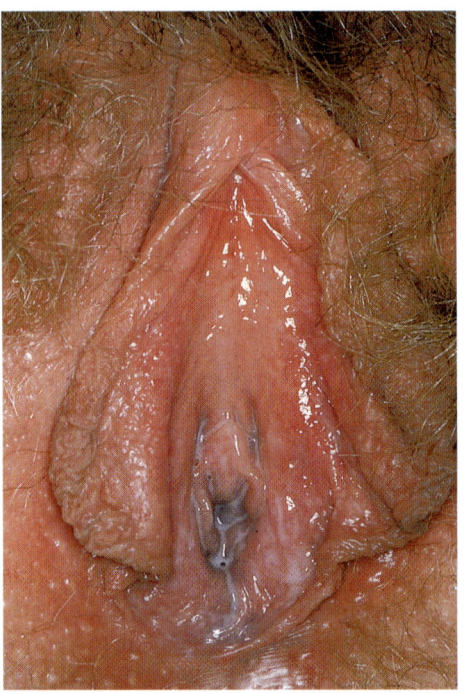

b Scheidensekret bei bakterieller Vaginose

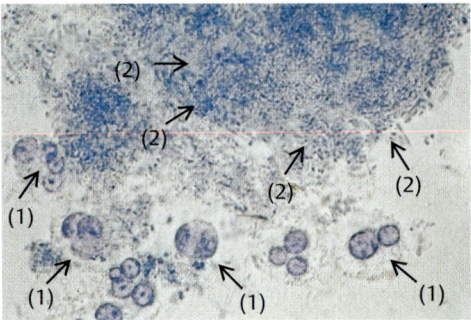

c Normales Scheidensekret zum Vergleich

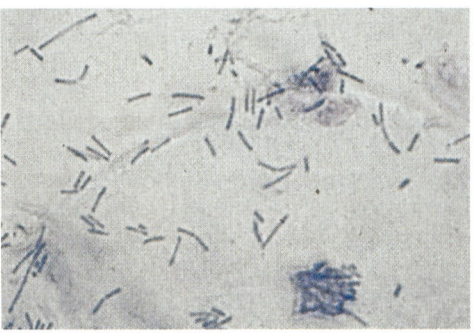

man schon bei 40facher Vergrößerung die Bakterienbesiedlung der Vagina einwandfrei beurteilen. Während bei einer physiologischen Vaginalflora Döderlein-Stäbchen zahlreich vorhanden sind (9.6c), fehlen diese bei einer bakteriellen Vaginose. Statt dessen findet man Zellen des Scheidenepithels, die dicht von kokkenartigen Bakterien (Gardnerella vaginalis) besetzt sind und aufgrund ihrer Bedeutung für die Diagnosestellung als *Schlüsselzellen* (engl.: clue cells) bezeichnet werden (9.6b).

Eine bakteriologische Kultur gibt keine weiteren Aufschlüsse, da Art und Anzahl der nachgewiesenen Keime in höchstem Maße von der Entnahmetechnik und der anschließenden Kultivierung abhängen.

Therapie:
Metronidazol (z.B. Clont, Flagyl), welches das gesamte (fakultativ) anaerobe Keimspektrum erfaßt, ohne die Döderlein-Flora zu beeinträchtigen, ist das Medikament der Wahl. Die Therapie sollte oral mit 2 x 400 mg über 5 Tage (bzw. mit 2 x 1 g als Eintagestherapie) erfolgen. Dadurch kann die bakterielle Vaginose in über 90% der Fälle geheilt werden. Bei einem Teil der Patientinnen ist die Rezidivrate jedoch hoch. Als Ausweichpräparat steht Amoxicillin zur Verfügung.
Eine alternative Lokalbehandlung, allerdings mit einer Erfolgsrate unter 50%, ist die Anwendung von **Milchsäure-** (Tampovagan c. Acid lactic, Spuman c. Acid lactic 5%) oder von **Laktobakterienpräparaten** (Döderlein Med., Vagiflor). Als Ergänzung einer chemotherapeutischen Behandlung empfiehlt sie sich vor allem bei Frauen mit multiplen Rezidiven.
Zur Therapie in der Schwangerschaft s. S. 366.

Fluor genitalis

engl.: discharge

Überschreitet die Gesamtmenge der Flüssigkeit das, was die Frau als normal empfindet, so spricht man vom Fluor genitalis.
Der Fluor genitalis kann einerseits Folge physiologischer Vorgänge in der Vagina, andererseits Zeichen funktioneller Störungen und Symptom vieler Erkrankungen sein. Wichtig ist die Quelle, die Lokalisation des Entstehungsortes (9.2). Da jeder Fluor sekundär durch Er-

a Dünnflüssiger Fluor läuft in den sensiblen Vulvabereich, wo er bei der Patientin das Gefühl der Nässe hervorruft. Das Scheidensekret wurde zur mikroskopischen Untersuchung mit 0,1%iger Methylenblaulösung angefärbt. **b** Bei bakterieller Vaginose erkennt man mehrere Leukozyten (1) und eine sog. Schlüsselzelle (2). Die Zellgrenze der Schlüssel- bzw. Scheidenepithelzelle (Pfeile) ist kaum zu erkennen, statt dessen ist sie mit einem dichten Rasen von kleinen Stäbchenbakterien übersät. **c** Normales Scheidensekret mit Darstellung zahlreicher langer, stäbchenförmiger Bakterien (Döderlein-Flora). (aus [24])

9.2 Fluor genitalis

Bezeichnung	Ätiologie	Symptomatik und Befunde	Therapie
vestibulärer/ vulvärer Fluor	funktionelle Sekretion aus Schweiß-, Talg- und Duftdrüsen bei sexueller Erregung	Feuchtigkeitsgefühl, selten Pruritus	keine cave: feuchte Kammer
	Zersetzung von Sekreten höherer Genitalabschnitte mit der Folge einer unspezifischen Vulvitis	Rötung, Brennen, Pruritus	Therapie der Grundkrankheit
vaginaler Fluor	funktionelle Transsudation aus Venenplexus bei Schwangerschaft oder sexueller Erregung	dünnflüssiger, weißgrauer Fluor, Vaginalepithel unauffällig	keine
	bakterielle Vaginose	fischartig riechender, dünnflüssiger Fluor (pH > 4,5)	Metronidazol
	Colpitis senilis durch Östrogenmangel	weißlicher oder blutiger Fluor, Vaginalepithel verdünnt	Östrogene
	mechanische Irritation der Vagina durch Pessar, Scheidendiaphragma, Portiokappe, Tampon, andere Fremdkörper, Masturbation	Bild einer Kolpitis, oft übelriechender Fluor	Entfernung des Fremdkörpers, Applikation von Milchsäure
	chemische Irritation durch Scheidenspülungen mit Seifenlösungen oder desinfizierenden Substanzen	Bild einer Kolpitis	Spülungen einstellen, Applikation von Milchsäure, Östrogene
	Infektion durch Bakterien, Viren, Pilze oder Protozoen	Bild einer Kolpitis	erregerspezifische Antibiotikatherapie
	zerfallende Sekrete aus höheren Genitalabschnitten	sekundäre Kolpitis	Therapie der Grundkrankheit
zervikaler Fluor	physiologische Sekretion der Zervixdrüsen	glasiger Schleim, präovulatorisch vermehrt und dünnflüssiger	keine
	anatomische Veränderungen der Zervix, Ektropium, Emmet-Riß, Ektopie	vermehrt glasiger Zervixschleim	operative Korrektur bei Leidensdruck
	Hypersekretion der Zervixdrüsen aufgrund psychogener Störungen	vermehrt glasiger Zervixschleim	Psychotherapie
	Endozervizitis durch Chlamydien, Gonokokken	eitriger zervikaler Fluor	systemische Antibiotikatherapie
	endozervikaler Tumor oder Polyp	zervikaler Fluor	Abrasio
korporaler Fluor	Endometriosis, Polyposis, submuköses Myom, Intrauterinpessar, Endometriumkarzinom, Abortreste	meist blutiger Fluor	Abrasio
tubarer Fluor	Hydrops tubae profluens bei Tubenkarzinom	große Mengen dünnflüssigen Fluors, der stoßweise entleert wird	Operation

krankung eines höher liegenden Organs ausgelöst werden kann, beginnen Diagnostik und Therapie immer an den proximal liegenden Organen. Man unterscheidet einen
➤ vestibulären oder vulvären Fluor, der von der Vulva ausgeht,
➤ vaginalen Fluor,
➤ zervikalen Fluor, die sehr häufige und typische Erkrankungen während der Geschlechtsreife sind,

➤ korporalen Fluor, der meist ein Ereignis der Postmenopause ist sowie einen
➤ tubaren Fluor, der allerdings ein so seltenes Ereignis ist (s. S. 208), daß es nicht gerechtfertigt ist, diesen mit dem hierzu notwendigen großen Aufwand auszuschließen.

Im Mittelpunkt steht deshalb heute die Differentialdiagnose beim vaginalen und zervikalen Fluor (T 9.3).

9.4 Entzündliche Erkrankungen der Vagina

Kolpitis

engl.: colpitis, vaginitis

Die entzündliche Erkrankung der Vagina heißt Kolpitis.

Ätiologie: Von einer **primären Kolpitis** spricht man, wenn durch pathogene oder fakultativ pathogene Keime das Keimgleichgewicht so gestört ist, daß es zu einer Entzündung der Scheidenwand kommt. In über 30% der Fälle liegt dem eine sog. bakterielle Vaginose (s. S. 123f) , in ca. 20% eine Soorkolpitis und in weniger als 10% der Fälle eine Trichomonadenkolpitis zugrunde. Außerdem gibt es Kolpitiden durch Infektion mit Staphylokokken, Streptokokken, Enterobakterien (vor allem E. coli) sowie seltener durch Infektion mit Proteus oder Klebsiellen.

Eine **sekundäre Kolpitis** liegt vor, wenn sich die Entwicklung der pathogenen Keime auf dem Boden einer gestörten Scheidenflora vollzieht. Von besonderer Bedeutung sind die hormonale Umstellung in der Schwangerschaft, die eine Infektion mit Pilzen, vor allem mit Candida albicans, begünstigt, der postmenopausale Östrogenmangel, der zum Bild der Colpitis senilis führt und Fremdkörper in der Vagina (z.B. bei Kindern, s. S. 137); vergessene Menstruationstampons etc).

Die Unterscheidung zwischen einer primären und einer sekundären Kolpitis ist zwar unter therapeutischen Gesichtspunkten wichtig, läßt sich aber im Einzelfall nicht immer durchführen, da eine eindeutige Zuordnung nicht in jedem Fall möglich ist.

Symptomatik: Fluor vaginalis, evtl. Pruritus, Dyspareunie.

Diagnostik (s. auch T 9.3):

Klinische Untersuchung: Farbe und Beschaffenheit des Fluors hängen von der Art des Erregers ab (T 9.4). Bei einer *akuten Kolpitis* sind das Vestibulum vaginae und die Vagina diffus gerötet. Die Scheidenwand ist geschwollen. Da Vulva und Vagina oft gemeinsam von der Entzündung betroffen sind, können auch alle Zeichen einer Vulvitis auftreten (s. S. 118).

Die *Colpitis granularis* ist durch zahlreiche stecknadelkopf- bis hirsekorngroße rote oder rotbraune Erhabenheiten, die der Scheidenhaut eine reibeisenartige Beschaffenheit verleihen, gekennzeichnet (👁 9.7).

Erregersuche: Die Suche nach dem jeweiligen Erreger (T 9.4) ist zwar zweifelsohne wichtig, sollte aber nicht über die Tatsache hinwegtäuschen, daß es sich bei der Infektion meist um eine Kombination verschiedener pathogener und apathogener Keime handelt. So findet man zusammen mit Trichomonaden diverse Anaerobier und Mykoplasmen, mit Herpes- oder Papillomaviren Anaerobier und mit Chlamydien Gonokokken und Anaerobier.

Interpretation der Befunde: Bei der bakteriologischen Untersuchung des Scheidensekrets findet man schon bei beschwerdefreien Frauen eine Vielzahl verschiedener, fakultativ pathogener Keime. Vergleicht man den Befund mit dem einer Patientin mit Kolpitis, so finden sich höchstens bezüglich der *Keimzahl,* nicht aber bezüglich des *Erregerspektrums* Unterschiede. Während bei der gesunden Frau Laktobakterien (👁 9.6c, S. 124) zahlenmäßig bei weitem überwiegen (10^5–10^7 Keime/ml), kommen Kolibakterien, Enterokokken, Proteus, Staphylokken, Streptokokken der Gruppe B und vor allem Anaerobier zwar vor, ohne jedoch einen Grenzwert von 10^4 Keime/ml zu überschreiten.

T 9.3 Diagnostische Maßnahmen bei Verdacht auf eine Infektion des unteren Genitaltraktes

Anamnese	Symptome: – Menge, Farbe und Geruch des Fluors? – Pruritus? – Dysurie, Dyspareunie? – Seit wann bestehen die Beschwerden? bisherige Therapie, Vita sexualis, auch des Partners
Inspektion der Vulva	Erythem? Effloreszenzen? Beläge? Kratzeffekte bei Pruritus? Parasiten?
Spekulumuntersuchung	Differenzierung zwischen zervikalem und vaginalem Fluor, Bestimmung des pH-Wertes in der Vagina, Geruchsprobe, ggf. unter Zugabe von 10%iger KOH-Lösung, Kolposkopie mit Abstrichentnahme aus Vagina und Zervix
Erregernachweis	mikroskopische Untersuchung des Abstrichs: Nativpräparat, Gram-Färbung, Anfärbung mit Methylenblau, Kultur: z.T. spezielle Nährböden notwendig (Gonorrhö), Polymerase-Kettenreaktion: z.B. bei Verdacht auf Chlamydien
Palpation	Schmerzhaftigkeit von Uterus und Adnexen? Abwehrspannung?
Sonstiges	Suche nach extragenitalen Manifestationen bei venerischen Erkrankungen, ggf. Partneruntersuchung veranlassen, Ausschluß anderer Erkrankungen wie Diabetes mellitus, Karzinom, Östrogenmangel usw., serologische Diagnostik, z.B. bei Verdacht auf Chlamydien, Syphilis, HIV

9.7 Trichomonadenkolpitis

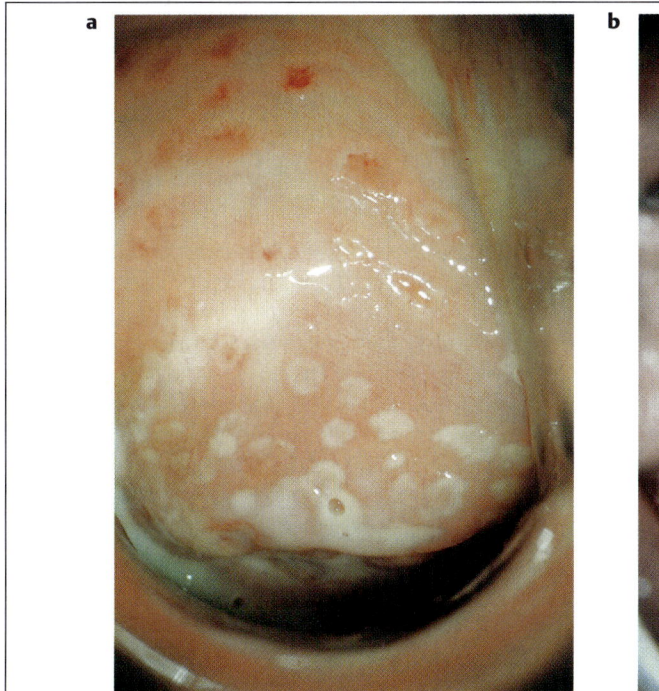
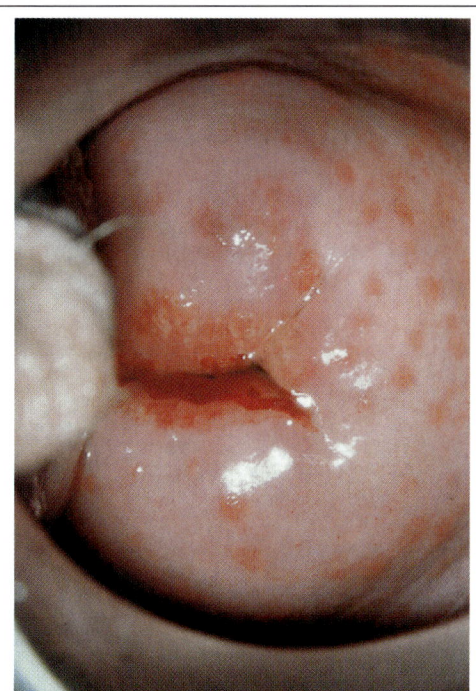

a Bei der kolposkopischen Untersuchung findet sich der Befund einer Colpitis macularis/granularis, hervorgerufen durch Trichomonaden. (aus [23]) **b** Bei einer Colpitis macularis bedecken zahlreiche rote, runde Flecken, verursacht durch eine fokale runde Zellinfiltration, die Zervix (strawberry cervix) und die Vagina. (aus [2])

Therapie: Handelt es sich um eine *primäre Kolpitis*, müssen die Krankheitserreger bekämpft werden. Handelt es sich um eine *sekundäre Kolpitis*, muß, wenn möglich, die zugrundeliegende Ursache behoben werden. Die Wiederherstellung der normalen Döderlein-Flora ist oft sehr langwierig und unabhängig vom Eintritt der Beschwerdefreiheit. Der Prozeß kann durch Milchsäure- oder Laktobakterienpräparate (z.B. Tampovagan c. Acid. lact., Spuman c. Acid. lact. 5% oder Vagiflor) unterstützt werden.

Ist ein Fremdkörper bei ausreichendem Östrogenangebot die Ursache, genügt es, diesen zu entfernen. Die Selbstheilung erfolgt dann unmittelbar.

9.4 Differentialdiagnostik und Therapie der Scheidenentzündung

Erreger	Symptome und Befunde	Erregernachweis	Therapie
Gardnerella vaginalis	farbloser, wäßriger, stark riechender Fluor	Nativpräparat (Schlüsselzellen), Gramfärbung	Metronidazol (z.B. Flagyl, Clont)
Escherichia coli, Enterobakterien, Staphylokokken, Streptokokken	gelblicher oder grünlicher Fluor	Nativpräparat, Gramfärbung, Kultur	lokal Antiseptika oder Antibiotika
Trichomonas vaginalis	gelblicher, schaumiger Fluor, Brennen	Nativpräparat (Eigenbewegung!)	Metronidazol (z.B. Clont), Tinidazol (z.B. Simplotan), Ornidazol (z.B. Tiberal) u.a.
Candida albicans	geruchloser, weißgelblicher, krümeliger Fluor, Pruritus	Nativpräparat: Pilzfäden (Myzelien) und Sproßzellen, Gramfärbung, Kultur	Nystatin (z.B. Moronal), Miconazol (z.B. Daktar, Monistat), Econazol (z.B. Pevaryl), Clotrimazol (z.B. Canesten)
Herpes-simplex-Virus	Schmerzen am Introitus vaginae, vesikulöse Entzündung, Fluor	Viruszüchtung, Fluoreszenztest	Aciclovir (z.B. Zovirax)

Toxisches Schocksyndrom (TSS)

engl.: toxic shock syndrome

Ätiologie: Bestimmte Staphylococcus-aureus-Stämme sind in der Lage, ein sogenanntes Enterotoxin F und Streptococcus-A-Stämme sind in der Lage, ein Superantigen TSST 1 zu bilden, das bei Empfänglichen (fehlende Antikörper, < 20%) und starker Anreicherung – z.B. in lang liegenden, stark saugenden Menstruationstampons – resorbiert werden und zu einem schweren Schock führen kann.

Das Syndrom wurde 1980 erstmals beobachtet, als neue, hochsaugfähige Menstruationstampons (inzwischen vom Markt genommen) in den Handel kamen.

Symptomatik: In unmittelbar zeitlichem Zusammenhang zur Menstruation kommt es zu hohem Fieber mit Blutdruckabfall. Das Krankheitsbild geht einher mit hämorrhagischen Schleimhautveränderungen, Durchfällen sowie Zeichen eines Multiorganversagens mit akuter Niereninsuffizienz, ARDS (adult respiratory distress syndrome) und disseminierter intravasaler Gerinnung. Außerdem tritt ein makulöses Exanthem auf, welches in der Rekonvaleszenz unter Desquamation der Haut abheilt.

Diagnostik: Die Diagnose wird gesichert durch den Nachweis von Staphylococcus aureus Typ 1 in der Vagina.

Therapie: Ein staphylokokkenwirksames Antibiotikum verhindert eine weitere Toxinproduktion, entsprechende Immunglobuline neutralisieren bereits gebildetes Toxin. Eine intensivmedizinische Betreuung ist zur symptomatischen Behandlung des Schocks erforderlich.

9.5 Entzündliche Erkrankungen des Uterus

Definitionen im Überblick:
Metritis (engl.: metritis): Entzündung der gesamten Gebärmutter,
Zervizitis (engl.: cervicitis, trachelitis): isolierte Entzündung der Endozervix,
Endometritis (engl.: endometritis): Entzündung des Korpusendometriums,
Myometritis (engl.: myometritis): Entzündung des Myometriums,
Perimetritis: Entzündung der Uterusserosa meist im Rahmen einer Pelveoperitonitis,
Parametritis: Phlegmone des Beckenbindegewebes.

Zervizitis

Akute Zervizitis

> Besondere Bedeutung erlangt die Zervizitis als Ausgangspunkt für eine aufsteigende Infektion in höhere Genitalabschnitte (s. S. 129f, 140f).

Ätiologie: Eine Zervizitis findet man besonders häufig bei jungen, sexuell aktiven, nicht schwangeren Frauen. Besondere Risikofaktoren sind eine bakterielle Vaginose (s. S. 123f), eine frühe Kohabitarche, eine hohe Kohabitationsfrequenz, Partnerwechsel und eine Bakteriospermie. Die Gefährdung nimmt mit dem Alter, hohen Gestagenspiegeln und dem Gebrauch von Kondomen ab.
Einer Zervizitis liegt meist eine Infektion mit Chlamydien zugrunde (s. S. 140f). Aber auch Anaerobier, Streptokokken der Gruppe A und Herpes-simplex-Viren kommen als Erreger vor. Gonokokken werden heute seltener gefunden. Die Infektion mit Chlamydien ist bei einem Ektropium oder Emmet-Riß häufiger.

Symptomatik: Eitriger Fluor.

Diagnostik: s. auch **T 9.3**, S. 126.
Klinische Untersuchung: Aus dem Muttermund entleert sich reichlich trübes, eitriges Sekret (👁 **10.1**, S. 140). Meist besteht gleichzeitig eine bakterielle Vaginose (s. S. 123f).
Bakteriologische Untersuchung: Im Nativpräparat des Zervixabstriches finden sich bei 1000facher Vergrößerung > 10 Leukozyten/Gesichtsfeld. Besteht ein auch nur geringer Verdacht auf eine Zervizitis oder eine Infektion des inneren Genitales, müssen Kulturen zum Nachweis von Chlamydien, Gonokokken, Anaerobiern und anderen Bakterien aus dem Zervikalkanal angelegt werden.

> Bis zum Beweis des Gegenteils muß eine akute Zervizitis als Chlamydien- oder Gonokokkeninfektion angesehen werden.

Therapie: Die akute, eitrige Zervizitis wird systemisch mit Antibiotika behandelt (s. S. 141f).

Chronische Zervizitis

Das Bild einer chronischen Zervizitis kann nach diagnostischen Eingriffen, als Begleiterscheinung eines Karzinomwachstums, bei Zervixrissen oder Polypen bestehen. Es ist klinisch meist ohne Symptome. Histologisch finden sich mehr oder weniger ausgedehnte, lymphozytäre Infiltrate.
Macht die Zervizitis Beschwerden, kann die Zervixschleimhaut mit Albothyl geätzt werden. Dazu wird der Zervixschleim entfernt und ein Watteträger mit Albothylkonzentrat in den Zervikalkanal eingeführt. Diese

Behandlung muß mehrfach wiederholt werden. Ein Ektropium wird verschorft bzw. koaguliert, bei ausgeprägteren anatomischen Veränderungen kann eine Elektrokonisation die Situation wesentlich verbessern.

Endometritis

Ätiologie und Pathogenese: Bei der **geschlechtsreifen Frau** ist die Endometritis meist die symptomlose und damit unerkannte Durchgangsphase zwischen der symptomarmen Zervizitis und der symptomatischen Salpingitis. Die Aszension setzt offensichtlich eine normale Funktion der Ovarien voraus, da sie postmenopausal fast nie beobachtet wird. Im Rahmen der Aszension ist die Endometritis kaum je eine isolierte Erkrankung. Als Erreger findet man in diesen Fällen in erster Linie Chlamydien, Anaerobier und Gonokokken, seltener Kolibakterien, Staphylokokken oder Streptokokken.

Die Infektion bei diagnostischen Eingriffen (Abrasio, Gas- oder Chromopertubation, Hysterosalpingographie, Hysteroskopie), bei Operation eines submukösen Myoms oder von Endometriumpolypen setzt eine Infektion der Zervix voraus. Auch hier steht aber die dann auftretende Infektion der Tuben ganz im Vordergrund (s. S. 130f).

Das Auftreten einer Endometritis allein setzt das Fehlen von Östrogenen voraus, da bei jeder Menstruation das Endometrium abgestoßen wird. Das Krankheitsbild der Endometritis ist deshalb in der **Östrogenmangelperiode** im Wochenbett, nach einer Fehlgeburt und in der Postmenopause bekannt. In der Postmenopause (Endometritis senilis) kann es zum Auftreten einer Pyometra ohne Adnexitis kommen.

Eine weitere Ausnahme bildet die **Endometriumtuberkulose**, die hämatogen oder deszendierend im Rahmen einer Adnextuberkulose (s. S. 134) entsteht.

Symptomatik und Diagnostik: Kennzeichen einer Endometritis sind Blutungsanomalien wie z.B. Menorrhagien und Metrorrhagien.

Der Uterus ist bei einer isolierten Endometritis weder vergrößert noch druckempfindlich. Kommt es zu Schmerzen im Unterbauch mit subfebrilen Temperaturen, besteht bereits eine Adnexitis oder eine Myometritis. Letztere führt zu einer leichten Vergrößerung des dann auch druckempfindlichen Uterus.

Bei einer Endometritis senilis fließt, wenn der Zervikalkanal nicht stenosiert ist, bei der Spiegeleinstellung dünnes, eitriges Sekret aus dem Muttermund ab. Im Falle einer Pyometra ist der Uterus kugelig vergrößert und druckschmerzhaft.

Therapie: Im Falle einer *Endometritis im Rahmen einer Aszension* erfolgt die Behandlung ausschließlich mit Antibiotika.

Soll eine *isolierte Endometritis* behandelt werden, so beginnt die Behandlung immer mit der Gabe von Östrogenen (2 x 0,02 mg Ethinylöstradiol über 10 Tage, z.B. Progynon C) zum Aufbau des Endometriums. Dann erfolgt die sekretorische Umwandlung durch die kombinierte Gabe von tgl. 0,02 mg Ethinylöstradiol und 10 mg eines oralen Gestagens über 10 Tage (z.B. Primolut Nor, Prothil, Farlutal).

Bei Vorliegen einer *Pyometra* muß der Zervikalkanal dilatiert, der Eiter abgelassen, ein Fehling-Röhrchen eingelegt und mit verdünnter Betaisodonalösung gespült werden. Nach Ausschluß eines Endometriumkarzinoms empfiehlt sich eine Behandlung mit Östrogenen und Gestagenen (z.B. Presomen comp.).

9.6 Entzündliche Erkrankungen der Parametrien

Synonym: Parametritis

Ätiologie: Die Parametritis ist eine Phlegmone des Beckenbindegewebes durch Streptokokken, Staphylokokken, Anaerobier, Mykoplasmen und selten durch Actinomyces israeli. Als Eintrittspforte dienen Riß- oder Dehnungswunden im Bereich des inneren Genitales nach Entbindung (s. S. 426f), Abort und fehlerhaften, nicht unter aseptischen Bedingungen durchgeführten intrauterinen Eingriffen, aber auch Entzündungen der Blase, des Darms und der Adnexe. Die Erreger breiten sich über die besonders in den seitlichen Teilen der Uteruswand reichlich vorhandenen Lymphbahnen aus.

Die Parametritis ist heute wesentlich seltener als alle anderen entzündlichen Erkrankungen des Genitales.

Symptomatik: Die Parametritis ist ein akutes Geschehen mit Fieber, nicht selten mit septischen Temperaturen und Schüttelfrost, sowie mit Schmerzen im Unterbauch. Oft bestehen Blasentenesmen und Schmerzen bei der Stuhlentleerung. Eine Ureterstenose ist möglich. Pelveoperitonitische Erscheinungen sind im Vergleich mit einer Adnexitis (s. S. 131f) weniger stark ausgeprägt.

Diagnostik: Bei der rektovaginalen Untersuchung tastet man derbe, druckempfindliche, im weiteren Verlauf knochenhart erscheinende Infiltrate im parametranen Bindegewebe.

Differentialdiagnostik: Differentialdiagnostisch muß ein intraligamentäres Myom (s. S. 164), ein retroperitoneales Sarkom und vor allem eine karzinomatöse Infiltration des Beckenbindegewebes (s. S. 198ff) ausgeschlossen werden. Tastet man jedoch die hinteren Teile des Parametriums, und zwar vorwiegend die Ligg. sacrouterina, bei der Palpation verdickt und schmerzhaft gespannt, so handelt es sich nicht um eine Parametritis, sondern um einen Spasmus der Ligg. sacrouterina infolge körperlich-seelischer Überlastung (s. S. 112 ff).

Therapie: Die konservative Behandlung der Parametritis entspricht der Therapie der Adnexitis (s. S. 134). Entwickelt sich jedoch ein Abszeß, muß dieser am besten von der Vagina aus inzidiert und drainiert werden.

9.7 Entzündliche Erkrankungen der Adnexe

Synonym: Adnexitis
engl.: pelvic inflammatory disease

Ätiopathogenese: Entzündungen im Bereich der Adnexe gehen nach heutigem Wissen ausschließlich auf bakterielle Infektionen zurück. Sie entstehen überwiegend durch Aszension von Keimen aus dem unteren Genitaltrakt. Von einer **Aszension** spricht man, wenn Keime aus der Endozervix oder aus der Vagina aufsteigen und über eine meist flüchtige Endometritis (s. S. 129) zu einer Endosalpingitis und zu einer Adnexitis führen. Als Erregerreservoir dienen die Drüsen und Buchten der Endozervix. In fast allen Fällen liegt eine Infektion mit Chlamydien oder Gonokokken vor, die zu einer Schädigung der Schleimhäute mit sekundärer Besiedlung, z.B. durch Anaerobier, führt (s. S. 141 f).

Normalerweise stellt die Zervix eine sehr gute Barriere gegenüber einer aufsteigenden Infektion dar, eine Aszension von Keimen kann jedoch durch folgende Faktoren begünstigt werden:
- Infektionen durch Sexualkontakte mit virulenten Keimen wie z.B. Neisseria gonorrhoeae oder Chlamydia trachomatis oder hochvirulenten Keimen wie Streptokokken der Gruppe A.

  ⚠ Entscheidend ist außer der Erregerart auch die Menge der Keime.

- Geburt und Wochenbett,
- Menstruation,
- transzervikale operative Eingriffe (z.B. Abrasio, IUP-Einlage, Pertubation, Abruptio).

Warum es im Einzelfall zu einer Aszension kommt, ist unbekannt.

Der *hämatogene Infektionsweg* kommt bei der Tuberkulose vor oder als Metastase im Rahmen einer Sepsis. Beides ist heute außergewöhnlich selten. Eine Infektion ausgehend *von Nachbarorganen,* z.B. im Rahmen einer Appendizitis, einer Divertikulitis oder einer Sigmoiditis, wird immer wieder beobachtet. Wurden jedoch geeignete Methoden zum Nachweis von Gonokokken oder Chlamydien eingesetzt, so ergab sich fast immer, daß es sich um eine primär von den Tuben ausgehende Infektion handelte, die sekundär auf den Darm übergegriffen hat.

Pathoanatomische Veränderungen: Die entzündliche Erkrankung der Adnexe beginnt fast immer mit einer **Endosalpingitis** (👁 **9.8 b**) Je nach Art, Virulenz und Menge der Erreger, der Immunabwehr der infizierten Frau und

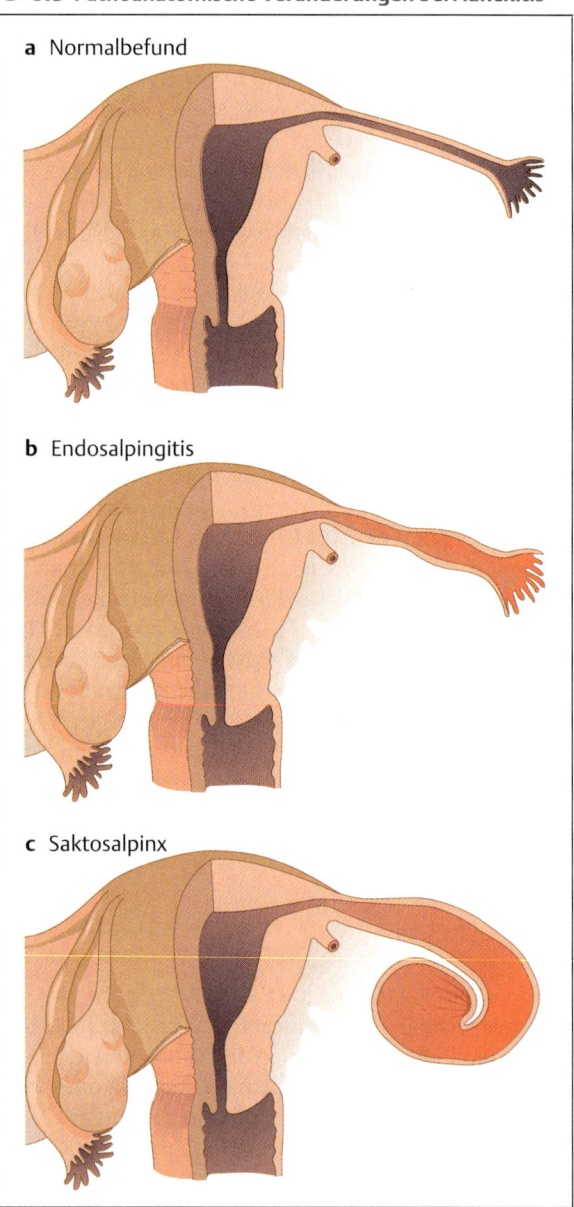

👁 **9.8 Pathoanatomische Veränderungen bei Adnexitis**

a Normalbefund

b Endosalpingitis

c Saktosalpinx

a Normalbefund **b** Bei der Endosalpingitis (Tubenkatarrh) ist die Tube vermehrt durchblutet (gerötet), die Schleimhaut geschwollen, trübes Sekret fließt in die Bauchhöhle. **c** Das Fimbrienende hat sich eingestülpt und ist verklebt. Das Tubenlumen hat sich mit Flüssigkeit (serös, eitrig oder blutig) gefüllt, die Schleimhautzeichnung ist verschwunden. Man spricht von einer Sactosalpinx serosa, purulenta oder haemorrhagica. (Der Entzündungsprozeß ist meist doppelseitig und die Ovarien sind oft frühzeitig miteinbezogen. Beides ist hier nicht dargestellt.)

dem Beginn und der Wirksamkeit einer Behandlung kommt es zur **Salpingitis**, zur **Perisalpingitis**, zum Übergreifen auf umliegende Organe, besonders das Ovarium und damit zur **Adnexitis**, dann zur **Pelveoperitonitis** oder zur **generalisierten Peritonitis.**

Die Infektion kann klinisch stumm ablaufen, sie kann folgenlos abheilen und sie kann zu Verklebungen der Schleimhautfalten mit der Bildung von Taschen führen, die ursächlich für eine Tubargravidität (s. S. 373ff) verantwortlich gemacht werden.

Sehr häufig kommt es aber schon sehr früh zum Verkleben des Fimbrientrichters. Dabei werden die Fimbrien in die Tube hineingezogen und verkleben an ihrer Serosaseite. In den verklebten Tuben kann sich seröse, oft klare Flüssigkeit ansammeln. Eine derartige **Hydrosalpinx** bildet dann oft einen zur Ampulle hin aufgetriebenen, zum Isthmus schlankeren, stark gewundenen, „posthornförmigen" Sack. Ihre Wand ist meist dünn, das papilläre Schleimhautmuster ist verschwunden.

In etwa 20% der Fälle kommt es aber zur Eiterbildung, zur **Pyosalpinx**. Die Tubenwand ist dann verdickt, derb, infiltriert und meist mit der Umgebung zunächst verklebt, dann verwachsen (◉ **9.9**).

Die Ovarien selbst bleiben bei einer aszendierenden Infektion, abgesehen von einer oberflächlichen **Perioophoritis** meistens ohne eigene entzündliche Veränderungen. Häufiger ist dies jedoch bei hämatogener bzw. lymphogener Infektionsausbreitung. Ein auf diese Weise entstandener, isolierter **Ovarialabszeß (Pyovar)** ist eine seltene, aber sehr typische Erkrankung (mit septischen Fieberschüben, isolierter Tumorbildung). Bilden die entzündeten und vereiterten Ovarien zusammen mit einer Pyosalpinx eine gemeinsame Abszeßhöhle, spricht man von einem **Tuboovarialabszeß**. Greift die Adnexentzündung schließlich auf die Darmserosa, die Serosa des Uterus und das Peritoneum des kleinen Beckens über, spricht man von einer **Pelveoperitonitis**. Kommt es zu größeren Eiterbildungen im kleinen Becken, sammelt sich dieser im Douglas-Raum. Es entsteht ein sog. **Douglas-Abszeß**, welcher durch das Netz, den Uterus, die Darmschlingen und die Adnexe gegenüber der übrigen Bauchhöhle abgegrenzt wird (◉ **9.10**). Eine generalisierte Peritonitis tritt im Rahmen einer Adnexitis nur sehr selten auf. Allerdings wird bei einer gonokokken- und einer chlamydienbedingten Adnexitis nicht selten eine Periappendizitis und eine Perihepatitis mit nachfolgenden Verwachsungen im Oberbauch beobachtet (s. S. 140).

Symptomatik: Einer Adnexitis geht oft eine bakterielle Vaginose (s. S. 123f) mit übelriechendem Ausfluß, fast immer eine Zervizitis und häufig eine *Dysurie* als Ausdruck einer Infektion paraurethraler Drüsen voraus.
Bei einer **akuten Adnexentzündung** bestehen meist starke *Schmerzen,* Druckempfindlichkeit und Abwehrspannung *im ganzen Unterbauch.* Das *Fieber* kann hoch und kontinuierlich sein, in septischen Schüben verlaufen,

◉ **9.9 Doppelseitige, subakute Tuboovarialabszesse**

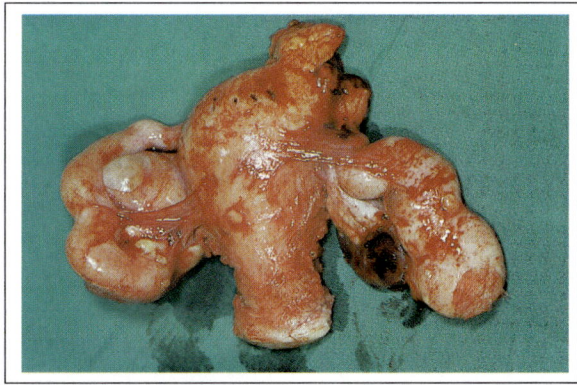

Beide Tuben sind in Pyosalpingen umgewandelt. Ihre Wandung ist derb induriert. Sie umgreifen die Ovarien und sind mit diesen und dem Uterus breit verwachsen (Adhäsionen). Am Fundus des Uterus erkennt man Netzreste als Zeichen einer (entzündlich bedingten) Verwachsung mit dem großen Netz.

◉ **9.10 Douglas-Abszeß**

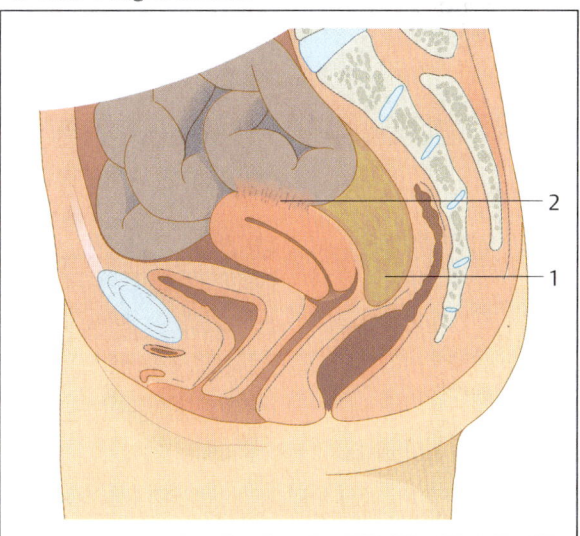

Die Excavatio rectouterina (Douglas-Raum) ist der tiefste Punkt der Peritonealhöhle, der nur durch die dünne, muskelschwache Vaginalwand vom hinteren Scheidengewölbe getrennt wird. Befindet sich Eiter in der Bauchhöhle bzw. im kleinen Becken, sammelt sich dieser im Douglas-Raum (1) an. Durch entzündliche Verklebungen (2) kommt es zu einer Abgrenzung des Abszesses gegenüber der übrigen Bauchhöhle.

aber auch vollständig fehlen oder so diskret sein, daß es unbeachtet bleibt. Eine typische Beziehung zwischen der Art des Erregers und dem klinischen Bild scheint nicht zu bestehen. Allerdings beobachtet man bei einer Adnexentzündung mit Gonokokken oder Anaerobiern eher fieberhafte Verläufe und bei einer Infektion mit Chlamydien oft symptom- oder fieberarme Verläufe. Bedingt durch ovarielle Funktionsstörungen oder eine Endometritis können auch verstärkte und verlängerte Blu-

9 Entzündliche Erkrankungen

◉ **9.11 Diagnostisches Vorgehen bei Verdacht auf akute Adnexitis**

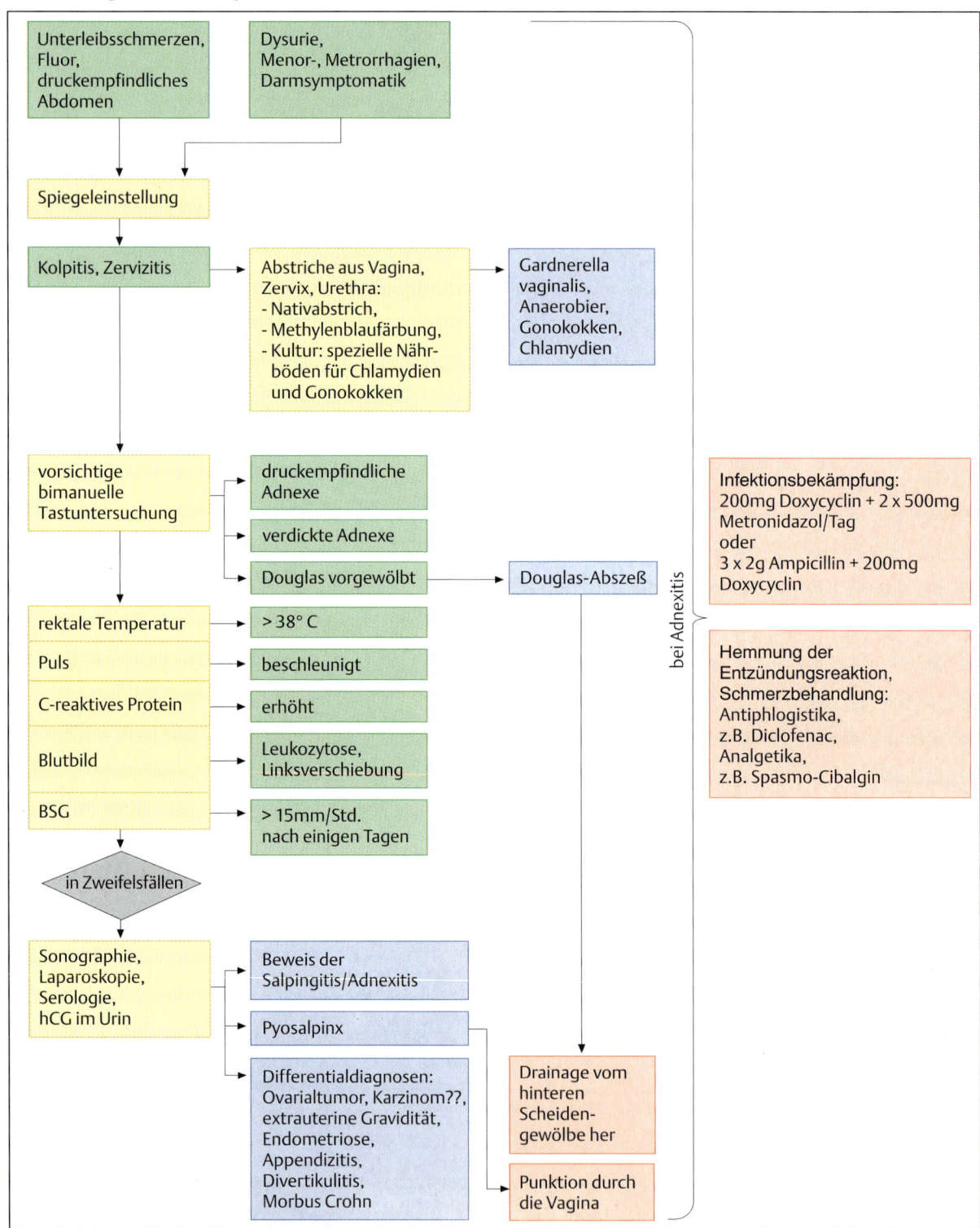

tungen *(Menorrhagien)* oder Zwischenblutungen *(Metrorrhagien)* auftreten. Bei einer Mitbeteiligung des Darms kommt es zu Übelkeit, Obstipation oder Diarrhö mit schleimig-eitrigen Stuhlentleerungen und Darmkoliken.

Nach der akuten Phase der Erkrankung treten die entzündlichen Erscheinungen gegenüber mechanischen Beschwerden wie Druck-, Zerrungs- und Dehnungsschmerzen immer mehr in den Hintergrund. Die Patientinnen klagen aber oft noch über Schmerzen im Unterleib und in der Kreuzbeingegend, über Kohabitationsbeschwerden, Fluor und gelegentlich über Menstruationsstörungen und Dysmenorrhöen. Auch Blasenbeschwerden und hartnäckige Obstipationen können das Allgemeinbefinden stören. Die Leistungsfähigkeit und die Belastbarkeit sind vermindert und die Körpertemperatur ist normal bis subfebril.

Psychosoziale Anamnesen von Adnexitispatientinnen weisen eine Reihe von Gemeinsamkeiten auf. So leidet z. B. die Mehrzahl an einer partnerschaftlichen Bindungsstörung, die sich in einer fehlenden Bindung an einen einzigen Sexualpartner äußert. Eine konsequente Konzeptionsverhütung wird ebenfalls seltener betrieben. Bei einem Partnerwechsel reagieren die Patientinnen häufig mit akuten, schmerzhaften Schüben einer sog. chronischen Adnexitis. Eine konsequente Behandlung ist in der Mehrzahl der Fälle nicht möglich, da sich diese Frauen meist einer konsequenten Behandlung entziehen. Der langwierige Krankheitsverlauf ist deshalb durch vielfache Rezidive aufgrund einer Neuinfektion, einer erneuten Aszension oder einer Reaktivierung alter Herde gekennzeichnet.

Diagnostik der akuten Adnexitis: Die akute Adnexitis wird in erster Linie durch die Anamnese und die klinische Untersuchung diagnostiziert (👁 9.11). Allerdings kann die Entzündung auch mit so uncharakteristischen, geringfügigen Beschwerden einhergehen, daß die Diagnose erst durch eine Pelviskopie im Rahmen einer Sterilitätsdiagnostik gestellt wird. Es finden sich dann die verschlossenen Tuben, oft massive Adhäsionen, ja sogar große Adnextumoren und Pseudo- oder Retentionszysten des Peritoneums.
Klinische Untersuchung: Der Unterbauch ist schmerzhaft gespannt, die Adnexgegend ist beidseits außergewöhnlich druckempfindlich, und es besteht ein Portioschiebeschmerz (s. S. 39). Ein Adnextumor läßt sich anfangs meist nicht tasten.
Erregersuche: Die wichtigste Maßnahme im Rahmen der Erstuntersuchung sind Abstriche aus dem Zervikalkanal und der Urethra.

> Der bakteriologische Nachweis von Chlamydien und Gonokokken setzt geeignete Entnahmetechniken und Kulturmedien voraus (s. S. 140ff).

Labor: Die unspezifischen Entzündungsparameter sind erhöht: die Blutsenkungsgeschwindigkeit (BSG) ist – oft erst einige Tage nach der Aszension – stark beschleunigt, das C-reaktive Protein ist erhöht, und es besteht eine Leukozytose mit Linksverschiebung.

> Erhöhte Werte des CA 125 im Blut treten bei entzündlicher Reizung des Peritoneums genau so wie bei einem serösen Ovarialkarzinom auf.

Sonographie: Die verdickten Tuben, eine Saktosalpinx, Tuboovarialtumoren, ein Ovarial- oder ein Douglas-Abszeß sind meist gut zu sehen.
Laparoskopie: Bei der Laparoskopie sieht man eine Hyperämie der Tubenserosa, ein Ödem der Tubenwand bzw. ein Exsudat aus dem Tubenostium fließen. Dieser Eingriff verursacht hohe Kosten, birgt das Risiko von Komplikationen und ist oft nicht nötig. In allen Zweifelsfällen ist jedoch die Laparoskopie zur Differentialdiagnose nicht zu ersetzen.

Interpretation: Bestehen Unterleibsschmerzen, eine Kolpitis/Zervizitis und druckempfindliche Adnexe, so stimmt die Diagnose in 61%. Kommen dazu eine BSG > 15 mm, eine rektal gemessene Temperatur > 38° und eine Adnexverdickung, so stimmt die Diagnose bei zusätzlich einem Symptom in 78%, bei 2 in 90% und bei 3 in 96%.

Diagnostik der chronischen Adnexitis: Bei einer chronischen Adnexitis tastet man den Konglomerattumor, den die Adnexe bilden, sehr gut. Da sich aber selbst große Adnextumoren sehr rasch wieder zurückbilden können, tastet man bei der bimanuellen Untersuchung unter Umständen nur die im Douglas-Raum oder an der Beckenwand adhärenten, fingerdicken, unbeweglichen Adnexe.

Differentialdiagnose: Das **normale Ovar** ist bei jungen Frauen oft überraschend groß und meist auch ohne jegliche entzündliche Komponente sehr druckempfindlich. Bei einer **Appendizitis** liegt der Druckschmerzpunkt höher (am McBurney-Punkt) als bei der Adnexitis und ist meist einseitig im rechten Unterbauch lokalisiert. Die Beschwerden beginnen bei der Appendizitis meist im Oberbauch und sind oft mit Übelkeit und Brechreiz verbunden. Bestehen Zweifel an der Diagnose, so muß eine Laparoskopie oder sogar eine Laparotomie durchgeführt werden. Bei **Verdacht auf eine diffuse Peritonitis** (schlechter Allgemeinzustand, Tachykardie, trockene Zunge, Druckschmerzhaftigkeit des Oberbauches) ist eine Laparotomie unumgänglich.

> Die richtige Differentialdiagnose zwischen Adnexitis und Appendizitis ist besonders schwerwiegend, da bei einer Adnexitis meist eine Behandlung mit Antibiotika genügt, während bei einer Appendizitis laparotomiert werden muß.

Bei einer **Extrauteringravidität** (s. S. 373ff) ist mit geeigneten Methoden hCG im Blut nachweisbar. Es besteht (nicht immer!) eine sekundäre Amenorrhö, die Zeichen einer Entzündung fehlen meist.
Eine **Adnexendometriose** (s. S. 162f) ist zwar leicht von einer akuten Adnexitis zu unterscheiden, kaum jedoch von einer mit Narben ausgeheilten Adnexitis. Für Endometriose spricht, wenn sich vom Douglas-Raum her die Knötchen einer retrozervikalen Endometriose tasten lassen.
Schwierig kann die Unterscheidung einer akuten Adnexitis von einem **stielgedrehten Ovarialtumor** sein, wenn dieser durch peritoneale Reizerscheinungen innig mit dem Uterus verbunden ist (s. S. 178).
Die Differentialdiagnose zu einem **Ovarialkarzinom** stellt sich glücklicherweise selten, da junge Frauen, die

typischerweise eine Adnexitis bekommen, selten an einem Ovarialkarzinom erkranken.

Auch eine **Divertikulitis** ist eine Erkrankung des höheren Lebensalters. Die Schmerzen sind überwiegend auf der linken Seite lokalisiert

> Bestehen Zweifel an der Richtigkeit der Diagnose, ist eine Laparoskopie nötig.

Sie ist für den erfahrenen Untersucher auch bei einem entzündlichen Prozeß möglich, auch wenn dabei die Möglichkeit einer Darmverletzung erhöht ist.

Therapie und Verlauf:
Die Behandlung auch einer schweren akuten Adnexitis erfolgt zunächst konservativ. Ziele der Behandlung sind:
- Infektionsbehandlung,
- Schmerztherapie,
- Verhinderung von Verklebungen der Tube bzw. deren Wiederauflösung.

Behandlung der Infektion: Die antibiotische Behandlung beginnt schon bei Verdacht, sobald die Abstriche zur Keimanalyse entnommen sind. Die Wahl des Antibiotikums hängt vom Ausmaß der Infektion und von den beteiligten Erregern ab (s. S.139ff). Dabei ist zu beachten, daß es sich sehr oft um Mischinfektionen verschiedener Erreger handelt, insbesondere, wenn die Erkrankung schon länger besteht. Ist im akuten Fall noch kein bakteriologisches Ergebnis bekannt, empfiehlt sich z.B.:
- Doxycyclin, 200 mg + Metronidazol, 2 x 500 mg/Tag oder
- Ampicillin, 3 x 2 g + Doxycyclin, 200 mg/Tag

Die Behandlung muß nach Entfieberung für insgesamt 10–14 Tage fortgeführt werden.

Klingen die Krankheitserscheinungen trotz antibiotischer Behandlung nicht ab, so muß an eine Abszeßbildung gedacht werden: ein Douglas-Abszeß wird vom hinteren Scheidengewölbe aus eröffnet und drainiert, eine Pyosalpinx oder ein Tuboovarialabszeß wird punktiert. Als Alternative kommt die Salpingektomie in Frage. Bei über 40jährigen Frauen ist eine gleichzeitige Hysterektomie zu empfehlen. Die Ovarien sollten nur dann mitentfernt werden, wenn sie in den Abszeß vollständig einbezogen sind. Um den Preis der Sterilität bzw. der Kastration verkürzt sich dadurch die Krankheitsdauer meist entscheidend.

Schmerzbekämpfung mit nichtsteroidalen Antiphlogistika wie z.B. Voltaren, Spasmo-Cibalgin.

Die **Resorptionsbehandlung** zur Verhinderung oder Wiederauflösung von Verklebungen, die früher durch Bettruhe, aufsteigende Wärmetherapie und besonders durch Medikamente zur lokalen Fibrinolyse zur Regelbehandlung nach einer akuten Adnexitis gehörte, ist heute insbesondere wegen der notwendigen, langdauernden Bettruhe verlassen worden.

Prognose: Heilt die Infektion nicht aus, so sind besonders bei Pyosalpingen oder Tuboovarialabszessen langdauernde subakute oder chronische Verläufe möglich. Erst bei einer völligen Normalisierung der BSG kann eine Adnexitis als geheilt gelten.

Die früher auf über 50% aller Fälle einer Adnexitis folgende Sterilität hat dagegen heute ihre Schrecken dadurch etwas verloren, daß es durch die In-vitro-Fertilisierung (s. S.91f) möglich geworden ist, gerade diesen Frauen zu einem eigenen Kind zu verhelfen.

9.8 Genitaltuberkulose

Pathogenese und Lokalisation: Bei der Genitaltuberkulose handelt es sich um eine Form der **Sekundärtuberkulose**, die heute in Deutschland kaum mehr beobachtet wird. Die Infektion erfolgt fast immer durch hämatogene Streuung eines Primärherdes in der Lunge oder im Darm. Die Genitaltuberkulose ist bei der Frau fast in allen Fällen primär in den Tuben lokalisiert. Die Endometritis tuberculosa mit typischen Tuberkeln im Stroma des Endometriums entsteht deszendierend aus einer Salpingitis tuberculosa.

Diagnostik: Die **Diagnose** ergibt sich meist zufällig bei einer Laparoskopie im Rahmen einer Sterilitätsdiagnostik oder bei der histologischen Untersuchung des Abrasionsmaterials. Sie wird durch die bakteriologische Untersuchung des in einem Okklusivpessar gesammelten Menstrualbluts (oder von Abrasionsmaterial aus dem Corpus uteri) gesichert.

Therapie: Isonicotinsäurehydrazid (INH, Neoteben), Rifampicin und Ethambutol (Myambutol).

> Rifampicin beschleunigt die Metabolisierung oraler Ovulationshemmer und führt damit zu einem signifikanten Wirkungsverlust.

Daher muß während der Therapie mit Rifampicin entweder eine andere Form der Kontrazeption gewählt oder die Dosierung der Ovulationshemmer erhöht werden.

Prognose: Die Heilungsrate liegt zwischen 70 und 90%.

Meldepflicht: Die Genitaltuberkulose gilt als offene Tuberkulose und ist meldepflichtig, da über das Menstrualblut Tuberkulosebakterien ausgeschieden werden können. Menstruationsbinden und Tampons müssen verbrannt werden. Eine Beschäftigung in Küchen, Gaststätten und Lebensmittelbetrieben ist während der Dauer der Erkrankung nicht möglich.

9.9 Entzündliche Erkrankungen der Brust

Man unterscheidet eine Entzündung der Mamille (**Thelitis**) von einer Entzündung des Drüsenkörpers (**Mastitis**). Tritt die Mastitis während des Wochenbetts auf, spricht man von einer **Mastitis puerperalis**. Eine Entzündung der Brustdrüse kann aber auch außerhalb des Wochenbetts auftreten und wird dann als **Mastitis nonpuerperalis** bezeichnet. In ihrem Vorkommen verhalten sich puerperale Mastitis zu nonpuerperaler Mastitis wie 2:1.

Thelitis

Eine Thelitis entwickelt sich meist nach Verletzungen beim Saugakt oder infolge mangelnder Hygiene. Es finden sich dann Ekzeme, Krustenbildungen, Schrunden und Fissuren.
Therapie: lokale Salbenbehandlung, z.B. Garmastansalbe, Bepanthensalbe.

Mastitis puerperalis

(s. auch S. 461 f)

Bei 0,8–0,9% aller Entbindungen ist mit der Entwicklung einer Mastitis puerperalis zu rechnen.

Ätiologie und Pathogenese: Als Erreger kommen in 95% der Fälle Staphylococcus aureus, seltener auch Pyocyaneus, Proteus oder E. coli in Betracht, die im wesentlichen aus dem Mund des Kindes kommen. Sie breiten sich entweder über die Milchgänge aus (prädisponierend ist ein Milchstau: Stauungsmastitis) oder dringen über Rhagaden im Bereich des Warzenhofes ein und breiten sich lymphogen im Interstitium aus (interstitielle Mastitis).

Symptomatik: Die Mastitis puerperalis ist durch hohes Fieber, gelegentlich mit Schüttelfrost und durch lokale Entzündungszeichen (Rötung, Überwärmung, Druckschmerzhaftigkeit) gekennzeichnet. Der Stillvorgang ist schmerzhaft und führt zu einer nur ungenügenden Entleerung der Brust. Häufig kommt es zu einer Schwellung der regionären Lymphknoten in der Axilla. Die anfangs derben, druckschmerzhaften Infiltrationen schmelzen im weiteren Verlauf ein, und es bilden sich einzelne oder multiple Abszesse, die spontan perforieren können (👁 **9.12**).

Therapie: Im **Frühstadium** der Erkrankung wird versucht, eine Abszedierung zu verhindern. Neben lokal kühlenden Maßnahmen (Alkoholumschläge, Eisblase) erfolgt eine Ruhigstellung der Brust durch Hochbinden und/oder Gabe von niedrigdosierten Prolaktinhemmern (z.B. Pravidel). Die Milch sollte regelmäßig abgepumpt werden.

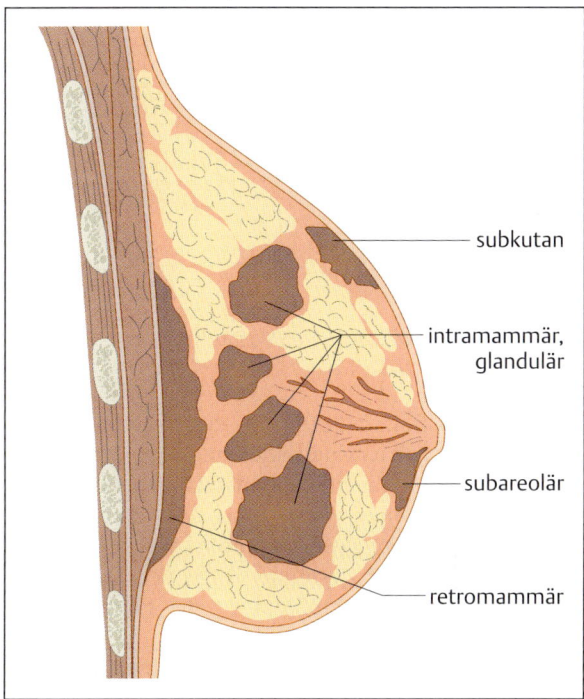

👁 **9.12** Mastitis puerperalis: Abszeßlokalisationen
- subkutan
- intramammär, glandulär
- subareolär
- retromammär

Die wirksamste Behandlung ist die Antibiotikatherapie. Dabei ist zu berücksichtigen, daß sie nur im Frühstadium in ausreichend hoher Dosierung erfolgversprechend ist, daß das Antibiotikum staphylokokkenwirksam sein muß (penicillinasefestes Penicillin, z.B. Stapenor) und daß es in die Milch übergeht.
Kann im **Spätstadium** die Einschmelzung nicht mehr verhindert werden (sonographische Kontrolle), wird sie durch Wärmeapplikation (Rotlicht, Kurzwellen) beschleunigt. Die Inzision und Drainage des Abszesses erfolgt erst nach dessen voller Reife an der Stelle der stärksten Fluktuation. Retromammäre Abszesse werden im Bereich der Umschlagsfalte durch einen bogenförmigen Schnitt (Bardenheuer-Bogenschnitt) eröffnet.

Mastitis nonpuerperalis

Die nonpuerperale Mastitis betrifft bevorzugt junge Frauen, 60% der Patientinnen sind jünger als 30 Jahre. Ein zweiter Altersgipfel liegt zwischen dem 50. und dem 60. Lebensjahr. Als Erreger lassen sich bei 40% der Patientinnen Staphylococcus aureus, bei weiteren 40% koagulasenegative Staphylokokken und bei 10% Anaerobier nachweisen. Mischinfektionen sind häufig.

Ätiopathogenese: Auch die nonpuerperale Mastitis geht meist von einer bakteriell infizierten Stauung in den

9.13 Nonpuerperale Mastitis

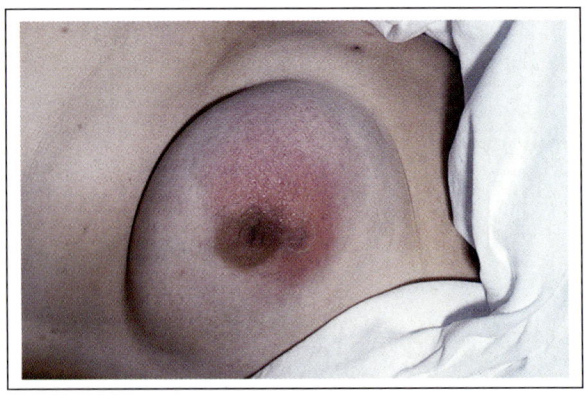

Als Zeichen einer nonpuerperalen Mastitis ist eine paramamilläre Rötung mit ödematöser Schwellung zu erkennen.

Milchgängen aus. Dem Sekretstau, der zu einer Duktektasie führt, liegt oft eine persistierende oder intermittierende Hyperprolaktinämie, die medikamentös, hormonell oder streßinduziert sein kann, oder eine erhöhte Sensibilität der Prolaktinrezeptoren bei scheinbarer Normoprolaktinämie zugrunde. Folge des Sekretstaus sind granulomatöse Entzündungen, die sich sekundär bakteriell infizieren können.
Ob sexuelle Praktiken bei der Infektion eine Rolle spielen, ist aufgrund des Erregerspektrums zwar möglich, jedoch nicht zu beweisen

Symptomatik und Differentialdiagnose: Außerhalb des Wochenbettes verspüren Patientinnen mit einer Mastitis zunächst eine Schmerzhaftigkeit in der Brust, die sich dann zu einem Tumor konzentriert. Die Haut rötet sich, nicht selten in der Umgebung des Warzenvorhofs. Die Erkrankung kann sich spontan zurückbilden oder zu einem Abszeß einschmelzen (9.13). Eine Abszedierung erfolgt etwa bei 50% der Fälle. Kleinere, retromamilläre Abszesse perforieren gelegentlich spontan. Fistelbildungen sind nach Spontanperforationen nicht selten.
Die Erkennung einer Mastitis bereitet im allgemeinen keine Schwierigkeiten. Differentialdiagnostisch abzugrenzen sind das inflammatorische Karzinom (s. S. 220) und der Morbus Paget (s. S. 219f).

Therapie und Prognose: Die Behandlung mit einem wirksamen Antibiotikum hat frühzeitig und in genügend hoher Dosierung zu erfolgen. Dieses muß bei der nonpuerperalen Form auch auf Anaerobier einwirken (Cephalosporin). Zur Vermeidung der großen Rezidivgefahr ist eine Behandlung mit Bromocriptin (z.B. Pravidel) wichtig. Größere und paramamilläre Abszesse werden meist inzidiert und drainiert.
Entscheidend für die Prognose ist, ob es gelingt, die Ursachen der Erkrankung, d.h. die pathologische Prolaktinsekretion bzw. die Mastopathie mit einer Erweiterung der Milchgänge, zu behandeln. Zu einem Rezidiv kommt es in knapp 30% der Fälle, das Risiko einer Chronifizierung ist typisch für die nonpuerperale Mastitis. Bei spontan perforierten Abszessen kann es zur Ausbildung von Fisteln kommen.

9.10 Entzündungen im Kindesalter

Im Kindesalter sind Entzündungen mit 70–80% die häufigste Ursache von Erkrankungen im Genitalbereich. In den meisten Fällen sind nur die Vulva und die Vagina betroffen.

Erregerspektrum und Entwicklungsphase: In der **Neonatalzeit** kommen Vulvovaginitiden nur selten vor und heilen im Verlauf der postnatalen Involution spontan aus, da ihre häufigsten Erreger, Trichomonaden und Hefen, ein östrogenisiertes Terrain bevorzugen.
In der **hormonellen Ruhepause** überwiegen die bakteriellen Entzündungsformen.
In der **Pubertät** werden diese dann wieder von Soor- und Trichomonadeninfektionen verdrängt.

Vulvitis

Eine Vulvitis ist hauptsächlich auf **mechanische oder chemische Irritationen** infolge mangelhafter (Windeldermatitis) oder falscher Pflegemaßnahmen (Badezusätze, Desinfektionsmittel, Leibwäsche) zurückzuführen.

Eine Infektion mit Streptokokken, die das typische Krankheitsbild einer Impetigo hervorruft, eine Mykose nach Anwendung von Antibiotika sowie ein Diabetes mellitus als prädisponierende Grunderkrankung sind weitere mögliche Ursachen für eine Vulvitis.
Folgen einer Vulvitis im Kindesalter können Narben und Atresien sein.

Vulvovaginitis

Eine von einer Vulvitis ausgehende Aszension betrifft meist nur das untere Drittel der Vagina. Ein entzündlicher Prozeß der gesamten Vagina spricht für einen primär vaginalen Ursprung.
Bakterielle Infektionen entstehen meistens durch Superinfektion von Verletzungen im Bereich des Genitales (z.B. nach Masturbation, Kratzwunden) durch Keime der physiologischen Darmflora, der Haut oder bei sexuellem Mißbrauch durch entsprechende Keime. Eine Gonokokkeninfektion der Vagina findet sich vorwiegend während der hormonellen Ruheperiode. Bei einer Infektion

mit hämolysierenden Streptokokken besteht oft ein stark blutiger Fluor.
Neben **Mykosen** (s. S. 151 f) muß auch an eine **Infektion durch Darmparasiten** gedacht werden. Bei einer Infektion mit Oxyuren können die Madenwürmer bis zum Beginn der Pubertät durch die Hymenalöffnung wandern. Später verhindert wahrscheinlich das saure Milieu die Aszension. Eine Infektion mit **Trichomonaden** (s. S. 149 f) ist nur während der Neugeborenen- und der Reifeperiode möglich, da Trichomonaden ein östrogenisiertes Scheidenmilieu benötigen. Urethra und Blase können von der Infektion mitbetroffen sein. **Falsche oder mangelhafte Hygiene** nach dem Stuhlgang sowie übertriebene Säuberungsmaßnahmen des Genitalbereichs unter Verwendung alkalihaltiger Seifen können Infektionen durch Verschleppung von Darmkeimen bzw. durch Störung der Standortflora begünstigen.
Außerdem kann eine Vulvitis als **Begleiterkrankung bei Infektionskrankheiten** (z.B. Scharlach, Diphtherie, Angina, Pneumonie), bei Infektionen der Harnwege und nach Pockenschutzimpfung auftreten.

Kolpitis

Eine ausschließliche Kolpitis wird fast immer durch Fremdkörper hervorgerufen, die häufig in masturbatorischer Absicht in die Vagina eingeführt werden, aber auch unbeabsichtigt in die Scheide gelangen können. In der Folge kommt es zur Absonderung eines dünnen, blutigen, penetrant faulig riechenden Fluors.

Therapie

Die Therapie der entzündlichen Erkrankungen von Vulva und Vagina folgt einigen wesentlichen Grundsätzen:
Eine lokale Therapie ist häufig überflüssig, wenn die zugrundeliegende Ursache beseitigt werden kann. Dies betrifft die Beseitigung von Fremdkörpern, die Wurmsanierung sowie ggf. die Behandlung einer Grunderkrankung. Die Lokaltherapie mit östrogenhaltigen Präparaten ist meist entbehrlich und wegen der unerwünschten Östrogenisierung im Anwendungsbereich auf Ausnahmefälle zu beschränken. Zur Beseitigung unspezifischer Entzündungen genügen meist Waschungen des äußeren Genitales oder Sitzbäder mit Tannolact, Betaisodona, mit einer Milchsäurelösung (ein Teelöffel Milchsäure auf 0,5 l Wasser) oder einer hellvioletten Kaliumpermanganatlösung (Verdünnung 1:5000). Weiterhin können auch milchsäurehaltige Suppositorien (z.B. Tampovagan c. Acid. lact.) in die Vagina eingebracht werden. Im Anschluß an die Bäder werden die Labialfalten mit Kinderöl gereinigt und gefettet. Von Pudern ist abzuraten.
Bei Infektionen durch Streptokokken oder Staphylokokken sollte eine systemische Therapie mit Amoxicillin (z.B. Clamoxyl, Amoxypen) oder Cefadroxil (z.B. Bidocef, Grüncef) erfolgen.

Literatur

Bender, H.G. (ed.): Gutartige gynäkologische Erkrankungen I. Klinik der Frauenheilkunde und Geburtshilfe, Bd. 8. Urban & Schwarzenberg, München 1995
Hoyme, U.B.: Die Klinik der entzündlichen Erkrankungen des Uterus und der Adnexe. Gynäkologe 3 (1997) 277–285
Hoyme, U.B., van der Meijden, W.I.: Bakterielle Vaginose. 2. Aufl. Media Bibliothek. SMVerlagsgesellschaft, Gräfelfing 1997
Mestwerdt, W.: Gutartige gynäkologische Erkrankungen I. Klinik der Frauenheilkunde und Geburtshilfe, Bd. 8. Urban & Schwarzenberg, München 1988
Peters, F.: Prolaktin und Erkrankungen der Brust. Urban & Schwarzenberg, München 1986
Petersen, E.E.: Infektionen in Gynäkologie und Geburtshilfe. Thieme, Stuttgart 1988 und 3. Aufl. 1997

10 Sexuell übertragbare Erkrankungen

A. Pfleiderer

Unter sexuell übertragbaren Krankheiten (sexual transmitted diseases = STD) versteht man alle infektiösen Erkrankungen, die vorwiegend beim Geschlechtsverkehr und anderen sexuellen Kontakten übertragen werden und deren Symptomatik sich in erster Linie im Genitalbereich ausprägt.

Darunter fallen die sog. „klassischen Geschlechtskrankheiten", also die Gonorrhö, die Lues und die bei uns seltenen Ulcus molle und Lymphogranuloma inguinale. Größere praktische Bedeutung haben dagegen alle die Erkrankungen, die häufig nur zu einer Vulvitis oder Kolpitis und selten zu einer Adnexitis oder Endometritis führen. Hierher gehören die Infektion mit dem Herpes-simplex-Virus, den Papillomaviren und den Mykoplasmen. Die Trichomonadenkolpitis, die Filzläuse und die Skabies zählt man ebenfalls zu diesem Formenkreis (T 10.1). Die Infektion mit Chlamydien ist in jüngster Zeit zahlenmäßig und wegen ihrer großen Bedeutung für die Sterilität in den Vordergrund getreten. Im Prinzip verläuft die Erkrankung wie die Gonorrhö.

Wichtig für das Verständnis sexuell übertragener Erkrankungen ist die Tatsache, daß es sich in über 80% der Fälle um Infektionen mit mehreren, verschiedenen Krankheitskeimen handelt. Der Nachweis einer Erkrankung bedingt deshalb die Suche nach anderen, entsprechend übertragenen Infektionen.

In den Entwicklungsländern stellen die sexuell übertragenen Erreger (ohne HIV) mit einer Inzidenz von etwa 10% die zweithäufigste Erkrankungsursache bei Frauen zwischen 15 und 44 Jahren dar. Häufiger sind nur noch

T 10.1 Sexuell übertragbare Krankheiten

Name/Erreger	Klinisches Bild	Kommentar	Verweis
Bakterien			
Gardnerella und Anaerobier	Fluor	meist bei gestörtem Scheidenmilieu; Übertragung nicht nur durch sexuellen Kontakt	S. 123 f
Mykoplasmen	Kolpitis? Neugeborenenpneumonie	häufig; primär pathogen?	S. 142
Chlamydia trachomatis	Urethritis, Zervizitis, Adnexitis, Bartholinitis	häufig; gelegentlich kombiniert mit Gonorrhö, oft symptomarm	S. 139 ff
Gonorrhö	Urethritis, Zervizitis, Adnexitis, Bartholinitis	häufig; oft unerkannt; kombiniert mit Anaerobiern und Chlamydien	S. 141 f
Lues	klassisches Krankheitsbild, Stadien	Zunahme der Inzidenz?	S. 142 ff
Ulcus molle	lokales Geschwür	sehr selten in Mitteleuropa	S. 144
Lymphogranuloma inguinale	Lymphknotenschwellung mit derber Vernarbung	sehr selten in Mitteleuropa	S. 144
Viren			
Herpes simplex Typ II (HSV II)	Vulvitis, Kolpitis	chronische Infektion, lokal rezidivierend	S. 144 ff
Papillomaviren (HPV)	Condylomata acuminata, flache Kondylome (Koilozyten)	chronische Infektion, Karzinogenese	S. 146 f
HIV-Infektion	latente Infektion, Lymphopathie, AIDS	ZNS-Beteiligung, opportunistische Infektionen	S. 147 ff
Zytomegalie (CMV)	Embryopathie, Fetopathie	Infektion des Fetus/Embryos fast nur bei Primärinfektion	S. 359 f
Hepatitis B, C	Hepatitis	übertragbar auch bei Geschlechtsverkehr	S. 360 f
Parasiten			
Trichomonaden	Kolpitis	häufig kombiniert mit Anaerobiern	S. 149 f
Filzläuse	Schamhaare, Vulvitis	selten	S. 150
Skabies	äußeres Genitale	meist nicht durch Geschlechtsverkehr übertragen	S. 150
Pilze			
Kandidamykose	Vulvitis, Kolpitis	Scheidenmilieu und örtliche Disposition wichtiger als sexueller Kontakt	S. 151 f

mit der Schwangerschaft verbundene Erkrankungen. Während in Nord- und Westeuropa die Syphilis und die Gonorrhö selten geworden sind, sind die Chlamydien nach wie vor auch bei uns in allen Bevölkerungsgruppen verbreitet. Sexuell übertragene Viren sind weltweit ein großes Problem. Sexuell übertragene Erkrankungen verlaufen chronisch, mit langen, klinisch inapparenten Phasen und Folgeschäden, unter denen Frauen weit mehr zu leiden haben als Männer.

10.1 Bakterien als Erreger sexuell übertragbarer Erkrankungen

Chlamydieninfektion

Die ägyptische Augenkrankheit, das Trachom, ist seit Jahrtausenden bekannt, ihr Erreger, Chlamydia trachomatis, seit 1910. Erst seit 20 Jahren aber beginnt man, die Bedeutung der Chlamydieninfektion als sexuell übertragbare Erkrankung zu verstehen.

Bakteriologische Systematik der Chlamydien:

Chlamydien sind obligat intrazellulär wachsende, gramnegative Bakterien (👁 **22.4**, S. 364). Bakteriologisch und immunologisch können 3 humanpathogene Arten unterschieden werden:
- Chlamydia psittaci: Erreger der Ornithose (Synonym: Psittakose);
- Chlamydia pneumoniae: Die häufige Chlamydia pneumoniae führt bei Menschen zu Pneumonien und ist der durch den Geschlechtsverkehr übertragenen Infektion antigenetisch so nahe verwandt, daß bei serologischer Untersuchung eine Kreuzreaktion besteht.
- Chlamydia trachomatis:
  - Serotypen A–C: endemisches Trachom,
  - Serotypen L_1-L_3: Lymphogranuloma venereum (s. S. 144),
  - **Serotypen D-K:** „Chlamydieninfektion".

Erreger und Pathophysiologie:

> Die Serotypen D-K sind verantwortlich für die heute in der westlichen Welt häufigste sexuell übertragene bakterielle Erkrankung.

Die Chlamydien werden durch Geschlechtsverkehr, seltener durch intimen Kontakt von Schleimhaut zu Schleimhaut übertragen. Keimreservoir für die Chlamydien sind bei der Frau die Endozervix und (seltener) die Urethra, beim Mann die Urethra und die Nebenhoden.
Die infektiöse, stoffwechselinaktive Form der Chlamydien (Elementarkörperchen) sind etwa 300 nm große, kugelige Bakterien. Nach Aufnahme in die Wirtszelle (nur Zylinderepithelien) bilden sie Zelleinschlüsse im Zytoplasma, schwellen zu stoffwechselaktiven, etwa 1 μm großen Retikularkörperchen an, vermehren sich etwa 2 Tage durch Teilung und kondensieren schließlich wieder zu Elementarkörperchen. In dieser Form können sie viele Tage in den Zelleinschlüssen überleben, ohne die Zelle zu zerstören *(chronische, klinisch inapparente Infektion).* Stirbt die Zelle, so werden die Elementarkörperchen freigesetzt. Bei massiver Freisetzung von Elementarkörperchen kommt es zur eitrigen Entzündung *(klinisch symptomatische Phase),* die nach einigen Tagen oder Wochen abklingt und wieder in eine längere (Monate, Jahre) asymptomatische Phase einmündet. Man nimmt an, daß die Chlamydien als persistierende, latente Infektion auch in einem immunen Wirt verbleiben können.

> Da die Elementarkörperchen rasch ihr gespeichertes ATP verlieren, bleiben sie extrazellulär nur kurze Zeit infektiös.

Epidemiologie: Die Prävalenz der genitalen Chlamydieninfektion, über die es keine offizielle Statistik gibt und die bisher wegen unzureichender Diagnostik unterschätzt wurde, liegt in Deutschland bei Frauen bei etwa 3–10%, bei Männern sogar noch etwas höher. Fast bei der Hälfte aller nichtgonorrhoisch bedingten Urethritiden lassen sich Chlamydien nachweisen.
Bei beschwerdefreien Frauen findet man je nach Auswahl der Gruppe bei 0,8% bis über 8%, im Durchschnitt bei 3–4% Chlamydien in der Zervix. Von jüngeren Frauen und Schwangeren sind bis zu 10% infiziert. Prostituierte und Patientinnen in Kliniken für Geschlechtskrankheiten weisen zu ca. 30% Chlamydien in der Zervix und meist auch in der Urethra auf.
Häufig ist eine (unerkannte) Chlamydieninfektion Ursache für eine tubare Sterilität.

Klinisches Bild:

> 40–70% der infizierten Frauen sind asymptomatisch.

Urethritis (nichtgonorrhoische Urethritis: NGU): Über 90% aller Frauen mit positiver Harnröhrenkultur sind asymptomatisch. Gelegentlich bestehen Harndrang, Pollakisurie, und Dysurie.
Die Urethritis des Mannes geht mit einem serösen, nur selten purulenten Ausfluß sowie mit Juckreiz und schmerzhaftem Brennen in der Harnröhre einher. Meist ist es also die Urethritis des Mannes, die zur Diagnosestellung führt.
Häufig werden Neisseria gonorrhoeae und Chlamydia

trachomatis gleichzeitig übertragen. 4–7 Tage nach abgeschlossener Penicillintherapie zur Behandlung der Gonorrhö tritt dann die chlamydienbedingte Urethritis zutage (sog. *postgonorrhoische Urethritis*), da die Chlamydien penicillinresistent sind.

Vagina: Die Vagina der erwachsenen Frau kann durch Chlamydien nicht infiziert werden. Aszendiert die Infektion jedoch über die Zervix hinaus, ist sie oft von einer bakteriellen Vaginose (s. S. 123f) begleitet. Diese scheint eine Aszension zu begünstigen, da man bei einer Adnexitis (s.u.) in vielen Fällen eine Mischinfektion findet.

Zervizitis: Die Endozervix ist die wichtigste Infektionsstelle und das häufigste Reservoir einer Chlamydieninfektion. Frauen mit einer Ektopie oder einem Ektropium haben ein höheres Infektionsrisiko. Die Symptome der Chlamydienzervizitis sind unspezifisch und wenig ausgeprägt. Höchstens die Hälfte aller betroffenen Frauen klagt über einen schleimig-eitrigen Ausfluß.

Endometritis: Die Aszension der Infektion erfolgt mit einer weitgehend symptomlosen Endometritis.

Salpingitis: Chlamydien sind vermutlich die häufigste Ursache der Salpingitis in den westlichen Ländern. Der Befall der Tuben kann typisch wie bei einer akuten Adnexitis mit Fieber und starken lokalen Beschwerden einhergehen. Häufiger scheint der Adnexbefall jedoch mit niedrigem Fieber und geringen oder mäßigen Beschwerden im kleinen Becken abzulaufen, wobei sich viele Patientinnen nicht krank genug fühlen, einen Arzt aufzusuchen.

Periappendizitis, Perihepatitis (Synonym: Fitz-Hugh-Curtis-Syndrom): Die Perihepatitis, die bisher als typisch für eine Gonorrhö galt, dürfte zumindest in gleicher Häufigkeit durch Chlamydien hervorgerufen sein. Die Patientinnen klagen über einen plötzlichen, starken Schmerz unter dem rechten Rippenbogen, der gelegentlich in die rechte Schulter ausstrahlt. Häufig bleiben aber auch diese Krankheitsverläufe symptomlos.

Monarthritis: Durch hämatogene Infektion kommt es gelegentlich zu einer Monarthritis. Besteht gleichzeitig eine Urethritis und eine Konjunktivitis, spricht man von einem Morbus Reiter.

Chlamydieninfektion während der Schwangerschaft und beim Neugeborenen: s. S. 363f.

Diagnostik:

- Die Diagnostik der Chlamydieninfektion ist wichtig und sollte nicht durch probatorische Antibiotikagaben ersetzt werden.

Gynäkologische Untersuchung: Bei *Betrachtung mit den Spekula* findet sich eine schleimig-eitrige Sekretion der Zervix und nicht selten eine Ektopie (**10.1**). Wird bei der *zytologischen Untersuchung* des Zervixabstriches der Verdacht auf eine CIN (s. S. 192ff) geäußert, so handelt es sich wahrscheinlich eher um durch Chlamydien veränderte Zellen als um eine echte Neoplasie.

10.1 Zervizitis bei Chlamydieninfektion

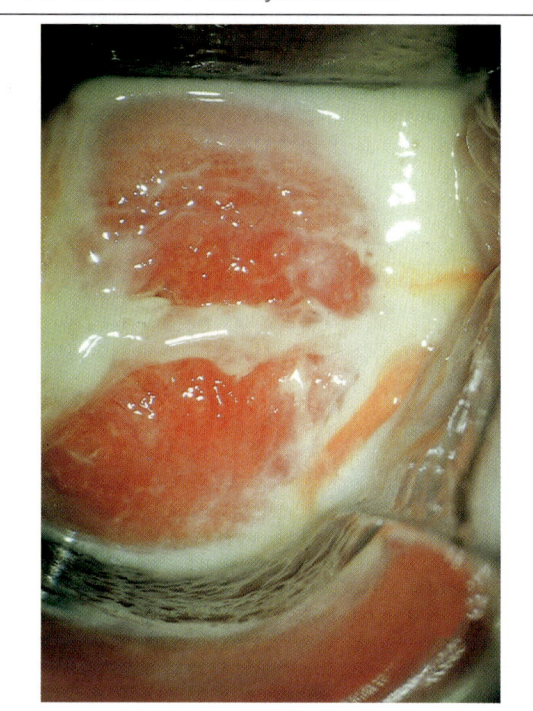

Die Ektozervix ist von Zervixschleimhaut bedeckt (Ektropium), der Muttermund ist quer gespalten. Schleimiger Eiter quillt aus dem Muttermund und umgibt die Portio. (aus [24])

Bei der *Palpation* kann sich ein Befund wie bei einer Adnexitis ergeben. Allerdings deutet ein wenig auffälliger Adnexbefund eher auf Clamydien als auf andere Bakterien.

Bei einer *Laparoskopie* sieht man oft ausgeprägte Veränderungen der Tuben, die in keiner Relation zu dem blanden Tastbefund stehen, bei einer Perihepatitis fibrinöse Membranen auf der Leberoberfläche und bei einer Periappendizitis solche in der Appendixgegend.

Entzündungsparameter: Bei einer aszendierten Infektion besteht meist eine Leukozytose, ein erhöhtes CRP und nach einigen Tagen eine beschleunigte BSG.

Gewinnung von Untersuchungsmaterial: Da sich Chlamydien obligat intrazellulär vermehren, ist die Untersuchung von Sekret, Fluor, Urin und Peritonealflüssigkeit wenig erfolgversprechend. Notwendig ist es immer, zellhaltiges Material zu gewinnen:

Zervix und Urethra sollten von Sekret und Fluor gereinigt werden. Mit einem Spezialtupfer muß mindestens 2 cm in den Zervikalkanal oder die Urethra eingegangen und dort intensiv rotiert werden.

- Das Procedere ist schmerzhaft: die Patientin sollte vorher gewarnt werden.

Der Tupfer wird dann sofort auf einem entsprechend präparierten Feld eines Objektträgers ausgestrichen. Damit gelingt es heute, auch in Urin und Sekreten, Chlamydien nachzuweisen.

Direkter Erregernachweis: Zum Nachweis eines Chlamydienbefalls eignet sich in der Praxis der Immunfluoreszenztest am besten (s. S. 37). Der Test dauert nur 1 Stunde. Ein Nachteil ist, daß bei geringer Zahl von Elementarkörperchen (latente Phase) der Test schwer abzulesen ist und große Erfahrung voraussetzt.
In allen Zweifelsfällen ist deshalb der DNA-Nachweis mit der PCR/LCR (Polymerase-/Ligase-Kettenreaktion) nötig. Damit gelingt es heute, Chlamydien auch im Urin und in Sekreten nachzuweisen.

> Nur mit diesen Tests ist eine Untersuchung des Urins und damit die des Mannes zweifelsfrei möglich.

Serologische Untersuchungen sind möglich, setzen aber die Anwendung Chlamydia-trachomatis-spezifischer, nicht mit Chlamydia pneumoniae reagierender Antikörper voraus.

Therapie:
Wirkstoffe und Dosierung:
1. Wahl: Doxycyclin (200 mg/d) oder Tetracyclin (4 x 500 mg/d),
2. Wahl: Makrolide wie Erythromycin (4 x 500 mg/d) oder Roxythromycin (300 mg/d),
3. Wahl: Gyrasehemmer Ciprofloxacin (2 x 500 mg/d) oder Ofloxacin (2 x 200 mg/d).

Behandlungsdauer:
➤ Zervizitis: 10 Tage,
➤ Salpingitis: 20 Tage,
➤ Arthritis: 30–90 Tage.

> Viele Therapieversager gehen auf eine zu niedrig dosierte und insbesondere zu kurz dauernde Behandlung zurück, da die Chlamydien nur in der Vermehrungsphase (Retikularkörperchen) empfindlich sind. Eine Resistenz ist bisher nicht bekannt.

Wegen des venerischen Charakters der Erkrankung ist immer eine Partnerbehandlung notwendig.

Gonorrhö

Synonym: Tripper

Erreger und Übertragungsmodus: Die Gonorrhö wird durch die von Neisser 1879 entdeckten gramnegativen Diplokokken (Gonokokken) hervorgerufen. Der Erregertyp hat sich gewandelt: penicillinrefraktäre Stämme sind keine Seltenheit mehr. Die Erkrankung wird fast ausschließlich durch den Geschlechtsverkehr oder perinatal (s. S. 364) übertragen. Die hohe Empfindlichkeit der Bakterien macht eine Übertragung von Gonokokken auf der Toilette, durch die ärztliche Untersuchung oder durch gemeinsame Benutzung von Handtüchern in der Regel nicht möglich.
Bei mehr als der Hälfte aller Frauen mit einer Gonorrhö besteht gleichzeitig eine Infektion mit Chlamydien.

Pathophysiologie: Die Gonokokken besiedeln die Schleimhaut, dringen mit Hilfe ihrer Toxine in die Drüsenzellen ein und zerstören sie. Plattenepithel wird im allgemeinen nicht befallen. Im Verlauf der Infektion werden die Gonokokken oft schnell durch andere anaerobe Bakterien und unspezifische Eiterkeime überwuchert.

Epidemiologie: Die Prävalenz der Erkrankung hat in den letzten Jahren, wohl mitbedingt durch den Kondomgebrauch, abgenommen. 1995 wurden in Deutschland 4081 Fälle (davon $1/3$ Frauen) entsprechend einer Inzidenz von 5/100 000 Einwohner gemeldet. In Südafrika betrug die Prävalenz 8%. In Deutschland ist die Erkrankung ohne Namensnennung meldepflichtig.

Klinisches Bild: Man unterscheidet eine „untere" und eine „obere" Gonorrhö und versteht unter einer
➤ **unteren Gonorrhö:** Gonokokkenbefall der paraurethralen Drüsen, der Drüsenbuchten der Endozervix, der Ausführungsgänge der Bartholin-Drüse (selten) und der Drüsen des Rektums (sehr selten);
➤ **oberen Gonorrhö:** Endometritis, Salpingitis und Adnexitis gonorrhoica; die einfache Endosalpingitis ist wahrscheinlich selten, die (doppelseitige) Pyosalpinx häufiger.

Symptomatik: Während beim Mann die Urethritis gonorrhoica schon sehr früh zu Beschwerden führt, verläuft die *untere Gonorrhö* bei der frisch infizierten Frau, abgesehen von einem leichten Brennen bei der Miktion oder der Zunahme eines jetzt eitrigen Ausflusses, symptomarm.
Sind die Bartholin-Drüsen infiziert, findet sich dort je ein flohstichartiger, roter Punkt (Maculae gonorrhoicae). Die rektale Gonorrhö verläuft meist symptomlos, pararektale, gonorrhoische Abszesse sind sehr selten.
Mit der *Aszension zur oberen Gonorrhö* treten schwerwiegende Symptome auf: Es kommt zu allen Zeichen einer schweren, akuten Adnexitis mit Pelveoperitonitis. Meist ist die Gefahr einer generalisierten Peritonitis nach 2–3 Tagen überwunden, und es bleibt die Symptomatik einer mehr oder weniger lokalisierten, erheblichen Adnexitis mit der Ausbildung entzündlicher Adnextumoren, die sehr selten völlig reparabel sind und meist zur tubaren Sterilität führen.

Diagnostik: Die Diagnose erfolgt durch den kulturellen Nachweis der Gonokokken. Abstriche müssen aus dem Zervikalkanal und der Urethra, gegebenenfalls auch von den Mündungsstellen der Bartholin-Drüsen und dem Rektum entnommen werden.
➤ *Gonokokken sind sehr empfindlich.* Die Abstriche müssen sofort auf geeignete Transportnährböden (z.B. Port-A-cul) übertragen, unter Beachtung der Kühlkette rasch in das bakteriologische Labor gebracht und dort gezielt auf eine Kultur verimpft werden.

➤ *Gonokokken sind schwer nachzuweisen.* Ist der Moment der akuten Infektion überschritten, lassen sich die Gonokokken kaum noch nachweisen. Sie sind in der Tiefe der Drüsen, oft an Zellen gebunden, bald von Anaerobiern überwuchert und schon bei geringer Penicillindosis an Zahl stark reduziert. Der Nachweis, daß eine Gonorrhö ausgeheilt ist, kann deshalb sehr schwierig sein. Der 2. Tag der Regelblutung gilt als günstigster Termin für den Nachweis der Erreger in der Endozervix.

Aus diesen Gründen wurde der an sich einfache, wenn auch nicht zuverlässige, mikroskopische Nachweis einer Gonorrhö am gramgefärbten Ausstrich verlassen. Auch die alten Provokationsmethoden, z. B. mit Lugol-Lösung, werden nicht mehr praktiziert.

Therapie: Penicillin in genügend hoher Dosis ist durch seine starke, bakterizide Wirkung und seine außergewöhnlich gute Verträglichkeit bei der Behandlung der Gonorrhö nach wie vor allen anderen Antibiotika überlegen. Die antibiotische Therapie muß so frühzeitig wie möglich einsetzen:
Penicillin 4 Mio. IE i.m. oder p.o.; bei Resistenzen, Penicillinallergie oder ß-Laktamasebildnern kann auf Amoxicillin 3 x 750 mg, Tetracycline 2 g/d, Cephalosporine (z. B. Ceftriaxon 250 mg i.m.) oder Spectinomycin ausgewichen werden.
Bei einer Gonokokken-Zervizitis allein genügt eine Behandlungsdauer von 1–3 Tagen, bei einer oberen Gonorrhö sollte die Behandlung 5–10 Tage dauern. Da in zunehmendem Maße Stämme mit geringerer Penicillinsensibilität auftreten, werden heute sogar 10 Mio. IE als Einzelgabe an 5–8 Tagen vorgeschlagen. Diese Dosis genügt auch bei einer gleichzeitig erworbenen (noch maskierten) Lues.

☡ Penicillin ist unwirksam gegen die häufig gleichzeitig vorliegende Chlamydieninfektion (s. S. 140).

Mykoplasmainfektionen

Erreger: Bei symptomatischen Infektionen des menschlichen Genitaltraktes werden Mycoplasma hominis und Ureaplasma urealyticum sowie neuerdings Mycoplasma genitalium in der Vagina, seltener in der Endozervix und in der distalen Urethra in Abhängigkeit von der sexuellen Aktivität gefunden: mit der Zahl der Sexualpartner steigt das Vorkommen von 1% auf über 70%. Da das aber immer mit anderen sexuell übertragbaren Erregern zusammenfällt, ist fraglich, ob Mykoplasmen alleine zu einer Infektion des Genitaltraktes führen können.

Klinik: Mykoplasmen finden sich bei einer Kolpitis, Zervizitis, Endometritis und Adnexitis zusammen mit anderen sexuell übertragbaren Erregern. Mykoplasmen breiten sich, im Gegensatz zu Gonokokken und Chlamydien, die kanalikulär aufsteigen, auch lymphogen oder hämatogen aus. Eine Parametritis ist deshalb häufiger.
Nach der Geburt können Mykoplasmen zusammen mit anderen Erregern aszendieren. Ausgehend von einer Mykoplasmabesiedlung der Zervix treten dann im Wochenbett kurzdauernde, harmlose Fieberschübe auf, die ohne Therapie rasch abklingen.

☡ Eine Infektion des Neugeborenen in Form einer Pneumonie ist möglich und für das Kind nicht immer ungefährlich.

Diagnostik: Mykoplasmen lassen sich durch den Zervixabstrich, in laparoskopisch entnommenen Abstrichen von den Adnexen oder in Eiterproben aus dem Douglas-Raum nachweisen. Die Proben müssen in einem geeigneten Transportmedium (z. B. Port-A-cul) versandt werden. Pathogenetische Bedeutung haben $>10^5$ Mykoplasmen/ml, wenn keine anderen Erreger nachweisbar sind.

Therapie: Mykoplasmen sind gegen Penicillin resistent, sprechen jedoch auf Tetracyclin (4 x 250–500 mg/d über 10–14 Tage) oder Doxycyclin (2 x 100 mg/d über 10–14 Tage) an.

Syphilis

Synonym: Lues, harter Schanker

Erreger und Übertragungsmodus: Die Syphilis oder Lues wird durch die Spirochäte Treponema pallidum hervorgerufen. Die Übertragung der Erreger erfolgt bei der Kohabitation oder durch Schmierinfektion. Bei kleinem Hautdefekt ist auch eine Infektion des Untersuchers möglich (Gummihandschuhe tragen!). Während der Schwangerschaft (ab 5. Monat) wird die Lues von der kranken Mutter über die Plazenta auf das Kind übertragen (Lues connata, s. S. 364f).

Epidemiologie: 1995 wurden in Deutschland 1138 Fälle gemeldet. Dies entspricht einer Inzidenz von 1,4/100 000 Einwohner. Etwa ein Drittel dieser Fälle waren Frauen.

Meldepflicht: Die Diagnose einer Lues wird ohne Nennung des Namens der Patientin dem Gesundheitsamt gemeldet.

Klinisches Bild und Verlauf: Die Lues kann sehr langwierig verlaufen, sich durch das ganze Leben hinziehen und auch zum Tode führen. Bei richtiger und rechtzeitiger Behandlung ist sie heilbar. Der klinische Verlauf der postnatal akquirierten Lues wird in ein **primäres, sekundäres** und **tertiäres Stadium** eingeteilt.
Im Rahmen dieses Lehrbuches werden nur die an den weiblichen Geschlechtsteilen und deren Umgebung auf-

10.2 Syphilis

a Primäraffekt

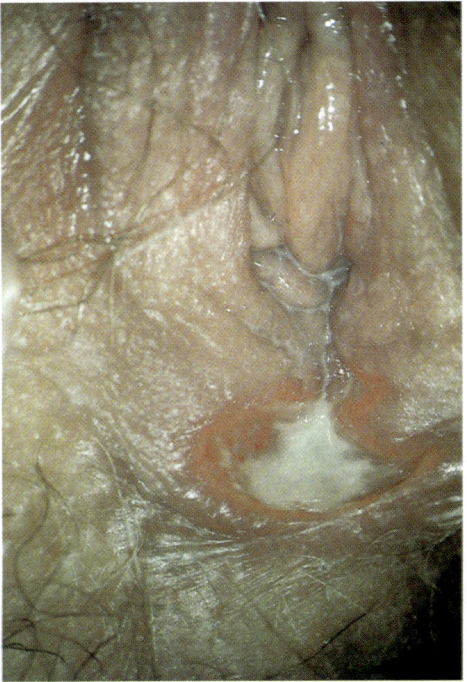

b Condylomata lata

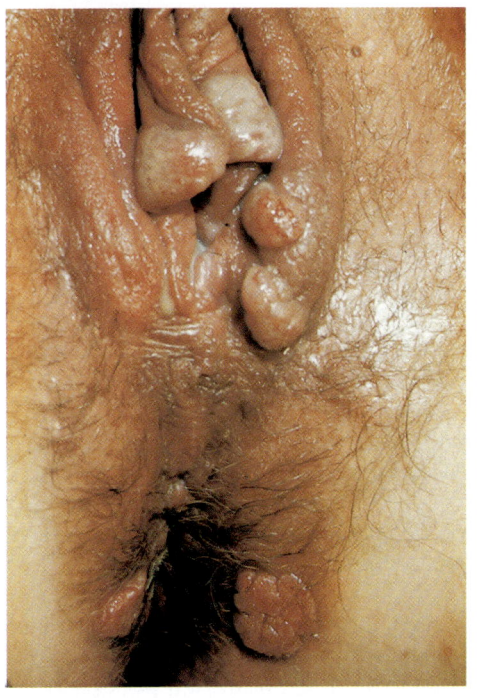

a Diese Abbildung zeigt bei einer 20jährigen Patientin einen Primäraffekt (harter Schanker) an der hinteren Kommissur. (aus [23]) **b** Condylomata lata, an den kleinen und großen Schamlippen und perianal in beetartiger Anordnung, sind Ausdruck einer Lues im Sekundärstadium. (aus [19])

tretenden, lokalen Erscheinungen der Lues aller 3 Verlaufsstadien dargestellt.

Lues I (Inkubationszeit: ca. 3 Wochen): An der Stelle der Kontaktinfektion (d.h. bei der Frau am Introitus vaginae, im hinteren Teil der Vagina, an der Portio vaginalis, im Mund oder im Rektum) entsteht der Primäraffekt, das sog. Ulcus durum (Synonym: harter Schanker; ◉ **10.2a**). Er wird regelmäßig von einer indolenten Anschwellung der regionären Lymphknoten begleitet. Diese Drüsenanschwellung wird auch „Bubo" genannt. Als auffällige Begleiterscheinung findet sich ein Oedema indurativum der regionären Lymphgefäße.

Lues II (ca. 9 Wochen nach der Infektion): Im sekundären Stadium dominieren hauptsächlich epidermale Symptome in Form von makulösen, papulösen und pustulösen Exanthemen an der seitlichen Brust- und Bauchwand sowie in den Schenkelbeugen durch hämatogene Aussaat der Spirochäten. Am Genitale und in dessen Umgebung finden sich am häufigsten die nässenden Papeln oder breiten Kondylome (Synonym: Condylomata lata; ◉ **10.2b**). Sie treten immer zu mehreren auf und bilden oft große Papelbeete. In der Scheide und an der Portio sind die papulösen Effloreszenzen der sekundären Lues als runde, etwa linsengroße, rotbraune, etwas erhabene Flecke äußerst selten.

Lues III (Latenzzeit mindestens 2 Jahre): Das tertiäre Stadium ist durch das Auftreten epitheloidzelliger Granulome mit Riesenzellen und zentraler Nekrose gekennzeichnet. Diese sog. Gummen können an Haut, Schleimhaut, Knochen, Knorpel und inneren Organen auftreten. Es sind kugelrunde, abgekapselte, im Zentrum erweichte Gebilde, deren Oberfläche ulzeriert sein kann, so daß differentialdiagnostisch auch ein Karzinom in Frage kommt. Da sie nicht immer im Genitalbereich auftreten, werden sie nur selten vom Gynäkologen gesehen. Weitere gefürchtete Spätmanifestationen sind die Mesaortitis luica sowie die Neurosyphilis (Tabes dorsales oder progressive Paralyse). Letztere beginnt meist erst nach 10–20 Jahren mit diskreten Symptomen.

Diagnostik:

Körperliche Untersuchung: Das Ulcus durum zeichnet sich durch seine relative Härte gegenüber der Umgebung aus. Es tritt gewöhnlich singulär auf, ist meist kreisrund bis fingernagelgroß und setzt sich mit einem schmalen, glatten Rand und rotbraunem Saum scharf gegen die normale Umgebung ab. Die erodierte Fläche ist von einem fibrinösen Belag bedeckt (◉ **10.2a**). Dazu gehört der indolente, derbe Leistenlymphknoten.

Erregernachweis: Abstriche können aus dem Ulkus oder von den papulösen Effloreszenzen der Sekundärlues entnommen werden, da diese hochinfektiös sind. Das gewonnene Material wird direkt im Dunkelfeldmikroskop betrachtet. Da im Tertiärstadium klinische Manifestationen im Genitalbereich selten sind, kann die Diagnose oft nur serologisch gestellt werden.

Serologie: Die Sicherung der Diagnose erfolgt durch serologische Tests:
- *Screening:* Der TPHA-Test (Treponema-pallidum-Hämagglutinationstest) erlaubt den Nachweis einer frischen oder abgelaufenen Syphilis jeden Stadiums, auch nach deren Ausheilung. Der Test wird in der 4. Woche nach der Infektion positiv. Er erfaßt sowohl IgG- als auch IgM-Antikörper;
- *Nachweis einer floriden Infektion* durch FTA-(Fluorescence-Treponema-Antibody-)Test: er wird als 19S-(IgM-)FTA-ABS-Test ausgeführt und ist sehr aufwendig und diffizil, erfaßt aber IgM allein und damit die Behandlungsbedürftigkeit;
- *Verlaufskontrolle unter Therapie:* VDRL- (Venereal-Disease-Research-Laboratory-)Test oder mit der unspezifischen Cardiolipin-Mikroflockungs- und Komplementbindungsreaktion (KBR).

Therapie: Die Behandlung der Lues erfolgt mit Penicillin G, auch während der Schwangerschaft. Innerhalb von 3 Wochen müssen 15–20 Mio. IE Penicillin i.m. verabfolgt werden.

Ulcus molle

Synonym: weicher Schanker

Erreger und Übertragungsmodus: Das Ulcus molle wird durch die gramnegativen Bakterien **Haemophilus ducreyi** hervorgerufen. Die Übertragung erfolgt fast ausschließlich durch den Geschlechtsverkehr.

Epidemiologie: Männer sind wesentlich häufiger als Frauen befallen. Die Erkrankung ist in Deutschland sehr selten, jedoch in Asien, Lateinamerika und besonders in Afrika mit einer Prävalenz von 5% sehr verbreitet.

Klinisches Bild und Therapie: An der Infektionsstelle findet sich ein Geschwür, selten auch mehrere. Die Geschwüre sind druckempfindlich und haben steil abfallende, etwas unterminierte Ränder, die von einem entzündlich geröteten Saum umgeben sind. Die typischen inguinalen Lymphknotenschwellungen, die Bubonen, sind (im Gegensatz zur Syphilis) außerordentlich schmerzhaft. Das Ulcus molle wird mit 2 x 1 g Cotrimoxazol (z.B. Bactrim, Eusaprim) täglich für 1–2 Wochen behandelt.

Lymphogranuloma inguinale

Synonym: Lymphogranuloma venereum, Morbus Durand-Nicolas-Favre, vierte Geschlechtskrankheit

⚠ Nicht verwechseln mit Granuloma inguinale.

Erreger ist Chlamydia trachomatis Serotyp L_1-L_3. Das Lymphogranuloma venereum ist in Deutschland sehr selten und dann meist von Reisen eingeschleppt.
In der Leiste finden sich einschmelzende Lymphknoten, die vereitern und fisteln können. Oft tritt die Anschwellung aber auch nur sehr flüchtig auf. Ein besonderes Erscheinungsbild ist die *Elephantiasis des weiblichen Genitales* (Synonym: Ulcus vulvae chronicum, Esthiomène). Ausgedehnte Infiltrate im Beckenbindegewebe mit Stenosierung der Vagina und des Darmes können zu einer Verwechslung mit einem ausgedehnten Karzinom führen.
Besteht der Verdacht auf ein Lymphogranuloma venereum, kann Punktionsmaterial vereiterter Lymphknoten untersucht werden.

10.2 Viren als Erreger sexuell übertragbarer Erkrankungen

Herpes genitalis

Erreger und Übertragungsmodus: Bei den DNA-Viren der Herpesgruppe (Herpes-simplex-Viren), die zu einer Infektion bei Menschen führen können, unterscheidet man die Typen I und II (HSV-I und HSV-II).
Eine Infektion mit dem HSV-I erfolgt meist in der Kindheit. Durch orale Infektion sind etwa 90% der Erwachsenen durchseucht.
Bei *primärem Herpes genitalis* findet man in 50–70% den Typ II. Das Krankheitsbild ist meist schwerer als beim Typ I, der eher für den Herpes labialis verantwortlich ist. Die Infektion mit dem Herpes Typ II erfolgt fast ausschließlich durch den Geschlechtsverkehr. Da eine gewisse Kreuzresistenz besteht, kann der Verlauf der Ersterkrankung bei Typ II etwas abgeschwächt sein, wenn ein hoher Antikörperspiegel gegen den Typ I besteht.

⚠ Vor allem bei Erstinfektion einer Schwangeren mit HSV-II besteht die Gefahr einer Infektion des Kindes sub partu, die mit einer hohen kindlichen Letalität und Morbidität verbunden ist.

Herpesinfektion während der Schwangerschaft und beim Neugeborenen: s. S. 357f.

Pathophysiologie: Wie bei allen Herpesviren kann auch das Herpes-simplex-Virus von der Mehrzahl der Betroffenen nach der *primären Infektion* nicht mehr aus dem Körper eliminiert werden, da es sich für die Immunabwehr unangreifbar in regionale Ganglien, im Fall des Herpes genitalis in Sakralganglien zurückzieht. Von hier kann es durch verschiedene Ursachen (z.B. bei Allgemeininfektion, Pneumonie, Grippeerkrankung, Menstruation, psychischem oder körperlichem Streß) immer wieder reaktiviert werden und entlang der Nervenbahnen in dem von diesen Nerven versorgten Hautgebiet zu den typischen Herpeseffloreszenzen führen *(rezidivierender Herpes genitalis)*.

Symptomatik und Verlauf: 2–7 Tage nach der **Erstinfektion** kommt es im Bereich der Vulva, Vagina und Portio zu einer Rötung und Schwellung mit Ausbildung multipler, flüssigkeitsgefüllter, gruppiert angeordneter Bläschen (◉ **10.3 a**), die ein Brennen und Jucken hervorrufen, zu einem Fluor vaginalis sowie zu starken neuralgischen Schmerzen führen können. Nach 1–2 Tagen rupturieren die Bläschen und bilden flache, schmerzhafte Ulzera (◉ **10.3 b**). Diese können sich sekundär infizieren und sind dann von einem schmierigen Belag bedeckt. Die regionalen Lymphknoten in der Leiste schwellen an. Nach 10–20 Tagen sind die Läsionen abgeheilt. Die Erstinfektion ist meist mit Allgemeinsymptomen wie ausgeprägtem Krankheitsgefühl, Kopf- und Muskelschmerzen und gelegentlich Fieber vergesellschaftet.

Bei der **rezidivierenden Infektion** sind die Bläschen und Ulzera kleiner und seltener und der Krankheitsverlauf ist kürzer und milder, so daß die Patientin die Effloreszensen oftmals gar nicht bemerkt. Lokale Symptome überwiegen.

Diagnostik: Die Diagnose wird anhand des *klinischen Bildes* und des meist sehr typischen Verlaufs gestellt.
Der *Erregernachweis* erfolgt durch Isolation des Virus aus dem Bläscheninhalt. Dazu müssen spezielle Zellkulturen möglichst unmittelbar mit dem aus mehreren Bläschen aspirierten und in Kochsalz aufgeschwemmten Sekret beimpft werden.
Weniger zuverlässig ist der indirekte *serologische Nachweis* der Infektion. Nur ein hoher Titer in der KBR oder ein Titeranstieg um mehr als 2 bis 3 Stufen erlauben die Diagnose. Allerdings besteht eine sehr hohe Kreuzreaktion zwischen Typ I und Typ II.

! Ein häufiger Nebenbefund im Rahmen einer Erstinfektion mit HSV ist die bakterielle Vaginose als Folge multipler Sexualkontakte.

Da es sich beim Herpesrezidiv um eine endogene Reaktivierung handelt, ist die Vaginalflora in diesem Fall meist unverändert.

Therapie: Die Primärinfektion mit Herpesviren, eine Enzephalitis und schwere rezidivierende bzw. persistierende Bläschenschübe bei Immunsuppression sind absolute Indikationen zur Chemotherapie.
Aciclovir (z.B. Zovirax) ist das Medikament der Wahl. Da es selektiv die Virus-DNA-Polymerase hemmt, ist die Nebenwirkungsrate sehr gering. Man gibt z.B. Zovirax 5 x 200 mg/d 5 Tage lang. Wird die Behandlung *bei der Erstinfektion* früh genug begonnen, bessert Aciclovir nicht nur sehr rasch die Symptomatik, sondern vermag auch die Ausbreitung auf die Nervenbahnen und Ganglien zu verhindern.
Bei endogener Reaktivierung, dem *rezidivierenden Herpes,* gegeben (Zovirax 5 x 200 mg/d 1–2 Tage lang), werden durch Aciclovir zwar ebenfalls rasch die Symptome kupiert, die im Ganglion persistierenden Viren werden

◉ **10.3 Herpesinfektion der Vulva**

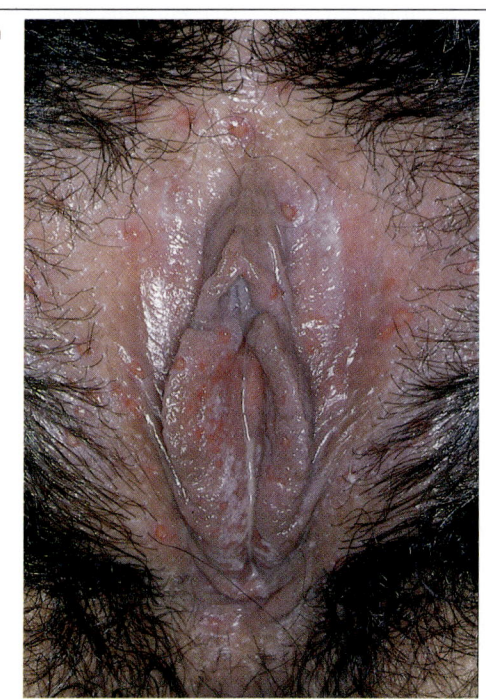

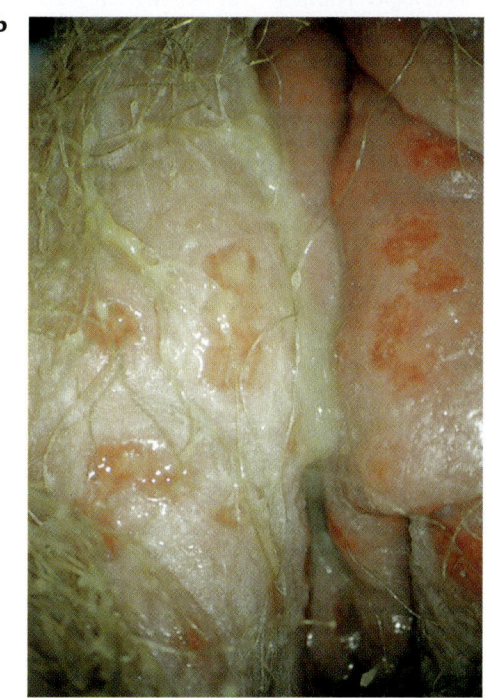

a 10 Tage nach der Infektion mit HSV-II und 2 Tage nach Behandlungsbeginn finden sich an Stelle der Bläschen kleine Ulzerationen. (aus [24]) **b** Rascher, mittelschwerer Verlauf bei einer 42jährigen Patientin. Bereits am 6. Tag nach der Infektion treten die typischen Ulzera auf (starke Vergrößerung). (aus [23])

jedoch nicht eliminiert. Es ist deshalb gerechtfertigt, in dieser Situation auf eine kostengünstigere lokale Behandlung mit schmerzlindernden und die Wundheilung beschleunigenden Salben auszuweichen.

Papillomavirusinfektion

Erreger und Übertragungsmodus: Humane Papillomaviren (HPV) sind Erreger verschiedener Hautwarzen. Papillomaviren sind bisher in der Zellkultur nicht vermehrbar. Durch molekularbiologische Techniken gelingt es, verschiedene Typen zu differenzieren und die Virus-DNA im Gewebe nachzuweisen. Bis heute sind über 60 verschiedene Papillomaviren bekannt.

Einzelne Typen kommen ausschließlich im Genitalbereich vor und werden wahrscheinlich nur durch Geschlechtsverkehr, möglicherweise auch durch Schmierinfektionen übertragen, wobei das Eindringen der Erreger durch kleine Hautläsionen begünstigt wird. Die Infektion führt zu *spitzen Kondylomen* (Synonym: Condylomata acuminata) oder zu flachen, diskreten *Hyperkeratosen*, die auch als *bowenoide Papulose* bezeichnet wird.

Pathophysiologie: Humane Papillomaviren vermehren sich in Plattenepithelien und regen die Haut zu einer verstärkten Zellproliferation an. Bei einem Teil der Patientinnen persistieren die Viren jedoch, ohne zu morphologischen Veränderungen zu führen.

> Bei den meisten Karzinomen von Vulva, Vagina, Zervix und Penis ist Papillomavirus-DNA im Genom vorhanden.

Während die Virus-DNA bei der persistierenden Infektion in der Regel in freier Form in der Wirtszelle vorliegt, ist sie im Falle der Tumorzelle an ganz bestimmten Stellen in das Wirtszellgenom integriert. Papillomaviren besitzen sog. „Early"-Proteine (z.B. E6 und E7), die die Zellen zur Produktion von neuen Viruspartikeln anregen können. Dieser Vorgang führt zum Bild der Koilozytose (Koilozyten s. 11.1 d, S. 154 und 12.10 b, S. 196).

Molekulargenetische Grundlagen der Krebsentstehung in Zusammenhang mit einer HPV-Infektion: Durch Genmutationen in Zellen tieferer Epithelschichten wird u.U. die Transkription von E6 und E7 nicht mehr unterbunden. E6 und E7 wirken dann durch Degradierung des Tumorsuppressorgens p53 bzw. durch Bindung an das Rb-Gen als Onkogene und stimulieren die Zellteilung der mutierten Epithelzellen. Die Papillomavirustypen 16, 18, 31, 33, 35, 39, 45, 56, 58 und/oder 65 werden als High-risk-Typen bezeichnet. Warum es bei der sehr weiten Verbreitung der Papillomaviren im Einzelfall zur Ausbildung eines Papilloms bzw. eines Karzinoms kommt, ist weitgehend ungeklärt. Bekannt ist, daß bei der Entstehung eines Karzinoms meist verschiedene andere Kofaktoren wie chronische Infektionen, chronischer Nikotinabusus u.a. vorliegen, die die Integration der HPV-DNA in das Zellgenom begünstigen.

Klinisches Bild: **Condylomata acuminata,** d.h. spitze, papilläre, hyperkeratotische Wucherungen, sind die häufigste Manifestationsform einer HPV-Infektion und werden bevorzugt durch HPV-6 und -11 verursacht (11.1, S. 154 und 10.4 c). Die hahnenkammartig angeordneten warzenförmigen Gebilde treten zunächst vereinzelt auf, können jedoch bei weiterer Ausbreitung ein beträchtliches Ausmaß erlangen.

Die sog. **flachen kondylomatösen Papeln,** die eher fleckförmig sind, weisen eine granuläre Oberfläche mit rötlicher oder weißlicher Verfärbung auf oder können pigmentiert sein (10.4 a, b und 12.10 a, S. 196). Im Bereich der Vulva und des Penis werden sie auch als *bowenoide Papulose* bezeichnet. Erreger ist in erster Linie HPV-16 oder -18.

Multifokale, pigmentierte Papeln haben große Ähnlichkeit mit pigmentierten seborrhoischen Warzen. Sie lassen sich nur histologisch von einem Carcinoma in situ bzw. einer bowenoiden Papulose unterscheiden.

> Die Unterscheidung der verschiedenen Formen kann schwierig sein. Die Condylomata acuminata lassen sich jedoch durch ihre Form und insbesondere aufgrund ihrer beträchtlichen Ausbreitung unschwer erkennen.

Symptomatik: Häufig bestehen keine Beschwerden. Oft findet sich eine Vulvitis oder eine Kolpitis mit Fluor oder Pruritus.

Diagnostik:
Klinische Untersuchung: Bei der Inspektion der Vulva fallen die warzenartig gestielten oder breitbasig aufsitzenden Wucherungen auf (10.4 c). Kolposkopisch sieht man nach Betupfen der Portio mit 3%iger Essigsäure flache kondylomatöse Papeln mit Punktierung oder Mosaik (10.4 a, b und S. 36, 42).

Zytologie und Histologie: Im zytologischen Präparat finden sich Koilozyten (Synonym: Ballonzellen). Sie fallen dadurch auf, daß der Kern von einem hellen, optisch fast leer erscheinenden Bezirk umgeben ist. Histologisch finden sich diese Zellen meist in der Parabasal- und Intermediärschicht des Plattenepithels (11.1 d, S. 154 und 12.10 b, S. 196).

DNA-Hybridisierung: Letztendlich beweisend für eine Infektion ist nur der Nachweis viraler DNA.

Therapie: Bei den **chirurgischen Maßnahmen** ist die *Laserkoagulation*, die in Lokalanästhesie ambulant durchgeführt werden kann, der Elektrokoagulation oder der Entfernung mit dem scharfen Löffel bzw. elektrischen Messer, die häufig zu einer ausgeprägten Narbenbildung führen, sowie der Vereisung vorzuziehen.

> Obwohl das Virus durch die chirurgischen Maßnahmen nicht eliminiert wird, kommt es in der Mehrzahl der Fälle nach Abtragung oberflächlicher Kondylome zu keinem Rezidiv.

Anstelle chirurgischer Maßnahmen ist eine lokale Behandlung z.B. mit Solco-Derman möglich. Dabei handelt es sich um eine Mischung aus Salpetersäure, Eisessig,

10.4 Papillomavirusinfektion

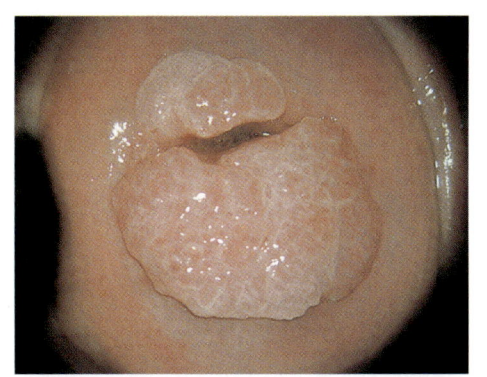

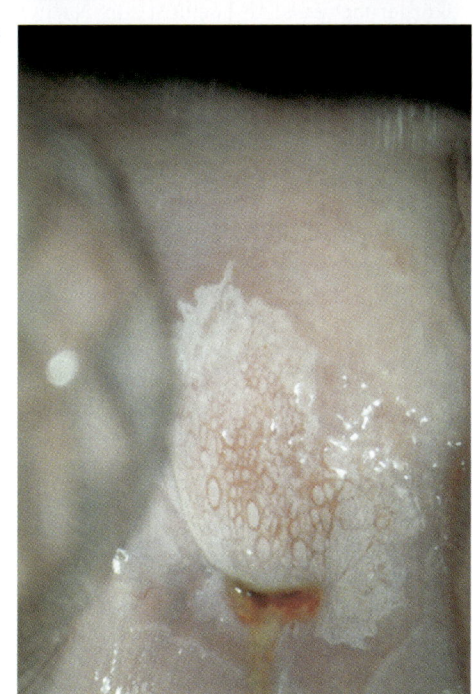

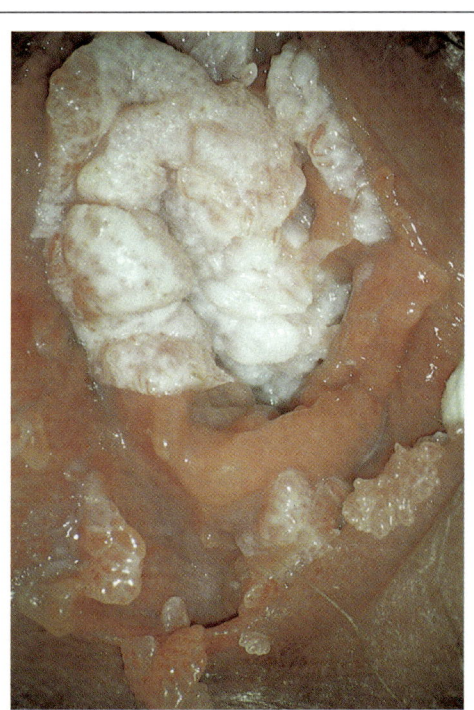

a Scharf abgegrenztes, weißliches, flaches Kondylom der Portio nach Anwendung von Essigsäure. (aus [2]) **b** Auf der Portio einer 24jährigen Patientin erkennt man nach einer Vorbehandlung mit Essig (s. S. 36, 42) auf der vorderen Muttermundlippe ein Mosaik sowie einzelne flache Papillome. **c** Ausgeprägter Befall der Vulva durch Condylomata acuminata in der 24. Schwangerschaftswoche. (b, c aus [23])

Oxalsäure, Milchsäure und Kupfer-Nitrat, mit der die Warzen betupft werden. Da keine systemische Wirkung auftritt, ist die Anwendung auch während der Schwangerschaft möglich. Bei häufigen Rezidiven wird heute die lokale bzw. systemische Interferonbehandlung versucht.

HIV-Infektion und AIDS

Epidemiologie: In Westeuropa und den USA gehört die Mehrzahl der Betroffenen noch zu bestimmten Risikogruppen wie homo- und bisexuelle Männer, Drogenabhängige, Hämophile und Partner von HIV-positiven Patienten. In großen Teilen Afrikas steht dagegen die heterosexuelle Übertragung des HIV weit im Vordergrund. Bei der Mehrzahl der betroffenen Kinder wird eine transplazentare oder perinatale Infektion von der Mutter angenommen.

Erreger und Übertragungsmodus: AIDS (acquired immune deficiency syndrome) wird durch ein humanpathogenes Retrovirus, das HIV (human immunodeficiency virus), ausgelöst, von dem 2 verschiedene Varianten, HIV-I und HIV-II, bekannt sind. HIV-I ist weltweit der häufigste Erreger, während HIV-II überwiegend in Westafrika vorkommt. Retroviren gehören zu den RNA-Viren und erhalten ihren Namen von dem Enzym „reverse Transkriptase", mit dessen Hilfe sie DNA-Kopien ihres genetischen Materials erstellen.

Die Virusübertragung erfolgt durch:
➤ Sexualkontakte (Viruskonzentration abnehmend von Blut über Ejakulat, Liquor, Zervixsekret, Urin, Stuhl, Speichel, Muttermilch bis Tränenflüssigkeit); das

höchste Risiko besteht beim Analverkehr; Männer sind infektiöser als Frauen;
➤ transplazentar: Risiko zwischen 5 und 25%;
➤ Blutkontakte (Verletzungen, kontaminierte Kanülen, offene Wunden): Risiko 1:100–1000;
➤ Blutkonserven: Risiko < 1:10^6;
➤ Muttermilch?

Bis heute ist kein Fall einer Virusübertragung durch Sozialkontakte gesichert. Außerhalb des Körpers wird das HIV durch Umwelteinflüsse, Alkohol und andere Desinfektionsmittel rasch inaktiviert.

☞ Bei Immunglobulinpräparaten besteht kein Risiko einer Infektion.

Die Gefahr der Virusübertragung besteht vom Zeitpunkt der Infektion an, nimmt im Verlauf der Erkrankung jedoch zu.

HIV-Infektion während der Schwangerschaft und beim Neugeborenen: s. S. 360.

Pathophysiologie: Ein Protein der Virusoberfläche (gp120) erlaubt die Bindung des Virus an die CD-4-Rezeptoren der T4-Lymphozyten (Helferzellen), einiger Makrophagen und Gehirnzellen. In den betroffenen Zellen kommt es zu einer raschen Virusvermehrung. Durch Zerstörung der T4-Lymphozyten durch das körpereigene Immunsystem aufgrund der virusspezifischen Antigene an der Zelloberfläche sinkt die absolute Zahl der T-Helferzellen unter den Normwert von 400/mm^3 und der Quotient T-Helferzellen/T-Suppressorzellen sinkt auf Werte < 1,2. Die daraus resultierende Beeinträchtigung der zellulären Immunität ist für den klinischen Verlauf von AIDS verantwortlich.

Durch fehlerhaftes Arbeiten der reversen Transkriptase ist das Virus selbst sehr variationsfähig, so daß das HI-Virus die körpereigene Abwehr immer wieder unterläuft mit der Folge einer Progression der Erkrankung. Die kontinuierliche Veränderung der Oberflächeneigenschaften des Virus erklärt auch, daß bisher kein Impfstoff zur Verfügung steht.

Symptomatik und Verlauf: Anhand des klinischen Bildes wird die Erkrankung durch das Centers for Disease Control (CDC) in 4 Stadien eingeteilt (**T 10.2**). Bis heute ist jedoch nicht bekannt, ob alle Infizierten nach entsprechend langer Zeit das Stadium IV erreichen.

Diagnostik:

☞ Das Einverständnis der Patientin ist Grundvoraussetzung für die Durchführung eines HIV-Tests.

HIV-Antikörpernachweis: Als Suchtest zum Nachweis einer HIV-Infektion dient heute der *ELISA-Test*. Der Test ist hochsensitiv, wird jedoch erst 1–2 Monate nach der Infektion positiv. Da auch falsch positive Befunde möglich sind, muß ein positives Testergebnis immer durch einen Bestätigungstest (*Westernblot*, Antikörpernachweis frühestens 2–3 Wochen nach der Infektion möglich) aus derselben Blutprobe verifiziert werden. Bevor die Diagnose dem Patienten mitgeteilt wird, muß zusätzlich eine zweite Blutprobe untersucht werden, um eine Probenverwechslung auszuschließen.

HIV-Antigennachweis: Bereits einige Tage nach der Infektion kann die Diagnose durch den serologischen Nachweis des HIV-p24-Antigens gestellt werden. *Indikation:* negativer Screeningtest bei Infektionsverdacht.

Direkter Erregernachweis: In kultivierten Lymphozyten können die Viruspartikel elektronenoptisch, serologisch oder mittels PCR (Polymerase-Kettenreaktion) nachgewiesen werden. *Indikation:* Neugeborene und Kleinkinder HIV-positiver Mütter und unklarer Serologiebefund bei Infektionsverdacht.

Diagnostische Maßnahmen bei nachgewiesener Infektion: Um das Ausmaß des Immundefekts abschätzen zu

T 10.2 CDC-Klassifikation der HIV-Infektion (Centers for Disease Control)

Stadium	Klinisches Bild
I akute HIV-Infektion	2–3 (–6) Wochen nach der Infektion kommt es bei einem Teil der Patienten (20%) zu einem mononukleoseähnlichen Krankheitsbild mit Fieber, Lymphknotenschwellungen, Hautxanthem und grippalen Beschwerden
II asymptomatische Infektion (Latenzphase)	Monate bis mehrere Jahre dauernde Phase, während der die Patienten klinisch gesund sind
III Lymphadenopathie-Syndrom (LAS)	> 3 Monate anhaltende Lymphknotenschwellung (> 1 cm) von mindestens zwei extrainguinalen Lymphknoten
IV AIDS	
A Allgemeinsymptome	Fieber, Gewichtsverlust, Diarrhö, Nachtschweiß, Müdigkeit, Schwäche, Leistungsknick
B neurologische Symptome	Myelopathie, subakute Enzephalitis mit Dementiakomplex, periphere Neuropathie
C1 opportunistische Infektionen	Pneumocystis-carinii-Pneumonie, Kryptosporidiose, Toxoplasmose, Kandidiasis, Kryptokokkose, Isosporiasis, Zytomegalie- und Herpes-simplex-Infektion
C2 weitere Infektionen	orale Haarleukoplakie, orale Kandidiasis, Herpes zoster, Nokardiose, Tuberkulose
D sekundäre Neoplasien	Kaposi-Sarkom, ZNS-Lymphome, Non-Hodgkin-Lymphome
E sonstige Erkrankungen	andere nicht klassifizierbare Erkrankungen

können, sollten auch bei asymptomatischen Patienten folgende diagnostische Maßnahmen durchgeführt werden:
Die gründliche körperliche Untersuchung und hier besonders die gynäkologische Untersuchung dient vor allem der Erkennung HIV-assoziierter Infektionen und Tumoren. Durch die progrediente Immunsuppression sind alle genitalen Infektionen häufiger: rezidivierende Kandidosen, bakterielle Infektionen mit Aszension und rezidivierender Herpes genitalis. Eine besondere Bedeutung hat die chronisch persistierende HPV-Infektion mit der Folge von Kondylomen (bis 25%), Dysplasien der Vulva und Vagina (bis 8%), einer CIN (> 30%) und eines erhöhten Risikos für ein Zervixkarzinom.
Die Virusmenge im Blut läßt sich mit der PCR oder der LCR (Ligase-Kettenreaktion) abschätzen. Daraus ergeben sich Hinweise zur Prognose. Die Bestimmung der T-Helferzellen erfolgt nicht nur zur Erstklassifikation, sondern wird im Rahmen der Verlaufskontrolle regelmäßig durchgeführt.

Therapie: Nachdem viele Jahre nur symptomatische Maßnahmen zur Verfügung standen, werden heute Inhibitoren der reversen Transkriptase und HIV-Protease-Blocker mit Erfolg eingesetzt (**T 10.3**). Da sich gegen eine Monotherapie bald eine Resistenz entwickelt, wer-

T 10.3 Medikamentöse Therapie bei HIV-Infektion

Substanzgruppe	Freiname	Handelsname
Inhibitoren der reversen Transkriptase	Zidovudin („AZT")	Retrovir
	Didanosin	Videx
	Zalcitabin	HIVID Roche
HIV-Protease-Blocker	Saquinavir	INVIRASE
	Ritonavir	Norvir Ritonavir
	Indinavir	Crixivan

den mehrere Medikamente mit verschiedenen Angriffspunkten kombiniert. Damit gelingt es, die Patientinnen sehr lange symptomfrei zu halten und offensichtlich auch den Ablauf der Erkrankung entscheidend zu verlangsamen.

Weitere Virusinfektionen

Zu den virusbedingten Erkrankungen, die, wenn auch nicht regelmäßig, durch Geschlechtsverkehr übertragen werden können, gehören die **Zytomegalie** (s. S. 359f) sowie die **Virushepatitiden** (s. S. 360ff), die für den Gynäkologen aber in erster Linie in Zusammenhang mit einer Schwangerschaft von Bedeutung sind.

10.3 Parasiten als Erreger sexuell übertragbarer Erkrankungen

Trichomoniasis

Erreger und Übertragungsmodus: Trichomonas vaginalis, ein mehrgeißeliges, sehr bewegliches Protozoon aus der Familie der Flagellaten (👁 **10.5 a**), ist der Erreger der Trichomonadenkolpitis. Weltweit infizieren sich jährlich ca. 180 Millionen Frauen und Männer. Trichomonas vaginalis wird sexuell übertragen mit ca. 70% Infektionsrisiko pro Geschlechtsverkehr und vermehrt sich ausschließlich in der Vagina und der Urethra der Frau bzw. unter der Vorhaut, in der Urethra und Prostata des Mannes. Die Infektion kann über Jahre persistieren, bleibt jedoch bei ca. 50% der Frauen und 90% der Männer asymptomatisch.

Pathophysiologie: Wahrscheinlich führen Stoffwechselprodukte (Toxine) zu einer Reizung des Scheidenepithels mit der Folge einer Kolpitis. Da Trichomonaden sich besonders gut mit Keimen, die relativ wenig Kohlenhydrate verbrauchen, vertragen, leben sie mit Gardnerella vaginalis und anderen Anaerobiern in einer Art Symbiose zusammen.

> Eine Trichomoniasis ist daher häufig mit einer bakteriellen Vaginose (s. S. 123f) assoziiert.

Symptomatik: Bei der Frau steht der unangenehm riechende Ausfluß aufgrund der bakteriellen Vaginose im Vordergrund der Symptomatik. Er ist bei der Trichomoniasis nicht selten schaumig. Dazu können die Symptome einer Kolpitis und gelegentlich einer Urethritis und Zystitis kommen.

Diagnostik:
Klinische Untersuchung: Bei der *Spiegeleinstellung* fällt neben einer Rötung der Vaginalwand, die häufig fleckförmig verstärkt ist und als Colpitis granularis (👁 **9.7**, S. 127) bezeichnet wird, vermehrter, schaumig-grünlicher, geruchsintensiver Fluor auf. Der *pH-Wert* des Scheidensekrets liegt > 4,5.
Mikroskopischer Erregernachweis: Trichomonas vaginalis ist im Nativpräparat leicht nachzuweisen (👁 **10.5 b**): *Durchführung:* Mit einer Platinöse oder einem Holzstäbchen wird Sekret aus dem Scheidengewölbe oder der Urethra bzw. Urinsediment entnommen, mit einem Tropfen physiologischer Kochsalzlösung auf dem Objektträger vermischt und mit einem Deckgläschen bedeckt.
Befund: Im Dunkelfeld oder mit dem Phasenkontrastmi-

10.5 Trichomoniasis

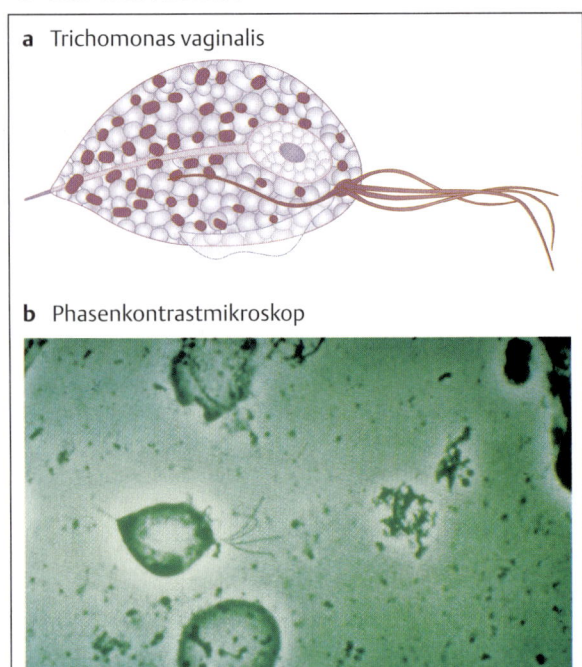

a Trichomonas vaginalis
b Phasenkontrastmikroskop

a Trichomonaden sind ca. 10–40 μm groß und haben einen ovalen, birnenförmigen Körper. Der Zellkern liegt exzentrisch am oberen Zellpol, an dem sich auch 4–5 büschelartig angeordnete Geißeln befinden, die in einem Basalkörper enden. Vom Zellkern aus zieht der zentrale Achsenstab, der am unteren Zellpol als Schwanzstachel endet, durch den Zellkörper. **b** Unter dem Phasenkontrastmikroskop erkennt man eine Trichomonade sowie daneben Superfizialzellen des Scheidenepithels und einzelne Talkumkörner oder Öltropfen.

kroskop erkennt man die Trichomonaden an dem typischen ovalen, birnenförmigen Körper mit den peitschenden Geißeln und an ihren ruckartigen Bewegungen.

Therapie: Nitroimidazolpräparate sind analog zur Therapie der bakteriellen Vaginose (s. S. 123f) das Medikament der Wahl. Eine orale Einmalbehandlung mit 2 g Metronidazol (z. B. Clont, Flagyl 400, Arilin), 2 g Tinidazol (z. B. Simplotan) ist in der Regel ausreichend.

Andere sexuell übertragbare parasitäre Infektionen

Milben (Synonym: Skabies, Krätze) werden durch enge soziale Kontakte übertragen. Hauptsymptom ist der quälende Juckreiz, der bei Wärme, z.B. im Bett, zu-

10.6 Filzlausbefall des Mons pubis

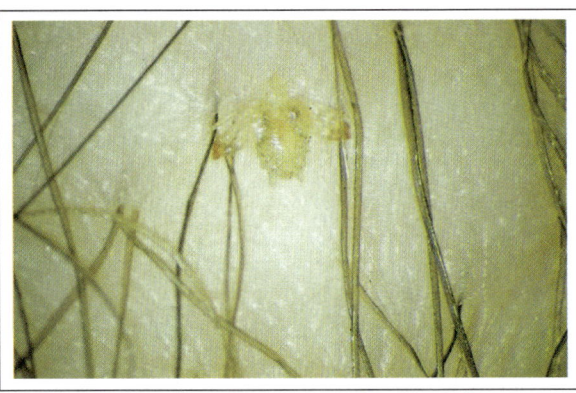

Eine Filzlaus hat sich an zwei Schamhaaren festgekrallt. Nissen sind hier nicht zu sehen. (aus [23])

nimmt. Im Bereich der Prädilektionsstellen, z.B. in den Interdigitalfalten und am Handgelenk, in der Axilla, im Bereich der Mamille und vor allem im Genitalbereich sind die gangartigen länglichen Papeln, die die weiblichen Milben zur Eiablage in die Hornschicht der Haut graben, zu erkennen. Nach mehreren Tagen bis Wochen kommt es durch Sensibilisierung gegen Milbenantigene zu einem generalisierten papulösen bis urtikariellen Exanthem. Der *Erregernachweis* gelingt mikroskopisch in mazerierten abgetragenen Papeln. Die *Therapie* erfolgt mit Lindan (z.B. Jacutin), mit dem weniger toxischen Benzylbenzoat (z.B. Antiscabiosum) oder Crotamiton (z.B. Crotamitex). Auch eine orale Therapie mit Ivermectin (z.B. Mectizan) ist möglich.

Nach Therapieende müssen Bettwäsche, Handtücher und Unterwäsche bei mindestens 50 °C gewaschen werden, bei Oberbekleidung reicht mehrtägiges Auslüften.

Filzläuse (Synonym: Pediculus pubis, Phthiriasis) werden normalerweise durch den Geschlechtsverkehr übertragen und befallen den Anogenitalbereich, die Axillarregion sowie gelegentlich auch andere behaarte Körperpartien. Die Patientin bemerkt als erstes den starken Juckreiz. Bei der Inspektion fallen die an den Haaren festhaftenden Nissen als kleine Pünktchen auf, gelegentlich sieht man sogar sich langsam bewegende Läuse (10.6). An den Bißstellen bilden sich kleine Hämatome, die Maculae coeruleae (Synonym: Taches bleues) genannt werden. Zur Behandlung eignen sich Lindan (z.B. Jacutin-Gel), Crotamiton (z.B. Crotamitex) sowie Kombinationspräparate wie z.B. Goldgeist forte oder Jacutin N. Die Bett- und Leibwäsche muß gekocht werden.

> Eine Partnerbehandlung ist bei allen diesen parasitären Infektionen erforderlich.

10.4 Entzündliche Erkrankungen des Genitales durch Pilze

Vulva und Vagina können durch verschiedene Pilze infiziert werden, am häufigsten durch **Candida albicans** (s.u.). Weitere Pilzerkrankungen sind die **Trichophytie** und die **Pityriasis versicolor**.

Kandidamykose

Die Infektion mit Candida albicans ist mit 80% die häufigste Mykose im Genitalbereich, gefolgt von Candida glabrata (Synonym: Torulopsis glabrata) mit 10–15%.

Ätiologie und Pathogenese: Pilze, besonders Candida albicans, sind als harmlose Schmarotzer im Bereich der Vulva und der Vagina weit verbreitet. Sie werden mit der Nahrung aufgenommen und sind bei 50% aller Menschen im Mund und bei 30% im Darm nachweisbar. Die Besiedlung des Darms ist meist asymptomatisch und nur selten für ein Rezidiv verantwortlich, selbst wenn sie durch alkoholische Gärung im Darm zu Beschwerden führt. Eine Übertragung durch den Geschlechtsverkehr ist möglich.

- Da Candida albicans als Kommensale auf der menschlichen Schleimhaut vorkommt, ist eine Kandidainfektion meist als endogene Infektion anzusehen.

Zu einer Kolpitis oder Vulvitis kommt es erst, wenn eine wesentliche Milieuänderung stattfindet. Diese kann erfolgen durch:
- hormonale Einflüsse: Schwangerschaft, Einnahme von Ovulationshemmern,
- konsumierende Erkrankungen: maligne Tumoren,
- Immunschwäche: im Rahmen eines Diabetes mellitus, AIDS, bei Langzeitbehandlung mit Corticoiden,
- langdauernde Antibiotikatherapie.

- Der pH-Wert der Scheide übt keinen Einfluß auf den Pilzbefall aus.

Symptomatik: Typische Symptome sind ein meist hartnäckiger und lästiger Pruritus, Fluor, Brennen, Dysurie sowie Dyspareunie. Viele Infektionen verlaufen jedoch asymptomatisch.

Diagnostik:
Klinische Untersuchung: Neben einer Rötung und Schwellung der Vulva und Vagina findet man teilweise Fissuren. Der Fluor ist weißlich-krümelig („cottage cheese") oder salbenartig, geruchlos und auf der Vaginalhaut festhaftend. Nach Abstreifen der linsengroßen Auflagerungen zeigt sich ein rötlicher Grund (▸ **10.7**). Der pH-Wert des Scheidensekrets liegt oft im Normbereich.
Mikroskopischer Erregernachweis: Der mikroskopische Nachweis von Candida albicans erfolgt im Nativpräparat (▸ **10.8a–c**). Dazu wird mit einer Platinöse oder einem Holzstäbchen Sekret von der Scheidenwand entnommen und auf einem Objektträger mit physiologischer Kochsalzlösung oder besser mit 0,1% Methylenblaulösung vermischt. Nach Anfärbung sieht man bei starker Vergrößerung die runden Hefen oder länglichen Pseudomyzelien (▸ **10.8**).
Kultureller Erregernachweis: Gelingt der mikroskopische Erregernachweis nicht oder sind im Nativpräparat nur Sproßzellen zu sehen, ist eine Kultur auf Sabouraud-Agar zur genaueren Differenzierung notwendig.

Therapie: Zur lokalen Therapie, die den Vorteil der fehlenden Resorption und der Schonung der Vaginalflora aufgrund der Monospezifität des Präparats hat, stehen Nystatin (z.B. Moronal), Natamycin (z.B. Pimafucin), Amphotericin B (z.B. Ampho-Moronal) oder Clotrimazol (z.B. Canesten) zur Verfügung. Die meisten Firmen bieten Vaginalcremes an. Zu empfehlen ist eine Kurzzeittherapie über 1–3 Tage.

- Da bei Candida albicans keine Resistenzentwicklung bekannt ist, kann die Therapie jederzeit mit dem gleichen Präparat wiederholt werden.

▸ **10.7 Kandidavulvitis**

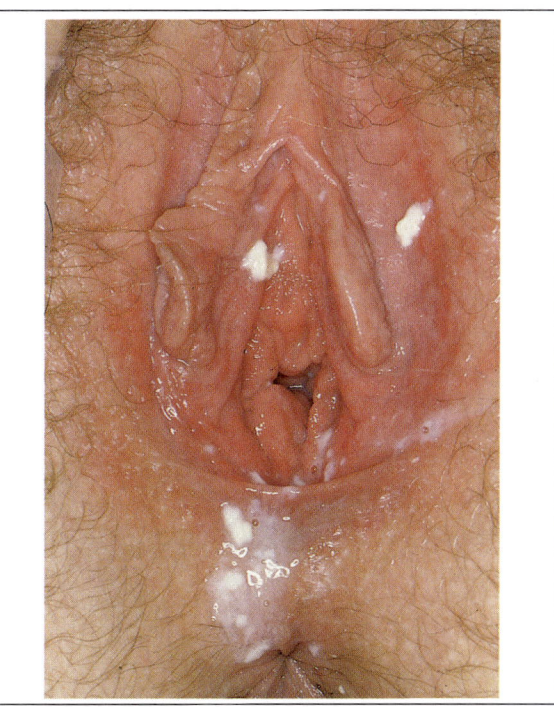

Bei der 39jährigen Patientin besteht seit einigen Tagen Brennen und Juckreiz im Bereich der Vulva. Die Vulva ist kaum gerötet. Auf den Schamlippen, in der Fossa navicularis und auf dem Damm finden sich weißliche, z.T. körnige Auflagerungen. (aus [23])

10.8 Mikroskopische Beurteilung des Nativpräparats bei Infektion mit Candida albicans

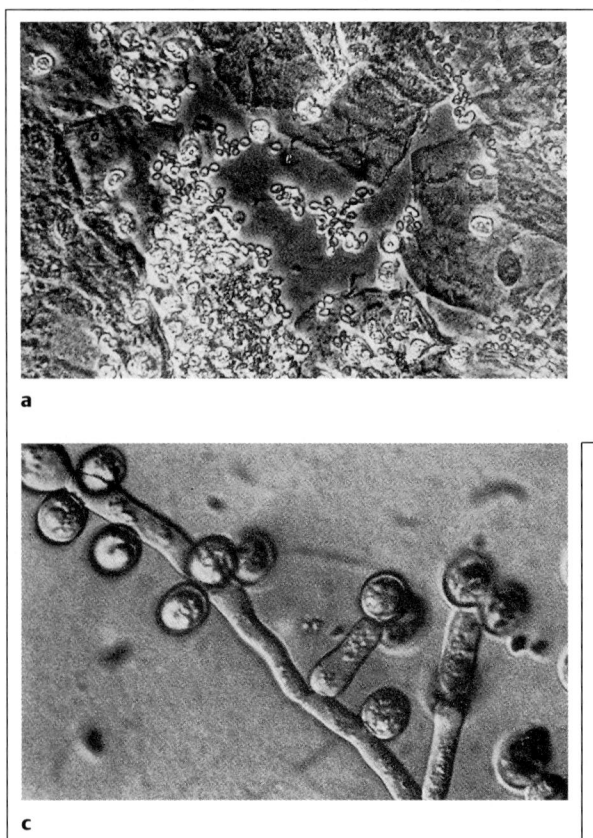

Candida albicans erscheint als ovale, sprossende Hefe. Gelegentlich findet man Pseudohyphen (elongierte, kettenförmig aneinanderhängende Hefen) und echte septierte Hyphen. Das Pilzkonglomerat wird als Myzel bezeichnet. Chlamydosporen sind runde, stark lichtbrechende Dauerformen an den Enden der Pseudomyzelien. **a** Sproßmyzel im Phasenkontrastmikroskop. Durch die Aufschwemmung in hypertoner Kochsalzlösung kommt es zur sog. Napfbildung. **b** Hefen und Pseudomyzel im Phasenkontrastmikroskop. **c** Pseudomyzel mit Chlamydosporen.

Rezidive können auf eine lokal zu geringe Dosis oder auf eine zu kurze Therapiedauer zurückzuführen sein. Bei einer Infektion mit Torulopsis glabrata ist z.B. eine 14tägige Behandlung erforderlich. Ist der Gastrointestinaltrakt Erregerreservoir für häufige Rezidive, kann eine Darmsanierung durch orale Gabe eines Antimykotikums versucht werden, die Therapieerfolge befriedigen jedoch nicht immer. Geht die Reinfektion vom Partner aus, ist eine Partnertherapie erforderlich.

Literatur

Bender, H.G. (ed.): Gutartige gynäkologische Erkrankungen I. Klinik der Frauenheilkunde und Geburtshilfe, Bd. 8. Urban & Schwarzenberg, München 1995
Clad, A.: Sexuell übertragbare Infektionen. Gynäkologe 30 (1997) 370–380
Hondsfield, H.H.: Infectious Diseases Clinics of North America. Sexually Transmitted Diseases, Vol. 1, No. 1. Saunders, Philadelphia 1987
Krause, W., Weidner, W.: Sexuell übertragbare Krankheiten. Enke, Stuttgart 1988
Petersen, E.E.: Infektionen in Gynäkologie und Geburtshilfe. Thieme, Stuttgart 1988 und 3. Auflage 1997
Reeve, P.: Chlamydial Infections. Springer, Heidelberg 1987

11 Tumorartige Veränderungen und gutartige Tumoren

A. Pfleiderer

In den Mammae, den Ovarien, besonders aber im Uterus sind gutartige Tumorbildungen sehr häufig. Die Mammae und der Uterus sind gleichzeitig auch Ausgangspunkt der häufigsten Karzinome des weiblichen Körpers. Demgegenüber findet man gut- und bösartige Tumoren in der Vulva, der Vagina und den Tuben sehr selten. Das Auftreten von gutartigen (= benignen) Tumoren im Myometrium (Fibroleiomyome), im Endometrium (Polypen, Endometriose) und in der Brust (Fibroadenome) wird auf proliferative Vorgänge unter Östrogenwirkung zurückgeführt.

11.1 Vulva

Im Bereich der Vulva finden sich benigne Tumorbildungen, die sich von entsprechenden Tumoren der übrigen Haut des Körpers unterscheiden:

Papillome

Die häufigsten benignen epithelialen Tumoren im Bereich der Vulva sind Papillome. Die meisten von ihnen werden durch die verschiedenen Typen der humanen Papillomaviren (HPV) induziert. Sie gehören damit zu den entzündlichen, sexuell übertragbaren Erkrankungen der Vulva (s. S. 146f). Es handelt sich jedoch um echte Neoplasien, in deren Pathogenese die HPV als Promotoren wirken.
Am häufigsten findet man warzenähnliche Tumoren, die in Gruppen angeordnet sind. Sie sind weiß, blaßrosa oder hochrot und weisen bizarre Formen auf (👁 11.1 u. 👁 10.4c, S. 147). Sie werden als *spitze* Kondylome (Synonym: Condylomata acuminata) bezeichnet. Ein Übergang in ein Karzinom ist wahrscheinlich nicht möglich. Condylomata acuminata sollten weder mit Condylomata lata (Lues, s. 👁 10.2b, S. 143) noch mit Condylomata plana verwechselt werden. Condylomata plana (Synonym: flache Kondylome, 👁 12.10, S. 196 u. 👁 10.4a, b, S. 147) haben eine enge Beziehung zum Carcinoma in situ der Vulva (bowenoide Papulose, S. 187f) und gehören zu den Präkanzerosen.

Zysten

Zysten im Bereich der Vulva können dysontogenetisch bedingt sein (Reste des sog. Gartner-Ganges oder des Urogenitalsinus, S. 5) oder durch Verschluß des Ausführungsganges einer Paraurethraldrüse oder der Bartholin-Drüse (s. S. 122) zustande kommen. Diese Retentionszysten werden, wenn sie Beschwerden machen, entweder ausgeschält oder breit eröffnet.

Schweißdrüsenadenom

Das gutartige Schweißdrüsenadenom (Hidradenom) ist nichtviraler Genese; man findet einen kleinen drüsigen, nicht selten derben Tumor, der gelegentlich lokal invasiv wachsen kann. Die Exstirpation im Gesunden führt zur Heilung.

11.2 Vagina

Tumorbildungen in der Vagina sind selten, bösartige noch seltener als gutartige. Am häufigsten sind **Zysten**, die aus Resten des Gartner-Ganges hervorgehen und in der seitlichen Scheidenwand lokalisiert sind (s. S. 5).
Nach einer Verletzung der hinteren Kommissur bei einer Entbindung (Episiotomie oder Dammriß) wird nicht selten Plattenepithel der äußeren Haut oder der Scheide in die Tiefe verlagert. Dann bilden sich mit gelbem Epithelbrei gefüllte, erbs- bis kirschgroße Zysten.
Finden sich, meist in der oberen Hälfte der Scheide, Inseln hochzylindrischen Drüsenepithels oder kleine Zystchen, so spricht man von einer **Adenosis vaginae**, die meist keine Symptome und nur gelegentlich Fluor verursacht. Einem Adenokarzinom der Vagina geht oft eine Adenosis voraus. Sie kann auf eine Behandlung mit Stilbenen (d. h. synthetische, nichtsteroidale Östogene, das bekannteste Stilben ist das Diäthylstilböstrol) während der intrauterinen Lebensphase zurückgehen.
Im Parakolpium kann man nicht selten beckennahe, bis pfefferkorngroße, sehr derbe, gelegentlich etwas unregelmäßig gestaltete Knötchen tasten. Dabei handelt es sich um **Phlebolithen**, die keiner Behandlung bedürfen.

11 Tumorartige Veränderungen und gutartige Tumoren

11.1 Condylomata acuminata

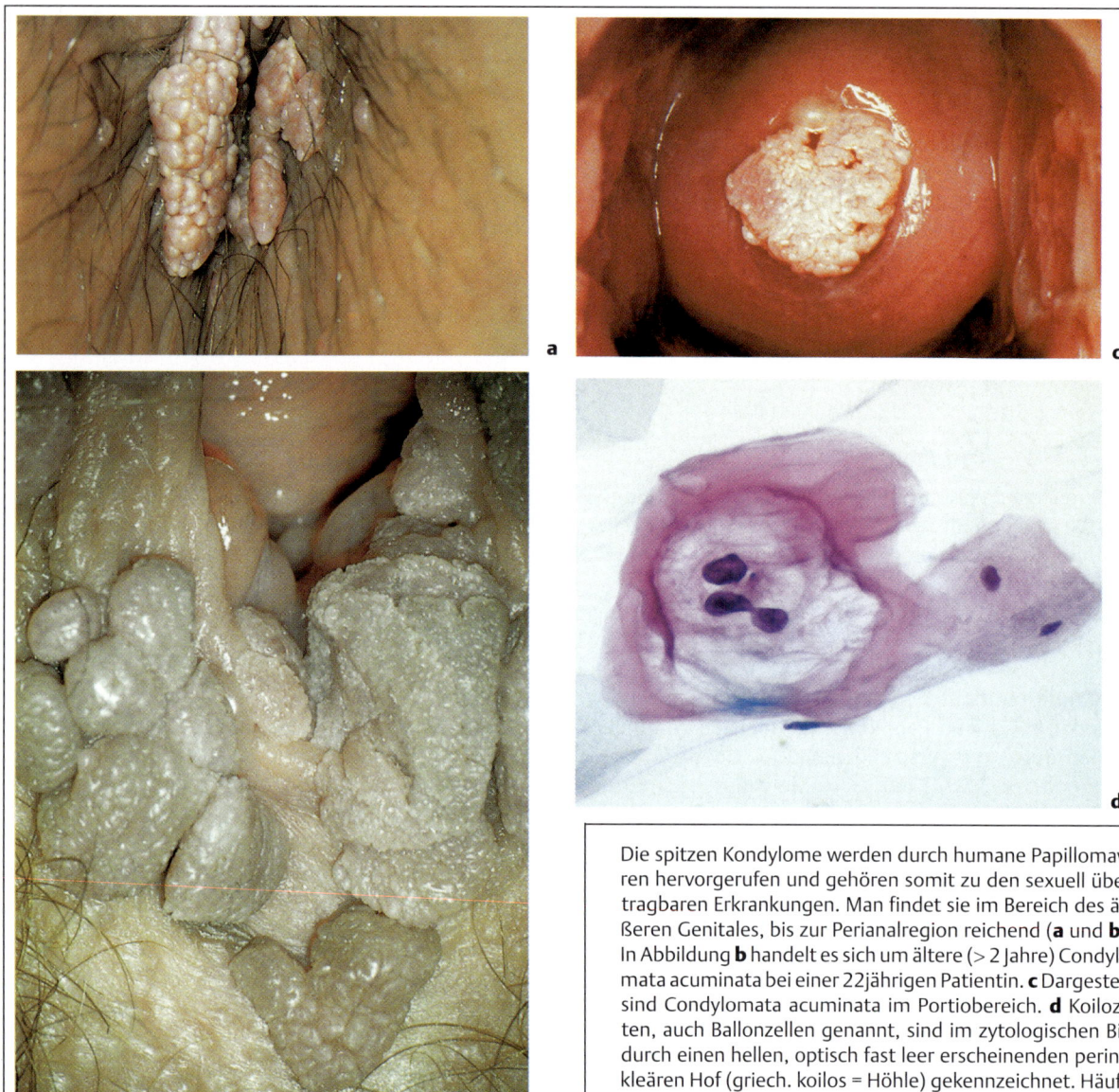

Die spitzen Kondylome werden durch humane Papillomaviren hervorgerufen und gehören somit zu den sexuell übertragbaren Erkrankungen. Man findet sie im Bereich des äußeren Genitales, bis zur Perianalregion reichend (**a** und **b**). In Abbildung **b** handelt es sich um ältere (> 2 Jahre) Condylomata acuminata bei einer 22jährigen Patientin. **c** Dargestellt sind Condylomata acuminata im Portiobereich. **d** Koilozyten, auch Ballonzellen genannt, sind im zytologischen Bild durch einen hellen, optisch fast leer erscheinenden perinukleären Hof (griech. koilos = Höhle) gekennzeichnet. Häufig sind sie zwei-, gelegentlich auch vielkernig. Koilozyten weisen immer auf eine HPV-Infektion bzw. auf das Vorliegen von Kondylomen hin. (a, c und d von M. Hilgarth, b aus [23])

11.3 Cervix uteri

Zu den tumorähnlichen Veränderungen der Cervix uteri gehören alle Änderungen im plattenepithelialen Überzug der Portio vaginalis uteri (Ektozervix) sowie in der Schleimhaut der Endozervix, da sie ein Karzinom vortäuschen können oder mit einem Karzinom zu verwechseln sind.

Zervikales Drüsenfeld

Die Grenze zwischen dem Zylinderepithel der Endozervix und dem Plattenepithel der Ektozervix verschiebt sich in Abhängigkeit vom Vorhandensein von den Sexualhormonen und damit vom Alter (🝆 11.1, 👁 11.2).

➤ **Vor der Geburt** reicht das schleimbildende Zervixepithel durch den Einfluß von Östrogenen und Gestagenen aus der Plazenta bis zum äußeren Muttermund

11.1 Gutartige Veränderungen der Portiooberfläche

Bezeichnung	Definition	Pathogenese	Kolposkopie	weiteres Vorgehen
Ektopie	Zervixdrüsenepithel im Bereich der Ektozervix	physiologisch unter dem Einfluß von Östrogenen und Gestagenen	gleichmäßige papilläre Struktur	keine Therapie
Metaplasie	Reservezellen unter Drüsenepithel proliferieren und werden zu Plattenepithel	saurer pH-Wert der Vagina und Östrogenwirkung	evtl. essigweißes Epithel	keine Therapie
Transformation	„Überhäutung" der Ektopie durch überwachsendes Plattenepithel bzw. Ersatz durch Metaplasie	saurer pH-Wert der Vagina und Östrogenwirkung	evtl. essigweißes Epithel, klaffende Drüsenöffnungen	keine Therapie
Ovula Nabothi	schleimgefüllte Zervixdrüse	Ausgang der Zervixdrüse verschlossen	glatter, gelblicher Tumor	keine Therapie
Erosio vera	Epitheldefekt, Bindegewebe meist entzündet	mechanisch, Östrogenmangel	entzündetes Bindegewebe	beobachten, östrogenhaltige Salben
Leukoplakie	Hyperkeratose	durch Reize?	Leukoplakie, evtl. Carcinoma in situ (CIN, s. S. 192 ff)	Zytologie, Beobachtung
flache Kondylome	flache, warzenähnliche Epithelverdickung mit Koilozyten	humane Papillomaviren	Punktierung, Mosaik (s. S. 42)	Zytologie, Kolposkopie, evtl. Biopsie

und in etwa 1/3 der Fälle darüber hinaus auf die Ektozervix (Fischl-Erosion).
➤ In der anöstrogenen Phase **bis zur Pubertät** zieht sich das Zylinderepithel wieder in den Zervikalkanal zurück.
➤ **In der Geschlechtsreife** ist der Höhenstand der Grenze zwischen beiden Epithelien vom Zyklus, von einer Schwangerschaft, von der Einnahme von Ovulationshemmern und dem (ebenfalls östrogenbedingten) pH-Unterschied zwischen Endozervix und Vagina abhängig.
➤ In der **Postmenopause** findet man die Grenze des Zylinderepithels wieder hoch im Zervikalkanal.

Erscheint das Zervixdrüsenfeld vor dem äußeren Muttermund, wirkt es makroskopisch als roter Fleck, der als **Ektopie** (alte Bezeichnung: Portioerosion) bezeichnet wird (👁 11.3). Ist die Schleimhaut der Endozervix durch Einrisse des Muttermundes sichtbar und ausgestülpt, spricht man von einem **Ektropium**. Bei kolposkopischer Betrachtung des Zervixdrüsenfeldes, besonders nach dem Betupfen mit 3%iger Essigsäure, sieht man eine träubchenartige Fältelung (👁 11.3). Stülpt sich eine hyperplastische Zervixschleimhaut auf die Ektozervix heraus, so kann man von einer **glandulär-papillären Ektopie** sprechen. Das tritt vor allem während der Schwangerschaft auf, findet sich aber auch häufig unter hormonaler

👁 11.2 Verschiebung der Transformationszone in verschiedenen Lebensphasen

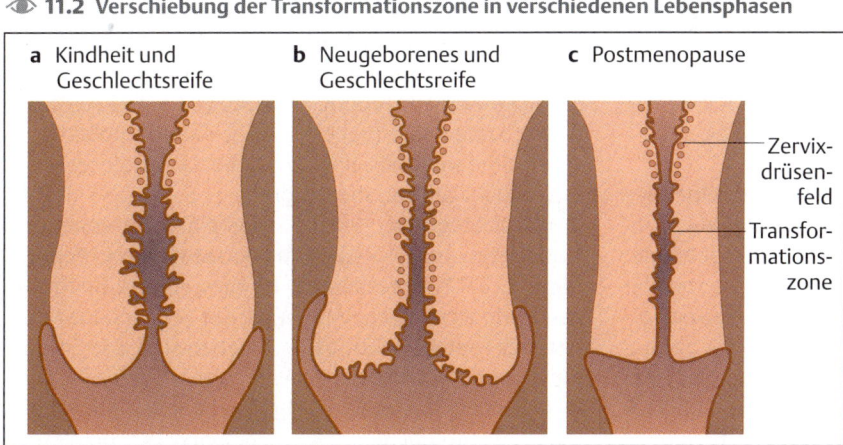

a Kindheit und Geschlechtsreife
b Neugeborenes und Geschlechtsreife
c Postmenopause
— Zervixdrüsenfeld
— Transformationszone

Die Transformationszone (Plattenepithel-Zylinderepithel) verschiebt sich in Abhängigkeit vom Östrogenangebot, so daß das Zervixdrüsenfeld unterschiedlich weit vom Muttermund entfernt ist. (nach Knörr et al., [16])

👁 11.3 Ektopie mit Zervixpolyp

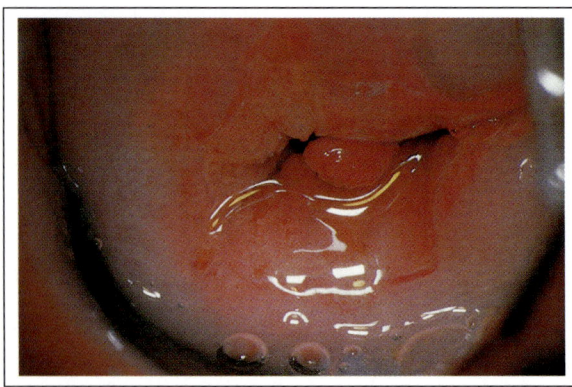

Nach Vorbehandlung mit 3%iger Essigsäure erscheint die Ektopie träubchenartig gefältelt. Als Zusatzbefund findet sich im Muttermund ein kleiner Zervixpolyp.

👁 11.4 Hyperplastische Ektopie

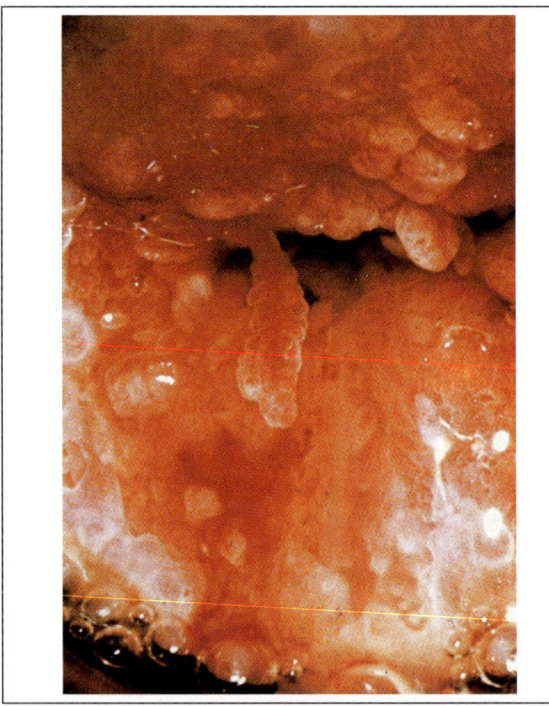

Die hyperplastische Ektopie wird auch als glandulär-papilläre Ektopie bezeichnet und bildete sich unter der Einnahme gestagenbetonter Ovulationshemmer. (aus [10])

Antikonzeption (👁 11.4). In der sich vorwölbenden Schleimhaut kann es sekundär zur Entzündung kommen. Der ektopische Abschnitt des Zervixdrüsenfeldes wird wahrscheinlich infolge des sauren pH-Wertes der Scheide, durch (rasch wachsendes) Plattenepithel ersetzt. Der Ersatz erfolgt einerseits dadurch, daß das angrenzende Plattenepithel das Drüsenepithel regelrecht abhebt oder überwächst (**Transformation**, 👁 11.5, 👁 11.6, S. 158) und anderseits dadurch, daß sich ein neues Plattenepithel aus sog. Reservezellen bildet (**Metaplasie**, 👁 11.7, S. 158). Diese Reservezellen liegen normalerweise unter dem Drüsenepithel des Zervixdrüsenfeldes. Sie sind bipotent und können sich zu Platten- oder Zylinderepithelzellen umwandeln. Das zungenförmig vorwachsende Plattenepithel und die inselförmigen Neubildungen führen zu einer Epidermisierung des Ektopiebezirkes. Dabei werden die Ausführungsgänge zervikaler Schleimhautdrüsen zum größten Teil ausgespart. Dieser Vorgang läßt sich kolposkopisch gut beobachten. Überwuchert das vordringende Plattenepithel die Drüsenausführungsgänge, so entstehen erbsgroße, selten bis kirschgroße Retentionszysten, die **Ovula Nabothi** (👁 11.6 u. 👁 11.8).

Die Zone ständiger Umbauvorgänge wird als **Transformationszone** (alte Bezeichnung: Umwandlungszone; 👁 11.5) bezeichnet. Sie ist eine Zone mit starker Proliferation und wahrscheinlich erhöhter Empfindlichkeit gegenüber Papillomaviren. Bei einer Infektion mit HPV entstehen flache Kondylome (👁 10.4a, S. 147 u. 👁 12.10, S. 196), eine Dysplasie, ein Carcinoma in situ oder das Zervixkarzinom (s. S. 147 u. 192ff). Wird die Transformationszone durch Koagulation oder auch chirurgisch entfernt (s. auch S. 44ff), so ist eine Kanzerisierung an der Restportio oder in der Vagina wesentlich seltener.

Bei einer entzündlichen Erosion (**Erosio vera**, 👁 11.9, S. 159) sieht man einen roten Fleck, aus dem es bluten kann. Sie findet sich meist in der Postmenopause, wenn das Zervixdrüsenepithel weit in die Zervix hochgezogen ist. Ursache kann eine mechanische Alteration (z.B. durch ein Scheidenpessar) des durch Östrogenmangel abgeflachten Plattenepithels sein mit Entzündung des subepithelialen Bindegewebes. Kolposkopisch sieht man die Zeichen einer starken Entzündung mit erweiterten Gefäßen und findet eine negative Essigsäureprobe (s. S. 36, 42), histologisch fehlt das Epithel, und im Bindegewebe besteht eine entzündliche Infiltration. Die *Behandlung* erfolgt durch Ausschalten der mechanischen Reizung sowie östrogenhaltige Salben.

Unter dem Begriff **Leukoplakie** versteht man einen fest haftenden weißen Fleck, der durch einen hyperkeratotischen Bezirk des Plattenepithels bedingt ist (👁 11.10, S. 160). Die weißlichen Auflagen sind gleichmäßig erhaben und haben scharfe Grenzen. Die *Diagnose* wird bei der Spekulumeinstellung ohne Kolposkop gestellt. Die Beläge lassen sich manchmal mit einem Tupfer abwischen. Sind sie abwischbar, so ist der Grund dieser Herde meist glykogenfrei, die Jodprobe (s. S. 36) also negativ (**Leukoplakiegrund**). Ist die Leukoplakie in einer Umwandlungszone lokalisiert und von **Mosaik** und **Punktierung** (s. S. 42) umgeben, so ist dies ebenso beunruhigend, wie wenn nach Entfernung der Leukoplakie Punktierungs- und Mosaikmuster zu sehen sind. Die Entnahme einer kolposkopisch gezielten Probeexzision zur histologischen Abklärung einer suspekten Veränderung ist meist zu empfehlen.

11.3 Cervix uteri

11.5 Transformationszone der Zervix

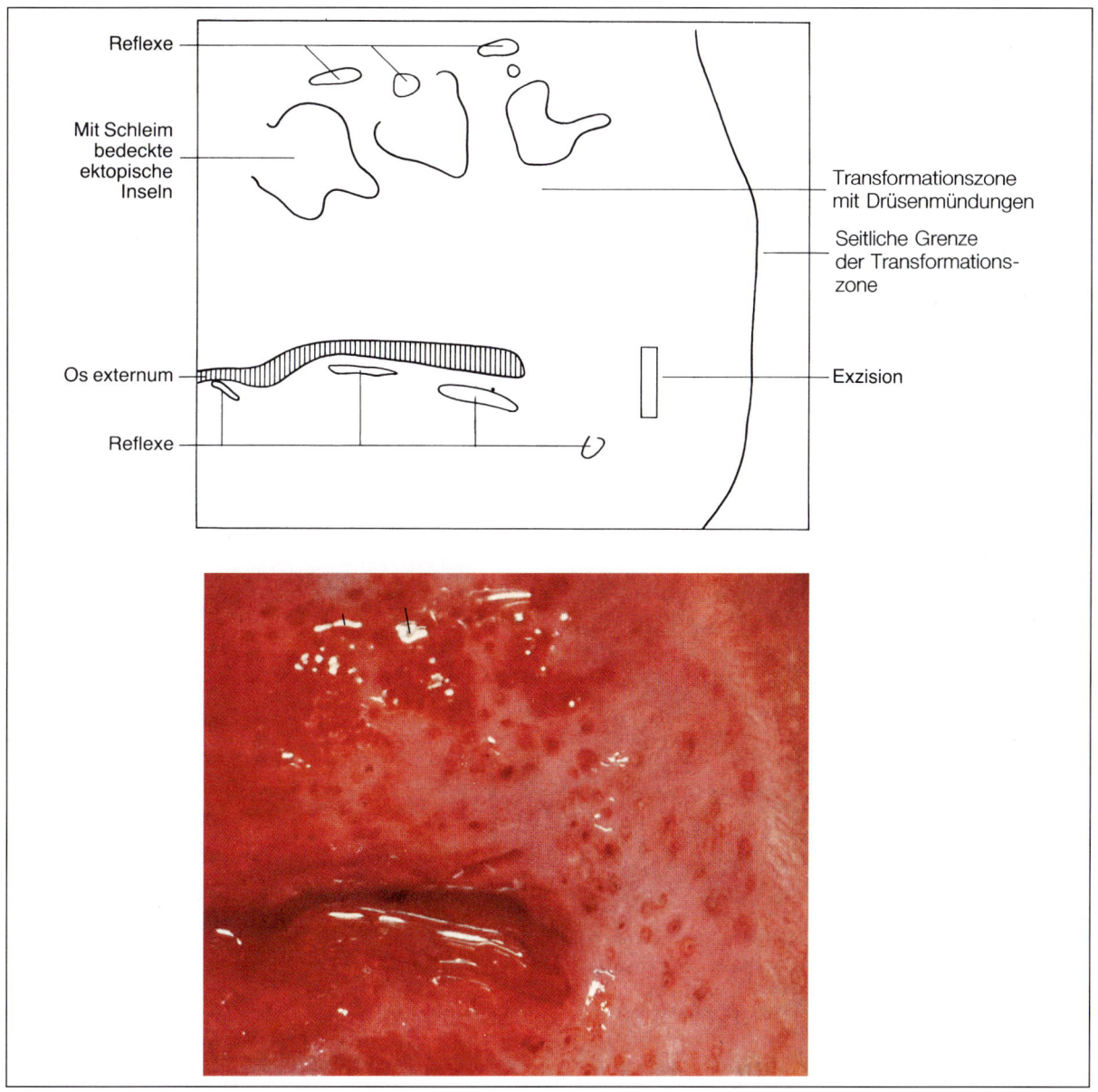

Ausgedehnte frische Transformationszone. (aus [4])

Zervixpolyp

Zervixpolypen sind sehr häufig und entstehen als umschriebene Hyperplasie der Zervixschleimhaut. Sie können im Muttermund als linsen- bis kirschgroße Polypen sichtbar sein, oder an ihrem Stiel aus dem Muttermund heraushängen (s. 👁 11.3). Am äußeren Muttermund gibt es breit aufsitzende oder gestielte, von Plattenepithel bedeckte Polypen. Sie werden als *Portiopolypen* bezeichnet.

Symptomatik: Die Patientinnen leiden unter unregelmäßigen oder dauernden Blutabgängen aus ulzerierten Polypen sowie gelegentlich unter schleimigem Ausfluß, der vom Polypen selbst und von der gereizten Zervixschleimhaut stammt. Häufig findet man jedoch Zervixpolypen als symptomlosen Nebenbefund.

Diagnostik: Mikroskopisch sieht man in Zervix- (und Portio-)Polypen weit verzweigte, zum Teil zystisch erweiterte Zervixdrüsen. Die mit dem Scheideninhalt in Berührung stehenden Zervixpolypen sind meist von mehrschichtigem Plattenepithel (Metaplasie) bedeckt und fast immer von einer Entzündung begleitet. Unklar ist, ob es sich hierbei um eine Ursache oder um eine Reizung des Polyps handelt. Zervixpolypen sind gutartig.

11.6 Transformation durch Überwachsen

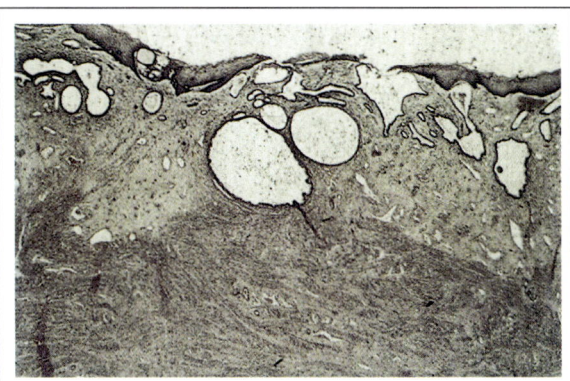

Das Plattenepithel ist über die ektopischen Zervixdrüsen gewachsen und hat teilweise zum Verschluß der Drüsenausführungsgänge geführt (entsprechend sind kleine Ovula Nabothi entstanden).

11.7 Transformation durch Metaplasie

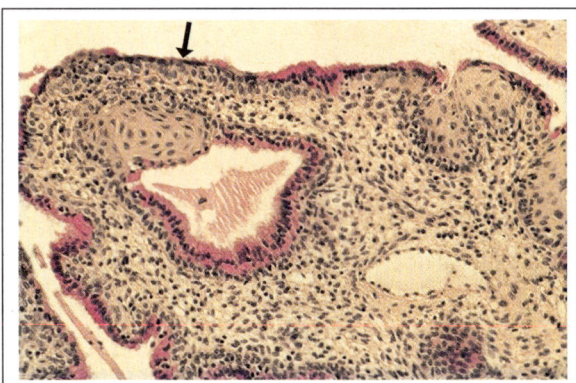

Ektopie mit metaplastischen Herden: Das neue Plattenepithel entsteht durch „Metaplasie" der Drüsenzellen. Diese Metaplasie erfolgt in den sog. Reservezellen (Pfeile) unter dem ektopischen Drüsenepithel. Möglicherweise sind diese Reservezellen die Plattenepithelien, die bei Infektion durch Papillomaviren Ausgangspunkt neoplastischer Veränderungen sind.

Differentialdiagnose: Einem Zervixpolypen ähnlich, jedoch breiter aufsitzend findet man besonders bei Schwangeren, im Wochenbett oder nach der Einnahme von Ovulationshemmern eine herdförmige Hyperplasie der Endozervix, nicht selten mit Plattenepithelmetaplasien. Diese flachen Knötchen werden als **mikroglanduläre, zystische Hyperplasie** der Endozervix bezeichnet. Sie sind oft auch histologisch schwer von invasiven Karzinomen zu unterscheiden. Eine maligne Umformung wurde nie beobachtet. Eine Behandlung erübrigt sich, solange sie asymptomatisch sind.

Therapie: Zervixpolypen werden mit der Kornzange gefaßt und abgedreht oder mit der elektrischen Schlinge abgetragen und zur histologischen Untersuchung weitergeleitet.

11.8 Ovula Nabothi

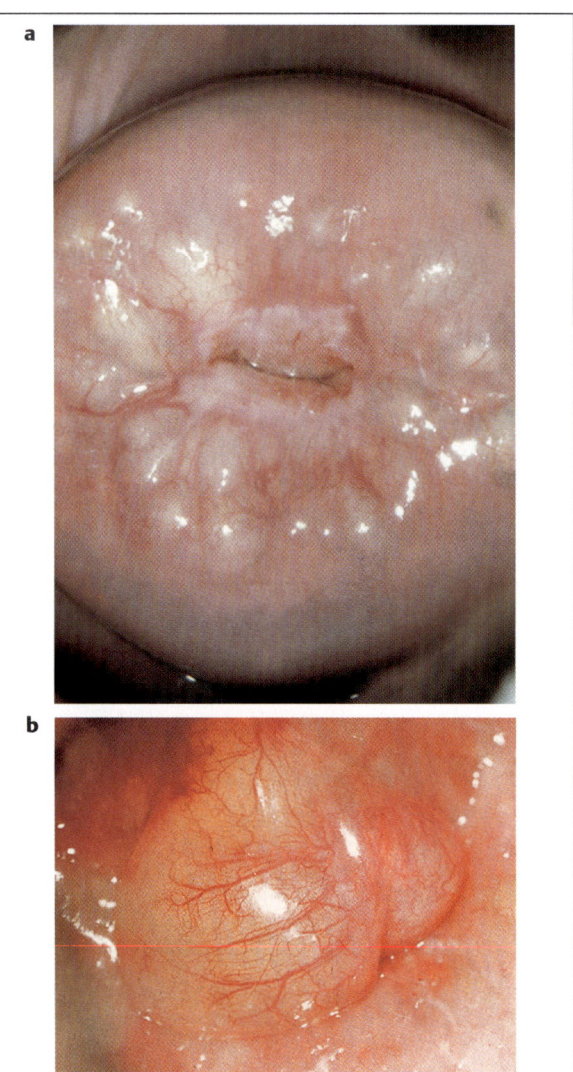

Die Portiooberfläche weist weißliche oder gelbliche, glatte Vorwölbungen durch schleimgefüllte Zysten auf. Sie werden als Ovula Nabothi bezeichnet. (a aus [2], b von M. Hilgarth)

- Cave: Aus dem Stiel kann es stark bluten.

Es sollte immer dann eine Abrasio des Cavum uteri angeschlossen werden, wenn die Symptomatik nicht vollständig zum Erliegen kommt, weil sich in höheren Abschnitten des Uterus gleichfalls Polypen finden können, und weil schließlich geklärt werden muß, ob die Blutung allein durch den Polypen oder durch ein gleichzeitig bestehendes Uteruskarzinom hervorgerufen wird.

- In der Schwangerschaft dürfen selbst blutende Zervixpolypen nicht abgedreht werden, da eine Fehlgeburt oder eine aszendierende Infektion nicht selten die Folge ist.

◉ 11.9 Erosio vera

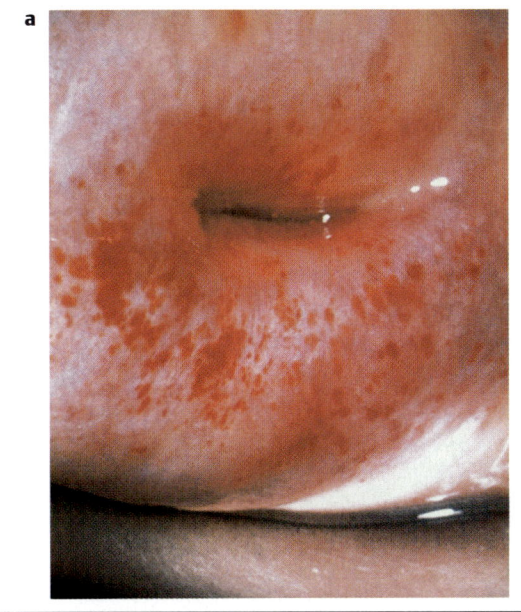
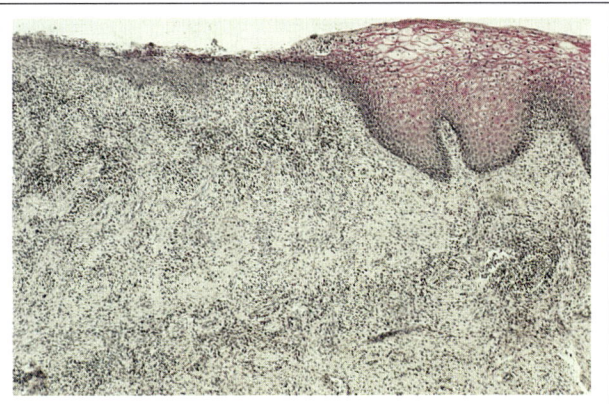

a Atrophische Portio im Senium. (aus [10]) **b** Regenerierendes Plattenepithel auf einer Erosio vera (rechts) neben normalem Plattenepithel (links) bei östrogenstimuliertem Plattenepithel der Portio (PAS-Färbung).

11.4 Corpus uteri

Endometriumpolyp

Synonym: Korpuspolyp

Vor allem im Klimakterium findet man bei etwa 10% aller Frauen Polypen des Endometriums (◉ 11.11, S. 161). Die meisten Polypen entstehen im Fundus uteri, gewöhnlich in der Tubenecke. Sie wachsen als umschriebene Hyperplasien in der Basalis des Endometriums, drängen sich nach der Uterushöhle vor und sind schließlich nur noch durch einen Stiel mit ihrem Ausgangspunkt verbunden. Meistens treten sie einzeln auf, manchmal auch in der Mehrzahl. Man unterscheidet drei verschiedene Formen:
➤ **hyperplastische Polypen** stammen von der Basalis ab, die auf Östrogene, nicht aber auf Progesteron sensitiv ist; histologisch zeigen die Drüsen eine Hyperplasie;
➤ **atrophische Polypen** finden sich meist in der Postmenopause und sind durch atrophisches, oft zystisches Drüsenepithel gekennzeichnet;
➤ **funktionelle Polypen** sind selten. Sie folgen den zyklusabhängigen Veränderungen des Endometriums.

Bei Patientinnen mit Endometriumpolypen liegt die Inzidenz von Myomen (s. S. 163ff) über der der Normalbevölkerung. Dies ist ein Hinweis auf allgemeine proliferative Vorgänge am Uterus. Nur in weniger als 1% der Fälle (mit Symptomen) findet man in einem Endometriumpolypen ein Karzinom.

Symptomatik: Bei Endometriumpolypen können unregelmäßige oder andauernde Blutungen aus der Gebärmutterhöhle auftreten. Beim Symptom „postmenopausale Blutung" findet man in über 20% der Fälle Polypen des Endometriums und in weiteren 20% zusätzlich Zervixpolypen. Manchmal rufen Endometriumpolypen wehenartige Schmerzen hervor, wenn die Gebärmutter versucht, den als Fremdkörper wirkenden Polypen auszustoßen. Viele Endometriumpolypen zeigen jedoch überhaupt keine Symptome.

Diagnostik: Die Diagnose erfolgt durch Vaginalsonographie. Prämenopausal lassen sich Polypen am besten in der Zyklusmitte darstellen. Postmenopausal sieht man bei der Sonographie intrauterine Raumforderungen, die oft auch kleine Zysten aufweisen (◉ 11.12, S. 161). Die Hydrosonographie, bei der das Cavum uteri mit physiologischer Kochsalzlösung gefüllt wird, erleichtert die Abgrenzung gegenüber einem submukösen Myom (s. S. 164f).

Therapie: Bei prämenopausalen Frauen lassen sich Endometriumpolypen leicht durch eine Abrasio entfernen. Das gelingt jedoch besonders bei den fibrösen Polypen postmenopausaler Frauen häufig nur unvollständig. Daher empfiehlt es sich dringend, die Polypen unter Sicht mit dem Hysteroskop zu entfernen. Das gilt besonders für große sog. „Matronenpolypen" und für Polypen, die unter einer Therapie mit Tamoxifen aufgetreten sind (s. S. 225).

11 Tumorartige Veränderungen und gutartige Tumoren

◉ **11.10 Leukoplakie**

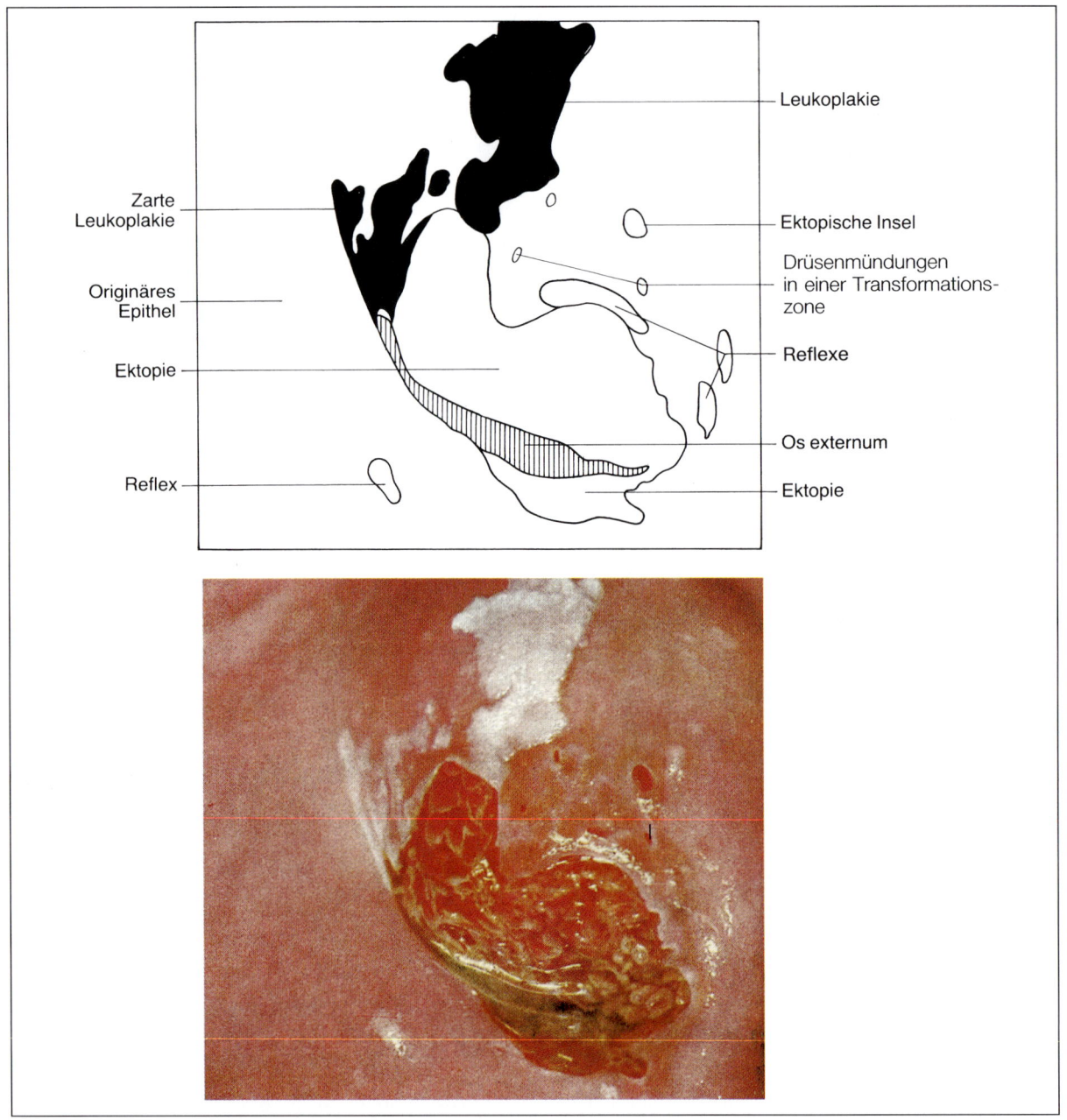

Über dem Muttermund (Os externum) sieht man eine Ektopie, eine Transformationszone sowie eine Leukoplakie. (aus [4])

Endometriose

M. Breckwoldt

Definition und Einteilung: Als Endometriose bezeichnet man Inseln von Gebärmutterschleimhaut, die ektop, d.h. außerhalb der zusammenhängenden physiologischen Endometriumschicht, vorkommen. Man unterscheidet (◉ **11.13**, S. 162):

➤ **Endometriosis genitalis interna** (Synonym: primäre Endometriose): die Endometrioseinseln haben direkte Verbindung zur Gebärmutterschleimhaut und liegen entweder im Myometrium oder in den Tuben:
– *Endometriosis uteri interna* (Synonym: Adenomyosis uteri): Endometrium ist in das Myometrium eingedrungen und führt zur Vergrößerung des Uterus; eine Sonderform ist das Adenomyom, wobei es sich um ein Myom (s. S. 165) mit endometrialem Drüsengewebe handelt (◉ **11.14a**, S. 162);
– *Endometriosis tubae:* ein Tubenverschluß kann zur Ausbildung einer Hämatosalpinx führen; liegen

11.11 Endometriumpolyp

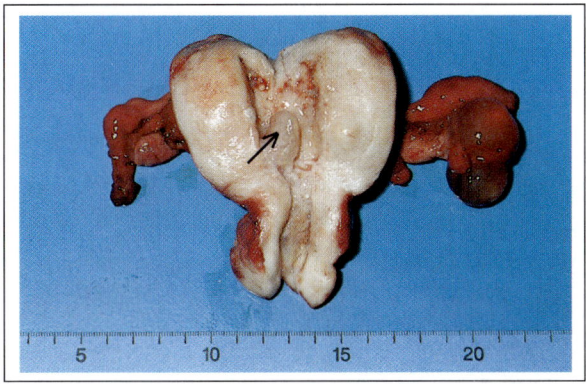

Der Uterus ist von hinten eröffnet. Im Cavum uteri findet sich ein Endometriumpolyp (→). Die Uteruswand ist verdickt (Hypertrophie). Rechts neben dem Ovar unter der Tube sieht man eine zweikammerige, seröse Zyste.

11.12 Endometriumpolyp: sonographischer Befund

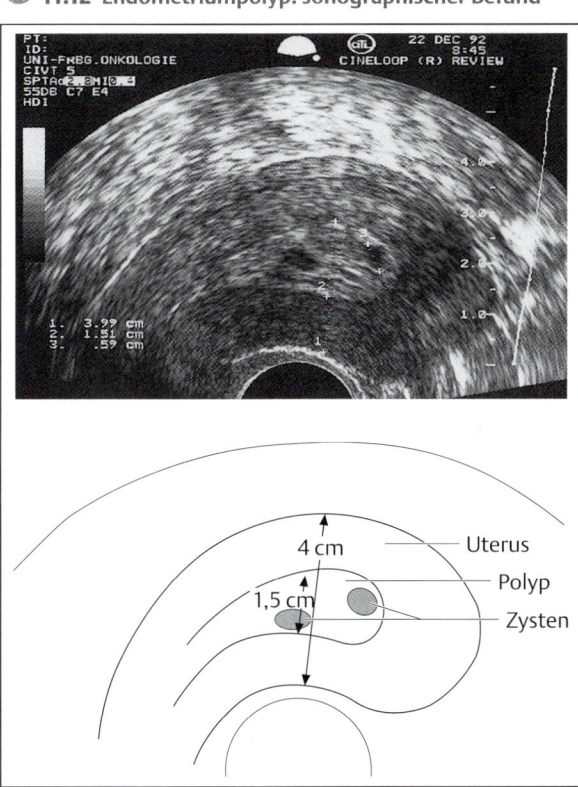

Bei der Vaginalsonographie des Uterus einer 58jährigen Frau zeigt sich ein zystisch-glandulärer Endometriumpolyp. Zum Vergleich: ein Endometriumkarzinom ist in ⊙ **12.17** auf S. 204 dargestellt. (von H.J. Prömpeler, Freiburg i.Br.)

die Endometrioseherde im interstitiellen Tubenabschnitt, werden sie als *Salpingitis isthmica nodosa* bezeichnet;
- **Endometriosis genitalis externa:** Endometriuminseln im Genitalbereich, aber außerhalb des Endo- und Myometriums; die häufigsten Lokalisationen sind in den Ovarien und retrozervikal im Douglas-Raum, seltener in der Vagina, im Bereich der Vulva und des Perineums sowie an den Ligg. rotunda;
- **Endometriosis extragenitalis** (selten): Dickdarm, Dünndarm und Blase können befallen sein, andere Lokalisationen wie Lunge, Extremitäten und Nabel sind sehr selten.

Nach Vorschlag der American Fertility Society werden **4 Stadien** unterschieden, die als *minimal, mild, mäßig oder schwer* eingestuft werden. Für die exakte Klassifizierung ist eine gynäkologische Laparoskopie oder Pelviskopie erforderlich, dabei werden die Anzahl der Herde, ihre Größe und ihre Lokalisation erfaßt.

Epidemiologie: Die Inzidenz der Endometriose beträgt in der weiblichen Population 1–2%.
Die Endometriose kommt ausschließlich im geschlechtsreifen Lebensalter der Frau vor und wird am häufigsten zwischen dem 3. und 4. Lebensjahrzehnt diagnostiziert.

Pathogenese: Zur Entstehung der Endometriose gibt es im wesentlichen zwei Theorien:
- Die **Verschleppungstheorie** geht davon aus, daß durch retrograde Menstruation Endometriuminseln über die Tube in die Peritonealhöhle gelangen und sich dort als Transplantat festsetzen.
- Die andere Theorie postuliert eine **ektope metaplastische Entstehung** von Endometriumgewebe.

Absiedelungen in der Lunge und anderen peripheren Organen gelangen vermutlich durch hämatogene Streuung oder durch Metaplasie an diese Lokalisationen.
Die Endometrioseherde unterliegen wie normales Endometrium den zyklischen Hormonwirkungen. Östrogene stimulieren ihre Proliferation, Progesteron antagonisiert den Östrogeneffekt. Während der Menstruation findet in den Gewebeinseln ebenfalls eine Blutung statt, die aber meist nicht abfließen kann und daher u.U. zu starken Beschwerden führt. Wie das eutope Endometrium ist auch die Endometriose in Abhängigkeit von ihrem Differenzierungsgrad in der Lage, Prostaglandine zu synthetisieren.

Symptomatik: Die klinische Symptomatologie kann von weitgehender Symptomfreiheit bis zu schwersten Krankheitszuständen mit Unterbauchschmerzen und starken dysmenorrhoischen Beschwerden reichen. Bei der Endometriosis uteri interna (Synonym: Adenomyosis uteri, ⊙ **11.14 b**) steht die *sekundäre Dysmenorrhö* im Vordergrund. Außerdem ist die *Sterilität* oft das wichtigste klinische Leitsymptom.

11.13 Endometriosis genitalis: mögliche Lokalisationen

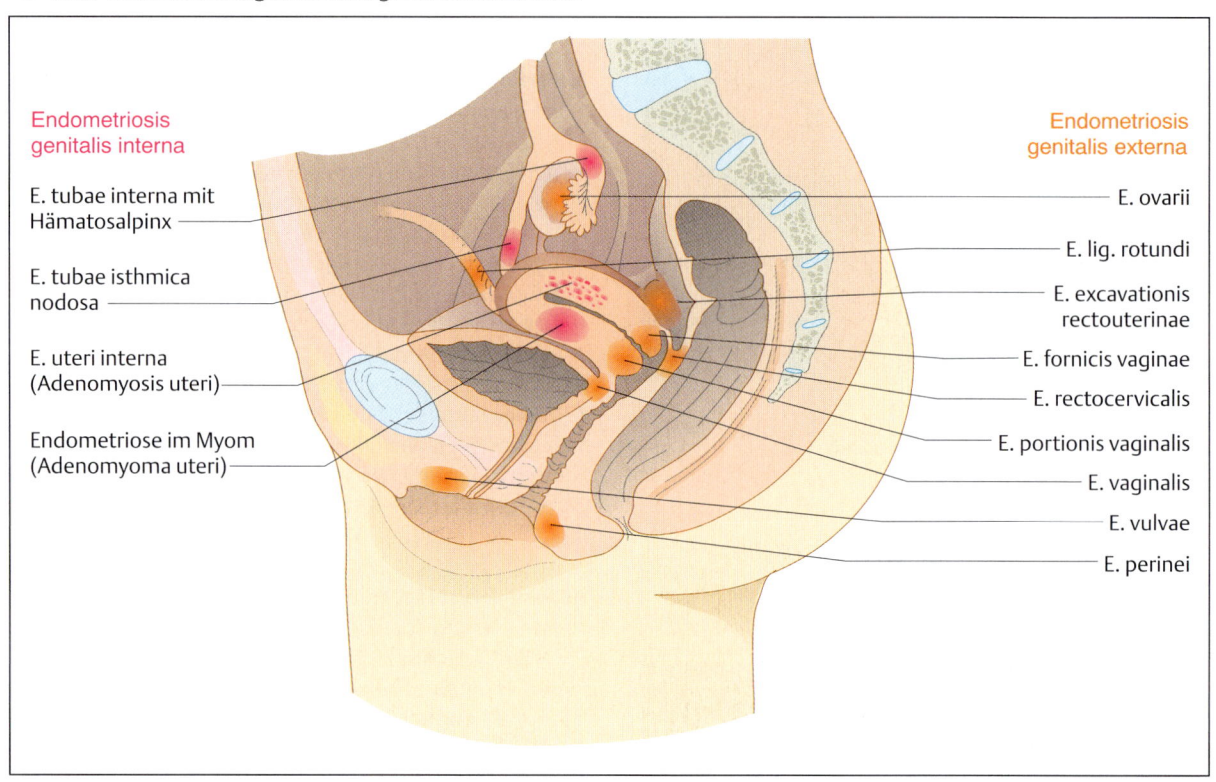

Dargestellt sind die möglichen Lokalisationen einer Endometriosis genitalis interna und externa. Darüber hinaus findet man gelegentlich ektopes Endometrium in Lunge, Dünn- und Dickdarm, Netz, Blase, Bauchwand, Leisten- oder Schenkelkanal und Extremitäten (Endometriosis extragenitalis).

11.14 Endometriosis uteri

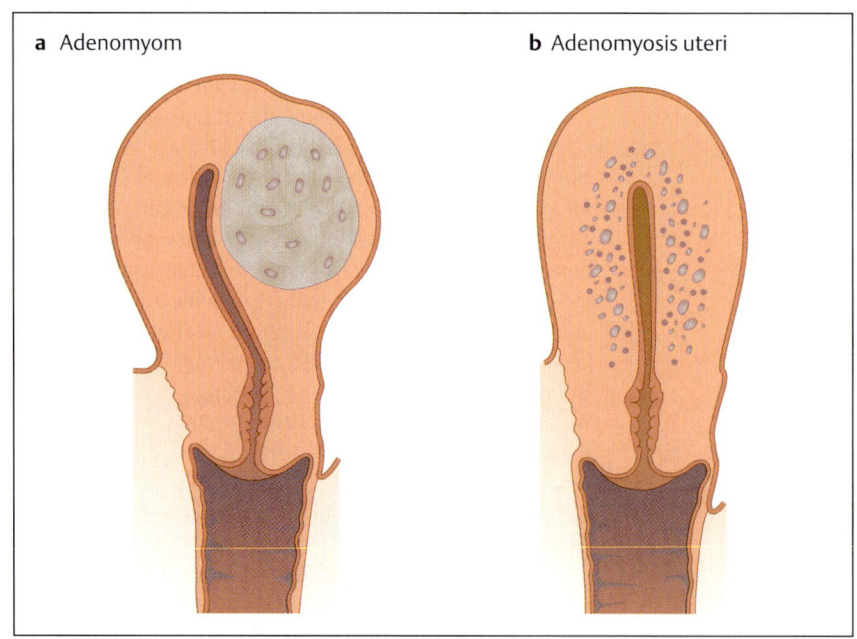

a Adenomyom **b** Adenomyosis uteri

Ein Adenomyom ist ein Myom, welches endometriales Drüsengewebe enthält. Bei der Adenomyosis uteri ist dagegen Endometrium diffus in das Myometrium eingedrungen.

◉ **11.15** Ovarielle Endometriosezyste

a Sonographie

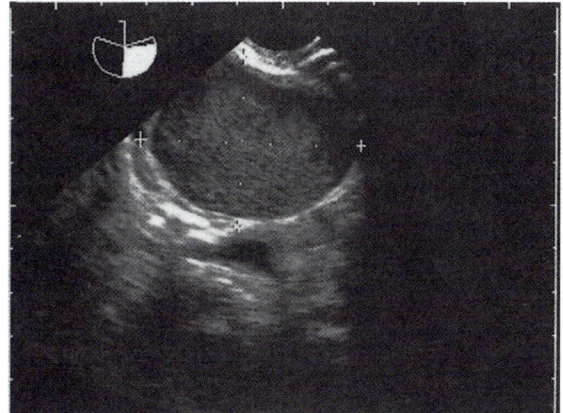

b Laparoskopie

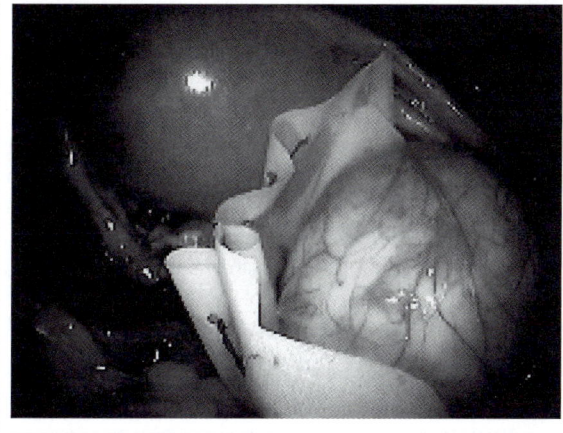

a Typisches Sonographiebild einer Endometriosezyste des Ovars. Deutlich zu erkennen ist die glatt begrenzte Raumforderung mit homogenem Inhalt, die auch als Schokoladenzyste bezeichnet wird. (aus [15]) **b** Laparoskopisches Bild einer Endometriosezyste, die sich in einem Bergesack befindet. (von U. Karck, Universitätsfrauenklinik Freiburg i. Br.)

Bei Befall des Douglas-Raumes wird neben der Dysmenorrhö über Schmerzen bei der Kohabitation geklagt.

Diagnostik: Die Sonographie ist für die exakte Diagnostik zu unsicher, die Endoskopie ist unverzichtbar.
Liegt eine Sterilität vor, wird die Endometriose im Rahmen der pelviskopischen Abklärung der Tubenfunktion innerhalb des Peritoneums entdeckt.
Bei Befall des Ovars kann es zu zystischer Vergrößerung des Ovars kommen. Der Zysteninhalt besteht aus einer schokoladenfarbenen, viskösen Flüssigkeit (Schokoladenzysten, ◉ **11.15**).

Therapie:
Konservativ: Da die Endometriose eine gutartige, hormonabhängige Erkrankung ist, kann zunächst versucht werden, mit *Gestagenen* in steigender Dosierung eine Atrophisierung der ektopen Endometriuminseln zu erreichen. Daneben hat sich die Gabe von *Danazol*, einem Derivat des 17-Ethinyl-Testosterons bewährt. Die tägliche Gabe von 400–600mg Danazol führt während eines Behandlungszeitraums von 3 bis maximal 6 Monaten in einem hohen Prozentsatz zum Rückgang der Beschwerden. Gelegentlich auftretende Nebenwirkungen mit leichten Virilisierungserscheinungen wie Akne, Hirsutismus und Beeinträchtigung der Stimmlage sind zu beachten. Ferner kann es zu Veränderungen im Lipoproteinprofil kommen mit einer Verschiebung des LDL/HDL/Cholesterin-Quotienten zugunsten der LDL-Fraktion.

Als weitere konservative Behandlungsmaßnahme kommt der Einsatz von *GnRH-Analoga* wie Buserelin, Decapeptyl und Leuprorelin-Acetat zum Einsatz. Durch die chronische Anwendung von GnRH-Analoga läßt sich eine Funktionsruhe des Ovars erreichen. Der Östrogenentzug bewirkt dann eine Atrophisierung des eutopen und ektopen Endometriums. Als Nebenwirkung kommt es fast regelmäßig als Folge des Östrogendefizits zu klimakterischen Ausfallserscheinungen mit Hitzewallungen, Schweißausbrüchen und Atrophie der Scheidenhaut. Der vollständige Östrogenentzug kann auch zu einer beschleunigten Demineralisierung des Skelettsystems führen. Aus diesem Grund sollte die Anwendung von GnRH-Analoga zeitlich limitiert sein und 6 Monate nicht übersteigen.

Bei allen konservativen Verfahren zur Behandlung der Endometriose besteht eine Rezidivgefahr, die etwa mit 30% zu veranschlagen ist, da es nicht in jedem Falle gelingt, die Endometrioseherde vollständig narbig umzubilden.

Chirurgische Methoden stehen als letztes therapeutisches Verfahren zur Verfügung. Sie können meist endoskopisch durchgeführt werden. Endometriuminseln können durch Elektro- oder Thermokoagulation sowie durch Laserbehandlung entfernt werden. Bei größeren Ovarialzysten oder ausgedehntem Befall von Blase und Rektum ist eine entsprechende chirurgische Therapie erforderlich.

Uterusmyom

A. Pfleiderer

Definition: Als Myom werden gutartige Geschwülste bezeichnet, die aus glatter Muskulatur und einem mehr oder weniger stark entwickelten bindegewebigen Anteil bestehen (Fibroleiomyom, ◉ **11.16**). Sie besitzen keine echte Kapsel, doch ist sowohl die Uterusmuskulatur als auch das periphere Myomgewebe kapselartig angeordnet, so daß es leicht möglich ist, die Myomknoten aus dem umgebenden Myometrium zu enukleieren. Sie sind primär kugelrund, können aber durch mechanische Einwirkungen ihrer Umgebung auch andere Formen anneh-

👁 **11.16 Histologisches Bild eines Myoms**

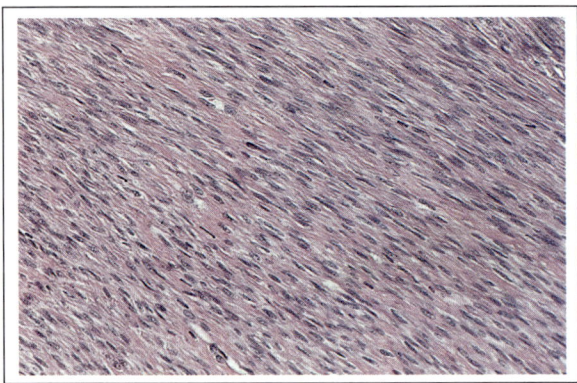

Myome bestehen vorrangig aus spindelförmigen Muskelfasern und Bindegewebe (von U. Karck, Universitätsfrauenklinik Freiburg i. Br.).

men. Sie gehören zu den größten Tumoren unseres Körpers.

Epidemiologie: Myome finden sich im Uterus von 20–30% aller Frauen über 30 Jahren.

Pathogenese: Das Wachstum der Myome ist an die Funktion der Ovarien gebunden. Es gibt keine Uterusmyome bei Kindern und keine Neuentstehung von Myomen in der Postmenopause. Ihre Entstehung ist multifaktoriell. Genetische Faktoren und eine hormonale Dysregulation sind die wichtigsten Ursachen. Im Myomgewebe ist die Konzentration von Östrogen- und Progesteronrezeptoren höher und das Verhältnis Östrogen- zu Progesteronrezeptoren scheint zugunsten der Östrogenrezeptoren verschoben. Möglicherweise besteht ein Defekt in der Progesteronrezeptordynamik. Dementsprechend hat ein relatives Übergewicht der Östrogene für das Myomwachstum Bedeutung, wie es während der präklimakterischen Ovarialinsuffizienz eintritt.

 Fehlen Östrogene (Postmenopause, Wochenbett, Therapie mit GnRH-Analoga), schrumpfen noch nicht regressiv veränderte Myome stark.

Nur selten kommt ein Myom als solitärer Knoten vor. Meist bestehen mehrere Myome im Uterus. Etwa 1/3 aller benignen, histologisch sonst völlig unauffälligen Leiomyome zeigen Chromosomenaberrationen wie in einem malignen Tumor. Dabei handelt es sich um konstant auftretende Brüche besonders in den Chromosomen 14, 12, 7 und 1. Ein malignes Wachstum von Myomen, eine maligne Entartung oder eine Metastasierung ist jedoch außergewöhnlich selten. In höchstens 0,1% aller Myome findet sich histologisch ein Sarkom. Man nimmt an, daß es sich dabei nicht um eine sarkomatöse Umwandlung eines Myoms, sondern um einen primär malignen Prozeß handelt.

Sekundäre Veränderungen finden sich in etwa 1/3 aller Fälle. Eine *Erweichung* eines Myoms ist bedingt dadurch, daß das Myom mit kavernösen Bluträumen durchsetzt, ödematös durchtränkt, myxomatös verändert, fettig degeneriert oder nekrotisch ist. Im allgemeinen gehen diese Veränderungen auf eine Durchblutungsstörung zurück. Gelegentlich, besonders im Wochenbett, können Myome auch dadurch verjauchen, daß Keime aus der Uterushöhle oder aus dem Darm auf dem Lymph- oder Blutweg eingeschleppt wurden. Durch eine Zunahme des bindegewebigen Anteils können Myome *verhärten* und sich zu Fibromen umbilden. Infolge von Ernährungsstörungen können in stark regressiv veränderten Myomen besonders bei älteren Frauen und im Spätwochenbett *Kalkablagerungen* auftreten. Diese Myome werden dann im Röntgenbild sichtbar.

Einteilung: Die Bezeichnung der Uterusmyome erfolgt nach ihrer:
Lokalisation bzgl. des Uterus: (👁 **11.17**)
➤ Korpusmyome,
➤ Zervixmyome (erheblich seltener).
Lokalisation bzgl. der Uteruswand: (👁 **11.17**)
➤ intramurale Myome sind am häufigsten. Sie sind in der Uteruswand lokalisiert und wölben auch bei stärkerem Wachstum weder das Endometrium noch die Uterusserosa vor, da mit ihrem Wachstum eine konsensuelle Hypertrophie der Uterusmuskulatur Schritt hält (👁 **11.18**). Durch diese Hypertrophie kann der Uterus auf das 2- bis 3fache seiner normalen Größe vergrößert sein;

 Fälschlicherweise werden solche Uteri oft als diffus myomatös bezeichnet;

➤ subseröse Myome liegen an der Außenseite des Uterus und buckeln die Serosa (das Peritoneum viszerale) vor, bis sie u.U. nur noch über einen dünnen Stiel mit dem Uterus verbunden sind (👁 **11.19**); entwickelt sich das Myom im Bereich eines Ligaments, spricht man von einem
 – intraligamentären Myom. Sie gehen von der Seitenkante des Uterus aus, drängen die beiden Blätter des Lig. latum uteri auseinander und entwickeln sich in den parametranen Raum hinein.
➤ submuköse Myome entwickeln sich in Richtung der Uterushöhle und wölben das Endometrium vor (👁 **11.18, 11.20 a**, S. 166). Bei stärkerer submuköser Entwicklung versucht der Uterus, den Fremdkörper auszutreiben. Der Myomknoten wird dadurch länglich verformt, und es entsteht ein Stiel, der aus Myometrium und Endometrium gebildet wird. An diesem Stiel hängend, kann das submuköse Myom aus dem Zervikalkanal herauswachsen (Myoma in statu nascendi);
➤ diffuse Leiomyomatose: bei dieser seltenen Form findet man zahllose kleine Myomknoten im Uterus.

11.17 Mögliche Lokalisationen von Myomen

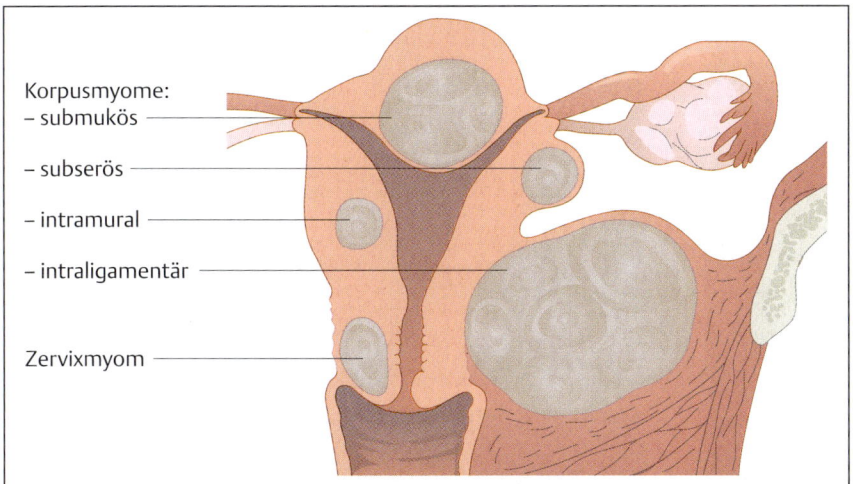

Korpusmyome:
– submukös
– subserös
– intramural
– intraligamentär

Zervixmyom

11.18 Intramurale Myome

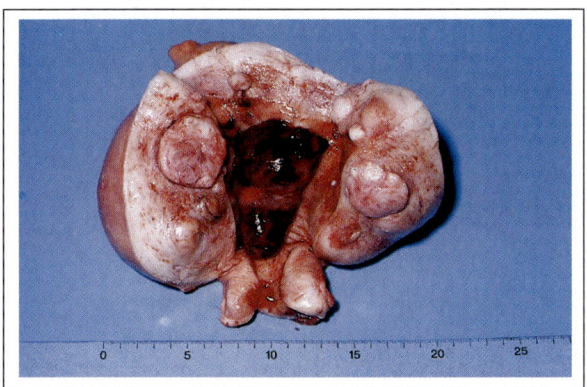

Uterus myomatosus mit intramuralen Myomen, reaktiver Hypertrophie des Myometriums und hämorrhagisch infarziertem, submukösem Myom.

Generalisierte Formen (sehr selten):
- intravenöse Leiomyomatose: typisches Myomgewebe kann über die V. ovarica und die V. cava bis in den rechten Herzvorhof wachsen;
- endolymphatische Stromamyose: bei dieser meist auf das kleine Becken beschränkten Form findet man die Wucherungen in den Lymphgefäßen;
- disseminierte peritoneale Leiomyomatose: die kleinen intraperitonealen Myomknoten werden meist als Zufallsbefund gefunden, z. B. bei einer Sectio caesarea oder einer Laparoskopie.

Sonderformen:
Ist Endometrium in die Uteruswand verlagert, spricht man von einer *Adenomyosis uteri*. Diese stellt wahrscheinlich eine besondere Erkrankung dar und ist nicht nur eine Sonderform der Endometriose (s. S. 160ff). Uterusmyome, die außer glatter Muskulatur und Bindegewebe endometriales Drüsengewebe enthalten, werden als *Adenomyome* bezeichnet.

11.19 Subseröse Myome

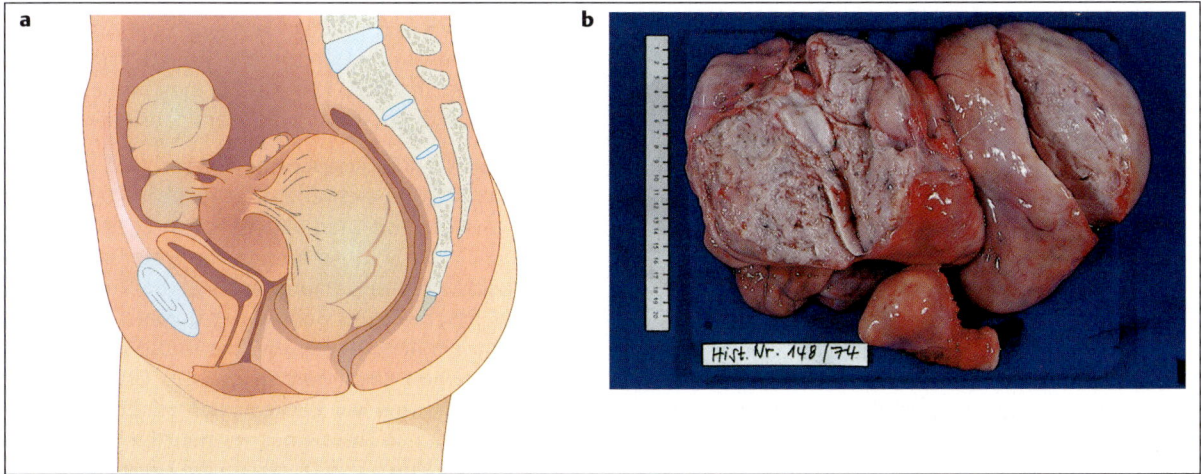

a In der Skizze sind 3 subseröse Myome dargestellt, von denen das eine die gesamte Kreuzbeinhöhle ausfüllt. **b** An dem kleinen Uterus (unten im Bild) hängen 2 große subseröse Myome.

11.20 Submuköses Myom

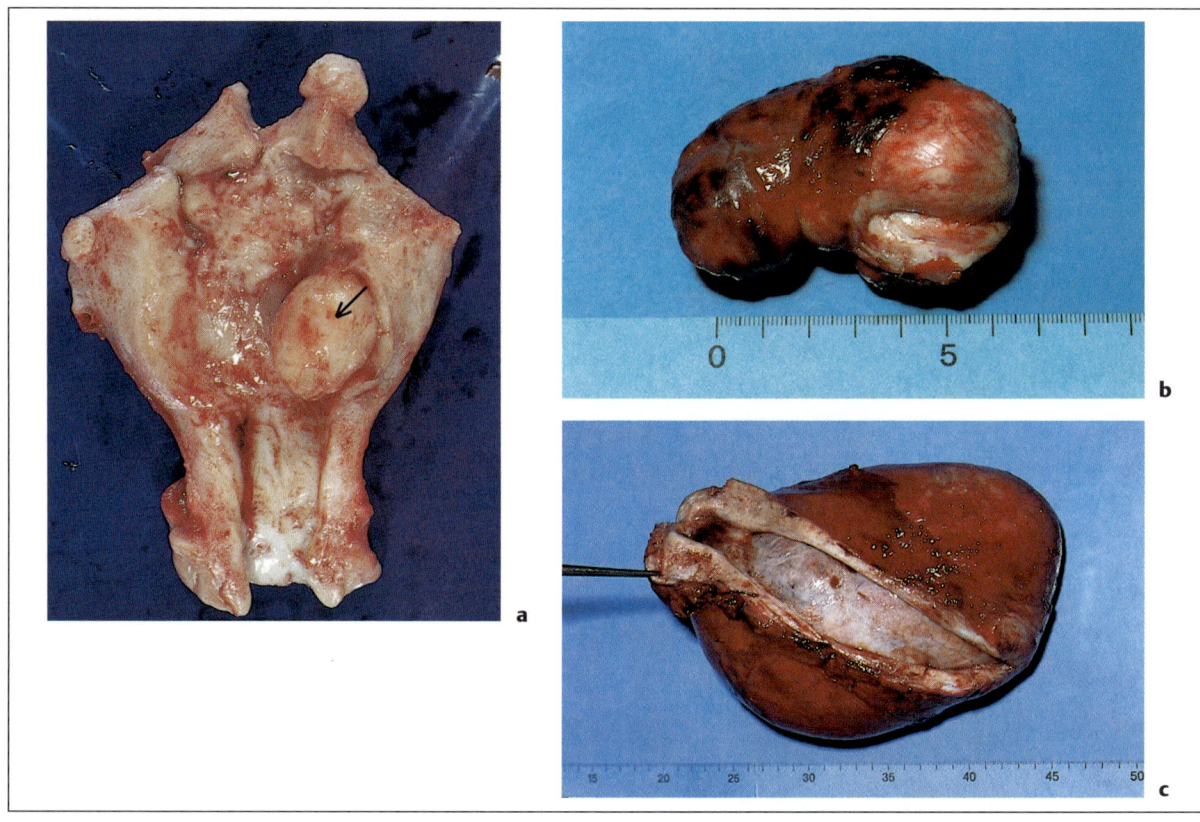

a Uterus myomatosus mit großem, submukösem Myom (→) und kleinem, intramuralem Myom (oben). **b** Isoliertes, teilweise oberflächlich infarziertes (links) Myom. **c** Partiell eröffneter Uterus mit breit vorgewölbtem, zum Teil submukösem Myom. (b, c von U. Karck, Universitätsfrauenklinik Freiburg i. Br.).

Symptomatik: Hauptsymptom des Uterus myomatosus sind **Blutungsstörungen** aller Art (T 11.2, 👁 5.17, S. 64).
➤ Die Blutungsstörungen erklären sich **mechanisch** durch eine Vergrößerung der blutenden Fläche des Endometriums, eine Störung der Kontraktionsfähigkeit des Uterus durch die Knoten in der Uteruswand und durch Störungen im lokalen Blutstillungsmechanismus im über dem Myomknoten ausgespannten Endometrium. Die Folge sind *Hypermenorrhöen* und *Menorrhagien*. Bei einer starken Vorbuckelung des Endometriums durch einen submukösen Knoten kann es zu Blutungen aus dem Endometrium und schließlich zu einem Aufbrechen der Myomwand und damit zu nichtzyklischen Blutungen, zu *Metrorrhagien*, kommen.
➤ Das Wachstum von Myomen im 5. Lebensjahrzehnt ist im wesentlichen dadurch möglich, daß die Zahl der Ovulationen zurückgeht und die Progesteronwirkung mehr und mehr ausfällt. Daher ist ein Uterus myomatosus häufig assoziiert mit **funktionell**, d.h. ovariell bedingten Blutungsstörungen, wie sie für das Klimakterium typisch sind: Blutungen in verkürzten Intervallen *(Polymenorrhö)*, verstärkte *(Hypermenorrhöen)* und verlängerte Regelblutungen *(Menorrhagien), Vorschmieren* sowie (bei 8–10% aller Frauen mit einem Uterus myomatosus) durch eine glandulär-zystische Schleimhauthyperplasie (s. S. 68) hervorgerufene *Menorrhagien*, die unbehandelt über Wochen anhalten können.
Bei Frauen, die an einem Uterus myomatosus leiden, tritt die Menopause im Durchschnitt später ein als bei gesunden Frauen.

> Eine Hypo-, eine Oligo- oder gar eine Amenorrhö sind jedoch nie durch einen Uterus myomatosus bedingt. In diesen Fällen sollte man immer an eine Schwangerschaft oder die Menopause denken.

Druck- und Verdrängungserscheinungen sind vom Sitz und der Wachstumsrichtung, aber auch von der Beweglichkeit der Myomknoten abhängig (👁 11.19a, S. 165). Können sich die Myomknoten in die freie Bauchhöhle entwickeln, so führen häufig auch große Tumoren zu keinerlei Beschwerden. Sobald der myomatöse Uterus aber nicht aus dem kleinen Becken in die freie Bauchhöhle aufsteigen kann, kommt es zum Druck auf die Nachbarorgane und die Beckenwand. Häufig sind Blasenbeschwerden in Form eines vermehrten Harndrangs (Pollakisurie). Durch den Druck auf die Urethra von hinten und unten kann eine Behinderung der Blasenentleerung mit Restharn und sekundärer Zystitis bis hin zur

11.2 Symptomatik und Diagnostik von Uterusmyomen

Myomlokalisation	Symptomatik	klinischer Befund	ergänzende Diagnostik (zusätzlich zu Ultraschall)
intramural	Menorrhagien (ca. 60% der Fälle), Symptome durch Druck und Verdrängung (s.o.)	Uterus derb, vergrößert (evtl. Sondenlänge > 7 cm)	hCG-Bestimmung zum Schwangerschaftsausschluß
subserös	meist symptomlos, evtl. ziehende Schmerzen oder Stieldrehung mit akutem Abdomen	Uterus mehrknollig, unregelmäßig ausladend	Laparoskopie
submukös	Menometrorrhagien (ca. 95% der Fälle), evtl. Schmerzen	glatter, blauroter Tumor im Muttermund bei einem Myoma in statu nascendi	Hysteroskopie, Abrasio
intraligamentär	meist keine Beschwerden, wenn, dann Verdrängungserscheinungen: Blase, Ureter, sehr selten Gefäße	Tumor neben dem Uterus, schwer beweglich	intravenöses Pyelogramm

Überlaufblase mit Ischuria paradoxa entstehen. Durch Druck eines Myomknotens auf das Rektum kann eine Obstipation verursacht werden, durch Ausdehnung in die Kreuzbeinhöhle Kreuzschmerzen. Bei intraligamentär entwickelten Myomen kann es zur Kompression eines Ureters mit Hydronephrose und zu einer Kompression der Venen mit Zirkulationsstörungen in den Beinen kommen.

Schmerzen haben etwa 20–30% der Myompatientinnen. Dabei lassen sich diese Schmerzen, z.B. in Form von Druck- oder Verdrängungserscheinungen durch das Geschwulstwachstum erklären. Dysmenorrhoische, krampf- und wehenartige Schmerzen als Folge einer Druckerhöhung im Uterus finden sich nur selten, höchstens beim submukösen Myom in statu nascendi.

Peritoneale Reizerscheinungen treten im Rahmen degenerativer Veränderungen bei Blutungen in ein Myom, bei einer aseptischen Nekrose oder einer Ruptur der Kapsel auf. In der Schwangerschaft kann es zu schmerzhaften Kapselspannungen im Myom kommen. Gelegentlich auftretende „Darmkoliken" können durch Verwachsungen von ernährungsgestörten, subserösen Myomen bedingt sein.

Komplikationen und Differentialdiagnose: In erster Linie hat eine **Anämie** aufgrund lang anhaltender starker Blutungen mit den sie begleitenden Symptomen wie Herzklopfen, Schwindel und Kopfschmerzen Bedeutung. Eine Beschleunigung der BSG kann auf eine **Myomnekrose** zurückgehen. Erhöhte CA 125-Spiegel im Serum weisen auf eine **Adenomyose** hin. Fieber und die Zeichen einer Entzündung können auftreten, wenn es zu einer **Harnwegsinfektion** infolge einer Harnstauung oder zu einer **Nekrose**, **Vereiterung** oder **Verjauchung** eines Myoms kommt. Letzteres tritt am häufigsten bei einem submukösen Myom auf und wird von einem eitrigen Fluor begleitet.

- Eine rasche Vergrößerung eines Uterus myomatosus ist immer verdächtig auf eine Fehldiagnose: in Frage kommen hier neben einer Schwangerschaft Ovarialtumoren, Erweichungsprozesse oder aber die Entwicklung eines Leiomyosarkoms.

Diagnostik: Bei der **Anamnese** sollte man insbesondere nach Blutungsstörungen und Verdrängungserscheinungen im kleinen Becken (z.B. Miktionsstörungen, Obstipation und Kreuzschmerzen) fragen. Die Diagnose „Uterus myomatosus" wird durch diese Informationen und insbesondere durch die **bimanuelle Untersuchung** gestellt. Die Härte, die kugelige Gestalt, der Zusammenhang mit dem Uterus und die Vielzahl der Geschwülste machen die Diagnosestellung einfach. Die normale gynäkologische Untersuchung reicht in etwa 90% aller Fälle aus, einen Uterus myomatosus einerseits und einen Prozeß an den Adnexen andererseits zu unterscheiden. Trotzdem kann die Differentialdiagnose schwierig sein. Eine zusätzliche Hilfe zur Diagnose ist die **Sonographie.** Meist stellen sich Myome als echoarme Strukturen mit einem durch die umgebende Pseudokapsel hervorgerufenen, lateralen Schallauslöschungsphänomen dar. Sekundäre Veränderungen (s. S. 164) wie eine Fibrosierung, zystische Degenerationen, Nekrosen oder Kalkeinlagerungen verändern jedoch das sonographische Bild erheblich. Das heute sehr verbreitete Vorgehen, bei jeder gynäkologischen Untersuchung eine vaginale Sonographie durchzuführen, führt zur Entdeckung zahlreicher Myome, die weder Beschwerden machen noch einer Behandlung bedürfen.

Therapie:

- Eine Patientin mit Uterus myomatosus bedarf nur dann einer Behandlung, wenn durch das Myom Beschwerden hervorgerufen werden.

Patientinnen mit einem symptomfreien Uterus myomatosus sollten sich in 6monatigen Abständen Kontrolluntersuchungen unterziehen.

Muß behandelt werden, kann eine medikamentöse Therapie versucht werden, wenn die Symptomatik sich auf Blutungsstörungen beschränkt oder die Menopause in absehbarer Zeit erwartet wird. Ansonsten sollte eine Operation erwogen werden: organerhaltende Myomenukleation insbesondere bei Kinderwunsch oder Hysterektomie.

Medikamentöse Therapie: Die *funktionellen Blutungsstörungen* beim Uterus myomatosus, vor allem die anovulatorischen Zyklen oder die auf eine Corpus-luteum-Schwäche zurückgehende, glandulär-zystische Schleimhauthyperplasie, lassen sich durch eine zyklische Gestagengabe (15.–24. Zyklustag 5–10 mg, z.B. Primolut-Nor 5 oder G-Farlutal) behandeln (s. S. 76). Unter fortdauernder Gestagengabe kommt es auch zu einer gewissen Wachstumshemmung des Uterus myomatosus.

Ist eine operative Therapie geplant, kann durch eine Behandlung mit GnRH-Analoga (Buserelin intranasal oder Dekapeptyl monatlich i.m.) eine Blockierung der Ovarialfunktion mit postmenopausalem Östrogenspiegel und somit eine erstaunliche Rückbildung auch großer Myome erreicht werden, soweit sie noch nicht regressiv verändert sind. Durch die therapiebedingte Amenorrhö bessert sich auch die häufig vorhandene Anämie. Der resultierende Östrogenmangel verbietet jedoch eine Langzeittherapie. Nach Absetzen dieser Behandlung kommt es wieder zum raschen Wachstum der Myome bis zu ihrer ursprünglichen Größe.

Operation: Die einzige dauerhaft effektive Behandlung ist die Operation.
Bei folgenden *Indikationen* ist eine operative Behandlung dringend zu empfehlen:
- Unsicherheit in der Diagnose, d.h. die Unmöglichkeit, einen Ovarialtumor auszuschließen,
- sehr große, sehr bewegliche subseröse oder gestielte Myome (in diesen Fällen ist eher mit dem Eintreten von Komplikationen zu rechnen),
- schnelles Wachstum des „Myoms" (Verdacht auf Sarkom oder Ovarialtumor),
- submuköses Wachstum des Myoms (in statu nascendi),
- akute Komplikationen wie Stieldrehung (sehr selten, s. S. 177f), Kapselruptur, aseptische Totalnekrose, Blutungen in die Myomkapsel, Infektion des Myoms.

Zu einer Operation ist der Patientin auch immer dann zu raten, wenn anhaltende, hormonal nicht zu beherrschende Blutungen (Menorrhagien und Hypermenorrhöen) zu einer Anämie führen, wenn Druckerscheinungen auf Blase, Darm, Ureter oder Os sacrum auftreten oder wenn andere Veränderungen vorhanden sind, die gleichfalls eine Operation erfordern (Deszensus, alte Adnexentzündung, Retentionszysten in den Ovarien). Auch bei einer sonst nicht zu erklärenden Sterilität oder Infertilität sollte eine Operation erwogen werden.

Operationstechnik: Mit der Entwicklung der endoskopischen Techniken ist die Zahl der sog. konservativen, das heißt uteruserhaltenden Myomoperationen angestiegen. Subseröse und oberflächlich intramural sitzende Myome können laparoskopisch „enukleiert" und entfernt, submuköse Myome können hysteroskopisch abgetragen werden.

> Vor der Operation kann man allerdings so gut wie niemals sicher voraussagen, ob das konservative (uteruserhaltende) Operieren möglich sein wird.

Ist eine konservative Myomoperation nicht beabsichtigt oder nicht möglich, oder will die Frau nicht mehr schwanger werden, wird der Uterus exstirpiert. Dies kann auf vaginalem oder abdominalem Weg geschehen:
- Die vaginale Hysterektomie ist dann angezeigt, wenn der Uterus gut beweglich ist und kein Befund an den Adnexen besteht.
- Die abdominale Hysterektomie ist angezeigt, wenn das Myom sehr groß, intraligamentär lokalisiert oder verwachsen ist sowie bei jedem zweifelhaften Befund an den Adnexen. Sind die Adnexe, insbesondere die Ovarien bei einer Frau unter 50 Jahren, makroskopisch unverändert, so wird man sie belassen. Bei postmenopausalen Frauen empfiehlt sich, wenn dies vor der Operation mit der Patientin besprochen ist, die Entfernung der Adnexe.

Die früher viel geübte supravaginale Exstirpation des Corpus uteri wird heute nicht mehr durchgeführt.

Erfolgsrate und Spätkomplikationen: Die Rezidivgefahr beträgt nach der Enukleation von Myomknoten rund 15%. Patientinnen, die nach konservativer Myomoperation schwanger werden, müssen wegen der Gefahr einer Uterusruptur unbedingt klinisch entbunden werden.

Psychologische Aspekte der Hysterektomie: Die Entfernung des Uterus bedeutet nach allen bisher vorliegenden Daten weder hormonal noch nerval noch sexuell irgendeine Einbuße. Die Behauptung, daß bei der vollständigen Entfernung des Uterus die Sexualzentren des kleinen Beckens gestört oder entfernt würden, entbehrt jeglicher wissenschaftlicher Grundlage. Dies sollte jedoch nicht darüber hinwegtäuschen, daß etwa 5% aller hysterektomierten Frauen diesen Eingriff für eine Fülle von nachfolgenden Beschwerden verantwortlich machen. Probleme treten besonders dann auf, wenn schon vorher Störungen der psychosexuellen Erlebnisfähigkeit bestehen, für die dann sekundär die Gebärmutterentfernung verantwortlich gemacht wird (s. S. 112ff). Die Problematik rührt daher, daß die „Gebärmutter" als wichtigster Ausdruck des Frauseins und Mutterwerdenkönnens begriffen wird und der Verlust dieses Organs dann notwendigerweise, wenn dies nicht rational verarbeitet werden kann, zu einem Verlustsyndrom führen muß. Der Hysterektomie sollte deshalb, wenn möglich, eine Art Trauerprozeß vorausgehen.

⚠ Jede Hysterektomie sollte nicht nur streng indiziert sein, sondern, was wesentlich bedeutsamer ist, nach langem Abwägen von der betroffenen Frau gewünscht oder voll akzeptiert sein.

Die Hysterektomie ohne akute Indikation muß deshalb präoperativ ohne Zeitdruck von der betroffenen Patientin auf Anregung der behandelnden Ärztin bzw. des behandelnden Arztes psychisch verarbeitet werden.
Eine Ausnahme bildet lediglich die Hysterektomie bei Krebserkrankungen.

Myom in der Schwangerschaft

Über die Häufigkeit von Myomen im schwangeren Uterus gehen die Angaben weit auseinander. Sind Myome vorhanden, so sind die Frauen trotz Kinderwunsches oft steril. Die Sterilität ist aber meist auf eine fehlende Ovulation oder eine Corpus-luteum-Insuffizienz zurückzuführen, die ihrerseits das Myomwachstum begünstigt. Ist es zu einer Konzeption gekommen, so sind Fehl- oder Frühgeburten häufig. Während man früher angenommen hat, daß die Myome in der Schwangerschaft durch Zunahme der Muskelmasse wachsen, ergaben neuere sonographische Messungen, daß die Vergrößerung durch degenerative Veränderungen, insbesondere durch Flüssigkeitsansammlungen im Myomgewebe hervorgerufen wird und maximal ca. 25% beträgt. Im Wochenbett verkleinern sich die Myome wieder auf ihr ursprüngliches Volumen, nicht selten unter Verkalkung. In der Schwangerschaft können Kapselspannungsschmerzen hervorgerufen werden und Nekrosen auftreten. Stieldrehungen subseröser Myome sind häufiger. Große Uterusmyome können soviel Platz in Anspruch nehmen, daß das Abdomen vermehrt vorgewölbt ist, und daß Schlafstörungen sowie eine Dyspnoe auftreten können. Da das Myom jedoch meist im Myometrium des Corpus uteri entsteht, steigen diese Myome im Laufe der Schwangerschaft, wenn sich der Uterus vergrößert und sich aus dem kleinen Becken hinausentwickelt, mit dem Uterus hoch. Myome, die zu Beginn der Schwangerschaft tief im kleinen Becken liegen, werden so durch den wachsenden Uterus aus dem Becken gehoben. Myome bilden deshalb selten ein Geburtshindernis. Dies ist nur dann der Fall, wenn das Myom intraligamentär entwickelt ist oder aus einem anderen Grund nicht hochsteigen kann. Atonische Nachblutungen sind häufiger als sonst. Im Wochenbett kann ein Myomknoten von der Gebärmutterhöhle aus durch Lochialkeime infiziert werden.

11.5 Tuben

Bei verdickten Tuben handelt es sich meist nicht um eine echte Tumorbildung, sondern fast immer um eine
➤ Hydrosalpinx (Synonym: Saktosalpinx, S. 130ff),
➤ Pyosalpinx (seltener),
➤ Hämatosalpinx als Folge einer Endometriose (s. S. 160ff) oder bei einer Tubargravidität (s. S. 373ff).

Echte Tumorbildungen in der Tube, von der Endosalpinx ausgehende Papillome, oder von der Tubenwand ausgehende Fibrome, Lipome und Myome sowie gutartige Teratome sind ausnahmslos sehr selten. Das gleiche gilt für alle malignen Tumoren (s. S. 208).
Im Gegensatz dazu findet man eine Fülle von meist winzi-

👁 **11.21 Zysten im Bereich der Tube und der Mesosalpinx**

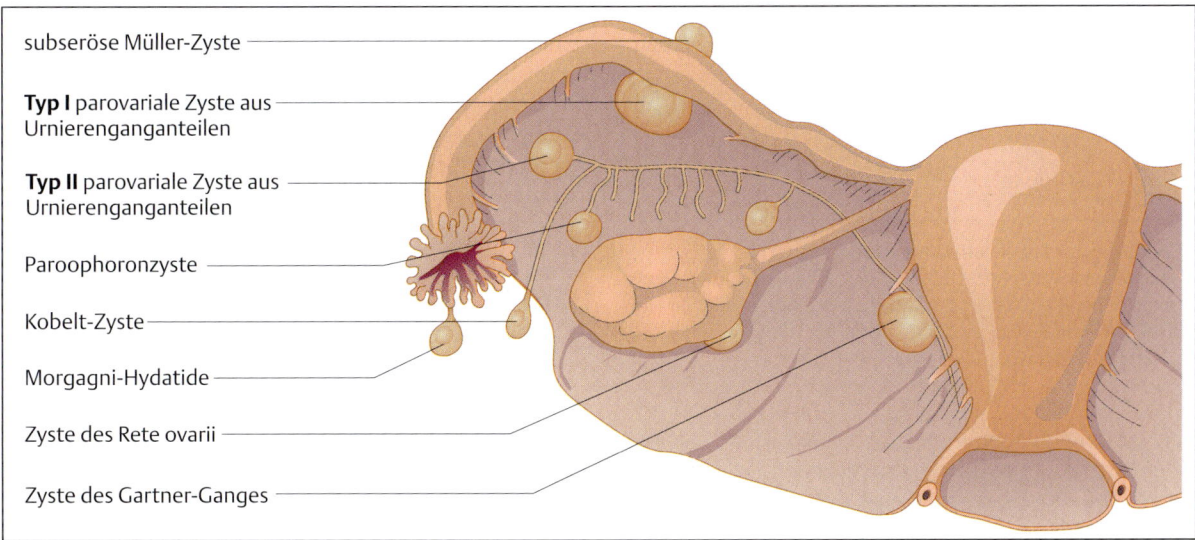

11.22 Parovarialzysten

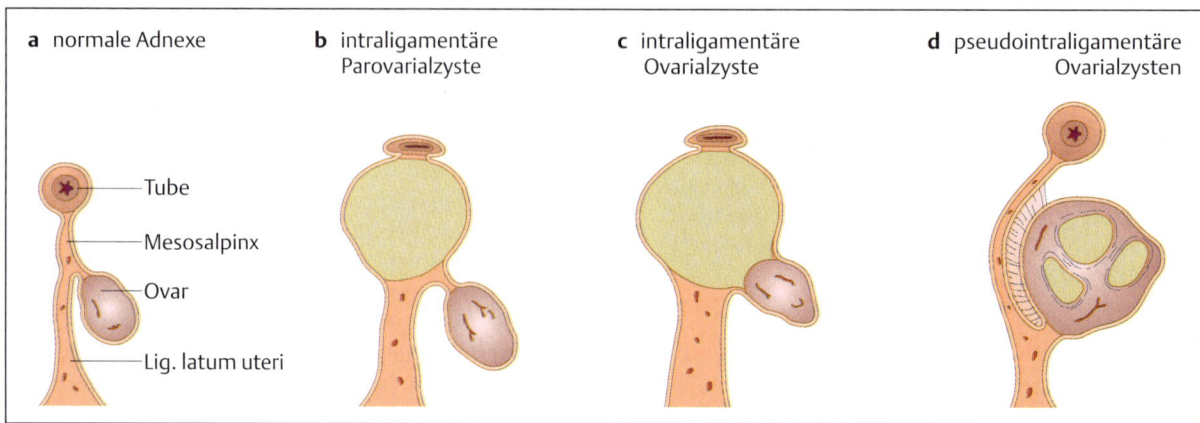

a normale Adnexe — Tube, Mesosalpinx, Ovar, Lig. latum uteri
b intraligamentäre Parovarialzyste
c intraligamentäre Ovarialzyste
d pseudointraligamentäre Ovarialzysten

11.23 Endosalpingiose

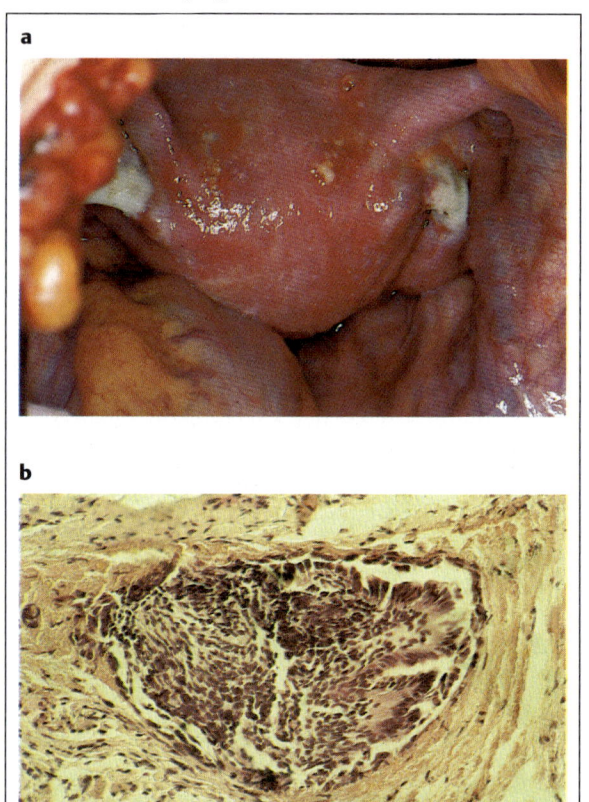

a Endosalpingiose auf dem Fundus uteri: man erkennt die Zysten als kleine, gelbliche Herde oder winzige Bläschen. **b** Das histologische Präparat entstammt einem Endosalpingioseherd im Douglas-Raum. Die seröse Zyste ist ausgefüllt mit papillär-serösen Drüsen ohne Atypien.

gen **Zystenbildungen** in der Serosa der Tube, am Fimbrientrichter und im umgebenden Peritoneum (11.21). Sie gehen auf Reste des mesonephrischen (Wolff-)Ganges zurück, leiten sich vom paramesonephrischen Zölomepithel (Müller-Gang) ab oder sind mesotheliale Zysten des Tubenperitoneums. Dazu gehören auch langgestielte Zysten im Bereich der Pars ampullaris der Tube, die als „Morgagni-Hydatiden" bezeichnet werden.
Parovarialzysten entstehen aus Resten des Urnierenganges in der Mesosalpinx bzw. im Mesovar und liegen damit immer intraligamentär (11.22). Es bestehen also immer 2 voneinander unabhängige, sich überkreuzende Gefäßnetze (Gefäße der Zyste und Gefäße der Mesosalpinx). Die Parovarialzysten können sehr groß werden und gestielt wachsen. Sie sind mit einschichtigem, kubischem Epithel ausgekleidet. Klinisch werden sie häufig mit Ovarialzysten (s. S. 171 ff) verwechselt.

Schließlich findet man nicht nur in der Serosa der Tube, sondern auch in der Umgebung, besonders häufig im Douglas-Raum oder in der Uterusserosa Zysten und kleine Knötchen, die histologisch papillär-seröse Strukturen, gelegentlich auch Psammom-Körper enthalten. Diese Knötchen und Zysten werden als **Endosalpingiose** bezeichnet (11.23). Die meist winzigen Zysten sind fast in jeder Tube nachweisbar. Sie sind klinisch unbedeutend, lassen kaum je ein Wachstum erkennen und machen nie Beschwerden. Mit der modernen Sonographie einerseits und der Laparoskopie andererseits werden heute aber auch diese kleineren Zystenbildungen im Adnexbereich diagnostiziert und führen nicht selten zur Beunruhigung von Patientin und Arzt. Sie geben Anlaß zu einer Laparoskopie und zur laparoskopischen Exzision.

Die Kenntnis dieser vielfältigen Tumorbildungen muß dazu führen, die Zahl dieser unnötigen Operationen einzuschränken. Erst das Auftreten von Beschwerden, die Vergrößerung oder das Auftreten intrazystischer Papillome, die sonographisch recht gut erkennbar sind, sollten Anlaß zu ihrer operativen Entfernung geben.

Differentialdiagnostisch wichtig sind die sehr häufigen Folgen einer Adnexentzündung auf dem Boden einer Chlamydieninfektion (s. S. 139 ff) oder einer Gonorrhö (s.

S. 141 f). Dabei findet man nicht nur die Tube verklebt, am abdominalen Ende verschlossen, erweitert und mit klarer Flüssigkeit gefüllt (Saktosalpinx, Hydrosalpinx, s. S. 130ff), sondern nicht selten auch bindegewebige Stränge und Segel bis hin zu Zystenbildungen im Peritoneum und hier besonders häufig im kleinen Becken, im Douglas-Raum und in der Adnexregion (Peritonealzysten).

11.6 Ovar

Gutartige Tumoren und tumorähnliche Vergrößerungen des Ovars sind sehr häufig. Unabhängig davon ist das Ovar ein Organ, das sich während des Lebens der Frau fast ununterbrochen verändert. Die moderne Sonographie erlaubt es, alle physiologischen, pathophysiologischen und pathologischen Veränderungen im Ovar ab wenigen Millimetern Größe zu erkennen. Dadurch müssen heute alle normalen Vorgänge, die früher nicht zu erkennen waren, von den echten Tumorbildungen, die allein ein operatives Eingreifen nötig machen, abgegrenzt werden.

Physiologische Vorgänge im Ovar

Unter dem Einfluß plazentarer Hormone kommt es schon beim weiblichen Fetus in den letzten Wochen der Schwangerschaft und nach der Geburt zum Follikelwachstum und zu Follikelzysten. Während der Geschlechtsreife ändern sich Form und Struktur des Ovars fast ununterbrochen (s. auch S. 19ff): unter dem Einfluß von FSH wachsen zunächst mehrere Follikel, bis sich schließlich ein Follikel durchsetzt, der bis zu 3 cm groß werden kann. Mit seiner Ruptur und seiner Umwandlung in einen Gelbkörper wird aus dem Graaf-Follikel ein kleines und solides Corpus luteum oder ein größeres mit zystischem Hohlraum. Dieser bildet sich nur langsam und über mehrere Monate zurück, bis das morphologische Bild des Corpus albicans erreicht ist (s. S. 21). In fast täglichem Wechsel entstehen so bei der geschlechtsreifen Frau „Ovarialzysten" mit „soliden papillären" Strukturen (= wachsende Follikel) und „Tumoren" mit blutigem oder flüssigem Inhalt, mehr oder weniger zentralem Hohlraum und ausgeprägter Vaskularisation (= Corpus luteum), die über Monate nachweisbar bleiben (T 11.3).

Funktionelle Zysten und Retentionszysten des Ovars

Unter **funktionellen Zysten** des Ovars (👁 11.24) versteht man die regelrechten und regelwidrigen zystischen, zystisch-soliden und soliden Wachstums- und Regressionsvorgänge im Ovar unter dem Einfluß der Gonadotropine, lokaler endogener Ovarialhormone und unter exogener Hormontherapie (T 11.3). Die Veränderungen sind, wenn überhaupt, nur endokrin zu therapieren.
Unter **Retentionszysten** versteht man die Zysten, die funktionell oder dysgenetisch (z.B. Dermoide, s. S. 176f)

entstanden sind und über Jahre (bis zum Tod) unverändert bleiben. Sie sind sehr oft epithellos und erlauben häufig im einzelnen keine Zuordnung mehr.

Follikelzysten

Formen: Ein Follikel mit einem Durchmesser von mehr als 3–4 cm wird als Follikelzyste bezeichnet. Ein *Graaf-Follikel* (s. S. 20) zum Zeitpunkt der Ovulation läßt sich von einer Follikelzyste meist nicht unterscheiden (👁 **11.25**). Nach dem histologischen Bild unterscheidet

👁 **11.24 Funktionelle Ovarialzysten**

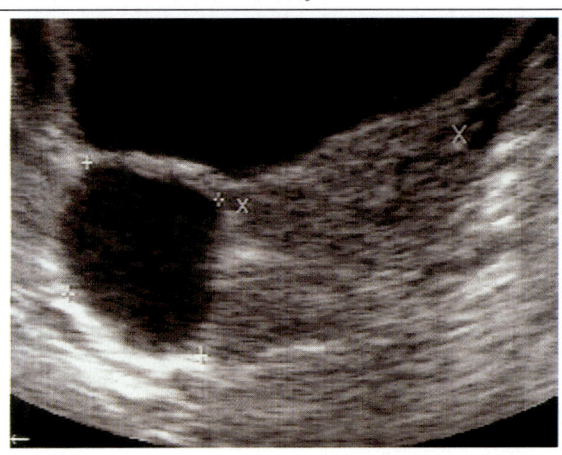

a

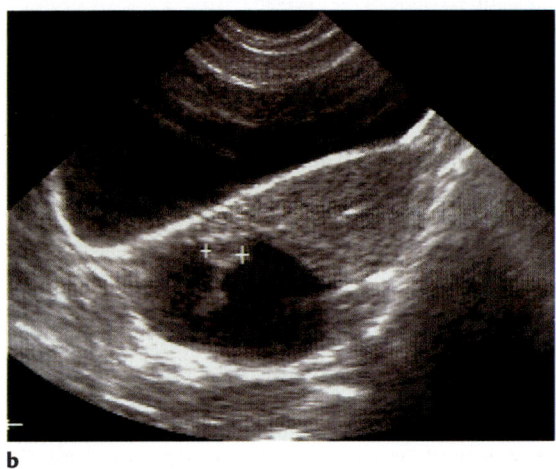

b

a Sonographisch zeigt sich eine gut begrenzte und solitäre Ovarialzyste. **b** Hier enthält eine funktionelle Ovarialzyste zusätzlich eine Inklusionszyste. (Abbildungen von J. Pohl, Wildeshausen)

11.3 Funktionelle Zysten des Ovars

	Histologie	Größe der Zysten	Sonographie	Ursache
Follikel, physiologischer Zyklus	mehrreihige Theka-/Granulosaschichten	1–4 cm	meist mehrere Zysten, einkammerig mit solidem Abschnitt (Cumulus oophorus)	physiologisch: FSH, Inhibin
Follikelzyste, persistierender Follikel	Granulosa und Theka intakt	3–6 cm	einkammerig	FSH
Follikelzyste	vorwiegend Theka, Granulosa intakt	bis 6 cm	einkammerig, dünnwandig	Störung der hypothalamisch-hypophysär-ovariellen Regulation
zystisch-atretischer Follikel	Theka fibrosiert, keine Granulosa	bis 6 cm und mehr	einkammerig, dünnwandig	Störung der hypothalamisch-hypophysär-ovariellen Regulation
polyzystisches Ovar	Sekundärfollikel, (Hyperthekosis), verdickte Tunica albuginea	1–3 cm	Ovar auf 4–8 cm vergrößert, vielzystisch	s. S. 70
Corpus luteum	Theka/Granulosa luteinisiert, Verfettung, Fibrosierung	1–3 cm, verschiedene Rückbildungsstufen	solide	physiologisch: LH Prostaglandine
zystisches Corpus luteum	normales Corpus luteum mit zystischem Zentrum	2–4 cm	solide, zystischer Hohlraum	Blutung bei Vaskularisation
Corpus-luteum-Zysten	Granulosa/Theka verdünnt mit großem zystischen Zentrum	3–6 cm	solide, zystischer Hohlraum	Schwangerschaft
Thekaluteinzysten	wechselnd dicke, luteinisierte Theka	3– > 10 cm	großes, multilokuläres „Kystom" mit soliden Abschnitten	überstimuliertes Ovar
Stromahyperplasie des Ovars	diffus Thekazellen im Ovarialstroma	keine	2–4 cm großes, solides Ovar	Menopause, Gonadotropinanstieg
Ovarialödem	normale Ovarialstruktur mit Ödem/Fibrosierung	keine	4–10 cm großes Ovar, weitgehend solide	Stieldrehung? Vorkommen bei jungen Frauen

11.25 Follikelzyste und zystisches Corpus luteum

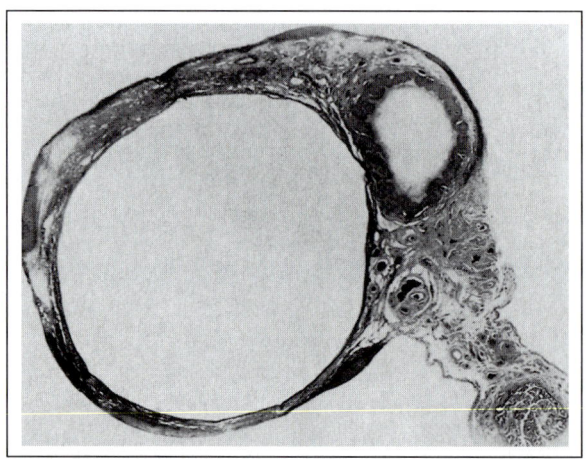

Links ist eine Follikelzyste (ca. 5 cm groß), rechts ein zystisches Corpus luteum zu erkennen. HE-Färbung, Vergrößerung 10fach. (aus [12])

man *persistierende Follikel*, *Follikelzysten* und *zystisch-atretische Follikel* (11.3). Follikelzysten haben eine dünne Wand, sind glatt konturiert und weisen im Ultraschall eine echofreie Homogenität auf.

Ursachen: Follikelzysten sind durch Störungen hypothalamischer, hypophysärer und/oder ovarieller Regulationsmechanismen, möglicherweise auch durch Bindegewebsveränderungen in der Ovarialrinde bedingt.

Verlauf: Je nach ihrem Gehalt an Granulosazellen werden Östrogene gebildet, die zu einer glandulär-zystischen Schleimhauthyperplasie des Endometriums führen können. Meist bilden sich Follikelzysten nach 2–3 Monaten von selbst zurück, ein Vorgang, der in einzelnen Fällen auch länger dauert. Ist nach 4–5 Monaten keine Rückbildung erfolgt, so muß die Diagnose durch Sonographie überprüft werden.

Sonderform: Beim *polyzystischen Ovar* (s. auch S. 70) findet man unter einer verdickten Tunica albuginea zahlreiche, meist gleich große Follikelzysten, die jedoch selten mehr als 1 cm Durchmesser haben. Sie enthalten meist keine Granulosazellen, jedoch eine hypertrophische, stellenweise luteinisierte Theka. Da keine Ovulationen stattfinden, fehlen meist auch Corpora albicantia. Beide Ovarien sind in gleicher Weise betroffen. Die Ovarien erscheinen etwa auf das 3- bis 4fache vergrößert und sind grauweiß. Die Erkrankung ist von einer typischen endokrinen Symptomatik begleitet.

Zystische Veränderungen des Corpus luteum (T 11.3)

Während ein Teil der Gelbkörper weitgehend solide ist, entsteht bei vielen anderen durch Verflüssigung des zentralen Blutkoagels ein zystischer Hohlraum (sog. **zystisches Corpus luteum**, 11.25). Ist der Hohlraum groß, spricht man von einer **Corpus-luteum-Zyste**. Sie bildet sich langsam über 2–4 Monate zurück, bis ein Corpus albicans entstanden ist. Dieser Vorgang ist besonders häufig in der Schwangerschaft. In der Wand dieser Zysten finden sich Granulosa- und Thekazellen.

Bei hohem hCG-Spiegel im Blut wie z.B. bei Blasenmole oder Chorionepitheliom, aber auch bei einer Überstimulation des Ovars oder bei Mehrlingsschwangerschaften findet man sog. **Thekaluteinzysten**, d.h. follikelähnliche Kystome mit einer schmalen Granulosaschicht und einer verbreiterten, luteinisierten Theka, als Folge einer Transformation eines nicht rupturierten Follikels. Thekaluteinzysten können sehr groß werden, sind meist doppelseitig und bilden sich nach Abfall des hCG-Spiegels rasch zurück.

Stromahyperplasie und Stromaödem

Die **Stromahyperplasie** ist gekennzeichnet durch ein mäßig vergrößertes, knotiges Ovar mit hyperplastischer Rindenschicht, die ausgedehnt von thekaähnlichen Zellen, die luteinisiert sein können, durchsetzt ist. Diese Stromahyperplasie findet man meist nach der Menopause, selten auch früher als Folge eines erhöhten Gonadotropinspiegels.

Eine seltene, aber typische Erkrankung ist das massive **Stromaödem** des Ovars, das meist bei jungen Frauen auftritt. Dabei kommt es zu Beschwerden, die einer Stieldrehung entsprechen können.

Einteilung der echten Ovarialtumoren

Die WHO-Klassifikation zur Einteilung der Ovarialtumoren stützt sich auf die Histogenese der Neoplasien. Von folgenden Gewebsanteilen können Tumoren ausgehen:
➤ Oberflächenepithel des Ovars, welches sich vom Müller-Epithel (Synonym: paramesonephrisches Zölomepithel) ableitet. Diese Tumoren werden als **epitheliale Ovarialtumoren** bezeichnet.

Nach dem *histologischen Typ* unterscheidet man:
– seröse,
– muzinöse,
– endometrioide,
– klarzellige (Synonym: hellzellige) und
– Mischformen.

Nach ihrem *klinischen Verhalten* unterscheidet man:
– benigne,
– maligne oder
– sog. Borderline-Tumoren (Synonym: Karzinom geringen Malignitätsgrades, LMP-Tumoren). Borderline-Tumoren weisen im Vergleich zu benignen Tumoren eine gesteigerte Proliferation und Atypien bei fehlendem infiltrativen oder destruktivem Wachstum auf.

Ein Wechsel von benignem zu malignem Wachstum findet normalerweise nicht statt.

Nach ihrem *Wachstum* unterscheidet man:
– papilläre,
– zystische oder
– solide Tumoren.

➤ Sexuell differenziertes Mesenchym (Granulosa-, Theka-, Sertoli- und Leydigzellen; Synonym: **Keimstrang-Stroma-Tumoren**),
➤ Keimzellen (Oozyten) als Quelle der **Keimzelltumoren**,
➤ sexuell nicht differenziertes Bindegewebe.

Besonderheiten der gutartigen, echten Tumoren des Ovars

Gutartige epitheliale Ovarialtumoren

Pathogenese: Zwei Drittel aller Ovarialtumoren und 85% aller malignen Tumoren der Ovarien sind epitheliale Tumoren. In den Ovarien älterer Frauen findet man sehr

◉ 11.26 Keimepithelzysten

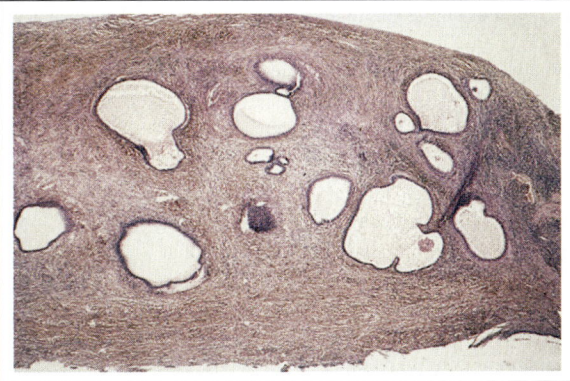

Sog. Keimepithelzysten in einem Ovar einer postmenopausalen Frau (10fache Vergrößerung).

häufig oft viele kleine, nur mikroskopisch erkennbare *Keimepithelzysten* (👁 11.26), welche klinisch keine Bedeutung haben. Sie können ein niedriges, kubisches, seröses Epithel, ein hochzylindrisches, muzinöses Epithel oder auch ein endometriumähnliches Epithel aufweisen. Ob es sich um Einstülpungen des Oberflächenepithels handelt, oder ob sich hier abgestoßenes Tubenepithel an der Oberfläche des Ovars implantiert hat und dort in die Tiefe wächst, ist unbekannt. Wahrscheinlich stellen diese Zysten aber den Ausgangspunkt der epithelialen Ovarialtumoren dar, wenn sie selbst als solche auch noch nicht unter die eigentlichen Tumoren gerechnet werden.

Formen:
Serös (-papilläre) Tumoren (⊤ 11.4) stellen die Hälfte aller Ovarialtumoren. 70% von ihnen sind gutartig. Das *seröse Zystadenom* (Synonym: Cystoma serosum simplex, seröse Zyste, seröses Kystom) ist von einem meist einreihigen, zilientragenden Epithel mit kleinen Kernen ausgekleidet (👁 11.27a, b). Das seröse Zystadenom kann zu einem sehr großen, den ganzen Bauch ausfüllenden Tumor heranwachsen, während die sich von den Follikelzysten ableitenden Retentionszysten nur selten Faustgröße erreichen. Der Inhalt der ein- oder auch mehrkammerigen Zysten besteht aus klarer, dünner, eiweißhaltiger Flüssigkeit. Die Zysten sind dünnwandig und haben eine glatte Innen- und Außenfläche. Beim *papillären Zystadenom* ist die Innenfläche mit zottigen, büschelförmigen Wucherungen besetzt, die histologisch einen niedrigen, zylindrischen, fast überall zilientragenden Epithelbesatz erkennen lassen. Warzige Massen können in Form eines Blumenkohltumors die Zyste völlig ausfüllen (👁 11.27c). Dem entspricht das *seröse Papillom* an der Oberfläche des Ovars (Oberflächenpapillom), wo sich serös-papilläres Wachstum auch ohne umgebende Zyste entwickeln kann. Eine Abgrenzung dieser Tumoren zu Borderline-Tumoren oder Karzinomen ist nur histologisch möglich (s. S. 209ff).

Winzige seröse Zystchen oder Papillome, die sich im Peritoneum der Bauchhöhle, besonders aber im kleinen Becken, im Netz sowie in Lymphknoten finden (👁 11.23a, b, S. 170), werden als *Endosalpingiose* bezeichnet (s. S. 170f).

Die meisten **muzinösen Tumoren** (⊤ 11.4) wachsen als *muzinöses Zystadenom* (Synonym: Pseudomuzinkystom) und sind in 85% aller Fälle gutartig. Das muzinöse Zystadenom hat seinen Namen von dem fadenziehen-

⊤ 11.4 Gutartige Ovarialtumoren

Einteilung	makroskopisch	histologisch	Vorkommen/ Besonderheiten	Gefahren
epitheliale Tumoren				
serös-papillär	Kystome (uni-/multilokulär), Papillome, Mischformen; bis > 30 cm	ein- oder mehrreihiges, seröses Epithel, Zilien, Psammomkörper	häufigster echter Tumor im Ovar, alle Altersstufen, meist doppelseitig	Abgrenzung zum Karzinom nur histologisch möglich
muzinös	Kystome (uni-/multilokulär), kleinzystische und solide Partien, enthalten muzinöse Flüssigkeit; bis Riesenkystom (>> 1l)	muzinöses, hochzylindrisches Epithel, zervikaler oder intestinaler Typ	alle Altersstufen, eher einseitig	Ruptur bei intestinalem Typ führt zum Pseudomyxoma peritonei; Abgrenzung zum Karzinom nur histologisch möglich
endometrioid	Endometriosezysten (Teerzysten), verwachsen mit Umgebung	meist nur sehr spärliche Reste des Epithels, Hämosiderinpigment	Geschlechtsreife, meist doppelseitig	Adhäsionen
Keimzelltumoren				
Dermoidzyste	einkammerige Zyste mit derber Kapsel, Talg, Haare, Kopfhöcker eventuell mit Zähnen	Teile aller Keimblätter, besonders Hautbestandteile	häufiger bei jungen Frauen, oft vor dem Uterus, gelegentlich doppelseitig	bei Ruptur (selten) Talgperitonitis
Keimstrang-Stroma-Tumoren				
Granulosazelltumor	solider, gelblicher Tumor mit zystischen Anteilen	solider Tumor aus Granulosa- und Thekazellen	häufiger postmenopausal: Östrogenbildung	!! maligne: wie Ovarialkarzinom behandeln
Thekazelltumor	solider, fibromähnlicher Tumor	fibröser Tumor aus Thekazellen	Postmenopause, Östrogenbildung	sehr selten maligne
Fibrom	solider Tumor	typisches Fibrom	Postmenopause, oft mit Aszites	Abgrenzung zu Krukenberg-Tumor
Sertoli-Leydig-Zelltumor	kleiner, gelblicher, solider Tumor	Sertoli- und Leydig-Zellen	junge Frauen, Testosteronbildung	selten maligne

11.27 Papillär-seröse Zystadenome

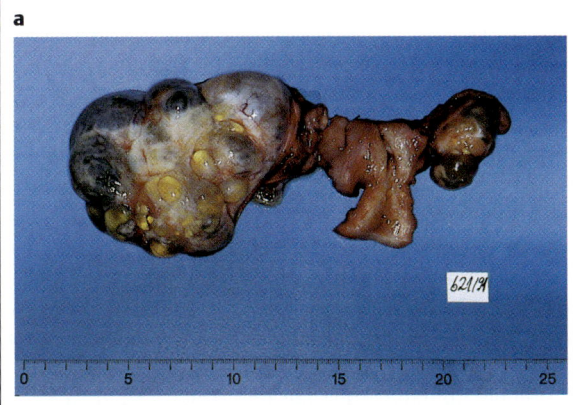

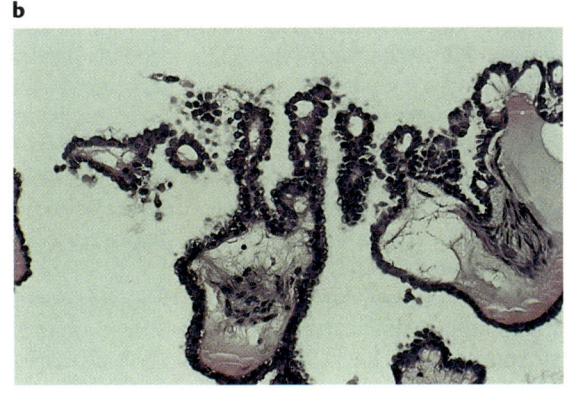

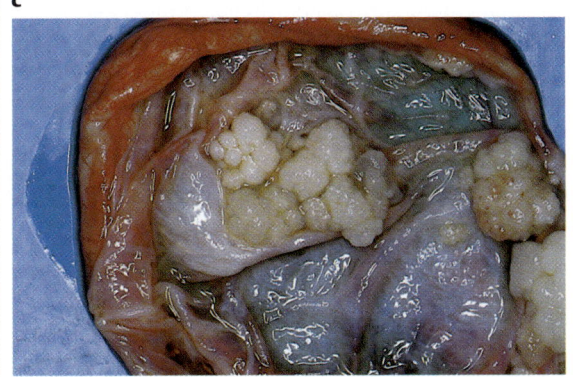

a Uterus mit einem Zystadenom im rechten und linken Ovar. **b** Die histologische Untersuchung des in a abgebildeten Tumors zeigt papillär-seröse Strukturen. **c** Ein anderes Präparat zeigt ein seröses Kystom mit papillär-serösen, fibromatösen Knoten auf der Innenwand. (Abbildungen von F. Kommoss, Freiburg i. Br.)

den, klaren oder glasigen, gallertartigen, oft opaleszierenden Zysteninhalt. Das der Zystenflüssigkeit beigemengte Pseudomuzin ist ein Glykoprotein. Die Wand der Pseudomuzinzyste ist von zahlreichen mikroskopisch kleinen, drüsigen Hohlräumen durchsetzt, die von einem hohen, palisadenförmigen Zylinderepithel mit basalständigem, kleinen Kern ausgekleidet sind

(**11.28 b**). Muzinöse Zystadenome treten häufiger als seröse Tumoren einseitig auf und haben eine glatte oder grobhöckerige Oberfläche. Sie fühlen sich ausgesprochen zystisch, manchmal aber auch knollig oder, wenn die kleinzystischen Wandpartien sehr ausgedehnt sind, solide an. Ein Pseudomuzinkystom kann zu größten Dimensionen heranwachsen (Riesenkystom, **11.28 a**). Bei den muzinösen Tumoren unterscheidet man nach der Ähnlichkeit mit Zervixdrüsen bzw. mit Drüsen im Sigma oder Rektum histologisch einen „zervikalen" von einem „intestinalen" Typ.

Dieser Unterschied gewinnt prognostische Bedeutung bei einer Ruptur der Zyste und wenn es sich um einen Borderline-Tumor (s. S. 209f) oder ein muzinöses Karzinom handelt. Beim intestinalen Typ kommt es eher im weiteren Verlauf zu einem *Pseudomyxoma peritonei*. Bei

11.28 Muzinöses Kystom

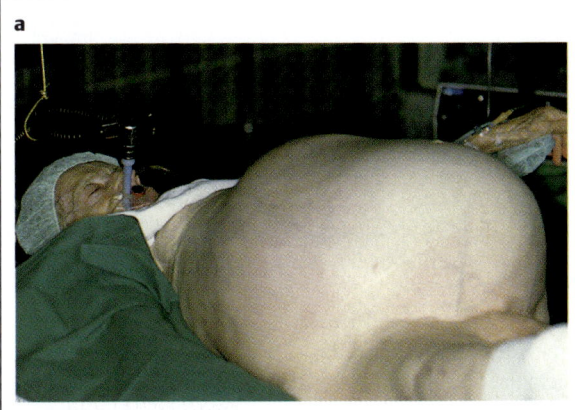

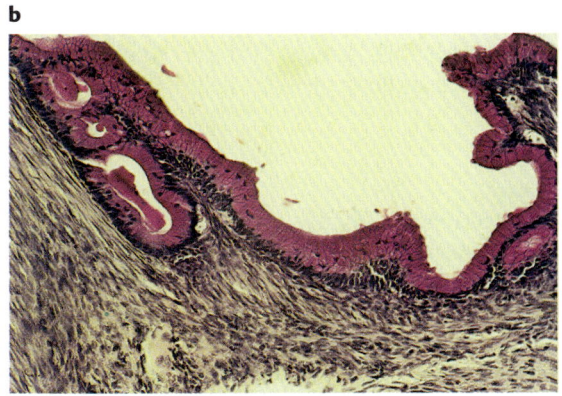

a 73jährige Patientin mit einem 22 kg schweren Pseudomuzinkystom des Ovars. **b** Ausschnitt aus einem muzinösen Kystom. PAS-Färbung, 50fache Vergrößerung.

dieser Erkrankung findet man gallertige Pseudomuzinmassen in der freien Bauchhöhle. Die Bauchorgane sind von einer zähen Gallertschicht überzogen. Klinisch besteht das Bild einer chronischen, abakteriellen Peritonitis. Histologisch findet man Schleimmassen, oft ohne Zellen im subperitonealen Bindegewebe. Eine primär peritoneale Entstehung ist nicht sicher auszuschließen. Die Erkrankung ist nicht heilbar und führt meist innerhalb vieler Monate oder Jahre zum Tod. Eine Mukozele der Appendix ist aber häufiger als eine Ovarialzyste Ausgangspunkt dieser Erkrankung.

Endometriosezysten des Ovars (👁 **11.15**, S. 163) werden im allgemeinen im Rahmen der Endometriose abgehandelt, insbesondere dann, wenn man die Ovarialendometriose als Folge einer Verschleppung endometrialen Gewebes in das Ovar ansieht. Es spricht jedoch vieles dafür, daß auch die Endometriosezysten des Ovars aus dem Zölomepithel entstehen (s. S. 160ff).

Keimstrang-Stroma-Tumoren

Unter den Stromatumoren des Ovars versteht man Tumoren des sexuell differenzierten Mesenchyms (T **11.4**). Dabei handelt es sich um Tumoren aus Granulosa- und Thekazellen, die Östrogene (und Gestagene), bzw. um Tumoren aus Sertoli- und Leydig-Zellen, die Androgene, besonders Testosteron, bilden. Diese Tumoren gelten als die eigentlichen „hormonbildenden" Tumoren. Die malignen Formen, insbesondere die Granulosazelltumoren, werden auf S. 215 besprochen.

Die **Hormonbildung** beschränkt sich jedoch nicht auf diese Tumoren alleine. Auch andere, besonders epitheliale Tumoren können von einer Steroidhormonproduktion begleitet sein: unter dem Einfluß des lokalen Tumorwachstums im Ovar und den postmenopausal erhöhten Gonadotropinen (s. S. 74f) kann es zu einer *thekaähnlichen* Umwandlung des *Ovarialstromas* im Tumorbereich kommen. Dies gilt besonders für muzinöse Kystome, muzinöse Adenokarzinome sowie für Metastasen von Darmkarzinomen im Ovar. So läßt sich bei etwa 20% aller echten epithelialen Ovarialkarzinome eine, wenn auch oft geringe, Östrogenbildung nachweisen, die sich in Blutungen aus dem Endometrium äußert.

Formen:
Thekazelltumoren (Synonym: Thekome) sind morphologisch Ovarialfibromen sehr ähnlich. Sie zeigen fließende Übergänge zum Fibrom, unterscheiden sich jedoch durch ihre Östrogen- (selten auch Androgen-)Bildung. Thekazelltumoren sind vorwiegend aus fettreichen Stromazellen aufgebaut, die große Ähnlichkeit mit Thekaluteinzellen haben. Der Tumor ist vor der Pubertät selten, kommt häufig perimenopausal, besonders aber im hohen Alter vor. Er ist fast immer gutartig, so daß in nahezu allen Fällen die einfache Ovarektomie zu seiner Behandlung genügt.

4% aller Ovarialtumoren sind **Fibrome** (Synonym: Ovarialfibrome). Sie kommen in allen Altersgruppen vor, ihre Häufigkeit nimmt nach dem 50. Lebensjahr zu. Sie sind meist einseitig, derb, auf der Schnittfläche weiß und zeigen gelegentlich zystische Degenerationen. Obwohl das Fibrom gutartig ist, ist es in 40% aller Fälle von Aszites begleitet. Gelegentlich besteht sogar zusätzlich zum Aszites ein Pleuraerguß. Dieses Syndrom ist unter dem Namen **Meigs-Syndrom** bekannt. Die Ursache des Meigs-Syndroms ist unbekannt.

Sertoli-Leydig-Zelltumoren (Synonym: Androblastome, Arrhenoblastome) sind sehr selten, kommen besonders häufig bei jungen Frauen vor und sind meist einseitig. Je nach ihrem Anteil an Sertoli- oder Leydig-Zellen und ihrem Malignitätsgrad unterscheidet man verschiedene Formen. In den Leydig-Zellen bilden diese Tumoren Testosteron und bewirken dadurch eine Vermännlichung mit Hirsutismus, Bartwuchs, tiefer Stimme, Klitorishypertrophie, Libidosteigerung und sekundärer Amenorrhö. Nach Entfernung der Geschwulst kommt es zur Refeminisierung. Klitorishypertrophie und tiefe Stimme bleiben jedoch bestehen.

Tumoren der Keimzellen

25% aller Ovarialtumoren gehen von den Keimzellen aus (T **11.4**). Die gutartigen Formen (reifes zystisches Teratom, Teratoma adultum, Dermoidzyste), bekannt unter dem Namen Dermoid, stellen fast 1/3 aller gutartigen Ovarialtumoren. Nur 2–3% der Keimzelltumoren sind maligne (s. S. 216f).

Dermoide sind meist einseitig, können aber auch doppelseitig vorkommen. Sie wachsen sehr langsam und sind oft nicht größer als eine Männerfaust. Ihre Konsistenz ist teigig, die Oberfläche meist glatt (👁 **11.29a**). Man beobachtet sie gewöhnlich bei jüngeren Frauen. Die Dermoide tragen ihren Namen nach den bei ihrer Eröffnung besonders auffälligen Hautbestandteilen. Die Zyste birgt bei Körpertemperatur flüssigen und beim Erkalten erstarrenden, mit vielen Haaren untermischten Talg. An einer Stelle der Zyste findet sich der sog. Dermoidzapfen oder Kopfhöcker, eine unregelmäßig gestaltete, solide Partie, die Zähne und Knochenanteile enthalten kann (👁 **11.29b**). Diese sind dann im Röntgenbild nachweisbar. Mikroskopisch finden sich meist Teile aller 3 Keimblätter. Die derbe Bindegewebshülle der Dermoidzyste ist wie eine einfache Follikelzyste ausgekleidet oder epithellos.

Das Dermoid ist kein proliferierender Tumor, sondern eine Retentionszyste, da es nur durch die allmähliche Ausdehnung des Zystenbalgs durch die Hautsekrete wächst.

In den verschiedenen Gewebsanteilen eines reifen zystischen Teratoms können sich (selten) gut- oder bösartige

◉ 11.29 Dermoidzyste

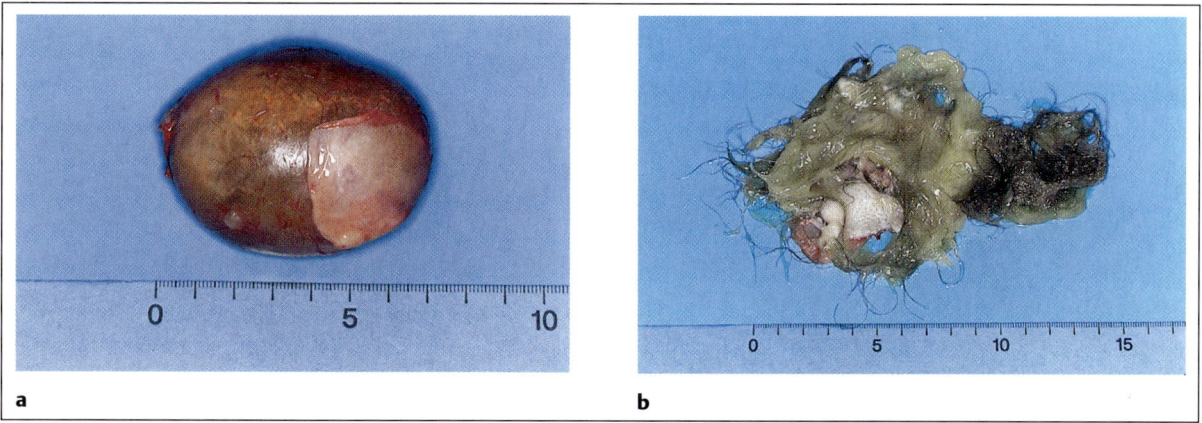

a Der blaßrote Anteil der Dermoidzyste entspricht dem aus dem Ovar ausgeschälten Abschnitt. b Nach Eröffnung der Zyste (aus a) kommen Talg, Haare, Haut und Zähne zum Vorschein.

Tumoren entwickeln. Besonders bekannt sind die Struma ovarii mit Thyroxinbildung und das Plattenepithelkarzinom.

Symptomatik aller Tumoren oder tumorähnlichen Veränderungen

Solange Ovarialtumoren frei beweglich sind und keine Komplikationen auftreten, machen sie gar keine oder nur sehr geringe Beschwerden, auch wenn sie eine beträchtliche Größe erreicht haben. Sobald im kleinen Becken nicht mehr genügend Platz vorhanden ist, steigt die Geschwulst in das große Becken empor. Hier weichen alle Nachbarorgane aus. Oft suchen die Frauen den Arzt erst auf, wenn auffällt, daß der Leibesumfang zunimmt oder sie eine Vorwölbung im Unterleib von außen fühlen. Ovarialtumoren lösen Beschwerden aus, wenn sie an ihren Befestigungen zerren oder wenn sie schließlich so groß geworden sind, daß sie zur Raumbeengung führen. Druckerscheinungen treten auf, wenn die Geschwulst durch intraligamentäre Entwicklung, durch Verwachsungen oder durch Einklemmung im kleinen Becken festgehalten wird. Dann berichten die Frauen über Unterleibs- und Kreuzschmerzen, ein Völlegefühl und ein Gefühl der Schwere. Es kann zur Behinderung der Entleerung von Blase und Darm kommen, und eine Kompression der Nervenstämme und der großen Gefäße ist möglich. Uterine Blutungen können auftreten, wenn sich gleichzeitig mit dem gutartigen Ovarialtumor ein Uteruskarzinom entwickelt oder wenn es sich um einen hormonbildenden, epithelialen Tumor (s. S. 176) oder einen Granulosa-Thekazelltumor handelt (s. S. 215).

Komplikationen aller Tumoren oder tumorähnlichen Veränderungen

Achsen- oder Stieldrehung

Definition: Unter Stieldrehung versteht man die Drehung eines nur durch einen Stiel mit dem Körper der Trägerin in Verbindung stehenden Tumors um seine Achse.

Häufigkeit: Die Achsen- oder Stieldrehung eines Ovarialtumors tritt mit einer Häufigkeit von etwa 10% ein.

Pathogenese: Bei großen Ovarialzysten kann der Stiel aus Mesovar und Infundibulum vergleichsweise sehr dünn sein. Zur Stieldrehung kommt es meist bei einer Körperbewegung wie einem plötzlichen Lagewechsel, beim Umdrehen im Bett, beim Bücken, Heben, Springen und damit bei Bewegungen, die ruckartig abgebremst werden. Die Stieldrehung erfolgt meist durch äußere Einwirkungen auf die Geschwulst, wurde aber auch durch Darmbewegungen erklärt.
Eine Voraussetzung ist der flüssige Inhalt des Tumors. Wird ein Körper mit flüssigem Inhalt gedreht und die Drehung abgebremst, so bleibt die Flüssigkeit weiter in Bewegung und reißt den Tumor mit. Die klinischen Erscheinungen der Stieldrehung hängen davon ab, wie plötzlich und wie stark die Blutzirkulation unterbrochen wird. Zuerst werden oft nur die dünnwandigen Venen komprimiert, während die Zirkulation in den Arterien fortbesteht. Die Folge ist eine venöse Stauung in der Geschwulst, die dann an Größe zunimmt und aus rupturierten Gefäßen vollbluten kann. Wenn die arterielle Blutversorgung ebenfalls abgedrosselt wird, tritt eine Nekrose der gesamten Geschwulst ein (◉ 11.30).

Symptomatik: Je nachdem, wie abrupt die Blutzufuhr zum Tumor unterbunden wird, treten folgende Symptome auf:
➤ Schmerzen in der Geschwulst,

11.30 Stielgedrehter Ovarialtumor

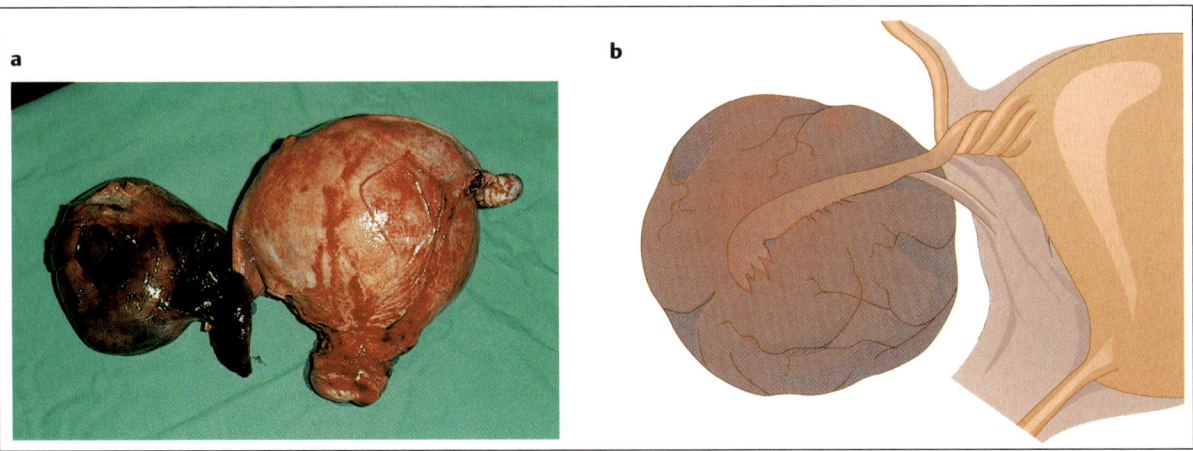

Uterus mit stielgedrehtem und hämorrhagisch infarziertem Ovarialtumor rechts. Der Uterus ist durch ein intramurales Myom kugelig aufgetrieben.

➤ peritoneale Reizerscheinungen wie Übelkeit, Erbrechen, Pulsbeschleunigung, Schweißausbruch, verfallenes Aussehen, Abwehrspannung der Bauchdecken. Gelegentlich kann bei einem akuten Geschehen aus voller Gesundheit heraus (meist morgens beim Aufstehen) ein peritonealer Schock eintreten.

Wird der stielgedrehte Ovarialtumor nicht baldmöglichst operiert, so ergeben sich weitere Gefahren:

➤ aseptische Fremdkörperperitonitis mit nachfolgenden Verwachsungen des nekrotischen Tumors mit dem Netz, dem Darm oder dem Uterus. Dadurch können Keime aus dem Darm oder (im Wochenbett) aus dem Uterus in die Geschwulst einwandern und zur Vereiterung und Verjauchung führen.

Infektion

Eine Infektion des Tumors kann aber auch durch einen Punktionsversuch vom Scheidengewölbe her eintreten. Die Symptome sind die einer schweren Infektion im kleinen Becken mit Schmerzen, Fieber, Pelveoperitonitis, Stuhl- und Windverhaltung.

Ruptur

Häufigkeit und Auslöser: Ca. 3% aller Ovarialzysten rupturieren, am häufigsten sind seröse Kystome betroffen. Die Ruptur tritt meist spontan ein. Eine Ovarialzyste kann auch bei der bimanuellen Untersuchung platzen. Erfahrungsgemäß erfolgt eine Ruptur bei der Abtastung funktioneller Zysten wesentlich häufiger als bei echten Kystomen.

Folgen: Durch das Zerreißen größerer Gefäße können lebensgefährliche intraabdominale Blutungen mit schweren peritonealen Reizerscheinungen eintreten. Bei einem serösen Kystom mit papillären Wucherungen kann eine Aussaat in die Bauchhöhle erfolgen. Beim Platzen eines Pseudomuzinkystoms besteht die Gefahr des Pseudomyxoma peritonei (s. S. 175f), bei einer karzinomatösen Zyste die der Aussaat der Tumorzellen in das Abdomen. Prognostisch besonders ungünstig ist die Ruptur hellzelliger Tumoren, meist eines Karzinoms, da diese erfahrungsgemäß schlecht auf eine Chemotherapie ansprechen. Beim Einreißen eines Dermoides kann es zu einer sog. Talgperitonitis kommen.

Diagnostik aller Tumoren oder tumorähnlichen Veränderungen

Die Diagnose eines Ovarialtumors erfolgte bis in die 60er Jahre fast ausschließlich durch die bimanuelle Untersuchung der symptomatischen Patientin. Mit Einführung der Krebsvorsorgeuntersuchung wurden bei der bimanuellen Untersuchung auch meist kleinere Tumoren bei symptomfreien Patientinnen entdeckt. Die heute oft routinemäßig eingesetzte Vaginalsonographie hat zu einem grundlegenden Wandel geführt:

▢ Nicht die Früherkennung eines verdächtigen Befundes, sondern der Erklärungsbedarf bei nicht behandlungsbedürftigen Veränderungen steht im Mittelpunkt.

Klinische Untersuchung: Die *bimanuelle Palpation* ist bei der Diagnostik von Ovarialtumoren nach wie vor unverzichtbar, da dadurch nicht nur die Größe und Oberfläche des Tumors, sondern auch seine Konsistenz und Schmerzhaftigkeit, seine Beziehung zur Umgebung (Stiel zum Uterus? An welcher Stelle anhaftend? Beweglichkeit gegenüber Uterus bzw. Beckenwand?) sowie die Beziehung zum Parametrium und zum Rektum zu beurteilen ist.

Große Tumoren liegen oft oberhalb des kleinen Beckens. Die Untersuchung des Abdomens darf daher nicht vergessen werden.
Interpretation: Das normale Ovar ist bei der geschlechtsreifen Frau groß (2 x 4 cm), druckempfindlich, derb und uneben. Ab dem 45.–50. Lebensjahr sind die Ovarien wesentlich kleiner, bei der Greisin normalerweise nicht mehr tastbar. Ein tastbares Ovar bei der Greisin muß deshalb immer als verdächtig angesehen werden.
Bei der Palpation, insbesondere im Douglas-Raum und an der Uterushinterwand, sind nicht selten feine Knötchen zu tasten, die Hinweise auf Malignität oder auf eine Endometriose geben.

Bildgebende Verfahren:
Vaginal- und/oder Abdominalsonographie: Die Vaginalsonographie erfaßt nur Tumoren, die im kleinen Becken lokalisiert sind. Sie muß deshalb bei Verdacht auf einen großen Tumor durch die Abdominalsonographie ergänzt werden. Die Sonographie beantwortet Fragen über die Beschaffenheit eines Tumors (👁 **11.31**):
➤ Solider oder zystischer Tumor?
➤ Bei Zysten: ein- oder mehrkammerige Geschwulst? Glatte Innenfläche? Sind solide, ggf. papilläre Abschnitte vorhanden?

Heute wird die Sonographie zunehmend zum Routinebestandteil der frauenärztlichen Vorsorgeuntersuchung auch bei der symptomfreien Patientin. Dabei wird fast immer ein zystischer oder zystisch-solider Prozeß an den Adnexen entdeckt. Während man früher der symptomatischen Patientin mit tastbarem Befund an den Adnexen in jedem Fall dringend zu einer Laparotomie raten mußte, da die überwiegende Mehrzahl dieser Patientinnen echte benigne oder maligne Tumoren der Ovarien hatten, darf man heute davon ausgehen, daß es sich bei über 98% aller bei der Vaginalsonographie auffälligen Befunde um physiologische Veränderungen am Ovar und im Adnexbereich handelt (s. S. 171 ff), die keiner Operation bedürfen.

Doppler- und Farbdopplersonographie: Mit dieser Methode kann die Durchblutung eines Tumors gemessen werden. Eine verstärkte Vaskularisation, besonders in soliden Abschnitten, spricht für Malignität, ist aber auch typisch für entzündliche Prozesse oder ein frisches Corpus luteum.

Labor: *CA 125* ist ein Glykoprotein, das von vielen Ovarialtumoren gebildet wird. Da es aber auch bei gutartigen Ovarialtumoren sowie bei einer Endometriose oder Adnexitis erhöht sein kann, gilt:

> CA 125 eignet sich nicht zum Screening auf Ovarialtumoren.

Der Tumormarker ist aber hilfreich zur Verlaufskontrolle nach einer Therapie, vor allem bei malignen Ovarialtumoren.

Differentialdiagnose

Die Differentialdiagnose eines sonographisch entdeckten Befundes im Adnexbereich ist außergewöhnlich schwierig, und dies um so mehr, je kleiner der Prozeß ist (T **11.5**).
Für die Diagnose sind folgende Überlegungen wichtig:
➤ Geht der Befund vom Ovar aus?
➤ Handelt es sich um ein funktionelles oder neoplastisches Geschehen?
➤ Wie alt ist die betroffene Frau?

👁 **11.31 Ultraschall zystischer Ovarialtumoren**

a multilokuläres Pseudomuzinkystom

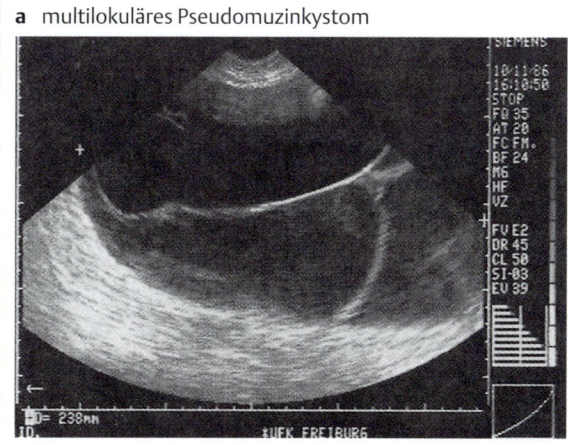

b muzinöses Karzinom

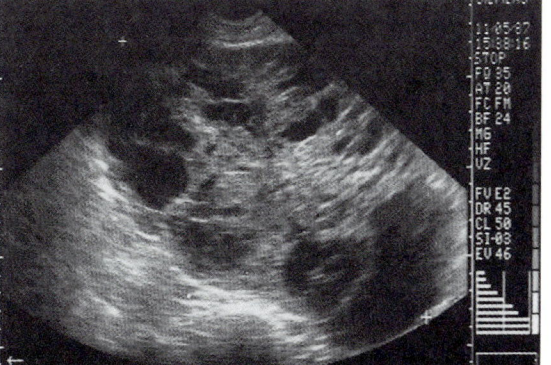

a Das Ultraschallbild eines 20 x 13 x 24 cm großen, bis zum Nabel reichenden multilokulären Pseudomuzinkystoms zeigt einen mehrkammerigen Tumor mit glatter Begrenzung der Innenfläche und echofreiem Zysteninhalt. **b** Das 25 x 15 x 30 cm große muzinöse Karzinom stellt sich im Ultraschall als scharf begrenzter zystischer Tumor mit unregelmäßigen, soliden Abschnitten dar. (Abbildungen von J. Pohl, Wildeshausen)

11.5 Differentialdiagnose von Ovarialtumoren

Sonographie	Wachstumsverhalten	Pathohistologischer Befund	Vorgehen
einkammeriger, zystischer Tumor	spontan rückbildend	Follikelzyste, zystisch-atretischer Follikel, Corpus-luteum-Zyste, zystisches Corpus luteum	abwarten
	gleichbleibend	Peritonealzyste, Adhäsionen, zystisch-atretischer Follikel, Hydro-, Saktosalpinx, zystisch verändertes Myom, Parovarialzyste, Endometriosezyste, Follikelzyste	Beobachtung
	wachsend	gefüllte Harnblase Parovarialzyste, seröses oder muzinöses Kystom, Endometriosezyste Borderline-Tumor, Ovarialkarzinom	Miktion/Katheter Operation, theoretisch laparoskopische Operation möglich ausschließlich Laparotomie
mehrkammeriger, zystischer Tumor	spontan rückbildend	Thekaluteinzysten, Kombination aus „einkammerigen" Zysten	abwarten
	gleichbleibend	Peritonealzysten, Adhäsionen, Hydro-, Saktosalpinx, Kombination aus „einkammerigen" Zysten, polyzystisches Ovar	Beobachtung
	wachsend	seröses oder muzinöses Kystom, Zystadenofibrom Borderline-Tumor, maligner Ovarialtumor	Operation, theoretisch laparoskopische Operation möglich; ausschließlich Laparotomie
zystischer Tumor mit soliden Anteilen	spontan rückbildend	Graaf-Follikel, zystisches Corpus luteum, intrauterine Schwangerschaft	abwarten
	gleichbleibend	zystisch erweichtes Myom, dem Ovar anliegende Zyste alte Hämatosalpinx, Endometriose, extrauterine Schwangerschaft	Beobachtung laparoskopische Operation
	wachsend	Dermoid, Zystadenofibrom, seröses oder muzinöses Kystom Borderline-Tumor, maligner Ovarialtumor, Tubenkarzinom	Operation, theoretisch laparoskopische Operation möglich; ausschließlich Laparotomie
solider Tumor, evtl. mit kleinen zystischen Anteilen	spontan rückbildend	Kot(stein)	abwarten
	gleichbleibend	Uterus, Myom, Fibrom, Niere, Zustand nach Hüftendoprothese, Sigmadivertikulose Endometriose, alte Hämatosalpinx	Beobachtung laparoskopische Operation
	wachsend	Myom, Fibrom, Thekom, perityphlitischer Abszeß, Borderline-Tumor, maligner Tumor: Ovar, Tube, Uterus, Sigma, Rektum, Blase	Operation
multiple (kleinere) solide Tumoren		Kot(steine) Endometriose Ovarialkarzinom	abwarten laparoskopische Operation Laparotomie

11.6 Ovar

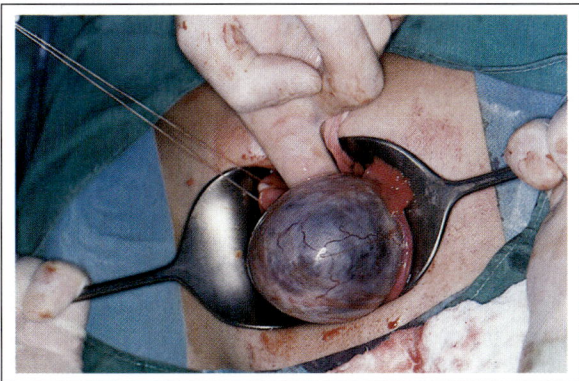

👁 **11.32 Laparotomie bei unilokulärer Ovarialzyste**

Die Dignität eines Ovarialtumors ist palpatorisch, sonographisch und visuell nicht sicher zu beurteilen. Besteht der geringste Verdacht auf Malignität, erfolgt daher grundsätzlich eine Laparotomie. Nur so kann der Tumor schonend in toto und ohne Kontamination der Umgebung entfernt werden.

In der Mehrzahl aller Fälle hat man recht, wenn man folgende Faustregeln beachtet:
➤ Ein ausschließlich sonographisch erkennbarer Befund bedarf selten einer Behandlung.
➤ Beschwerden, besonders zyklusabhängige, sind Zeichen einer Entzündung oder innerer Blutungen und sprechen gegen einen (malignen) Ovarialtumor.
➤ Schmerzen im Unterbauch zwingen immer zu einer sorgfältigen Abklärung.
➤ Ein in Verwachsungen eingebettetes normales Ovar löst Schmerzen aus.
➤ Während der Geschlechtsreife ist ein echter Tumor (insbesondere ein maligner) erheblich seltener als alle anderen in Frage kommenden Erkrankungen.
➤ Die Sonographie ist bei der präoperativen Beurteilung eines Ovarialtumors der Laparoskopie weit überlegen.
➤ Eine sichere Unterscheidung ob funktionelle Zyste, Retentionszyste, gutartiger oder bösartiger Tumor ist nicht durch Betrachtung des Tumors von außen, d.h. laparoskopisch oder per laparotomiam (👁 **11.32**), sondern ausschließlich durch histologische Untersuchung des ganzen Tumors möglich.
➤ Ein gut tastbarer Ovarialtumor, besonders wenn er sehr groß und zystisch ist, ist fast nie maligne.
➤ Ein zystischer Tumor bei einer Frau über 60 Jahre ist, wenn er walzenförmig ist, eine alte Saktosalpinx, wenn er groß ist, ein Kystom, wenn er neu aufgetreten ist und solide Anteile aufweist, fast immer maligne.

Die Abklärung der Differentialdiagnose stützt sich auf:

1. Das Wissen über die Häufigkeit der verschiedenen Normalbefunde und Erkrankungen,
2. das Alter der Patientin,
3. die sorgfältige Anamnese:
   – vorausgegangene Eingriffe, besonders eine Laparoskopie, eine Laparotomie oder eine Punktion im Unterbauch,
   – vorausgegangene Entzündung,
   – Beschwerden wie Schmerzen, Dysmenorrhö, Zeichen innerer Blutungen,
4. die gynäkologische Untersuchung,
5. die Kombination aus Befund, Anamnese, Sonographie und evtl. Doppleruntersuchung,
6. den gezielten Einsatz von Laboruntersuchungen:
   – Entzündung? BSG, Leukozytose; Chlamydientiter;
   – Blutung? Hämatokrit, Hämoglobin;
   – Schwangerschaft? hCG;
   – die Bestimmung von Tumormarkern, insbesondere von CA 125, sollte nur durchgeführt werden, wenn ein Ovarialkarzinom dringend wahrscheinlich ist oder eine Adenomyose ausgeschlossen werden soll;
7. den gezielten Einsatz der Laparoskopie.

Therapie gutartiger Ovarialtumoren

Jeder echte Ovarialtumor muß in toto und ohne Ruptur innerhalb der Bauchhöhle operativ entfernt werden. Dieser Eingriff wird heute oft laparoskopisch durchgeführt. Da aber präoperativ nie ein Karzinom oder ein Tumor, dessen Ruptur sehr gefährlich ist (s. S. 178), ausgeschlossen werden kann, ist die Laparotomie zumindest in allen Zweifelsfällen dringend zu empfehlen. Bei jungen Frauen, etwa bis zum 30. Lebensjahr, kann man zunächst versuchen, das Ovar zu erhalten und den Tumor auszuschälen. Etwa ab dem 40. Lebensjahr werden normalerweise die betroffenen Adnexe und postmenopausal auch die kontralateralen Adnexe einschließlich des Uterus entfernt, da der Eingriff hierdurch nur unwesentlich ausgedehnt wird, keine Spätfolgen bekannt sind (s. S. 168f) und die Karzinominzidenz entscheidend gesenkt werden kann.

Bei tumorähnlichen Veränderungen im Ovar ist eine Operation dagegen fast nie indiziert (Ausnahme: Endometriose, Pyosalpinx); meist ist eine Operation sogar kontraindizert, da sie nur zu einer Fixierung auf so nicht zu behandelnde Beschwerden und oft zu neuen Verwachsungen führt (s. S. 112ff).

11.7 Mamma

Die häufigste geschwulstähnliche Veränderung der Brustdrüse ist die Mastopathie, der häufigste (gutartige) Tumor das Fibroadenom.

Mastopathie

Definition und Pathogenese: Unter Mastopathie (Synonym nach WHO: Mammadysplasie) versteht man eine Vielzahl hormonabhängiger, proliferativer und regressiver Veränderungen im Brustdrüsenparenchym. Dazu gehören im wesentlichen Mikro- und Makrozystenbildungen durch Fibrosklerose des Brustdrüsengewebes, Epithelhyperplasien, einschließlich Adenosen und Papillomatosen sowie Ödembildungen und ein Umbau der mesenchymalen Drüsenarchitektur. Zu den Mastopathieerkrankungen rechnet man die Mastopathia cystica fibrosa und die Fibrosis mammae. Bestehen ausschließlich Schmerzen, spricht man von einer Mastodynie.

Bezogen auf die Epithelveränderungen unterscheidet man (nach Prechtel):
Grad I: einfache Mastopathie ohne Epithelproliferation,
Grad II: Mastopathie mit Epithelproliferationen, aber ohne Zellatypien,
Grad III: Mastopathie mit atypischer Epithelhyperplasie, aber ohne die als Carcinoma in situ definierten Veränderungen (s. S. 217f).

Epidemiologie: Über die Hälfte aller Frauen sind von der Mastopathie betroffen, aber nur ca. 20% aller Frauen suchen wegen entsprechender Beschwerden den Arzt auf. Das Erkrankungsalter liegt bei 35–50 Jahren.

Die Erkrankung kommt nur in der Geschlechtsreife vor.

Ursachen: Die Ursachen der Mastopathie sind bis heute nicht endgültig geklärt. Zweifelsohne steht sie mit hormonellen Faktoren im Zusammenhang. Ein Ungleichgewicht zwischen Östrogenen und Gestagenen mit östrogener Dominanz scheint die wichtigste Rolle beim Entstehen der Mastopathie zu spielen. Latente und manifeste Hyperprolaktinämien und Schilddrüsenfunktionsstörungen werden ebenfalls beobachtet. Dafür könnte auch ein erhöhter Rezeptorbestand im Gewebe verantwortlich sein. Als Ursachen der hormonellen Dysregulation werden eine genetische Disposition und psychische Faktoren diskutiert.

Klinik: Charakteristisch sind die Anschwellungen beider Mammae und das Schmerzhaftwerden etwa 1 Woche vor Einsetzen der Menstruation bei dominierendem Östrogen- und niedrigem Gestagenspiegel.

Diagnostik:
Anamnese: Frage nach Zyklusabhängigkeit der Beschwerden;
Klinische Untersuchung: die Drüsenkörper fühlen sich höckerig an und sind sowohl gegenüber der Haut als auch auf ihrer Unterlage gut verschieblich. Die Verhärtungen sind kirschkern- bis haselnußgroß. Man unterscheidet die gleichmäßig schwielige Verhärtung, die körnige Zystenbildung und die grobknotige Mastopathie, wobei die Veränderungen diffus oder umschrieben sein können. Ein Abgang von Sekret ist spontan möglich und findet sich bei Druck häufiger;
Sonographie der Brust: es lassen sich die Zysten darstellen und von Fibroadenomen (👁 11.33) oder von einem Karzinom unterscheiden;
Mammographie (👁 11.34): zum Ausschluß von Mikroverkalkungen oder eines Karzinoms;
Zytologie/Histologie: sonographisch dargestellte zystische Veränderungen können mit einer feinen Nadel punktiert werden. Die Flüssigkeit wird abgesaugt und zytologisch untersucht. Aus einer karzinomverdächtigen Fibrosierung kann eine Stanzbiopsie entnommen und histologisch untersucht werden.

Für die *Prognose* sind die Epithelproliferationen wichtig: das Karzinomrisiko einer Mastopathie Grad III wird mit etwa 3–4% angegeben.

👁 **11.33 Fibrom**

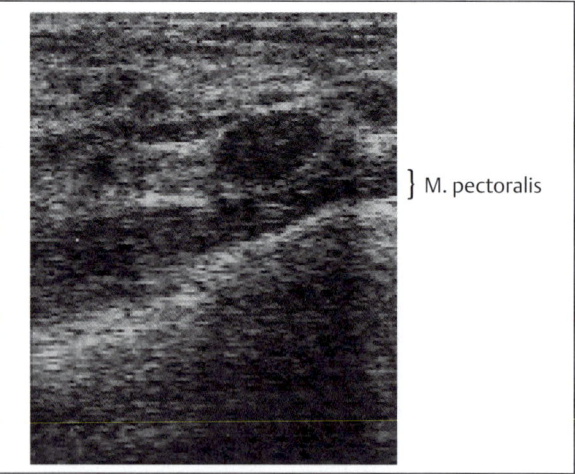

In der Sonographie der Brust ist ein typisches Fibrom zu erkennen: ein echoarmer, homogener, glatt und scharf begrenzter Tumor ohne Schallabschwächung. (hochauflösende Sonographie mit einem 7,5-MHz-Transducer; Abb. von H. Madjar, Freiburg i. Br.)

11.7 Mamma

👁 11.34 Mastopathia cystica fibrosa: Mammographie

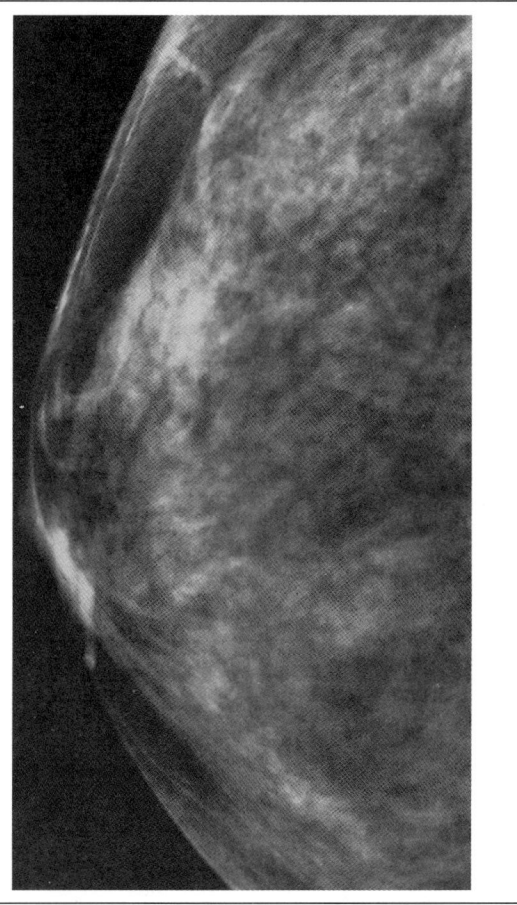

Mastopathia cystica fibrosa mit kleinknotiger, dichter, homogener Struktur. (aus [11])

Therapie: Die Behandlung behebt im allgemeinen nur die Symptomatik. Eine echte Ausheilung ist nicht zu erwarten. Einen günstigen Einfluß kann die Gabe von **Gestagenen** (z.B. Duphaston, Primolut-Nor, Orgametril) haben. Diese Therapie sollte jeweils am 16. Zyklustag einsetzen. Die Gestagensubstitution verhindert dabei abnorme Östrogenphasen mit ihrem Wachstumsstimulus für die Entwicklung einer Mastopathie. Auch **gestagenbetonte Ovulationshemmer** können die Entwicklung gutartiger Brustdrüsenveränderungen reduzieren. Die vielfach vorhandenen Spannungszustände im Bereich der Brust durch eine Ödemisierung im Gefäßbindegewebe lassen sich mit dem **Prolaktinhemmer** *Bromocriptin* (z.B. Pravidel, kirim) mildern oder aufheben. Eine Rückbildung von mastopathischen Knotenbildungen ist auch bei Verwendung des antigonadotropen Steroids *Danazol* (z.B. Winobanin) beobachtet worden.

Diese medikamentösen Behandlungen betreffen im allgemeinen nur die einfache Mastopathie I. Grades und unter regelmäßiger Kontrolle die proliferierenden Mastopathien II. und III. Grades. Findet man dagegen wiederholt eine Mastopathie III. Grades (mit Zellatypien) oder lobuläre Neoplasien, so ist durchaus eine **Mastektomie** wie bei einem Carcinoma in situ zu diskutieren.

👁 11.35 Papillomatose

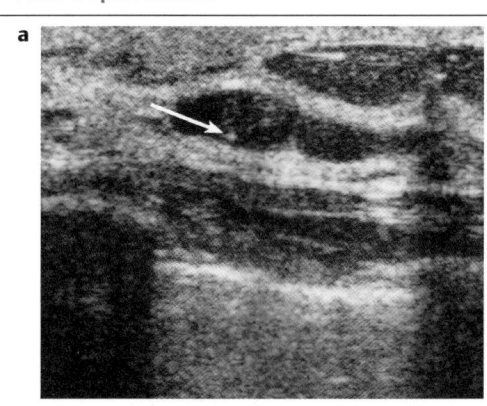

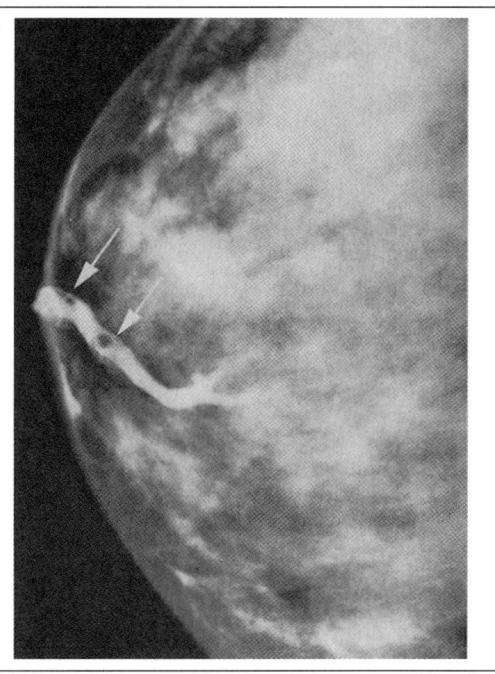

a Sonographie: erheblich, auf 3–4 mm, erweiterter Milchgang (Pfeil), der solide Strukturen enthält. (hochauflösende Sonographie mit einem 7,5-MHz-Transducer; Abb. von H. Madjar, Freiburg i. Br.)
b Bei einer anderen Patientin wurde die Galaktographie aufgrund einer blutigen Sekretion aus der rechten Brustwarze durchgeführt. Man erkennt eine Duktektasie und 2 rundliche, glatt konturierte, stecknadelkopfgroße Kontrastmittelaussparungen (Pfeile). In der Umgebung finden sich mastopathische Veränderungen. (aus [11])
Bei der histologischen Untersuchung konnten die Strukturen bei beiden Patientinnen als intraduktale Papillome identifiziert werden.

Fibroadenome und Solitärzysten der Mamma

Fibroadenome der Mamma treten unter allen Mammatumoren durchschnittlich am frühesten auf. Sehr häufig werden sie bei Frauen zwischen dem 20. und 40. Lebensjahr beobachtet. Sie machen 20% aller Erkrankungen der Mamma aus. Fibroadenome sind in eine Bindegewebskapsel eingeschlossen, gewöhnlich glattwandig, oft gelappt und stellen eine gemischt-epithelial-mesenchymale Geschwulst mit überwiegend bindegewebiger Komponente dar. Die Behandlung eines Fibroms ist nur durch operative Entfernung möglich. Diese ist aber nur indiziert, wenn nicht auszuschließen ist, daß es sich auch um ein solides Karzinom handeln könnte.

Die umschriebenen Tumoren lassen sich von glattwandigen **Solitärzysten** der Brust durch Sonographie (👁 **11.34**) und Punktion unterscheiden.

Sezernierende Mamma und Milchgangspapillome

Gelegentlich beobachten Frauen spontan oder auf Druck eine **Sekretion aus den Mamillen.** Das Sekret ist entweder serös oder serös-blutig (sog. blutende Mamma). Eine derartige seröse oder blutige Sekretion wird gelegentlich bei Mastopathien, vor allem aber bei Papillomen und Milchgangskarzinomen beobachtet. Bei einer milchigen Sekretion beiderseits spricht man von einer *Galaktorrhö*, sie ist oft durch eine Hyperprolaktinämie (s. S. 73) ausgelöst. Bei der einseitig sezernierenden Mamma vermag die zytologische Untersuchung des Sekrets in einem begrenzten Maße Auskunft über den Charakter der Ursache zu geben. Zur weiteren Abklärung der sog. „secretory disease" wird eine Sonographie (👁 **11.35a**) durchgeführt. Der Nachweis von **Milchgangspapillomen** gelingt jedoch meist nur durch eine Milchgangsdarstellung (Galaktographie, 👁 **11.35b**). Bei Nachweis eines Papilloms wird der entsprechende Milchgang entfernt. Die Milchgangspapillome sind in 60–80% Ursache einer blutigen oder serösen Sekretion aus der Mamille. Bei den Papillomen handelt es sich um intraduktale papilläre Proliferationen von rundlicher oder gelappter Form, die das Milchgangslumen mehr oder weniger ausdehnen. Sie kommen solitär wie auch multipel vor. Eine Sonderform ist das **Mamillenpapillom.**

Literatur

Bender, H.G. (ed.): Gutartige gynäkologische Erkrankungen I u. II, Klinik der Frauenheilkunde und Geburtshilfe Bd. 8 u. 9. 3. Aufl., Urban & Schwarzenberg, München 1995 (Band 8), 1998 (Band 9)

Kurman, R.J.: Blaustein's Pathology of the Female Genital Tract. 4th ed. Springer, Heidelberg 1994

Martius, G.: Therapie in Geburtshilfe und Gynäkologie, Bd. II. Gynäkologie. 2. Aufl. Thieme, Stuttgart 1991

Schindler, A.E.: Gutartige proliferative Erkrankungen der Frau. Enke, Stuttgart 1991

Scully, R.E.: Tumors of the Ovary and Maldeveloped Gonads. Atlas of Tumor Pathology. Fasc. 16. Armed Forc. Institute of Pathology, Washington 1979

12 Maligne Tumoren

A. Pfleiderer

12.1 Allgemeine Onkologie

Epidemiologie: Das einzige vollständige Krebsregister eines deutschen Flächenstaates ist das des Saarlandes. Wie es sich aus diesem und internationalen Registern ergibt, waren in den letzten Jahren bei der Frau die Krebse der Brustdrüse, des Uterus, des Dickdarms, der Ovarien und das Melanom neben dem Basaliom am häufigsten (T 12.1).

> 34% aller malignen Tumoren der Frau sind in Brust, Uterus, Ovarien und Vulva lokalisiert und fallen damit in den Sorgebereich des Frauenarztes.

Der Anteil von gynäkologischen Tumoren an den häufigsten Krebserkrankungen der Frauen in Deutschland ist in 12.1 dargestellt. Kein Karzinom ist so häufig wie das Mammakarzinom.
Die Erkrankungsrate liegt in Deutschland, Skandinavien, Großbritannien, den Beneluxstaaten und bei der weißen Bevölkerung der USA etwa in gleicher Höhe. In Japan, den Entwicklungsländern sowie unter der schwarzen Bevölkerung Nordamerikas finden sich andere Krebshäufigkeiten.
Die Inzidenzraten (d.h. die Anzahl der Neuerkrankungen pro Zeiteinheit im Verhältnis zur Anzahl der exponierten Personen; sie werden pro 100 000 Frauen bzw. Männer angegeben) steigen bei der Mehrzahl der gynäkologischen Karzinome mit dem Alter. Veranschaulicht sei dies am Beispiel von altersspezifischen Inzidenzkurven für gynäkologische Tumoren bei Frauen im Jahr 1995 (12.2).
Bei jungen Frauen stehen die bösartigen Geschwülste der Brust und das Carcinoma in situ der Zervix im Vordergrund. Von allen malignen Tumoren bei Frauen bis zum 50. Lebensjahr gehen 35% von der Brust und 17% vom Uterus und den Ovarien aus.

5-Jahres-Überlebensrate: Unter 5-Jahres-Überlebensrate versteht man den Anteil der Erkrankten, die nach Beendigung der Primärbehandlung noch mindestens 5 Jahre leben. Sie ist nach wie vor das gebräuchlichste Erfolgskriterium der Krebsbehandlung.
Bei ausgesprochen rasch wachsenden Tumoren wie z.B. Keimzelltumoren erlaubt schon die 2- oder 3-Jahres-

T 12.1 Jährliche Inzidenzrate der 10 häufigsten Krebserkrankungen (je 100000 Einwohner; Saarländisches Krebsregister 1995)

Frauen		Männer	
Brustdrüse	123,4	Lunge	99,2
Haut (ohne Melanom)	68,6	Haut (ohne Melanom)	75,2
Dickdarm	42,8	Prostata	68,0
Corpus uteri	28,3	Dickdarm	38,8
Lunge	23,6	Mastdarm	32,6
Mastdarm	22,9	Magen	23,0
Magen	17,5	Harnblase	18,1
Eierstock	15,6	andere Harnorgane	16,8
Cervix uteri	16,7	Niere	14,7
Bauchspeicheldrüse	14,5	Non-Hodgkin-Lymphome	10,5
bösartige Neubildungen insgesamt	502,3		527,0

12.1 Geschätzte Anzahl an Krebsneuerkrankungen bei Frauen in Deutschland 1995

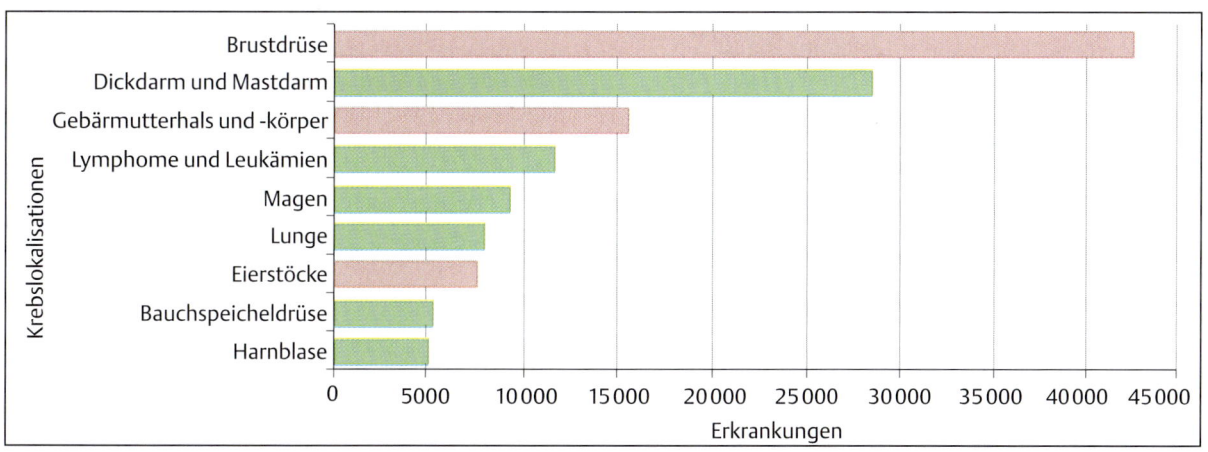

Mit über 40000 Neuerkrankungen pro Jahr ist das Mammakarzinom der häufigste bösartige Tumor bei Frauen in Deutschland. (aus [29])

12.2 Altersbezogene Inzidenz gynäkologischer Malignome

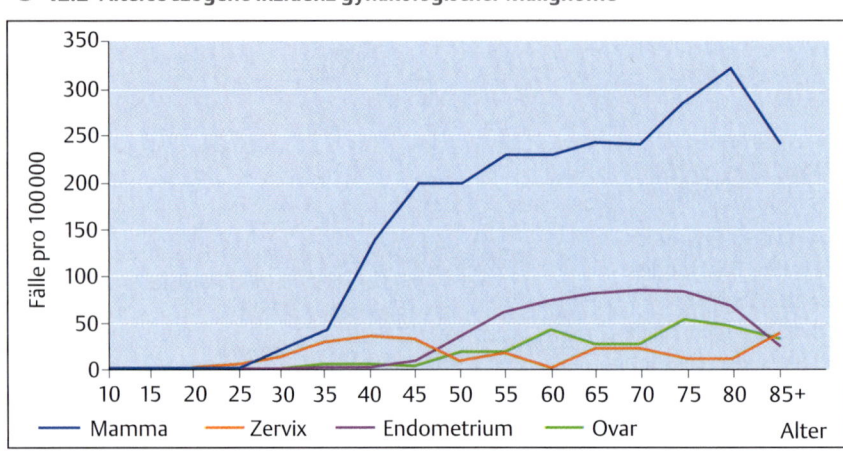

Dargestellt ist die altersbezogene Häufigkeitsverteilung des Zervix-, Endometrium-, Ovarial- und Mammakarzinoms entsprechend dem Saarländischen Krebsregister 1995. (aus [33])

Überlebensrate, bei langsam wachsenden Tumoren wie z.B. einigen Mammakarzinomen dagegen erst die 10-Jahres-Überlebensrate Aussagen über den Erfolg einer Behandlung.

Da die Todesursache in vielen Fällen nicht bekannt und insbesondere nie abzuschätzen ist, welchen Anteil die Krebserkrankung und deren Behandlung an ihr hat, galt früher nur „das Erleben" dieser Zeit. Die Berechnung war frühestens 5 Jahre nach Ablauf der Therapie der zuletzt behandelten Patientin möglich. Da es notwendig ist, das Behandlungsergebnis früher zu kennen, werden heute diese Daten hochgerechnet (sog. actuarial survival). Basis ist der vermutlich zu erwartende Tod am Karzinom. Das Ergebnis dieser Daten liegt etwa 5–10 Prozentpunkte höher als das tatsächliche Ergebnis.

Klassifikation und Stadieneinteilung maligner Tumoren: Die klinisch und (soweit möglich) histopathologisch bestimmte anatomische Ausdehnung der Geschwülste geht in diese Klassifikationen ein. Sie sollen dem Kliniker helfen, die Behandlung optimal zu planen, Behandlungsergebnisse der verschiedenen Therapien international zu vergleichen und Hinweise auf die Prognose zu geben. Seit Ende der 20er Jahre einigte man sich in der internationalen Gesellschaft der Gynäkologen (FIGO = Féderation Internationale de Gynécologie et d'Obstétrique) weltweit auf eine Stadieneinteilung der gynäkologischen Malignome. Grundprinzip der bis heute gültigen aber immer wieder aktualisierten Einteilung ist:

Stadium I: Tumor auf das Ausgangsorgan begrenzt,
Stadium II: Tumor auf angrenzendes Gewebe ausgedehnt,
Stadium III: Ausdehnung bis zum nächsten Organ,
Stadium IV: Einbruch in angrenzendes Organ, Fernmetastasen.

1937 wurden zum ersten Mal die Behandlungsergebnisse von bösartigen gynäkologischen Tumoren, insbesondere von Zervixkarzinomen, die aus zahlreichen Kliniken der Welt von der FIGO auf der Grundlage der hier erwähnten Stadieneinteilung gesammelt wurden in den seither periodisch erscheinenden „Annual Reports on the Results of Treatment in Carcinoma of the Uterus, Vagina and Ovary" veröffentlicht.

Von der UICC (Union Internationale Contre Le Cancer) wurde in den fünfziger Jahren erstmalig die **TNM-Klassifikation** (engl. TNM-staging) entwickelt und auf alle bösartigen Tumoren adaptiert. Die FIGO-Klassifikation bildet auch die Basis der TNM-Klassifikation gynäkologischer Malignome. In der TNM-Klassifikation bedeutet:

Tumor (T0–T4): Ausdehnung des Primärtumors,
Nodulus (N0–N4): das Fehlen oder Vorhandensein von ein- oder beidseitigen Lymphknotenmetastasen sowie deren Ausdehnung,
Metastasis (M0, M1): das Fehlen oder Vorhandensein von Fernmetastasen.

Jeder bösartige Tumor kann im Rahmen der TNM-Klassifikation 2fach klassifiziert werden:
➤ die klinische (c) prätherapeutische *c-TNM-Klassifikation* aufgrund klinischer, radiologischer, endoskopischer und anderer Untersuchungen,
➤ die postoperative (p) histopathologische *p-TNM-Klassifikation* nach Resektion mit Beurteilung von Primärtumor, Lymphknoten und gegebenenfalls Fernmetastasen.

12.2 Maligne Tumoren der Vulva

engl.: malignant vulvar tumors

Epidemiologie: An einem Karzinom der Vulva erkranken jährlich ca. 3 von 100000 Frauen. Betroffen sind in erster Linie Frauen ab 75 Jahren. In dieser Altersgruppe liegt die Inzidenz > 25/100000 Frauen.

Histologie und Pathogenese: Das Karzinom kann an allen

◉ 12.3 Typische Lokalisationen des Vulvakarzinoms

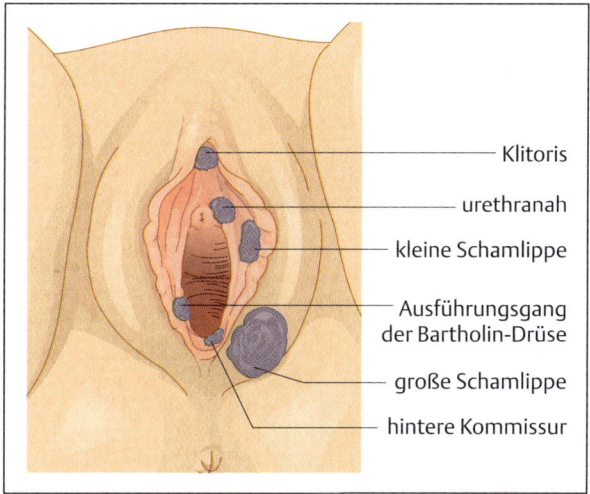

Das Vulvakarzinom ist am häufigsten an den großen Schamlippen lokalisiert.

Teilen der Vulva lokalisiert sein (◉ 12.3). Am häufigsten findet es sich an den großen Schamlippen.
95% der malignen Tumoren der Vulva sind hochdifferenzierte Plattenepithelkarzinome. Seltene Sonderformen sind das verruköse und das adenozystische Karzinom (Zylindrom) der Vulva. Verruköse und adenozystische Karzinome wachsen lokal invasiv und rezidivieren lokal sehr häufig, setzen aber keine Metastasen. Virologische Untersuchungen deckten in den Tumorzellen etwa bei der Hälfte aller Vulvakarzinome und fast bei allen Fällen der bowenoiden Papulose (s. S. 146) Teile von Virusgenomen auf (s. S. 196). Dabei handelt es sich fast ausschließlich um humane Papillomaviren (HPV) Typ 16. Dieses Vorkommen von HPV-Genomen läßt vermuten, daß eine Infektion mit HP-Viren, zumindest in einem Teil der Vulvakarzinome, an der Entstehung dieses Karzinoms mitbeteiligt ist.

Vulväre intraepitheliale Neoplasie (VIN)

engl.: vulvar intraepithelial neoplasia

Definition und Klassifikation: Der Morbus Bowen, die bowenoide Papulose, die Erythroplasia Queyrat und der Morbus Paget (s. S. 218) werden unter dem Begriff Carcinoma in situ der Vulva zusammengefaßt und seit 1983 als vulväre intraepitheliale Neoplasie (VIN) bezeichnet. Bei der vulvären intraepithelialen Neoplasie, die als echte Präkanzerose gilt, werden 3 Grade unterschieden, die sowohl das Ausmaß der Veränderungen des Epithels als auch der Zellatypien berücksichtigen (▼ 12.2).

- Die *Dystrophie* der Vulva (s. S. 118ff) ist eine entzündliche Erkrankung. Finden sich Zellatypien, so spricht man von einer *Dysplasie*. Wie häufig aus einer Dysplasie ein Karzinom entsteht, ist nicht bekannt, auch nicht, ob dabei in jedem Fall ein Carcinoma in situ die Zwischenstufe ist.

Epidemiologie: Die bowenoide Papulose findet man am häufigsten bei Frauen im Alter von ca. 40 Jahren. Frauen mit einem typischen Carcinoma in situ (VIN III) sind im Durchschnitt 52 Jahre alt, solche mit einem invasiven Vulvakarzinom im Stadium I 65,5 Jahre.

Wie häufig ein Carcinoma in situ zum Vulvakarzinom führt, ist nicht bekannt. Das vulväre Carcinoma in situ entsteht meist multizentrisch. Bei ca. 15% der Fälle besteht gleichzeitig ein Carcinoma in situ oder ein invasives Karzinom in der Vagina oder an der Zervix.

Symptomatik: Das häufigste und wichtigste Symptom ist ein unterschiedlich stark ausgeprägter Pruritus vulvae (s. S. 117f), der oftmals bereits Jahre vor sichtbaren Vulvaveränderungen besteht.

Klinisches Bild: Bei der Inspektion zeichnen sich die verschiedenen Formen der VIN durch ein von Fall zu Fall wechselndes Bild aus. Die Variabilität der Veränderungen ist sehr groß. Kratzeffekte überlagern die Veränderungen häufig.

- Die verdächtige Trias (**3P**)
  - **P**apulomakulöse, z.T. nässende Hautveränderungen,
  - **P**igmentanomalien,
  - Zeichen einer Verhornungsstörung (**P**arakeratose, ◉ 12.4a)
  sollte stets eine Indikation für eine Biopsie sein.

Bei der **bowenoiden Papulose** findet man fast immer multifokal im Bereich der Vulva, nicht selten auch in der gesamten Genitokruralregion flache, pigmentierte Pa-

▼ 12.2 Einteilung vulvärer intraepithelialer Neoplasien (VIN) nach ISSVD (International Society for the Study of Vulvar Diseases) 1983	
VIN-Stadium	Art der Veränderungen
VIN I	geringgradige (leichte) Atypie im unteren Drittel des Epithels, reife Epithelzellen mit geringgradigen Kernatypien und Mitosen
VIN II	Ausdehnung der Atypie bis in das mittlere Drittel des Epithels, ansonsten gleiche Veränderungen wie bei VIN I
VIN III	Carcinoma in situ; die Zell- und Kernatypien betreffen die gesamte Epithelschicht, hochgradige Störung der normalen Epitheldifferenzierung mit undifferenzierten, mittelreifen und hochdifferenzierten Läsionen, Verbreiterung der Basalzellschicht, hyper- oder dyskeratotischen Bezirken, Zell- und Kernpolymorphie mit zahlreichen, meist atypischen Mitosen

- Die Basalmembran ist bei VIN I – III intakt. Es besteht keine Stromainvasion.

peln. Sie zeigen eine verblüffende Ähnlichkeit mit pigmentierten, seborrhoischen Warzen und sind von gutartigen Formen pigmentierter Papeln nur mikroskopisch zu unterscheiden. Ähnliche Veränderungen findet man fast gleichzeitig am Penis des Sexualpartners. Eine Rückbildung scheint möglich.

Die **Erythroplasie Queyrat** ist durch scharf begrenzte, rundliche, feucht glänzende, düsterrote und samtartig weiche Herde, der **Morbus Paget** durch mehr ekzematöse Hautveränderungen gekennzeichnet.

Diagnostik:

Die Diagnosestellung und Abgrenzung einer Vulvadystrophie mit Atypien (s. S. 121) von einem Carcinoma in situ ist nur *histologisch* möglich.

Zonen mit erhöhter Proliferation können mit Hilfe der Toluidinblauprobe (s. S. 119) sichtbar gemacht werden. Der am meisten verdächtige Bezirk ist dann zu entfernen und das entnommene Hautstück sorgfältig aufzuarbeiten.

Therapie: Für die Therapie aller malignen Veränderungen im Bereich der Vulva gilt, daß die Veränderungen mit einer mindestens 5–10 mm breiten Manschette gesunden Gewebes entfernt werden müssen, daß aber die Erhaltung der Anatomie der Vulva und ihrer sexuellen Funktion immer Beachtung geschenkt werden muß. Bei multizentrischen Veränderungen wird heute eine Skinning-Vulvektomie durchgeführt. Dabei wird die Epithel- und obere Koriumschicht der Haut in einer Tiefe von ca. 3–5 mm abgetragen und ggf. durch einen Spalthautlappen ersetzt.

Da sich auch bei einer VIN III keine Lymphknotenmetastasen finden, ist eine Revision der Leisten nicht erforderlich.

Rezidivprophylaxe: Die hohe Rezidivrate wird mit der Virusätiologie in Zusammenhang gebracht. Die übliche Therapie wie die lokale Exzision, die Laser- oder die Elektrokoagulation ist nicht in der Lage, den Virusbefall zu entfernen. Möglicherweise handelt es sich bei Rezidiven aber auch um Reinfektionen durch den Partner. Zur Rezidivverhütung ist deshalb zunächst eine Sanierung entsprechender Hautläsionen beim Partner notwendig.

Invasives Vulvakarzinom

engl.: vulvar carcinoma

Viele Vulvakarzinome werden vom Arzt fehlgedeutet oder übersehen, obwohl die makroskopische Diagnosestellung bei einem Vulvakarzinom einfach ist.

Symptomatik: Die Karzinome der Vulva verursachen im Anfangsstadium kaum Beschwerden. Allenfalls besteht ein langanhaltender Juckreiz. Nicht selten entschließen sich ältere Patientinnen erst dann zum Arzt zu gehen, wenn ausgedehnte Ulzerationen eingetreten sind und

12.4 Klinischer Befund bei einem Vulvakarzinom

a Carcinoma in situ der Vulva (VIN III)

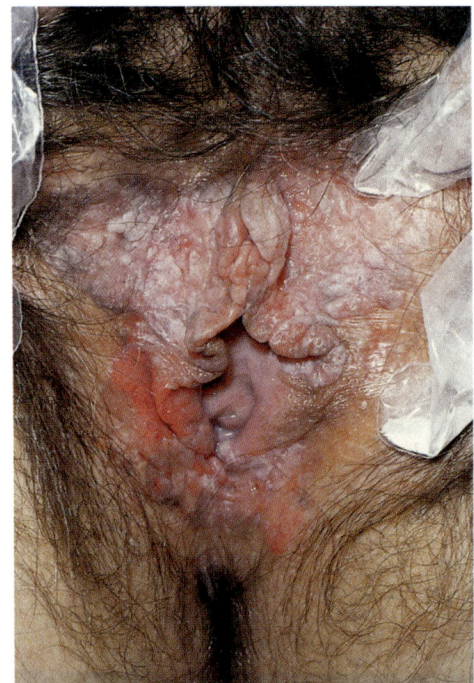

b Vulvakarzinom

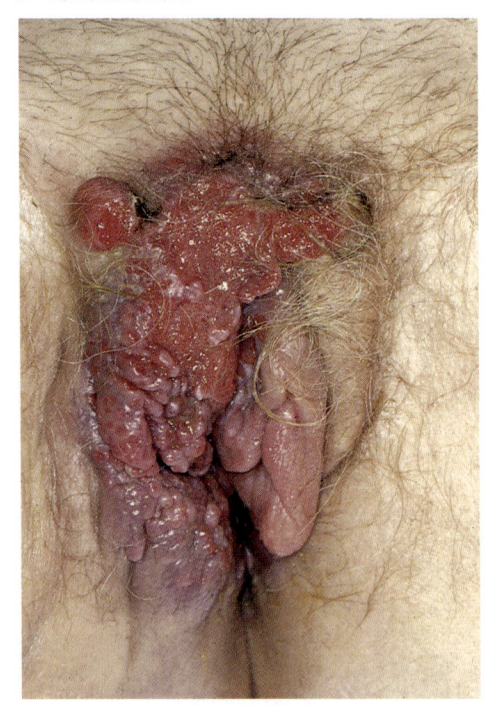

a Typisch für ein Carcinoma in situ der Vulva sind die über das Hautniveau erhabenen papulösen Läsionen, die verstärkte Pigmentierung rechts des Introitus vaginae und die weißlichen Veränderungen als Ausdruck der Epithelverdichtungen. **b** Karzinom der rechten Schamlippen mit Übergreifen auf die Klitoris, den Mons pubis und die linke Seite des äußeren Genitales.

12.2 Maligne Tumoren der Vulva

12.5 Lymphsystem der Vulva

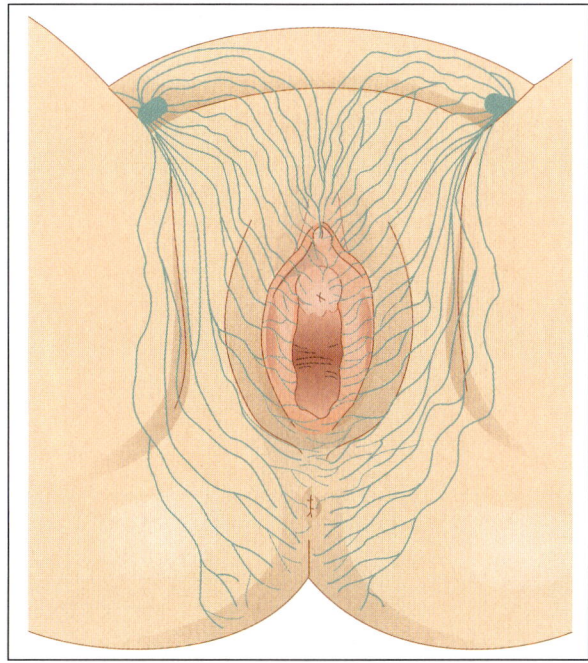

Das Vulvakarzinom metastasiert gewöhnlich in die ipsilateralen regionären, d.h. in die oberflächlichen inguinofemoralen Lymphknoten. Von dort gelangt die Lymphe zu den tiefen inguinofemoralen Lymphknoten unterhalb der Fascia cribriformis sowie in die pelvinen Lymphknoten entlang der Vasa iliaca externa. Die pelvinen Lymphknoten können aber auch primär befallen werden, insbesondere dann, wenn das Karzinom im Bereich der hinteren Kommissur (via A. pudenda interna) oder periklitoral (via urethrale Lymphabflußwege) lokalisiert ist.

das Karzinom auf die Vagina, die Urethra sowie die Analregion übergegriffen hat und zur Geruchsbelästigung, zu Blutungen und Schmerzen führt. Manchmal gibt erst die Anschwellung der inguinalen Lymphknoten Anlaß dazu, ärztlichen Rat einzuholen.

Klinisches Bild: Bei der Inspektion tritt das Vulvakarzinom meistens als eine flache Ulzeration mit derbem Rand, seltener als derber, später ulzerierender Knoten in Erscheinung (12.4b). Es entwickeln sich große, unregelmäßige Geschwüre, die ein blutig-seröses, übelriechendes Sekret absondern. Multizentrische Herde im Bereich der gesamten Vulva sind möglich.

> Jede Veränderung im Bereich der Vulva einer älteren Frau ist verdächtig auf ein Vulvakarzinom.

Metastasierung: Als Folge der guten Versorgung der Vulva mit Lymphgefäßen metastasiert das Vulvakarzinom frühzeitig lymphogen. Meist sind zuerst die Lymphknoten in der Leistenbeuge, später auch die femoralen und iliakalen Lymphknoten befallen (12.5). Hämatogene Metastasen sind dagegen ausgesprochen selten.

Differentialdiagnose: Differentialdiagnostische Probleme bieten nur frühinvasive Fälle und Karzinome, die nahe der Urethralmündung sitzen und von einer teilweisen oder vollständigen Ausstülpung (Ektropionierung) der Harnröhrenschleimhaut zu unterscheiden sind.

Stadieneinteilung: Die Stadieneinteilung des Vulvakarzinoms erfolgt postoperativ unter Berücksichtigung der histologischen Befunde (12.3).

12.3 Stadieneinteilung des Vulvakarzinoms nach FIGO (Féderation Internationale Gynécologie et d' Obstétrique) 1988, TNM-Klassifikation 1997

FIGO-Stadium	TNM-Klassifikation			Tumorausbreitung
0	Tis			Carcinoma in situ
I	T1	N0	M0	Tumor beschränkt auf Vulva oder Damm, größter Durchmesser < 2 cm, keine Lymphknotenmetastasen,
Ia	T1a			Invasionstiefe* < 1 mm,
Ib	T1b			Invasionstiefe* > 1 mm
II	T2	N0	M0	Tumor beschränkt auf Vulva oder Damm, größter Durchmesser > 2 cm, keine Lymphknotenmetastasen
III	T3	N0–1	M0	Tumor jeglicher Größe mit Ausdehnung auf die distale Urethra, Vagina oder Anus,
	T1-3	N1	M0	unilaterale Leistenlymphknotenmetastasen
IV a	T4	N0–2	M0	Tumor jeglicher Größe mit Infiltration der proximalen Urethra, Blasen- oder Rektumschleimhaut oder Beckenknochen,
	T1-3	N2	M0	doppelseitige Leistenlymphknotenmetastasen,
IV b	T1–4	N0–2	M1	Fernmetastasen, auch pelvine Lymphknotenmetastasen

* Invasionstiefe = Abstand zwischen dem tiefsten Punkt der Invasion und der am weitesten oberflächlich gelegenen benachbarten dermalen Papille

Lymphknoten- und Fernmetastasen

N0 Lymphknoten histologisch nicht befallen
N1 Leistenlymphknoten einseitig befallen
N2 Leistenlymphknoten beidseitig befallen
N3 fixierte oder ulzerierte Lymphknoten
M1 Fernmetastasen vorhanden

12.4 Übersicht über das Vulvakarzinom

Häufigkeit	Inzidenz 2,9/100 000 Frauen (Vulva- und Vaginalkarzinom)
Alter	Gipfel: 7. und 8. Dekade, VIN 15–20 Jahre früher
Ätiologie	(teilweise) HPV-Infektion
Vorstufen	Carcinoma in situ (Syn.: Morbus Bowen; VIN III)
Früherkennung	Inspektion, Zytologie unzuverlässig
Histologie	> 95% Plattenepithelkarzinom, 2,5% Melanom
Prognosefaktoren	unbekannt
Symptome	oft keine, evtl. Juckreiz, Tumorzerfallszeichen
Stadieneinteilung	postoperativ chirurgisch-histopathologisch nach FIGO (s. 12.3)
Ausbreitung	Leistenlymphknoten, später auch in die femoralen und iliakalen Lymphknoten
Therapie	Operation unter Mitnahme der Leistenlymphknoten
Rezidivlokalisation	lokal, loko-regionär
5-Jahres-Überlebensrate	58%

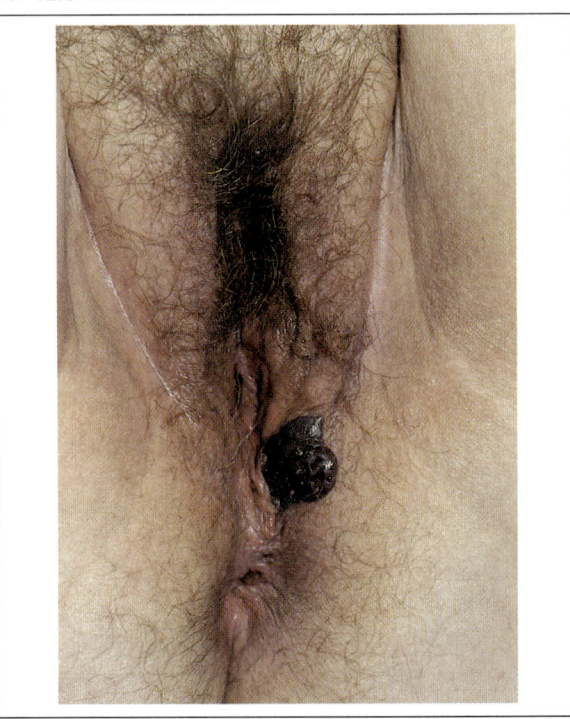

12.6 Melanom der Vulva

Tiefblau-schwarz gefärbtes Vulvamelanom links der hinteren Kommissur.

Therapie: Bei der Behandlung des Vulvakarzinoms ist die **Operation** allen anderen Maßnahmen überlegen. Bei weniger ausgedehntem Prozeß, bei geeigneter Lokalisation des Tumors und bei sehr alten Patientinnen wird der Mons pubis belassen, und die Leistenlymphknoten werden mit getrennten Schnitten entfernt. Bei einseitigem, streng lokalisiertem Prozeß ist eine Hemivulvektomie möglich. Bei weiter ausgedehntem Prozeß müssen die gesamte Vulva, der Mons pubis, die Klitoris und die oberflächlichen und tiefen Lymphknoten beider Leisten entfernt werden.

An die Stelle der radikalen Vulvektomie kann auch die **Elektroresektion** der Vulva mit Koagulation (nach Weghaupt) treten, die, wenn sie genügend ausgedehnt durchgeführt wird, zu sehr guten Resultaten führt.

In jedem Fall müssen zumindest die gleichseitigen Leistenlymphknoten entfernt werden. Bei einem Karzinombefall der Lymphknoten in der Leiste ist eine nachfolgende perkutane **Strahlentherapie** der Iliakalregion einer zusätzlichen pelvinen Lymphonodektomie überlegen. Sind die Leistenlymphknoten nicht befallen, wird heute keine perkutane Bestrahlung des Beckens mehr vorgenommen. Die direkte Bestrahlung der Vulva hat sich nicht bewährt, da sich Tangentialbestrahlungen der feuchten Haut nicht vermeiden lassen. Dadurch treten schon bei niedrigen Dosen erhebliche Vulvitiden auf, die zu vorzeitigem Abbrechen der Therapie Anlaß geben.

Die zytostatische Behandlung konnte sich bisher beim Vulvakarzinom nicht durchsetzen. Bei den sehr seltenen Fällen einer Fernmetastasierung bei jungen Frauen wird man Cisplatinkombinationen versuchen.

Prognose: Beim Vulvakarzinom rechnete man in den Behandlungsjahren 1987–89 mit einer 5-Jahres-Überlebensrate von 58% (Stadium I 82%, Stadium II 60%, Stadium III 50%, Stadium IV 21%). Rezidive beim Vulvakarzinom sind häufig. Sie treten fast immer im Bereich der Genitokruralregion auf.

In 12.4 sind die wichtigsten Kennzeichen des Vulvakarzinoms zusammengefaßt.

Vulvamelanom

Etwa 3% der malignen Tumoren der Vulva sind Melanome (12.6). Im Vergleich zu anderen Lokalisationen sind Melanome im Vulvabereich meist weiter fortgeschritten. Ihre Prognose ist deshalb schlechter als an anderen Körperstellen. 42% der Patientinnen überleben 5 Jahre. Vulvamelanome werden radikal operiert. Die adjuvante Therapie folgt der entsprechender Melanome der Haut und sollte mit den Dermatologen abgesprochen werden.

12.3 Maligne Tumoren der Vagina

Synonym: Scheidenkarzinom
engl.: vaginal carcinoma

Epidemiologie und Tumortypen:
Primäre Vaginalmalignome sind selten: man rechnet heute damit, daß jährlich 0,5 von 100 000 Frauen betroffen sind. Weitaus am häufigsten ist das vorwiegend bei älteren und alten Frauen auftretende Plattenepithelkarzinom, gefolgt von hellzelligen Adenokarzinomen. Sehr selten sind Sarkome und Melanome der Vagina.
Sehr häufig ist dagegen die **Vagina Ort einer sekundären Tumorausbreitung**: am häufigsten findet sich ein Übergreifen von der Zervix, seltener von der Vulva. Ovarial-, Rektum-, Blasen- und Urethralkarzinome können in die Scheide durchbrechen und so ein primäres Vaginalkarzinom vortäuschen. Tumorknoten im Scheidengewölbe oder im Bereich der Urethralmündung (suburethral) sind typische Lokalisationen von Metastasen eines Endometriumkarzinoms. Bläulich durchschimmernde, rasch wachsende Knoten kennzeichnen die Metastasen eines Chorionkarzinoms.

Pathogenese: Das **Plattenepithelkarzinom** kann von jeder Stelle der Scheide ausgehen, entwickelt sich jedoch am häufigsten im hinteren Scheidengewölbe. Das Vorkommen von HPV-DNA-Typ 16 auch in primären Vaginalkarzinomen legt nahe, eine dem Zervix-, Vulva-, Penis- und Analkarzinom vergleichbare Ätiologie anzunehmen (s. S. 196).
Als Folge einer Behandlung drohender Fehlgeburten mit Diäthylstilböstrol (DES) traten bei etwa 1% der Töchter im 2. oder 3. Lebensjahrzehnt **hellzellige Adenokarzinome** im oberen Scheidendrittel auf. Den Adenokarzinomen ging oft eine Adenosis vaginae (s. S. 153) voraus. Die überwiegende Mehrzahl aller Fälle wurde in den USA beobachtet, in Deutschland sind keine entsprechenden Fälle bekannt. Wie sich auch in Tierversuchen reproduzieren ließ, kommt es unter der Einwirkung hochdosierter Östrogengaben zu einer Hemmung der metaplastischen Transformation des ursprünglich mit Drüsenepithel ausgekleideten, kaudalen Endes des Müller-Ganges. Dazu addiert sich die kanzerogene Wirkung des DES.
Verbleibt während der Scheidenbildung bei weiblichen Feten undifferenziertes, mesodermales Stroma, so kann sich daraus im Kindesalter ein **traubenförmiges Rhabdomyosarkom** oder ein **mesodermales Sarkom** (Synonym: Sarcoma botryoides) entwickeln.

Tumorwachstum und Metastasierung: Vaginalkarzinome wachsen schnell in das die Vagina umgebende Bindegewebe ein und greifen später auf Rektum, Blase, Uterus und Vulva über. Aufgrund des ausgedehnten Lymphgefäßnetzes der Vagina werden die Lymphknoten frühzeitig befallen. Karzinome des oberen und mittleren Drittels der Vagina breiten sich in die iliakalen Lymphknoten, solche des unteren Drittels in die Leisten aus. Bei Karzinomen in der hinteren Scheidenwand im oberen und mittleren Drittel findet man Metastasen in den perirektalen und sakralen Lymphknoten.
Die Stadieneinteilung erfolgt analog zu der des Zervixkarzinoms (s. S. 198 ff).

Symptomatik: Ebenso wie das Zervixkarzinom verursacht das Vaginalkarzinom erst dann Symptome, wenn ein geschwüriger Zerfall der Oberfläche eingetreten ist. Dann bemerkt die Patientin blutig-wäßrigen und evtl. übelriechenden Ausfluß oder Blutungen, meist nach der Kohabitation oder Defäkation. Fortgeschrittene Vaginalkarzinome führen zu Fistelbildungen zwischen der Vagina und der Blase oder dem Rektum.

Diagnostik: Das von der Scheide ausgehende Plattenepithelkarzinom tritt meistens als höckeriger, unregelmäßiger Tumor in Erscheinung, der bald an der Oberfläche geschwürig zerfällt und bei Berührung leicht blutet (👁 **12.7**). Bei kleinen Vaginalkarzinomen besteht die große Gefahr, daß sie bei der Untersuchung mit dem Spiegel bedeckt und übersehen werden. Ausgedehntere Vaginalkarzinome lassen sich meist kaum von einem Zervixkarzinom unterscheiden (s. S. 196 ff).
Entgeht dem Untersucher schon oft ein kleines Karzinom in der Scheide, so wird ein Carcinoma in situ der Vagina, das man nicht selten als multizentrischen Herd bei

👁 **12.7 Plattenepithelkarzinom in der Vagina**

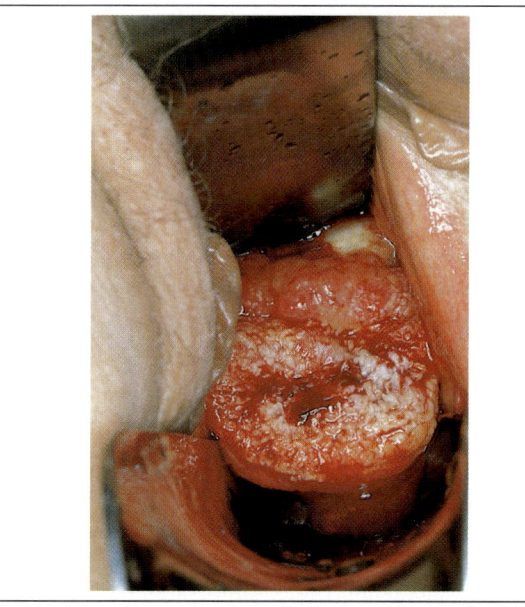

Viele Jahre nach einer Hysterektomie trat im Scheidenstumpf dieses Plattenepithelkarzinom auf. Es wurde als primäres Vaginalkarzinom gedeutet.

einem entsprechenden Befund an der Portio finden kann, noch häufiger übersehen. Vor einem Übersehen solcher Herde bewahrt nur die sorgfältige Inspektion der Vagina mit dem Kolposkop, die jährliche zytologische Untersuchung und die Anwendung der Schiller-Jodprobe: beim Betupfen mit Lugol-Jodlösung färben sich die gesunden, glykogenhaltigen Plattenepithelien braunrot.

Therapie und Prognose: Eine herdförmige Dysplasie, ein Carcinoma in situ oder ein Mikrokarzinom der Scheide, die sich histologisch nicht von einem solchen der Zervix unterscheiden, werden durch weite Exzision im Gesunden oder durch Kolpektomie behandelt. In einzelnen Fällen kann an die Stelle der Operation die Laserbehandlung treten.

Die Behandlung des invasiven Scheidenkarzinoms muß individuell geplant werden. Bei begrenztem Karzinom steht die Radikaloperation, bei ausgedehntem die primäre Strahlentherapie (intrakavitäre Kontaktbestrahlung und perkutane Hochvoltbestrahlung) im Mittelpunkt. Obwohl sich die meist flächenhaft wachsenden Vaginalkarzinome für eine Kontakttherapie (s. S. 200f) anbieten, ist deren Bestrahlung problematisch, da besonders im unteren Scheidendrittel radiogene Fistelbildungen zu Urethra, Blase und Rektum häufig sind.

Die meist nicht frühzeitige Erkennung und die Schwierigkeiten bei der Behandlung erklären, warum die Heilungsergebnisse des Vaginalkarzinoms weit unter denen des Zervixkarzinoms liegen. Bis heute rechnet man nur mit einer 5-Jahres-Überlebensrate von 47%. Die seltenen Melanome und Sarkome der Vagina haben eine äußerst schlechte Prognose.

12.4 Maligne Tumoren des Uterus

Synonyme: Gebärmutterkrebs, Carcinoma uteri
engl.: malignant uterine tumors

Einteilung und Vergleich: Der Uterus ist Ausgangspunkt verschiedener, sehr häufig maligner Tumoren der Frau, die sich aber in Pathogenese, Diagnostik, klinischem Verlauf und Therapie grundsätzlich voneinander unterscheiden:
- Zervixkarzinom (Synonyme: Kollumkarzinom, Carcinoma colli uteri, Gebärmutterhalskrebs; engl.: cervical carcinoma),
- Endometriumkarzinom (Synonyme: Korpuskarzinom, Carcinoma corporis uteri, Gebärmutterkörperkrebs; engl.: endometrial carcinoma),
- Uterussarkom,
- Chorionkarzinom.

Beim **Zervixkarzinom** handelt es sich in 86% der Fälle um Plattenepithelkarzinome und in 14% um Adenokarzinome oder Mischformen. Das Karzinom nimmt von der Grenzzone zwischen dem Drüsenepithel (Zylinderepithel) der Endozervix und dem Plattenepithel der Ektozervix seinen Ausgang. Es tritt in typischer Weise bei der geschlechtsreifen Frau auf (Durchschnittsalter 52 Jahre) und wird mit einer Papillomavirusinfektion (s. S. 146, 196), die durch den Geschlechtsverkehr übertragen wird, in Verbindung gebracht.

Das **Endometriumkarzinom** nimmt typischerweise von der Funktionalis des Endometriums im Bereich des Fundus uteri seinen Ausgang. Es handelt sich in 85% der Fälle um typische endometrioide Adenokarzinome und in 10% der Fälle um sog. Adenoakanthome. Diese Karzinome treten postmenopausal auf, haben ihren Altersgipfel im 7. Lebensjahrzehnt (Durchschnittsalter 66 Jahre) und weisen eine Hormonabhängigkeit auf.

Die Karzinome der Genitalabschnitte, die aus den **Müller-Gängen** hervorgehen (oberes Drittel der Vagina, Endozervix, Endometrium, Endosalpinx und Zölomepithel der Ovarien), treten nicht selten multizentrisch auf. Sie entstehen dann in 2 oder 3 Organen gleichzeitig und werden deswegen auch als Systemkarzinome bezeichnet. Besondere Beachtung verdienen die Kombinationen Vagina und Cervix uteri (eventuell mit Vulva) einerseits sowie Corpus uteri und Ovar andererseits. An der letzteren Kombination ist auch das Mammakarzinom überdurchschnittlich häufig beteiligt.

Epidemiologie:
- Die Häufigkeitsverteilung hat sich in den letzten Jahrzehnten in den westlichen Industrienationen grundlegend gewandelt: Die Zahl der invasiven Zervixkarzinome ist zugunsten der In-situ-Karzinome der Zervix stark zurückgegangen. Diese Verschiebungen erklären sich zum Teil durch die Auswirkungen der Vorsorgeuntersuchungen.
- Das Endometriumkarzinom (und im übrigen auch das Ovarial- und das Mammakarzinom) nimmt an Häufigkeit langsam zu, obwohl heute Frauen in diesen Ländern ab dem 45.–50. Lebensjahr zu fast 30% keinen Uterus mehr haben. Dies könnte dadurch erklärt werden, daß heute mehr Frauen als früher ein höheres Alter erreichen.

Zervikale intraepitheliale Neoplasie (CIN)

engl.: cervical intraepithelial neoplasia

Epidemiologie: Die Dysplasie als erste Stufe der Entstehung des Zervixkarzinoms hat ihren Altersgipfel bei 28 Jahren, das Carcinoma in situ bei 35 Jahren.

Stadieneinteilung: Man unterscheidet verschiedene

12.5 Zytologischer Befund, Papanicolaou (Pap) und vermuteter histologischer Befund

Zytologischer Befund	Pap	vermuteter histologischer Befund
unauffälliges Zellbild	I	
entzündliche, regenerative, metaplastische oder degenerative Veränderungen, Hyper- und Parakeratosezellen	II	
schwere entzündliche oder degenerative Veränderungen, keine sichere Unterscheidung zwischen gut- und bösartig	III	
Dyskariosen in Superfizial- und Intermediärzellen deuten auf eine Dysplasie leichten bis mäßigen Grades hin	III D	CIN I, II
Dyskariosen von Zellen aus tieferen Schichten	IV a	CIN II, III (schwere Dysplasie)
Dyskariosen tiefer Schichten, beginnende Invasion nicht auszuschließen	IV b	CIN III (Carcinoma in situ), invasives Karzinom nicht auszuschließen
Zellen eines invasiven Zervixkarzinoms oder anderer maligner Tumoren	V	invasives Karzinom
technisch unbrauchbares Material	0	

12.6 Histologie zervikaler intraepithelialer Neoplasien (CIN)

CIN-Stadium	Histologie		Therapie
CIN I	**leichte Dysplasie:** Kernatypien in Superfizialzellen der oberen 2/3 des Epithels, verstärkte Proliferation im unteren Drittel (Basalzellen sind zwei- bis dreischichtig angeordnet), geringe Zahl an Mitosen		Beobachtung, Entfernung, wenn nach 6 Monaten keine Rückbildung erfolgt ist
CIN II	**mittelschwere Dysplasie:** Kernatypien in der oberen Hälfte des Epithels, aber deutliche Verbreiterung der Basalschicht mit vermehrt atypischen Zell- und Kernformen und Mitosen		Konisation oder Laserkoagulation
CIN III	**schwere Dysplasie und Carcinoma in situ:** Atypien in allen Schichten des Epithels, Epithelschichten noch erkennbar		Konisation oder Laserkoagulation
	Carcinoma in situ: gesamtes Epithel homogen atypisch verändert (= kleinzelliges Cis)		

Alle Abbildungen in dieser Tabelle sind aus [16] entnommen.

Schweregrade der Vorstufen des Zervixkarzinoms aufgrund zytomorphologischer und histologischer Atypiezeichen und bezeichnet sie als zervikale intraepitheliale Neoplasien (CIN). Die CIN zeigen auf das Epithel beschränkte Zell- bzw. Kernatypien sowie eine Störung der Schichtung und normalen Epithelausreifung (**12.5, 12.6** und **12.8 a-d**).
Die mildeste Form ist die **CIN I** (leichte Dysplasie). Sie ist durch eine basale Hyperaktivität gekennzeichnet (**12.8a**). Finden sich atypische Zellen bis in höhere Schichten und treten vermehrt Zell- und Kernatypien sowie atypische Mitosen auf, so spricht man von einer **CIN II** (mittelschwere Dysplasie). Das Bild der **CIN III** (schwere Dysplasie) ist dadurch gekennzeichnet, daß das gesamte Epithel atypisch verändert, seine Schichtung jedoch angedeutet erkennbar ist (**12.8b**). Beim Carcinoma in situ (CIN III) ist das ganze Epithel durch gleichmäßige, kleinere und dicht stehende, atypische Zellen ersetzt (**12.8c**). Eine Schichtung fehlt.
Während man von einer leichten und mittelschweren

12 Maligne Tumoren

12.8 Zervikale intraepitheliale Neoplasie (CIN)

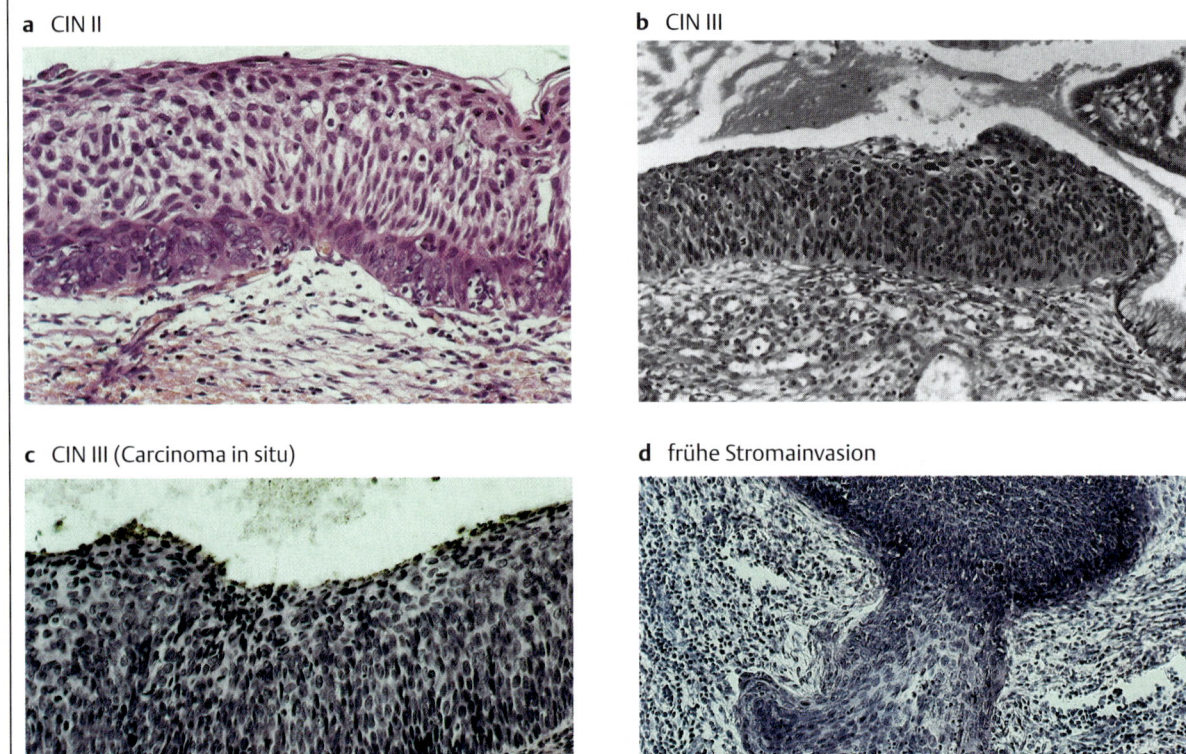

a Mittelschwere Dysplasie der Ektozervix, basale Hyperaktivität (63fache Vergrößerung). **b** Schwere Dysplasie des Zervixepithels mit halonierten Zellen (80fache Vergrößerung; aus [32]). **c** Das kleinzellige Carcinoma in situ hat das Portioepithel vollständig ersetzt (63fache Vergrößerung). **d** Ein schmaler Zapfen atypischer Zellen hat die Basalmembran durchstoßen und dringt in das Stroma ein.

Dysplasie heute annimmt, daß sie in einem Teil der Fälle spontan rückbildungsfähig ist, darf man das von einer schweren Dysplasie oder von einem Carcinoma in situ nicht mehr annehmen. Das Carcinoma in situ ist damit eine obligate (echte) Präkanzerose. Es entspricht histochemisch, in der Gewebekultur und in der DNA-Verteilung einem invasiven Karzinom.

- Die zervikale intraepitheliale Neoplasie ist eine Präkanzerose. Sie setzt keine Metastasen und ist durch einfache Exzision heilbar.

Durch Zunahme der Zellzahl im atypischen Epithel kommt es schließlich zum Durchbrechen der Basalmembran und zum Bild der frühen Stromainvasion. Ist die Infiltration bis 3 mm tief bei einer Oberflächenausdehnung von < 7 mm, wird dies als **Stadium Ia1 (frühe Stromainvasion),** bei einer Invasionstiefe von 3–5 mm als **Stadium Ia2 (Mikrokarzinom)** bezeichnet. Alle diese Stadien fallen unter den Begriff mikroinvasives oder auch präklinisches Karzinom.

- Bei der frühen Stromainvasion rechnet man nicht mit Lymphknotenmetastasen. Beim Mikrokarzinom handelt es sich um ein kleines Karzinom, das zu Lymphknotenmetastasen führen kann.

Symptomatik: Die zervikale intraepitheliale Neoplasie (CIN) und das mikroinvasive Karzinom machen keine Symptome.

Diagnostik:

- Die zervikale intraepitheliale Neoplasie und das mikroinvasive Karzinom sind bei der Inspektion der Portio vaginalis mit dem bloßen Auge im Rahmen der Spiegeleinstellung nicht als Karzinom identifizierbar.

Tritt der Prozeß im Bereich der Ektozervix auf, sieht man mit dem bloßen Auge Veränderungen wie bei einer Leukoplakie (12.9) oder einer Erosio. Mit dem Kolposkop lassen sich insbesondere nach der Essigsäureprobe (s.

12.9 Leukoplakie

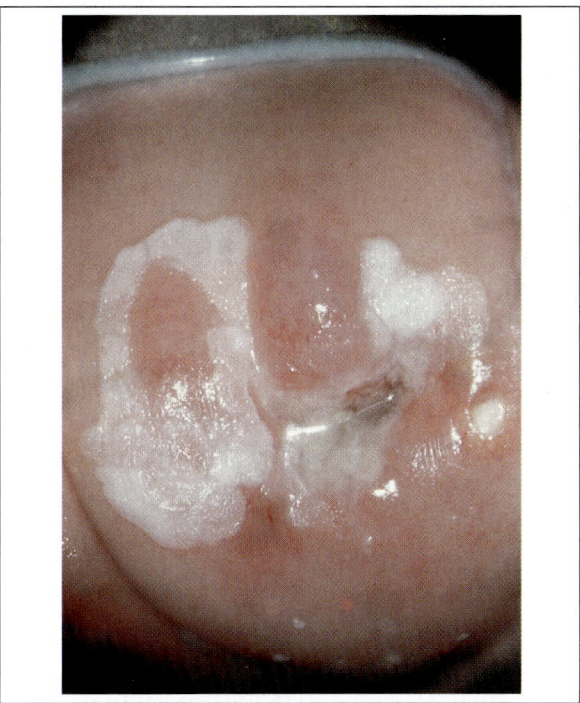

Makroskopisch erkennbare Leukoplakie. Ob sich unter dieser Veränderung noch eine CIN oder ein mikroinvasives Karzinom verbirgt, ist mit bloßem Auge nicht erkennbar. (aus [2])

S. 36) eine CIN und evtl. auch ein kleines Mikrokarzinom vermuten. Die Diagnose wird unterstützt durch zytologische Untersuchung (s. ⌐ 12.5, S. 193), kann aber nur durch histologische Untersuchung des gesamten Prozesses (s. ⌐ 12.6, S. 193) gestellt werden.
Ist der Prozeß endozervikal lokalisiert, so kann die Ektozervix völlig unverändert aussehen. Dann ergibt sich der Verdacht aufgrund der zytologischen Untersuchung. Oft kann man nach Spreizen des äußeren Muttermundes auch intrazervikal einen Teil des atypischen Herdes mit dem Kolposkop erkennen.

- Die Unterscheidung CIN III – frühe Stromainvasion – Mikrokarzinom ist nur histologisch möglich und setzt die lückenlose histologische Aufarbeitung der gesamten Läsion voraus.

Bei der Bewertung der zytologischen Befunde muß berücksichtigt werden, daß der Zytologe seine Diagnose vom Nachweis atypischer Zellen aus tieferen Schichten abhängig macht.

- Das Ergebnis hängt damit sehr von der Abstrichtechnik und vom Abstrichort ab.

Entscheidend für unser Vorgehen ist deshalb immer der schwerwiegendste zytologische Befund (s. PAP-Einteilung, ⌐ 12.5, S. 193).

Therapie: Die Behandlung der zervikalen intraepithelialen Neoplasie richtet sich nach ihrem Grad, nach ihrer Lokalisation (Ektozervix oder Endozervix), dem Alter der Patientin (Kinderwunsch?), zusätzlich vorhandenen Indikationen zur Hysterektomie und den Möglichkeiten einer Überwachung.

CIN I (leichte Dysplasie): Kolposkopisch Matrixbezirk (s. S. 42), zytologisch (wiederholt) PAP III D (s. S. 42 ff). Bei jungen Frauen (mit Kinderwunsch) und bei Beschränkung des Befundes auf die Ektozervix (Kolposkopie!) wird im Hinblick auf die mögliche Rückbildung des Prozesses zunächst abwartend kontrolliert. Bleiben der zytologische und kolposkopische Befund jedoch über 6 Monate hinaus bestehen, sollte der verdächtige Bezirk entfernt und möglichst histologisch abgeklärt werden.

CIN II (mittelschwere Dysplasie): Kolposkopisch Matrixbezirk, zytologisch PAP IV a oder III D. Ist ein PAP IV a nachgewiesen, wird eine Konisation durchgeführt. Ist der Prozeß auf die Ektozervix begrenzt und durch Biopsie und negative Zervixabrasio eine Beteiligung der Endozervix ausgeschlossen, kann mit dem Laser koaguliert werden.

CIN III (schwere Dysplasie oder **Carcinoma in situ):** Kolposkopisch Matrixbezirk, Gefäßatypien; zytologisch PAP IV a oder IV b. Der veränderte Bezirk muß im Gesunden vollständig entfernt werden. Dies geschieht in Zweifelsfällen durch die Konisation.

Ist die zervikale intraepitheliale Neoplasie (CIN) im Gesunden entfernt, so genügen Kontrolluntersuchungen in den üblichen Abständen. Ist der Befund nicht sicher im Gesunden entfernt, so wird zunächst kontrolliert. Tritt im Laufe der Nachbeobachtungen erneut ein atypischer Zellabstrich auf, so sind weitere Maßnahmen erforderlich.

Invasives Zervixkarzinom

Epidemiologie:
Inzidenz: 17/100 000 Frauen/Jahr;
Altersverteilung: Das Zervixkarzinom zeigt einen ersten Gipfel zwischen 35 und 45 Jahren und einen zweiten Gipfel zwischen 65 und 75 Jahren (12.2, S. 186). Das Durchschnittsalter des invasiven Karzinoms steigt mit dem Stadium und liegt bei einem mikroinvasiven Zervixkarzinom (Stadium Ia) bei 40 Jahren und im Stadium IV bei etwa 60 Jahren.

- Das Zervixkarzinom, das früher am häufigsten bei der geschlechtsreifen Frau auftrat, wird immer mehr ein Karzinom der älteren Frau.

Diese Verschiebung wird als Erfolg der Krebsvorsorge aufgefaßt. Jüngere Frauen suchen den Frauenarzt häufiger auf als ältere, nicht nur zur Krebsvorsorgeuntersuchung, sondern auch zur Verschreibung der Pille, aufgrund von Ausfluß, in der Schwangerschaft oder wegen Unfruchtbarkeit. Dabei wird nicht selten eine Dysplasie oder ein Carcinoma in situ erkannt und der gesamte Bereich operativ entfernt. Wurde das gesamte kanzerisierte Areal entfernt, so wird sich hier meist kein Zervixkarzinom mehr ausbilden.

12.10 Flache Kondylome

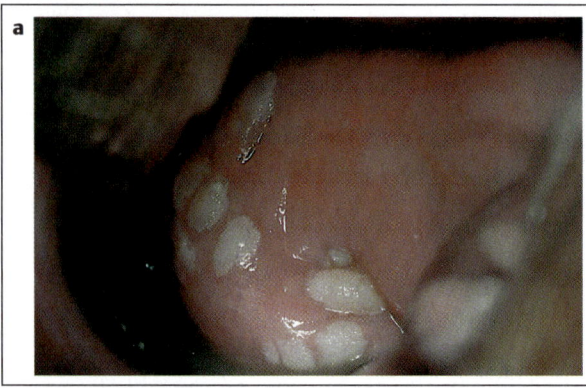
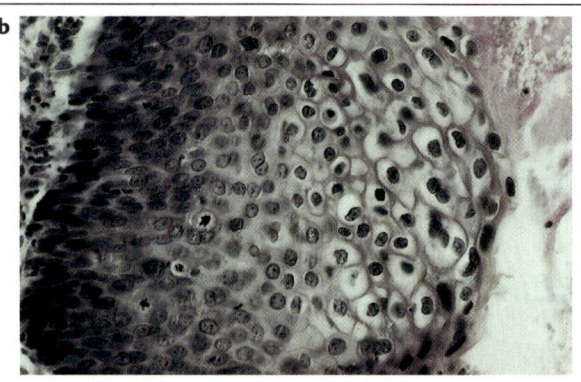

a Auf der Portiooberfläche und im Scheidengewölbe stellen sich flache Kondylome dar. Ergebnis der zytologischen Untersuchung: Papanicolaou (PAP): Gruppe III D; HPV-Typ: 16. **b** Histologisch zeigt sich eine schwere Dysplasie mit halonierten Zellen, sog. Koilozyten (80fache Vergrößerung).

Die überwiegende Mehrzahl der Frauen, die heute noch mit einem invasiven Zervixkarzinom in ausgedehntem Stadium zur Behandlung kommt, ist noch nie oder lange nicht mehr beim Frauenarzt gewesen.

Ätiologie: Das Zervixkarzinom entsteht häufiger und früher bei folgenden **Risikofaktoren**:
- frühe Kohabitarche,
- Promiskuität oder ein Partner mit vielen Sexualpartnerinnen (4fach erhöhtes Risiko bei Prostituierten),
- nach einer Gonorrhö tritt in den darauffolgenden 25–30 Jahren in fast 25% der Fälle ein Carcinoma in situ oder ein invasives Zervixkarzinom auf,
- schlechte Genitalhygiene,
- erhöhtes Risiko bei niedrigem sozio-ökonomischen Status sowie bei der schwarzen Bevölkerung Nordamerikas und in Entwicklungsländern (erheblich selteneres Vorkommen bei Juden – Zirkumzision? – und Mormonen),
- HIV-Infektion des Partners,
- Rauchen,
- östrogenbetonte Ovulationshemmer.

Diese Risikofaktoren machen es wahrscheinlich, daß das spätere Auftreten eines Zervixkarzinoms mit einem Agens in Verbindung steht, das beim Geschlechtsverkehr übertragen wird.

Auf der Portiooberfläche und in der Vagina findet man nicht selten bei der geschlechtsreifen Frau flache Kondylome (12.10a), die histologisch in den mittleren Epithelschichten atypische, halonierte Zellen (Koilozyten) aufweisen (12.10b). In diesen Zellen lassen sich Papillomaviren nachweisen. Der direkte Nachweis von Papillomaviren im Plattenepithel der Portiooberfläche ist allerdings kein Beweis dafür, daß die Viren zur Dysplasie führen, da diese virusbefallenen Zellen zugrundegehen. Für eine Kanzerisierung muß das Virusgenom in den Genbestand der Zelle aufgenommen werden, ohne daß die Zelle zugrunde geht. Erforderlich ist die Infektion der teilungsfähigen Basalzellen. Die Kanzerisierung erfolgt wahrscheinlich im metaplastischen Plattenepithel in den sog. Reservezellen in der Transformationszone der Portio (s. S. 155f). Von hier nehmen fast alle Zervixkarzinome ihren Ausgang. In der Mehrzahl aller Carcinomata in situ und in fast allen invasiven Zervixkarzinomen finden sich Teile von Virusgenomen der Papillomavirustypen HPV 16 (ca. 80%), HPV 18 (ca. 5%), HPV 31 und anderer HPV-Typen (33, 35, 52 und 56 sowie 5% nicht identifizierbarer). Nur etwa 10% der Zervixkarzinome sind HPV-negativ.

Für die maligne Transformation der Zellen ist besonders das Onkogen E7 der „high-risk" HPV-Typen 16 und 18 von Bedeutung, welches ein Protein kodiert, das Tumorsuppressor-Genprodukte wie z.B. p53 oder das Retinoblastoma-Genprodukt p105-RB bindet und funktionell inaktiviert. Entscheidend für das Überleben transformierter Zellen ist die Vermeidung einer zytotoxischen T-Zell-Antwort des zellulären Immunsystems gegen die durch Virusinfektion potentiell als „fremd" erkannten Krebszellen. Dies geschieht durch eine Unterdrückung der Expression von MHC-Klasse-I-Molekülen auf den Zelloberflächen der Tumorzellen, welche dem Immunsystem virale Peptide als Fremdantigene präsentieren sollen.

Die HPV-Infektion ist zweifelsohne ein wesentlicher, aber sicher nicht der alleinige Auslöser einer malignen Entartung. Andere exogene und endogene Faktoren sind wahrscheinlich mitverantwortlich (s.o.).

Pathogenese: Heute geht man davon aus, daß das Zervixkarzinom stufenweise entsteht (s. S. 192ff).

Klinisches Bild:

Wachstum: Da sich in den verschiedenen Lebensaltern die Epithelgrenzen der Zervix (Grenze zwischen Plattenepithel und Zylinderepithel) verschieben (**11.2a-c**, S. 155), verändert sich auch die Lokalisation der Vorstadien des Zervixkarzinoms altersabhängig. Bei jüngeren Frauen nimmt das Zervixkarzinom vorwiegend von der Ektozervix seinen Ausgang, bei älteren Frauen eher von der Endozervix. Nach dem klinischen Bild unterscheidet man zwei *Wachstumsformen:*

12.11 Zervixkarzinom

a klinischer Befund

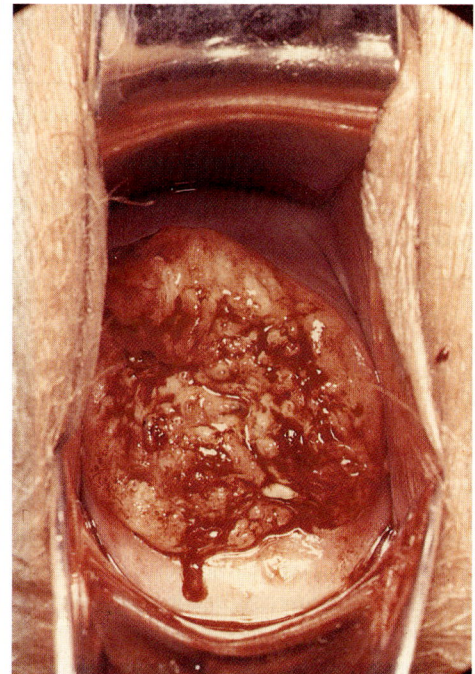

b Lymphadenogramm

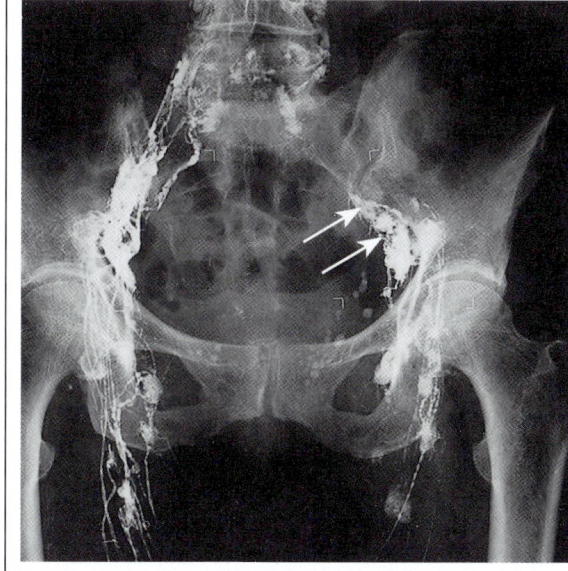

c Ausscheidungsurogramm

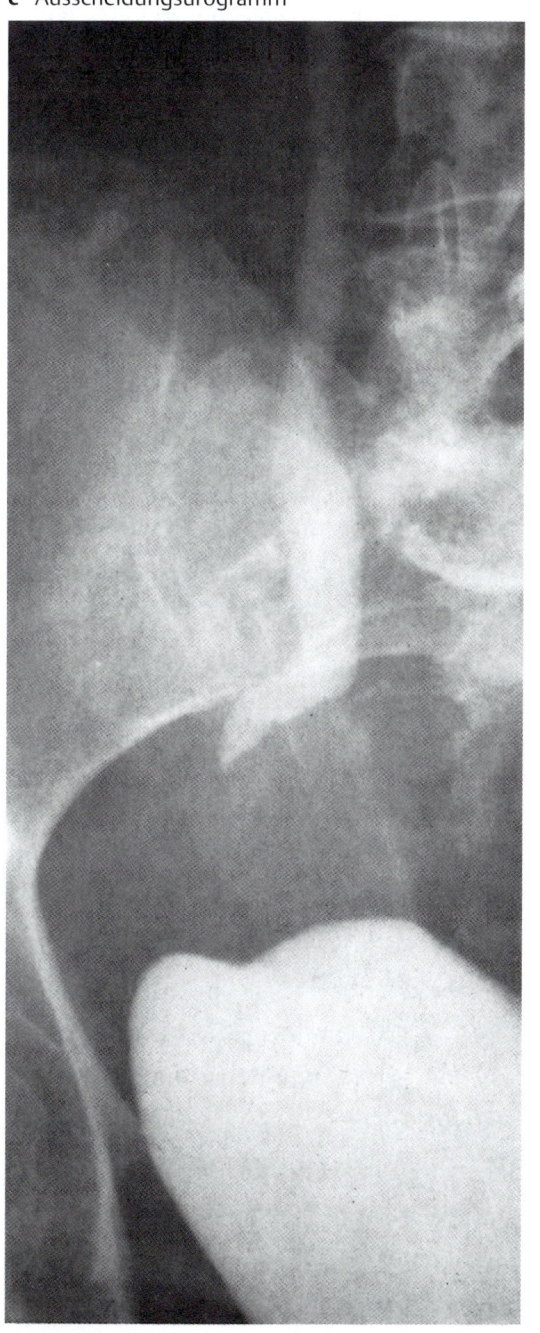

a Makroskopisch stellt sich das infiltrierend wachsende Zervixkarzinom als ein knolliger Tumor dar, der an der Oberfläche geschwürig zerfällt und bei Berührung leicht blutet („Blumenkohltumor"). **b** Das Zervixkarzinom breitet sich typischerweise über die iliakalen und paraaortalen Lymphknoten aus. Bei dieser Patientin sind in der Lymphographie Füllungsdefekte in den Lymphknoten (Pfeile) sowie ein fast völliger Lymphbahnstop zwischen den iliakalen und den paraaortalen Lymphknoten links zu erkennen. Kollateralen sind kaum sichtbar. (aus [19]) **c** Bei einer Patientin mit einem großen, invasiv wachsenden Zervixkarzinom zeigt sich im Ausscheidungsurogramm ein rechtsseitiger Hydroureter infolge Umwachsung und Stenosierung des Ureters durch Lymphknotenmetastasen. (von H.A. Ladner, Freiburg/Br.)

- exophytisch: das Karzinom wächst „blumenkohlartig" in die Vagina vor,
- endophytisch: das Karzinom wächst in die Wand der Zervix ein und treibt den Gebärmutterhals „tonnenförmig" auf.

Das infiltrierend wachsende Zervixkarzinom wird häufig erst dann makroskopisch erkennbar, wenn es einen knolligen Tumor bildet oder an der Oberfläche geschwürig zerfällt (👁 **12.11 a**). Durch die Ausbreitung des Tumors in der Wand der Cervix uteri kann es zu einer starken Verdickung der Zervix kommen, die sich hart anfühlt. Durch den Gewebezerfall entsteht ein Geschwür, das schließlich die Form eines Kraters mit derben wallartigen Rändern annimmt. Das Karzinom breitet sich kontinuierlich auf die Scheidenwand, in das parametrane und paravaginale Gewebe und in das Corpus uteri aus. Die Stenose der Ureteren mit nachfolgender Hydronephrose (👁 **12.11 c**) ist eine direkte Folge der Infiltration in das Parametrium oder der Kompression durch Lymphknotenmetastasen. Später wächst das Karzinom in die Blase und das Rektum und führt zu Blasen- und Rektum-Scheidenfisteln und schließlich zu einer sog. Kloake.

Metastasierung: Bei einer frühen Stromainvasion erwartet man keine Lymphknotenmetastasen, bei einem Mikrokarzinom je nach Infiltrationstiefe und Ausdehnung in bis zu 10% der Fälle. Schon bei einem Karzinom, das noch auf die Cervix uteri beschränkt scheint, muß man in über 20% der Fälle mit Lymphknotenmetastasen im kleinen Becken rechnen. Zunächst werden die parametranen, dann die Lymphknoten der Fossa obturatoria und die Lymphknoten entlang der A. und V. iliaca interna und externa sowie entlang der A. iliaca communis sowie schließlich die paraaortalen Lymphknoten befallen (👁 **12.11 b** u. 👁 **12.16**, S. 203). Selten und spät beobachtet man beim Zervixkarzinom hämatogene Metastasen, vor allem in den Lungen, in der Leber, in den Knochen und im Gehirn.

Symptomatik: Die **Frühsymptome** des Zervixkarzinoms sind Fluor und zyklusunabhängige Blutabgänge (Metrorrhagien) sowie Kontaktblutungen beim Geschlechtsverkehr, bei hartem Stuhlgang oder einer vaginalen Untersuchung.

> Die „Frühsymptome" sind damit schon Zeichen des bereits fortgeschrittenen Karzinoms (ab Stadium Ib).

Spätsymptome sind die Stenose der Ureteren (👁 **12.11 c**), die Zeichen eines Tumoreinbruchs in Blase und/oder Rektum, die Kompression der großen Beckengefäße mit Stauungserscheinungen in den Beinen und die Invasion in die Nervenplexus mit unerträglichen Schmerzen im Becken und in der Kreuzbeinregion. Schließlich stirbt die Patientin an der septischen Pyelonephritis, an der Urämie oder sie verblutet durch Arro-

T 12.7 Stadieneinteilung des Zervixkarzinoms nach FIGO 1994, TNM-Klassifikation 1997

FIGO-Stadium			TNM-Klassifikation		Beschreibung
0			Tis		Carcinoma in situ
I			T1		invasives, auf die Zervix begrenztes Karzinom
	Ia		T1a		präklinisches, ausschließlich mikroskopisch diagnostiziertes *mikroinvasives Karzinom*
		Ia1		T1a1	minimale Stromainvasion von ≤ 3 mm Tiefe und ≤ 7 mm in horizontaler Ausdehnung
		Ia2		T1a2	Stromainvasion von 3–5 mm Tiefe und ≤ 7 mm in horizontaler Ausdehnung (Mikrokarzinom)
	Ib		T1b		*makroinvasives Karzinom* (👁 **12.12 a**)
		Ib1		T1b1	Tumordurchmesser ≤ 4 cm
		Ib2		T1b2	Tumordurchmesser ≥ 4 cm
II			T2		das Karzinom hat die Zervix überschritten, jedoch die Beckenwand noch nicht erreicht und/oder das untere Drittel der Vagina noch nicht befallen
	IIa		T2a		Befall der oberen 2/3 der Vagina, Parametrium frei (👁 **12.12 b**)
	IIb		T2b		Befall der oberen 2/3 der Vagina, Parametrium infiltriert, Beckenwand nicht erreicht (👁 **12.12 c**)
III			T3		Tumorausbreitung bis zur Beckenwand und/oder bis in das untere Scheidendrittel (👁 **12.12 d**)
	IIIa		T3a		Befall des distalen Drittels der Vagina, Parametrium frei
	IIIb		T3b (jedes N)		Tumorausbreitung bis zur Beckenwand und/oder Hydronephrose oder stumme Niere, auch Befall der Vagina, regionäre Lymphknotenmetastasen
	IVa		T4 (jedes N)		Infiltration der Schleimhaut von Rektum und/oder Blase und/oder Überschreitung der Grenzen des kleinen Beckens per continuitatem (👁 **12.12 e**)
	IVb		T1–4 (jedes N, M1)		Fernmetastasen außerhalb des kleinen Beckens

sion größerer Gefäße aus dem zerfallenden Krater. Im Mittelpunkt der Zervixkarzinomkrankheit steht damit vom Anfang bis zum Ende meist das Tumorwachstum im kleinen Becken.

Diagnostik bei symptomatischen Patientinnen: Die Diagnosestellung erfolgt durch Inspektion bei der Spiegeleinstellung im Rahmen der gynäkologischen Untersuchung, bei endozervikalem Prozeß durch Kürettage der Zervix (meist ohne Narkose). Die Untersuchung wird ergänzt durch die Kolposkopie der Portio und der Vagina sowie die bimanuelle vaginale und rektovaginale Palpation.

Zur Sicherung der Diagnose ist bei makroskopisch sichtbarem Tumor immer eine kolposkopisch gesteuerte Gewebeentnahme, bei FIGO Stadium Ia1/Ia2 immer eine Konisation und Zervixabrasio notwendig.

Prätherapeutisches Staging:
Grundprinzipien des Stagings: Nach internationaler Übereinkunft in der FIGO erfolgt die Stadieneinteilung (⊤ 12.7) des Zervixkarzinoms, mit Ausnahme des nur histologisch diagnostizierbaren Stadiums Ia, allein aufgrund der prätherapeutischen, gynäkologischen Untersuchung sowie einiger weniger ergänzenden, überall durchführbaren Untersuchungen (s.u.). Dadurch ist die Stadieneinteilung von der nachfolgenden Therapie (primäre Strahlentherapie oder Operation), von den diagnostischen Möglichkeiten in den verschiedenen Kliniken unabhängig und stadienbezogene Behandlungsresultate aus den vergangenen 70 Jahren können miteinander verglichen werden, da seither die Stadieneinteilung nicht geändert wurde. Auch für das Zervixkarzinom wurde eine TNM-Klassifikation entwickelt, die jedoch kaum Anwendung findet.

12.12 Stadien des Zervixkarzinoms

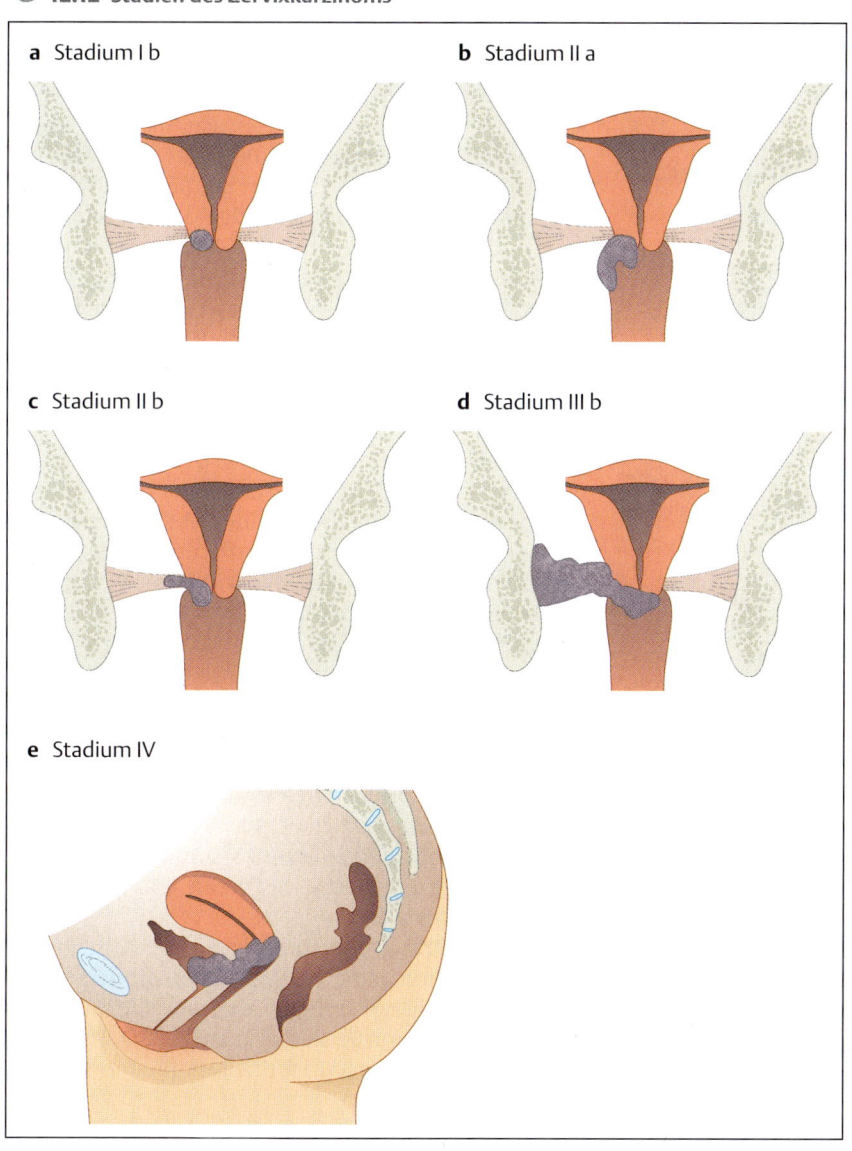

a Das Karzinom ist auf das Collum uteri begrenzt. **b** Das Karzinom ist auf die Vagina ausgedehnt. **c** Das rechte Parametrium ist in seinem Anfangsteil karzinomatös infiltriert. **d** Das rechte Parametrium ist in seiner ganzen Ausdehnung bis zur Beckenwand karzinomatös infiltriert. **e** Das Karzinom ist über die vordere Scheidenwand und das Septum vesicovaginale in die Blase vorgedrungen. (aus [16])

⚠ Die prätherapeutische Stadieneinteilung ist trotz aller moderner diagnostischer Methoden ganz entscheidend von der klinischen Erfahrung des Untersuchers abhängig.

Grundlage ist der gynäkologische Spiegel- und Tastbefund (👁 **12.12 a-e**), der wenn nötig, auch in Narkose erhoben wird. Dabei müssen die Ausdehnung in der Vagina durch die Kolposkopie genau festgelegt und die vaginalen Tumorgrenzen ggf. durch Biopsien dokumentiert werden.

Zur Ergänzung der Stadieneinteilung sind notwendig:
- Sonographie zum Ausschluß einer Ureterstenose oder Hydronephrose anstelle eines intravenösen Urogramms,
- Zysto- und Rektoskopie zum Ausschluß eines Tumoreinbruchs,
- Röntgenaufnahme des Thorax in 2 Ebenen und
- bei endozervikalem Prozeß Kürettage des Uterus evtl. mit Hysteroskopie.

Das Ergebnis weiterer bildgebender Untersuchungen, eine Laparoskopie und der Befund bei der Operation finden zwar für die Stadieneinteilung bis heute keine Berücksichtigung, sind aber für die Therapieplanung wichtig und werden je nach dem Stadium der Erkrankung und dem geplanten Vorgehen eingesetzt.

Bei ausgedehnten Karzinomen empfehlen sich zusätzlich:
- transrektale Sonographie,
- Sonographie der Skalenusregion am Hals,
- Beinlymphographie,
- Computertomographie zum Nachweis vergrößerter paraaortaler Lymphknoten,

Die Magnetresonanztomographie (MRT) vermag die Größe des Zervixtumors zu bestimmen, kann jedoch die palpatorische Beurteilung der Parametrien nicht ersetzen.

Laboruntersuchungen: Präoperative Laboruntersuchungen: Blutbild, BSG, Elektrolytstatus, Gerinnungsstatus, Harnstoff und Kreatinin, Transaminasen, alkalische Phosphatase, Gamma-GT, Blutzucker, Urinstatus. Markerbestimmungen sind von zweifelhaftem Nutzen, bei Plattenepithelkarzinomen SCC, bei Adenokarzinomen CA 125.

Eine **Schwangerschaft** schließt das Vorhandensein eines Zervixkarzinoms nicht aus. Etwa 1% der Zervixkarzinome fallen mit einer Schwangerschaft zusammen. Zur Untersuchung in der Schwangerschaft gehört deshalb auch die kolposkopische und die zytologische Untersuchung der Zervix. Eine CIN oder ein beginnendes Karzinom kann bei der Schwangeren leicht als hyperplastische Schwangerschaftsektopie oder als drohende Fehlgeburt fehlgedeutet werden.

Therapie: Das Zervixkarzinom im Stadium Ia ist ein echtes Karzinom. Im Stadium Ia2 muß mit einer Metastasierung gerechnet werden. Die Therapie ist die des invasiven Karzinoms (s.u.). Eine Einschränkung der Radikalität, eventuell sogar eine Erhaltung des Uterus, ist nur dann möglich, wenn gesichert ist, daß es sich nur um ein Stadium Ia1 handelt. Dieser Prozeß muß aber vollständig im Gesunden entfernt und in ganzer Ausdehnung im histologischen Präparat überschaubar sein. Unter Berücksichtigung dieser strengen Kriterien ist ein mikroinvasives Zervixkarzinom im Stadium Ia in nahezu allen Fällen heilbar. Die 5-Jahresüberlebensrate liegt > 97%.

Zur Behandlung des weiter ausgedehnten invasiven Zervixkarzinoms kommen die **Radikaloperation nach Wertheim-Meigs** und die **primäre Strahlenbehandlung** in Frage. Die Ergebnisse beider Methoden konnten bis in die jüngste Zeit hinein ständig verbessert werden. Wichtig ist jedoch, daß der Therapeut beide Methoden beherrscht und sie entsprechend den Anforderungen des Einzelfalls anzuwenden vermag. Die Fälle des Stadiums I und II, bei denen das Karzinom nicht allzuweit auf die Parametrien übergegangen ist, werden, soweit es der Allgemeinzustand der Patientin erlaubt, operiert. Bei der Radikaloperation müssen Uterus, Parametrien, oberes Scheidendrittel, paravaginales Bindegewebe in diesem Bereich und die Lymphknoten an der Beckenwand (pelvine Lymphknoten) entfernt werden. Man nimmt heute an, daß die Entfernung der Lymphknoten die Prognose verbessert. Allerdings liegen keine randomisierten Studien vor. Auch aus diagnostischen Gründen ist die Entfernung und histologische Untersuchung der Lymphknoten von großer Bedeutung, da der mikroskopisch gesicherte Lymphknotenbefall für eine eventuelle weitere adjuvante Therapie bedeutsam ist.

Bei der Operation ist es möglich, die Ovarien zu belassen und ihre Funktionsfähigkeit zu erhalten. Darüber hinaus erlaubt die sorgfältige Revision des Abdomens und die histologische Aufarbeitung des entfernten Gewebes eine optimale Information über die wirkliche Ausdehnung dieses Karzinoms. Vorteilhaft ist weiterhin, daß die unangenehmen Spätfolgen einer Strahlentherapie besonders am Darm (chronisch rezidivierende Enteritiden, Kolitiden), an der Blase (Strahlenblase) und in der Vagina (Beschwerden bei der Kohabitation) vermieden werden können. Aus diesen Gründen wird heute auch auf die früher übliche postoperative Strahlentherapie nach radikaler Operation verzichtet. Die Strahlenbehandlung ungenügend radikal operierter Patientinnen bringt weniger günstige Ergebnisse, als wenn überhaupt nicht operiert worden wäre.

Die primäre Strahlentherapie, die aus der Kombination einer lokalen Kontaktbestrahlung mit einer perkutanen Hochvoltbestrahlung besteht, ist bei ausgedehntem Tumorbefall im kleinen Becken, also im Stadium III und bei vielen Zervixkarzinomen im Stadium IIb, die Therapie der Wahl.

12.4 Maligne Tumoren des Uterus

12.13 Applikator für Iridiumkontaktbestrahlung

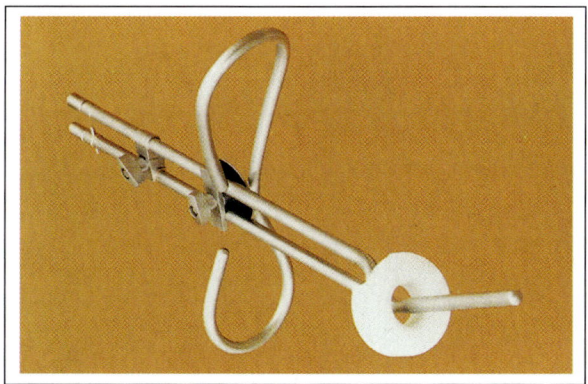

Der Applikator besteht aus dem Intrauterinstift und einem Ring, überzogen von einem weißen Plastikdistanzhalter, der im Scheidengewölbe liegt.

Mit einer primären Strahlentherapie ist in einem relativ hohen Prozentsatz eine Heilung möglich.

Der entscheidende Teil ist dabei nach wie vor die lokale Kontakttherapie, die früher mit Radium, heute mit Caesium, Iridium oder Kobalt durchgeführt wird. Der große Erfolg dieser Bestrahlungsform ist darauf zurückzuführen, daß hier im Kontakt sehr hohe Strahlendosen erzielt werden. Die distanzierend wirkende, dicke Muskelschicht des Uterus einerseits und eine besondere Tamponadentechnik andererseits erlauben eine hohe Bestrahlung des Tumors bei einer relativ geringen Belastung der Blase, des Rektum und der Ureteren. An die Stelle der Radiumapplikation ist heute die Bestrahlung mit dem Nachladeverfahren (Afterloadingverfahren) getreten (12.13). Dabei wird eine leere Hülse intrauterin und gegebenenfalls vor die Portio tamponiert und diese Hülse durch Fernsteuerung mit einem hochenergetischen, radioaktiven Isotop gefüllt. Als Strahlenquelle finden dabei besonders ^{137}Cs, ^{192}Ir und ^{60}Co Verwendung. Die Kontaktbestrahlung muß in jedem Fall durch eine extrakorporale perkutane Hochvoltbestrahlung mit 40–50 Gy an der Beckenwand ergänzt werden. Der Vorteil der ausschließlichen Strahlentherapie ist, daß sie auch bei körperlich schlechtem Zustand und im Alter möglich ist. Allerdings ist zu berücksichtigen, daß eine kombinierte Strahlentherapie für sehr gebrechliche Frauen auch eine erhebliche Belastung bedeutet. Unabhängig davon ist die Strahlentherapie der operativen Behandlung immer dann überlegen, wenn das Karzinom über die Zervix ausgedehnt und nicht mehr im Gesunden operabel ist.

Die **Chemotherapie**, die bisher keinen Platz in der Primärtherapie des Zervixkarzinoms hatte, wird heute immer häufiger vor der radikalen Operation bei lokoregionär begrenzter Erkrankung als *primäre (neoadjuvante) Chemotherapie* eingesetzt. Nach 2–4 Behandlungszyklen – mit einer Cisplatin-Kombinationschemotherapie – wurden Komplettremissionen und ein Überlebensvorteil beobachtet. Übereinstimmend haben mehrere randomisierte Studien gezeigt, daß auch die Kombination einer Chemotherapie mit einer Strahlentherapie, eine sog. *simultane Radiochemotherapie* die Heilungsraten der Strahlentherapie signifikant verbessert. Das Risiko, an dem Zervixkarzinom zu versterben, sank um 30–50%. Der Erfolg einer *postoperativen* oder *postradiogenen Chemotherapie* ist dagegen bis heute nicht zu sichern. Auch die *Chemotherapie beim Rezidiv* (s. S.229) ist nach wie vor ganz unbefriedigend: Auf eine Therapie mit Cisplatin oder Carboplatin sprechen zwar 30–40% der Tumorknoten an, die mittlere Dauer der Remission beträgt jedoch nur 3–6 Monate und die mittlere Überlebenszeit 5–9 Monate.

Prognose: Die Prognose des Zervixkarzinoms hängt vom FIGO-Stadium, dem Volumen des Primärtumors, der Zahl und der Lokalisation der befallenen Lymphknoten sowie deren Größe und einem histologisch nachweisbaren Einbruch in Blut- oder Lymphgefäße ab.
Im jetzt vorliegenden 22. Band des Annual Report von 1994 wird aus 104 Frauenkliniken der ganzen Welt über die Behandlung von 22 262 Patientinnen mit einem Zervixkarzinom berichtet. Von den Patientinnen, die im Zeitraum von 1987-89 behandelt wurden, überlebten 61% 5 Jahre.
Im Stadium I waren dies 85%, im Stadium II 66%, im Stadium III 39% und im Stadium IV 11%.

Eine Übersicht über das Zervixkarzinom erfolgt in 12.8.

Endometriumkarzinom

Das Endometriumkarzinom unterscheidet sich in vielem vom Zervixkarzinom: es ist eine Erkrankung des höheren Lebensalters und tritt häufig bei Nulliparae auf, die in guten sozioökonomischen Verhältnissen leben. Das Karzinom ist hormonabhängig, nicht durch eine Virusinfektion ausgelöst und wird auch ohne Vorsorgeuntersuchung allein aufgrund seiner Symptomatik fast immer im Stadium I entdeckt.
Das Endometriumkarzinom ist fast nie mit Zervix- oder Vulvakarzinomen, dagegen häufig mit Ovarial- oder Mammakarzinomen assoziiert. Dabei handelt es sich nicht um eine Metastasierung, sondern um eine Synkarzinogenese.

Epidemiologie: An einem Endometriumkarzinom erkranken heute in Deutschland jährlich 28 von 100 000 Frauen, vorwiegend in der Postmenopause. Der Altersgipfel liegt zwischen 65 und 75 Jahren.

Ätiopathogenese:
Östrogenabhängiges Endometriumkarzinom: Das Endometriumkarzinom entsteht in der Funktionalis des En-

T 12.8 Übersicht über das Zervixkarzinom

Häufigkeit	16,7/100 000 Frauen, CIN ca. 15–20/100 000 Frauen
Alter	26% < 40 Jahre, 34% > 60 Jahre; CIN I, II 28 Jahre, CIN III 35 Jahre; mikroinvasives Karzinom 40 Jahre, invasives Karzinom 55–60 Jahre
Ätiologie	HPV 16/18-Infektion, Risikofaktoren: Rauchen, wechselnde Sexualpartner, frühe Kohabitarche
Vorstufen	CIN III
Früherkennung	Zytologie und Kolposkopie, sehr hohe Sicherheit
Screening	führt zur Reduktion des invasiven Karzinoms
Histologie	86% Plattenepithelkarzinom, 14% Adenokarzinom
Prognosefaktoren	Stadium, Tumorvolumen, Zahl und Lokalisation der Lymphknotenmetastasen, histologisch nachweisbarer Gefäßeinbruch
Symptome	im Frühstadium keine; später Fluor, Blutung; zuletzt Schmerzen
Stadieneinteilung	prätherapeutisch: FIGO, gynäkologische Untersuchung, Ultraschall, Röntgen-Thorax, Zystoskopie
Ausbreitung	pelvine Lymphknoten, Vagina, Parametrium
Therapie	*Stadium Ia1:* Konisation oder einfache Hysterektomie, *Stadium Ia2, Ib, II:* möglichst Radikal-Operation, *Stadium IIb, III, IV:* primäre kombinierte Strahlentherapie
Rezidivlokalisation	kleines Becken, Lymphknoten
5-Jahres-Überlebensrate	mittlere Überlebensrate 61%, Stadium I 85%, II 66%, III 39%, IV 11%

dometriums. Das Wachstum des Endometriums und die Zellproliferationen in den Drüsen und im Stroma sind direkt östrogenabhängig. Die Wirkung der Östrogene erfolgt über Östrogenrezeptoren, die in den Kernen des Drüsenepithels und der Bindegewebszellen des Stromas enthalten sind. Man darf deshalb annehmen, daß diese Karzinome unter der Einwirkung von Östrogenen wachsen. Auch die Vorstufe des Endometriumkarzinoms, die atypische adenomatöse Hyperplasie (Syn.: komplexe Hyperplasie) enthält fast immer Östrogen- und Progesteronrezeptoren in hoher Konzentration. Man unterscheidet die leichte, die mäßige und die schwere Form. In etwa 20% der Fälle muß man damit rechnen, daß diese Hyperplasie in ein Karzinom übergeht. Ihr Häufigkeitsgipfel liegt etwa ein Jahrzehnt vor dem des echten Endometriumkarzinoms. Die durch Östrogenwirkung induzierte, glandulär-zystische Hyperplasie des Endometriums (s. S. 68 f) ist dagegen keine Präkanzerose.

Ungeklärt ist deshalb, ob Endometriumkarzinome auch allein durch die Wirkung von Östrogenen entstehen. Die Vorstellung, daß unter physiologischen Bedingungen eine Zelle allein durch die Einwirkung natürlicher Östrogene maligne entartet, ist sehr unwahrscheinlich. Der Angriff über den Östrogenrezeptor durch Östradiol führt im Tierversuch zwar immer zu einer Proliferation, die auch gesteigert sein kann, aber nicht zu einem Karzinom. Die Entstehung des Endometriumkarzinoms ist zweifelsohne ein sehr viel komplexeres Geschehen.

Als *Risikofaktoren* für das Auftreten von Endometriumkarzinomen gelten:

➤ höheres Alter: das Endometriumkarzinom tritt meist erst dann auf, wenn die Funktionalis des Endometriums nicht mehr sekretorisch umgewandelt und abgestoßen wird,
➤ langdauernde Einwirkung von Östrogenen auf das Endometrium bei fehlender Gestageneinwirkung:
  – bei langdauernder postmenopausaler exogener Östrogenzufuhr ist die Endometriumkarzinomrate im Vergleich zu Frauen ohne Östrogeneinnahme verdoppelt; nehmen diese Frauen jedoch zusätzlich zu den Östrogenen Gestagene ein, so reduziert sich das Risiko, an einem Endometriumkarzinom zu erkranken gegenüber Frauen ohne Östrogeneinnahme auf $1/3$,
  – bei langdauernder endogener Östrogeneinwirkung, z.B. bei einem Granulosazelltumor (s. S. 215), PCO-Syndrom (s. S. 70f), Leberzirrhose,
  – adipöse Patientinnen in der Postmenopause haben auch bei fehlender Ovarialfunktion noch Östrogene im Blut, da das in der Nebenniere gebildete Androstendion im Fettgewebe zu Östron transformiert wird (👁 **12.14**).

Etwa 80% aller Endometriumkarzinome werden heute zu den hormonabhängigen Karzinomen gerechnet. Diese Karzinome sind hochdifferenziert, östrogen- und progesteronrezeptorreich, vom „endometrioiden" Typ, oft mit Plattenepithelanteilen (Adenoakanthom). Ihnen geht eine adenomatöse Hyperplasie voraus. Das atypisch transformierte Endometrium wird schon wegen seines Östrogen- und Progesteronrezeptorgehaltes un-

12.4 Maligne Tumoren des Uterus

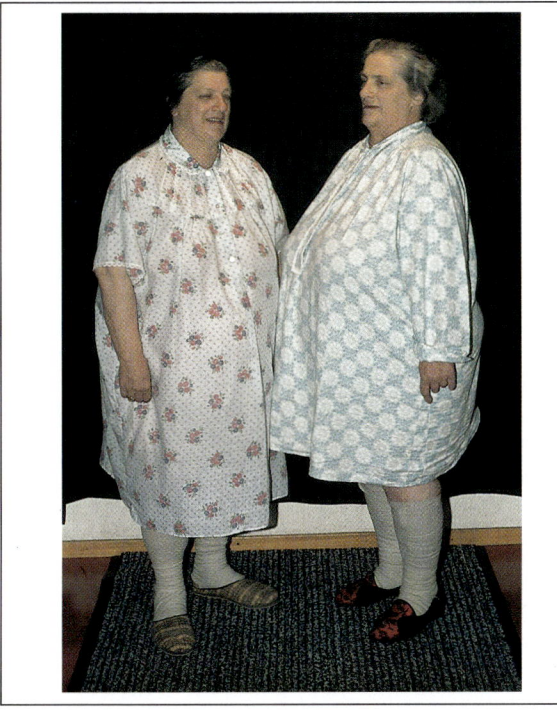

▸ 12.14 Zwei Schwestern mit Endometriumkarzinom

Beide weisen die typischen Risikofaktoren Adipositas und diskrete Virilisierung auf.

ter der Einwirkung von Östrogenen rascher proliferieren und wachsen. Unter der Einwirkung von Östrogenen wird deshalb ein hormonsensibles (östrogen- und progesteronrezeptorreiches) Endometriumkarzinom früher Symptome zeigen und eher zu Blutungen führen. Das erklärt auch, daß bei Behandlungsbeginn 75% aller Fälle im (postoperativen) Stadium I (FIGO) sind und die Erkrankung deshalb eine sehr gute Prognose hat.

Östrogenunabhängiges Endometriumkarzinom (ca. 20% aller Fälle): Im Gegensatz dazu stehen hormonunabhängige Karzinome, die entdifferenziert und progesteronrezeptorarm oder -negativ sind. Histologisch handelt es sich dabei oft um aneuploide Karzinome vom serösen oder hellzelligen (Clear-cell-carcinoma-)Typ. Diese Karzinome treten bei älteren Frauen und in der schwarzen Bevölkerung häufiger auf. Sie zeigen in hohem Prozentsatz eine Mutation im p53-Gen. Der Anteil an Stadium-III- und -IV-Fällen bei Diagnosestellung ist sehr hoch.

> Die Prognose dieser Karzinome, die bei Frauen ohne entsprechende Risikofaktoren, besonders ohne Adipositas auftreten und denen keine adenomatöse Hyperplasie vorausgeht, ist wesentlich schlechter.

Da die typischen, für das östrogenabhängige Endometriumkarzinom geltenden Risikofaktoren (Adipositas, Östrogentherapie, Präkanzerose) fehlen, kann eine, auf diese Faktoren ausgerichtete Vorsorgeuntersuchung die Prognose des Endometriumkarzinoms nicht verbessern.

Möglicherweise gibt es eine dritte Form eines Endometriumkarzinoms bei älteren Frauen: endometrioide rezeptornegative Karzinome.

Klinisches Bild: Das **Wachstum** des Endometriumkarzinoms beginnt an umschriebener Stelle der Korpusschleimhaut, meistens im Fundus uteri oder in den Tubenecken. Von dieser Stelle breitet es sich entweder invasiv in das Myometrium aus oder wächst als polypöse Geschwulst in die Gebärmutterhöhle hinein (▸ 12.15). Schließlich kann das ganze Cavum uteri vom Karzinom ausgefüllt sein und zu einer tastbaren Vergrößerung des Uterus führen. Das Endometriumkarzinom wächst invasiv in das Myometrium, bricht aber nur selten durch die Uterusserosa in die freie Bauchhöhle durch. Das Karzinom kann auf die Tuben und Ovarien (5–10%) und in ca. 10% auf die Zervix übergreifen. Von dort aus ist ein Einwachsen in die Parametrien möglich.

Die **Metastasierung** (▸ 12.16) auf dem Lymph- und Blutweg erfolgt beim Endometriumkarzinom später als beim Zervixkarzinom. Lymphknotenmetastasen (pelvin und paraaortal) finden sich häufiger mit zunehmender Invasionstiefe des Karzinoms in das Myometrium (bei Befall des äußeren Myometriumdrittels in fast 30% der Fälle). Die paraaortalen Lymphknoten werden meist erst als zweite Station nach den iliakalen Lymphknoten befallen. Bevorzugt metastasiert das Endometriumkarzinom in die Vagina (retrograde Metastasierung, 5–10%), besonders in das obere oder untere Drittel der vorderen Vaginalwand und in den Urethralwulst.

Eine hämatogene Metastasierung in andere Organe (z.B. Lunge) erfolgt beim Endometriumkarzinom nur selten und spät.

Symptomatik: Das wichtigste Symptom des Endometriumkarzinoms ist die **postmenopausale Blutung** aus dem Corpus uteri. Durch den oberflächlichen, geschwürigen Zerfall des Endometriumkarzinoms kommt es zu Blutabgängen, die als Metrorrhagien oder Blutungen in der Postmenopause in Erscheinung treten. Häufig sind sie

▸ 12.15 Endometriumkarzinom

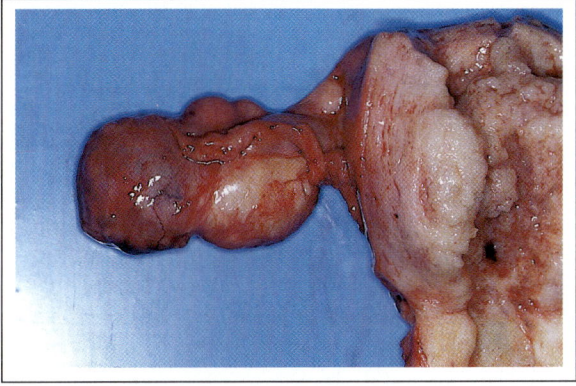

Uterus mit Endometriumkarzinom und Metastase oder gleichzeitigem Karzinom im rechten Ovar. (von F. Kommoss, Freiburg i. Br.)

12 Maligne Tumoren

◉ **12.16 Lymphabfluß bei Karzinomen des Uterus und der Adnexe**

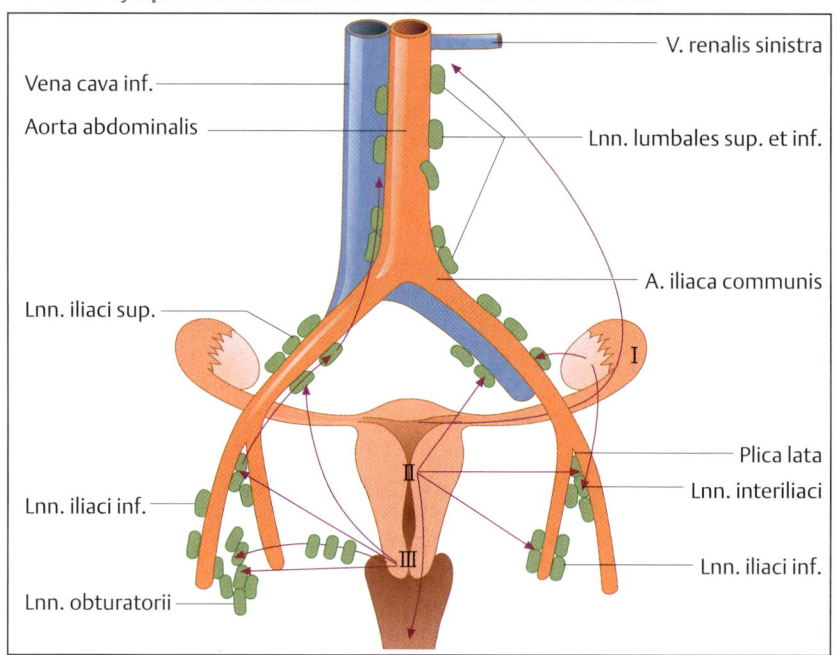

Bei einem Korpuskarzinom im Fundus uteri, Tuben- und Ovarialkarzinom (**I**) werden Lymphknoten entlang der Vasa ovarica und paraaortal gelegene Lymphknoten befallen. Aus den mittleren Anteilen des Uterus (**II**) erfolgt die Ausbreitung vor allem über Lymphgefäße der Plica lata (Teilungsstelle der V. und A. iliaca communis in die V. und A. iliaca externa und interna) zu den Lymphknoten der Beckenwand. Die erste Station sind meist die interiliakalen Lymphknoten. Bei einem Zervixkarzinom (**III**) erfolgt die lymphogene Ausbreitung über die parametranen Lymphbahnen evtl. auch direkt zur Beckenwand und entlang der Iliakalgefäße in die Paraaortalregion.

das einzige Symptom der Erkrankung. Von allen genitalen Blutungen nach der Menopause wird etwa die Hälfte durch die heute weit verbreitete, exogene Hormontherapie zur Verhinderung der Osteoporose oder aber durch gutartige Veränderungen ausgelöst (Ovarialtumoren, s. S. 176f; Polypen im Genitalbereich, Portioektopie, Colpitis senilis, Druckulkus bei Prolaps, Kratzeffekte bei Craurosis oder Pruritus vulvae u.a.). Die Blutungen bei bösartigen Erkrankungen gehen am häufigsten auf ein Endometriumkarzinom zurück, können aber auch durch Karzinome der Cervix uteri, der Scheide, der Vulva, der Ovarien oder gar der Tuben hervorgerufen werden. Entleert sich Blut aus dem äußeren Muttermund, so muß man jedoch am ehesten mit einem Endometriumkarzinom rechnen. Die Wahrscheinlichkeit ist um so höher, je größer der zeitliche Abstand von der Menopause ist. Ferner kann das Endometriumkarzinom einen korporalen **Fluor** verursachen, noch bevor es zu Blutungen kommt. Oft erzeugt dieser Fluor eine hartnäckige Colpitis senilis.

⚕ Bei therapieresistenter Colpitis senilis muß auch an ein Endometriumkarzinom gedacht werden.

Komplikationen: Selten entsteht eine Pyometra, d.h. eine mit Eiter gefüllte Gebärmutterhöhle (s. S. 129). Dies weist darauf hin, daß der Uterusinhalt bei einem Endometriumkarzinom in vielen Fällen infiziert ist.

Diagnostik: Die **Tastuntersuchung** liefert für die Feststellung eines Endometriumkarzinoms meist keinen brauchbaren Befund. Der Uterus kann klein, hart, atrophisch oder auch myomatös verändert sein. Manchmal fühlt er sich infolge des fortgeschrittenen Karzinoms größer und weicher an, als es dem Alter der Patientin entspricht. Mit der **Vaginalsonographie** ist es heute möglich, die Dicke des Endometriums in vielen Fällen relativ genau zu bestimmen und den Verdacht auf das Vorliegen eines Endometriumkarzinoms (◉ **12.17**) oder eines Polypen bzw. einer Hyperplasie zu erheben. Mit der vaginalen Sonographie und neuerdings mit der **Kernspintomographie** versucht man, die Invasionstiefe in das Myometrium präoperativ abzuschätzen.

Die **Zytodiagnostik** besitzt für die Früherkennung des Endometriumkarzinoms keine ausreichende Treffsicherheit, da sich nur etwa 60% der Endometriumkarzinome bei der Zervixzytologie nachweisen lassen. Beim Endometriumkarzinom findet man häufiger Tumorzel-

◉ **12.17 Endometriumkarzinom: sonographischer Befund**

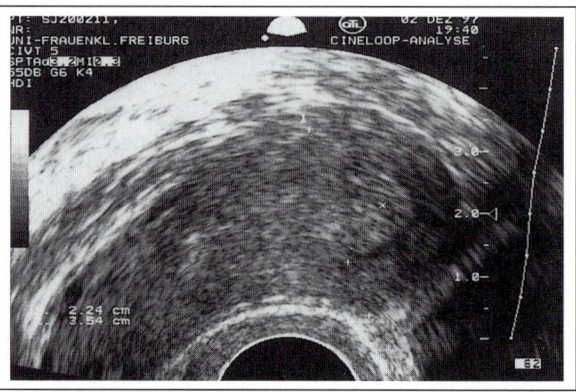

Vaginalsonographie des Uterus bei einer 86jährigen Frau. Es zeigt sich ein Endometriumkarzinom mit tiefer Infiltration des Myometriums. (von H. J. Prömpeler, Freiburg i. Br.)

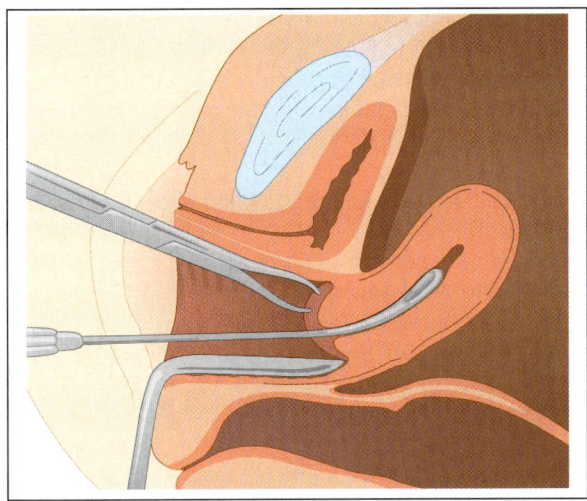

◉ 12.18 Kürettage

Bei der Kürettage wird die vordere Muttermundlippe mit der Kugelzange gefaßt, der Uterus nach unten gezogen und damit auch gestreckt.

len im hinteren Scheidengewölbe als in der Zervix. Für die Suche nach einem Endometriumkarzinom ist deshalb der zytologische Abstrich aus dem hinteren Scheidengewölbe besonders ergiebig.

- Die wichtigste Untersuchung zur Diagnosestellung des Endometriumkarzinoms ist die Abrasio. Sie wird bei Verdacht auf ein Karzinom grundsätzlich als **fraktionierte Abrasio** durchgeführt.

Um einen Befall der Endozervix auszuschließen und um die Vermischung mit Gewebe aus dem Gebärmutterkörper gering zu halten, wird der Zervikalkanal bis zum inneren Muttermund vor jeder weiteren Maßnahme kräftig ausgeschabt. Zur Dilatation des Zervikalkanals und des inneren Muttermundes verwendet man Hegar-Stifte. Bei der Abrasio wird das Cavum uteri vollständig ausgeschabt (◉ **12.18**). Bei einem Karzinom des Corpus uteri, das die Wand durchsetzt hat, ist die Gefahr der Uterusperforation groß. Das gesamte entfernte Gewebe wird sorgfältig gesammelt und umgehend zur histologischen Untersuchung bzw. zur Untersuchung auf Rezeptoren gegeben. Besteht der begründete Verdacht auf ein Endometriumkarzinom, so sollte vor der Abrasio eine **Hysteroskopie** durchgeführt werden. Dadurch läßt sich das Karzinom wesentlich besser lokalisieren, gezielt Gewebe entnehmen und andere Blutungsursachen, besonders ein Polyp, sicherer als durch eine Abrasio allein ausschließen.

Stadieneinteilung: Die Stadieneinteilung des Endometriumkarzinoms erfolgt postoperativ aufgrund der histologischen Untersuchung des Uterus, der Adnexe und der Lymphknoten des kleinen Beckens sowie der zytologischen Untersuchung der Abdominalflüssigkeit (ggf. Spülung, **T 12.9**). Nach den Daten des Annual Report 1994 entfallen etwa 75% der Endometriumkarzinome auf das Stadium I, jeweils 11% auf die Stadien II und III und 3% auf das Stadium IV. Damit findet man heute die überwiegende Mehrzahl aller Endometriumkarzinome im Stadium I. Der Stadieneinteilung wird nach internationaler Übereinkunft das **Grading** nach architektonischen Gesichtspunkten (G I-G III mit zunehmend schlechterer Prognose) angefügt:

➤ **G I:** hochdifferenziertes, ausgereiftes, drüsiges Karzinom (Adenokarzinom), < 5% solide Anteile,

T 12.9 Stadieneinteilung des Endometriumkarzinoms nach FIGO 1988, TNM-Klassifikation 1997

FIGO-Stadium		TNM-Klassifikation	Beschreibung
–		TX	Primärtumor kann nicht beurteilt werden
–		T0	kein Anhalt für Primärtumor
0		Tis	Carcinoma in situ
I		T1	Tumor begrenzt auf Corpus uteri
	Ia	T1a	Tumor auf das Endometrium begrenzt
	Ib	T1b	Tumor infiltriert die innere Hälfte des Myometriums
	Ic	T1c	Tumor infiltriert die äußere Hälfte des Myometriums
II		T2	Tumor infiltriert die Zervix
	IIa	T2a	endozervikaler Drüsenbefall
	IIb	T2b	Invasion in das Stroma der Zervix
III		T3	Lokale und/oder regionale Ausbreitung über den Uterus hinaus
	IIIa	T3a	Tumor befällt Serosa und/oder Adnexe (durch direkte Ausbreitung oder Metastasierung) und/oder Tumorzellen in Aszites oder Peritoneallavage
	IIIb	T3b	Befall der Vagina (durch direkte Ausbreitung oder Metastasierung)
	IIIc	N1	Metastasen in Becken- und/oder paraaortalen Lymphknoten
IV		T4	Tumor über das kleine Becken ausgedehnt oder in angrenzendes Organ eingebrochen
	IVa		Tumor infiltriert die Blasen- und/oder Darmschleimhaut
	IVb	M1	Fernmetastasen, z.B. peritoneale Metastasen – M1 (aber nicht: Metastasen in Vagina, Beckenserosa oder Adnexen, in Leistenlymphknoten und/oder anderen intraabdominalen sowie paraaortalen Lymphknoten)

- **G II:** mäßig differenziertes Adenokarzinom, 6–50% solide Anteile,
- **G III:** undifferenziertes, unreifes Adenokarzinom, > 50% solide Anteile.

Therapie:
Atypische adenomatöse Hyperplasie: Bei jungen Frauen mit Kinderwunsch und leichter Veränderung (Grad I) kann eine gezielte Hormontherapie zur Herbeiführung ovulatorischer Zyklen versucht werden. Eine Kontrollabrasio muß nach 3 Monaten erfolgen. Bei allen Frauen ohne Kinderwunsch oder in der Postmenopause und bei jungen Frauen, die in der Kontrollabrasio keine Besserung aufweisen, ist bei der atypischen adenomatösen Hyperplasie die einfache Hysterektomie (Mitentfernung der Adnexe je nach Alter) indiziert.
Endometriumkarzinom: Therapie der Wahl ist die *abdominale Operation*, bei der der Uterus, beide Tuben und beide Ovarien entfernt werden müssen. Dabei muß das Abdomen sehr sorgfältig revidiert und die Abdominalflüssigkeit zytologisch untersucht werden. Die pelvinen Lymphknoten im Bereich der A. iliaca, der Fossa obturatoria und die paraaortalen Lymphknoten bis zur V. renalis sinistra (⚫ **12.16**) werden bei allen High-risk-Fällen, sonst nur, wenn es der Allgemeinzustand zuläßt, entfernt. Bei Tumorinvasion in die Zervix (ab Stadium II) erfolgt die *erweiterte Radikaloperation:* Hysterektomie mit Entfernung der Adnexe, Resektion des parametranen Gewebes zwischen Uterus und Beckenwand, Teilresektion der Vagina (Scheidenmanschette) und pelviner und paraaortaler Lymphonodektomie. *Postoperativ* wird die *Scheide* zur Verhinderung des gefürchteten Scheidenrezidivs nebenwirkungsarm und hocheffektiv mit Iridium nach der Afterloadingmethode *bestrahlt*.

> Im Unterschied zum Zervixkarzinom, wo operative Behandlung und Strahlentherapie etwa zu vergleichbaren Resultaten führen, ist beim Endometriumkarzinom die Operation der Strahlenbehandlung überlegen.

Eine *primäre Strahlentherapie* wird deshalb nur dann durchgeführt, wenn die Patientin absolut inoperabel ist. Eine *postoperative*, perkutane *Hochvoltnachbestrahlung* wird bei fehlender Lymphonodektomie und bei Karzinomen mit sehr hohem Rezidivrisiko empfohlen.
In Anbetracht der Hormonsensitivität des Endometriumkarzinoms (s. S. 201ff) ist es möglich, mit einer *Gestagentherapie* Metastasen zur Rückbildung zu bringen und auch intrauterine Tumoren effektiv zu therapieren. Da die überwiegende Zahl aller Metastasen oder Rezidivtumoren aber rezeptornegativ ist, sprechen nur etwa 15% aller Rezidive und Metastasen auf eine Gestagentherapie an, auch wenn diese sehr hoch dosiert wird. Progesteronrezeptorreiche Metastasen sprechen etwa zu 70% an. Die rezeptorpositiven Karzinome, die auf eine Gestagentherapie ansprechen würden, metastasieren nur sehr selten. Endometriumkarzinome sprechen in etwa 35% der Fälle auf eine *Chemotherapie* mit Doxorubicin an. Die Remissionsdauer liegt jedoch nur bei wenigen Monaten. Eine Indikation zur Chemotherapie ist deshalb als Palliativmaßnahme nur dann gegeben, wenn dadurch eine bedrohliche Symptomatik – ausgelöst durch Metastasen – gelindert werden soll.

Prognose: Für die Prognose des Endometriumkarzinoms sind wichtig:
- Ausdehnung des Karzinoms,
- Differenzierungsgrad,
- Progesteronrezeptorgehalt,
- Ploidiegrad (zur Beurteilung der Proliferation maligner Zellen),
- histologischer Subtyp,
- Allgemeinzustand,
- Alter (Abnahme der 5-Jahresüberlebensrate mit steigendem Alter).

Prognostisch ungünstige Karzinome sind solche mit tiefer Invasion in das Myometrium bis zum äußeren Drittel, alle Fälle der Stadien III und IV, Karzinome mit niedrigem Progesteronrezeptorgehalt, aneuploide Karzinome und besonders seröse oder hellzellige Subtypen.

Behandlungsergebnisse: Nach den Daten im Annual Report 1994 waren von den 13 040, im Zeitraum von 1987–89 behandelten Patientinnen nach 5 Jahren noch 72,7% am Leben. Von den Fällen des Stadium I waren dies 85%, im Stadium II 65%, im Stadium III 44% und im Stadium IV 15%.

Eine Übersicht über das Endometriumkarzinom erfolgt in ┳ **12.10**.

Sarkom des Uterus

Formen und Epidemiologie: Etwa 3% der malignen Tumoren des Uterus sind Sarkome. Sie sind meist im Corpus uteri lokalisiert, sehr selten in der Zervix. Man unterscheidet
- gemischte Müller-Tumoren im Endometrium (Anteile aus Sarkom und Karzinom): Durchschnittsalter ca. 62 Jahre; häufigstes Uterussarkom,
- das Leiomyosarkom der Uteruswand (Uteruswandsarkom): Durchschnittsalter ca. 52 Jahre,
- das Stromasarkom des Endometriums (Schleimhautsarkom): selten.

Klinisches Bild und Diagnostik:
Gemischte Müller-Tumoren wachsen rasch infiltrierend in die Uteruswand mit großer Zerfallsneigung und frühzeitigen Blutungen (Metrorrhagie). Metastasen in pelvinen Lymphknoten und eine hämatogene Metastasierung sind häufig.
Bei einem **Leiomyosarkom** findet man bei der Operation meist einen myomähnlichen Tumor, der jedoch grau-rot

12.10 Übersicht über das Endometriumkarzinom

Häufigkeit	Inzidenz 28,3/100 000 Frauen
Alter	*invasives Karzinom:* 65.–74. Lebensjahr, *atypische adenomatöse Hyperplasie (Präkanzerose):* 1 Jahrzehnt vor dem des invasiven Karzinoms
Ätiologie	Typ A (low risk): östrogenabhängig, Typ B (high risk): unbekannt, nicht östrogenabhängig
Vorstufen	Typ A: atypische adenomatöse Hyperplasie, Typ B: keine
Risikofaktoren	Typ A: Adipositas, Östrogeneinnahme ohne Gestagenzusatz, Granulosazelltumor, Typ B: unbekannt
Früherkennung	unzuverlässig: Vaginalsonographie
Screening	nicht empfohlen, unwirtschaftlich
Histologie	Typ A: endometrioid, Adenoakanthom, GI, GII, progesteronrezeptorreich, Typ B: hellzellige, seröse, solide Karzinome, GIII
Prognosefaktoren	Stadium, Differenzierungsgrad, histologischer Subtyp, Progesteronrezeptorgehalt, Alter
Symptome	postmenopausale Blutung
Stadieneinteilung	FIGO, postoperativ (chirurgisch-histopathologisch)
Ausbreitung	Vagina, Adnexe, Peritoneum, pelvine/paraaortale Lymphknoten
Therapie	*Chirurgische Therapie:* (abdominale) *Hysterektomie* mit Adnexentfernung, Typ B: pelvine und paraaortale Lymphonodektomie, Stadium II: erweiterte Radikaloperation, *Strahlentherapie:* postoperative Bestrahlung (Kontaktbestrahlung des Vaginalstumpfes), bei hohem Risiko und unvollständiger Operation evtl. perkutane Hochvoltbestrahlung, *Hormontherapie:* Typ A: Gestagene, *Chemotherapie:* Doxorubicin: 35% Remission, Remissionsdauer 3–4 Monate
Rezidivlokalisation	Vagina, kleines Becken, Lymphknoten, Lunge
Prognose	Typ A: sehr gut, Typ B: schlecht, bei extrauteriner Ausbreitung: sehr schlecht
5-Jahres-Überlebensrate	5-Jahres-Überlebensrate: 73%, Stadium I: 85%, Stadium II: 65%, Stadium III: 44%, Stadium IV: 15%

und weicher als ein Myom ist sowie Blutungen und Nekrosen aufweist. Diese Sarkome neigen zu hämatogener, nicht zu lymphogener Metastasierung. Nur in 1/3 aller Fälle führt das Leiomyosarkom zu Blutungen in die Vagina. Die Abgrenzung eines Leiomyosarkoms von einem zellreichen Myom kann histologisch sehr schwierig sein. Sie richtet sich nach der Zelldichte, dem Vorhandensein erheblicher Kernatypien und Nekrosen sowie der Zahl der Mitosen. Über die Hälfte aller Sarkome des Uterus findet der Pathologe in Tumoren, die als scheinbar harmlose Uterusmyome entfernt wurden. Je sorgfältiger Myome untersucht werden, um so häufiger ergibt sich diese Diagnose. Etwa 0,1% aller Myome zeigen das histologische Bild eines Sarkoms. Das sehr viel seltenere **Stromasarkom** des Endometriums führt beim Zerfall frühzeitig zu Blutungen. Die Metastasierung erfolgt hämatogen und lymphogen.

Klinische Zeichen, die an ein Sarkom denken lassen, sind
 – die **schnelle Vergrößerung des Uterus** oder eines schon bekannten „Uterusmyoms" und
 – jedes **Wachstum des Uterus in der Postmenopause**.

Symptomatik: Die Symptome des Uterussarkoms sind nicht charakteristisch und meist spärlich. Deshalb erfolgt die Diagnose häufig sehr spät. Metrorrhagien bei Jugendlichen und in der Postmenopause sollten u.a. an ein Schleimhautsarkom des Endometriums denken lassen. Durch rasches Wachsen des Uterus kann es gelegentlich auch zu Schmerzen kommen.

Therapie und Prognose: Die Behandlung des Uterussarkoms besteht in der Exstirpation des Uterus und der Adnexe. Die Indikation zu einer postoperativen Strahlenbehandlung scheint nur bei Stromasarkomen und gemischten Müller-Tumoren gegeben. Die 5-Jahres-Überlebensrate ist bei einem auf den Uterus begrenzten Sarkom mit 53% erheblich schlechter als bei einem entsprechend ausgedehnten Endometriumkarzinom (85%).
Die Prognose der durch „Zufall" entdeckten Sarkome, die unter Annahme eines Myoms operiert wurden, ist besser als die aller anderen.

Chorionkarzinom

M. Breckwoldt

Das Chorionkarzinom ist eine hochaktive Proliferationsform des Trophoblastgewebes mit einer über das physiologische Maß hinausgehenden Infiltrationstendenz und der Neigung zu Metastasenbildung. Häufig, aber nicht immer, geht das Chorionkarzinom aus einer Blasenmole hervor (s. S. 369).

Nomenklatur: Nach internationaler Übereinkunft unterscheidet man bei den malignen trophoblastären Erkrankungen (engl.: gestational trophoblastic disease):
- Blasenmole (engl.: hydatidiform mole):
  - komplett, vollständig,
  - partiell, teilweise,
- invasive Blasenmole (engl.: invasive mole),
- Chorionkarzinom (engl.: choriocarcinoma),
- Sonderformen:
  - epitheloider, trophoblastärer Tumor,
  - plazentarer Trophoblasttumor (Synonym: Chorionepitheliosis; engl.: placental trophoblastic tumor).

Diagnostik: Zur Diagnosestellung müssen alle ungenügenden Rückbildungen des Uterus sowie anhaltende Blutungsanomalien nach einem Abort, nach einer Blasenmole und auch im Wochenbett beachtet werden. Entsprechende Symptome sind Anlaß zu wiederholten quantitativen hCG-Tests, die einen Wiederanstieg bzw. anhaltend hohe Titerwerte erkennen lassen. Nicht selten gibt eine Scheidenmetastase den ersten Hinweis auf das Bestehen eines Chorionkarzinoms.

Therapie: Die Behandlung erfolgt heute in der Regel zytostatisch unter bevorzugter Anwendung von Methotrexat und Actinomycin.

Nachsorge: In der Nachsorge stehen wiederholte hCG-Kontrollen an vorderster Stelle.

12.5 Maligne Tumoren der Tuben

engl.: carcinoma of fallopian tube

Epidemiologie: Die **Inzidenz** des Tubenkarzinoms liegt bei $0,3/10^5$ Neuerkrankungen pro Jahr. Warum primäre Tubenmalignome so selten sind, während alle anderen ebenfalls aus dem Müller-Epithel abstammenden Karzinome (Endometrium, Zervix und Ovar) so ausgesprochen häufig sind, ist unbekannt. Der häufigste maligne Tumor der Tube ist das Adenokarzinom. Der Altersgipfel liegt um das 50. Lebensjahr.

Klinisches Bild und Diagnostik:
Ausbreitung: Das Tubenkarzinom breitet sich zunächst in die Tubenwand und vorwiegend lymphogen, später auch über das Peritoneum aus. Bei der guten Lymphdrainage der Tube verwundert es nicht, daß häufig paraaortale und iliakale Lymphknotenmetastasen, aber auch hämatogene Fernmetastasen auftreten. Die Stadieneinteilung folgt der des Ovarialkarzinoms.
Da 80–85% aller Tubenkarzinome primär einseitig sind, wird man bei der Palpation zunächst eine runde bis längliche, glatte Resistenz tasten, die druckempfindlich ist. Später entspricht der Befund dann dem eines Ovarialkarzinoms.

> Bei einer Abrasio findet man typischerweise kein Karzinomgewebe. Dagegen sind bei **zytologischer Untersuchung** im Zervikalsekret immer wieder Karzinomzellen zu sehen.

Differentialdiagnostisch muß man an eine Hydrosalpinx, einen Tuboovarialabszeß und eine Hämatosalpinx bei Extrauteringravidität denken. Häufiger wird man jedoch, ohne an ein Tubenkarzinom zu denken, im Verdacht auf eine Ovarialzyste oder ein Ovarialkarzinom operieren.

Symptomatik: Im Gegensatz zu anderen Karzinomen, besonders dem Ovarialkarzinom, ist die Symptomatik so typisch und kommt schon bei Frühstadien vor, daß sie als wichtiges Diagnostikum gelten kann: **Schmerzen** auf der erkrankten Seite (30–35%), abnorme **Blutungen** bei etwa 35–46% der Erkrankten sowie **Fluor** bei etwa 20–40% der Fälle. Der Fluor wird unterschiedlich beschrieben: wäßrig, eitrig oder fleischwasserähnlich und verdient besondere Beachtung, wenn er postmenopausal auftritt. Er kann kontinuierlich und gleichmäßig abfließen, aber auch periodischen Charakter haben. Die periodische Entleerung größerer Flüssigkeitsmengen wird als „Hydrops tubae profluens" bezeichnet.

Therapie und Prognose: Das Tubenkarzinom behandelt man im wesentlichen wie das Ovarialkarzinom. Im Mittelpunkt steht zunächst die Operation mit Hysterektomie, Entfernung beider Adnexe, pelviner und paraaortaler Lymphonodektomie und evtl. Entfernung des großen Netzes, der meist eine Chemotherapie folgt. Bei der Seltenheit dieses Karzinoms gibt es keine zuverlässigen Daten über eine 5-Jahres-Überlebensrate. Sie liegt bei gleichem Stadium jeweils unter der des Ovarialkarzinoms.

12.6 Maligne Tumoren der Ovarien

engl.: malignant ovarian tumors

Die überwiegende Zahl aller malignen Tumoren der Ovarien leiten sich von undifferenzierten Zellen des Epithels an der Oberfläche des Ovars, dem sog. **Keimepithel** (Syn.: paramesonephrisches, Zölom- oder Müller-Gang-Epithel) ab. Unabhängig davon gibt es maligne Tumoren, die aus dem sexuell differenzierten **Gonadenmesenchym** hervorgehen, z.B. Granulosazelltumoren und solche, die von **Keimzellen** abstammen, z.B. das Dysgerminom und der endodermale Sinustumor (Syn.: Dottersacktumor).

> Wenn man vom „Ovarialkarzinom" spricht, versteht man darunter nur die malignen Tumoren des Keimepithels (epitheliale Ovarialkarzinome).

Bei den Ovarialkarzinomen unterscheidet man:
- papillär-seröse,
- muzinöse,
- endometrioide,
- hellzellige und
- undifferenzierte Karzinome.

Die epithelialen Neoplasien machen 85–90% aller primär bösartigen Ovarialtumoren aus.

Borderline-Tumoren

Synonym: Karzinom geringen Malignitätsgrades, LMP-Tumor
engl.: borderline tumors

Borderline-Tumoren sind epitheliale Ovarialtumoren, die zytologisch Atypien wie bei einem Karzinom aufweisen, aber kein echtes invasives Wachstum zeigen. Bis heute ist der Übergang eines Borderline-Tumors in ein invasives Ovarialkarzinom nicht nachgewiesen. *Seröse* und *zervikal-muzinöse Borderline-Tumoren* gelten heute als gutartige Tumoren. Ein Übergang in ein invasives Karzinom konnte nicht gefunden werden.

Diese Tumoren behalten auch über viele Jahre und Jahrzehnte ihre Identität. Sie sind deshalb wie gutartige Tumoren zu behandeln, obwohl sie meist unter den Ovarialkarzinomen abgehandelt werden und in vielen Statistiken als Ovarialkarzinome geführt werden.

Bei *intestinal-muzinösen, endometrioiden* oder *hellzelligen Borderline-Tumoren* liegen die Verhältnisse möglicherweise anders.

Epidemiologie: Der Altersgipfel der Borderline-Tumoren liegt bei 40 Jahren.

Klinisches Bild: Die sog. Borderline-Tumoren sind **makroskopisch** meist nicht von gutartigen Zystadenomen oder Zysten anderer Art zu unterscheiden: in den Ovarien oder auf ihrer Oberfläche findet man zystische, ein- oder mehrkammerige Tumoren, die oft solide Strukturen oder auch nur papillomähnliche Wucherungen enthalten. Selbst am eröffneten Tumor ist eine sichere Entscheidung über gutartig, Borderline oder bösartig meist nicht möglich.

Der seröse Typ des Borderline-Tumors (👁 12.19) ist häufig auf beide Ovarien ausgedehnt, der muzinöse meist auf ein Ovar begrenzt. Bei sorgfältiger Revision des Abdomens findet man nicht selten bei papillär-serösen, eindeutigen Borderline-Tumoren papillär-seröse Herde im Netz und im Peritoneum, aber auch in den Lymphknoten des kleinen Beckens und paraaortal. Dabei handelt es sich um Epithelatypien in Endosalpingioseherden (s. S. 170f).

Histologisch sieht man zystische oder papilläre Tumoren

👁 **12.19 Seröser Ovarialtumor vom Borderline-Typ**

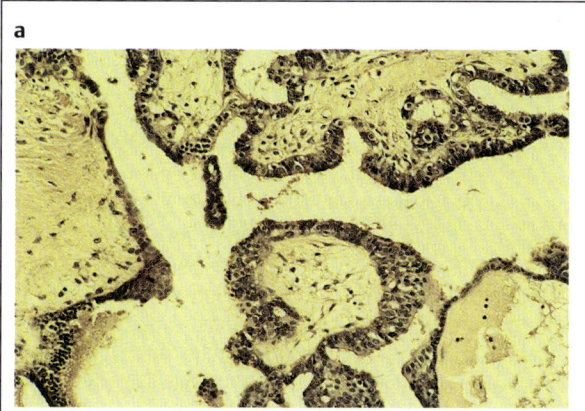
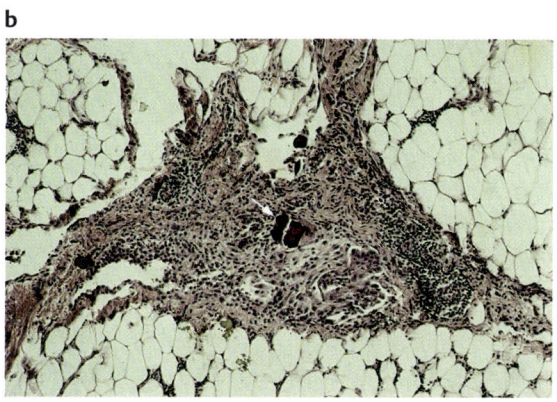

a Tumor mit mehrreihigem Epithel, Zell- und Kernpolymorphien und Mitosen. Eine Invasion in das Bindegewebe findet bei diesem Tumortyp nicht statt. **b** Seröser, nichtinvasiver Herd mit Psammomkörperchen im Netz.

mit einem Epithel, das alle Zeichen einer Malignität, d.h. Mehrreihigkeit, Zell- und Kernpolymorphien und Mitosen aufweist, jedoch keine Invasion in das Bindegewebe zeigt (👁 **12.19a**). Am häufigsten beobachtet man den serösen, etwas seltener den muzinösen Typ, endometrioide oder klarzellige Karzinome geringen Malignitätsgrades sind kaum bekannt. Bei den muzinösen Tumoren unterscheidet man den Zervix- oder auch „Müller"-Typ und den intestinalen Typ, der prognostisch wesentlich ungünstiger ist.

Zytogenetisch sind die meisten Borderline-Tumoren diploid. Das weist darauf hin, daß Borderline-Tumoren einen geringeren Grad an Malignität aufweisen als das invasive Karzinom.

Diagnostik: Zur Diagnostik der Borderline-Tumoren s. S. 178 ff.

Symptomatik: Die Symptomatik unterscheidet sich nicht von denen gutartiger (epithelialer) Ovarialtumoren (s. S. 177f), in vielen Fällen auch nicht von denen eines invasiven Ovarialkarzinoms.

Therapie: Die Therapie der Borderline-Tumoren ist ihre sorgfältige operative Entfernung. Bei jungen Frauen ist es dabei durchaus gerechtfertigt, fertilitätserhaltend zu operieren. Die Schwierigkeit besteht jedoch darin, daß beim muzinösen Ovarialtumor vom intestinalen Typ innerhalb eines Tumors fließende Übergänge von einem gutartigen Tumor über Borderline-Formen bis hin zu eindeutig invasiven, karzinomatösen Anteilen vorkommen können und daß man deshalb immer den gesamten Tumor entfernen und histologisch untersuchen muß. Diese Übergänge findet man bei den serösen und zervikal-muzinösen Tumoren sehr viel seltener. Mit der Entfernung des Tumorprozesses darf eine Heilung angenommen werden.

Eine zusätzliche Chemotherapie, z.B. wegen peritonealer Herde hat auf Borderline-Tumoren keine Wirkung. Gleiches gilt für die Strahlentherapie.

Ovarialkarzinom

engl.: ovarian carcinoma

Häufigkeit und Epidemiologie: Das Ovarialkarzinom findet man am häufigsten in Westeuropa und unter der weißen Bevölkerung in den USA. In diesen Ländern erkranken etwa 16 von 100 000 Frauen jährlich neu an einem Ovarialkarzinom. Die größte Inzidenz bösartiger Ovarialkarzinome finden wir bei Frauen im 6. und 7. Dezennium. Bei uns gehört das Ovarialkarzinom heute zu den am meisten gefürchteten Krebserkrankungen der Frau. 33% aller Malignome der Adnexe und des Uterus sind Ovarialkarzinome. Sein Anteil an den Todesfällen durch Genitalkarzinome beträgt aber fast 57%.

> Die Ovarialkarzinome stellen damit die Haupttodesursache unter den gynäkologischen Tumoren dar.

Das Risiko eines Mädchens bei der Geburt, im Laufe des Lebens an einem Ovarialkarzinom zu erkranken, beträgt etwa 1,5% und an einem Ovarialkarzinom zu sterben, 1%. Im Gegensatz dazu ist das Ovarialkarzinom in den afrikanischen Ländern, in Asien und besonders in Japan seltener.

Ätiologie: Bei Asiatinnen und Afrikanerinnen sind Ovarialkarzinome seltener, bei Askenasi-Jüdinnen, anderen Europäerinnen und weißen Amerikanerinnen häufiger. Unabhängig davon scheinen unterschiedliche Lebensgewohnheiten wichtig.

Besondere Bedeutung kommt dem generativen Verhalten zu. Fast alle epidemiologischen Analysen sprechen dafür, daß Frauen mit weniger Kindern, weniger Schwangerschaften und weniger Ovulationshemmereinnahme häufiger an einem Ovarialkarzinom erkranken. Man nimmt an, daß jede Ovulation mit der nachfolgend notwendigen Proliferation des Oberflächenepithels des Ovars, des Keimepithels, Bedeutung für das spätere Auftreten eines Ovarialkarzinoms haben kann. Unabhängig davon berichten 5–7% aller Frauen mit einem Ovarialkarzinom über einen weiteren Erkrankungsfall in der Familie. Mit der Zahl der erkrankten Familienangehörigen steigt das persönliche Erkrankungsrisiko, das bei unbelasteter Anamnese bei etwa 1% liegt, auf 40% an, wenn zwei oder mehr Verwandte 1. Grades an einem Ovarialkarzinom erkrankten. Heute sind drei familiäre Formen bekannt:
- das Mamma-Ovarialkarzinomsyndrom,
- das spezifische Ovarialkarzinomsyndrom und
- das Lynch-II-Syndrom (autosomal-dominant vererbte Erkrankung mit Entwicklung eines kolorektalen Karzinoms und gehäuftem Vorkommen von Zweitkarzinomen in Endometrium, Ovar, Magen, hepatobiliärem System u.a.).

Ursächlich finden sich Mutationen an verschiedenen Stellen, besonders in den wahrscheinlich als Tumorsuppressorgenen wirkenden BRCA1-Genen (Chromosom 17) und BRCA2-Genen (Chromosom 13). Das Risiko, an einem Ovarialkarzinom zu erkranken, beträgt für Trägerinnen dieser Mutationen 87% bzw. 63%

Einteilung: Bei den malignen epithelialen Ovarialtumoren unterscheidet man:
- Karzinome, die unter Tumorbildung innerhalb des Ovars in einer Einstülpung des Oberflächenepithels des Ovars in das Ovarialstroma entstehen. Erst im weiteren Verlauf kommt es, wenn das Karzinom die Tumorkapsel durchbricht, zur peritonealen Aussaat.
- Karzinome, die von der Oberfläche des Ovars ihren Ausgang nehmen und damit primär in der freien Bauchhöhle entstehen Das Frühstadium ist damit nur mikroskopisch nachzuweisen und trotzdem meist schon innerhalb der Bauchhöhle metastasiert.

12.20 Ovarialkarzinom

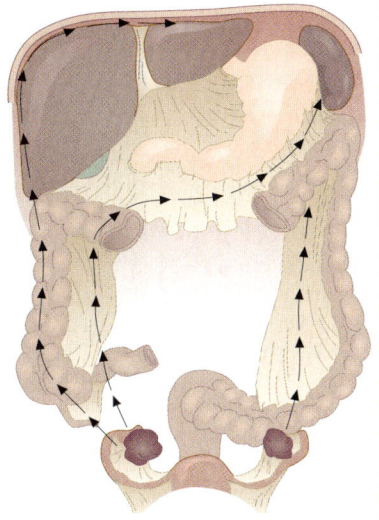

a Abdominalsitus   b intraperitoneale Ausbreitung

a Im Abdominalsitus sind oben das von Karzinommetastasen durchsetzte Netz, links unten die zwei zystisch-soliden Ovarialtumoren und rechts das Sigma mit kleinen Serosametastasen zu erkennen. **b** Entsprechend dem Flüssigkeitsstrom breitet sich das Ovarialkarzinom rasch auf das Netz, die parakolischen Rinnen, die rechte Zwerchfellkuppel und später auch in der gesamten Bauchhöhle aus. (aus [9])

➤ Karzinome, die ohne wesentliche Tumorbildung im Ovar in Form einer ausgedehnten Peritonealkarzinose vom histologischen Typ eines Ovarialkarzinoms wachsen. Die Kanzerisierung erfolgt nicht in dem Teil des Peritonealepithels, das das Ovar bedeckt (= Oberflächenepithel des Ovars), sondern im umgebenden Bereich. Sie werden auch als Peritonealkarzinom (Syn.: extraovariales Karzinom) bezeichnet.

Klinisches Bild: Ein Ovarialkarzinom kann **lokal im kleinen Becken invasiv wachsen** und hier in die Tuben, in den Uterus, in das Rektum, in die Blase und in die Vagina durchbrechen. Dabei kann es schwierig sein, ein primäres Sigma- oder Rektumkarzinom von einem primären Ovarialkarzinom zu unterscheiden. Diese Wachstumsform ist dann zu erwarten, wenn das Karzinom innerhalb des Ovars entsteht. Man findet dann zunächst oft große Ovarialtumoren, bis das Karzinom die Kapsel durchbricht oder bis der Tumor rupturiert und sich dann in der Bauchhöhle ausbreitet (**12.20a**).
Häufiger ist das Ovarialkarzinom aber schon primär durch seine **ausgedehnte intraperitoneale Ausbreitung** (Peritonealkarzinose) gekennzeichnet. Dies erklärt sich damit, daß es sich um einen von der Oberfläche des Ovars ausgehenden Tumor handelt, von dem Karzinomzellen abschilfern. Für die Verteilung der Tumorzellen in der Bauchhöhle sind besonders die Peritonealflüssigkeit und die Darmbewegungen von Bedeutung. Schon sehr früh treten Metastasen im Douglas-Raum und in der Excavatio vesicouterina auf. Meist sind dann auch schon das große Netz und die rechte Zwerchfellkuppel befallen. Typischerweise findet man die Metastasen in erster Linie dort, wo die extraperitonealen Flüssigkeitsströme fließen, d.h. durch die parakolischen Rinnen zur Zwerchfellkuppel und in der Mitte zum großen Netz. Bekanntlich wird die Bauchhöhle im wesentlichen durch die Lymphabflußgebiete im Bereich der Zwerchfellkuppeln drainiert (**12.20b**). Auch wenn die überwiegende Mehrzahl der Metastasen im Leberbereich an der Oberfläche sitzen und damit dem Peritoneum zugeordnet werden müssen, finden sich immer wieder intrahepatische Metastasen.

Ein zweiter Ausbreitungsweg des Ovarialkarzinoms folgt den Lymphbahnen mit **Metastasen in den pelvinen** und besonders in den **paraaortalen Lymphknoten**, aber auch in Leistenlymphknoten und schließlich in die Lymphknotengebiete des gesamten Thoraxraumes (supraklavikuläre Lymphknotenmetastasen).

Zusammen mit dem ausgedehnten Befall des Peritoneums sind **Pleurakarzinosen** nicht selten. So ist die primäre Pleurabeteiligung die häufigste Lokalisation eines Tumorbefalles außerhalb der Bauchhöhle.

Hämatogene Fernmetastasen in Organen sind dagegen beim Ovarialkarzinom zwar möglich, aber selten.
Das Schicksal der an einem Ovarialkarzinom erkrankten Patientin wird weniger durch das invasive Wachstum im kleinen Becken, sondern meist durch das Wachstum in der Peritonealhöhle bestimmt. Die Peritonealkarzinose führt zur Kachexie, zum Ileus und schließlich zum Tode.

Symptomatik: Da einerseits das Tumorwachstum im Ovar keinerlei Beschwerden macht, andererseits aber die meisten Ovarialkarzinome schon sehr früh eine Peritonealkarzinose aufweisen, werden viele Fälle erst im Stadium III diagnostiziert. Patientinnen mit einem ausgedehnten Ovarialkarzinom erkranken scheinbar oft aus voller Gesundheit heraus. Anamnestisch finden sich unklare Oberbauchbeschwerden und ein gewisses Völlegefühl, verursacht durch das Tumorwachstum und/oder den Aszites, eventuell Miktionsbeschwerden und Störung des Stuhlgangs, gelegentlich Zyklusstörungen oder postmenopausale Blutungen. Schließlich ist es der rasch zunehmende Aszites, der zur richtigen Diagnose führt. Akute Symptome treten wie bei allen Ovarialtumoren im Falle einer Stieldrehung des Tumors, einer Ruptur und bei starken Blutungen in den Tumor hinein auf.

Diagnostik: Oft geht der Diagnose „Ovarialkarzinom" eine umfangreiche internistische Abdominaldiagnostik mit Röntgenuntersuchungen des Magen-Darm-Kanals, mit Endoskopie, Computertomographie und Magnetresonanztomographie voraus, ohne daß sich ein Hinweis auf die wirkliche Erkrankung ergeben würde.

> Frauen mit unspezifischen, unklaren Bauchbeschwerden müssen von einem Frauenarzt bimanuell und rektovaginal sowie vaginal-sonographisch untersucht werden.

Bei der gynäkologischen Untersuchung tastet man meist größere oder kleinere Ovarialtumoren, die derb, verwachsen und uneben sind. Häufig finden sich auch nur kleine Knötchen im Douglas-Raum und keine wesentliche Vergrößerung der Ovarien. Bei etwa 30% aller an einem Ovarialkarzinom erkrankten Patientinnen sind mehr oder weniger überraschend ein oder zwei gut tastbare Ovarialtumoren ohne wesentliche Aszitesbildung nachweisbar. Bei 20% besteht Aszites mit „rasch wachsenden" Ovarialtumoren, und bei ca. 50% tastet man bei massivem Aszites geringe oder keine Veränderungen an den Ovarien, sondern höchstens feine Knötchen im Douglas-Raum. Vergrößerte Lymphknoten in der Leiste, supraklavikulär und Knoten im Nabel können das Bild vervollständigen. Die zunehmende Kachexie der Patientinnen sowie ihr eingefallenes Gesicht (Facies ovarica), welches im Mißverhältnis zum aufgetriebenen Abdomen steht, sind für die, nicht selten in wenigen Wochen schwer Erkrankten charakteristisch.

Der gynäkologische **Tastbefund**, der die Entstehung eines Ovarialkarzinoms zwar selten, oft auch gar nicht erfassen kann, da die Befunde im kleinen Becken oft sehr diskret sind und die Tumoren offensichtlich sehr rasch wachsen, ist trotzdem oft allen anderen diagnostischen Möglichkeiten bei der Erkennung eines Ovarialkarzinoms überlegen. Besonders kennzeichnend sind die vom hinteren Scheidengewölbe aus im Douglas-Raum fühlbaren harten, derben Knoten. Die Endometrioseknoten im Douglas-Raum unterscheiden sich von den karzinomatösen Knoten, allerdings nicht zuverlässig, durch ihre Schmerzhaftigkeit bei der Untersuchung. Das Vorhandensein von Aszites spricht keineswegs immer für Bösartigkeit (Meigs-Syndrom).

Es überrascht aber immer wieder, daß sich eine Peritonealkarzinose und Tumorknoten im Netz von 1–2 cm

12.21 Sonographischer Befund eines Ovarialkarzinoms

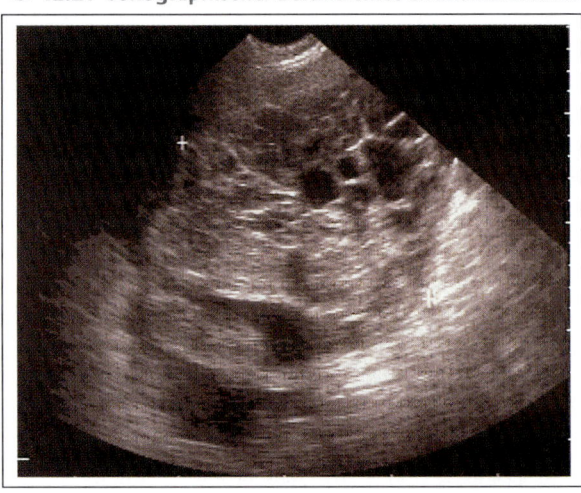

Es stellt sich ein völlig inhomogener Ovarialtumor mit soliden und zystischen Anteilen dar, so daß bereits sonographisch der hochgradige Verdacht auf Malignität besteht. (von J. Pohl, Wildeshausen)

12.22 Seröses Ovarialkarzinom

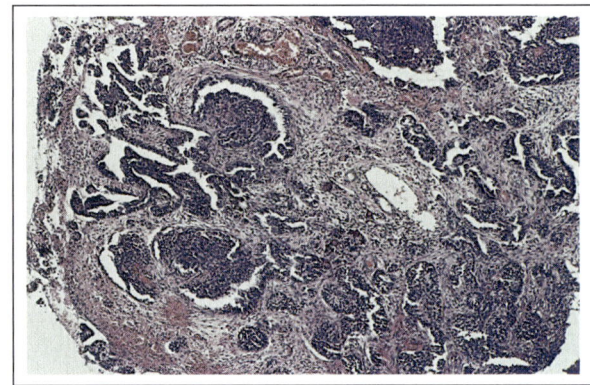

Im histologischen Bild eines serösen Ovarialkarzinoms sind drüsig-papilläre Tumorformationen zu erkennen, die das Ovarialgewebe infiltrieren.

Durchmesser weder im Computertomogramm noch bei der Kernspintomographie darstellen lassen. Auch sonographisch ist es nicht möglich, kleine Knötchen im Peritoneum sichtbar zu machen. Das gelingt am ehesten dem tastenden Finger im Douglas-Raum.

Eine wichtige Rolle kommt zweifelsohne der vaginalen und rektalen **Sonographie** zu. Dies gilt besonders für Ovarialkarzinome mit Tumorbildungen im Ovar. Als Hinweis auf ein Ovarialkarzinom gelten solide, unregelmäßig gestaltete, bizarre Anteile und Strukturen, der Wechsel von soliden und zystischen Partien (**12.21**) und insbesondere eine verstärkte Vaskularisation. Zumindest der Verdacht auf Bösartigkeit eines Ovarialtumors muß vor der Operation erhoben werden.

Im Blut von Tumorpatientinnen findet man häufig tumorassoziierte Antigene, die man als **Tumormarker** bezeichnet. Beim Ovarialkarzinom ist bis heute das sog. CA 125 der wichtigste Tumormarker. In jüngster Zeit werden immer mehr Marker bekannt, ohne bislang ein dem Ca 125 vergleichbares Antigen zu finden.

Das „Ca 125", das sich mit einem murinen, monoklonalen Antikörper (OC 125) im Blut nachweisen läßt, ist bei fast allen ausgedehnten Ovarialkarzinomen, besonders denen vom serösen Typ (👁 12.22) im Serum stark erhöht. Dieses Antigen wird vom Zölomepithel und vom Amnion während der fetalen Entwicklung exprimiert. Im normalen Ovar findet sich kein CA 125, aber bei 80% aller Ovarialkarzinome.

> Ein CA 125 über 35 IE/ml gilt als erhöht, über 65 IE/ml als Hinweis auf ein Ovarialkarzinom.

Die Höhe des CA-125-Spiegels korreliert in weiten Bereichen mit der Tumormasse, ohne daß eine zuverlässige Beziehung bestünde, da der Übertritt des Antigens in die Blutbahn von Tumor zu Tumor unterschiedlich ist. Die Halbwertszeit zur Klärung aus dem Plasma dauert ca. 4,5 Tage. CA 125 ist kein spezifischer Ovarialkarzinommarker. Erhöhte Werte finden sich auch bei anderen Karzinomen, die sich vom Zölomepithel ableiten, ferner bei Leberzirrhose, Pankreatitis, entzündlichen Vorgängen im Peritoneum, besonders bei Peritonitis und Adnexitis, bei Endometriose und in der Frühschwangerschaft. Der Nachweis von CA 125 eignet sich deshalb nicht zur Früherkennung und wenig zur Differentialdiagnose von Karzinomen im Bauchraum, aber sehr gut zur Überwachung während und nach der Behandlung. Ein Anstieg des CA 125 weist so gut wie immer auf ein Rezidiv des Karzinoms hin. Eine Normalisierung des Blutwertes beweist dagegen kein vollständiges Verschwinden des Karzinoms. Bei Second-look-Operationen fand sich in bis zu 50% der Fälle noch Resttumorgewebe, meist als feine Knötchen von < 1 cm Durchmesser.

Stadieneinteilung: Die Stadieneinteilung (T 12.11) beim Ovarialkarzinom erfolgt ausschließlich nach pathologisch-anatomischen Gesichtspunkten bei der Operation unter Berücksichtigung aller histologischen Befunde. Eine genaue Zuteilung zu den FIGO-Stadien I und II setzt damit eine zytodiagnostische Untersuchung der abdominellen Spülflüssigkeit (Peritoneallavage) bzw. des Aszites (zum Ausschluß der Stadien Ic bzw. IIc) und eine histologische Untersuchung des unauffällig erscheinenden Netzes und von Peritonealbiopsien (zum Ausschluß eines Stadium IIIa) sowie der pelvinen und paraaortalen Lymphknoten (zum Ausschluß eines Stadium IIIc) voraus. Die Verwertbarkeit der Stadienangabe hängt damit von der Sorgfalt der ersten, diagnostizierenden Operation ab. Scheint das Karzinom auf das kleine Becken beschränkt (Ausbreitung wie beim FIGO- Stadium I und II), so finden sich bei sorgfältiger Suche in 7% der Fälle Zwerchfell- sowie in 9% der Fälle Netzmetastasen und in fast 20% der Fälle Metastasen in den paraaortalen Lymphknoten und in denen des kleinen Beckens. Die Untersuchung der Abdominalzytologie ergibt in 26% der Fälle Tumorzellen.

Im Gegensatz zur Stadieneinteilung, die im Einzelfall relativ gut objektivierbar ist, gilt das für das **Grading** nicht. Zwar besteht auch hier zur Prognose eine sehr gute Korrelation, im Einzelfall ist die eindeutige Diagnose jedoch

T 12.11 Stadieneinteilung des Ovarialkarzinoms

FIGO-Stadium	TNM-Klassifikation		Beschreibung
I	T1		Karzinom auf die Ovarien begrenzt
Ia		T1a	nur ein Ovar befallen, kein Aszites, kein Tumor auf der Oberfläche, Kapsel intakt
Ib		T1b	beide Ovarien befallen, kein Aszites, kein Tumor auf der Oberfläche, Kapsel intakt
Ic		T1c	wie Stadium Ia oder Ib, aber mit Tumor auf der Oberfläche eines Ovars/beider Ovarien oder mit Kapselruptur oder mit positivem Aszites oder positiver Peritonealspülung
II	T2		Karzinom eines oder beider Ovarien mit Ausdehnung im kleinen Becken
IIa		T2a	Ausdehnung/Metastasen auf Uterus oder Tuben
IIb		T2b	Ausdehnung auf andere Gewebe im kleinen Becken
IIc		T2c	wie Stadium IIa oder IIb, aber mit Tumor auf der Oberfläche eines Ovars/beider Ovarien oder mit Kapselruptur oder mit positivem Aszites oder positiver Peritonealspülung
III	T3 und/oder N1		Karzinom mit intraperitonealer (auch nur histologisch nachweisbarer) Metastasierung außerhalb des kleinen Beckens und/oder positiven retroperitonealen oder inguinalen Knoten, Leberkapselmetastasen
IIIa		T3a	Tumor makroskopisch auf das kleine Becken begrenzt ohne retroperitoneale Knoten, aber mit histologisch gesicherter Metastasierung in viszeralem oder parietalem Peritoneum außerhalb des kleinen Beckens
IIIb		T3b	Karzinom eines oder beider Ovarien mit histologisch gesicherten intraabdominalen Metastasen, deren Größe 2 cm nicht überschreitet, keine retroperitonealen Knoten
IIIc		T3c und/oder N1	abdominale Metastasen > 2 cm im Durchmesser und/oder retroperitoneale oder inguinale Knoten
IV		M1	Karzinom eines oder beider Ovarien mit Fernmetastasen, bei Pleuraergüssen nur bei positivem Tumorzellnachweis, Leberparenchymmetastasen

schlecht objektiv meßbar, damit sehr subjektiv und deshalb auch schlecht vergleichbar.

Wie bei fast allen malignen Tumoren bedeutet:
➤ G I = gut/hoch differenziert,
➤ G II = mäßig differenziert,
➤ G III = schlecht differenziert/undifferenziert.

Therapie:
Chirurgische Therapie: Am Anfang jeder Therapie eines bösartigen Ovarialtumors steht die *Laparotomie*. Sie muß einerseits zur genauen Revision des Abdomens, andererseits zur möglichst vollständigen Entfernung des gesamten Tumorgewebes durchgeführt werden. Wegen der frühen und häufigen Beteiligung des Oberbauches wird die Operation immer von einem Längsschnitt aus, der in den Oberbauch verlängert werden kann, vorgenommen. Entfernt werden beide Adnexe, der Uterus, das große Netz, das befallene Peritoneum, die pelvinen und paraaortalen Lymphknoten. In besonderen Fällen kann bei jungen Frauen unter 35 Jahren, wenn es sich um ein lokalisiertes, hochdifferenziertes, nicht metastasiertes Ovarialkarzinom handelt, fertilitätserhaltend operiert werden.

Läßt sich aufgrund einer ausgedehnten Peritonealkarzinose der Tumor nicht vollständig entfernen, sollte man trotzdem die Adnexe, den Uterus und insbesondere große Netztumoren entfernen, da große Tumormassen erhebliche Allgemeinstörungen bedingen und ihre Entfernung eine raschere Erholung der Patientin ermöglicht.

Chemotherapie: Die Art des Wachstums des Ovarialkarzinoms erlaubt es meist nicht, den Tumor auch mikroskopisch im Gesunden zu entfernen. Die Chemotherapie ist deshalb der zweite bedeutsame Behandlungsfaktor beim Ovarialkarzinom. Ovarialkarzinome sprechen glücklicherweise gut auf eine Chemotherapie an. Bei den häufig auf den Oberbauch ausgedehnten Karzinomen gibt es bis heute zur Chemotherapie keine Alternative. Zur Behandlung des Ovarialkarzinoms haben sich besonders das *Cisplatin* (Platinex), das *Carboplatin* (Carboplat) und das *Paclitaxel* (Taxol) bewährt. Wirksam sind aber auch alkylierende Zytostatika (Cyclophosphamid, Ifosfamid u.a.), Doxorubicin und Etoposid. Wichtig ist es, die Chemotherapie genügend hoch dosiert und konsequent durchzuführen. Die Kombination von Carboplatin und Paclitaxel gilt heute als beste Behandlung, da sie höchste Wirksamkeit (75% Remissionen) mit vergleichsweise erträglichen Nebenwirkungen (13% schwere Nebenwirkungen entsprechend WHO Grad III oder IV) verbindet. Die subjektiv besonders belastenden Nebenwirkungen wie das Erbrechen, die Neurotoxizität und die Nierenschädigung sind wesentlich geringer und seltener geworden. Im Mittelpunkt stehen heute der Haarverlust und die Behandlung der subjektiv kaum belastenden Knochenmarkshemmung.

Mit einer solchen modernen Chemotherapie darf man erwarten, daß, unabhängig vom Ausmaß der ersten Operation, in rund 90% der Fälle der Aszites verschwindet, in 75% der Fälle eine für Patientin und Arzt verblüffende Rückbildung der Tumoren einsetzt und in etwa 30% der Fälle sich die Tumoren vollständig zurückbilden. Dieser Rückgang der Tumoren ist nahezu immer mit einer auffallenden Besserung des Allgemeinbefindens der Patientin verbunden. Eine eindrucksvolle Lebensverlängerung ist die Folge.

Konnte das Tumorgewebe bei der ersten Operation makroskopisch nicht vollständig entfernt werden, so überlebte früher ohne Chemotherapie keine Patientin das erste Jahr nach der Operation. Mit moderner Chemotherapie sind es heute aus dieser ungünstigsten Gruppe mehr als 50%, die mindestens 3 Jahre überleben.

Leider kommt es in sehr vielen Fällen, vor allem dann, wenn der Tumor primär nicht vollständig entfernt werden konnte, zu einem Wiederauftreten des Tumorwachstums in der Bauchhöhle. Durch eine erneute zytostatische Behandlung können oft erneut Remissionen erzielt werden. Die früher häufig durchgeführte postoperative Bestrahlung ist heute zugunsten der Chemotherapie verlassen worden. Eine Hormontherapie konnte sich bisher beim Ovarialkarzinom nicht durchsetzen, da höchstens 3–5% aller Ovarialkarzinome auf eine Gestagenbehandlung ansprechen.

Prognose: Die Prognose des Ovarialkarzinoms wird von folgenden Faktoren bestimmt:
➤ primäre Ausdehnung (FIGO-Stadium),
➤ Größe des postoperativen Resttumors,
➤ maligne Potenz des Tumorgewebes (ablesbar an Differenzierungsgrad, Ploidie, Proliferationsrate, spezielle Genaktivierungen usw.),
➤ Sensitivität auf Zytostatika und eine Resistenzentwicklung sowie
➤ Alter und
➤ Allgemeinzustand.

Wichtigster Prognosefaktor ist die „Virulenz" des Tumors, die sich aber auch nicht direkt messen läßt, sondern durch den klinischen Verlauf definiert ist. Je virulenter das Karzinom ist, um so rascher wird es sich auf den Bauchraum ausdehnen, um so eher findet man es bei der Operation in einem ausgedehnten Stadium und um so schlechter ist das Tumorgewebe zu entfernen. Das virulentere, rascher wachsende Karzinom besiegelt das Schicksal der Patientin in der Regel in kurzer Zeit. Das wenig virulente, langsam wachsende Karzinom läßt einen langdauernden Verlauf erwarten und Spätrezidive befürchten.

Nach dem **klinischen Bild** unterscheidet man:
➤ primär *lokal wachsende* Ovarialkarzinome mit großen Ovarialtumoren (entsprechend FIGO-Stadium I oder II), die langsamer wachsen und eher im kleinen Becken rezidivieren und
➤ primär *intraperitoneal wachsende* Ovarialkarzinome mit kleinen Ovarialtumoren und ausgeprägter Peritonealkarzinose (typisches FIGO-Stadium III), die früher und häufiger intraperitoneal rezidivieren.

Nach den Daten des Annual Report von 1994 überlebten 39% der von 1987–89 behandelten Patientinnen mit einem epithelialen, invasiven Ovarialkarzinom 5 Jahre. Im Stadium Ia waren es 84%, im Stadium Ib 79%, im Stadium Ic 73%. Von den Fällen des Stadiums IIa überlebten 65%, von den Stadien IIb und IIc 58%, vom Stadium III 23% und vom Stadium IV 14% der Erkrankten 5 Jahre. Seit der Einführung von Cisplatin 1979 haben in den Stadien III und IV die 2- und 5-Jahres-Überlebensraten entscheidend zugenommen (5-Jahres-Überlebensrate von Stadium III: < 60 Jahre: 42%, > 60 Jahre: 13%).

Eine Übersicht über das Ovarialkarzinom erfolgt in T 12.12.

Extraovariales seröses Karzinom

Klinisches Bild: In der Bauchhöhle, besonders aber im kleinen Becken und im Netz, findet sich in etwa 5–10% aller Ovarialkarzinome eine ausgedehnte, meist feinknotige Peritonealkarzinose, ohne daß die Ovarien wesentlich vergrößert oder makroskopisch erkennbar einen „Primärtumor" aufweisen würden.
Histologisch besteht ein papillär-seröses Karzinom, gelegentlich mit sog. Psammomkörperchen, wie es als typisch für das (seröse) Ovarialkarzinom gilt. Die Ovarien selbst zeigen nur, wie das umgebende Peritoneum, kleinere oder größere Tumorherde auf der Oberfläche. Histologisch sind Verwechslungen dieser Tumoren, die man auch als maligne Variante der Endosalpingiose (s. S. 170) und der atypischen Implantate bei Borderline-Tumoren (s. S. 209f) ansehen kann, mit einem Mesotheliom möglich. Klinik, Diagnostik, Therapie und das Ansprechen auf die Chemotherapie unterscheidet sich nicht von einem „typischen" Ovarialkarzinom im Stadium III.

Granulosazelltumor

Diese Tumoren sind meist einseitig, solide, grauweiß bis gelblich mit glatter Oberfläche und können auf über Mannskopfgröße heranwachsen. Der aus typischen Granulosa- und oft auch Thekazellen in sehr unterschiedlicher Anordnung aufgebaute Tumor produziert in der Regel Östrogene, jedoch nur dann, wenn Thekazellen vorhanden sind. Die Östrogene führen beim Kind zu den Zeichen einer Frühreife (Pubertas praecox, s. S. 55), im geschlechtsreifen Alter und in der Postmenopause zu einer glandulär-zystischen Hyperplasie des Endometriums (s. S. 68), einer Vergrößerung des Uterus und einem Anschwellen der Brust. Oft besteht gleichzeitig ein Endometriumkarzinom (s. S. 201 ff).

T 12.12 Übersicht über das Ovarialkarzinom

Häufigkeit	Inzidenz 15,6/100 000 Frauen
Alter	Gipfel: 6. und 7. Dekade, Borderline-Tumoren: 4. und 5. Dekade
Ätiologie	unbekannt, 5% familiäre Genmutationen
Vorstufen	unbekannt
Risikofaktoren	Ovulation (Schwangerschaften, Ovulationshemmer und Hysterektomie reduzieren das Risiko)
Screening	unbefriedigend, da typisches Ovarialkarzinom nicht erfaßbar
Histologie	FIGO-Stadium I und II: endometrioid, muzinös, hellzellig, serös, FIGO-Stadium III: serös, undifferenziert
Prognosefaktoren	Stadium: FIGO-Stadium I, II: Differenzierungsgrad, FIGO-Stadium III: Größe des postoperativen Resttumors, Alter
Symptome	keine Frühsymptome, spät: Oberbauchsymptomatik
Stadieneinteilung	FIGO (TNM), intra- und postoperativ (chirurgisch-histopathologisch-zytologisch)
Ausbreitung	Peritoneum, pelvine und paraaortale Lymphknoten
Therapie	*Laparotomie:* vollständige Tumorentfernung (einschließlich Adnexe und Uterus), Netzresektion, pelvine/paraaortale Lymphonodektomie, multiple Biopsien, *Chemotherapie:* Stadium III, IV: Carboplatin + Paclitaxel, Remissionsrate 75%
Rezidivlokalisation	Peritoneum
Prognose	schlecht (bei Diagnosestellung befinden sich 64% der Patientinnen im FIGO-Stadium III/IV), Prognoseverbesserung durch Operation und Chemotherapie
5-Jahres-Überlebensrate	5-Jahres-Überlebensrate: 39%, Stadium III früher 0%, heute 23%

Manche Granulosazelltumoren verhalten sich ausgesprochen maligne, ohne daß das histologische Bild dafür ein eindeutiges Korrelat aufweisen würde. Man findet bevorzugt Lymphknotenmetastasen im pelvinen und paraaortalen Bereich, aber auch eine peritoneale Aussaat wie beim Ovarialkarzinom. Diese Tumoren müssen deshalb wie Ovarialkarzinome behandelt werden.

Maligne Keimzelltumoren

Maligne Ovarialtumoren bis zum 25. Lebensjahr sind fast ausschließlich maligne Keimzelltumoren. Am häufigsten sind:
- das Dysgerminom,
- das unreife Teratom und
- der Dottersacktumor.

Gemeinsames Kennzeichen der malignen Keimzelltumoren sind ihre hohe Malignität und ihr hervorragendes Ansprechen auf eine cisplatinhaltige, hochdosierte Chemotherapie. Vollremissionen sind häufig, Rezidive selten.

Dysgerminom: Bei den erkrankten Mädchen findet man einen großen, meist soliden Tumor, der aus großen, abgerundeten Zellen mit klarem Zytoplasma besteht. Das spärliche Bindegewebe ist von Lymphozytenansammlungen durchsetzt. Dysgerminome sind nur in 20% der Fälle doppelseitig und wachsen sehr schnell über Mannskopfgröße (12.23). Bei bestimmten Formen der Gonadendysgenesie sind Dysgerminome häufig (s. S. 7ff).
Die *Metastasierung* des Tumors erfolgt frühzeitig in die Lymphknoten. Eine intraperitoneale Ausbreitung ist möglich, aber nicht die Regel.
Reine Dysgerminome zeigen *laborchemisch* meist eine LDH-Erhöhung, besonders eine Erhöhung der Isoenzyme LDH 3 und LDH 4. Prognostisch ungünstige Zeichen sind die Erhöhung des α-Fetoproteins bzw. des hCG, weil sie auf Dottersack- oder Chorionkarzinomanteile hinweisen.
Da der Tumor sehr gut auf eine **Chemotherapie** mit Cisplatin und Etoposid anspricht, ist eine verstümmelnde Operation mit Entfernung beider Ovarien und gar des Uterus meist nicht indiziert. Der Tumor ist außerdem sehr strahlensensibel. Schon vergleichsweise niedrige Dosen (30–40 Gy) führen zur Vollremission.

Unreifes Teratom: Unreife Teratome sind hochmaligne Keimzelltumoren, die fast ausschließlich vor dem 20. Lebensjahr vorkommen. Sie sind durch unreife und entdifferenzierte Anteile von allen drei Keimblättern gekennzeichnet. Auch diese Geschwulst zeichnet sich durch rasches Wachstum aus, kann auf die Nachbarorgane übergreifen und im Bauchraum metastasieren. Zur Behandlung genügt die einfache, aber vollständige Tumorexstirpation (fertilitätserhaltend). Bei allen entdifferenzierten Formen und bei einer Ausbreitung über das Ovar hinaus ist eine konsequente Chemotherapie mit speziellen Cisplatinkombinationen nötig.

Dottersacktumor: Der im 2. und 3. Lebensjahrzehnt vorkommende Dottersacktumor ist hochmaligne. Er leitet sich von unreifen Anteilen des Dottersackes ab und sondert α-Fetoprotein (AFP) ab. Die außergewöhnlich rasch wachsenden Tumoren, die sich frühzeitig im Bauchraum ausbreiten und auch lymphogen metastasieren können, müssen operativ entfernt werden, wobei man auf eine Erhaltung der Fertilität Wert legen sollte. Während eine Heilung auch scheinbar lokalisierter Dottersacktumoren ohne Chemotherapie kaum bekannt ist, kann man durch eine Kombinationsbehandlung mit Cisplatin, Bleomycin und Etoposid fast immer (90%) eine Vollremission erreichen. Rezidive sind relativ selten und treten früh auf. Ist nach 1(–2) Jahren kein Rezidiv aufgetreten, kann man von einer endgültigen Heilung sprechen.
Trotz ihrer hohen Malignität gehören die Keimzelltumoren bei jungen Frauen zu den am besten heilbaren Tumoren. Die Fertilität kann meist erhalten werden. Schwangerschaften nach solchen Behandlungen sind bekannt. Die Kinder weisen keine erhöhte Mißbildungsrate auf.

12.23 Dysgerminom

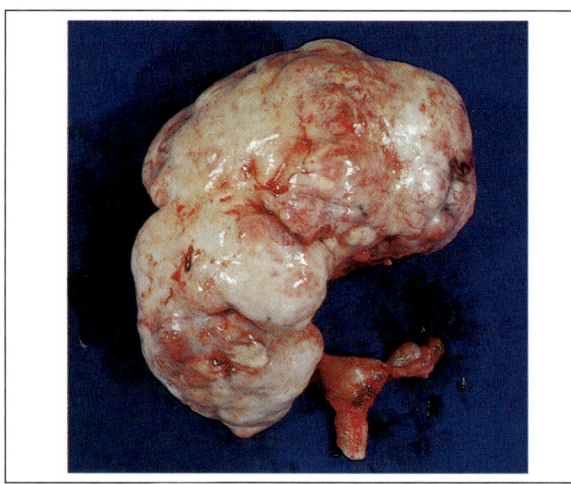

Riesiger Tumor des rechten Ovars mit dem Uterus und der linken Adnexe. (Operationspräparat, UFK Freiburg)

12.7 Maligne Tumoren der Mamma

engl.: malignant breast tumors, breast cancer

Vorkommen und Epidemiologie: Das Mammakarzinom ist das bei weitem häufigste Karzinom überhaupt. In Deutschland ist mit 40 000 Neuerkrankungen und mit 17 000 Todesfällen pro Jahr zu rechnen. Von 100 000 Saarländerinnen erkrankten 1995 123 neu mit einem Mammakarzinom. Die Inzidenz der Neuerkrankungen lag bei 30–35jährigen schon bei 22, bei 40–45jährigen bei 138, bei 60–65jährigen bei 232 und bei 75–80jährigen bei 288 unter 100 000 altersgleichen Frauen. Die Inzidenz des Mammakarzinoms steigt kontinuierlich mit dem Alter. Es ist besonders häufig in der weißen Bevölkerung der USA, in England, Skandinavien und Deutschland, seltener dagegen in Japan, den romanischen Ländern und Südamerika. Wovon die epidemiologischen Unterschiede abhängen, ist unbekannt: Diskutiert werden genetische Faktoren, Ernährung und Fertilität.

Ätiologie: Als **Risikofaktoren** für das Mammakarzinom gelten:
- vorangegangenes Mammakarzinom der anderen Brust,
- vorausgehendes Carcinoma in situ der Brust oder (selten) eine Mastopathie Grad III,
- Brustkrebs bei der Mutter oder einer Schwester unter 40 Jahren.

5–10% aller Fälle eines Mammakarzinoms liegt eine genetische Prädisposition zugrunde. Auf eine familiäre Erkrankung weisen besonders das frühzeitige (< 40 Jahre) Auftreten eines Mammakarzinoms bei der Mutter oder bei Schwestern hin. Bei über 90% aller erblichen Mammakarzinome wurden Mutationen im sog. BRCA-1-Gen, chromosomal lokalisiert bei 17q21 oder im BRCA-2-Gen (13q12–13) nachgewiesen. Frauen mit einer BRCA-1-Mutation haben in ihrem Leben ein 80–95%iges Risiko, an einem Mamma- und 60–80%iges Risiko an einem Ovarialkarzinom zu erkranken. Die an der Genese des Mammakarzinoms beteiligten Mutationen können innerhalb dieser Gene an ganz verschiedenen Stellen liegen. Dadurch ist der Nachweis, insbesondere aber der Ausschluß einer Mutation sehr schwierig. Derartige Untersuchungen sind deshalb sehr aufwendig und nicht als Routinetest möglich.
Die genaue Diagnostik und das Wissen über diese „Stigmatisierung" bringt aber nicht nur für die betroffene Frau, sondern für ihre gesamte Verwandtschaft ganz erhebliche psychologische, ethische, juristische und wirtschaftliche Probleme mit sich. Eine Entlastung ist bis heute im positiven Fall nicht möglich, da keine befriedigenden prophylaktischen Maßnahmen zur Verfügung stehen.
Für die Bedeutung endokriner Faktoren in der Ätiologie des Mammakarzinoms sprechen u.a. das geringe Risiko bei Frauen mit einer Erstschwangerschaft vor dem 20. Lebensjahr, bei vielen Kindern und langer Laktation sowie bei Frauen, bei denen frühzeitig die Ovarialfunktion ausgeschaltet wurde. Die Frage, ob eine langdauernde Östrogentherapie die Manifestation von Mammakarzinomen erhöht, ist nach wie vor nicht endgültig zu beantworten. Eine mögliche Erhöhung dieses Risikos muß aber gegen die Vorteile (weniger Todesfälle durch Herz- und Gefäßerkrankungen und an Osteoporosefolgen) abgewogen werden. Gegen die Hypothese einer Karzinomentstehung durch hormonale Kontrazeptiva sprechen anerkannte Studien. Dennoch ist zu empfehlen, daß sich alle Frauen, die langdauernd Östrogene einnehmen oder unter hormonaler Kontrazeption stehen, regelmäßig auch einer Untersuchung ihrer Brust unterziehen.

Carcinoma in situ der Mamma

engl.: carcinoma in situ of the breast

Formen: Während man früher angenommen hat, daß eine Mastopathie Grad III (Proliferation in den Drüsengängen mit Zellatypien, s. S. 182) als echte Vorstufe eines Mammakarzinoms angesehen werden muß, weiß man heute, daß nur in etwa 2% dieser Fälle nach Jahren ein Mammakarzinom in der gleichen Brust auftritt. Das gilt nicht für das sog. Carcinoma in situ.
Beim Carcinoma in situ unterscheidet man:
- das sehr häufige **duktale Carcinoma in situ** (DCIS), bei dem die Milchgänge vollkommen oder teilweise mit einem breiten atypischen Epithel ausgefüllt sind, ohne daß die Basalmembran durchbrochen wäre (◉ **12.24a**) und
- das seltenere **Carcinoma lobulare in situ** (CLIS), bei dem die Lobuli und die Azini dicht von atypischen Zellen ausgefüllt sind (◉ **12.24b**). Diese Veränderungen sind sehr häufig multizentrisch und kommen in 30% der Fälle gleichzeitig in beiden Brüsten vor.

> Die maligne Potenz des CLIS scheint wesentlich geringer zu sein als die des DCIS.

Klinisches Bild und Diagnostik: Ein Carcinoma in situ führt an sich zu keiner Tumorbildung und kann damit weder getastet werden noch stellt es sich als Schatten bei der Mammographie dar. Der wichtigste Hinweis auf das Vorliegen eines DCIS (seltener CLIS) sind die in der Mammographie erkennbaren Mikroverkalkungen (◉ **12.30b**, S. 222). Unter günstigen Bedingungen ist es heute möglich, mit einer hochauflösenden Sonographie die verdickten Milchgänge sichtbar zu machen. Besteht eine verstärkte Durchblutung dieser Region, ist ein DCIS oder ein CLIS mit der MRT oder mit dem Farbdoppler zu erkennen.

◉ **12.24 Carcinoma in situ der Mamma**

a duktales Carcinoma in situ (DCIS)

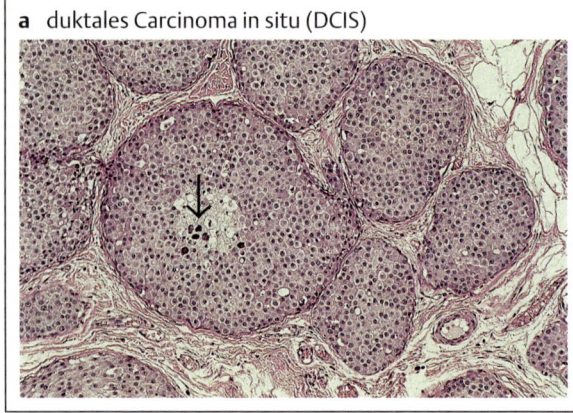

b Carcinoma lobulare in situ (CLIS)

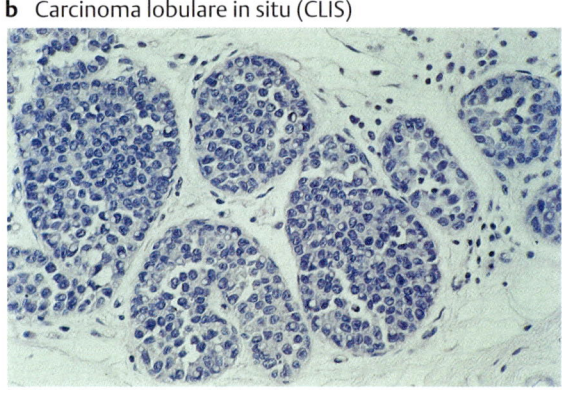

a Gut erkennbar sind die in einem Milchgang liegenden Mikroverkalkungen (Pfeil), die durch Verkalkung nekrotischer Zellen zustande kommen. **b** Einige Lobuli sind durch atypische Zellen weitgehend ersetzt. (a und b von D. Schwörer)

Da der Prozeß durch Palpation meist nicht abzugrenzen ist, ist es auch mit einer gezielten Exstirpation sehr schwierig, ihn vollständig zu entfernen. Beim Carcinoma lobulare in situ gelingt das noch weniger. Je weiter ein derartiges Carcinoma in situ ausgedehnt ist, um so schwieriger ist es, seinen Rand und damit die Ausdehnung des Prozesses genau festzustellen und um so weniger kann man einen invasiven Bezirk sicher ausschließen.

Therapie: Naturgemäß muß ein duktales Carcinoma in situ (DCIS) vollständig exzidiert werden. Ist das DCIS nicht zu weit ausgedehnt (< 4cm) und sicher im Gesunden entfernt, so kann die Brust erhalten werden. Ist der Prozeß weiter ausgedehnt, so ist eine Bestrahlung der Brust wie bei einem invasiven Karzinom nötig. Handelt es sich um einen multizentrischen Tumor oder ist die Brustwarze in den Tumorprozeß miteinbezogen, ist eine Ablatio mammae notwendig. Ob eine Ablatio mammae auch durch eine subkutane Mastektomie ersetzt werden kann, ist bis heute noch strittig, da bei der subkutanen Mastektomie immer Drüsenanteile subkutan zurückbleiben. Läßt sich ein invasives Karzinom ausschließen, ist keine Lymphonodektomie erforderlich.

Invasives Mammakarzinom

engl.: invasive breast carcinoma

Histologische Typen: Histomorphologisch unterscheidet man im wesentlichen zwei **Hauptformen**, das duktale und das lobuläre Karzinom:
➤ *duktales Karzinom:* 80% aller Mammakarzinome sind invasive, duktale Karzinome. Darunter fallen die früher gebrauchten Bezeichnungen wie das szirrhöse Karzinom, das Carcinoma solidum, das Carcinoma adenomatosum und das Komedokarzinom. Duktale Karzinome zeichnen sich durch ein relativ buntes Bild aus wechselnd großen Tumorzellen mit teils drüsenbildenden, teils soliden Abschnitten aus. Sie entstehen in etwa 1/3 aller Fälle multizentrisch und sind oft von einem duktalen Carcinoma in situ umgeben. In etwa 3% aller Fälle findet sich gleichzeitig ein Karzinom in der anderen Brust.

◉ **12.25 Morbus Paget**

a klinischer Befund

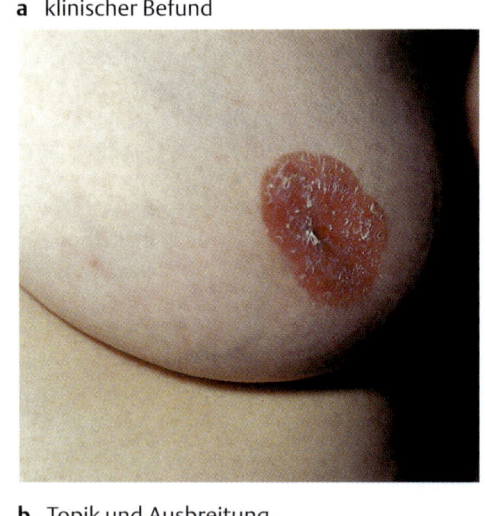

b Topik und Ausbreitung

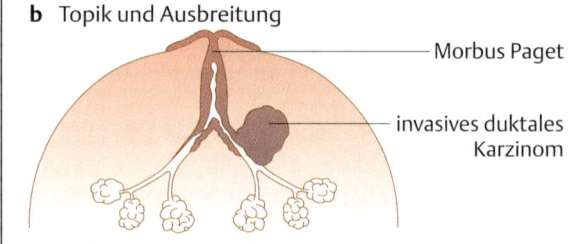

a Ein Morbus Paget der Mamille und des Warzenhofes geht typischerweise mit einer entzündlichen Rötung der Brustwarze, Jucken und einem serösen Exsudat einher. **b** Dargestellt wird die Topik und Ausbreitung des Morbus Paget. Oft weist der Morbus Paget auf ein invasives, duktales Karzinom in der Tiefe der Brust hin. (nach Bässler, R., 1978)

▶ *lobuläres Karzinom:* Das lobuläre Karzinom ist typischerweise kleinzelliger und meist multizentrisch. Oft findet man auch in der anderen Brust präinvasive oder invasive Herde.

▶ *Sonderformen:* Die in etwa 10% der Fälle vorkommenden Sonderformen sind das tubuläre, das medulläre und das muzinöse Karzinom. Sie haben eine etwas bessere Prognose als das duktale Karzinom. Eine weitere Sonderform, der *Morbus Paget*, ist durch eine entzündliche Rötung der Brustwarze mit nässenden, krustenartigen Belägen gekennzeichnet (👁 **12.25 a**). In den großen Ausführungsgängen und im Bereich der Brustwarze findet sich dabei das Bild eines Carcinoma in situ mit typischen Paget-Zellen, die durch ein helles Zytoplasma mit großen, hyperchromatischen Zellkernen gekennzeichnet sind. Der Morbus Paget der Brustwarze und der großen Ausführungsgänge ist fast immer Hinweis auf ein invasives (duktales) Karzinom in der Tiefe der Brust (👁 **12.25 b**).

Wachstum und Metastasierung: Das Mammakarzinom entsteht in vielen Fällen multizentrisch. So ist schon bei einem bis zu 2 cm großen Karzinom in über 25% der Fälle damit zu rechnen, daß an einer anderen Stelle der Brust ein zweites Karzinom vorhanden ist.

⚠ Bildet sich das zweite Karzinom im gleichen Quadranten bzw. in der unmittelbaren Umgebung, so spricht man von Multifokalität. Ist ein anderer Quadrant betroffen, spricht man von Multizentrizität.

Am häufigsten (48%) findet man den Tumor im oberen äußeren Quadranten, in etwa 20% der Fälle in der Brustmitte mehr oder weniger retromammillär (👁 **12.26**). Man rechnet heute damit, daß es bei etwa einem Drittel aller Mammakarzinome bis zu 10 Jahren dauert, bis ein Tumor 1 cm groß ist. Bei einem weiteren Drittel vergehen etwa 10–20 Jahre und beim restlichen Drittel über 20 Jahre, bis der Tumor 1 cm groß geworden ist. Diese Zahlen stützen sich auf den Vergleich von Mammographien, bei denen ein schon vorhandenes Karzinom erst bei späteren Aufnahmen entdeckt wurde. Da nur bei alten Frauen zusätzlich zu den rascher wachsenden Karzinomen solche mit sehr langer Verlaufszeit auftreten können, scheint das Mammakarzinom im hohen Alter oft sehr langsam zu wachsen. Der sehr lange Verlauf erklärt aber auch, warum Metastasen oft erst sehr spät, gelegentlich erst nach 10–20 Jahren nachweisbar werden.

⚠ Bei der Erstbehandlung des Mammakarzinoms muß man damit rechnen, daß in 60–70% aller Fälle eine klinisch noch nicht nachweisbare Metastasierung über den lokoregionären Bereich hinaus besteht.

Klinisches Bild:
Lokalbefund: Im typischen Fall ist in der Brust ein derber, meist nicht druckempfindlicher *Knoten* zu tasten, der gegen die Umgebung des Brustdrüsengewebes unscharf

👁 **12.26** Quadranten der Brust

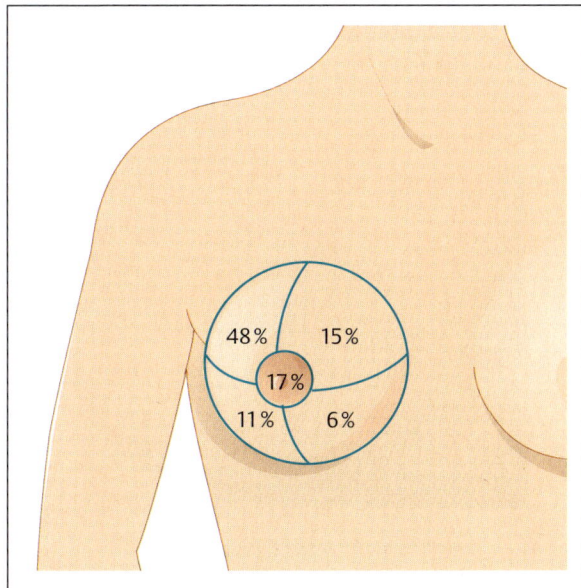

Dargestellt wird die prozentuale Verteilung des Mammakarzinoms auf die verschiedenen Quadranten der Brust. Am häufigsten entsteht ein primäres Mammakarzinom im oberen äußeren Quadranten, am zweithäufigsten in der Brustmitte, retromammillär. (nach Spratt-Donegan)

begrenzt ist. Bei der großen Häufigkeit des Mammakarzinoms muß ganz besonders postmenopausal jeder in der Brust tastbare Tumor so lange als Mammakarzinom angesehen werden, bis das Gegenteil bewiesen ist.

⚠ Ein tastbarer Knoten in der Brust einer Greisin ist eigentlich immer ein Karzinom. Im Gegensatz dazu ist ein tastbarer Knoten bei einer Frau unter 20 Jahren fast immer ein Fibroadenom und bei einer Frau zwischen 20 und 40 Jahren in der überwiegenden Zahl aller Fälle eine Zyste oder ein Fibroadenom.

Bei einem Mammakarzinom findet man schon bei kleinen Knoten eine Beziehung zur Haut dergestalt, daß beim Anspannen der Haut über dem Tumor eine Einziehung (*Plateauphänomen*) sichtbar wird. Mit der Progression des Karzinoms kommt es sehr rasch reaktiv zu einer Bindegewebsneubildung und Schrumpfung der fibrösen Strukturen, die durch das lockere Fettgewebe septenartig bis zur Subkutis verlaufen. Im weiteren Verlauf ist das Karzinom dann auch gegen die Unterlage nicht mehr verschiebbar. Bei einem größeren Tumor kann die Brust größer, in manchen Fällen durch den Schrumpfungsprozeß aber auch insgesamt kleiner werden. Da die Milchgänge alle in Richtung der Mamille ziehen, findet man die Mamille oft eingezogen und fixiert. Bei ausgedehntem retromammillärem Wachstum besteht eine *ringförmige Furche* um die Mamille herum (👁 **12.27 a**). Bei weiterem Tumorwachstum penetriert der Tumor durch die Haut und kann zu einem *Ulkus* führen oder es können als

12.27 Klinischer Befund bei einem Mammakarzinom

a Zirkularfurche

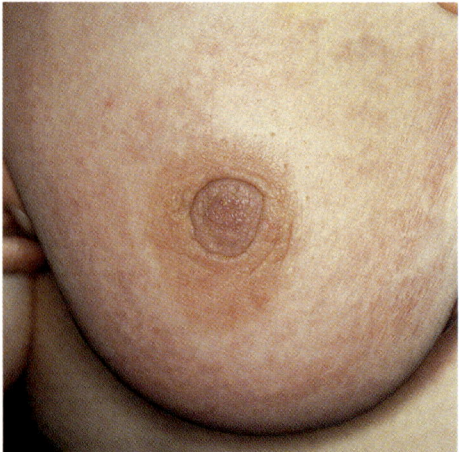

b Retraktion der Mamille

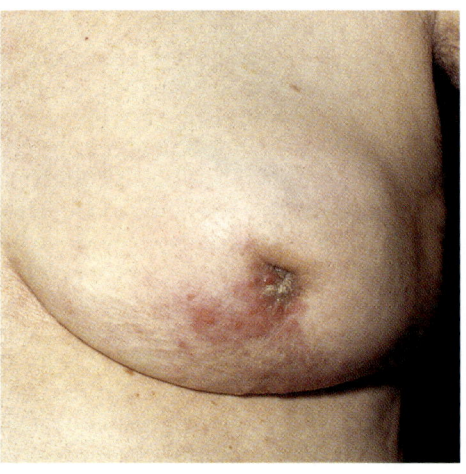

c ulzeriertes Mammakarzinom

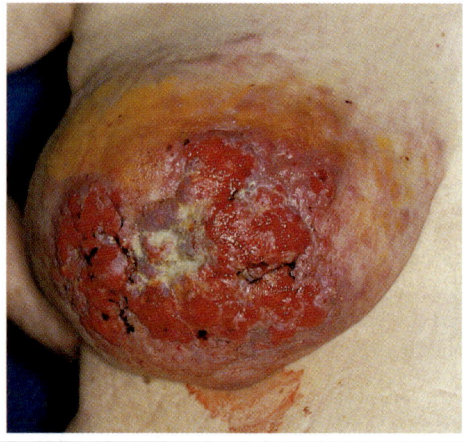

a Bei ausgedehntem Wachstum bildet sich als typischer Befund eine Zirkularfurche um die Mamille. Die feine, fleckförmige Rötung der Brusthaut weist auf eine inflammatorische Komponente hin. **b** Einziehung (Retraktion) der Brustwarze und Metastasen der Brusthaut sind Zeichen des fortgeschrittenen Tumorgeschehens. **c** Extrembefunde wie dieses ulzerierte Mammakarzinom sieht man heute immer noch.

Ausdruck einer Hautmetastasierung zahlreiche feine Knötchen in der Haut auftreten (12.27 b, c).

Eine besondere Wachstumsform ist das *inflammatorische Karzinom* (12.27 a). Diese Karzinome breiten sich diffus in den feinen Lymph- und Blutgefäßen bis in die Haut hinein aus. Dabei ist die Brust diffus oder lokalisiert wie bei einer Entzündung gerötet. Die Haut kann etwas induriert und die Differentialdiagnose zu einer nonpuerperalen Mastitis sehr schwierig sein. Früher wurden solche Veränderungen als „Peau d'orange" bezeichnet. Die Diagnose erfolgt durch eine Hautbiopsie und eine Drillbiopsie des oft tastbar verdichteten Brustdrüsengewebes. Dabei findet sich histologisch eine lymphangiotische Dissemination eines undifferenzierten Karzinoms von hohem Malignitätsgrad.

Regionale Ausbreitung (2.11, S. 23): Die erste Station der regionalen Ausbreitung sind in fast allen Fällen die Lymphknoten der Achselhöhle. Die sorgfältige Untersuchung der Achselhöhle bei angelegtem Arm gehört zu jeder Untersuchung beim Mammakarzinom, da das zuverlässigste Prognosekriterium der Befall der axillären Lymphknoten ist. Die tumorbefallenen Lymphknoten lassen sich als derbe, gelegentlich untereinander verwachsene Knoten schon sehr früh in der Axilla tasten. Tastbare Lymphknoten sind andererseits besonders bei jungen und schlanken Frauen meist normal und unverdächtig. Bei kleinen Metastasen ist der Lymphknotenbefall nicht zu fühlen. In den meisten Fällen ist zunächst ein Lymphknoten am Rand der Achselhöhle befallen. Ist dieser Lymphknoten, der dann als „Sentinel-Lymphknoten" bezeichnet wird, tumorfrei, wird heute diskutiert, auf eine weitere Operation der Achselhöhle zu verzichten.

Metastasierung: Das Mammakarzinom metastasiert häufig und früh. Am häufigsten (70%) sind Knochenmetastasen, die sich fast immer durch Schmerzen bemerkbar machen. Es handelt sich meistens um osteolytische Metastasen in der Wirbelsäule, im Becken und in den langen Röhrenknochen (12.28). Metastasen in der Lunge, in der Pleura und in der Leber sind ebenfalls sehr häufig. Schließlich findet man nicht selten Gehirnmetastasen und Metastasen in den Ovarien und im Uterus. Der Tod am Mammakarzinom ist fast immer direkte oder indirekte Folge der Metastasierung.

Symptomatik: Ein Frühsymptom des Mammakarzinoms gibt es nicht. Der erste Befund ist meist der in der Brust tastbare Knoten, der umso leichter zu tasten ist, je kleiner, schlaffer und atrophischer die Brust ist. Auch wenn der Knoten in der Brust nicht schmerzhaft ist (60–70%), schließt ein *Druckschmerz* oder ein *Spontanschmerz* (ca.

◉ 12.28 Knochenmetastase bei einem Mammakarzinom

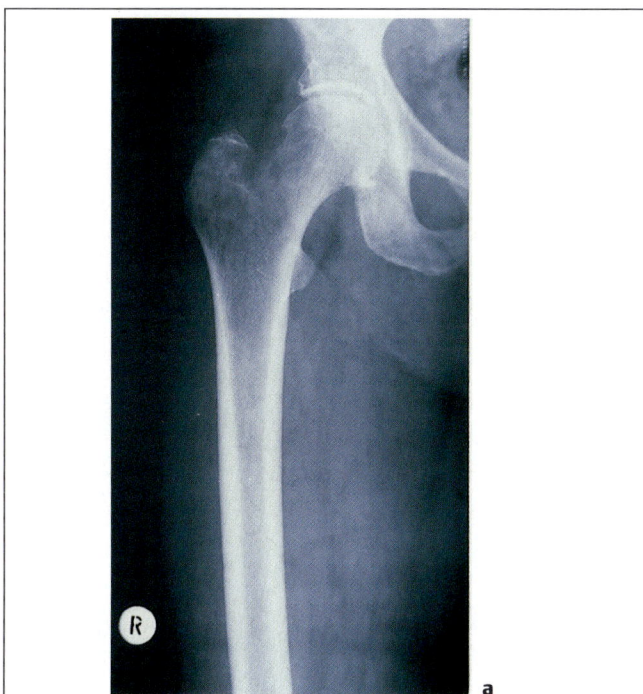
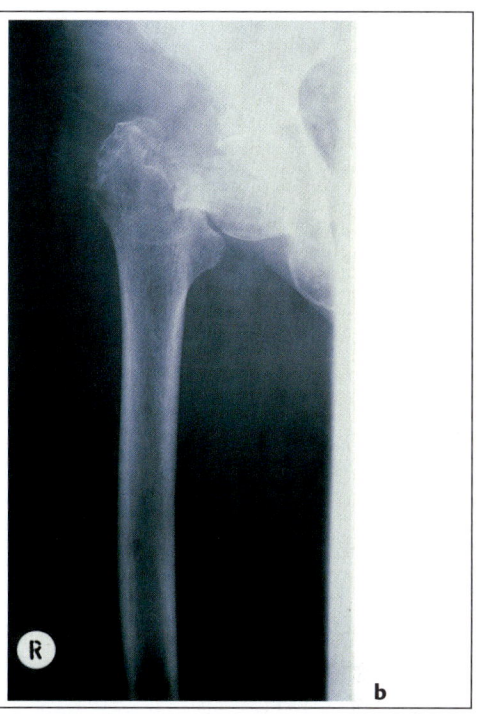

a Die Röntgenaufnahme zeigt einen großen lytischen Defekt im Oberschenkelhals. Dabei handelt es sich um eine Knochenmetastase eines Mammakarzinoms. b Diese große Knochenmetastase führte bei derselben Patientin zu einer Oberschenkelhalsfraktur. (Abbildungen aus [19])

10%) in der Brust ein Mammakarzinom nicht aus. Bei 2–3% der an einem Mammakarzinom erkrankten Patientinnen kommt es zu einer einseitigen, meist blutigen *Sekretion*.

Diagnostik: Die Diagnostik beginnt mit der vergleichenden Inspektion und Palpation beider Mammae, der Axillen und der Supraklavikularregion (s. S. 32 ff). In jedem Fall sollte sich daran eine apparative Diagnostik anschließen.
Die **Mammographie** ist nach wie vor die wichtigste und aussagekräftigste apparative Untersuchungsmethode im Rahmen der Mammadiagnostik. Mit keinem anderen Verfahren kann eine so hohe Treffsicherheit und eine so weitgehende differentialdiagnostische Abklärung bei abnormen oder verdächtigen Befunden in der Brust erzielt werden. Die Röntgenuntersuchung erfolgt am besten kurz nach der Menstruation. Es werden grundsätzlich beide Mammae in mindestens jeweils 2 Ebenen geröntgt. (◉ **12.29**). Die Mammographie ist besonders aussagekräftig bei älteren Frauen mit fettreichen und schlaffen Brüsten. Nach dem neueren Schrifttum liegt die Treffsicherheit der Mammographie zwischen 80 und 95%. Sie beträgt bei malignen Prozessen 85–97% und bei benignen 75–91%.
Die wichtigsten *mammographischen Karzinomzeichen* sind:
➤ sternförmige Verschattungen mit strahligen Veränderungen in Form der sog. „Krebsfüße" (◉ **12.30a**),

➤ Mikroverkalkungen, vor allem wenn sie in Gruppen angeordnet sind (◉ **12.30b**): Eine Verkalkungsgruppe ist dann karzinomverdächtig, wenn es sich um etwa 10 polymorphe Verkalkungen handelt. Diese Mikroverkalkungen kommen dadurch zustande, daß in den mit proliferierenden Zellen angefüllten Milchgängen diese Epithelzellen nekrotisch werden und Kalk einlagern (◉ **12.24a**). Man findet derartige Mikroverkalkungen deshalb schon beim Carcinoma in situ und hier besonders beim DCIS (s. S. 216 f). Sie stellen damit bis heute die einzige sichere Früherkennungsmaßnahme vor dem Auftreten eines invasiven Karzinoms dar.
➤ diffuse Mammaverdichtungen oder Rundschatten, die aber seltener sind.
Eine Mammographie ist indiziert bei:
➤ palpatorisch unklarem Befund,
➤ Zustand nach Mastopathie Grad II oder III,
➤ Zustand nach Behandlung eines Mammakarzinoms,
➤ Mammakarzinom in der Familie,
➤ Brustkrebsvorsorge zwischen dem 30. und 40. Lebensjahr (Basismammographie), vom 40.–50. Lebensjahr in 2–3jährigem und vom 50.–70. Lebensjahr in etwa jährlichem Abstand; auch bei kritischer Risikoabschätzung werden derartige Abstände aus strahlenhygienischen Gesichtspunkten als gefahrlos beurteilt.

12.29 Durchführung der Mammographie

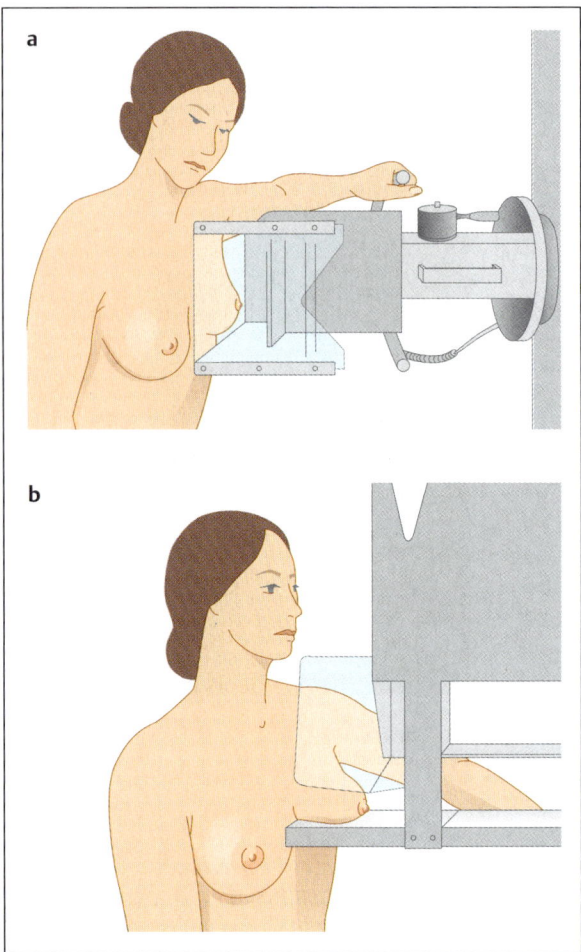

a Position der Patientin für die mediolaterale Aufnahme. **b** Position der Patientin für die kraniokaudale Aufnahme.

> Der betreuende Arzt sollte der vorsorgewilligen Patientin zusätzlich zur Palpation die Mammographie dringend empfehlen.

Die **Sonographie** der Brust (12.31 a-c) ist als Zusatzmethode bei tastbaren Resistenzen in der Brust oder bei mammographisch nachgewiesenen schattengebenden Veränderungen unverzichtbar geworden. In beiden Fällen erlaubt es die Sonographie, mit hoher Sicherheit Zysten zu erkennen und Fibroadenome von Karzinomen zu unterscheiden (11.33, S. 182).

Bei der prämenopausalen mastopathischen Brust, die durch mehr Drüsenkörper und eine verstärkte Durchblutung gekennzeichnet ist, hat die Sonographie erhebliche Vorteile. Sie ist deshalb bei der jugendlichen und der gut vaskularisierten, dichten Brust der prämenopausalen Frau der Mammographie überlegen. Bei Einsatz hochauflösender Geräte eignet sich diese Methode auch zum Ausschluß weiterer (multizentrischer) Herde, da es damit möglich ist, nicht nur sehr kleine Mammakarzinome, sondern auch die von einem DCIS gefüllten Milchgänge (12.24 a, S. 218) zu erkennen. Eine gewisse Einschrän-

12.30 Mammakarzinom: mammographische Befunde

a „Warnungsstreifen"

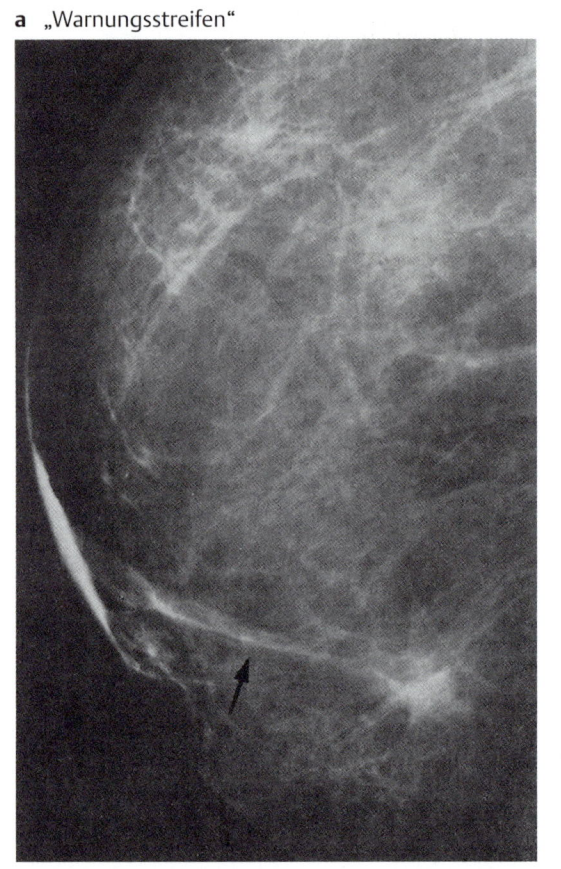

b Mikrokalzifikationen

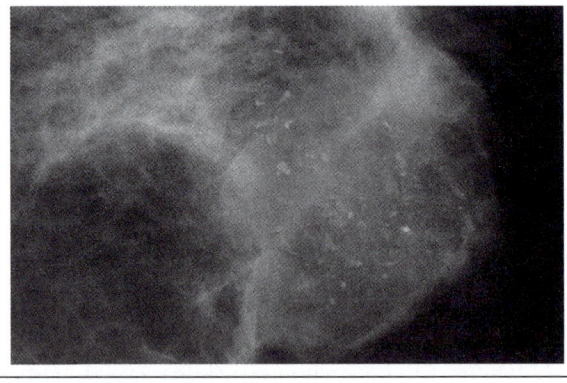

a Szirrhöses Mammakarzinom mit strangartiger Verdickung der Mamille, dem sog. „Warnungsstreifen". (aus [11]) **b** Mammographische Darstellung eines größeren Tumorherdschattens mit karzinomtypischen Mikroverkalkungen (Ausschnittvergrößerung). Viele Verkalkungen verschmelzen zu Konglomeraten größerer Ausdehnung. Der histologische Befund ergibt ein teils solides, teils papilläres, duktal-invasives Mammakarzinom mit teilweise stark ausgeprägten Komedonekrosen. (aus [17])

kung erfährt die Methode jedoch dadurch, daß die Untersuchung sehr große Erfahrung voraussetzt, daß jede Brust Schritt für Schritt abgesucht werden muß und daß sich Mikrokalk nicht ohne weiteres darstellen läßt.

12.31 Mammakarzinom: sonographische Befunde

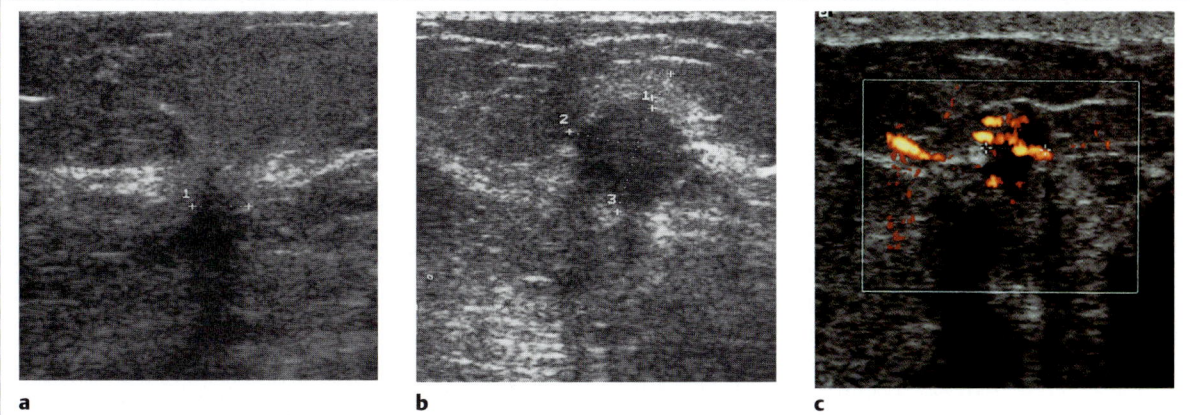

a Mammafrühkarzinom: 6 x 8 mm großer, echoarmer, unregelmäßig und unscharf begrenzter Tumor. **b** Mammakarzinom: 14 x 13 mm großer, unregelmäßig und unscharf begrenzter Tumor. **c** Dopplersonographisch werden die Blutgefäße bei einem 6 x 10 mm großen, invasiven, duktalen Karzinom dargestellt. (a–c von H. Madjar, Freiburg/Br.)

Unabhängig davon ist es heute möglich, mit der *Doppler-Sonographie* über den Nachweis einer vermehrten Vaskularisation (⊙ 12.31 c) auch kleine, mammographisch nicht erkennbare Karzinome in der Brustdrüse festzustellen.
Schließlich ist die Sonographie die Methode der Wahl zur gezielten Punktion auch sehr kleiner, nicht tastbarer Herde in der Tiefe der Brust (⊙ 12.31 b).
Die **Magnetresonanztomographie** mit Kontrastmittelinjektion erlaubt es dank ihrer hohen Auflösung, auch kleine, brustwandnahe, invasive und in-situ-Herde (auch hinter einer Silikonprothese) mit hoher Sicherheit zu erkennen. Problematisch ist, daß mit dieser Methode eine gezielte Punktion bzw. die Darstellung nicht tastbarer Herde auf erhebliche Schwierigkeiten stößt. Der weiten Verbreitung dieser Methode stehen der sehr große Aufwand und die ganz erheblichen Kosten einer solchen Untersuchung entgegen.
Die **Punktionszytologie** tastbarer Resistenzen zur Abklärung eines fraglichen Befundes in der Brust hat weite Verbreitung gefunden. Wird die richtige Stelle getroffen, so ist die Fehlerbreite sehr gering. Unter sonographischer Steuerung gelingt es, auch sehr kleine, nicht tastbare Herde, z.B. erweiterte Milchgänge zu punktieren, soweit diese sonographisch darstellbar sind.
Die **Biopsie** zur histopathologischen Diagnosestellung ist bei allen unsicheren oder suspekten Befunden, d.h. bei jedem tastbaren Tumor, der mit der Menstruation nicht verschwindet, sowie bei der sezernierenden Mamma (in Form der Milchgangsexzision) dringend angezeigt. Das gilt in gleicher Weise bei jedem mammographisch oder sonographisch verdächtigen Herdbefund. Ist der Befund nicht tastbar, so muß er präoperativ mit Hilfe der Mammographie oder Sonographie gezielt stereoskopisch markiert werden, damit er bei der Operation zu finden ist. Ist der Herd sehr klein, kann er durch eine Vakuumstanz- oder eine Großzylinderbiopsie in toto entfernt werden. Ist das nicht möglich, wird im Herd eine Nadel mit einem Widerhaken fixiert oder er wird mit blauem Vitalfarbstoff (z. B. Patentblau) und Röntgenkontrastmittel angefärbt. Die Röntgenkontrollaufnahme gibt dann Auskunft über die Lage des Blaudepots in der Brust, welches den Operateur zum mammographisch verdächtigen Gebiet leitet. Das exzidierte Gewebe wird dann – wenn palpatorisch kein Herdbefund besteht – in toto fixiert und in Stufen histologisch aufgearbeitet. Läßt sich im exzidierten Gewebe ein Tumor abgrenzen, so kann von diesem Tumor ein Schnellschnitt angefertigt werden. Dieser Schnellschnitt erlaubt es, im Falle eines invasiven Karzinoms in gleicher Narkose den endgültigen operativen Eingriff vorzunehmen.

Stadieneinteilung: Die Einteilung der Mammakarzinome erfolgt heute normalerweise nach dem TNM-System, entsprechend den Richtlinien der UICC (⊤ 12.13). Die früher übliche Einteilung in vier Stadien findet in Europa nur noch selten Verwendung. Der Tastuntersuchung wird eine Sensitivität zwischen 44 und 70% zugeschrieben, was die Tumorgröße anbetrifft. Da die präoperative Beurteilung der Lymphknoten mit einer Fehlerquote von 30–40% außerordentlich unzuverlässig ist, kennzeichnet man die durch histopathologische Untersuchung gesicherten Daten mit „p". Die Entfernung der Lymphknoten aus der Axilla und ihre sorgfältige histologische Aufarbeitung ist daher für ein adäquates Staging und die Ermittlung der Prognose unerläßlich.
Als ergänzende **Prognosefaktoren** müssen am Tumorgewebe bestimmt werden:
➤ die Hormonrezeptoren und zwar der Östrogen- und der Progesteronrezeptor; für die Diagnose ist die Höhe des Rezeptorwertes von relativ geringer Bedeutung, als „positiv" werden meist > 20 fmol bezeichnet,
➤ der Differenzierungsgrad (Grading) und
➤ der histologische Typ.

Therapie: Die Therapie des Mammakarzinoms besteht aus der lokalen Sanierung, d.h. der vollständigen Entfernung des Tumorgewebes aus der Brust einschließlich der Revision der betreffenden Axilla und aus der adjuvanten systemischen Therapie zur Behandlung einer klinisch noch nicht nachweisbaren Mikrometastasierung (T 12.14). Im Falle einer nachgewiesenen Metastasierung erfolgen eine palliative systemische Therapie bzw. entsprechende operative oder strahlentherapeutische Maßnahmen.

Operation: Der gesamte karzinomatöse Prozeß mit dem ihn oft umgebenden Carcinoma in situ muß vollständig und weit im Gesunden durch Operation entfernt werden. Das bedeutet, daß der Operateur die häufige Multizentrizität und Multifokalität mitberücksichtigen muß. Nach sorgfältiger präoperativer Untersuchung mit Hilfe der Mammographie und der Sonographie ist zu entscheiden, ob es sich um einen lokalisierten, d.h. mehr oder weniger auf einen Quadranten beschränkten Prozeß handelt oder nicht. Besteht der begründete Verdacht auf Multizentrizität oder ist die Brustwarze in den Tumorprozeß einbezogen, so muß die ganze Brust entfernt werden. Bei der Ablatio mammae wird der gesamte Brustdrüsenkörper mit Hautareal einschließlich der präpektoralen Faszie entfernt. Von diesem gleichen horizontal geführten Hautschnitt läßt sich die zugehörige Axilla ohne weiteres revidieren. Dabei wird sämtliches Fettgewebe bis zur V. axillaris sorgfältig entfernt. Die V. axillaris soll dabei nicht nach oben überschritten werden, um möglichst die Lymphbahnen des Armes zu schonen. In jedem Fall müssen die motorischen Nn. thoracici longi und thoracodorsales geschont werden. Dieses Gebiet wird als Level I bezeichnet. Anschließend wird die Präparation hinter dem Pectoralis minor und unter der V. axillaris nach oben fortgesetzt (Level II ⊙ 2.11, S.23). Zur histologischen Untersuchung sollten wenigstens 10 Lymphknoten aus der Axilla vorliegen.

Wünscht die Patientin einen sofortigen Wiederaufbau der Brust, so kann prä- oder subpektoral eine Silikonprothese eingesetzt werden. Dazu verwendet man heute Prothesen mit strukturierter Oberfläche, die die früher gefürchtete Kapselfibrose um die Prothese weitgehend verhindern. Trotz moderner doppelwandiger Prothesen treten feine Silikonpartikel durch die Wand der Prothese in das umgebende Gewebe aus. Dieses Silikon wird nach heute übereinstimmender Ansicht nicht weiter im Organismus verbreitet, ist nicht pathogen und hat für das

T 12.13 Stadieneinteilung beim Mammakarzinom (TNM- Klassifikation)

T (Primärtumor)			Beschreibung
Tis			Carcinoma in situ
T1			Tumor < 2,0 cm in größter Ausdehnung
	T1 a		0,1–0,5 cm
	T1 b		0,5–1,0 cm
	T1 c		1,0–2,0 cm
T2			Tumor 2–5 cm
T3			Tumor > 5 cm
T4			Tumor beliebiger Größe mit Ausdehnung auf Brustwand (T4 a), Haut (T4 b) oder beides (T4 c), inflammatorisches Karzinom (T4 d)
N (regionäre Lymphknoten)			
N1			Metastasen in verschieblichen ipsilateralen axillären Lymphknoten
	N1 a		Mikrometastasen ≤ 0,2 cm
	N1 b		Metastase(n) > 0,2 cm
		I	Metastasen in 1–3 Lymphknoten (0,2–2,0 cm)
		II	Metastasen in > 3 Lymphknoten (0,2–2,0 cm)
		III	Metastase (≤ 2 cm) durchbricht Lymphknotenkapsel
		IV	Lymphknotenmetastasen > 2 cm
N2			ipsilaterale axilläre Lymphknoten, untereinander oder an anderen Strukturen fixiert
N3			Metastasen in ipsilateralen Lymphknoten entlang der A. mammaria interna
M (Fernmetastasen)			
M0			keine Fernmetastasen
M1			Fernmetastasen
Stadien			
Stadium I			T1 N0 M0
Stadium II A			T0 N1 M0, T1 N1 M0, T2 N0 M0,
Stadium II B			T2 N1 M0, T3 N0 M0
Stadium III A	N1a		T0 N2 M0, T1 N2 M0, T2 N2 M0, T3 N1–2 M0
Stadium III B			T4 N1–3 M0, T1–4 N3 M0
Stadium IV			M1

Wiederauftreten eines Mammakarzinoms in der Umgebung keine Bedeutung.
Handelt es sich um ein einigermaßen lokalisiertes Karzinom in der Brust, so wird heute die Erhaltung der Brust (brusterhaltende Operation) angestrebt. Dabei gelingt es sogar oft, nach Entfernung des Karzinoms den restlichen Brustdrüsenkörper so zu mobilisieren, daß kein wesentlicher Defekt erkennbar bleibt. Ist eine Brusterhaltung vorgesehen, so wird man den Hautschnitt in der Regel halbkreisförmig über dem Tumor anlegen. Ein radiärer Einschnitt ist bei einem Tumor am Rande der Brust im oberen äußeren Quadranten, ein Einschnitt am Unterrand der Brust bei sehr tiefliegenden Tumoren zu empfehlen. Wird eine brusterhaltende Operation durchgeführt, so müssen von einem zweiten Einschnitt in der Achselhöhle aus die Lymphknoten des Level I und II der Axilla entfernt werden.

Strahlentherapie: Da eine postoperative Bestrahlung der Brust das Risiko eines intramammären Rezidivs auf 1/3 bis 1/5 reduziert, wird diese nach brusterhaltender Operation dringend empfohlen. Dabei wird die Brust tangential mit einer Dosis von 60 Gy bestrahlt. Der Bezirk der Tumorexstirpation und damit die Region mit dem häufigsten Rezidivvorkommen wird meist zusätzlich mit einer Boost-Bestrahlung belastet.
Eine Bestrahlung der Thoraxwand nach Ablatio mammae ist nur dann zu empfehlen, wenn es sich um einen sehr ausgedehnten Tumorprozeß in der Brust handelte und dieser nicht sicher im Gesunden entfernt werden konnte. Man weiß heute, daß diese perkutane Bestrahlung der Thoraxwand zwar ein lokales, eventuell auch ein lokoregionäres Rezidiv in etwa der Hälfte der Fälle verhindern kann, jedoch keinen Einfluß auf die Überlebenszeit hat.
Auf eine Bestrahlung der Axilla sollte dann verzichtet werden, wenn die Operation dort sorgfältig und vollständig ausgeführt wurde, da in diesen Fällen ein Lymphknotenrezidiv selten ist. Die gefürchtete Komplikation eines Lymphödems im Arm, die sehr viel häufiger bei Kombination von Operation und Bestrahlung auftritt, kann durch Verzicht auf die Bestrahlung verhindert werden. Ob eine Bestrahlung der Parasternalregion bei medialem Tumorsitz das Leben verlängert, ist bis heute nicht geklärt.

Adjuvante systemische Therapie: Die Prognose des Mammakarzinoms entscheidet sich ausschließlich durch die Fernmetastasierung. Heute weiß man, daß das Auftreten von Fernmetastasen durch eine adjuvante, postoperative, systemische Therapie reduziert und der Tod am Mammakarzinom um etwa 20% gesenkt werden kann (Indikation s. T 12.14).
Bei *prämenopausalen* Frauen mit rezeptornegativen und entdifferenzierten Karzinomen ist eine Chemotherapie auch dann indiziert, wenn keine Lymphknotenmetastasen nachgewiesen sind. Die größten Erfahrungen und besten Resultate beziehen sich auf eine Therapie mit Cyclophosphamid, Methotrexat und 5-Fluorouracil (CMF), die 6 Monate lang durchgeführt wird. Bei sehr hohem Rezidivrisiko, besonders also bei einem Befall sehr vieler Lymphknoten, ist trotz adjuvanter CMF-Chemotherapie die Rezidivrate hoch. Man hat deshalb in den letzten Jahren versucht, durch eine aggressivere Chemotherapie mit Adriamycin oder Epirubicin und schließlich bei jüngeren Frauen, bei denen diese Therapie möglich ist, durch Dosiserhöhung mit Stammzellsupport das Ergebnis zu verbessern. Ergebnisse prospektiver, randomisierter Studien, die einen Vorteil hochdosierter Chemotherapien gegenüber einer Standardtherapie in Bezug auf eine Verlängerung der rezidivfreien Zeit beweisen, liegen nach wie vor nicht vor. Manche der viel zitierten erfolgreichen Studien mußten sogar als fehlerhaft zurückgezogen werden.

T 12.14 Primärtherapie bei Mammakarzinom

Lokale Therapie						
Brusterhaltende Operation				*Ablatio mammae*		
immer verbunden mit axillärer Lymphonodektomie				immer verbunden mit axillärer Lymphonodektomie		
Bestrahlung der Brust mit 60 Gy, Boost auf das Tumorbett				keine Bestrahlung		

			Adjuvante systemische Therapie			
Nodalstatus	Grading	Hormonrezeptorstatus	Prämenopause	Postmenopause		Senium
N0 T < 1 cm	G1	ER +	keine Therapie	keine Therapie		keine Therapie
T 1–2 cm	G2	ER +	Tamoxifen (GnRH-Analogon)	Tamoxifen		Tamoxifen
T > 2 cm	G3	ER +	6 Zyklen CMF (+Tam.)	Tamoxifen		Tamoxifen
		ER –	6 Zyklen CMF	6 Zyklen CMF		Tamoxifen (CMF)
N1 I (1–3 Lk)		ER +	6 Zyklen CMF (+Tam.)	Tamoxifen ± 6 Zyklen CMF		Tamoxifen
		ER –	6 Zyklen CMF	6 Zyklen CMF ± Tamoxifen		Tamoxifen
II (> 3 Lk)			4 Zyklen Adriamycin + Cyclophosphamid oder Hochdosis-Chemotherapie			

Ist die Patientin bei Auftreten ihres Mammakarzinoms *postmenopausal* und weist ihr Karzinom Östrogen- oder Progesteronrezeptoren auf, so gelingt es, mit 20 mg/d Tamoxifen (Nolvadex) über 3 Jahre eingenommen, das gleiche Ergebnis zu erzielen. Tamoxifen ist am Mammagewebe ein starker Östrogenantagonist und wirkt durch die Blockade des Östrogenrezeptors und zusätzlich direkt auf das Tumorwachstum hemmend. Bedingt durch eine gleichzeitige östrogene Partialwirkung des Tamoxifens treten bei länger dauernder Einnahme gehäuft Endometriumpolypen und Endometriumkarzinome (s. S. 201 ff) auf. Andererseits verhindert diese Wirkung eine Osteoporose und eine Arteriosklerose wie das von Östrogenen bekannt ist. Da außerdem die Gefahr des Auftretens eines Endometriumkarzinoms zahlenmäßig bei weitem durch die Reduktion an Rezidiven des Mammakarzinoms und durch weniger Karzinome in der kontralateralen Brust aufgewogen wird, ist Tamoxifen nach wie vor das Mittel erster Wahl bei der Behandlung von Mammakarzinomen. Bei rezeptorpositiven Karzinomen jüngerer Frauen ist die Ovarektomie traditionell eine erfolgreiche adjuvante Maßnahme. Diesen endgültigen Eingriff ersetzt man heute deshalb durch GnRH-Analoga (s. S. 240).

Besteht schon bei der Primärtherapie eine nachweisbare *Metastasierung*, so empfiehlt es sich trotzdem den Lokalbefund operativ zu sanieren. Die Behandlung der Metastasen richtet sich nach ihrer Lokalisation:
- Bei Knochenmetastasen beginnt man mit einer endokrinen Therapie und operiert bzw. bestrahlt die entsprechenden Metastasen.
- Bei einer solitären Gehirnmetastase wird operiert, bei multiplen (meist) das Gehirn bestrahlt.
- Bei Haut- oder Weichteilmetastasen ist die endokrine Therapie die beste Maßnahme, die man zunächst versuchen sollte.
- Bei Lungen- oder Lebermetastasen ist eine Chemotherapie indiziert. Dementsprechend geht man auch bei einem inflammatorischen Karzinom vor, das primär nicht operiert wird. Die Chemotherapie erfolgt hier vor der operativen Behandlung.

Prognose: Die Dauer der Erkrankung von Patientinnen mit einem Mammakarzinom variiert sehr stark.
Der aussagekräftigste Prognosefaktor ist der Befall der axillären Lymphknoten (**12.32**). Etwa 50% der Rezidive treten in den ersten 2 Jahren nach der Operation auf. Die mediane Überlebenszeit bei einem lokalen Rezidiv beträgt 66 Monate, bei einem lokoregionären Rezidiv 40 Monate, bei Knochenmetastasen 26 Monate, bei Leber- und anderen Organmetastasen 6–11 Monate.
Patientinnen mit einem Mammakarzinom leben oft länger als Frauen mit anderen Krebsleiden. Die durchschnittliche Lebensdauer unbehandelter Fälle beträgt 3,5 Jahre. Von 100 unbehandelten Patientinnen überlebten nach 5 Jahren noch 22, nach 10 Jahren noch 5. Dem stehen bei behandelten Patientinnen eine 5-Jahres-Überlebensquote von 74% und eine 10-Jahres-Überlebensquote von etwa 52% gegenüber.

In **12.15** sind die wesentlichen Kriterien zum Mammakarzinom zusammengefaßt.

Mammakarzinom in der Schwangerschaft

Unter 3000–5000 Schwangeren ist 1mal mit einem Mammakarzinom zu rechnen. Etwa 3% aller Mammakarzinome fallen mit einer Schwangerschaft zusammen. In der hyperämischen Brust der schwangeren Frau wird ein Mammakarzinom zweifelsohne sehr viel später entdeckt als außerhalb der Schwangerschaft. Beim Vergleich mit gleichaltrigen Frauen und bei Berücksichtigung gleichen Ausbreitungsstadiums ist jedoch die Prognose eines Mammakarzinoms in der Schwangerschaft nicht anders als außerhalb der Schwangerschaft. Die Behandlung wird genau so vorgenommen wie bei der nicht

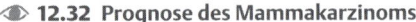
12.32 Prognose des Mammakarzinoms

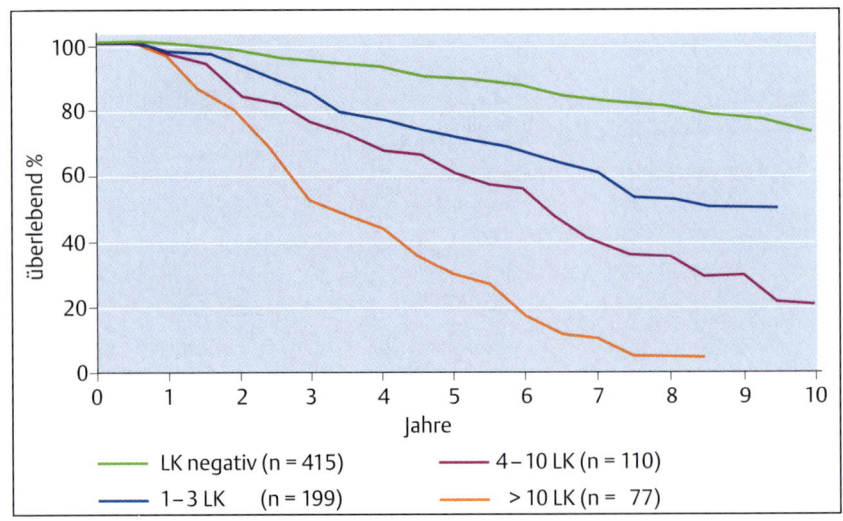

Die Prognose für den weiteren Verlauf des Mammakarzinoms steht in Beziehung zur Zahl der metastatisch befallenen, axillären Lymphknoten (LK). (Daten der Universitätsfrauenklinik Freiburg 1974–86, E. Giese)

T 12.15 Übersicht über das Mammakarzinom

Häufigkeit	Inzidenz: 123,4/100 000 Frauen, altersspezifische Inzidenz: 40–45 J.: 138/100 000 Frauen 75–80 J.: 288/100 000 Frauen
Alter	Inzidenz steigt kontinuierlich mit dem Alter
Ätiologie	unbekannt, 5% familiär: Genmutation (BRCA-1, -2)
Vorstufen	duktales Carcinoma in situ (DCIS), lobuläres Carcinoma in situ (CLIS)
Risikofaktoren	Mutter/Schwester Mammakarzinom < 40 Jahre, vorausgegangenes DCIS oder Mastopathie III °, Karzinom in der anderen Brust, Ernährung?
Früherkennung	Mammographie: gruppierter Mikrokalk (Tumor), Sonographie
Screening	> 50 Jahre: jährliche Mammographie, Risikofälle < 50 Jahre: Sonographie, jährliche Mammographie
Histologie	duktales Karzinom: 80%, lobuläres Karzinom: 10%, Sonderfälle: 10%
Prognosefaktoren	axilläre Lymphknotenmetastasen, Differenzierungsgrad (Grading), Alter, Hormonrezeptorstatus
Symptome	früh: keine, später: tastbarer Tumor
Stadieneinteilung	TNM-Klassifikation, prä- und postoperativ
Ausbreitung	*lymphogen:* axilläre (und parasternale) Lymphknoten, *hämatogen:* Fernmetastasen (Knochen, Lunge, Gehirn, Leber etc.)
Therapie	*Operation:* lokal Tumor im Gesunden exstirpieren, möglichst brusterhaltende Operation, sonst Ablatio mammae, axilläre Lymphknoten Level I / II, *Strahlentherapie:* nach brusterhaltender Operation Tumorbett (Brust) bestrahlen, *systemische Therapie:* adjuvante Chemo- oder Hormontherapie
Rezidivlokalisation	Brust, Primärtumor-Region, Haut, Fernmetastasen
Prognose	sehr unterschiedlich: sehr kurzer und sehr langer Verlauf sind möglich (Spätmetastasen)
Überlebenszeit	5 Jahre ca. 75%, 10 Jahre ca. 50%

schwangeren Frau. Ist eine adjuvante Chemotherapie indiziert, kann dies in der zweiten Hälfte der Schwangerschaft ohne Gefahr für das Kind durchgeführt werden. In der Frühschwangerschaft ist eine Unterbrechung der Schwangerschaft zu diskutieren.

Literatur

Bässler, R.: Pathologie der Brustdrüse. Springer, Berlin 1978
Baltzer, J., Meerpohl, H.G., Bahnsen, I. (eds): Praxis der Gynäkologischen Onkologie. 2. Aufl. Thieme, Stuttgart 2000
Bastert, G. (ed): Spezielle gynäkologische Onkologie II. Klinik der Frauenheilkunde und Geburtshilfe, Bd. 12. 3. Aufl. Urban & Schwarzenberg, München 1996
Berek, J.S., Hacker, N.E.: Practical Gynecologic Oncology. Williams u. Wilkins, Baltimore 1989
Hoskins, W.H., Perez, C.A., Young, R.C.: Gynecologic Oncology. Lippincott, Philadelphia 1992
Kaufmann, M., Jonat, W.: Therapie des primären Mammakarzinoms (Bericht der Internationalen Konsensus-Konferenz in St. Gallen im Februar 1998) Deutsches Ärzteblatt 95, Heft 33 (1998) A–1977
Kleine, W., Meerpohl, H.G., Pfleiderer, A., Profous, C.Z.: Therapie des Endometriumkarzinoms. Springer, Heidelberg 1991
Kolstad, P.: Clinical Gynecologic Oncology. Norweg. Univ. Press 1986
Krebsregister Saarland 1995, Sonderheft 191/1998, Statistisches Landesamt Saarland

Meerpohl, H.G., Pfleiderer, A., Profous, C.Z.: Das Ovarialkarzinom: 1. Tumorbiologie, Screening, Staging. 2. Therapie. Springer, Heidelberg 1993
Pettersson, E.: Annual Report on the Results of Treatment in Gynecological Cancer XXIInd Vol. Stockholm 1994
Pfleiderer, A.: Malignome des Ovars. In: Wulf, K.H. und Schmidt-Matthiesen, H. (eds): Klinik der Frauenheilkunde und Geburtshilfe, Bd. 12. Urban & Schwarzenberg, München 1996, S. 1–109
Pfleiderer, A. und Vorstand der AGO Leitlinien-Kurzfassung: Diagnostische und therapeutische Standards beim Zervixkarzinom. Frauenarzt 39 (1998) 1043–1047
Pfleiderer, A. und Vorstand der AGO Leitlinien-Kurzfassung: Diagnostische und therapeutische Standards beim Endometriumkarzinom. Frauenarzt 39 (1998) 1049–1054
Scully, R.E.: Tumors of the Ovary and Maldeveloped Gonads. Atlas of Tumor Pathology. Fasc. 16 Armed Forces Institute of Pathology, Washington 1979
Teufel, G., Pfleiderer, A., Ladner, H.H.: Therapie des Zervixkarzinoms. Springer, Heidelberg 1990

13 Krebsnachsorge und Rezidiv

A. Pfleiderer

Die Betreuung der Krebskranken nach Abschluß der Primärtherapie ist ein essentieller Bestandteil der Krebsbekämpfung und liegt im Sorgebereich des niedergelassenen Arztes, bei gynäkologischen Karzinomen in der Hand des Frauenarztes. Die Aufgabe der Krebsnachsorge ist nur vordergründig die Erkennung bzw. der Ausschluß eines Tumorrezidivs. Viel wichtiger sind die psychische Betreuung der Patientin, die Erkennung und Behandlung von Nebenwirkungen der Therapie und ihren Spätfolgen sowie die soziale Anamnese, die Aufklärung über soziale Hilfen und die Rehabilitation.

13.1 Grundlagen der Rezidiverkennung und Behandlung

Zeitpunkt des Rezidivs

Bei einem Fortschreiten der Karzinomerkrankung wird unterschieden zwischen:
- **primärer Progression:** das Karzinom spricht gar nicht auf die Therapie an oder tritt kurz nach dem Abschluß der Primärtherapie wieder auf,
- **Rezidiv:** das Karzinom tritt nach einem *symptomfreien* Zeitintervall wieder auf.

> Die Prognose einer Rezidiverkrankung ist umso besser, je länger das symptomfreie Intervall ist.

Lokalisation des Rezidivs

Man unterscheidet zwischen:
- **lokalem Rezidiv**, welches auf das Ausgangsorgan beschränkt ist,
- **loko-regionärem Rezidiv** in der unmittelbaren Umgebung oder auch in den regionären Lymphknoten,
- **Metastasierung**, eine weitere Ausbreitung auf sekundäre Lymphknotengebiete, auf das Peritoneum, die Pleura oder hämatogene Organmetastasen.

> Lokale und in gewissem Umfang auch loko-regionäre Rezidive sind heilbar, eine Metastasierung nicht.

Diagnostik des Rezidivs

Da ein rein **lokales** und ein **loko-regionäres Rezidiv** besonders dann heilbar sind, wenn sie früh erkannt werden, ist eine sorgfältige Überwachung aller Patientinnen notwendig und erfolgversprechend.

Die Erkennung des Lokalrezidivs und des loko-regionären Rezidivs erfolgt bei fast allen gynäkologischen Karzinomen am frühesten und effektivsten durch die Inspektion, evtl. mit dem Kolposkop, durch den zytologischen Abstrich und durch die sorgfältige Palpation. Dieses Vorgehen ist allen bildgebenden Verfahren, der Sonographie, dem CT, dem NMR, der Szintigraphie und dem PET sowie allen Marker-Bestimmungen weit überlegen, da kleinere Herde sicherer und damit früher erkannt werden können.

Die bildgebenden Verfahren dienen der Suche nach **Metastasen**. Die Früherkennung einer Metastasierung ist dabei für den Erfolg einer Therapie unwesentlich, da fast alle möglichen Maßnahmen nur noch palliativen Charakter haben und ihr Erfolg nicht vom Tumorvolumen abhängt.

> Bildgebende Verfahren sollten in der Nachsorgeperiode erst beim Auftreten von Beschwerden eingesetzt werden.

Therapie des Rezidivs

Kurative Therapie

Bei einer kurativen Therapie wird die Heilung der Tumorerkrankung angestrebt. Die kurative Therapie ist möglich, wenn der Rezidivtumor durch Operation oder durch Strahlentherapie vollständig entfernt werden kann.
- Bei einem **rein lokalen Rezidiv** genügt meist entweder eine radikale Operation oder eine genügend hoch dosierte Bestrahlung.
- Bei einem **loko-regionären Rezidiv** wird man, wenn dies wegen der Vorbelastung und den dann zweifelsohne stärkeren Nebenwirkungen zu vertreten ist, eine radikale, kurativ ausgerichtete Operation mit einer Bestrahlung verbinden.
- Zur Behandlung von „**Metastasen**", die sich weder mit bildgebenden Verfahren noch mit serologischen Untersuchungen (Markerbestimmung) nachweisen lassen, dient die *adjuvante Therapie*. Voraussetzung ist, daß eine wirksame Chemotherapie zur Verfügung steht. Eine Lebensverlängerung durch eine solche Therapie ist aber bisher nur beim Mammakarzinom nachgewiesen. Entsprechende Versuche sind insbesondere bei den Uteruskarzinomen fehlgeschlagen.

Palliative Therapie

Eine palliative Therapie hat in erster Linie die Linderung der Beschwerden zum Ziel. Die beste Maßnahme ist eine tumorwirksame Therapie, die zu einer Rückbildung des Tumors, einer **Remission** führt. Als Remission bezeichnet man die objektive Verkleinerung eines karzinomatösen Tumors unter einer Therapie. Sie ist von einem Rückgang der Tumorsymptome und von einer Linderung der dadurch bedingten Beschwerden begleitet. Im Einzelfall kann auch eine Lebensverlängerung damit verbunden sein. Da das Ansprechen auf die palliative Therapie von der Tumorgröße weitgehend unabhängig ist, bringt es der betroffenen Patientin keinen Gewinn, wenn mit der palliativen Behandlung schon dann begonnen wird, wenn noch keine Beschwerden bestehen und sich die Metastasierung nur durch einen Tumormarkeranstieg oder ein bildgebendes Verfahren nachweisen läßt. Beginnt man dagegen mit der Behandlung erst dann, wenn Beschwerden bestehen, läßt sich ein Ansprechen auf eine Therapie durch die Linderung der Beschwerden frühzeitig erkennen und leichter ertragen, auch wenn sie von Nebenwirkungen begleitet ist. Wirkt die Behandlung nicht, kann früher mit einer anderen Behandlung begonnen werden.

Therapieformen: Die wirkungsvollste Form einer Palliativtherapie ist jede kausale, direkt tumorwirksame Behandlung, also außer der operativen Tumorentfernung eine schulmäßige Chemo- oder Hormontherapie sowie eine genügend hochdosierte Strahlentherapie.

Chirurgische Therapie: Die palliative chirurgische Therapie umfaßt:
- *symptomatische chirurgische Therapie:* Besserung subjektiver Beschwerden bzw. bestehender Tumorkomplikationen z.B. Ileusoperationen, Anlage eines Anus praeter, einer Magenfistel, einer Nieren- oder Ureterfistel zur Urinableitung, operative Versorgung von Harnfisteln sowie neurochirurgische Eingriffe zur Schmerzausschaltung, die allerdings sehr selten sind,
- *Tumordebulking:* Resektion oder Verkleinerung der Tumormasse metastasierter Tumoren bzw. großer, lokal inoperabler, zerfallender Tumoren,
- *Metastasenchirurgie:* Am wichtigsten ist hier die operative Entfernung von Metastasen im Gehirn oder in den langen Röhrenknochen, letzteres verbunden mit einer Verbundosteotomie. Die operative Entfernung von Metastasen in den Lungen oder in der Leber hat sich dagegen bei gynäkologischen Karzinomen bisher nicht bewährt.

Strahlentherapie: Die Strahlentherapie wirkt (in genügend hoher Dosis) tumorizid, sie kann aber auch in einer niedrigen Dosis appliziert, störende und schmerzhafte Entzündungsprozesse zur Abheilung bringen.

Medikamentöse Therapie: Bei jeder zytostatischen oder hormonalen Therapie von Metastasen kommt es in Abhängigkeit von der Zellzyklusdauer und den verbliebenen bzw. resistenten Tumorzellen früher oder später zu einem erneuten Wachstumsschub des Tumors, zur Progression. Ob der maligne Tumor auf die Behandlung anspricht oder nicht, hängt von vielerlei Faktoren, am wenigsten aber von der Größe des Tumors ab. Deshalb gilt für die Therapie des Rezidivs:
- Keine prophylaktische Therapie.
- Eine Chemotherapie sollte erst bei Beschwerden, dann aber sofort, beginnen.
- Die Nebenwirkungen müssen so gering wie möglich sein.
- Bei fehlendem Erfolg ist jede Therapie sofort abzubrechen.

Wenn aufgrund der Progression des Leidens eine direkt tumorwirksame Behandlung nicht mehr angezeigt ist, sollten nur noch symptomatische Maßnahmen durchgeführt werden. Dann ist der ideenreiche, der Leidenden zugewandte Arzt gefordert.

Schmerztherapie: Im Mittelpunkt jeder palliativen Therapie steht eine moderne, konsequente Schmerztherapie. Entsprechend den Empfehlungen der WHO von 1986 gliedert sie sich in *3 Stufen*:

1. Stufe: Nicht-Opioid-Analgetika +/- Adjuvans:
Bei geringen bis mittelstarken Schmerzen sind Paracetamol, Metamizol, Acetylsalicylsäure jeweils 4g/d oder Ibuprofen 4x400mg/d die Mittel der ersten Wahl. Oft helfen Neuroleptika, Laxantien oder Antiemetika zusätzlich, um rasch eine vollständige Schmerzfreiheit zu erzielen.

2. Stufe: Schwache Opioide +/- Nicht-Opioid-Analgetika +/- Adjuvans:
Kann mit den Medikamenten der 1. Stufe keine ausreichende Schmerzreduktion erreicht werden oder handelt es sich bereits um mittelstarke bis starke Schmerzen, sollten die Patientinnen mit einem schwach wirksamen Opioid behandelt werden. Es wird oft mit einem Nicht-Opioid und eventuell einem Adjuvans kombiniert.
Das am häufigsten verwendete schwache Opioid ist das Codein. Eine bewährte Kombination ist 30–150 mg Codein zusammen mit 300–1000 mg ASS alle 4–6h. Dihydrocodein ist etwas stärker, vor allem aber länger wirksam als Codein. Es wird in einer Dosis von 60–80 mg alle 8–12h eingesetzt. Tramadol wirkt etwas rascher als Dihydrocodein. Möglich sind Dosen von 100–300mg alle 4h. Tilidin ist besonders in der Kombination mit Naloxon zu empfehlen. Die übliche Dosis beträgt 50–100mg alle 2–4h.

3. Stufe: Starke Opioide + Nicht-Opioid-Analgetika + Adjuvans:
Bei starken Schmerzen müssen konsequent Opiate und speziell Morphium eingesetzt werden. Man beginnt mit Morphinsulfat oder Morphinhydrochlorid mit 10–30mg und geht nach Schmerzfreiheit auf die Retardform über.

Als Alternativen stehen MST oder Buprenorphin, das sublingual verabreicht wird und eine Halbwertszeit von 30–45h hat, zur Verfügung.

☞ Wichtig ist die Konsequenz der Schmerztherapie!

Bei Einzeldosierung darf man nicht auf das Wiederauftreten der Schmerzen warten, sondern muß in ganz gleichmäßigen Abständen weiter behandeln. Jede Sorge um eine evtl. Überdosierung, insbesondere von Morphin, oder gar die Angst vor einer Sucht ist bei echtem Tumorschmerz nicht gerechtfertigt.

Allgemeine palliative Maßnahmen:
➤ *medikamentöse Therapie:* Infusionen zum Flüssigkeitsersatz bei Elektrolytverlust und zur Ernährung, Bluttransfusionen, Schlafmittel, Maßnahmen zur Stuhlregulierung, gegebenenfalls Antiemetika oder Antibiotika,
➤ *Physiotherapie:* Haltungs- und Bewegungstherapien, Krankengymnastik,
➤ *geschulte Pflege* und richtige Lagerung, Spezialbetten,
➤ *intensive psychosoziale Begleitung.*

Umgang mit Krebspatientinnen
W. Schuth

Krebspatientinnen sind „besondere" Patientinnen

Drei Sachverhalte machen onkologische Patientinnen unter psychologischen Aspekten zu „besonderen Patientinnen":

1. „Krebs" belastet die Patientin doppelt, mit einer prognostisch dubiosen somatischen und einer psychosozial begründeten Erkrankung. Mit „Krebs" ist ein kollektives Konnotationsmuster verbunden: „Krebs" kommt, wann er will. Er kann jeden treffen. Das Todesurteil „Krebs" führt nach Siechtum und „schlechtem Sterben" zum erlösenden Tod.
Malignomkranke als „Totgeweihte" bedrohen daher ihre soziale Umgebung. Um eine Konfrontation mit dem „schlechten Sterben" zu vermeiden, werden sie von ihrem sozialen Umfeld stigmatisiert und gemieden.
Weitgehend unabhängig von der onkologischen Prognose beeinflussen diese Konnotationen die subjektive Prognoseeinschätzung erheblich. Die Diagnosemitteilung stürzt die Patientin aus der Alltagsnormalität, führt zu einem Verlust bisheriger Selbstverständlichkeiten und amputiert die zeitlichen und inhaltlichen Zukunftsperspektiven. „Krebs" wird oft als schlimmstes und bedrohlichstes Lebensereignis gewertet. Durch den Sturz in solch eine Krise werden auch die nichtmalignomspezifischen somatischen und psychosozialen Belastungen häufig stärker wahrgenommen und intensiver erlebt als bei anderen chronischen, zum Teil auch lebensbedrohlichen Erkrankungen, z.B. die reaktive Depression, Angst, Hilf- und Orientierungslosigkeit und Schmerzen. Für diese Krise besitzt die Patientin aber keine Bewältigungsstrategien.

☞ Jede psychoonkologische Intervention muß darauf gerichtet sein, der Patientin bei der Überwindung der Kluft zwischen maximaler Bewältigungsanforderung und aktuell minimaler Bewältigungsfähigkeit zu helfen.

2. Auch Ärzte und Angehörige haben, wenn auch in unterschiedlicher Intensität, Anteil an den „Krebs"-Konnotationen. Die Patientin sozial zu distanzieren, um die „Todesbedrohung" abzuwehren, erscheint daher legitim. Distanzierende Verhaltensweisen konnten besonders in der Kommunikation nachgewiesen werden. Dazu gehören z.B. die Tabuisierung vermeintlich „gefährlicher Fragen", ein Adressaten- und Themenwechsel während des Gesprächs, das Sprechen über statt mit der Patientin, die Versachlichung und Verkindlichung der Patientin, die Thematisierung ausschließlich medizinischer Aspekte und v.a. das Meiden der Kommunikation in offener Bewußtheit (d.h., beide Partner stehen in einer vertrauensbestimmten Beziehung und sind soweit informiert, daß wechselseitig keine Täuschungsmanöver erforderlich sind).

3. Onkologische Patientinnen haben hohe Anforderungen an den Arzt, der zum einen als medizinischer Experte den „Krebs" besiegen, zum anderen als engagierter Experte für „human relations" bei der Bewältigung der existentiellen Krise helfen soll. Die Diskrepanz zwischen dieser Rollenzuschreibung und der professionellen Selbstdefinition des Arztes ist die Hauptursache von Nicht- und Mißverstehen mit negativen Folgen für die Arzt-Patientin-Beziehung und die Compliance.

Die Patientin erwartet also von ihrem Arzt als dem zentralen Hoffnungsträger und mächtigsten Verbündeten einen medizinischen und psychosozialen Experten. Seine medizinische Kompetenz entscheidet über ihre Lebenszeit, seine psychosoziale (weitgehend) über ihre Lebensqualität.

Voraussetzungen einer psychoonkologischen Intervention

Psychosoziales Engagement wird im Klinik- und Praxisalltag zwar als sinnvoll, aber nicht als essentiell angesehen. Fehlende Kompetenz und geringes Engagement sind, ganz im Gegensatz zur somatischen Qualifikation, nicht sanktionsbedroht. Guter Wille und Engagement sind notwendige, nicht aber hinreichende Voraussetzungen für eine erfolgreiche psychosoziale Intervention. Der Erwerb psychosozialer Kompetenz ist nicht verpflichtend. Ferner wird psychosoziale Kompetenz fälschlich gerne dem Bereich der „ärztlichen Kunst" zugeordnet. Sie wäre damit nicht zu erlernen, sondern „gegeben oder nicht gegeben". Will der Arzt diese Kompetenz erwerben, stellt sich die Frage nach sinnvollen, im klinischen Alltag anwendbaren, effektiven Techniken. Der Arzt schreckt vor dem unüberschaubaren Spektrum der Psychotherapietechniken und psychologischen Interventionen zurück. Tatsächlich gibt es nicht **die** standardisierte „Psycho-Technik" bei onkologischen Patientinnen. Eine psychotherapeutische Zusatzausbildung ist allerdings nicht erforderlich, da onkologische Patientinnen nicht „psychisch gestört", neurotisch oder persönlichkeitsgestört sind.

▷ Der Arzt benötigt eine lernbare, praxisorientierte Kurzzeitintervention, die er mit begrenzter Kompetenz flexibel und in kurzer Zeit für die häufig rasch und extrem wechselnden Bewertungen und Bedürfnisse der Patientin einsetzen kann. Diese Forderungen erfüllt die Technik der Krisenintervention.

Neben Motivation und Kompetenz ist die Qualität des Arbeitsbündnisses Erfolgsvoraussetzung jeder psychoonkologischen Intervention. Der Arzt könnte der Patientin folgendes Arbeitsbündnis anbieten: Er ist der lösungssichere, medizinische Experte, der verhaltenssicher ein diagnostisches und therapeutisches Programm bei der Patientin durchführt. Gleichzeitig ist er aber auch ein zwar engagierter, aber nicht lösungssicherer Nicht-Experte in der Krisenbewältigung: Er bemüht sich, empathisch auf die aktuellen psychosozialen Bedürfnisse der Patientin zu reagieren. Er hilft ihr, wieder Expertin für ihr eigenes Leben zu werden und die Krankheit zu bewältigen. Damit ist die Patientin in diesem Arbeitsbündnis gleichzeitig medizinisch behandeltes passives Objekt und handelndes Subjekt. Dieses Arbeitsbündnis konkretisiert sich in folgenden Verhaltensweisen des Arztes:

➤ Die Aufklärung erfolgt in einem Prozeß, der jeweils am aktuellen Frage- und Verstehenshorizont der Patientin orientiert ist.
➤ Der Arzt gibt der Patientin vorbehaltlos Fragemöglichkeit; die Patientin darf diese Möglichkeit ohne Angst vor Sanktionen nutzen.
➤ Er ermutigt zur vorbehaltlosen Äußerung auch negativer Gefühle.
➤ Er hält den Höflichkeitsstandard ein, der für nichtfamiliäre Beziehungen normal ist.
➤ Er ist organisatorisch zuverlässig.
➤ Er interessiert sich für die Subjektsicht auf Krankheitsursache, Therapieoptionen, Prognose und Bewältigungsbemühungen, die die Patientin in ihrer subjektiven Krankheitstheorie entwickelt.

Bewältigung von Krankheit, Therapie und deren Folgen

Die Psychoonkologie kann noch nicht angeben, welche Strategien bei welchen Personen mit welchem Malignom adaptiv bzw. maladaptiv sind. Sicher ist, daß der Einsatz einer Strategie nichts über den Bewältigungserfolg aussagt. Gefährlich ist die meist unreflektierte Weitergabe der persönlichen „Streßbewältigungs-Strategien" des Arztes, z.B. Golf zu spielen oder eine (Welt-)Reise zu machen. Häufig verschärfen die „gut gemeinten Empfehlungen" noch die Hilflosigkeit der Patientin, da sie zwar das im Rat (z.B. „Lachen Sie doch mal wieder!") formulierte Ziel gerne erreichen würde, die Voraussetzungen und Mittel zur Zielerreichung ihr aber gerade fehlen.

▷ Der „ärztliche Rat" und die „ärztliche Führung" sind im Bewältigungsprozeß verboten!

Die folgende Auflistung zu **adaptiven** bzw. **maladaptiven Strategien** ist daher nur orientierend:
➤ empirisch wahrscheinlich **adaptive Strategien** sind:
  – ausreichender social support („soziale Unterstützung"),
  – positiver Lebenssinn,
  – positiver Krankheitssinn, z.B. als Aufforderung, befriedigende Lebensinhalte zu formulieren, Lebenszeit planend statt unreflektiert zu verbrauchen,
  – Extropunitivität (d.h., Aggression wird zugelassen und kann nach außen abgeführt werden) mit erhaltener emotionaler Selbstkontrolle,
  – durchgehaltene Verleugnung der Bedrohung,
  – aktiv problemorientierte Haltung, z.B. Informationssuche, Gewinnung von social support,
  – Wertung der Krankheit als Herausforderung zur Veränderung,
➤ empirisch wahrscheinlich **maladaptive Strategien** sind:
  – stoisches Akzeptieren,
  – passiv ertragene, persistierende Hilf- und Orientierungslosigkeit,
  – (persistierende) Verdrängung und Verleugnung emotionaler und sozialer Bedürfnisse,
  – gesteigerte Intro-, gehemmte Extropunitivität,
  – soziale Überangepaßtheit,
  – quantitativ und besonders qualitativ unzureichender social support,
  – depressive Verarbeitung, v. a. bei depressiver Vorerkrankung,
  – fehlender Lebens- und Krankheitssinn.

Das Hoffen auf hinreichenden social support, besonders durch Arzt, (Ehe-)Partner und Kinder, ist für die Patientin die bedeutsamste Bewältigungshilfe. Sie erwartet von ihrer sozialen Umwelt neben emotionaler Unterstützung, z.B. Mitleiden, Trost, Empathie, auch instrumentelle, z.B. Entlastung bei der Hausarbeit, Krankengymnastik, Krankschreibung in der Rekonvaleszens-Phase, und evaluative Unterstützung, z.B. durch Wertschätzung ihrer Person, ihrer Weiblichkeit und Sexualität. Wichtig ist auch eine kognitive Strukturierung des Chaos durch verständliche Information oder Austausch mit Gleichbetroffenen in einer Selbsthilfegruppe.

Die Quellen und Formen der Unterstützung sind spezifisch an verschiedene Personen geknüpft und nicht austauschbar, z.B. kann nur der Ehemann ihr beweisen, daß sie unverändert für ihn sexuell attraktiv ist, kann nur der Arzt valide medizinisch informieren.

- Ein ausreichender social support setzt ein Netzwerk verschiedener, jeweils spezifisch kompetenter Helfer voraus.

Ferner ist nur in Umrissen bekannt, welche Eigenschaften einen „good coper" bzw. „bad coper" charakterisieren: „YAVIS" (young, attractive, verbal, intelligent, successful) bezeichnet eine prognostisch günstige, „HOUND" (homely, old, unintelligent, nonverbal, dumb) eine prognostisch eher ungünstige Merkmalskombination.

Zur präzisen Wahrnehmung der Patientin, zur Gestaltung eines situationsspezifischen begrifflichen und handlungsleitenden Konzeptes sowie zur Ableitung von Bewältigungsstrategien bieten sich die Begriffe „Krise" und „Krisenintervention" an.

In einer **Krise** überfordert ein bedrohliches Ereignis das bisherige individuelle Bewältigungsspektrum. Das Ereignis stellt bisherige Werte und (Lebens-)Ziele in Frage. Die Betroffene ist hilf- und orientierungslos. Gleichzeitig muß sie aber (weitreichende) Entscheidungen treffen, z.B. einer Ablatio zustimmen. In der Krise ist die Suggestibilität erhöht, was zu langfristig wirksamen stabilen Einstellungen führen kann, z.B. zu persistierender Ängstlichkeit durch den falsch gewerteten histologischen Befund des Op-Präparates: „Freuen Sie sich, Ihre Lymphknoten sind negativ!".

- Da Veränderung und Anpassung unausweichlich erforderlich sind, ist die Krise Risiko und Chance zugleich. Damit das Risiko minimiert und die Chance genutzt werden kann, muß meist interveniert werden.

Das Stufenmodell der **Krisenintervention** ist organisatorisch und zeitlich gut in den klinischen Alltag zu integrieren, ist einfach zu erlernen und erfordert nur wenig theoretische Vorkenntnisse und wird von den Patientinnen außerordentlich gut akzeptiert. Die Krisenintervention erfolgt in 6 Stufen, die aber in der Praxis nur selten unilinear aufeinander folgen.

1. Den Krisenanlaß verstehen:
In welche Belastungen differenziert die Patientin die Globalbelastung „Krebs", z.B. ihre Konnotationen und die damit verbundene subjektive Prognoseeinschätzung, die Sorge um den pflegebedürftigen Ehemann zu Hause, die Angst vor der Therapie? Die Belastungsbereiche sollten bereits bei der Anamneseerhebung angesprochen werden. Damit wird der Patientin schon am Beginn der Interaktion deutlich, welche Rolle der Arzt ihr vorgibt und daß dieser an ihrer subjektiven Sicht interessiert ist.

2. Eine gemeinsame Krisendefinition erarbeiten:
Wie können die momentane Befindlichkeit und die angesprochenen Probleme für die Patientin, ihre Angehörigen und den Arzt verständlich und knapp formuliert werden?
Diese Formel beschreibt die Ausgangssituation und verknüpft die Belastungs- und Bewältigungsseite. Solche Formeln sind z.B. „Ich bin nichts, der Krebs ist alles", „Nichts mehr kann so sein wie früher", „Ich bin schon gar nicht mehr da", „Ich werde zerstört, was soll mir da noch helfen?".

3. Gefühle dürfen und sollen ausgedrückt werden:
Die Diagnosemitteilung löst ausnahmslos widersprüchliche und hochintensive Gefühle aus. Spricht der Arzt die üblichen Gefühlsreaktionen an, ermöglicht er der Patientin, auch ihre „negativen" Gefühle zu äußern, ohne Bestrafung befürchten zu müssen, z.B. in Form emotionaler Distanzierung. Ängste, Hilflosigkeit, Verzweiflung, Neid auf Gesunde, Haß, Bitterkeit, ungerichtete Aggressionen, Vorwürfe können ausgesprochen und gewertet werden.

4. Coping-Analyse:
Ausgehend von den Belastungsbereichen soll die Patientin zunächst nur gedanklich prüfen, welche Aufgaben am dringlichsten und mit welcher Strategie zu lösen wären. Dabei überprüft sie, welche Strategien sich in ihrem Leben bisher bewährten und ob sie auch zur Bewältigung von „Krebs" tauglich sind. Dieser Prüfprozeß verdeutlicht ihr, daß nur sie selbst valide Bewältigungsstrategien entwickeln und überprüfen kann, die nicht ärztlich verordnet oder durch die soziale Umwelt verbindlich gemacht werden können. Meist erscheinen bisherige Strategien für die Bewältigung von „Krebs" untauglich, so daß der nächste Schritt der Krisenintervention vorbereitet ist.

5. Modifikation bisheriger Bewältigungsstrategien und Suche nach neuen Lösungen:
Angesichts der Vielfalt des zu Bewältigenden, z.B. Verlust des Lebenssinns und des Selbstwertgefühls, ist Bewältigung initial meist der Versuch, einen Lebenssinn neu zu (re-)konstruieren. Hat die Krankheit für die Patientin z.B. den Sinn, bisherige Lebensziele in Frage zu stellen, müßte sie neue bestimmen, z.B. statt Aufopferung für die Familie Entwicklung von selbstgestalteten Freiräumen, statt Fixierung auf die berufliche Karriere Gewinnung von emotional stabilen Freundschaften, statt unreflektiertem „Lebensverbrauch" planender und gestaltender Umgang mit Lebenszeit und -energie. Die Selbstexploration und die Entwicklung neuer Bewältigungsstrategien können durch folgende *Techniken* angeregt werden:

- Den Feind definieren: Das Bedrohende soll einen Namen bekommen, da es nur dann bekämpft werden kann. Die Krankheit heißt dann nicht mehr „Es" oder „Sie wissen ja, was ich habe", sondern wird zum „Krebs" oder wertend zum „Elenden Sauhund", von „Der Krebs hat mich" zur Bewertung „Ich habe Krebs".
- Rollenspiel und Rollentausch: Dadurch kann die Patientin neue Bewertungen und Verhaltensweisen erschließen, ihre Aktivität und Selbstverantwortung stärken.

- Der Innere Beistand: Welche Person war im Leben der Patientin verständnisvoll, wem konnte sie (vorbehaltlos) vertrauen, bei wem sich Rat und Hilfe holen? Diese Person soll sich die Patientin plastisch vergegenwärtigen und mit ihr in einen inneren Dialog treten.
- Coping-Shopping: Der Arzt bietet seine Ideen zur Bewältigung an mit der Einschränkung, daß er nicht in der Situation der Patientin ist. Dabei wird die Selbstexploration außerordentlich angeregt, wenn mit den leider üblichen Phrasen wie „Leben Sie bewußter!", „Denken Sie positiv!", „Leben Sie weiter wie bisher!", „Sie müssen kämpfen!" begonnen wird. Der Patientin wird klar, daß destruktive Strategien einfacher als konstruktive zu benennen sind und daß sie selbst die angemessenen Strategien entwickeln muß.
- Zeitreise: Welchen Situationen, Personen und Ereignissen möchte die Patientin kurz-, mittel- und langfristig wieder oder neu begegnen, welchen nicht (mehr) bis zum nächsten Jahr, nächsten Chemotherapiezyklus, bis zu ihrem Tode? Wofür also lohnt sich die Therapie, die ja das Weiterleben und damit die Verwirklichung der Zeitreise ermöglicht?
- Sinnverleihung für die Krankheit: Welchen Sinn könnte die Krankheit haben bzw. durch die Patientin erhalten? Die Bedrohung durch die Krankheit wird somit transformiert in eine Herausforderung. Würden keine Verhaltensänderungen resultieren, würde die maximal bedrohliche Krankheit folgen- und damit sinnlos bleiben.
- Gewinn und Sicherung von social support: Wer interessiert sich für die Patientin, wer kann ihr kompetent in welchem Belastungsbereich helfen? Wer oder was hemmt sie, vorhandene Hilfe auch zu beanspruchen, z.B. den Anschluß an eine Selbsthilfegruppe, (Re-)Aktivierung von Freundschaften und Hobbies?

6. Rückblick und Bilanz:
In welcher Grundstimmung verläßt die Patientin die Klinik oder Praxis? Wer oder was wird voraussichtlich die Verwirklichung ihrer Bewältigungsziele begünstigen oder erschweren?

Psychosoziale Situation der Patientin mit Rezidiv

Folgende Einstellungen und Erlebensweisen kennzeichnen die Krankheitsphase des Rezidivs:
- Die existentielle Krise wird bedrohlicher und ausweglosèr als bei Erstmanifestation erlebt. Die Diskrepanz zwischen zu Bewältigendem und Bewältigungsmöglichkeiten ist noch größer als bei der Erstmanifestation und wird als (nahezu) unüberbrückbar erlebt und gewertet.
- Die bisherige, so belastende onkologische Therapie hat nicht geheilt. Ärzte und Medizin haben damit ihr Heilungsversprechen nicht erfüllt, beide haben versagt.
- Der Krankheitsverlauf hat auch die eigenen Bewältigungsbemühungen als insuffizient entlarvt. Ihr Beitrag zur Heilung, z.B. „bewußter leben", Ernährungsumstellung, Yoga, Sinnverleihung oder „fighting spirit", war erfolglos. Bewältigungsstrategien und -ziele müßten neu definiert und verwirklicht werden – bei drastisch verschlechterter Prognose.
- Der Verlauf bestätigt die kollektive Erwartung, daß Krebs nach Siechtum zum Tode führt und daß die Patientin jetzt in dieser prognostischen Sackgasse angelangt ist. Die Malignomerkrankung ist für die Patientin (und in den meisten Fällen auch für den Arzt) außer Kontrolle geraten: Den Verlauf der Krankheit, und damit den Verlauf des Lebens, können Patientin und Arzt nur noch beeinflussen, aber nicht mehr beherrschen.
- Diese Prognoseeinschätzung kann durch Bagatellisierung, Verleugnung oder Verdrängung nicht abgeschwächt werden aufgrund der Erfahrungen mit der Ersttherapie und der aktuellen Symptomatik. Unausweichlich ist die Patientin konfrontiert mit dem schlimmstmöglichen Verlauf der Erkrankung.
- Der Arzt hat versagt. Dennoch ist er aber die letzte Hoffnung, da nur er vielleicht noch eine wirksame Waffe gegen den Krebs hat. Diese unvereinbaren Kognitionen führen zu einem ambivalenten Verhalten der Patientin mit offen oder verdeckt geäußerten aggressiven, abwertenden, zynischen Äußerungen. Ferner können eine mangelnde Compliance, doctor-shopping, Verweigerung der medizinischen Therapie oder gar die Flucht in „Alternativtherapien" bei gleichzeitigem Drängen auf eine medizinische Therapie „um jeden Preis" beobachtet werden.

Die Diskrepanz zwischen der Macht des Krebses und der Ohnmacht von Patientin und Arzt beschreibt die basale Befindlichkeit der Patientin mit Rezidiv: sie hat nicht mehr eine Krankheit, sondern die Krankheit hat sie. Die soziale Umwelt zieht sich verstärkt zurück, da für den Umgang mit der todesbedrohten Rezidiv-Patientin noch weniger Routine-Umgangsweisen zur Verfügung stehen als bei Erstmanifestation.

Auf die überlebenswichtige Frage der angemessenen Therapie erhält die Patientin unvereinbare Antworten mit der Aufforderung, daß sie selbst entscheiden müsse. Dieses Dilemma, entscheiden zu sollen, aber mangels Wissen nicht zu können, führt dazu, daß die Patientin zwischen aktiver Informationssuche und -verweigerung schwankt. Die Informationen werden je nach emotionaler Befindlichkeit und kognitivem Bedürfnis hochselektiv gewertet, umgewertet und verzerrt mit entsprechend widersprüchlichen Handlungsoptionen, z.B. Drängen auf sofortige Therapie und Ablehnung jeder Therapie.

Auf der Gefühlsebene führen der Kontroll- und Vertrauensverlust einerseits und das subjektiv nahe gerückte Sterben andererseits zu einem raschen und extremen Schwanken zwischen den Polen „Optimismus durch versuchte Verleugnung" und „Verzweiflung durch Todesgewißheit", „Kämpferische Einstellung" und „Selbstaufgabe". Für die Patientin geht es um Alles oder Nichts, Leben oder Tod, aber das Sterben wird gedanklich bereits vorweggenommen.

Diese Befindlichkeit und medizinische Ausgangssituation der Patientin erzwingen **ärztliche Klärungsprozesse**. Die Patientin im Rezidivstadium bedarf wegen ihrer emotionalen und kognitiven Befindlichkeit ein noch individualisierteres und stärker situationsbezogenes Verhalten des Arztes als bei Erstmanifestation. Folgende Überlegungen sind daher sowohl im Rezidivstadium als auch in der Terminalphase hilfreich:

▶ Die Patientin im Rezidivstadium und vor allem die Patientin in der Terminalphase fordern vom Arzt die Klärung und Präzisierung seiner beruflichen Selbstdefinition. Definiert er sich rein somatisch, ist das Rezidiv eine Niederlage und eine Kränkung seines Selbstverständnisses. Da er den „Krebs" nicht besiegen konnte, wird die Aggression über diese Niederlage auf die Patientin verschoben, um das unbewußte Selbstbild vom mächtigen und omnipotenten Helfer aufrechtzuerhalten. Diese Abwehr kann sich in folgenden Verhaltensweisen des Arztes äußern:
  – Einsatz häufig wechselnder, nicht hinreichend indizierter Therapiestrategien,
  – prognostische Illusionen, die auch der Patientin vermittelt werden,
  – Entmündigung, Versachlichung und Reduktion der Patientin, im Extremfall auf die Leitmetastase,
  – Verweigerung palliativer oder suffizienter symptomatischer Therapie,
  – verstärkte Distanzierung von der Patientin, z.B. durch verkürzte Visitendauer, Kommunikation mit Angehörigen über die Patientin, ohne sie einzubeziehen.

▶ Da die Patientin enttäuschungsbedingt eine Fassade unauffälliger Normalität zeigt und sich so dem Beziehungsangebot scheinbar anschließt, wird sie wieder zur pflegeleichten Patientin.

▶ Ausgehend vom Konzept des social support könnte der Arzt klären, welche Bedürfnisse die Patientin an ihn, welche an andere Personen zu richten hat. Diese Klärung schützt den Arzt davor, sich für das gesamte Chaos der Bedürfnisse der Patientin verantwortlich zu fühlen und auf diese Überforderung mit blindem Agieren, resignativem Rückzug oder Distanzieren zu antworten.

▶ Um die Patientin verstehen und angemessen darauf reagieren zu können, sollte der Arzt versuchen, sich empathisch in die Situation der Patientin zu versetzen. Welches Gefühl und welche Bedürfnisse hätte er? Was würde er vom behandelnden Arzt erwarten? Welche Verhaltensweisen erschienen ihm angemessen?

Hat der Arzt sich mit der Befindlichkeit und der medizinischen Ausgangssituation der Patientin auseinandergesetzt, sollte er daraus Konsequenzen für sein ärztliches Handeln ableiten.

So ist ausschließlich er, nicht die Patientin oder gar deren Angehörige, für die Indikationsstellung und Durchführung der onkologischen Therapie kompetent und damit zuständig. Die Differentialindikation bestimmt nur der jeweils aktuelle onkologische Therapiestandard, nicht aber die Qualität seiner Beziehung zur Patientin.

Die dann nach bestem Wissen gewählte Therapie der ersten Wahl teilt er der Patientin mit. Er betont, daß eine suffiziente symptomatische Therapie, besonders eine Schmerztherapie, indikationsgerecht und rechtzeitig eingesetzt wird. In der psychosozialen Bewältigung steht er wieder vor der Aufgabe der **Krisenintervention**, dieses Mal aber unter sehr viel ungünstigeren Voraussetzungen als bei der Erstmanifestation:

▶ Medizin und Arzt haben versagt. Vertrauen kann ihnen also nicht mehr grenzen- und voraussetzungslos entgegengebracht werden.

▶ Der „Krebs" hat seine Übermacht gezeigt.

▶ Das Rezidiv verkürzt und verengt den zeitlichen und inhaltlichen Lebenshorizont. Dadurch ist das Spektrum verfügbarer Bewältigungsstrategien drastisch reduziert. Lebensplanung, -quantität und -qualität werden überwiegend vom Krankheitsverlauf, nicht von Medizin und Patientin bestimmt.

▶ Die intensiven, rasch schwankenden Gefühle und unbeantwortbaren Fragen nach der Rezidivursache und die Klage über das unverstehbare Schicksal erschweren die Krisenintervention.

Die Patientin in der Terminalphase

Sterbende sind in der Gefahr, vor dem biologischen Tod den sozialen Tod zu erleiden.

Zielvorstellung aller Helfer sollte es daher sein, das „schlechte Sterben" zu verhindern, die Patientin so lange und so gut wie möglich in ihrem sozialen Umfeld leben zu lassen und dieses genügend zu unterstützen.

Die Arzt-Patientin-Beziehung sollte von Anfang an so gestaltet werden, daß sie auch noch in der Terminalphase tragfähig ist. Oft ist die aktuelle Qualität dieser Beziehung von der in früheren Krankheitsstadien abhängig.

Die „Niederlage" (Der „Krebs" hat definitiv „gesiegt") kann das professionelle Selbstbild des Arztes so sehr kränken und demontieren, daß er noch intensiver unbewußte Strategien und Ideologien einsetzen muß, um sein bedrohtes professionelles Selbstbild zu sichern. Diese Gefahr ist noch wahrscheinlicher, wenn er Tod und Sterben nur als Endpunkt einer Krankheit, nicht aber als Bezugspunkt in einem Verständnissystem sieht, und er den Tod (nur) als narzißtische Kränkung wertet. Tod und Sterben müssen daher verdrängt und durch Omnipotenzphantasien und Ideologien neutralisiert werden. Dazu gehören z.B. die Ideologie des „mächtigen Helfers und Siegers über Krankheit und Tod", die Ideologie des „mächtigen Zerstörers" – wenn der Arzt auch nicht die

Macht zum Heilen hatte, so hat er doch die Macht, frustriert über diese Ohnmacht zu zerstören und aggressiv oder sogar offen sadistisch zu reagieren, z.B. durch Anwendung nicht (mehr) indizierter, nebenwirkungsreicher Chemotherapie oder Verweigerung suffizienter Symptom-, besonders Schmerztherapie – sowie die Ideologie der eigenen Unsterblichkeit – die sterbende Patientin aktiviert die verdrängten und verleugneten Todesängste des Arztes, worauf er mit sozial meidendem oder aggressiv distanzierendem Verhalten reagiert.

> In der Terminalphase muß der ärztliche Behandlungsauftrag umformuliert werden.

Ziel der Behandlung ist nun die maximale Minimierung der Beschwerden. Das Behandlungsobjekt ist nicht mehr der „Krebs", sondern es sind die Symptome und das sterbende Individuum. Die Behandlungsintention ist nicht mehr die Heilung, sondern eine optimale Symptom-, v.a. Schmerztherapie. Ärztliche Maßnahmen sollten auch darauf gerichtet sein, die verbliebene Autonomie und damit die Würde der Patientin zu erhalten. So sollte sie z.B. mitentscheiden können über Krankengymnastik, orale oder parenterale Analgesie und Ernährung oder über eine Thromboseprophylaxe.

Die Patientin muß durch korrekte ärztliche Aufklärung wissen, daß Heilung nicht mehr möglich ist, daß Sterben und Tod im zeitlichen Nahbereich unausweichlich sind. Gleichzeitig muß ihr aber eine palliativ-symptomatische, suffiziente Therapie zugesichert werden. Diese Prognosemitteilung setzt eine Kommunikation in offener Bewußtheit voraus. Gegen diese, in offener Kommunikation erfolgende Aufklärung werden immer noch die Scheinargumente vorgebracht, daß Sterbende nicht an ihrer Prognose interessiert seien, suizidal würden bzw. um aktive Euthanasie bäten. Hierfür gibt es keine empirischen Belege.

Auch sollte der Arzt das erhöhte Kommunikationsbedürfnis der sterbenden Patientin kennen und ihr bedingungslos anbieten, Gefühle, Fragen, Vorwürfe, Probleme äußern zu dürfen, ohne negative Sanktionen wie z.B. Beziehungsabbruch, Distanzierungsverhalten oder Zurechtweisungen befürchten zu müssen. Eine offene Kommunikation ist an der aktuellen Befindlichkeit der Patientin und ihrem Fragehorizont orientiert, an ihrer Ambivalenz, die „Wahrheit" zu suchen und sich gleichzeitig durch illusionäres Hoffen oder Verleugnen vor ihr schützen zu müssen.

> Kommunikation wird zu einem Prozeß, dessen Richtung, Inhalt und Intensität vom aktuellen Bedürfnis der Patientin abhängen.

Die Patientinnen erleben regelhaft eine offene Kommunikation als ungeheure Entlastung. Sie müssen nicht mehr lügen, sie können (wieder) über das subjektiv Wesentliche kommunizieren, sie müssen kein demütigendes und kräftezehrendes Schauspiel mehr aufführen, um sich ein Minimum an sozialer Zuwendung zu erkaufen. In praxi lassen sich nur selten die von verschiedenen Autoren beschriebenen Stadienmodelle angeblich typischer emotionaler Zustände und Bewältigungsversuche Sterbender finden. Die postulierten Phasen des Schocks und der Verleugnung, des Zorns und der Wut, der Depression und des Feilschens um jeden Aufschub und schließlich des akzeptierten Sterbens können zwar einen klinisch hilfreichen Wahrnehmungsrahmen geben, jedoch keine Handlungsanweisungen. Jeder Sterbeprozeß ist individuell, bestimmt von Symptommuster und Beschwerdeintensität, von social support, subjektiver Krankheitstheorie, individueller Lebensbilanz, Persönlichkeitseigenschaften, Alter und Transzendenzerwartung. Dieser Individualität des Sterbens sollte mit individualisiertem ärztlichen Handeln entsprochen werden.

Folgende Empfehlungen können für den **Umgang mit Sterbenden** gegeben werden:
1. Sterbende brauchen prozeßhafte, bedingungslos gewährte und bis zum Tode durchgehaltene offene Kommunikation. Nur dann kann für die noch verbleibende Lebenszeit die Lebensqualität erhalten werden.
2. Voraussetzungen einer offenen Kommunikation sind:
➤ die fortlaufende Klärung und Trennung zwischen Konflikten und Belastungen der Patientin und den durch sie aktivierten Konflikten und Belastungen des Arztes,
➤ die Bereitschaft des Arztes, seinen Behandlungsauftrag prognosegerecht umzuformulieren,
➤ die Bereitschaft des Arztes, bis zum Tode die offene Kommunikation aufrechtzuerhalten und nicht von sich aus aufzukündigen, unabhängig vom Ausmaß der damit verbundenen Belastung,
➤ die Kenntnis von Krankheitserleben, subjektiver Krankheitstheorie, Vorerfahrungen der Patientin mit Ärzten im Behandlungsverlauf, bisherigem und verbleibendem social support, vor allem durch die Familie.
3. Akzeptiert die Sterbende die offene Kommunikation, ist bedingungslos eine emotionale und verbale Äußerungsmöglichkeit geschaffen, die bis zum Tode vom Arzt durch- und ausgehalten werden muß.
4. Außer für die suffiziente Symptom-, besonders Schmerztherapie, ist der Arzt nicht Experte, sondern empathisch Reagierender auf die aktuelle Befindlichkeit und Bedürfnislage der Patientin.
5. Damit kann er seine Reaktionen ausschließlich an der Patientin orientieren, nicht an objektiven medizinischen oder psychologischen Schemata. Er akzeptiert und respektiert die Individualität des Sterbeprozesses, die der Individualität der Sterbenden entspricht.

13.2 Nachsorgeuntersuchung

Zeitpunkt

Die Nachsorgeuntersuchungen beginnen 6 Wochen nach der Entlassung aus der stationären Behandlung. Sie werden in den ersten 3 Jahren in vierteljährlichen Abständen durchgeführt, da über 90% aller Rezidive von Vaginal-, Zervix-, Endometrium- und Ovarialkarzinomen innerhalb von 2 Jahren nach der Primärtherapie auftreten. Im 4. und 5. Jahr nach der Primärtherapie genügen halbjährliche Abstände, später dann jährliche.

Ablauf

Die Nachsorgeuntersuchung beginnt mit einem ausführlichen und **persönlichen Gespräch,** das der Patientin Gelegenheit gibt, ihre Sorgen und Beschwerden vorzutragen. Dabei muß der Arzt gezielte Fragen stellen nach:
- Knochenschmerzen, „rheumatischen" Beschwerden in der Wirbelsäule (Knochenmetastasen?),
- Husten und Atemnot (Lungenmetastasen? Pleuraerguß?),
- Völlegefühl oder Druck im Oberbauch (Aszites? Lebermetastasen?),
- Stuhlgang (Ileus?),
- Blutbeimengungen im Stuhl (radiogene Kolitis/Proktitis?),
- Dysurie, Hämaturie (radiogene Zystitis? Tumoreinbruch in die Blase?),
- Anschwellen der Beine oder Arme (Lymphödem?).

Im zweiten Teil des Gespräches sollte auf die täglichen Verrichtungen, die Bewältigung häuslicher Arbeiten und die Berufstätigkeit eingegangen werden. Wichtig ist es, die Leistungsfähigkeit zu erfassen. Auch die Sexualität darf nicht ausgespart werden. Dabei sollte man die Patientinnen über die Ungefährlichkeit des Geschlechtsverkehrs aufklären und sie dazu ermutigen. Wenn irgend möglich, muß in dieses Gespräch auch der Partner einbezogen werden. So ist auch nach einer Radikaloperation des Zervixkarzinoms oder einer Bestrahlung im Bereich der Vagina eine Kohabitation möglich und ein Orgasmus keinesfalls ausgeschlossen. Es ist darauf hinzuweisen, daß bei längerem Verzicht auf einen Sexualkontakt die Gefahr von Scheidenverwachsungen besteht.

Der dritte Teil des Gespräches dient dann der ausführlichen sozialen Beratung. Die Patientin sollte über Hilfen seitens der gesetzlichen Krankenversicherung, der Rentenversicherung und des Sozialamtes informiert werden (s. S. 241).

Als **Untersuchungsmethode** ist die sorgfältige gynäkologische Untersuchung im Bereich der Vulva, der Vagina und dem unteren Teil des kleinen Beckens mit Parametrien und Beckenwänden zur Erkennung der häufigsten Lokalisationen von Rezidiven gynäkologischer Karzinome allen bildgebenden Verfahren weit überlegen. Auch nach einer Brustamputation infolge eines Mammakarzinoms lassen sich durch die Inspektion und Palpation der Thoraxwand lokale und lokoregionäre Rezidive früher erkennen als mit bildgebenden Verfahren. Eine Ausnahme bilden die Mammographie, die Sonographie und evtl. die MRT zur Suche nach einem intramammären Rezidiv.

> Bildgebende Verfahren und Laboruntersuchungen sollten nur gezielt bei Beschwerden eingesetzt werden.

Routinemäßige Röntgen- oder Laboruntersuchungen sind bei beschwerdefreien Patientinnen nicht gerechtfertigt. Auch die Tumormarker sollten nur gezielt bei Beschwerden bestimmt werden, sonst möglichst nicht.

Bildgebende Verfahren sind immer dann unverzüglich einzusetzen, wenn ein auch nur vager Hinweis z.B. auf eine Knochenmetastasierung, auf einen Pleuraerguß, auf Gehirnmetastasen oder einen Ileus besteht, da hier eine rasche Behandlung notwendig ist (Gefahr der Spontanfraktur, Gehirnödem etc.). Die meisten anderen Formen einer Metastasierung gehen mit keiner akuten Gefährdung für die Patientin einher und eine wirksame Behandlung steht kaum zur Verfügung.

Für jedes Karzinom gelten entsprechend seiner bevorzugten Rezidivlokalisation und Therapiefolgen Besonderheiten.

Vulvakarzinom

Rezidiv

Lokalisation: Rezidive sind fast immer im Bereich der Vulva und der angrenzenden Haut, gelegentlich im unteren Scheidendrittel, an der Urethralmündung und in den Leisten lokalisiert, besonders dann, wenn diese nicht sorgfältig operiert sind.

Therapie: Die Behandlung ist die operative Entfernung im Gesunden, ggf. mit Verschiebelappenplastiken. Sehr selten kommt auch eine lokale, kleinvolumige Bestrahlung in Betracht.

Therapiefolgen der Primärtherapie: Dazu gehören ein zu enger Introitus vaginae mit Störungen bei der Kohabitation bzw. Miktion oder ein zu weiter Introitus vaginae mit den Folgen eines Descensus vaginae, einer Zysto- oder häufiger einer Rektozele. In beiden Fällen ist zu operieren.

Eine Vulvitis als Folge einer Strahlentherapie wird mit Kindersalben, eventuell mit milden Sitzbädern (Kleie, Kamille, Eichenrinde) behandelt.

Zervix- und Vaginalkarzinom

Rezidiv

Lokalisation: Rezidive sind am häufigsten in den Parametrien, auf der Beckenwand in den iliakalen Lymphknoten und in der Vagina lokalisiert. Ein auf den Scheidenabschluß oder auf die Zervix begrenztes Rezidiv ist relativ selten. Noch seltener sind Fernmetastasen.

Diagnostik: Die Inspektion, ggf. mit dem Kolposkop, und die rektovaginale, gynäkologische Untersuchung erlauben die Diagnose eines **vaginalen**, eines **zervikalen**, eines **parametranen** oder eines **Beckenwandrezidivs** wesentlich besser als jede bildgebende Methode. Die Beurteilung eines zytologischen Abstrichs nach der Therapie eines Zervix- oder Vaginalkarzinoms erfordert vom Zytologen besonders große Erfahrung, da strahlenbedingte Veränderungen oder Entzündungen am Scheidenstumpf sehr häufig ein Karzinomrezidiv vortäuschen.

> Ein pathologischer Zytologiebefund im Rahmen der Nachsorge sollte so lange nicht als pathologisch gewertet werden, bis sich ein (kolposkopisch) erkennbarer Herdbefund findet, aus dem das Weiterwachsen des Karzinoms durch Biopsie und histologische Untersuchung gesichert werden kann.

Therapie:
- **lokales Rezidiv:** Ist der Prozeß zentral im kleinen Becken lokalisiert (ausschließlich am Scheidenstumpf oder in der Zervix) und sind die Beckenwände frei, so kann durch eine radikale Operation (Exenteration) eine Heilung erzielt werden.
- **Beckenwandrezidiv:** Beim parametranen und beim Beckenwandrezidiv wird, wenn keine Strahlentherapie vorausgegangen ist (selten), perkutan bestrahlt. Bei einem isolierten Beckenwandrezidiv werden heute radikale Operationen in Verbindung mit einer lokalen Strahlentherapie versucht. Ermutigenden ersten Resultaten stehen viele Therapieversager gegenüber, so daß man noch von keiner Standardtherapie sprechen kann. Dabei müssen die Nebenwirkungen eines solchen Eingriffs in die Überlegungen einbezogen werden, insbesondere da nach wie vor die Mehrzahl dieser Fälle inoperabel und eine kurative Therapie nicht mehr möglich ist. Die Behandlung besteht daher in den meisten Fällen nach wie vor in symptomatischen Maßnahmen zur Linderung der Beschwerden. Die Progression des Tumors an der Beckenwand oder in höher sitzenden Lymphknoten führt oft zur Behinderung des Lymphabflusses aus dem Bein, zum **Lymphödem**, sowie zur Ureterstenose mit nachfolgender Hydronephrose. Beim Lymphödem des Beines ist eine Thrombosetherapie erstaunlich wirksam. Zur Behebung der **Ureterstenose** wird eine transvesikale Schienung des Ureters versucht, die aber technisch oft nicht möglich ist. Die perkutane Harnableitung, zur Verhinderung einer Urämie bei dem meist doppelseitigen Prozeß, verhindert zwar den vergleichsweise sanften Tod in der Urämie innerhalb von 2–3 Wochen, kann das Leben aber nur um wenige Monate verlängern, die dann durch tumorbedingte Schmerzen meist überschattet sind.
- **Fernmetastasen:** Sie treten meist erst in den letzten Phasen der Erkrankung und fast nie bei Tumorfreiheit im kleinen Becken auf. Eine Behandlung (durch Operation oder Chemotherapie) ist nur in seltenen Fällen möglich oder gar erfolgversprechend. Metastasen, die in einer nichtbestrahlten Region auftreten, sprechen in ca. 60% der Fälle auf eine Chemotherapie mit Cisplatin an. Die mediane Remissionsdauer beträgt jedoch nur wenige Monate.

Therapiebedingte Spätfolgen:
- **Proktitis, Sigmoiditis und Enteritis:** Diese Erkrankungen sind die häufigsten Spätfolgen einer primären Strahlentherapie. Sie gehen mit Blutbeimengungen im Stuhl einher. Bei einer Proktitis kann man oft in 5–10 cm Höhe an der Rektumvorderwand ein *strahlenbedingtes Ulkus* tasten. Eine Rektoskopie ist schmerzhaft und bringt keine neuen Erkenntnisse. Eine Biopsie ist äußerst gefährlich und unnötig, da sie zur Fistelbildung führen kann und meist keinen diagnostischen Gewinn bringt. Handelt es sich um ein Rezidiv an der Rektumvorderwand, was nach einer Strahlentherapie aber extrem selten ist, ist keine Therapie mehr möglich.
  - Man appliziert deshalb Lebertran, Bepanthen und eventuell Hydrocortison vorsichtig mit Rektalklistieren in 2–3tägigem Abstand. Wenn erforderlich, wird ein Anus praeter angelegt.
- **massive Scheidenverwachsungen:** Nach der Strahlentherapie vaginaler Tumorherde entstehen oft Scheidenverwachsungen, wenn nicht frühzeitig und regelmäßig die Kohabitation erfolgt. Eine brüske Lösung derartiger Verwachsungen kann zu Blasen- und Rektum-Scheiden-Fisteln führen.
- **Fistelbildung:** Meist ist das Auftreten einer Harnröhren-, Blasen- oder Rektum-Scheiden-Fistel Ausdruck einer lokalen Tumorprogression. Die Fistel als Folge der Strahlentherapie ist heute sehr selten geworden. Bei einer Fistelbildung ist immer eine chirurgische Behandlung erforderlich.
  - So wird bei einer *Rektum-Scheiden-Fistel* ein Anus praeter angelegt. Ist die Rektum-Scheiden-Fistel radiogener Genese, wird sie, wenn das technisch möglich ist, anschließend verschlossen. Dabei ist die hohe Strahlenbelastung des Gewebes zu beachten. Die meisten Patientinnen wünschen diese Operation nicht mehr.
  - Bei einer *Blasen-* oder *Harnröhren-Scheiden-Fistel* wird diese, wenn sie nicht tumorbedingt ist, primär verschlossen. Handelt es sich um eine karzinomatöse Fistel, wird der Urin extern abgeleitet.

Endometriumkarzinom

Rezidiv

Das **Vaginalrezidiv** ist das typische und häufigste (3–4% aller Primärfälle) Rezidiv beim (operierten) Endometriumkarzinom. Es sitzt am Scheidenstumpf, im angrenzenden Parametrium und/oder in der Scheidenwand, im Bereich des Hymenalsaumes und hier besonders suburethral.
Fernmetastasen finden sich bei etwa 5–6% aller Patientinnen mit einem Endometriumkarzinom, vor allem in den Lungen, im Peritoneum und den paraaortalen Lymphknoten.

Diagnostik:
➤ Die Diagnose des **vaginalen Rezidivs** erfolgt durch die gynäkologische Tastuntersuchung.
➤ Besteht der Verdacht auf eine **Metastasierung**, sind eine Thoraxaufnahme, eine Sonographie des Abdomens und evtl. ein CT der paraaortalen Lymphknotenregion indiziert. Ausgedehnte Rezidive des Endometriumkarzinoms gehen oft mit einem Anstieg des CA 125 einher.

🛈 Wegen der häufigen Koinzidenz von Endometrium- mit Mammakarzinomen sollte jährlich eine Mammographie durchgeführt werden.

Therapie:
➤ **Vaginalrezidiv:** Die Therapie besteht in der Operation mit nachfolgender Bestrahlung.
➤ **Metastasen:** Bei Metastasen oder inoperablem Rezidiv im kleinen Becken ist eine systemische Therapie mit Gestagenen angezeigt (s. S. 206).

Therapiebedingte Spätfolgen sind selten und entsprechen denen nach der Therapie von Zervix- und Vaginalkarzinomen.

Ovarialkarzinom

Rezidiv

Loko-regionäre Rezidive, die sich weitgehend auf das kleine Becken beschränken, sind beim typischen Ovarialkarzinom eines Stadiums III oder IV sehr selten. Auch bei den Ovarialkarzinomen, die primär auf das kleine Becken begrenzt waren, stellen sie nur etwa 20% der Rezidivfälle. **Lymphknotenmetastasen**, die paraaortal, supraklavikulär oder inguinal, gelegentlich sogar axillär nachgewiesen werden können, sind selten, aber nicht untypisch. Das typische Rezidiv des Ovarialkarzinoms ist die **Peritonealkarzinose**. Die Pleurakarzinose ist die häufigste extraperitoneale Rezidivlokalisation.

Diagnostik:
➤ Das **loko-regionäre Rezidiv** wird durch die gynäkologische Untersuchung entdeckt und durch die Sonographie bestätigt.
➤ Die Diagnose einer **Peritonealkarzinose** erfolgt durch den klinischen Aspekt, die gynäkologische Untersuchung und die Sonographie. Der früheste Hinweis sind kleine Knötchen, die bei der rektovaginalen Untersuchung im Douglas-Raum leicht zu tasten sind. Wenig später tritt meist Aszites auf. Ein Rezidiv des Ovarialkarzinoms ist meist von einem Anstieg des CA 125 im Blut begleitet (s. S. 212 f). Eine routinemäßige CA 125-Bestimmung bei einer beschwerdefreien Patientin sollte trotzdem nicht erfolgen, da ein frühzeitiges Erkennen des Rezidivs für die Therapie oft keine Bedeutung hat und somit für die Patientin nutzlos ist.

🛈 Eine kleinknotige Peritonealkarzinose ist weder durch Computertomographie noch durch MRT oder Sonographie zu erkennen.

Eine Laparotomie ist nur indiziert, wenn ein gleichzeitiger Ileus dazu zwingt. Eine Laparoskopie ist unnötig, da keine therapeutische Relevanz besteht.

➤ Eine **Pleurakarzinose** wird durch Perkussion und Auskultation des Thorax sowie durch eine Röntgenthoraxaufnahme diagnostiziert und durch Punktion bestätigt.

Therapie:
➤ **loko-regionäres Rezidiv:** Ist der Rezidivtumor tatsächlich auf das kleine Becken begrenzt, ist die Operation die beste Therapie. Gelingt es, den Rezidivtumor vollständig zu entfernen, so ist die Prognose gut. Eine zusätzliche Strahlentherapie kann möglicherweise das Resultat verbessern.
➤ **Peritonealkarzinose:** Als systemische tumorwirksame Behandlung kommt nur eine erneute *Chemotherapie* in Frage:
– *Platin- (und Paclitaxel-)sensitives Karzinom:* Patientinnen, die auf eine Platintherapie mindestens mit einer (objektivierten) Partialremission angesprochen haben, können im Falle eines Rezidivs erneut von einer Platintherapie profitieren: Bei einem rezidivfreien Intervall von < 24 Monaten tritt unter Carboplatin in ca. 30%, bei > 24 Monaten in ca. 50% eine erneute Remission ein. Das Ansprechen des Tumors auf die zytostatische Behandlung ist vom Tumorvolumen bei Beginn der Rezidivtherapie unabhängig.
– *Platin- und Paclitaxelresistentes Karzinom:* Hat das Karzinom auf eine moderne Chemotherapie nicht angesprochen, so handelt es sich um eine primäre oder früh erworbene Platin- bzw. Platin- und Paclitaxelresistenz. Für diese Patientinnen gibt es derzeit keine kurative Therapie. Man wählt heute meist eine endokrine Behandlung mit Gestagenen,

um deren anabole Wirkung zu nutzen und konzentriert sich auf symptomatische und pflegerische Maßnahmen.

Mammakarzinom

Spezielle Maßnahmen der Nachsorge

Physiotherapie, Selbstkontrolle: Nach der Amputation der Brust, besonders aber nach jeder ausgedehnteren Operation in der Achselhöhle, ist die postoperative, krankengymnastische Behandlung sehr wichtig. Sie beginnt am ersten postoperativen Tag und dient der *Mobilisierung von Schultergelenk und Schultergürtel,* da schon eine kurzfristige Ruhigstellung besonders bei älteren Patientinnen zu einer Versteifung führen kann. Um Schon- und Fehlhaltungen zu vermeiden, ist das Einüben symmetrischer Bewegungsabläufe wichtig. Dadurch erfolgt außerdem eine Thrombose-, Embolie- und Pneumonieprophylaxe. Zusätzlich sind entstauende Maßnahmen sowie eine Haltungs- und Gangschulung zu empfehlen. Die Erkrankte muß auf eine natürliche, den Arm nicht allzu belastende Lebensweise hingewiesen werden. Der Arm sollte natürlicherweise gebraucht, aber nicht überlastet werden. Eine länger andauernde Stauung im Arm oder Injektionen mit nachfolgender Gefäßverödung sind zu vermeiden.
Das **Lymphödem des Armes** ist Folge einer Behinderung des Lymphabflusses aus dem Arm. Ursachen eines Lymphödems sind:
➤ eine ausgedehnte Metastasierung im Lymphabflußgebiet,
➤ eine zu radikale Operation, insbesondere oberhalb der V. axillaris,
➤ die Kombination einer Operation mit nachfolgender Bestrahlung der Axilla, entzündliche Vorgänge im Rahmen einer Lymphangitis oder Thrombosierung der Venen,
➤ individuelle Besonderheiten des Lymphsystems.

Es ist deshalb wichtig, die physiologischen Vorgänge zum Abtransport der Lymphe aus dem Arm, z.B. durch Muskelkontraktion zu erhalten und eine Lymphstauung durch eine sekundäre Schädigung des Lymphabflußsystems zu vermeiden. Die schonendere operative Technik, die Vermeidung einer Bestrahlung der operierten Axilla, das Belassen der Brustmuskeln und die postoperative Krankengymnastik haben dazu geführt, daß das Lymphödem heute seltener geworden ist. Ist es trotzdem zu einem Lymphödem gekommen, so sind frühzeitig Entstauungsmaßnahmen und eine sog. *Lymphdrainage* erforderlich. Dadurch gelingt es in vielen Fällen, das Lymphödem zu bessern. Eine Heilung ist jedoch nicht möglich.

Rekonstruktion der Brust: Ist eine brusterhaltende Operation nicht möglich und eine Amputation nötig, so kann sofort oder bei einer zweiten Operation eine *Silikonprothese* subkutan oder unter den Pektoralismuskel implantiert werden. Die Befürchtungen, daß durch austretendes Silikon ein Karzinom induziert oder immunologische Erkrankungen ausgelöst werden, haben sich nicht bestätigt und sind bei Kenntnis der großen Zahl von Brustimplantaten auch nicht wahrscheinlich. Es empfiehlt sich aber, die Patientin nicht zu dieser Implantation zu überreden. Wünscht die Patientin die Implantation, kann man diese jedoch ohne Befürchtungen durchführen. Jede Patientin muß vor einer derartigen Operation darauf hingewiesen werden, daß die Brust und das Gefühl in der Brust nie mehr so wie vor der Implantation sein wird.
Anstelle von Implantaten können auch *Muskellappen* aus der Bauchdecke oder dem M. latissimus dorsi zum Wiederaufbau der Brust herangezogen werden. Diese Operationen sind jedoch wesentlich ausgedehnter, führen zu mehr Narbenbildungen und die kosmetischen Ergebnisse sind ungünstiger.
Wünscht die Patientin keinen Wiederaufbau der Brust, so gibt es eine Fülle gutsitzender *Prothesen*, die unter einem Büstenhalter und auch im Badeanzug so getragen werden können, daß keine Veränderungen der Figur erkennbar sind.

Östrogene nach Mammakarzinom: Die Östrogenbehandlung ovarieller Ausfallserscheinungen beim Mammakarzinom ist bei einem Teil der Patientinnen möglich und ungefährlich, sollte jedoch wohl bedacht sein. Sie verbietet sich, wenn die Patientin unter einer Therapie mit GnRH-Analoga oder unter einer adjuvanten Hormontherapie steht. Dabei ist zu berücksichtigen, daß sowohl Tamoxifen als auch Gestagene eine Östrogenteilwirkung besitzen.

> Erfolgt weder eine adjuvante noch eine palliative Hormontherapie, so ist bei *hormonrezeptornegativem* Mammakarzinom von einer Kombinationsbehandlung aus Gestagenen und Östrogenen (z.B. Presomen compositum) kein nachteiliger Effekt zu erwarten.

Dies gilt wahrscheinlich auch dann, wenn es sich um ein prognostisch günstiges, *hormonrezeptorpositives* Mammakarzinom ohne Lymphknotenmetastasen handelt. In diesem Fall empfiehlt sich jedoch eine besondere Aufklärung der Patientin.

Familienplanung: Einer *Schwangerschaft* nach abgeschlossener Behandlung wird man bei Kinderwunsch dann zustimmen können, wenn keine axillare Lymphdrüsenbeteiligung vorlag und die Patientin 2 Jahre nach der Primärbehandlung noch rezidivfrei ist.
Bei Frauen mit behandeltem Mammakarzinom, die keinen Kinderwunsch mehr haben und eine Kontrazeption wünschen, sollte eine Tubensterilisation erfolgen. Bei vorhandenem, aber nicht erfülltem Kinderwunsch kommt die Intrauterinspirale in Frage. Gegen eine hormonale Kontrazeption mit einem gestagenbetonten Präparat ist dann nichts einzuwenden, wenn ovarielle Aus-

fallserscheinungen mit Presomen compositum behandelt würden.

Rezidiv

Lokalisation: **Lokale** und **loko-regionäre Rezidive** sind die häufigsten und prognostisch günstigsten Rezidive des Mammakarzinoms. Sie treten nach brusterhaltender Operation bei sorgfältiger Indikation und guter Nachbestrahlung in ca. 5–8% der Fälle, nach Ablatio mammae im Bereich der Narbe in ca. 10–15% der Fälle auf. Regionale Lymphknoten können ebenfalls betroffen sein.

Bei den **Metastasen** unterscheidet man:
- *Low-risk-Metastasen:* Dazu gehören die meisten Metastasen, besonders wenn sie nach mehr als 2 Jahren nach der Primärtherapie auftreten und höher differenziert (GI) bzw. ER + und/ oder PR + sind.
- *High-risk-Metastasen:* Darunter versteht man Lungen- und Lebermetastasen, eine Pleura- oder Peritonealkarzinose, besonders wenn diese innerhalb von 2 Jahren nach Abschluß der Primärtherapie auftreten. Meist handelt es sich dabei auch um entdifferenzierte (GIII) oder hormonrezeptornegative Karzinome.
- *Gehirnmetastasen* bzw. einen Befall der Meningen.

Therapie:
- **lokales** bzw. **loko-regionäres Rezidiv:** Die Therapie der Wahl ist die Exstirpation des Rezidivs im Gesunden. Da häufig mehrere Tumorherde vorhanden sind und nicht gesichert werden kann, ob der Prozeß im Gesunden entfernt wurde, empfiehlt sich eine Nachbestrahlung der Rezidivregion.
  - Ist das Karzinom in der bestrahlten Brust aufgetreten, so genügt in manchen Fällen die erneute Exstirpation im Gesunden. Wenn diese Maßnahme therapeutisch nicht ausreicht, sollte die sekundäre Ablatio mammae ohne weitere additive Therapie durchgeführt werden.

  Ein rein lokales Rezidiv ist in vielen Fällen noch endgültig heilbar.

- **Low-risk-Metastasen:** Bei Low-risk-Metastasen steht die endokrine Therapie am Anfang jeglicher systemischer Maßnahme. Sie gründet sich auf die hohe Hormonsensitivität des typischen Mammakarzinoms und die geringen Nebenwirkungen dieser Behandlung. Für die Erkennung derjenigen Tumorformen, die mit hoher Wahrscheinlichkeit auf die endokrine Therapie ansprechen, haben Hormonrezeptorbestimmungen einen hohen Stellenwert. Ungefähr 80% aller Mammakarzinome sind rezeptorpositiv und 45% weisen Rezeptoren für mehrere Steroidhormone auf.

  Sind Östrogen- und Progesteronrezeptoren vorhanden, liegt die Ansprechrate einer endokrinen Therapie bei ca. 75–80%. Fehlen beide Rezeptoren, beträgt die Remissionsrate weniger als 10%.

Man unterscheidet folgende Formen der **Hormontherapie:**
- ablative Hormontherapie: Ovarektomie, Adrenalektomie, Hypophysenausschaltung. An die Stelle dieser chirurgischen Maßnahmen ist heute die Therapie mit *GnRH-Analoga* (Goserilin, Zoladex) getreten.
- additive Hormontherapie: Antiöstrogene, Gestagene, Androgene, Aminoglutethimid, Glucocorticoide.

Mittel erster Wahl ist **Tamoxifen** (s. S. 225). Seine Wirksamkeit (20 mg/Tag, maximal 30 mg/Tag) ist bei rezeptorpositiven Karzinomen größer als bei rezeptornegativen Karzinomen, jedoch auch bei diesen nachweisbar.

Die **Aromatasehemmer** gelten heute – nach einer erneuten Progression unter Tamoxifen – als Mittel zweiter Wahl. Sie blockieren die Östrogenbildung aus Androstendion (besonders aus der Nebennierenrinde) und führen so zu einer Wachstumshemmung östrogenabhängiger Tumoren. Spezifischere Aromatasehemmer wie Formestan (Lentaron), Anastrozol (Arimidex) oder Letrozol haben das Aminoglutethimid verdrängt.

Mittel dritter Wahl sind **Gestagene,** besonders die Derivate des 17Hydroxynorprogesterons. Die Substanzen wirken antiöstrogen und als Gonadotropin- sowie ACTH-Suppressoren. Man empfiehlt oral 1–1,5 g/die oder 300–500 mg intramuskulär Farlutal oder Clinovir.

In der Low-Risk-Situation beginnt man heute bei der *prämenopausalen* Patientin mit hormonrezeptorpositiven Metastasen mit **GnRH-Analoga** (1mal Zoladex alle 4 Wochen), gibt bei erneuter Progression zusätzlich Tamoxifen (20 mg/die) und bei erneuter Progression Aromatasehemmer. Bei der *postmenopausalen* Patientin ist Tamoxifen die Therapie erster Wahl. An zweiter Stelle stehen Aromatasehemmer und an dritter Stelle Gestagene.

Knochenmetastasen werden, besonders wenn sie osteolytisch oder schmerzhaft sind, bestrahlt. Bei osteolytischen Metastasen in den langen Röhrenknochen empfiehlt sich zusätzlich die chirurgische Exstirpation und eine Osteosynthese. Zusätzlich werden heute das Tumorwachstum hemmende Bisphosphonate (z.B. Aredia, Ostac) gegeben. Sie unterdrücken die Osteoklastenaktivität, führen zur Schmerzlinderung und Rekalzifizierung des Knochens.

- **High-risk-Metastasen:** Bei High-risk-Metastasen ist eine **Chemotherapie** nötig. Sie ist die effektivste tumorreduktive Systembehandlung. Rezeptorunabhängig sind innerhalb von 2–3 Monaten objektive Tumorrückbildungen in 40–70% zu erreichen. Standardschemata sind Kombinationen von Adriamycin oder Epirubicin mit Cyclophosphamid und Fluorouracil, neuerdings mit Docataxel oder Paclitaxel. Die Chemotherapie wird nach Erreichen einer Vollremission oder im Fall einer Teilremission bzw. einer Stabilisierung nach 6monatiger Behandlung ausgesetzt. In Erprobung ist – wenn sich in den Tumorzellen histochemisch eine Überexpression von HER-2 nachweisen läßt – die zusätzliche Gabe von Antikörpern gegen das HER-2/neu-Gen (als Herceptin neuerdings auch bei uns verfügbar).

➤ Bei **Gehirnmetastasen** ist die perkutane Bestrahlung, möglichst nach chirurgischer Entfernung der Metastasen, angezeigt. Dazu gibt man Dexamethason zur Behandlung des Hirnödems.

13.3 Rehabilitation

Jede Krebsnachsorge ist unvollständig, wenn sie nicht mit einer sorgfältigen Beratung über die sozialen Hilfemöglichkeiten verbunden ist.
Selbsthilfegruppen können eine besonders wichtige Übergangs- und Ergänzungsfunktion haben, wenn es der Familie nicht gelingt, die Patientin vor einer Entfremdung zu bewahren.
Nach- und Festigungskuren dienen der vollen Rehabilitation nach der Primärtherapie und werden auch nach einer Rezidivbehandlung genehmigt. Die Rentenversicherungsträger, wie die Bundesversicherungsanstalt für Angestellte in Berlin, die Landesversicherungsanstalten, die Bundesknappschaft, die Seekasse und die Landwirtschaftliche Alterskasse gewähren für Versicherte, Rentner und auch deren Angehörige in den ersten 3 Jahren jährlich eine Kur von einer Dauer von 4 Wochen, die, wenn nötig, verlängert werden kann. Wenn die Patientin in ihrer gesetzlichen Rentenversicherung darauf keinen Anspruch hat, können die Nachkuren auch über die zuständige Krankenkasse und nach dem Bundessozialhilfegesetz (BSHG) – Hilfe in besonderen Lebenslagen – durchgeführt werden.
Wirtschaftliche Hilfen können beim Auftreten einer Bedürftigkeit, was bei alleinstehenden Frauen nicht selten der Fall ist, beim zuständigen Sozialamt beantragt werden. Die Leistungen nach dem BSHG umfassen die Hilfe zum Lebensunterhalt und die Hilfe in besonderen Lebenslagen.
Beim Ansprechen der Ausstellung eines **Schwerbehindertenausweises** sollte man sich im klaren sein, daß diese Bezeichnungen für manche Frau einen erheblichen Schock bedeuten kann. Die finanziellen Vorteile, steuerlichen Vergünstigungen, Wohngeld, Urlaub, Kündigungsschutz sind jedoch so groß, daß man sie nicht außer acht lassen darf. Die Feststellung der Behinderung bedeutet keine Einschränkung der Berufs- oder Erwerbsfähigkeit der Patientin. Bei der Brustkrebserkrankung wird in der Regel eine Schwerbehinderung mit einem Grad der Behinderung (GdB) von mindestens 50% für die Dauer von 5 Jahren zuerkannt. Der Verlust der Brust wird zusätzlich mit 10 bis 30% berücksichtigt.

Ein wichtiges Problem ist die **Berentung.** Auf Antrag können Patientinnen mit Karzinomen günstiger Prognose eine Rente auf Zeit für 1–2 Jahre, alle anderen eine zeitlich unbegrenzte Rente erhalten. Als Voraussetzung einer Rente ist der Versicherungsnachweis mit Zahlungen über mehr als 60 Monate nötig. Eine *Rente auf unbestimmte Zeit* wird ab Diagnosestellung (= Krankheitsbeginn), eine *Rente auf Zeit* ab der 27. Woche gewährt. Besteht ein Arbeitsverhältnis, so erhält die Erkrankte zunächst *Krankengeld,* das bis zu 78 Wochen geleistet werden kann. Da das Krankengeld immer höher als die entsprechende Rente ist, in der Regel mit der Rentengewährung das Arbeitsverhältnis erlischt und der Arbeitsplatz verlorengeht, empfiehlt es sich oft, die Möglichkeit der Krankengeldzahlung eventuell sogar in voller Höhe auszuschöpfen.

Bei der Frage einer Berentung sollte man nicht vergessen, daß eine Berentung die Patientin in ihren Befürchtungen über den erwarteten Verlauf ihres Krebsleidens bestätigen kann und sie in gewisser Weise aus der Gemeinschaft der Gesunden ausschließt. Bei einer *Zeitrente* besteht die große Gefahr, daß die Betroffene nach Ablauf der Rentenzahlung nicht wieder an einen entsprechenden Arbeitsplatz zurückkehren kann. Die Entscheidung zu einer Berentung sollte deshalb bei der Berufstätigen besonders sorgfältig überlegt werden. Das gilt insbesondere für die Karzinompatientinnen, die eine ungünstige Prognose haben und für ältere und alleinstehende Frauen.

Literatur

In der Zeitschrift „Der Gynäkologe" Springer, Heidelberg erschienen folgende Themenhefte:
  Metastasierendes Mammakarzinom (1999), 32: Heft 8 und 9
  Onkologie in der gynäkologischen Praxis (2000), 33: Heft 7
  Palliativmedizin (2000), 33: Heft 10
Baltzer, J., Meerpohl, H.G., Bahnsen, J.: Praxis der gynäkologischen Onkologie. 2. Aufl. Thieme, Stuttgart 2000
Jacobson, G.: Crisis intervention in the 1980's. Jossy Bass, San Francisco 1980
Meerpohl, H.G., Pfleiderer, A., Profous, C.Z.: Das Rezidiv in der gynäkologischen Onkologie. Springer, Heidelberg 1988
Meerwein, F., Bräutigam, W. (Hrsg.): Einführung in die Psycho-Onkologie. 5. Aufl. Huber, Bern 1998
Pfleiderer, A., Eissenhauer, W.: Probleme der Krebsnachsorge. Karger, Basel 1980
Possinger, K.: Mammakarzinom. Diagnostik, Therapie, Nachsorge. Schriftenreihe Charité, Berlin 1997
Wittkowski, J.: Tod und Sterben. Ergebnisse der Thanatopsychologie. 2. Aufl. Quelle und Meyer, Heidelberg 1988

14 Lageveränderungen des Genitales

A. Pfleiderer

Man unterscheidet intra- und extraperitoneale Lageveränderungen.

Die *intraperitonealen* Lageveränderungen sind Variationen des Normalen. Sie beschreiben im wesentlichen die Lage des Uterus und haben dadurch für die Differentialdiagnose bei der gynäkologischen Untersuchung und bei allen Eingriffen am Uterus Bedeutung, sie machen aber kaum je Beschwerden und sind als solche nicht krankhaft.

Die *extraperitonealen* Lageveränderung des Genitale gehören dagegen zu den häufigsten Erkrankungen der Frau. Ihre wichtigste Form ist die Senkung der Scheide und der Gebärmutter, der Deszensus vaginae et uteri.

Die Befestigung des inneren Genitales der Frau muß:
- das gewaltige Wachstum des Uterus in der Schwangerschaft und den Durchtritt des 10 cm großen kindlichen Kopfes durch das 12 cm weite, knöcherne Becken ermöglichen und
- außerhalb der Schwangerschaft Uterus und Vagina und die eng mit ihnen verbundenen Hohlorgane Harnblase und Mastdarm innerhalb des Bauchraums halten, deren wechselnden Füllungszustand erlauben sowie den Beckenausgang verschließen.

Die *Lagesicherung der Genitalorgane* wird gewährleistet durch:
- die Ligamente: den meisten Halt bieten die Ligg. cardinalia und sacrouterina, während wegen ihrer Nachgiebigkeit und Elastizität die Ligg. teretia uteri (rotunda) und die Kombination der Ligg. suspensoria ovarii mit den Ligg. propria weniger effektiv sind (s. S. 21),
- den Spannungszustand der gesamten Bauchwand: kapillare Kohäsion der intraabdominalen Organe (= *Aufhängeapparat*),
- den Beckenboden (s. S. 14f) und
- die physiologische Anteversio-Anteflexio-Lage des Uterus, der dadurch den sog. Levatorschlitz verschließt (= *Stützapparat*).

Intraperitoneale Lagevariationen des Genitales

Bei den Lageangaben des Uterus (👁 **14.1**) unterscheidet man die:
- *Positio uteri* (👁 **14.1 a**), das heißt die Stellung des Uterus im Beckenraum. Abweichend von der normalen Mittelstellung gibt es die Ante-, die Retro-, die Dextro- und die Sinistroposition, sowie eine Elevatio und einen Deszensus uteri. *Normalerweise* erreicht der Fundus uteri etwa die obere Schoßfugenrandebene und der äußere Muttermund befindet sich in Höhe der Interspinalebene (👁 **25.2**, S. 388).
- *Versio uteri* (👁 **14.1 b**), das heißt die Lage der Zervixachse zur Scheidenachse. Normalerweise liegt die Zervix zur Vagina in einem Winkel nach vorne bei nach hinten, also steißbeinwärts gerichtetem Muttermund (Anteversio).
- *Flexio uteri* (👁 **14.1 c**), das heißt die Lage der Zervixachse zur Achse des Corpus uteri. Normalerweise liegt das Corpus uteri anteflektiert. Die Achsen bilden also einen nach vorne offenen Winkel.

Die unterschiedliche Füllung von Harnblase und Rektum bedingen eine hohe Variabilität dieser Lage.

Auch die Lage der Vagina ist sehr variabel und paßt sich den Nachbarorganen an. Ovarien und Tuben sind noch beweglicher. Außerhalb der Zeit der Ovulation hängen die Tuben schlaff in den Douglas-Raum herab. Während der Ovulation legt sich die seitengleiche Tube mit ihrem Fimbrientrichter über den Follikel.

Positio, Versio und Flexio uteri sind häufig kombiniert. So liegt der deszendierte Uterus meist retrovertiert und retroflektiert (👁 **14.1 d**).

Die meisten intraperitonealen Lageveränderungen sind keine Erkrankung, geben aber wichtige Hinweise auf Veränderungen im kleinen Becken (Tumorbildung, Entzündung, Verwachsung, Bindegewebsschwäche, „innere" Anspannung etc.). Einiger Anmerkungen bedürfen allerdings die:
- Retroflexio et Retroversio uteri mobilis,
- Retroflexio et Retroversio uteri fixata,
- Sinistropositio mit spitzwinkliger Anteflexio uteri.

Die **Retroflexio-Retroversio uteri mobilis** ist eine häufig vorkommende Lageanomalie und kein krankhafter Zustand. Sie ist oft Symptom einer allgemeinen Bindegewebsschwäche, einer Genitalhypoplasie oder einer mangelhaften Rückbildung im Wochenbett. Die Retroflexio uteri (👁 **14.2**, S. 244) führt als solche zu keinen Beschwerden, weder zu einer Dysmenorrhoe noch zu einer Sterilität und sollte auch nicht für Kreuzschmerzen verantwortlich gemacht werden. Treten bei einem vergrößerten, durch die Verlagerung zusätzlich gestauten Uterus Druck- oder Kohabitationsbeschwerden auf, so sollte man an eine Adenomyose, eine Endometriose (s. S. 160ff) oder eine Pelvipathia vegetativa denken, aber nicht versuchen, den Uterus aufzurichten und ein Pessar einzulegen, wie man das früher häufig gemacht hat. Mit derartigen („psychologischen") Maßnahmen läuft man nur Gefahr, ein psychogenes Symptom zu fixieren oder sich gar zu unnötigen operativen Eingriffen drängen zu lassen (s. S. 112ff).

Bei der **Retroflexio-Retroversio uteri gravidi** erübrigen sich ebenfalls therapeutische Maßnahmen einschließlich der Pessartherapie, da sich der Uterus erfahrungsgemäß mit seiner Größenzunahme von allein aufrichtet

14.1 Intraperitoneale Lage des Uterus

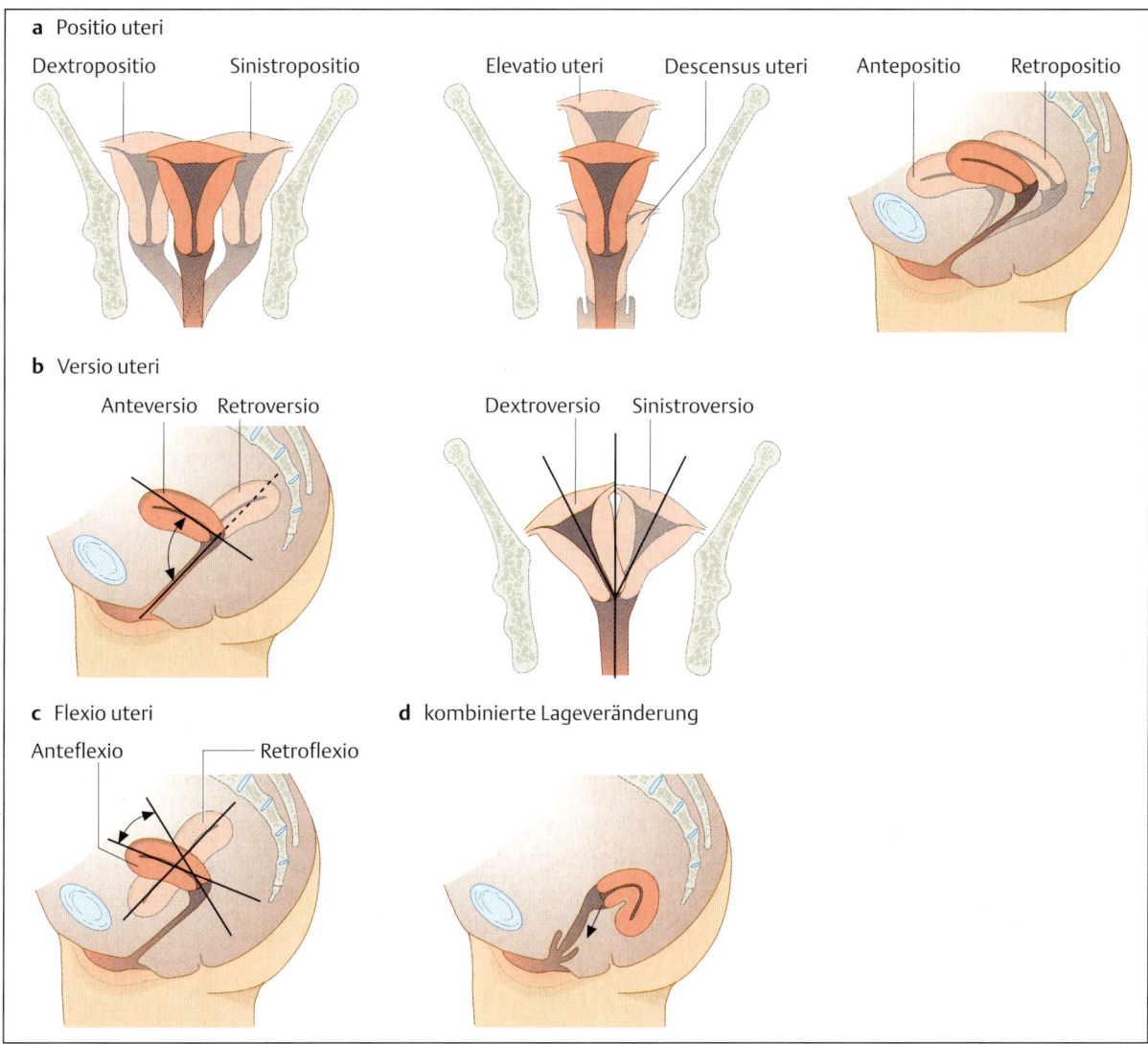

a Positio uteri: Stellung des Uterus im Bauchraum **b** Versio uteri: Verhältnis von Zervixachse zu Vagina **c** Flexio uteri: Verhältnis zwischen Corpus und Cervix uteri **d** Ein deszendierter Uterus liegt meist retroflektiert und retrovertiert.

bzw. in der 12.-14. Schwangerschaftswoche bei der bimanuellen Untersuchung des Corpus uteri leicht aus der Kreuzbeinaushöhlung herausgeschoben und in Streckstellung gebracht werden kann.

Die **Retroflexio-Retroversio uteri fixata** (👁 **14.3**) stellt in jedem Fall die Folge einer vorausgegangenen retrouterinen Erkrankung dar. So finden sich strangförmige, aber auch breitflächige Adhäsionen zwischen der Uterushinterfläche und dem Rektum- bzw. Douglas-Peritoneum nach Adnexentzündungen, Pelveoperitonitiden, nach einem Douglas-Abszeß und in besonders ausgeprägter Form bei einer Douglas-Endometriose.

Auch bei einer Retroflexio uteri fixata besteht meist kein Zusammenhang zwischen dem getasteten Befund und den von der Patientin angegebenen Beschwerden, da die Fixierung der Gebärmutter meist keine Beschwerden macht. Versucht man, den Uterus vom hinteren Scheidengewölbe oder vom Rektum her anzuheben, so kann es zu erheblichen Schmerzen kommen. Selbst dieser sog. „Aufrichtungsschmerz" beweist noch nicht, daß die Beschwerden durch die fixierte Retroflexio ausgelöst sind, da das Reiben des Peritoneums beim Aufrichtungsversuch immer schmerzhaft ist.

Bei der Retroflexio-Retroversio uteri fixata infolge einer *retrouterinen Endometriose* bestehen neben den Kreuzschmerzen und chronischen Unterbauchbeschwerden typischerweise Dysmenorrhöen und häufig auch Hypermenorrhöen. In diesen Fällen ist es sinnvoll, einen operativen Eingriff durch die Antefixation zu ergänzen, wenn der Uterus bei der Operation nicht entfernt werden soll. Allerdings muß bei dieser Entscheidung das möglicherweise gleichzeitige Bestehen einer Endometriosis genitalis interna (Adenomyosis uteri) als Ursache der eigentlichen Beschwerden berücksichtigt werden.

14.2 Retroflexio uteri mobilis

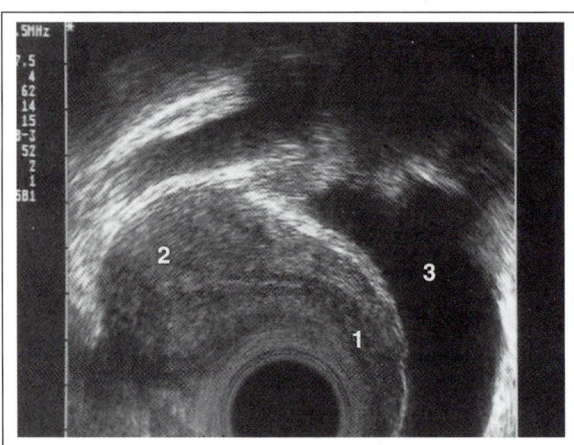

Bei einer Multipara zeigt sich sonographisch im medianen Längsschnitt ein retroflektierter Uterus. Die Schallsonde liegt dabei im vorderen Scheidengewölbe. 1 = Zervix, 2 = Korpus, 3 = Harnblase (aus [21])

14.3 Retroflexio uteri fixata

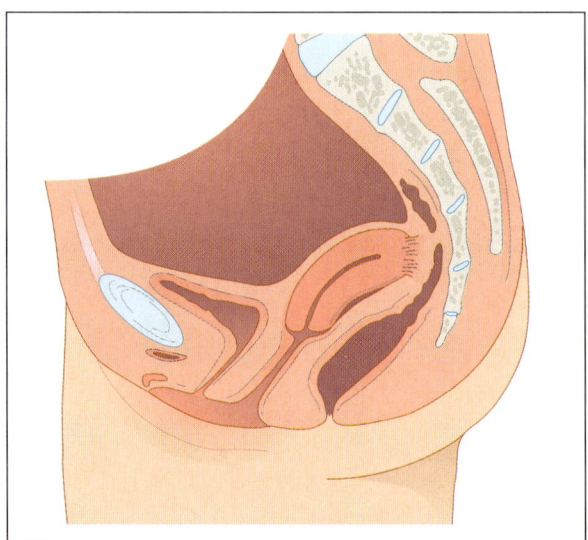

Die Adhäsionen zwischen Uterus und Rektum- bzw. Douglas-Peritoneum können flächig oder strangförmig ausgebildet sein.

Die **Sinistropositio mit spitzwinkliger Anteflexio uteri** ist ein Teilphänomen der genitalen, östrogenmangelbedingten *Hypoplasie der Genitalorgane*. Diese tastbaren Veränderungen sind damit keine eigenständige Erkrankung. Diagnostisch ist die Sinistropositio von Interesse, da der Grad der Linksverschiebung als Gradmesser für die genitale Hypoplasie dienen kann. Aus diesem Grund erübrigen sich auch therapeutische Maßnahmen, sofern nicht gleichzeitig bestehende Menstruationsstörungen eine hormonale Behandlung erforderlich machen.

Extraperitoneale Lageveränderungen des Genitales – Deszensus und Prolaps

Definitionen: Sinken Teile des inneren Genitales im kleinen Becken tiefer als es ihrer normalen Beweglichkeit entspricht, ohne aus der Vulva auszutreten, so spricht man von einem *Deszensus* oder einer *Senkung* dieser Organe. Als *Prolaps* oder *Vorfall* bezeichnet man das Austreten über den Hymen nach außen. Unter *Partialprolaps* versteht man das teilweise (**14.4**), unter *Totalprolaps* das vollständige Heraustreten des Uterus bzw. der Vagina (**14.5**) vor den Hymen.

Ein Deszensus der vorderen Scheidenwand (**14.6**, S. 246) ist fast immer mit der Ausbildung einer *Zystozele* (Aussackung des Blasenbodens in die Vagina, **14.6 a–c**), der der hinteren Scheidenwand mit der Ausbildung einer *Rektozele* (Vorwölbung der Rektumvorderwand in die Vagina, **14.6 a, d, e**) verbunden. Da die Blase mit der vorderen Scheidenwand durch das dichte perivesikale Gewebe inniger verbunden ist als das Rektum mit der hinteren, findet man eine Zystozele häufiger als eine Rektozele. Durch das Nachgeben des Bindegewebes kann, unabhängig von der Rektozele, eine Hernie im Bereich des Douglas-Raumes entstehen, eine sog. *Douglasozele* (**14.6 f**). Sie enthält meist Dünndarmschlingen und entspricht dann einer *Enterozele* (**14.6 g**). Zystozele, Rektozele und Douglasozele werden nicht selten spontan und beim Pressen fast immer im Introitus vaginae sichtbar.

Wird das Corpus uteri durch den Aufhängeapparat gehalten, während der Stützapparat nachgegeben hat, kann eine Ausziehung der Zervix (*Elongatio colli*) eintreten (**14.4**).

14.4 Partialprolaps des Uterus

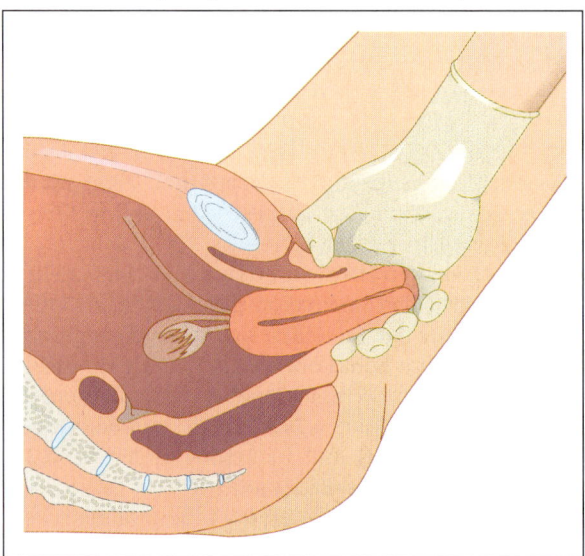

Bei einem Partialprolaps kann die Hand des Untersuchers den Uterus nicht vollständig umfassen. In der Zeichnung ist die Elongation der Zervix zu erkennen.

14.5 Totalprolaps des Uterus

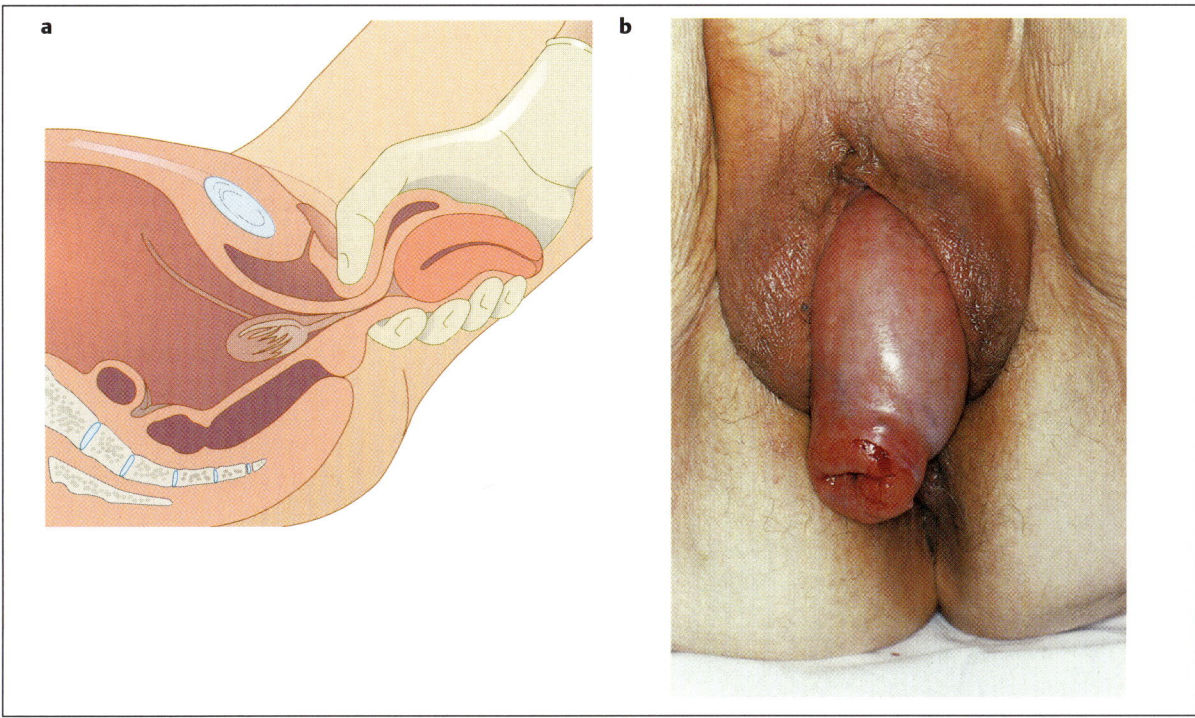

a Bei einem Totalprolaps tritt der Uterus vollständig vor den Hymen. **b** Bei dieser 77jährigen Patientin ist es durch den Prolaps zu einem kleinen Druckulkus an der Portio gekommen.

Eine Sonderform ist der *Scheidenstumpfprolaps*, der nach einer abdominalen oder vaginalen Hysterektomie mit unzureichender Fixierung des Scheidenendes auftreten kann. Die Unterscheidung von einer Douglasozele kann schwierig sein.

Ätiologie: Deszensus und Prolaps liegen drei, oft kombinierte Wirkungsmechanismen zu Grunde:
- Eine *Insuffizienz des Beckenbodens*, also ein Defekt des Stützapparates. Häufigste Ursache sind eine Überdehnung des Beckenbodens oder schlecht oder nicht geheilte Verletzungen der Beckenbodenmuskulatur und der Blasenfaszie nach einer Entbindung. Ein großes Kind, Muskelrisse bei straffer Muskulatur, vaginale, geburtshilfliche Operationen und eine mangelhafte Rückbildung im Wochenbett sind die Hauptursachen. Möglich, wenn auch selten sind eine angeborene Insuffizienz des Beckenbodens oder eine Innervationsstörung bei neurologischen Erkrankungen.
- Eine *Erschlaffung des Aufhänge- und Befestigungsapparates* im Zusammenhang mit einer angeborenen oder erworbenen Bindegewebsschwäche. Als alleinige Ursache kann man dies beim Uterusprolaps kinderloser älterer Frauen finden.
- Eine *Enteroptose*, die häufig bei einem Nachgeben der Bauchdecken als Hängeleib in Erscheinung tritt. Dadurch verliert das „Eingeweidepaket" seinen natürlichen Zusammenhang und es kommt zu einem verstärkten Druck auf den Beckenboden. In ähnlicher Weise können sich ein *chronischer Aszites*, ein Pseudomyxoma peritonei (s. S. 175f) oder ein langsam gewachsener sehr großer Ovarialtumor auswirken.

Symptomatik: Die Beschwerden, die durch einen Deszensus bzw. einen Prolaps hervorgerufen werden, hängen nicht nur vom Ausmaß der Lageveränderung der Organe, sondern in hohem Maße von der Empfindlichkeit der betroffenen Frau ab.

> Nicht jeder (kleinere) Deszensus besitzt Krankheitswert. Einen geringen Deszensus hat fast jede Frau, die geboren hat.

Typische Beschwerden sind:
- Druckgefühl nach unten bzw. das Gefühl, es falle etwas aus der Scheide. Beim Stehen überkreuzen diese Frauen deshalb oft die Oberschenkel;
- Schmerzen in der Tiefe des Kreuzbeins durch Zug an den Bändern („schwebende Pein");
- Harninkontinenz in Form einer Streß- (s. S. 250), Urge- (bei begleitender Zystitis) oder Überlaufinkontinenz. Letztere tritt auf, wenn der deszendierte Uterus die Urethra gegen den Schambogen komprimiert (s. S. 251);
- Mechanisch bedingte Obstipation, wenn sich der Stuhl in der Rektozele verfängt (14.6 a, e),

14.6 Zysto-, Rekto- und Douglasozele

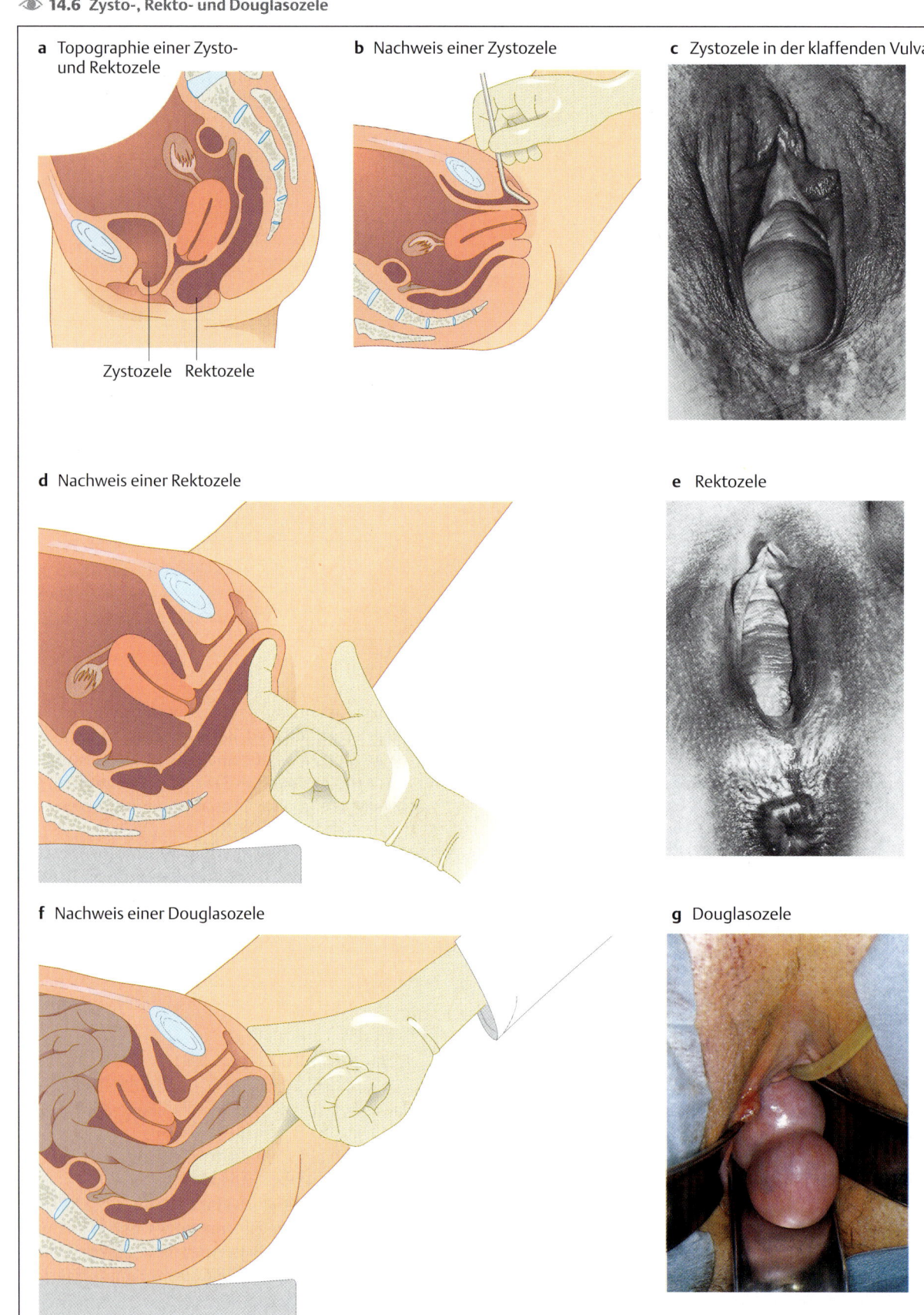

a Topographie einer Zysto- und Rektozele
b Nachweis einer Zystozele
c Zystozele in der klaffenden Vulva
d Nachweis einer Rektozele
e Rektozele
f Nachweis einer Douglasozele
g Douglasozele

➤ Fluorbeschwerden beim Klaffen der Vagina;
➤ Schmierblutungen bei Druckulzera.

Diagnostik:
Diagnosestellung: Die typischen Beschwerden, die Inspektion bei der stehenden und liegenden Patientin vor und während des Preßvorgangs erlauben oft schon eine Diagnosestellung (👁 **14.5** und 👁 **14.6**). Als Ausdruck eines leichten Deszensus wird vorn beim Pressen zunächst der Harnröhrenwulst sichtbar. Das Ausmaß des Deszensus der Scheidenwände und des Uterus wird bei der Spiegeleinstellung und bei der bimanuellen Untersuchung festgestellt (👁 **14.4**, 👁 **14.5**). Während der Untersuchung läßt man die Patientin den M. levator ani anspannen und gewinnt so einen Eindruck vom Grad des Auseinanderklaffens der Levatorschenkel. Eine Zystozele wird mit dem Zystoskop gesichert (👁 **14.6 b**), durch die rektale Untersuchung läßt sich eine Rektozele von einer Douglasozele unterscheiden (👁 **14.6 d, f**).

> Die Diagnosestellung einer extraperitonealen Lageveränderung erfolgt damit grundsätzlich durch die gynäkologische Untersuchung. Ergänzende Untersuchungen sind bei einer gleichzeitig bestehenden Harninkontinenz (s. S. 250ff) und – mit MRT – zur Differentialdiagnose zwischen Entero- und Rektozele erforderlich.

Quantifizierung: Die Internationale Kontinenzgesellschaft (ICS) hat 1994 Kriterien für eine metrische Quantifizierung eines Prolapses erarbeitet. Ausgehend vom Hymen, werden verschiedene Punkte gemessen. 3 cm oberhalb der Harnröhrenmündung in der Mitte der vorderen Scheidenwand findet sich der wichtigste Meßpunkt (👁 **14.7**: Punkt Aa). Er entspricht etwa dem urethrovesikalen Übergang. Weitere Meßpunkte sind die Entfernung bis ins vordere Scheidengewölbe und das distale Ende der Portio. In gleicher Weise wird die hintere Scheidenwand und schließlich der Abstand von der Harnröhrenmündung bis zur Mitte des Hymenalsaums hinten, die Höhe des Damms und die Länge der Scheide nach Reposition gemessen. Ein Punkt oberhalb des Hymens wird als positive, ein Punkt unterhalb des Hymens als negative Zahl angegeben. Danach erfolgt eine Einteilung in 5 Stadien (0–IV) wobei das Stadium 0 dem Normalbefund, das Stadium I (und II) etwa einem Deszensus, das Stadium III einem Partial- und das Stadium IV einem Totalprolaps entspricht.

Präoperative Diagnostik: Vor jeder Operation wegen eines Deszensus oder eines Prolapses muß man nach einer

◀ **a** Der Uterus ist nicht deszendiert. Durch die Senkung der Vagina ist ventral eine Zystozele und dorsal eine Rektozele entstanden. **b, d** Eine Zystozele kann durch einen in die Urethra eingeführten Katheter, eine Rektozele durch einen in den After eingeführten Finger nachgewiesen werden. **f** Bei der rektalen Untersuchung tastet man eine Darmschlinge zwischen Rektum und Vagina.

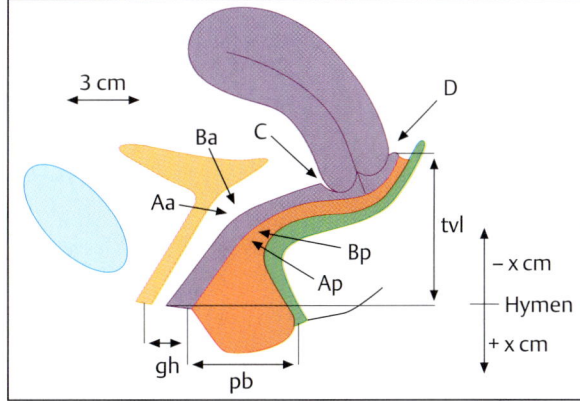

👁 **14.7** Meßpunkte der ICS-Klassifikation

Mit Hilfe von 9 Meßpunkten des ICS-Quantifizierungssystems wird ein weiblicher Genitalprolaps beurteilt. (nach Viereck et al., [34])
Aa = 3 cm proximal des Meatus urethrae externus gelegener Punkt,
Ba = distalster Punkt des oberen Anteils der vorderen Vaginalwand, des vorderen Scheidengewölbes zu Aa,
C = Zervix oder Kolpotomienarbe,
D = hinteres Scheidengewölbe oder Douglas (Ansatz der Ligg. sacrouterina),
Bp = entsprechend zu Punkt Ba, nur auf der hinteren Vaginalwand,
Ap = entsprechend zu Punkt Aa, nur auf der hinteren Vaginalwand,
tvl = totale vaginale Länge,
gh = genitaler Hiatus,
pb = Centrum tendineum perinei (perineal body).
Die Angabe der letzten 3 Punkte erfolgt ohne Plus/Minus.

Harninkontinenz oder einer Defäkationsstörung *forschen*, da diese Störungen nicht nur sehr häufig mit einem Deszensus verbunden, sondern durch eine reine Deszensusoperation demaskiert werden können. Besteht ein Prolaps, so ist die Operation zwar unvermeidlich; trotzdem empfiehlt es sich, auch ohne erkennbare Harninkontinenz 6–8 Wochen vor der geplanten Operation ein weiches Arabin-Würfelpessar (👁 **14.8**, S. 248) in die Vagina einzulegen, um eine Harninkontinenz zu erkennen (s. S. 249ff).

Therapie: Bestehen keine Beschwerden, so sollte man sehr zurückhaltend sein, eine Operation zu empfehlen, und statt dessen mit einer Physio- und Östrogentherapie beginnen. Aber auch vor jeder Operation sollte der erste Schritt immer die Physiotherapie sein.

Physiotherapie: Inhalt und Ziel der Physiotherapie sind einerseits eine Kräftigung des Beckenbodens (Beckenbodengymnastik), die durch die Physiotherapeutin kontrolliert werden muß und andererseits eine Schulung der Patientin, ihren Beckenboden zu schonen und richtig belasten zu lernen („pelvic reeducation"). Diese Behandlung sollte sich mindestens über 2–3 Monate erstrecken, ehe man sich zur Operation entschließt. Nach der Opera-

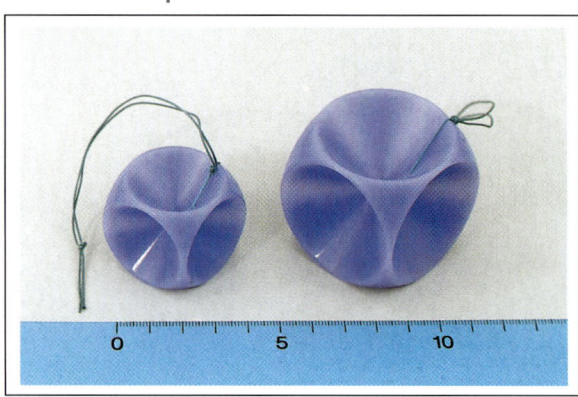

👁 14.8 Würfelpessar nach Arabin

tion muß die Physiotherapie in entsprechender Weise fortgesetzt werden.
Bei peri- und postmenopausalen Frauen ist zusätzlich eine **Östrogentherapie** nötig (s. S. 77).

Operation: Die Operation ist die wichtigste und beste Behandlung jeder wesentlichen Senkung des inneren Genitale. Die Operation von Deszensus und Prolaps erfolgt typischerweise von vaginal her. Ziel ist die Rekonstruktion des Beckenbodens. Dazu wird bei zentralem Defekt der Blasenfaszie die vordere Scheidenwand längs gespalten, die Zystozele zurückgeschoben, die Blasenfaszie gerafft und darüber die zurückgewichenen Strukturen des Diaphragma urogenitale vereinigt (vordere Plastik oder vordere Kolporrhaphie). Ist die Faszie an der seitlichen Beckenwand abgerissen (lateraler Defekt), muß diese von abdominal her wieder an der seitlichen Beckenwand angenäht werden. Zur Unterstützung ist die „hintere oder Scheiden-Dammplastik" besonders wichtig. Dazu wird die Beckenboden- und Dammuskulatur freigelegt und vor dem Rektum und der Rektozele vereinigt. Dadurch entsteht ein höherer und festerer Damm. Zur Sicherung des Ergebnisses empfiehlt es sich, den Uterus zu entfernen und das abdominale Ende der Vagina an den Ligamenten, die den Uterus gehalten haben, zu fixieren. Diese Operation wird im Klinikjargon als „vaginale Hysterektomie mit vorderer und hinterer Kolporrhaphie" (bzw. „Plastik") bezeichnet.

❗ Besteht gleichzeitig eine Harninkontinenz, so steht die Behandlung dieses einschneidenden Symptoms im Mittelpunkt des operativen Vorgehens.

Pessartherapie: Sie dient heute meist nur zur präoperativen diagnostischen Abklärung und zur zeitlichen Überbrückung bis zur Operation. Eine Dauerbehandlung verbietet sich im allgemeinen, da jedes Pessar alle 3–4 Wochen herausgenommen, gereinigt und (meist zusammen mit einer östrogenhaltigen Salbe) erneut eingesetzt werden muß (Pessarwechsel). Oft verwendet man heute die von Arabin entwickelten Würfelpessare (👁 **14.8**), die eine sehr individualisierte Pessartherapie erlauben. Sie eignen sich auch bei verzweifelten Rezidivfällen, bei hypotoner Urethra (s. S. 250) und bei absolut inoperablen Patientinnen für längere Zeiträume.

Literatur

s. Kapitel 15, S. 255.

15 Harninkontinenz

A. Pfleiderer

Der Begriff Harninkontinenz bezeichnet den unwillkürlichen Abgang von Urin. Sie ist bei der Frau eine häufige und sehr bedrängende Erkrankung. Sie ist vielgestaltig und fordert eine genaue Abklärung. Ihre Diagnostik und Therapie liegt weitgehend in der Hand des Frauenarztes. Beides muß sich am Leidensdruck der Patientin und der Bereitschaft orientieren, eine bestimmte Therapie durchführen zu lassen. Voraussetzung für eine gezielte Therapie ist eine exakte Differentialdiagnose der möglichen Störungen.

Physiologie des Blasenverschlusses

Der Verschluß der Harnblase bei der Frau wird gewährleistet durch:
- die längsverlaufende, glatte Muskulatur der Harnröhre (👁 15.1),
- den äußeren, quergestreiften Urethrasphinkter (Rhabdosphinkter), zusammen mit der hier einstrahlenden Beckenbodenmuskulatur (👁 15.1),
- den intraabdominalen Druck, der den oberen, intraabdominalen Anteil der Harnröhre komprimiert. Nicht nur die Harnblase, sondern auch große Teile der Urethra liegen intraabdominal. Diese kranialen Abschnitte der Harnröhre und der Blasenhals sind durch das Lig. pubovesicale bzw. pubourethrale an der Symphyse fixiert. Bei intaktem Beckenboden führt deshalb die intraabdominale Druckerhöhung über eine Art horizontalen Vektor (👁 15.2a) zur Kompression des intraabdominalen Teils der Urethra. Diese Verhältnisse garantieren den Verschluß der Urethra auch bei gefüllter Blase und Druckerhöhung im Abdomen (sog. Druckreserve);
- die östrogenbedingte Vaskularisation der Venen in der Submukosa und die entsprechende Wirkung auf das Urethralepithel.

An der nervösen Versorgung von Blase und Urethra ist das gesamte Nervensystem mit mindestens 15 Reflexen beteiligt. Nicht nur der Verschluß der Harnblase, sondern auch die Entleerung stellt einen kompliziert gesteuerten Vorgang dar, der in seiner ganzen Komplexität noch nicht vollständig aufgeklärt ist:
Während der *Blasenfüllung* gehen von der Blasenwand afferente Impulse zum Plexus sacralis. Dadurch wird der Muskel der Blasenwand, der Detrusor, entspannt, seine Kontraktion gehemmt und der Tonus des glatt-muskulären Urethrasphinkters erhöht. Ist die Kapazität der Blase erreicht, kommt es zum Auftreten von Harndrang, der durch höher gelegene Zentren willkürlich gehemmt werden kann, bis die äußeren Bedingungen eine Harnblasenentleerung erlauben.

Zur *Entleerung* der Harnblase werden die Muskeln des Beckenbodens erschlafft, der Blasenhals öffnet sich trichterförmig, eine aktive Relaxation der quergestreiften und glatten Muskelfaseranteile der Urethra setzt ein, und der intraurethrale Druck fällt ab. Fällt die hemmende Wirkung höherer Zentren auf den sakralen Reflexbogen weg, kommt es zu einem parasympathischen Impuls, der zu einer Kontraktion des Detrusors führt. Die Folge ist ein intravesikaler Druckanstieg, der durch die Kontraktion der Bauchdecken gesteigert werden kann.

Formen und Ursachen der Harninkontinenz

Man unterscheidet folgende Formen:
- Streß- oder Belastungsinkontinenz,
- hypotone (hyporeaktive) Urethra,
- Urge- oder Dranginkontinenz,
- Reflexinkontinenz,
- Überlaufinkontinenz

und als Sonderformen:
- Harnfisteln (s. S. 255),
- kongenitale Mißbildungen (s. S. 27 ff).

Beim Symptom der Harninkontinenz überlagern sich die verschiedenen Formen und Ursachen sehr oft. Bedeutung haben neben der sehr wichtigen Beckenbodeninsuffizienz:
- Alterungsprozesse: besonders der Östrogenmangel führt zu einem Abfall des Urethraverschlußdrucks, einer Atrophie des Urethraepithels und entsprechen-

👁 **15.1 Muskulatur von Blasenausgang und Harnröhre**

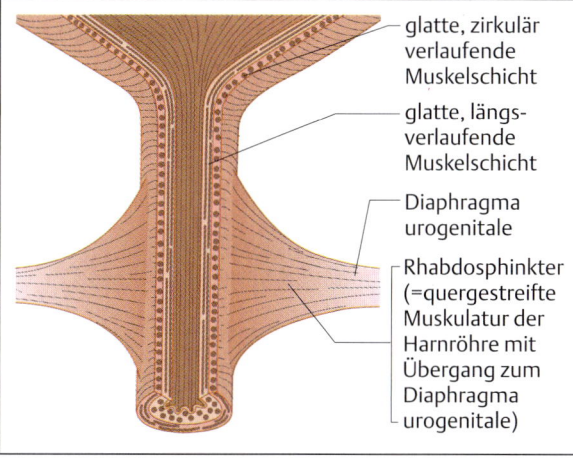

- glatte, zirkulär verlaufende Muskelschicht
- glatte, längsverlaufende Muskelschicht
- Diaphragma urogenitale
- Rhabdosphinkter (=quergestreifte Muskulatur der Harnröhre mit Übergang zum Diaphragma urogenitale)

(nach Beck, [1])

15.2 Dynamische Drucktransmission auf die Urethra

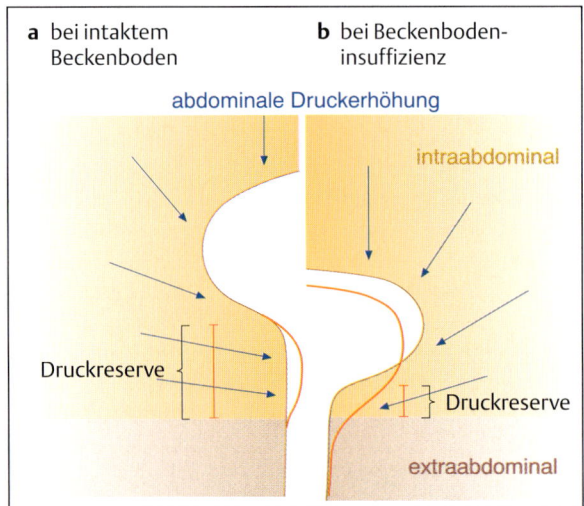

a Bei intaktem Beckenboden liegt ein Teil der Urethra intraabdominal, so daß bei abdominaler Druckerhöhung die Urethra komprimiert werden kann (orange). Die sog. Druckreserve sorgt dafür, daß kein Urin austreten kann. **b** Ist der Beckenboden insuffizient, wird der intraabdominal gelegene Anteil kleiner. Bei einer Druckerhöhung wird der Blasenhals nicht komprimiert, sondern im Gegenteil durch den vorwiegend von kranial einwirkenden Druck geöffnet. Die Druckreserve wird überschritten, und es kommt zur Harninkontinenz. (modifiziert nach Graber, [18])

- Sind nur die *Ligg. pubovesicale und pubourethrale geschädigt*, so tritt ein vertikaler Deszensus auf: Der intraabdominale Teil der Urethra sinkt nach unten und gelangt damit aus dem intraabdominalen Bereich heraus. Der Urethrovesikalwinkel (β), der normalerweise 100° beträgt, verstreicht (👁 **15.3b**) und die Drucktransmission auf die obere Urethra geht verloren (👁 **15.2b**).
- Ist die Bandverbindung von Urethra und Blase zum Schambein intakt und *nur der Beckenboden insuffizient*, so kommt es zur Zystozele. Auch durch diese verstärkte Trichterbildung nach unten wird der Blasenausgang erweitert, und es resultiert eine Harninkontinenz (👁 **15.3d**).
- Ist beides, die *Bandverbindungen und der Beckenboden insuffizient*, so werden die Urethra und der Blasenhals mit der vorderen Scheidenwand nach unten (und außen) verlagert, was als rotatorischer Deszensus bezeichnet wird (👁 **15.3c**).
- Wird die Zystozele sehr groß, so kann sie, genau so wie ein deszendierter Uterus, die an sich bestehende Inkontinenz durch Kompression von unten beheben (Quetschhahnmechanismus, 👁 **15.3d**) und sogar zu einer *Störung der Entleerung* der Harnblase führen (s. S. 251). In der Zystozele sammelt sich nicht selten Restharn, der sich *infizieren* und zu einer aufsteigenden Infektion führen kann.

den Vorgängen in der Blasenwand (atrophische Zystitis); rezidivierende Harnwegsinfekte sind häufiger;
- psychovegetative Störungen, neurologische Erkrankungen besonders im Bereich des Rückenmarks und zerebrovaskuläre Erkrankungen;
- Medikamente, z.B. Diuretika, Alphaadrenergika, Parasympatholytika, vor allem aber Psychopharmaka;
- Erkrankungen mit erheblicher Zunahme des Harnvolumens (z.B. Diabetes mellitus, Herzinsuffizienz).

Streßinkontinenz

Unter Streßinkontinenz versteht man den unwillkürlichen Urinabgang bei Erhöhung des intraabdominalen Drucks bedingt durch eine *Insuffizienz des urethralen Verschlußmechanismus*. Nach dem Ausmaß der Inkontinenz unterscheidet man:
Grad I: Harnabgang beim Husten, Lachen, Niesen, Pressen,
Grad II: bei körperlicher Arbeit, beim Laufen,
Grad III: unabhängig von der Tätigkeit im Stehen.

Als **Ursachen** einer Streßinkontinenz kommen in Frage:
- Eine *Schwäche des Beckenbodens*, eine verminderte oder fehlende Kontraktion der Beckenbodenmuskulatur und des sog. Rhabdosphinkters der Urethra (👁 **15.1**). Klinisch ist die Beckenbodenschwäche meist mit einem Descensus uteri verbunden.

Hypotone (hyporeaktive) Urethra

Von einer hypotonen Urethra spricht man, wenn der Verschlußdruck (< 20 cm H_2O) erniedrigt ist. Eine Harninkontinenz als Folge einer hypotonen Urethra ist häufiger als früher angenommen. Diese Erkrankung ist präoperativ durch eine urodynamische Untersuchung auszuschließen. Übersieht man sie, so ist ein Mißerfolg der Operation nicht selten. Die Therapie einer hypotonen Urethra ist schwierig. Zur Behandlung kommen in Frage: eine sog. Schlingenoperation (mit einer „Schlinge" aus Faszie oder einem nicht resorbierbaren Material, die unter dem intraabdominalen Teil der Harnröhre durchgezogen wird, wird dieser Teil nach oben gezogen) oder die Einlage eines Würfelpessars in die Scheide, wodurch die hypotone Urethra mechanisch komprimiert wird.

Urgeinkontinenz

Als Urgeinkontinenz oder Dranginkontinenz (auch: instabile Blase, Reizblase, Detrusordyssynergie) wird der starke Harndrang und der unwillkürliche Harnabgang aufgrund einer Funktionsstörung des Detrusors bezeichnet. Schon bei geringer Füllung der Harnblase kommt es zu starkem Harndrang mit nicht mehr zu hemmender Entleerung. Man unterscheidet eine motorische und eine sensorische Form.

15.3 Urethrablasenwinkel bei verschiedenen Deszensusformen

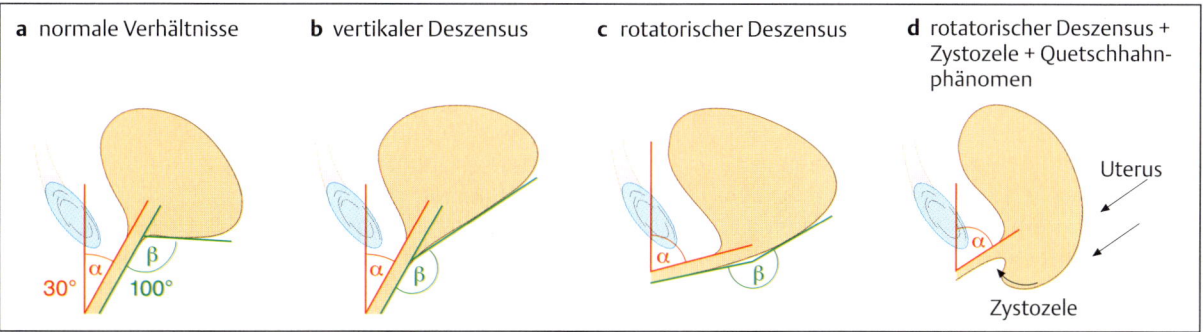

Blase und Urethra bei röntgenologischer Darstellung. **a** Normal: Winkel der Harnröhre zur Senkrechten (α) = 30°, Urethrovesikalwinkel (β) = ca. 100°. **b** Vertikaler Deszensus: Ligg. pubourethrale und pubovesicale sind geschädigt, der Winkel ß ist aufgehoben. **c** Rotatorischer Deszensus: Zusätzlich ist der Beckenboden insuffizient, der Blasenhals und die Urethra sind gesenkt. **d** Dabei besteht oft eine Zystozele. Deszendiert gleichzeitig der Uterus, so kann dieser die Harnröhre komprimieren und sekundär die Inkontinenz aufheben.

Bei der *motorischen* Urgeinkontinenz führen Detrusorkontraktionen wegen eines Mangels an hemmenden Impulsen, z.B. bei einer Zerebralsklerose, bei Gehirntumoren oder psychosomatischen Erkrankungen zur intravesikalen Drucksteigerung.

Bei der *sensorischen* Form führen Veränderungen in der Blasenwand (Entzündung, Tumor, Blasenstein, nach einer Strahlentherapie) zum dauernden Gefühl des Harndrangs. Eine sehr häufige Ursache der Urgeinkontinenz ist ein Östrogenmangel.

Beide Formen der Urgeinkontinenz sind auch durch eine Störung der Wärmeregulation, z.B. bei kalten Füßen oder bei vegetativer Labilität auslösbar.

Reflexinkontinenz

Unter einer Reflexinkontinenz versteht man einen Harnabgang durch unwillkürliche Blasenkontraktion ohne Harndrang, meist als Folge von Verletzungen oder Erkrankungen des Rückenmarkes oberhalb des sakralen Miktionszentrums (S2–4).

Überlaufinkontinenz

Ist die Blase wegen mangelhafter oder fehlender Blasenmotorik überfüllt, so kommt es zu unwillkürlichem Harnabgang, ohne daß dadurch die Harnblase wirksam entleert würde. Trotz übervoller Blase, die nicht entleert werden kann, leiden die Patientinnen an einer Harnkontinenz (*Ischuria paradoxa*). Ursache ist nicht selten eine Denervierung sympathischer und parasympathischer Nervenfasern durch eine radikale gynäkologische Operation oder eine Schädigung im Bereich des Rückenmarkes (u.a. diabetische Neuropathie).

Die gleiche Symptomatik tritt ein, wenn ein mechanisches Hindernis die Urethra „wie ein Quetschhahn" komprimiert (z.B. deszendierter Uterus, s. **15.3 d**, retroflektierter, schwangerer Uterus, Myom, Ovarialtumor) oder wenn die Urethra durch eine Striktur stenosiert ist.

Diagnostik

> Eine eingehende Diagnostik ist nur bei entsprechenden therapeutischen Konsequenzen sinnvoll.

Bei der großen Vielfalt der Formen und Ursachen der Harninkontinenz ist vor jeder Therapie eine exakte und sorgfältige Diagnostik notwendig. Diese Diagnostik stützt sich auf die:

Anamnese: Sie beginnt immer mit den aktuellen Beschwerden. Bei der Anamnese sollten folgende Punkte abgefragt werden:
- Urinabgang beim Husten, Niesen, Hüpfen oder schweren Heben (Verdacht auf Streßinkontinenz),
- Menge des unfreiwilligen Urinabgangs (Plastikunterhosen, Einlagen etc.),
- Häufigkeit der Miktion: „Müssen Sie während des Einkaufens auf die Toilette, müssen Sie nachts urinieren, müssen Sie öfter als 10 x pro Tag Wasser lassen?" (Verdacht auf Urgeinkontinenz; Nykturie: Herzinsuffizienz),
- Schmerzhaftigkeit der Miktion – Dysurie (Verdacht auf Entzündung),
- schließlich müssen neurologische Erkrankungen ausgeschlossen und
- nach Art und Menge eingenommener Medikamente gefragt werden.

Die spezielle Anamnese schließt mit einer sorgfältigen geburtshilflichen und operativen Vorgeschichte.

In allen Problemfällen empfiehlt es sich, über 3–4 Tage ein Miktionstagebuch anlegen zu lassen, in dem Zeitpunkt und Menge der spontanen Miktionen einzutragen sind. Dieses Tagebuch sollte bei jeder konservativen Behandlung weitergeführt werden, um den Erfolg oder den Mißerfolg zu dokumentieren.

Klinische Untersuchung: Bei der gynäkologischen Untersuchung muß man besonders auf pathologische Veränderungen des Scheidenepithels (Atrophie?, evtl. pH-Test) und der Beckenbodenanatomie (s. S. 14f, 34ff) in Ruhe und bei Erhöhung des intraabdominalen Drucks achten. Dazu gehören klinische Tests wie Husten und Pressen bei gefüllter Blase, im Liegen oder im Stehen und gegebenenfalls nach Reposition des Genitales bei einem Prolaps (s. S. 244f). Bei der Untersuchung müssen die Funktion des Sphinkter ani, der Bulbokavernosusreflex und die Sensibilität der Analregion überprüft werden.

Laboruntersuchungen: Obligat sind eine orientierende Harnuntersuchung, bei auffälligem Befund eine Urinkultur, ggf. die Suche nach Chlamydien und anaeroben Bakterien.

Morphologische Abklärung: Bis vor kurzem war das laterale Urethrozystogramm die Basis der morphologischen Abklärung (s. schematische Zeichnungen in den ◉ **15.3** u. ◉ **15.5**). Dabei wird die Urethra bis in die Blase mit einer Metallperlenkette („Schlüsselkette") markiert und die Blase sowie evtl. das Rektum mit Kontrastmittel gefüllt. Auf den Röntgenbildern lassen sich die Winkel und das Ausmaß des Deszensus im Liegen und beim Pressen/im Stehen messen. Heute wird diese Untersuchung durch die Sonographie (Perineal-, Introitus-, Vaginal- und Rektalsonographie) und in zunehmendem Maße durch die dynamische MR-Kolposzystographie ersetzt.

> ⚠ Die Erfassung der gestörten Anatomie ist wichtiger als die Ermittlung von Winkeln und Distanzen.

Urodynamische Diagnostik: Besteht aufgrund der klinischen Diagnostik und der morphologischen Untersuchung entweder eine Diskrepanz zwischen den subjektiven Beschwerden und dem klinischen Bild, handelt es sich um ein Rezidiv nach vorausgehender Behandlung oder ist eine eingreifende Therapie geplant, so sollte eine urodynamische Diagnostik zur Objektivierung der vesikalen Reservoirfunktion, der urethralen Verschlußfunktion, der urethrovesikalen Funktionseinheit und deren Störungen durchgeführt werden.

➤ Bei der *Zystometrie* wird der Blaseninnendruck während der Füllungsphase und während der Miktion gemessen. Mit dieser Untersuchung läßt sich die Speicherfunktion der Blase beurteilen und sensorische und motorische Störungen erkennen. Sie objektiviert damit eine neurologische Blasenentleerungsstörung oder eine sensorische bzw. motorische Dranginkontinenz.

➤ Die *Urethrozystometrie* ermittelt die Urethraverschlußfunktion. Dabei wird eine Druckmeßsonde, die 2 Druckfühler hintereinander aufweist, in die Urethra und die Blase eingeführt. Dies erlaubt die gleichzeitige Druckmessung in der Blase und der Urethra. Während der Messung wird die Sonde mit konstanter Geschwindigkeit zurückgezogen. Die aufgezeichnete Kurve (◉ **15.4**) zeigt den maximalen Urethraverschlußdruck und die funktionelle Urethralänge in Ruhe. Wiederholt man die Untersuchung unter Bauchpresse und beim Husten, läßt sich der effektive Verschlußdruck unter „Streß" messen (◉ **15.5**). Die Untersuchung dient deshalb zum Nachweis der Streßinkontinenz und zur Unterscheidung einer hyporeaktiven (schlechte Drucktransmission) von einer hypotonen (hypokontraktilen) Urethra.

➤ Die *Uroflowmetrie* liefert als nichtinvasive Maßnahme Informationen über die Harnmenge pro Zeit während der Miktion (normal: 20–50 ml/s), gibt also Hinweis auf eine gestörte Blasenentleerung und kann zur Objektivierung einer Miktionsstörung eingesetzt werden.

Urethrozystoskopie: Die „Zystoskopie" ist die beste Methode, Erkrankungen der Urethra und der Blase (Entzündungen, Tumoren, Steine, Divertikel) sowie andere wichtige Befunde (Anomalien, Obstruktionen, Trabekel) zu erkennen. Sie ist integraler Bestandteil jeder Differentialdiagnose der Harninkontinenz.

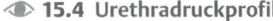

◉ **15.4 Urethradruckprofil**

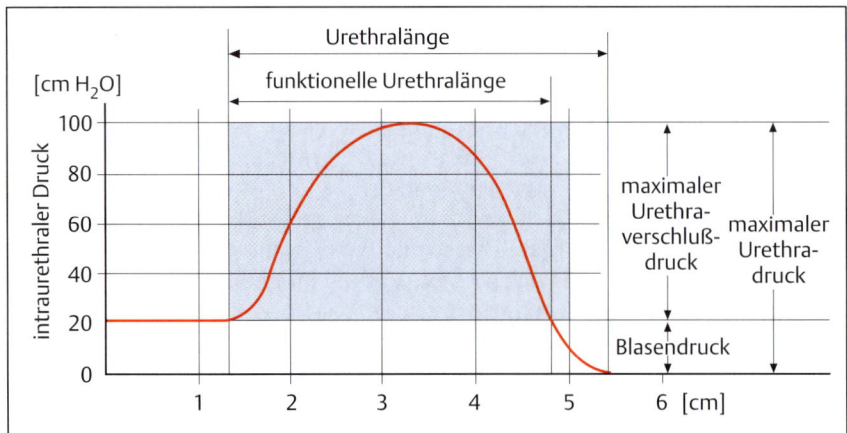

Urethradruckprofil, aufgezeichnet während des Zurückziehens der Drucksonde mit Auswertungsschema für die Bestimmung des intraurethralen Drucks, des Urethraverschlußdrucks, des Blasendrucks, der absoluten und der funktionellen Urethralänge.

15 Harninkontinenz

◉ 15.5 Therapieschema der Harninkontinenz bei unterschiedlichen Deszensusformen

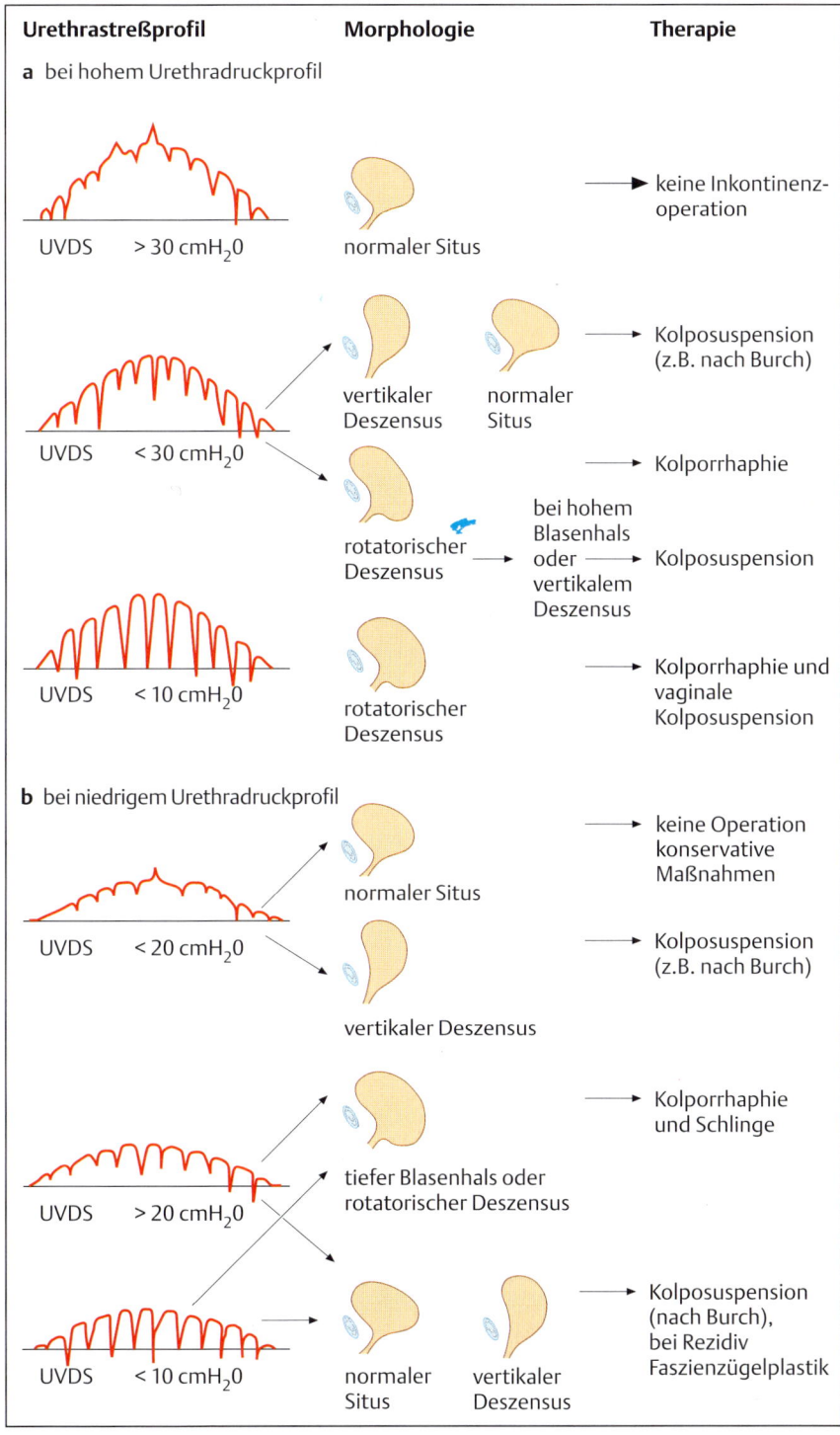

Das oberste Urethrastreßprofil (UVDS = Urethraverschlußdruck bei Streß) entspricht dem blau unterlegten Teil der normalen Urethradruckkurve aus ◉ 15.4. Die zusätzlichen „Zacken" in der Kurve sind Ausdruck abdominaler Druckerhöhungen, wie sie z. B. beim Husten auftreten. Wird das Niveau der Basislinie unterschritten, d.h., unterschreitet der Urethraverschlußdruck den Blasendruck, kommt es zur Harninkontinenz. (nach Petri, [25])

Therapie

Eine Behandlung der Harninkontinenz ist nur dann angezeigt, wenn diese von der betroffenen Frau als störend empfunden wird.

Am Anfang jeder Therapie einer Harninkontinenz stehen, insbesondere bei geringfügigen Befunden und Beschwerden bei peri- und postmenopausalen Frauen eine konsequente Östrogentherapie und bei allen Patientinnen eine spezielle Physiotherapie mit Beckenbodengymnastik unter Kontrolle einer Physiotherapeutin verbunden mit einer Erziehung zur Schonung bzw. zur richtigen Belastung des Beckenbodens („pelvic reeducation"). In allen Zweifelsfällen ist ein Blasentraining und

15.6 Operative Therapie der Streßinkontinenz

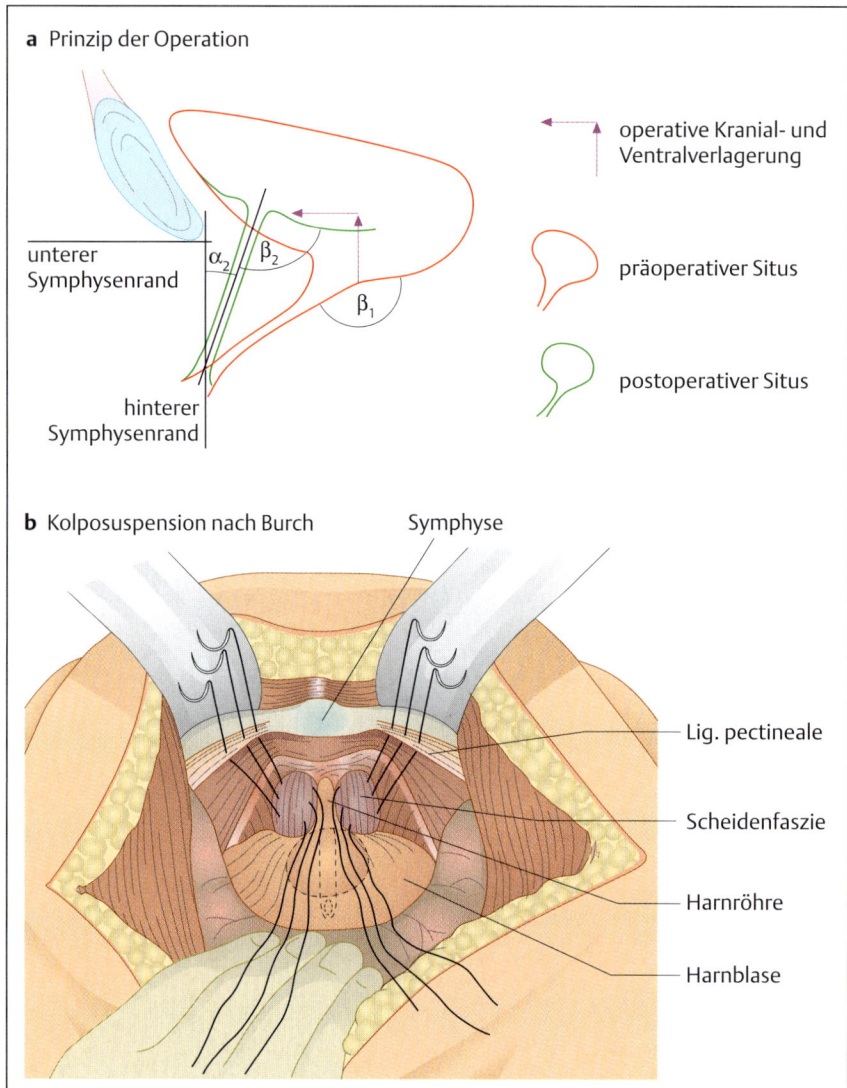

a Bei Inkontinenzoperationen wird der retrovesikale Winkel ß durch kranioventrale Verlagerung des zystourethralen Übergangs verkleinert. (aus [5]) **b** Bei der Kolposuspension (hier Modifikation nach Burch) wird die Vagina rechts und links des intraabdominalen Teils der Urethra und des Blasenhalses mit schwer oder nicht resorbierbaren Fäden durchstochen und am Cooper-Ligament (Lig. pectineale) rechts und links fixiert. Dadurch wird die Urethra hoch und wieder intraabdominal gezogen. (nach Käser et al., [14])

---

das Anlegen eines Miktionstagebuchs (s. S. 251f) sinnvoll.
Um festzustellen, ob die Harnkontinenz durch eine reine Deszensusoperation behoben werden kann, sollte man bei gleichzeitigem Deszensus ein Arabin-Pessar einsetzen (s. S. 248).

Liegt eine behandlungsbedürftige Harnkontinenz vor, so ist eine Abgrenzung der verschiedenen Inkontinenzformen Voraussetzung für eine angepaßte Therapie.

Jeder Behandlung, insbesondere einer Operation muß eine sorgfältige Aufklärung der Patientin vorausgehen, die nicht nur auf die verschiedenen Operationstechniken und deren Erfolge und Nebenwirkungen im allgemeinen eingeht, sondern auch die in der speziellen Abteilung erzielten Therapieergebnisse und Komplikationen darstellt.

Therapie der Streßinkontinenz: Nur wenn eine *konservative Therapie* patientenorientiert ausgeschöpft ist, d.h., wenn mindestens 3 Monate Physiotherapie, ein Trink- und Miktionstraining und eine Östrogentherapie nicht zum Erfolg geführt haben, eine Infektsanierung abgelaufen ist und wenn bei gleichzeitigem Deszensus das Resultat der Pessarbehandlung bekannt ist, ergibt sich die Indikation zur Operation. *Ziel der Operation* ist es, die proximale Urethra wieder in den abdominalen Druckbereich zu verlagern und den vesikourethralen Winkel wiederherzustellen (**15.6 a**).
Obwohl Deszensus und Streßinkontinenz typischerweise miteinander verbunden sind, ist die gebräuchlichste Operation zur Behandlung des Deszensus die vaginale Hysterektomie „mit vorderer und hinterer Plastik" (Kolporrhaphie mit sog. Diaphragmaplastik, s. S. 248), meist nicht geeignet, eine typische Streßinkontinenz auf Dauer zu heilen. Die Operation der Wahl zur Therapie der

Streßinkontinenz ist die *Kolposuspension (Zystourethropexie) in der Modifikation nach Burch*. Dabei wird von abdominal her die Scheidenfaszie rechts und links der Urethra und des Blasenhalses durch eine Naht fixiert und beiderseits an das Cooper-Ligament (Lig. pectineale) genäht (👁 **15.6b**).

Diese Operation ist sehr häufig auch zur *Therapie einer hypotonen Urethra* geeignet. Reicht sie nicht aus, so muß die Urethra mit einer Schlinge nach oben gezogen werden.

Bei den verschiedenen Kombinationen von Streßinkontinenz und Deszensus ergibt sich ein unterschiedliches operatives Vorgehen, welches sich am Urethrastreßprofil und an der Morphologie orientiert (👁 **15.5**).

Therapie der Urgeinkontinenz: Da die Urgeinkontinenz auf einer gesteigerten Detrusoraktivität beruht, läßt sich diese nicht durch eine operative Therapie behandeln, höchstens verschlimmern. Die Therapie muß sich nach den verschiedenen Ursachen richten und wird meist medikamentös erfolgen. Sind Tumoren ausgeschlossen und ist eine Entzündung behandelt, so ist die konsequente Östrogentherapie der wichtigste Teil der Behandlung. Im Mittelpunkt der persönlichen Kontrolle steht das sog. Blasentraining mit dem willentlichen Ziel, die Miktionsintervalle zu verlängern, dokumentiert durch einen Miktionskalender. Zusätzlich verordnet man evtl. ein Blasensedativum (Spasmolytikum, Anticholinergikum, z.B. Buscopan, Valium, Librium). Die zentralnervös bedingte funktionelle Inkontinenz sollte psychotherapeutisch behandelt werden.

Therapie der Überlaufinkontinenz: Steht die Detrusorinaktivität im Vordergrund und ist eine mechanische oder funktionelle Abflußbehinderung ausgeschlossen, so sind Parasympathikomimetika (z.B. Doryl, Mestinon, Ubretid) indiziert. Bestehen Dyssynergien, so können das α-Sympathikolytikum Dibenzyran oder zentral wirksame Muskelrelaxantien wie Lioresal eingesetzt werden.

Harnfisteln

Harnfisteln sind durch einen fast kontinuierlichen Urinabgang aus der Scheide gekennzeichnet. Als Ursachen kommen in Frage:

➤ Trauma (der Harnabgang wird bereits in den ersten Stunden nach dem traumatisierenden Ereignis bemerkt):
   – geburtshilfliche Operation, „schwere" Geburt,
   – gynäkologische Operation,
   – Pfählungsverletzung.

➤ Nekrose (die Inkontinenz tritt nach einem symptomfreien Intervall von meist mehreren Tagen auf, wenn das geschädigte Gewebe nekrotisch wurde und abgestorben ist):
   – Tumordurchbruch in die Blase (s. S. 198, 237),
   – nach einer Strahlentherapie (s. S. 237f),
   – nach „schwerer", langdauernder Geburt,
   – nach geburtshilflicher Operation,
   – nach gynäkologischer Operation.

⚠ Die immer notwendige Operation sollte von einem besonders erfahrenen Operateur durchgeführt werden.

Literatur

In der Zeitschrift „Der Gynäkologie" Springer, Heidelberg erschienen folgende Themenhefte:
Streßharninkontinenz und Deszensus genitalis – aktueller Stand (1996) 29: Heft 8
Neue operative Techniken in der Gynäkologie und Geburtshilfe (2000) 33: Heft 4
Beckenboden (2001) 34: Heft 1

Beck, L.: Gynäkologische Urologie. In: Käser, O. et al. (eds): Gynäkologie und Geburtshilfe. Thieme, Stuttgart 1985

Beck, L.: Intra- und postoperative Komplikationen in der Gynäkologie. Thieme, Stuttgart 1979

Bump, R.C., Mattiason, A., Bo, K. et al.: The standardisation of terminology of female pelvic organ prolapse and pelvic floor dysfunction. Am J Obstet Gynecol (1996) 175: 10–17

Eberhardt, J., Kölbl, H., Kranzfelder, D. et al.: Empfehlungen der Arbeitsgemeinschaft Urogynäkologie zu urogynäkologischer Diagnostik und Therapie. Frauenarzt 34 (1993) 402–408

Käser, O., Iklé, F.A., Hirsch, H.A.: Atlas der gynäkologischen Operationen. 4. Aufl. Thieme, Stuttgart 1982

Kaiser, R., Pfleiderer, A.: Lehrbuch der Gynäkologie 16. Aufl. Thieme, Stuttgart 1989

Melchior, H.: Urologische Funktionsdiagnostik. Thieme, Stuttgart 1981

Petri, E.: Gynäkologische Urologie. 2. Aufl. Thieme, Stuttgart 1996

Petri, E.: Urogynäkologische Diagnostik vor konservativer und operativer Therapie. Gynäkologe 30 (1997) 447–455

Viereck, V., Peschers, U., Singer, M., Schüßler, B.: Metrische Quantifizierung des weiblichen Genitalprolapses: Eine sinnvolle Neuerung in der Prolapsdiagnostik? Geburtsh. u. Frauenheilk. 57 (1997) 177–182

16 Entstehung einer Schwangerschaft

M. Breckwoldt

Physiologie von Sexualverhalten und Sexualakt

A. Pfleiderer

Zum Gebiet der Frauenheilkunde gehört die Sexualberatung und damit die Kenntnis der physiologischen Vorgänge beim Geschlechtsverkehr. Sie bildet die Voraussetzung, psychosexuelle Störungen der Frau zu erkennen und zu behandeln. Dabei sollte man jedoch nicht den Fehler machen, die Sexualität auf das Gelingen oder Mißlingen des Geschlechtsverkehrs zu reduzieren. Bei der Frau, mehr als beim Mann, ist der Verkehr lediglich ein Teil des sexuellen Empfindens. Das emotionale Alltagsleben und -erleben ist für die Frau fast noch wichtiger als für den Mann. Nachfolgend werden die physiologisch-vegetativen Vorgänge des sexuellen Empfindens dargestellt.

Psychologische Gesichtspunkte

Der Sexualverkehr realisiert sich als ein gemeinsames psychophysisches Streben zweier Menschen nach Vereinigung innerhalb einer Partnerbeziehung. Es gibt aber Behinderungen seitens des einen oder des anderen Partners, die ein volles „Einswerden" prinzipiell unterbinden und eine Störung der Beziehung auch für den ursprünglich nicht betroffenen Partner bedingen.

Annäherung der Partner und erogene Zonen

Jede menschliche Liebesregung und Werbung beginnt mit **Phantasien** sehr verschiedener Art über den Partner, die mit direkten Sexualvorstellungen verbunden sein können. Die Annäherung zweier Liebespartner erfolgt in Berührung und Kontakten, vorzugsweise über die **erogenen Zonen**. Bei der Frau sind dies mit unterschiedlicher Reizschwelle z.B. die Ohrläppchen, der Nacken, der Mund, die Brustwarzen, die Haut über den Rückenwirbeln, die periumbilikale Region, die Innenseite der Oberschenkel, der Mons pubis und das Perineum.
Die erogenen Zonen des Mannes sind vorwiegend der Mund, die Brustgegend, die Innenseite der Oberschenkel und das Skrotum. Die Ansprechbarkeit differiert sowohl zwischen den Geschlechtern, als auch interindividuell. Die Liebe, die durch die Haut geht, ist eine ureigene menschliche Erfahrung aus der frühesten Stufe der psychosexuellen Entwicklung.
Diese Verhaltensmuster sind **prägenitale Triebstrebungen** und dienen der Erzeugung einer sexuellen Vorlust beim Liebesspiel der Partner. Damit verbinden sich bei Erwachsenen selbstverständlich meist komplexe seelische Vorgänge und differenzierte, individuelle Gefühle, die auch die persönliche Zärtlichkeit, Rücksichtnahme und das seelisch-geistige Aufeinanderabgestimmtsein mit bedingen.

Physiologische Reaktionsphasen des Sexualzyklus

Die physiologischen Reaktionen des männlichen und weiblichen Organismus verlaufen im Prinzip gleichartig. Im Zuge der sexuellen Stimulierung treten mit zunehmender sexueller Erregung Phänomene auf, die auf Vasokongestion und Zunahme des Muskeltonus zurückzuführen sind. Eine Vasokongestion ist eine Blutgefäßfüllung mit Abflußbehinderung, wie sie für die Füllung der Schwellkörper typisch ist.
Geschlechtsunterschiede bestehen in anatomischer Hinsicht und in dem zeitlich verschiedenen Erregungsablauf. Die physiologischen Reaktionen nach einer sexuellen Stimulation lassen sich für beide Geschlechter in 4 Phasen einteilen, die fließend ineinander übergehen (👁 **16.1**):
➤ Erregungsphase,
➤ Plateauphase,
➤ Orgasmusphase,
➤ Auflösungsphase.

Die **Erregungsphase** entwickelt sich als Folge lokaler somatogener oder/und psychogener Stimulation. Sie stellt die längste der 4 Phasen dar. Sie kann je nach Ausgestaltung des Liebesspiels nach Belieben ausgedehnt, ebenso aber jederzeit unterbrochen werden. Wird die Stimulation aufrechterhalten und die sexuelle Spannung erhöht, so geht die Erregungsphase in die **Plateauphase** über. Die Plateauphase leitet spontan und unwillkürlich zum Stadium des Orgasmus bzw. der Ejakulation über. Die **Orgasmusphase** dauert nur wenige Sekunden. Danach folgt die **Auflösungsphase**. Bei fortgesetzter Stimulation kann die Frau von jedem Punkt der Auflösungsphase aus einen neuen Orgasmus erleben. Beim Mann setzt dagegen nach der Ejakulation eine *refraktäre Periode* ein, die ablaufen muß, bevor eine neue Plateauphase erreicht werden kann. Diese refraktäre Phase kann auch durch Stimulationsversuche nicht unterbrochen werden. Infolgedessen erreicht der Mann erst nach deren Abklingen, d.h. viel langsamer als die Frau, die neue Plateauphase.

16.1 Sexuelle Reaktionszyklen

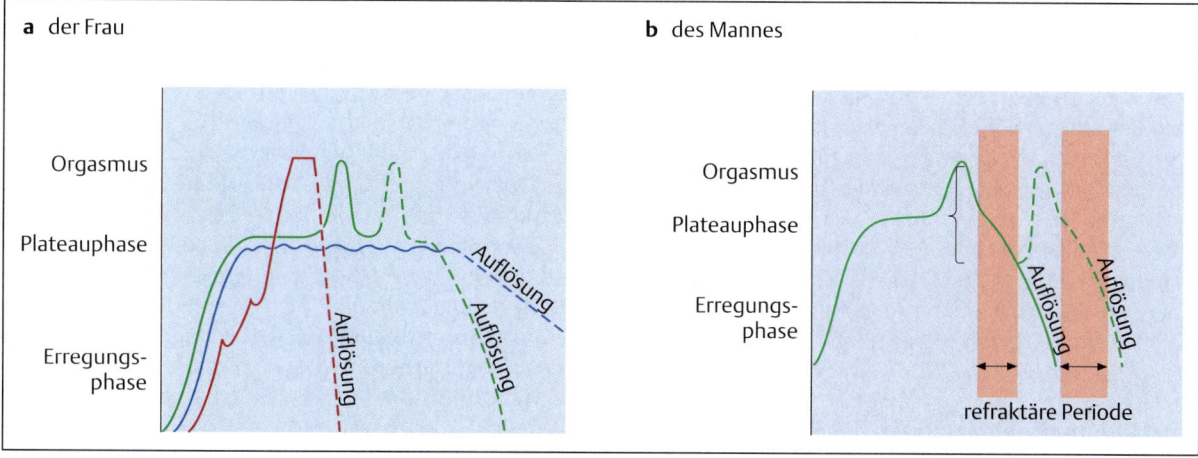

a Bei der Frau können die Reaktionszyklen in sehr unterschiedlicher Weise ablaufen. So kann sich an die Erregungsphase direkt, ohne eine ausgeprägte Plateauphase, ein Orgasmus anschließen (rot). Es können aber auch nach der Plateauphase mehrere Orgasmen aufeinanderfolgen (grün). Ein Reaktionszyklus ohne Orgasmus kann ebenfalls als erfüllend empfunden werden (blau). **b** Im Gegensatz dazu ist der Ablauf beim Mann erheblich regelhafter. Mit zunehmender Anzahl der Orgasmen verlängert sich die refraktäre Phase, in der keine erneute Plateauphase erreicht werden kann. (nach Masters und Johnson)

Physiologische Reaktionen der Sexualorgane der Frau

Der Vergrößerung des Penis als Folge der Blutfülle der Schwellkörper entspricht bei der Frau das **Anschwellen des weiblichen Genitales**. Durch die Vergrößerung der Schwellkörper und die Tonussteigerung der Mm. bulbospongiosi nehmen die Labia majora bei Nulliparen am Ende der Erregungsphase ebenfalls an Umfang zu und werden gestrafft. Bei Frauen, die Kinder geboren haben, ist dieser Effekt infolge geburtshilflicher Narben weniger ausgeprägt oder fehlt.

Die **Bartholin-Drüsen** (Glandulae vestibulares majores) sezernieren in der Erregungsphase enige Tropfen eines mukoiden Sekrets in Abhängigkeit von der Dauer und der Intensität der Erregungsphase. Das Sekret macht den Introitus gleitfähiger.

Die **Klitoris** dient allein der Rezeption und Transformation sensibler Reize. Die Glans clitoridis erfährt nur eine geringfügige Schwellung.

Dagegen zeigt das Corpus clitoridis mit seinen Corpora cavernosa in der Erregungsphase eine vasokongestive Schwellung auf indirekte Stimulation. Eine eigentliche Erektion der Klitoris findet nicht statt.

Der Zugang der **Vagina** ändert sich bereits in der Erregungsphase in charakteristischer Weise. 10–20 Sekunden nach Beginn der Stimulation setzt eine Transsudation ein. Die Transsudation ist auch bei Frauen nach vorangegangener Hysterektomie und in der Postmenopause vorhanden. Sie erfolgt weitgehend unabhängig von der Ovarialfunktion und tritt selbst bei künstlicher Vagina auf. Der physiologische Säuregehalt der Scheide (∼ pH-Wert 4,0) wird durch das Transsudat nur unwesentlich abgeschwächt (bis zum pH-Wert 4,2).

In der Erregungsphase und noch mehr in der Plateauphase erweitern und verlängern sich die oberen zwei Drittel der Vagina. Im unteren Drittel tritt nur eine geringe Erweiterung während des Erregungsstadiums auf. Mit dem Übergang zur Plateauphase entwickelt sich dort eine ausgeprägte lokale vasokongestive Reaktion mit ödematöser Durchtränkung und Ausbildung eines Gewebepolsters, das als *orgastische Manschette* bezeichnet wird. Die Größe des Gliedes ist in Relation zur Länge der Scheide unter normalen physiologischen Bedingungen bedeutungslos. Selbst die kleinste Scheide kann sich genügend dehnen, um den größten Penis aufzunehmen. Auch nach einer Hysterektomie bleibt die Länge der Vagina ausreichend. Nach Entfernung einer mehr oder weniger großen Scheidenmanschette (Operation nach Wertheim oder Schauta) oder nach einer intravaginalen oder intrauterinen Radiumbehandlung kann die Dehnbarkeit der Vagina allerdings beeinträchtigt sein.

Der **Uterus** wird während der späteren Erregungsphase und der Plateauphase eleviert. Dies dürfte durch die Vasokongestion im gesamten kleinen Becken, vornehmlich der Gefäße in den Ligg. lata, bedingt sein.

Der **Orgasmus** wird ohne bewußte Lokalisation tief im unteren Becken, im Klitorisschaft, in der Scheide und im Uterus empfunden. Der erhöhte Muskeltonus erreicht seinen Höhepunkt in Konvulsionen, die die Uterus- und Becken-, aber auch die gesamte Körpermuskulatur in unterschiedlicher Stärke und Dauer erfassen.

> Der Verlust des Uterus hat *keine* Rückwirkung auf die Auslösung des Orgasmus.

Die Sinnesempfindungen, insbesondere die Schmerzempfindungen, sind während des Orgasmus herabgesetzt. In der Auflösungsphase bilden sich die einzelnen Phänomene in der Reihenfolge ihres Auftretens zurück. Auch **extragenital** laufen während des Sexualzyklus Reaktionen ab: Das Volumen der *Brust* nimmt durch Gefäßerweiterungen im Laufe der verschiedenen Phasen etwas zu. Die Brustwarzen werden unterschiedlich erigiert, zum Teil auch beim Mann.

Durch Kapillarerweiterung kann sich während der Plateauphase ein Erythem bilden, das sich von den Brüsten über den Brustkorb erstreckt und auf die Flanken und den Rücken übergeht („sex-flush").

Physiologische Reaktionen der Sexualorgane des Mannes

Beim Mann bestehen im Vergleich zur Frau neben Unterschieden in anatomischer Hinsicht auch solche im zeitlichen Erregungsablauf. Die erste genitale Reaktion des Mannes auf eine sexuelle Stimulation ist die **Erektion des Penis**. Diese erfolgt individuell unterschiedlich, oft schon bei geringer Stimulierung. Im Laufe der Erregungsphase nimmt der Penis an Länge und Umfang zu. Die Größe des erigierten Penis entscheidet nicht über die Qualität des männlichen und weiblichen Orgasmus. Die Erregungsphase kann auch beim Mann willkürlich unterbrochen oder verlängert werden. Ablenkung durch andere sensuelle Reize kann den Penis trotz weitergeführter Stimulation erschlaffen lassen. Während der Plateauphase nimmt die Erektion weiter zu und die **Glans penis verfärbt sich** unter Erweiterung der Venenplexus blaurot. Für den Mann hat eine Zirkumzision keinen Einfluß auf die Reizschwelle der Glans penis. In der **Orgasmusphase** erfolgt die **Ejakulation** durch regelmäßige Kontraktionen der Mm. sphincter urethrae, bulbospongiosus, ischiocavernosus und der transversalen perinealen Muskeln. Nach den ersten 3–4 starken Kontraktionen verringern sich Frequenz und Intensität bei zunehmendem Intervall. Der Mann empfindet den Orgasmus ganz ausgeprägt im Penis, weniger in der Gegend der Prostata und Samenblase. Erhöhung des Tonus der Muskulatur mit Konvulsionen und Beeinträchtigungen der Sinnesempfindungen laufen in ähnlicher Weise wie bei der Frau ab. In der **Auflösungsphase** klingt die Erektion allmählich ab, und der Penis geht über eine Teilerektion in die schlaffe Form über.

Allgemeinreaktionen: Einige Allgemeinreaktionen sind bei Mann und Frau identisch. Mit zunehmender Erregung kommt es zu einer Steigerung der *Atemfrequenz* und auch der Atemtiefe von der Plateauphase ab. Parallel dazu nehmen die *Herzfrequenz* und das Schlagvolumen zu. Der systolische *Blutdruck* steigt während des Orgasmus um 20–40 mmHg an, gelegentlich nimmt auch der diastolische Blutdruck in gleichem Ausmaß zu.

Normales Sexualverhalten von Frau und Mann

In der Regel ist der Mann leichter sexuell erregbar und erreicht den Orgasmus (d.h. die Ejakulation) früher als die Frau. Bei ihr kommen die Abläufe schwieriger in Gang und entfalten sich langsam. Sie reagiert nicht in gleichem Maße auf visuelle erotische Reize und erreicht den Orgasmus meistens erst durch die direkte, genitale Stimulation und die emotionale Zustimmung. Alle Phasen der sexuellen Reaktion sind durch das aktuelle psychische Befinden und die emotionale Qualität der Partner-Beziehung störanfälliger als beim Mann, der mehr genitalzentriert erlebt. Anlaß zur Klage über eine vermeintliche Störung der Sexualbeziehung ist gelegentlich der nichtsynchrone Ablauf von Ejakulation und weiblichem Orgasmus. In der Regel ergibt sich ein *synchroner Ablauf* nicht spontan, sondern setzt als Lernprozeß die wechselseitige Wahrnehmung der Wünsche und Befindlichkeit der Partner und partnerbezogenes Üben voraus.

Sexualverhalten und Reaktionsablauf in Abhängigkeit vom Alter

Die **Kohabitationsfähigkeit** variiert. Als Mittelwert wird im Alter von 30–40 Jahren eine Frequenz von 1–4 Kohabitationen pro Woche angenommen.

Die Häufigkeit sinkt im steigenden Lebensalter. Die **Libido** nimmt **bei der Frau** im fertilen Alter bis zum 35. Lebensjahr zu, bleibt dann annähernd konstant bis zum 45. Lebensjahr und besteht bis weit in die Zeit der Postmenopause bei vollerhaltener **Orgasmusfähigkeit**. Die Befreiung von der Angst vor einer Konzeption, der gesicherte soziale Status und die geringere Belastung in Haushalt und Beruf können für die ältere Frau u. a. Gründe dafür sein, daß sogar eine vorübergehende Steigerung eintritt. Das Nachlassen der Ovarialfunktion hat also keinen unmittelbaren Einfluß auf die sexuelle Aktivität.

Die als Folge der versiegenden Östrogenproduktion einsetzende **Involution der Genitalorgane** kann sich jedoch mit der Zeit nachteilig bemerkbar machen. Vasokongestion und Muskeltonus nehmen allmählich ab, die Dehnbarkeit und die Transsudation der Scheidenhaut lassen nach, und das atrophische Scheidenepithel wird vulnerabel. Die einzelnen Phasen des Sexualzyklus laufen verzögert an. Im Orgasmus kommt es eher zu Schmerzen im Rücken, bedingt durch die nachlassende Turgeszenz und Elastizität des Gewebes. Die Urethra wird leichter irritiert, und Dysurie kann die Folge sein. Altersbedingte lokal-anatomische Kohabitationsbeschwerden der Frau lassen sich durch eine Östrogenbehandlung günstig beeinflussen.

Beim Mann besteht ein **Libidogipfel** zwischen dem 20. und 30. Lebensjahr. Besonders starke geistige und auch körperliche Überbelastung dämpfen die Libido. Der

Mann behält seine Kohabitationsfähigkeit bis ins höhere Alter.

Mit der Zeit machen sich jedoch das Nachlassen der Kongestion und des Tonus sowie eine Verlangsamung des Reaktionsablaufes bemerkbar. Insgesamt läßt sich sagen, daß bei Frau und Mann sexuelle Aktivität und Reaktionsfähigkeit zwar abnehmen, die Libido aber dennoch häufig bis ins hohe Alter erhalten bleibt.

Vorbereitung der Gameten

M. Breckwoldt

Die Spermatozoen (reife Spermien) und Oozyten (Synonym: Eizellen) werden als Gameten (Synonym: Geschlechtszellen) bezeichnet.

Die **Spermatozoen** (👁 **16.2**) entwickeln sich in den Testes aus den Spermatogonien (Synonym: Ursamenzellen). Sie sind mit einer Gesamtlänge von 50–60 µm und einer Länge des Kopfes von 4–5 µm die kleinsten Zellen des menschlichen Organismus. Ein reifes Spermatozoon besteht aus Kopf und Hals sowie dem für die Eigenmotilität verantwortlichen Verbindungsstück und dem Schwanz.

Im Verlauf der Kohabitation werden 2,5–6,0 ml Ejakulat, welches die Spermatozoen enthält, im hinteren Scheidengewölbe **deponiert**. Die Samenflüssigkeit, das *Seminalplasma*, stammt zum überwiegenden Teil aus der Prostata und den Bläschendrüsen. In ihr sind bei Normospermie 60–120 Mio. Spermatozoen/ml sowie Spermiogenesezellen, wenige Leukozyten und Makrophagen enthalten. Insgesamt finden sich im normalen Ejakulat 120–200 Mio. Spermien, die zu über 60% normal ausgebildet und normal beweglich sein sollen.

Aus diesem Ejakulationspool heraus erfolgt die **Spermatozoenaszension** bis in die Tube. Die östrogenabhängige Verflüssigung des zervikalen Schleimpfropfes (👁 **5.11**, S. 59) ermöglicht es, daß innerhalb von ca. 90 Minuten bis zu einige Millionen Spermatozoen bis in den Zervikalkanal vordringen. Der Schleimpfropf wirkt wie ein *Filter*, der atypische Spermatozoen an der Aszension hindert. Zusätzlich ist die Zervix ein *Reservoir*, das über ca. 3 Tage nach und nach Spermatozoen in das Uteruskavum abgibt. Hier kann mit einer Überlebensdauer der Spermatozoen von bis zu 96 Stunden gerechnet werden. Die Eigenbeweglichkeit ermöglicht es den Spermien, bis zum Ostium uterinum tubae vorzudringen (die ersten Spermatozoen sind 5 Minuten nach der Ejakulation in der Tube nachweisbar).

Der Tubeneingang ist unter Östrogeneinfluß durch ein Schleimhautödem funktionell verschlossen. Nur der postovulatorisch im Isthmus tubae vermehrt gebildete Mukus stellt eine Verbindung zum Uterus her und ermöglicht den Spermien den Eintritt in die Tuben. Die Mukusansammlung im Isthmus lähmt in dieser Region den Zilienschlag, gegen den die Spermien nicht „anschwimmen" könnten. In der Grenzschicht zwischen Mukuspfropf und dem tubenwärts gerichteten Flüssigkeitsstrom wird die Eizelle durch die unkoordinierten Tubenkontraktionen rotiert und zwischen den Falten der Tubenmukosa hin und her bewegt.

Eine wichtige Voraussetzung für die *Imprägnation,* d.h. das Eindringen des Spermatozoonkopfes durch die Zona pellucida in die Eizelle, ist die **Reifung der Spermatozoen** während der Aszension. Kommen Spermatozoen mit Zervixschleim in Kontakt, werden Imprägnationsinhibitoren des Seminalplasmas neutralisiert. Dies ermöglicht den Entzug von Cholesterin aus der Zellwand der Spermien. Ohne diese sog. *Kapazitation* ist die Akrosomenreaktion (s.u.) nicht möglich.

Die **Oozyte** (👁 **16.3a**) ist mit einem Durchmesser von 120 µm die größte Zelle des Menschen. Sie besteht aus:
➤ Zellkern (Synonym: Keimbläschen) mit chromatinreichem Nukleolus,
➤ Ooplasma (Synonym: Dotter; dient als Energiespender),
➤ Zona pellucida (Synonym: Oolemna): glasklare, an Mukopolysacchariden reiche Hülle.

Die Eizelle wird bei der Ovulation aus dem Graaf-Follikel mit der Follikelflüssigkeit und umgeben von der Corona radiata, einem Kranz aus Zellen des Cumulus oophorus, in die Tube abgegeben.

Ein wesentlicher Vorgang im Verlauf der Ovulation ist der sog. **Eiabnahmemechanismus der Tube** (👁 **16.4**). Das Fimbrienende stülpt sich kurz vor der Ovulation, wahrscheinlich chemotaktisch gesteuert, über den sprungreifen Follikel, der die Oberfläche des Ovars vorwölbt.

👁 **16.2 Spermatozoon**

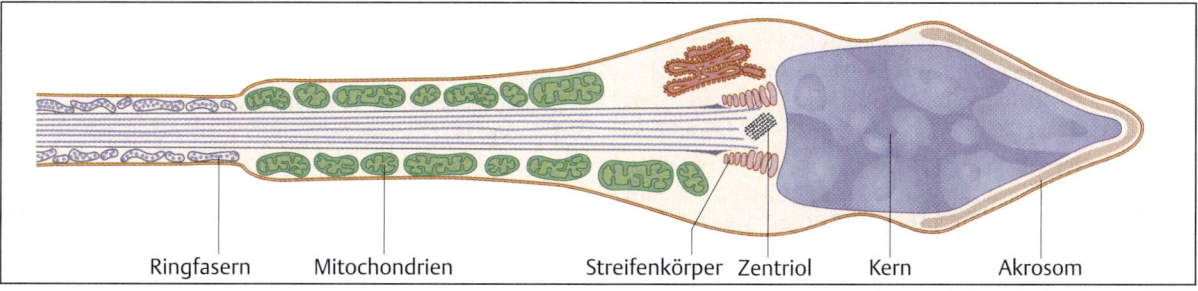

Ringfasern   Mitochondrien   Streifenkörper   Zentriol   Kern   Akrosom

Darstellung eines menschlichen Spermatozoons, dessen Schwanzstück aber nicht in voller Länge gezeichnet ist.

16 Entstehung einer Schwangerschaft

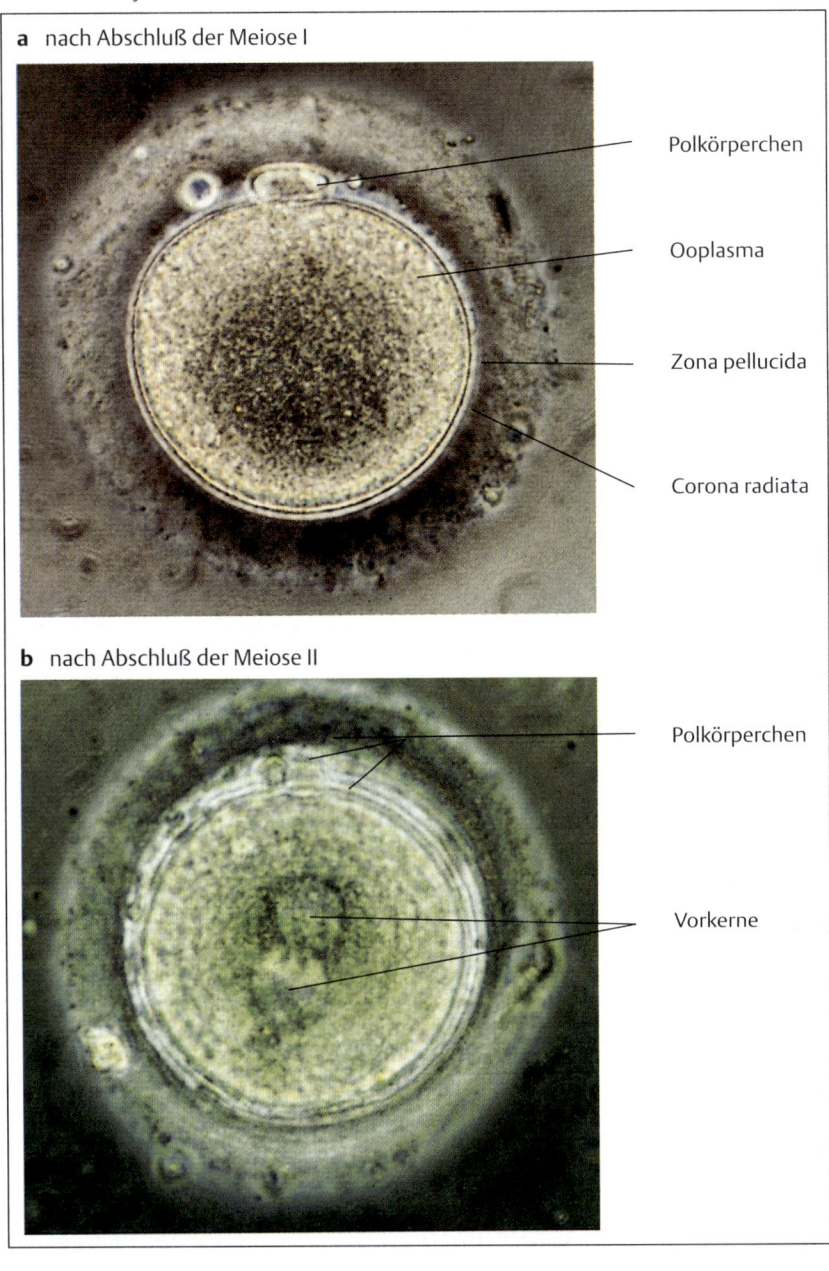

👁 16.3 Oozyte

a nach Abschluß der Meiose I
— Polkörperchen
— Ooplasma
— Zona pellucida
— Corona radiata

b nach Abschluß der Meiose II
— Polkörperchen
— Vorkerne

a Im mikroskopischen Bild ist eine menschliche reife Eizelle zu erkennen, die als Zeichen der abgeschlossenen ersten Reifeteilung ein Polkörperchen trägt. Das Zytoplasma ist homogen farblos. **b** Nach der Imprägnation mit einem Spermium vollendet die Eizelle die zweite Reifeteilung: es taucht ein zweites Polkörperchen auf. Das genetische Material wird zunächst in sog. Vorkernen gesammelt, die aufeinander zu wandern und schließlich verschmelzen. Mit der Neugruppierung der Erbinformation ist das neue Individuum geschaffen und die Fertilisation der Eizelle abgeschlossen. (aus [15])

Auf diese Weise wird garantiert, daß die Oozyte mit der Follikelflüssigkeit in die Tube gelangt, die für die Spermatozoenaszension bedeutsam ist (s.o.).
Die zeitliche **Befruchtungsfähigkeit der Gameten** wird für die Spermatozoen nach der Ejakulation mit 2–3 Tagen, für die Oozyte nach der Ovulation mit ca. 12 Stunden angenommen. Diese begrenzte Möglichkeit der Imprägnation (= Eindringen des Spermatozoonkopfes in die Oozyte) hat sowohl Bedeutung im Rahmen der Sterilitätsbehandlung als auch für die Vermeidung ungewollter Schwangerschaften. Man geht davon aus, daß eine Schwangerschaft nur dann entstehen kann, wenn die Kohabitation ± 2 Tage um die Ovulation herum erfolgt.

Befruchtung

Synonyme: Fertilisation, Konzeption

Spermatozoen und die von einem Zellkranz des Cumulus oophorus umgebene Oozyte treffen etwa 12 Stunden nach der Ovulation im ampullären Teil der Tube aufeinander. Sobald ein Spermatozoon auf die die Oozyte umgebende *Zona pellucida* (👁 **16.3a**) trifft, wird die *Akrosomenreaktion* initiiert: mit Hilfe der lytischen Wirkung von Acrosin und der drillbohrerartigen Eigenbewegung kann sich das Spermium zur Eizelloberfläche vorarbeiten. Unmittelbar nach dem Eindringen des Spermiums in die Oozyte verändert sich die Zona pellucida so, daß

16 Entstehung einer Schwangerschaft

👁 **16.4** Eiabnahmemechanismus

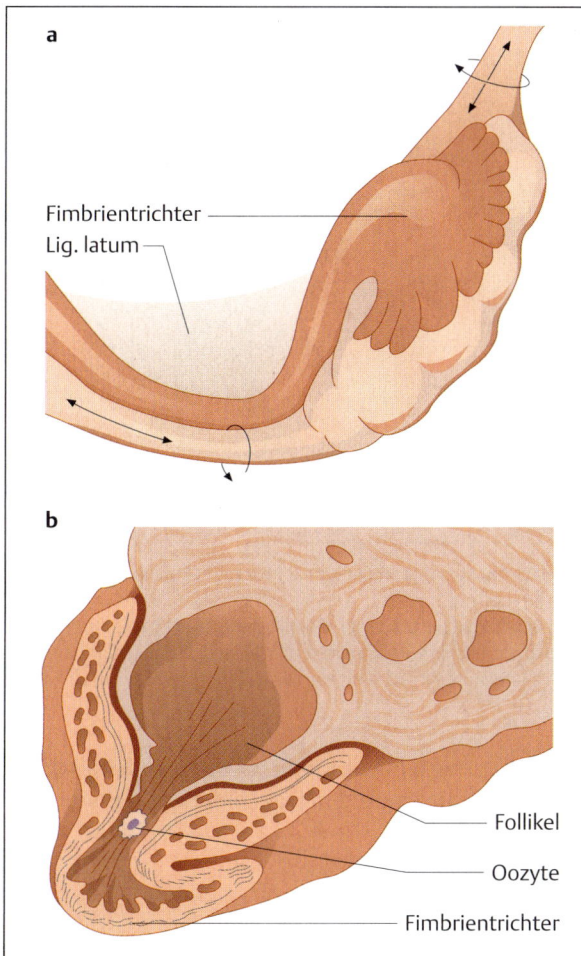

a Das Fimbrienende stülpt sich, wahrscheinlich chemotaktisch gesteuert, über den sprungreifen Follikel. Das Ovar hat sich dabei an seinen Bändern um die Längsachse gedreht. **b** Der im Schnitt dargestellte Follikel ist eröffnet und vom Fimbrientrichter umgriffen. Die Oozyte wird mit der Corona radiata und der Follikelflüssigkeit von der Tube aufgenommen.

sie für weitere Spermien undurchdringbar wird (sog. Polyspermiebarriere).

Konjugation, Frühentwicklung in der Tube

Unmittelbar nach der Ovulation ist die *1. Reifeteilung* (Meiose I), die bereits im Fetalleben beginnt, in der Oozyte abgeschlossen (s. auch 👁 **1.2**, S. 2). Dies ist die sog. Reduktionsteilung, bei der sich homologe Chromosomen voneinander trennen und sich somit der Chromosomensatz halbiert. Die *2. Reifeteilung* (Meiose II) wird erst durch den Kontakt mit dem Spermatozoon ausgelöst. Bei dieser sog. Äquatorialteilung teilen sich die Chromosomen in die Chromatiden auf. Durch die Verschmelzung der beiden Gametenkerne, die **Konjugation**, wird der für den Menschen typische diploide Chromosomensatz mit 46 Chromosomen wiederhergestellt (👁 **16.3 b**).

Zu diesem Zeitpunkt erfolgt auch die **Geschlechtsdeterminierung** in Abhängigkeit von der Penetration eines Y-chromosomtragenden Androspermatozoons bzw. eines X-chromosomtragenden Gynospermatozoons in die Oozyte. Die bei der Geburt vorhandene sog. *Sexratio* von 105 Knaben : 100 Mädchen hat verschiedene Gründe: Bei einer anzunehmenden Gesamtverlustrate befruchteter Eizellen von 60% (!) wird ein stärkerer Verlust weiblicher Zygoten angenommen.

Nach der Konjugation wird die Oberfläche der Zygote sehr schnell enzymatisch von den Resten der Corona radiata befreit. Zugleich beginnen die mitotischen Zellteilungen (👁 **16.5**), so daß nach 12–36 Stunden das Zweizellstadium, nach 40–48 Stunden das Vierzellstadium und nach 48–62 Stunden das Achtzellstadium bei einer Oberflächenvergrößerung der Zygote um nur etwa 25% hergestellt ist. Nach 60–72 Stunden ist dann die aus 32 Zellen bestehende **Morula** entstanden.

Etwa am 4. Tag p.c. (post conceptionem) wandelt sich die Morula in einen flüssigkeitsgefüllten Hohlraum, die **Blastozyste**, um. Es kommt zu ersten Differenzierungen in eine äußere *Trophoblastschicht* und den im Inneren wandständig liegenden, knotenförmigen *Embryoblasten* (👁 **16.6 a**). Zu dieser Zeit erreicht das Schwangerschaftsprodukt vorwiegend unter dem Einfluß der Tubenperistaltik das Cavum uteri.

> Am koordinierten Blastozystentransport in der Tube sind Zilienschlag der Flimmerepithelien, Sekretstrom und Peristaltik der Tubenmuskulatur beteiligt.

Versorgung des befruchteten Eies

Der hohe Energiebedarf des befruchteten Eies wird in dieser Phase nur zum Teil aus dem Ooplasma (👁 **16.3 a**) gedeckt. Bereits während der Wanderung durch die Tube ist die Zygote in der Lage, Sauerstoff und energieliefernde Stoffe aus dem Tubensekret aufzunehmen.

Implantation

Eine breitflächige Verklebung der Blastozyste mit dem Endometrium, bevorzugt in den oberen Anteilen der Uterushinterwand, leitet die Implantation ein (👁 **16.6 a**). Enzymatische Vorgänge ermöglichen dem Trophoblasten, in das prägravide aufgelockerte Endometrium vorzudringen. Diese **Zotteninvasion** läßt eine Grube entstehen, in die das Schwangerschaftsprodukt gleichsam nach und nach hineinsinkt, bis sich schließlich das Implantationsbett zum Kavum hin wieder verschließt (👁 **16.6 b, c**). Die mit einer „Verletzung des Endometriums" einhergehende Implantation läßt selten

16.5 Furchungsteilungen der Eizelle

a Zweizellstadium

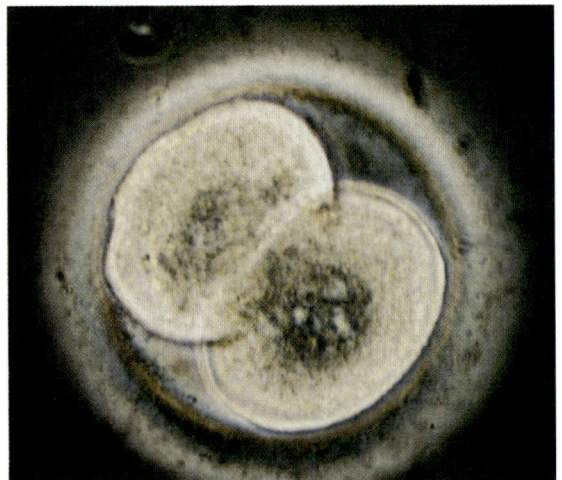

b Vierzellstadium

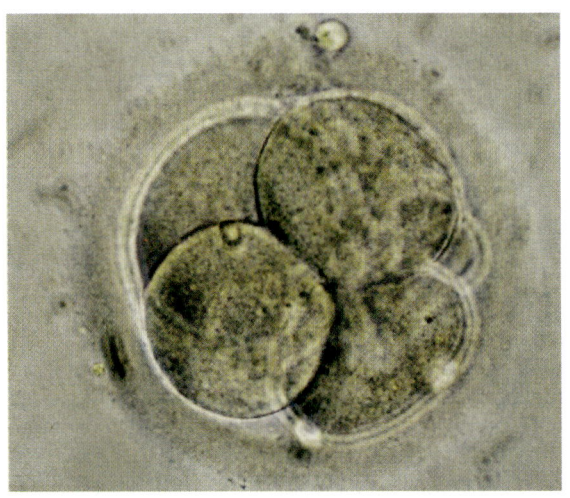

c Achtzellstadium

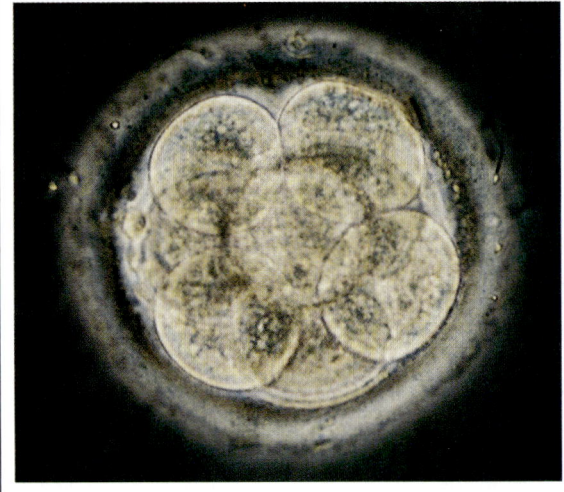

a Etwa 30 Stunden nach der Befruchtung der Eizelle hat sich die Eizelle das erste Mal geteilt: innerhalb der Zona pellucida zeigen sich zwei Blastomeren. **b** 10 Stunden später ist die zweite Furchungsteilung abgeschlossen. **c** In diesem Fall hat sich der Embryo bereits nach insgesamt 48 Stunden zum dritten Mal geteilt. (aus [15])

um den 23. Tag p.m. (post menstruationem) eine leichte vaginale Blutung auftreten (sog. Nidationsblutung).

Plazentation

Der **Trophoblast** bildet im weiteren Verlauf das Versorgungsorgan des Embryos. Für das Verständnis dieser sog. **Plazentation** sind 3 zugleich ablaufende Vorgänge wichtig:

16.6 Nidation

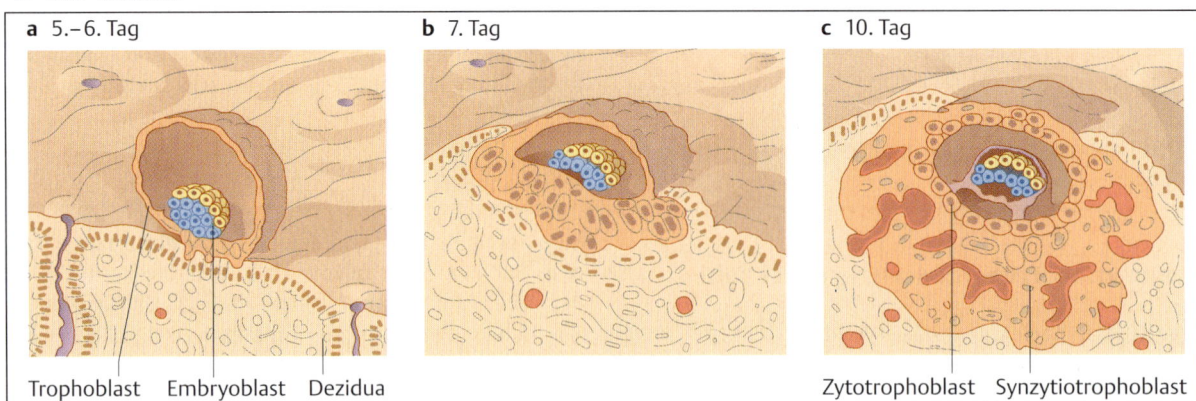

a 5.–6. Tag — Trophoblast Embryoblast Dezidua
b 7. Tag
c 10. Tag — Zytotrophoblast Synzytiotrophoblast

a Die Implantation der Blastozyste beginnt mit der Verklebung der Trophoblastanlage (gelb) mit dem Endometrium. **b** Die Dezidua wird im Nidationsbereich enzymatisch aufgelöst, so daß die Blastozyste gleichsam in eine Grube hineinsinken kann. Der Trophoblast proliferiert bevorzugt in diese Richtung. **c** Die Implantation ist fast abgeschlossen, es ist nur noch ein kleiner Schleimhautdefekt vorhanden. Der Synzytiotrophoblast proliferiert rasch und eröffnet materne Gefäße (beginnende hämatotrophe Phase bzw. Plazentation).

Trophoblastdifferenzierung

Im Verlauf der Nidation kommt es zur Bildung von 2 Trophoblastschichten: Der innere **Zytotrophoblast** besteht aus wenigen Zellagen und umgibt die Blastozyste wie ein Mantel. Die intensive Proliferation und Sprossung des äußeren **Synzytiotrophoblasten** läßt die Zotten und damit ein weit verzweigtes Lakunensystem entstehen für den intensiven maternofetalen Stoffaustausch (s. S. 267 ff).

Dezidualisation

Die Ausbildung der Dezidua ist auch als Umwandlung des sekretorischen Endometriums in die Schwangerschaftsschleimhaut zu verstehen. Sie besteht in der Einlagerung und Speicherung von Energiestoffen (Glykogen, Lipide) zur Ernährung des Schwangerschaftsproduktes (**histiotrophe Phase**). Auch proteolytisch abgebautes endometrioides Gewebe dient der Ernährung.
Während der Dezidualisation wird aber zugleich das embryonale Trophoblastgewebe von der basalen Endometriumschicht und damit vom Myometrium abgegrenzt. Dies verhindert eine über das Normale hinausgehende Invasion des Trophoblastgewebes, womit die schnelle und vollständige Ablösung der Nachgeburt von der Uteruswand post partum garantiert wird (s. „Placenta increta", Kap. 26.5).

Übergang in die hämatotrophe Phase

Bereits ab dem 10.-11. Tag p.c. werden Gefäße des Endometriums eröffnet. So kann maternes Blut in das Lakunensystem des Synzytiotrophoblasten einströmen (⊚ **16.6c**). Damit beginnt die hämatotrophe Phase bzw. der maternoplazentoembryonale Stoffaustausch (s. S. 267 ff).

Immunschutz des Schwangerschaftsproduktes

Da das Schwangerschaftsprodukt durch den männlichen Chromosomenanteil vom mütterlichen Immunsystem eigentlich als Antigen erkannt werden müßte, ist für eine Implantation der Blastozyste ein Schutzmechanismus vor immunologischen Reaktionen erforderlich. Nach derzeitigem Kenntnisstand sind an dem „*Immunschutz des Transplantates*" verschiedene Faktoren beteiligt, die im Kapitel 17 aufgeführt werden (s. S. 270f).

Intrakavitäre uterine Veränderungen, Differenzierung der Dezidua, Zottenreduktion

Das Wachstum des implantierten Schwangerschaftsproduktes führt in zunehmendem Maße zu einer Vorwölbung der Implantationsstelle in das Cavum uteri hinein (⊚ **16.7**). Diese wird von einem schmalen Saum von Endometrium, der *Decidua capsularis*, überzogen. Die am Boden der Implantationsstelle vorhandenen, in die Zotteninvasion nicht einbezogenen Endometrium- bzw. Deziduaanteile werden als *Decidua basalis*, die trophoblastfreie wandständige Auskleidung des Cavum uteri als *Decidua parietalis* bezeichnet. Die mit zunehmender Vorwölbung eintretende Verschmelzung von Decidua capsularis und parietalis führt im Verlauf des 3. Schwangerschaftsmonats zu einer „Verödung" des Cavum uteri und damit zu einem Verschluß der sonst vom Introitus vaginae bis zu den Fimbrienenden offenen Genitalorganen.
Die günstigen Versorgungsbedingungen im Bereich der Decidua basalis fördern die Zottenproliferation. Gleichzeitig bildet sich die Trophoblastanlage im Bereich der dünnen Decidua capsularis zurück. Dieser Vorgang wird als **partielle Zottenreduktion** bezeichnet. Sie läßt kavumwärts eine Zottenglatze entstehen, während sich im

⊲ **16.7 Differenzierung der Dezidua**

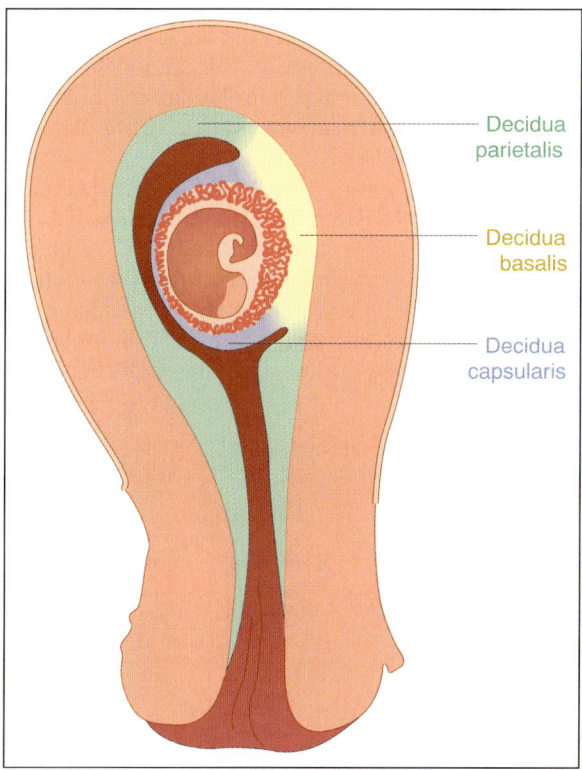

Zunehmende Vorwölbung des implantierten Schwangerschaftsprodukts in das Cavum uteri. Im weiteren Verlauf verschmelzen Decidua parietalis und capsularis, so daß das Cavum uteri verödet.

Bereich der Nidationsstelle durch Zottenwachstum die umschriebene Plazenta ausbildet (◉ **16.6 b**).

Entwicklung von Embryo, Eihäuten und Nabelschnur

Innerhalb der **Blastozyste,** die sich ca. 4 Tage nach der Befruchtung bildet, werden im Bereich des exzentrisch angeordneten Embryonalknotens 2 Zellschichten erkennbar:
- *Ektoderm:* die äußere Zellage, aus dem später Nervensystem, Haut und Sinnesorgane hervorgehen und
- *Entoderm:* eine innere, der Blastozystenhöhle zugewandte Zellschicht als Anlage der inneren Organe.

Etwa um den 13. Tag p.c. schiebt sich zwischen beide Zellschichten vom embryonalen Mesenchym ausgehend als 3. Keimblatt das *Mesoderm*, das Knochen, Muskulatur, Bindegewebe und Gefäßsystem bildet (◉ **16.8**). Die plateauförmig geschichtete Anordnung der damit entstandenen **Embryonalanlage** hat dieser die Bezeichnung *Embryonalschild* eingebracht. Sie ist über den *Haftstiel*, die spätere Nabelschnur, noch breitbasig mit der Blastozystenwand verbunden. Die Höhlenbildung, die dem Embryonalschild in Richtung auf den Haftstiel aufsitzt, entspricht der sich zunehmend vergrößernden *Amnionhöhle*. Der sich verkleinernde *Dottersack* ist kavumwärts als ovale Höhle zu erkennen (s. auch ◉ **16.9**).

Die Ausbildung der dorsalen Neuralplatte mit Neuralrinne, die Ausformung des Kopfes mit kleinem Gesichtsteil aus der vorderen Kopfknospe und die stummelförmigen Gliedmaßenknospen machen im Verlauf der 5. Woche p.c. bei einer Körperlänge von jetzt ca. 15 mm den **Embryo** als solchen erkennbar (◉ **16.9 a**).

Die **Eihäute** bestehen aus dem Chorion und dem Amnion. Das *Chorion* bildet sich aus dem Trophoblasten als äußere feste Hülle an der Blastozystenwandung. Das *Amnion* legt sich durch die zunehmende Fruchtwasserbildung in der Amnionhöhle unter Verdrängung der extraembryonalen Leibeshöhle (Exozölom) dem Chorion mehr und mehr an. So entsteht die doppelte Eihautschicht, die die

◉ **16.8** Ento-, Ekto- und Mesoderm

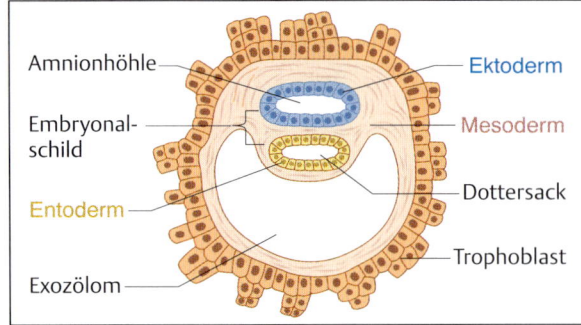

Entwicklung des Embryonalschildes und der Amnionhöhle aus dem Embryonalknoten (ca. 13. Tag p.c.).

◉ **16.9** Embryo

a in der 5. SSW p.c.

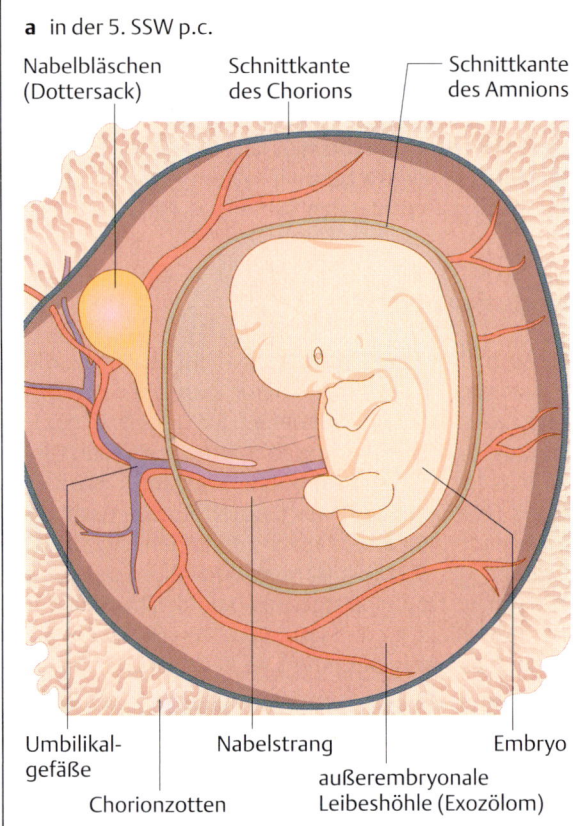

b in der 9. SSW p.c.

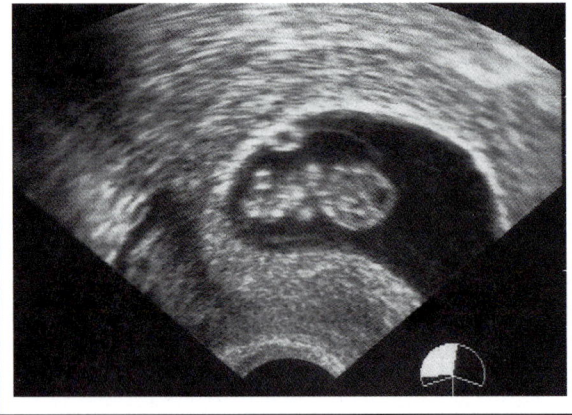

a Die Kopfanlage und die stummelförmigen Extremitätenanlagen des *Embryos* mit einer Scheitel-Steiß-Länge von 15,5 mm sind erkennbar. Der Haftstiel hat sich zum *Nabelstrang* verschmälert und zeigt die inzwischen angelegten Nabelschnurgefäße. Die *Amnionhöhle* hat sich ausgeweitet und damit einen Teil der extraembryonalen Leibeshöhle (Exozölom) verdrängt. Der Rest des Dottersackes liegt mit einem langen Stiel verbunden deutlich kleiner geworden im Exozölom. Die Schwangerschaftsanlage ist von dem Chorion und der noch geschlossenen Trophoblasthülle umgeben. **b** Der sonographische Befund entspricht einer Frühschwangerschaft in der 9. SSW. Neben den Extremitäten ist eine physiologische, zystische Struktur im Kopfbereich (Rhombenzephalon) zu erkennen.

T 16.1 Voraussetzungen für die Entstehung einer Schwangerschaft

Voraussetzungen	
bei der Frau	Durchgängigkeit des Genitales vom Ostium vaginae bis zum Fimbrienende der Tuben, anatomisch, funktionell und bakteriologisch normales Scheiden-, Zervix- und Tubenmilieu, anatomisch und funktionell normales Endometrium (zur Spermatozoenaszension und Implantation), normale endokrine Funktion des Ovars einschließlich eines normalen Reaktionsvermögens der Erfolgsorgane, normale germinative Funktion des Ovars mit Abgabe einer intakten Eizelle bei der Ovulation.
beim Mann	Produktion quantitativ ausreichender und morphologisch wie funktionell intakter Spermatozoen, normale Androgenproduktion der testikulären Leydig-Zellen, Durchgängigkeit der Epididymis und des Vas deferens, normale Zusammensetzung des Prostata- und Bläschendrüsensekrets, Potentia coeundi mit Kohabitation zur Zeit der Ovulation.

mit *Fruchtwasser* gefüllte Fruchthöhle wandständig umgibt.
Die **Nabelschnur** bildet sich aus dem Haftstiel als Verbindung zwischen Plazenta und Embryo. Bereits in der 2. Schwangerschaftswoche p.c. kommt es zu einer Kommunikation zwischen den inzwischen entstandenen Zottenkapillaren und den im Haftstiel gebildeten Kapillaren. Damit sind die Voraussetzungen für die Blutzirkulation zwischen Embryo und Plazenta geschaffen. Der *Amnionüberzug* der Nabelschnur entsteht infolge der sich ausweitenden Wandung der Amnionhöhle, die sich auf diese Weise schließlich dem Haftstiel anlegt.

Voraussetzungen für die Entstehung einer Schwangerschaft (Potentia generandi)

Die **Möglichkeit der Zeugung** und damit die der Entstehung einer Schwangerschaft ist, wie die vorangehenden Ausführungen gezeigt haben, an eine Vielzahl anatomischer und funktioneller Voraussetzungen gebunden. Aus didaktischen Gründen werden sie in T 16.1 noch einmal zusammengefaßt. Ein unerfüllter Kinderwunsch stellt den Arzt vor zahlreiche diagnostische und therapeutische Aufgaben. Sie können aus dieser Übersicht abgeleitet werden (s. auch Kapitel „Störungen der Fruchtbarkeit", S. 78 ff).

17 Plazenta, Eihäute, Fruchtwasser und Nabelschnur

M. Breckwoldt, U. Karck

17.1 Plazenta

Fetaler Teil der Plazenta

(s. 👁 **17.1**)

Im Lakunensystem des Synzytiotrophoblasten (s. S. 263) verbleiben Trabekel, die sich zwischen Chorion- und Basalplatte ausspannen. Ab dem 12. Tag sprößt Zytotrophoblast in diese Trabekel von der Chorionplatte aus ein, durch gesteigerte Proliferation der Trabekel entstehen *Primärzotten*. Sie enden frei in den von mütterlichem Blut durchströmten Lakunen (s. S. 263 und unten). Ab dem 15. Tag dringt mesenchymales Gewebe in die Zotten vor, die dann *Sekundärzotten* genannt werden. Ab dem 19. Tag beginnt die Vaskularisation der Zotten. Die Reifung dieser *Tertiärzotten* dauert bis zum Ende der Schwangerschaft.

Während dieser sog. Fetalisierung zur **Leistungsanpassung** der Plazenta an die zunehmenden Bedürfnisse des Fetus wird die maternofetale Austauschfläche vergrößert und durchlässiger und die Austauschstrecke verkürzt (👁 **17.2**). Es entstehen immer mehr Zotten mit immer kleiner werdender Oberfläche der einzelnen Zotten. Damit wird das Zottenstroma immer mehr verdrängt. Zahl und Lumengröße der intravillösen fetalen Gefäße nehmen zu. Sie werden mehr und mehr wandständig, bis sie schließlich dicht unter der Austauschmembran liegen. Sowohl Beschleunigungen als auch Retardierungen dieses Reifungsvorganges sind als Ursache fetaler Gefährdungen bekannt.

Gefäßversorgung: Die beiden Nabelschnurarterien, die aus den Aa. iliacae internae des Fetus hervorgehen, verzweigen sich auf der Chorionplatte und treten durch diese hindurch. Nach Eintritt in die Stammzotten folgen sie den Verzweigungen. Der venöse Abfluß erfolgt über die Zottenvenen und die Umbilikalvene, um von hier aus über den Ductus venosus Arantii und damit unter Umgehung der Leber die untere Hohlvene zu erreichen (s. 👁 **27.3**, S. 445).

Jeder der baumartig verzweigten Zottenstämme bildet eine **Strömungseinheit** (Kotyledo; Synonym: Plazenton), die von der nächsten durch Septen getrennt ist.

Das der Stabilität dienende **Plazentagerüst** besteht aus den bereits erwähnten *Septen*. Jeder Zottenstamm ist in der Chorionplatte fest verankert; einige Zottenenden finden als Haftzotten Halt an der Basalplatte. Die äußere, das Plazentaparenchym umgebende Hülle wird zur Uteruswand hin von der *Basalplatte*, zur Fruchthöhle hin durch die *Chorionplatte* gebildet (👁 **17.1**).

Die **reife Plazenta** ist ein rundes bis ovales, scheibenförmiges Organ, das in der Mitte ca. 2 cm dick ist und einen Durchmesser von ca. 20 cm hat. Allerdings ist in Abhängigkeit von den Nidationsbedingungen die Formvariabilität erheblich. Die fetale Seite ist durch den spiegelblan-

👁 **17.1** Aufbau einer reifen Plazenta

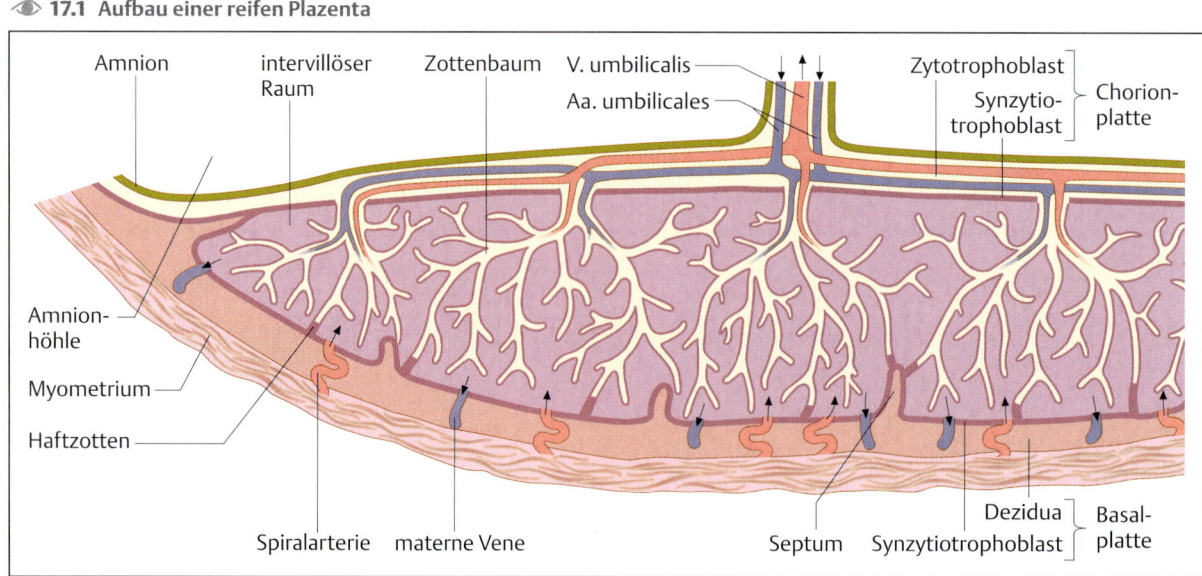

17.2 Zottenreifung

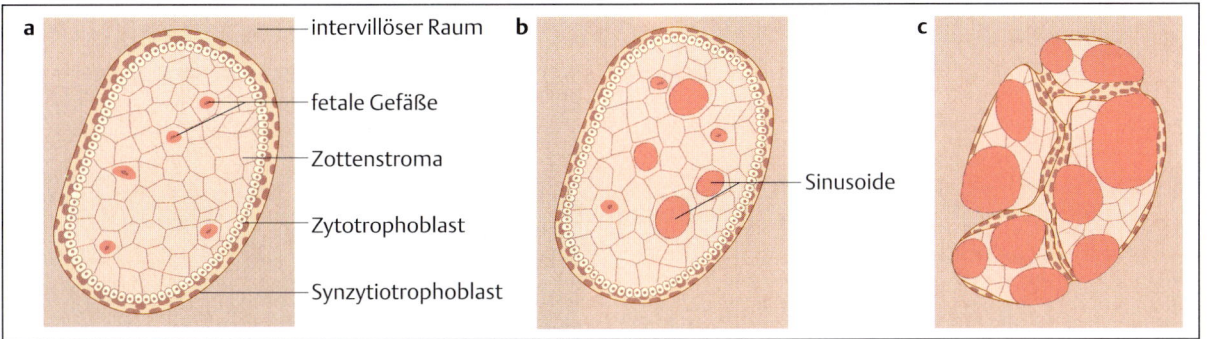

a Die unreife Zotte ist durch eine doppelreihige Zottenwandung sowie durch wenige, kleine, nicht wandständige Gefäße charakterisiert. **b** Mit zunehmender Reifung wird die Zottenwandung dünner. Die Vaskularisierung nimmt zu. **c** Durch eine kontinuierliche Reduktion des Zottendurchmessers – im gleichen Areal befinden sich jetzt 4 Zotten – sowie der Trophoblastdicke – der Zottenüberzug ist nur noch membranartig und zellarm – verringert sich die maternofetale Diffusionsstrecke bis zum Geburtstermin auf 4–5 µm. Die Kapillaren sind zu weitlumigen, wandständigen Sinusoiden umgewandelt. Das Zottenstroma ist stark reduziert.

ken Amnionüberzug mit den sich unter ihr verzweigenden Nabelschnurgefäßen und die normalerweise in der Mitte liegende Nabelschnurinsertion charakterisiert (👁 **17.3a**).

Intraplazentar finden sich am Ende der Schwangerschaft etwa 100 ml fetales Blut bei einem Blutminutenvolumen von 200–340 ml. Die Oberfläche der Zotten beträgt insgesamt 10–15 m^2.

Materner Teil der Plazenta

Die Gefäßversorgung auf der maternen Seite der Plazenta erfolgt über die Aa. uterinae und die vom Synzytiotrophoblasten arrodierten uteroplazentaren Spiralarterien, die ihr Blut in das sinusoide Kapillarsystem der Zwischenzottenräume (Synonym: intervillöse Räume) abgeben. In ihm sind etwa 200 ml mütterliches Blut enthalten bei einem maternen Minutenvolumen von 375–500 ml am Ende der Schwangerschaft. Das venöse Blut fließt über ebenfalls eröffnete Venen in der Dezidua wieder ab.

Die Septen, die die Plazenta in Funktionseinheiten unterteilen, verleihen der maternen Plazentafläche das gelappte Aussehen (👁 **17.3b**). Die Oberfläche der maternen Seite ist post partum nach normaler Plazentalösung gleichmäßig von einer dünnen Schicht Dezidua überzogen.

Stoffaustausch

Der funktionell wesentliche Teil der Plazenta ist die **synzytiokapilläre Membran**, die die Zottenoberfläche bildet und das materne vom fetalen Blut trennt. Ihre Aufgabe ist der *Stoffaustausch*, für den 2 Grundprinzipien verantwortlich sind:

Passive Stoffbewegung

Einfache Diffusion (👁 **17.4a**): Die treibende Kraft, die es Substanzen (z.B. Gasen) ermöglicht, für sie passierbare Membranen zu überwinden, sind Konzentrations- bzw. Druckdifferenzen.

Erleichterte Diffusion (👁 **17.4b**): Mit Hilfe von Trägermolekülen, sog. Carriern (z.B. GLUT 1, engl.: glucose transport) kann die Diffusionsgeschwindigkeit erhöht werden.

Diapedese: Zelluläre Blutbestandteile treten durch die Gefäßwand durch (z.B. ist die Diapedese korpuskulärer Elemente durch Membranporen und durch Trophoblastdefekte möglich).

Bei der Diffusion hängt nach den Diffusionsgesetzen von Fick die diffundierte Stoffmenge vom Konzentrationsgefälle des Stoffes auf beiden Membranseiten, der Membrandicke und der Größe der Austauschfläche ab. Dies hat wichtige Konsequenzen bei den Plazentafunktionsstörungen, die unter dem Begriff „Plazentainsuffizienz" zusammengefaßt und auf S. 414f besprochen werden.

Aktiver Stofftransport

Der aktive, d.h. energieabhängige Stofftransport wird zur Übertragung hochmolekularer Substanzen, aber auch zur Anreicherung von Stoffen, z.B. lipidlöslichen Vitaminen, gegen ein Konzentrationsgefälle genutzt und setzt eine intakte Trophoblastfunktion voraus.

Zum *Transport höhermolekularer Substanzen* wie z.B. Immunglobulinen (IgG) und Glykoproteinen ist die **Pinozytose** geeignet: die Substanzen werden in der Zellmembran des Zytotrophoblasten aufgenommen und in das fetale Blut wieder abgegeben. Durch diese Form des diaplazentaren Transfers ist die im Vergleich zum maternen Blut im fetalen Blut nachweisbare höhere Konzentration der IgG-Antikörper erklärbar.

17.3 Reife Plazenta

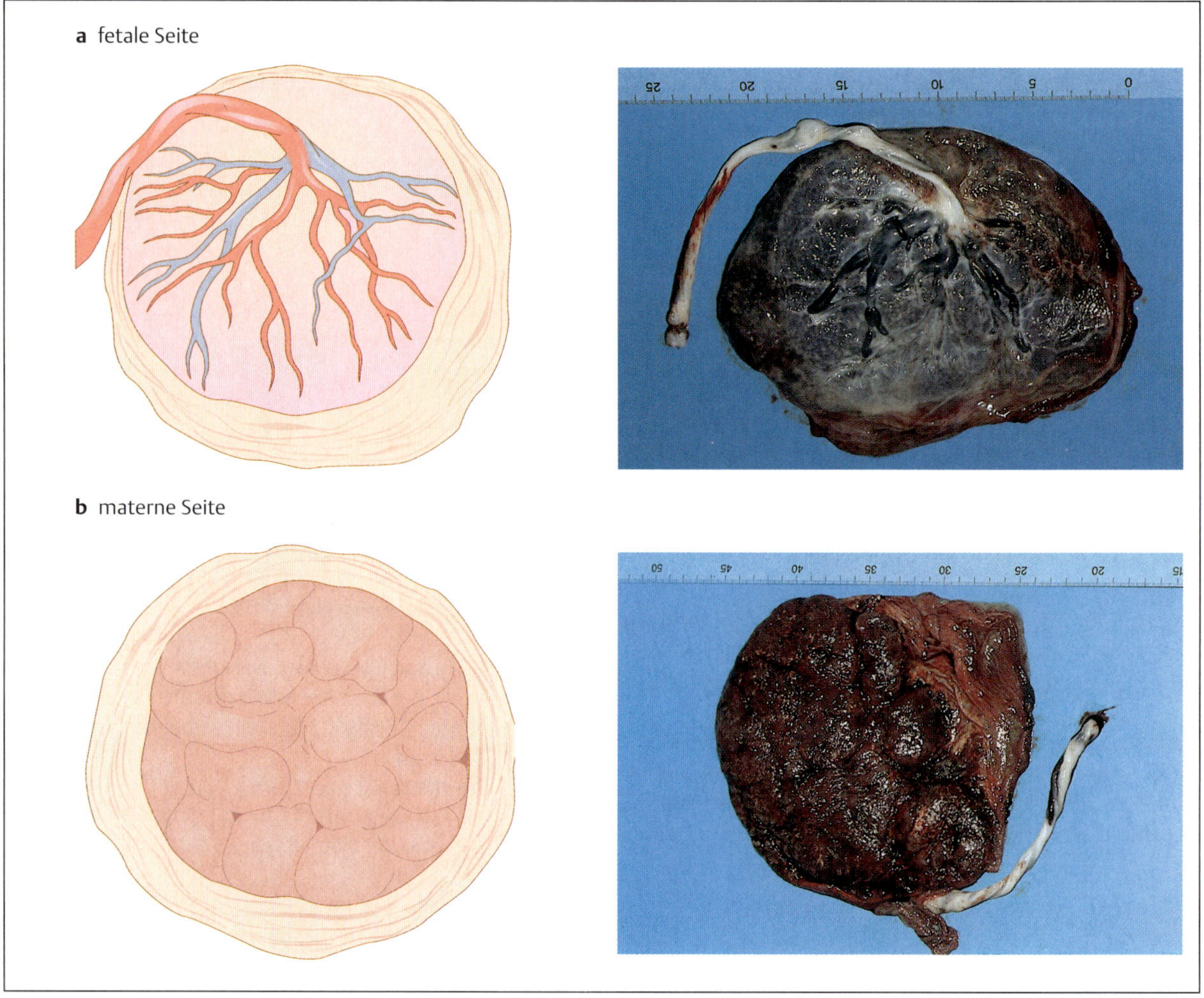

a fetale Seite

b materne Seite

a Auf der fetalen Seite sorgt der Amnionüberzug für das spiegelblanke Aussehen. **b** Die Furchen, die die Kotyledonen auf der maternen Seite voneinander trennen, entsprechen den Ansatzstellen der Septen. Die Plazenta ist auf dieser Seite von einer dünnen Schicht Dezidua überzogen.

Zusätzliche Einrichtungen für den Gasaustausch in der Plazenta

Die Bedingungen in der Plazenta sind, verglichen mit den postpartualen Verhältnissen in der Lunge, eher ungünstig:
- die Diffusionsstrecke ist länger,
- die Diffusionsfläche ist kleiner,
- die Durchblutung der Plazenta beträgt nur ein Zehntel der Lungen nach der postpartualen Kreislaufumstellung.

Für einen suffizienten Gasaustausch sind Hilfsmechanismen notwendig:
- ein höheres Sauerstoffbindungsvermögen des fetalen Hämoglobins (HbF),
- eine größere Aufnahmefähigkeit (Kapazität) und eine

17.4 Stoffaustausch in der Plazenta

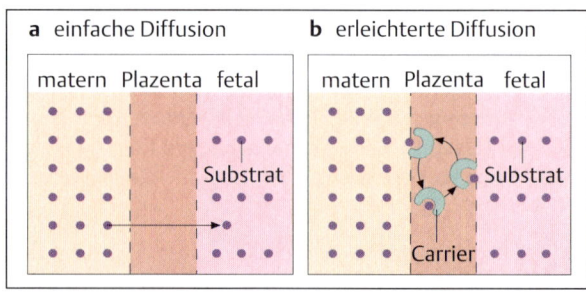

a einfache Diffusion   **b** erleichterte Diffusion

a Die einfache Diffusion wird durch Konzentrations- bzw. Druckdifferenzen zwischen beiden Seiten der synzytiokapillären Membran angetrieben (Beispiel: Sauerstoff). **b** Trägermoleküle (Carrier, z.B. GLUT 1) erleichtern und beschleunigen den Stoffaustausch entlang eines Konzentrationsgefälles (z.B. Glucose). Diese Diffusionsvorgänge verbrauchen keine Energie.

höhere Abgabefähigkeit (Utilisation) des fetalen Hämoglobins, die unter hypoxischen Bedingungen im Sinne eines Schutzmechanismus eine weitere Steigerung erfahren können,
➤ die fetale Tachykardie.

Endokrine Funktionen

Die endokrinen Funktionen der Plazenta sind in der ⊤ 17.1 zusammengefaßt. Es ist zu beachten, daß an der Hormonsynthese auch die endokrinen Organe des Fetus, u.a. durch die *Anlieferung fetaler Präkursoren*, beteiligt sind. Die Notwendigkeit hierzu ergibt sich daraus, daß der Trophoblast aufgrund seiner Enzymausstattung zur Hormonbildung allein nicht fähig ist. Nicht zuletzt waren es diese Erkenntnisse, die zu dem Begriff der „**fetoplazentaren Einheit**" geführt haben.

Schwangerschaftshormone

Der Präkursor für die plazentaren **Östrogene** *Östradiol-17β*, *Östron* und *Östriol*, Dehydroepiandrosteron (DHEA-S, s. auch ◉ 5.2, S. 49), stammt aus der maternen, später größtenteils aus der fetalen Nebenniere. Die Bestimmung des Östriols kann zur Überwachung der fetoplazentaren Einheit bei Verdacht auf eine Plazentainsuffizienz herangezogen werden (s. S. 414f).

Das plazentar gebildete **Progesteron** hat ab dem 2. Schwangerschaftsmonat p.c. die Hauptaufgabe, die Schwangerschaft zu erhalten und somit das Corpus luteum graviditatis abzulösen. Die Plasmakonzentration nimmt in dieser Zeit von 10 ng/ml auf ca. 90 ng/ml zu.

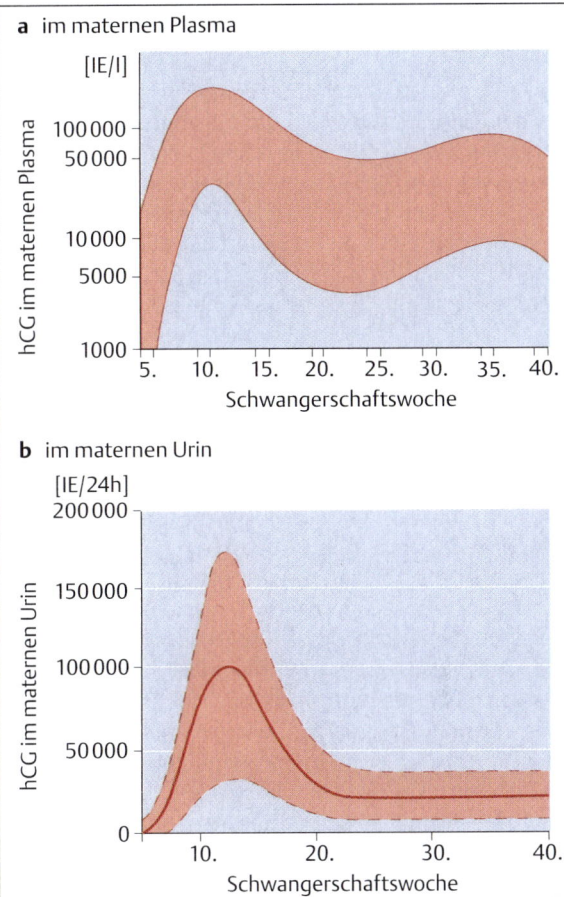

◉ 17.5 HCG-Konzentrationen in der Schwangerschaft
a im maternen Plasma
b im maternen Urin

Die höchste Konzentration wird in der 10.-12. Woche p.c. mit 100 000 IE/l erreicht. Nach dem 4. Monat bildet die Kurve ein Plateau bei 20 000 IE/l Plasma (**a**), bei etwa 20 000 IE/24-Stunden-Urin (**b**). (nach Gerhard, Runnebaum und Keller)

⊤ 17.1 Klinisch wichtige endokrine Funktionen der Plazenta

plazentare Hormone	biologische Bedeutung	diagnostische Bedeutung
Östrogene: – Östradiol-17β, – Östron, – Östriol	Proliferation, Ödematisierung, Synthese kontraktiler Proteine und Energiedonatoren im Myometrium, Stimulation der Prostaglandinsynthese, Zervixreifung	Östriol: Überwachung der fetoplazentaren Einheit bei Verdacht auf eine Plazentainsuffizienz
Progesteron	Schaffung günstiger Nidationsbedingungen, Erhalt der Schwangerschaft, Wehenhemmung („Progesteronblock"), Mammo- und Laktogenese	Frühschwangerschaft: Beurteilung des fetalen Zustandes
humanes Choriongonadotropin (hCG)	Erhalt des Corpus luteum graviditatis, Stimulation der fetalen Hoden	Schwangerschaftsnachweis
humanes Chorionsomatomammotropin (hCS), humanes Plazentalaktogen (hPL)	Proliferation Mammaentwicklung, Stimulation des maternen Anabolismus, Stimulation der maternen Erythropoese	hPL: Überprüfung der metabolischen Plazentafunktion
Glucocorticoide	Immunsuppression	

⚕ In der Frühschwangerschaft kann durch die quantitative Bestimmung von hCG und Östradiol der fetale Zustand beurteilt werden.

Von den **plazentaren Proteohormonen** ist das *humane Choriongonadotropin* (hCG) das bekannteste. Es wird in der Frühschwangerschaft in schnell ansteigenden Mengen gebildet (👁 **17.5**). Das hCG besteht wie die Gonadotropine FSH und LH aus 2 Untereinheiten, einer α- und einer β-Kette. Die α-Ketten von hCG, FSH und LH sind identisch, die β-Untereinheit ist spezifisch. Zur Quantifizierung von hCG bedient man sich eines Antikörpers, der spezifisch gegen die β-Untereinheit gerichtet ist.

Die physiologische Bedeutung von hCG besteht zunächst in einer Stimulation des mütterlichen Corpus luteum. Unter dem Einfluß von hCG wandelt sich das Corpus luteum menstruationis zum Corpus luteum graviditatis, im Ultraschallbild häufig als zystische Struktur erkennbar. Durch die Wirkung von hCG wird eine ausreichende Bildung von Östradiol und Progesteron für den Erhalt der Schwangerschaft während der ersten 10 Schwangerschaftswochen gewährleistet. Danach übernimmt die Plazenta die erforderliche Progesteronsekretion. Das hCG ist ebenfalls in der Lage, die mütterliche Schilddrüsenaktivität zu steigern. Schließlich ist hCG ein bedeutsamer Stimulus der Leydig-Zwischenzellen des männlichen Feten. Auf diese Weise wird eine ausreichende Testosteronsekretion erreicht, die für die Differenzierung des männlichen Geschlechts erforderlich ist (s. S. 4).

Das *humane Plazentalaktogen* (hPL, Synonym: humanes Chorionsomatomammotropin, hCS), in der Struktur weitgehend dem hypophysären Wachstumshormon gleichend, wird mit einer Menge von 3 g/Tag vom Synzytiotrophoblasten gebildet. Von der 5. Woche p.c. an nimmt der Serumwert bis zum Ende der Gravidität kontinuierlich zu, um dann Werte von 6000 µg/l zu erreichen. Das hPL bewirkt im mütterlichen Organismus eine starke Lipolyse. Es kommt zum Anstieg freier Fettsäuren, die von der Mutter als Energiesubstrat verwertet werden können. Die eingesparte Glucose steht dann für den Fetus zur Verfügung.

Die hPL-Bestimmung kann zur Überprüfung der Plazentafunktion herangezogen werden.

Als weitere Proteohormone konnten insbesondere mittels immunchemischer und molekulargenetischer Methoden das *Gonadotropin-releasing-Hormon* (GnRH), das *Corticotropin-releasing-Hormon* (CRH), das *Thyreotropin* (TRH), das *Prolaktin* (PRL) und das *Melanotropin* (MSH) nachgewiesen werden. Ihnen kommt die Aufgabe der Adaptation des maternen endokrinen Systems an die Erfordernisse der Gravidität zu.

Schwangerschaftsproteine

Die Schwangerschaftsproteine werden ebenfalls nicht ausschließlich in der Plazenta gebildet. Dennoch sind sie als schwangerschaftsspezifisch anzusehen, da sie außerhalb der Gravidität nicht oder nur in Spuren vorkommen.

Das **α$_1$-Fetoprotein (AFP)** stammt primär aus dem Dottersack, im weiteren Verlauf der Gravidität aus der fetalen Leber. Zur frühzeitigen Diagnostik von Spaltbildungen im Bereich des Integuments (Neuralrohr- und Abdomenvorderwanddefekte) findet die Bestimmung des α$_1$-Fetoproteins im Fruchtwasser Anwendung.

Das **karzinoembryonale Antigen (CEA)** wird als Glykoprotein vom Fetus gebildet. Seine schwangerschaftsspezifische Bedeutung ist bisher nicht ausreichend bekannt. Anwendung findet es in der Tumordiagnostik.

Über die biologische Bedeutung des schwangerschaftsspezifischen, vom Synzytiotrophoblasten produzierten **β$_1$-Glykoproteins (SP1)** ist ebenfalls wenig bekannt. Der SP1-Nachweis kann im Rahmen der Plazentafunktionsdiagnostik genutzt werden.

Das **schwangerschaftsassoziierte α$_2$-Glykoprotein (α$_2$-PAG)** wird als maternes Protein in den Leukozyten und der Leber gebildet. Die biologische Bedeutung der nur geringen Konzentrationssteigerung in der Gravidität ist nicht geklärt; wahrscheinlich spielt das Protein bei der Immunsuppression eine Rolle.

Immunologie

Das Schwangerschaftsprodukt ist als *haploidentisches Allotransplantat* im Uterus anzusehen, da es von der glei-

T 17.2 Immunschutz für das Schwangerschaftsprodukt als haploidentisches Allotransplantat

immunprotektive Faktoren	immunologische Bedeutung
Uterus	Immuntoleranz
verminderte Trophoblastantigenität	Nichterkennen der Trophoblastantigene
Bildung blockierender Antikörper durch die Mutter (BF)	Besetzung der Trophoblastfläche (Blockierung der Immunantwort mit Schaffung einer immunologischen Toleranz gegenüber Fremdgewebe); eine unzureichende bzw. fehlende Bildung blockierender Antikörper wird als mögliche Ursache habitueller Aborte gesehen
maternes α$_2$-Glykoprotein (α$_2$-PAG)	Immunsuppression
Progesteron	Stimulierung der Produktion antigenmaskierender Antikörper und Anreicherung von T-Suppressorzellen
Glucocorticoide (s. T 17.1)	Herabsetzung der immunologischen Reaktionsbereitschaft der Mutter

chen Spezies stammt, indessen zugleich das genetische Material des Vaters trägt. Die paternalen Antigene müßten zu Abstoßungsreaktionen führen, sofern nicht ein Immunschutz des Fetus bestehen würde. Die heute bekannten, an dem Immunschutz beteiligten Faktoren sind in der ⊤ 17.2 zusammengestellt.

17.2 Eihäute

Nachdem sich das aus der Embryonalanlage hervorgegangene Amnion und das von der Blastozyste gebildete Chorion vereinigt haben, umgeben sie als doppelte Wandung die Fruchthöhle (s. S. 264f).

Das **Chorion** ist durch eine enge Verzahnung mit der Dezidua an der Sicherung des Kontaktes der Fruchtanlage mit dem Fruchthalter beteiligt. Zugleich nimmt es als sog. *Paraplazenta* aktiv an dem maternofetalen Stoffaustausch teil. Die den Zeitpunkt des Blasensprungs im wesentlichen bestimmende Bruchspannung des Chorions beträgt 10 kg/m^2.

Das **Amnion** liegt dem Chorion an der Innenseite auf. Amnion und Chorion sind durch eine Intermediärschicht getrennt, die die Verschiebbarkeit der Eihäute gegeneinander garantiert. Die glatte Oberfläche des Amnions sorgt u.a. für die ungehinderte Beweglichkeit von Fetus und Nabelschnur. Der Anteil, mit dem das Amnion an der Fruchtwasserbildung beteiligt ist, ist nicht sicher bekannt (s.u.). Die Bruchspannung für das Amnion beträgt 50 kg/m^2.

17.3 Fruchtwasser

Synonym: Liquor amnii

Das Fruchtwasser ist eine graue klare Flüssigkeit, die vom Amnion, zum größeren Teil aber sicherlich von den sich subamnial auf der fetalen Plazentaseite verteilenden Umbilikalgefäßen gebildet und resorbiert wird. Auch der Fetus ist durch die Urinausscheidung (von der 12. Woche an ca. 40 ml/Tag) und über das Trinken des Fruchtwassers an dem Flüssigkeitswechsel beteiligt. Dabei ist die Intensität dieses Vorganges mit einer *Erneuerungsgeschwindigkeit* für die Flüssigkeit von ca. 3 Stunden, für die Elektrolyte von etwa 8 Stunden ein beeindruckendes Phänomen, das zugleich den bedeutenden Anteil des Fruchtwassers an den fetomaternalen Austauschvorgängen erkennen läßt. Weitere wichtige *Aufgaben* des Fruchtwassers bestehen in der Sicherstellung des ungehemmten Wachstums von Embryo und Fetus, der aktiven und passiven Beweglichkeit des Fetus und in dem Schutz vor mechanischen Einwirkungen von außen (Stoßdämpferfunktion). Die Fruchtwassermenge beträgt in der 20. Woche etwa 500 ml, in der 38. Woche 1000–1500 ml, um sich dann bis zum Ende der 40. Woche durch die nachlassende Sekretionsleistung wieder auf 800–1000 ml zu verringern. Dies kann als Ausdruck der auch für den Geburtsbeginn so wichtigen Verminderung der plazentaren Leistungsfähigkeit im Sinne einer notwendigen „physiologischen Plazentainsuffizienz" gedeutet werden.

Über die heutigen diagnostischen Möglichkeiten in Form der sonographischen *Fruchtwassermengenbestimmung* und der *Fruchtwasseranalyse*, z.B. für die Lungenreifebestimmung und die Fehlbildungserkennung im Rahmen der pränatalen Diagnostik, wird im Kapitel „Spezielle Untersuchungsmethoden in der Geburtshilfe" (s. S. 285ff) berichtet.

17.4 Nabelschnur

Der **Funiculus umbilicalis** stellt die Verbindung zwischen Plazenta und Frucht dar. Die normale Länge beträgt ca. 50 cm. Die *Gewebeanteile* bestehen aus dem äußeren dünnen Amnionüberzug, dem sulzigen embryonalen Bindegewebsgerüst (sog. Wharton-Sulze) und den 3 Nabelschnurgefäßen: 2 muskelstarke Umbilikalarterien und eine dünnwandige Umbilikalvene (⊙ **17.6**). Der spiralige, vor Abknickungen schützende Verlauf der Nabelschnur wird auf ein unterschiedliches Längenwachstum der Arterien zurückgeführt. Die *Blutstillung* nach der Durchtrennung der Nabelschnur wird unabhängig von der Verwendung von Klemmen durch den intravasalen Druckabfall infolge der postnatalen Kreislaufumstellung,

⊙ **17.6 Querschnitt durch die Nabelschnur**

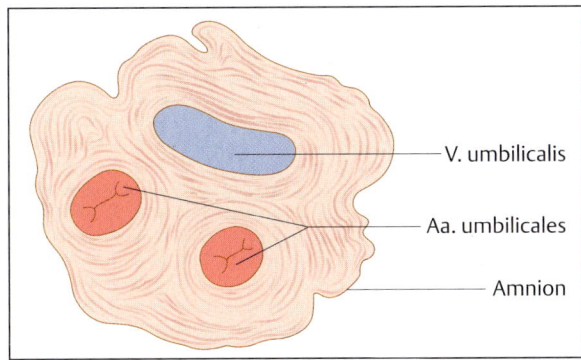

durch die Temperaturdifferenz (Kältereiz) und den CO_2-Abfall im neonatalen Blut weitgehend sichergestellt.

Literatur

Becker, V.: Funktionelle Morphologie der Plazenta. In: Käser, O., Friedberg, F., Ober, K.G., Thomsen, K., Zander, J.: Gynäkologie und Geburtshilfe. Bd. II/1. Thieme, Stuttgart 1981, S. 21

Becker, V., Schiebler, T.H., Kubli, F.: Die Plazenta des Menschen. Thieme, Stuttgart 1981

Breckwoldt, M., Neulen, J., Keck, C.: Endocrinology of Pregnancy. In: Greger, R., Windhorst, U. (eds.): Comprehensive Human Physiology. Springer, Berlin 1996, S. 2277–2289

Karck, U., Breckwoldt, M.: Functions of the Placenta. In: Greger, R., Windhorst, U. (eds.): Comprehensive Human Physiology. Springer, Berlin 1996, S. 2291–2305

Martius, G., Rath, W. (Hrsg.): Geburtshilfe und Perinatologie. Praxis der Frauenheilkunde, Bd. 2. Thieme, Stuttgart 1998

18 Schwangerschaftsveränderungen des mütterlichen Organismus

H. Schneider

Schwangerschaft und Geburt stellen im Leben der Frau physiologische Vorgänge dar, die mit tiefgreifenden funktionellen Veränderungen verschiedener Organsysteme einhergehen. Diese Adaptationserscheinungen sind zeitlich durch die Schwangerschaftsdauer begrenzt und dienen der Vorbereitung und Umstellung des mütterlichen Organismus auf die schwangerschaftsspezifischen Anforderungen. Die Umstellung beginnt bereits in der Frühschwangerschaft und wird durch die Synthese und Freisetzung von Proteohormonen durch den Trophoblasten induziert. Die *biochemische Signalfunktion* geht somit von fetalen Geweben aus.

Die Anpassungsvorgänge werden durch das Kind selbst induziert und sind nicht als sekundäre Reaktionen des mütterlichen Organismus auf die Zusatzbedürfnisse des wachsenden Fetus zu verstehen.

Schwangerschaftsstörungen sind Ausdruck einer unvollkommenen oder fehlgeleiteten Adaptation des mütterlichen Organismus. Das Verständnis der Physiologie der Schwangerschaftsveränderungen ist damit die Basis für die Früherkennung der Schwangerschaftserkrankungen. Bei chronischen mütterlichen Erkrankungen wie z.B. Diabetes mellitus oder Herz-Kreislauf-Erkrankungen kann die durch die Adaptation bedingte Mehrbelastung des Organismus zu einer Verschlechterung der Grundkrankheit führen. Bei akuten Erkrankungen während der Schwangerschaft müssen die Auswirkungen der Adaptationsvorgänge auf verschiedene Untersuchungsergebnisse berücksichtigt werden. Die **Überwachung der normalen Adaptation** des mütterlichen Organismus an den veränderten Zustand ist einer der zentralen Inhalte der Schwangerschaftsvorsorge (s. S. 298ff). Abweichungen in der Entwicklung der Anpassungsmechanismen können Hinweise auf eine mögliche Schwangerschaftpathologie geben.

18.1 Herz-Kreislauf-System

Die schwangerschaftsspezifischen Anpassungen des Herz-Kreislauf-Systems sind durch die folgenden, in der Reihenfolge ihres zeitlichen Auftretens aufgelisteten **Veränderungen** charakterisiert:
- Abnahme des peripheren Gefäßwiderstandes,
- Zunahme des zirkulierenden Blutvolumens und des Herzminutenvolumens,
- Zunahme der Herzgröße,
- Zunahme des zentralen Venendrucks.

Diese Veränderungen im Bereich des Herz-Kreislauf-Systems sind von zentraler Bedeutung für die Gesamtanpassung des mütterlichen Organismus und haben ihren Ursprung in der Interaktion des Trophoblasten mit den mütterlichen Geweben. Die Adaptation der systemischen und uteroplazentaren Blutzirkulation ist für die Versorgung und das Wachstum des Fetus notwendig (👁 **18.1**). Störungen dieser frühen Adaptation des Herz-Kreislauf-Systems sind Teil der Pathophysiologie der Präeklampsie (s. S. 319ff).

Abnahme des peripheren Gefäßwiderstandes

Am Anfang einer Schwangerschaft kommt es zu einer Tonusabnahme der glatten Muskulatur in den Wänden der Arteriolen und Venen durch eine verminderte Ansprechbarkeit auf vasokonstriktorische Reize. Diese Veränderungen werden durch eine starke Zunahme der Synthese von **Prostacyclin** und **NO** (Stickstoffmonoxid; früher: **EDRF** = „endothelium derived relaxing factor") erklärt.
Die generalisierte Abnahme des peripheren Gefäßwiderstandes im 2. Trimenon führt trotz der beträchtlichen Zunahme des Herzminutenvolumens zu einem **Blutdruckabfall** von systolisch 5–11 mmHg und diastolisch 10–15 mmHg. Im 3. Trimenon steigt der Blutdruck wieder leicht an und kehrt am Geburtstermin zu den Ausgangswerten zurück.

Zunahme des zirkulierenden Blutvolumens und des Herzminutenvolumens

Durch das erhöhte Fassungsvermögen des Gefäßsystems nimmt das effektiv zirkulierende Blutvolumen ab, was zu einer Aktivierung des Renin-Angiotensin-Aldosteron-Systems mit vermehrter Retention von Natrium und Wasser in den Nieren führt. Die Gesamtflüssigkeitszunahme in der Schwangerschaft beträgt ca. 8 l. Davon entfallen 1,5 l auf den intravasalen Raum, wodurch das zirkulierende Blutvolumen um 30–40% ansteigt (👁 **18.2**). Das Plasmavolumen nimmt dabei früher und auch deutlich stärker zu als das Erythrozytenvolumen. Die Zunahme des Erythrozytenvolumens beträgt in der Schwan-

18.1 Adaptation des Herz-Kreislauf-Systems

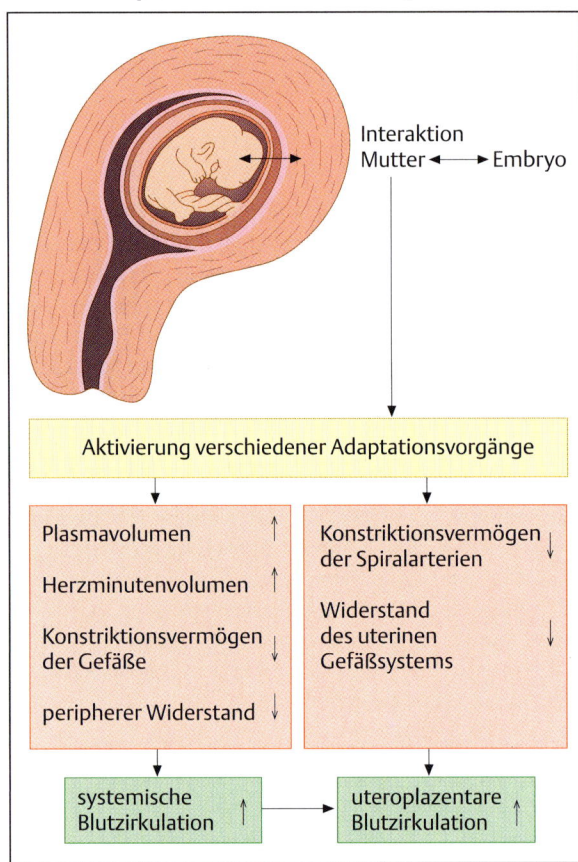

Die lokalen und systemischen Anpassungsvorgänge im mütterlichen Kreislauf sind die Folge einer Interaktion zwischen mütterlichen und embryonalen Geweben. Sie stellen die Basis einer gesteigerten uteroplazentaren Durchblutung dar.

gerschaft lediglich 15–20% und ist Folge einer gesteigerten Erythropoese.
Der überproportionale Anstieg des Plasmavolumens wird auch als **Schwangerschaftshydrämie** bezeichnet und äußert sich in einer deutlichen Abnahme der Hämoglobinkonzentration sowie anderer Blutbestandteile wie z.B. des Albumins, wodurch der onkotische Plasmadruck sinkt.
Die Zunahme des zirkulierenden Blutvolumens hat sekundär eine Steigerung der Herzfrequenz um 10–15 Schläge/min sowie des Herzschlagvolumens zur Folge. Das **Herzminutenvolumen** steigt damit um ca. 40%.

> Signifikante Veränderungen wichtiger physiologischer Parameter können bereits 7 Wochen nach Ausbleiben der Periode nachgewiesen werden. Mit 15 Schwangerschaftswochen ist die Adaptation im wesentlichen erfolgt.

Zunahme der Herzgröße

Insbesondere der linke Ventrikel hypertrophiert exzentrisch. Trotzdem nimmt die Kontraktilität höchstens geringfügig zu.

> Bei der diagnostischen Abklärung kardialer Beschwerden, aber auch bei der Interpretation des EKGs müssen der Zwerchfellhochstand und die veränderte Lage des Herzens berücksichtigt werden.

Zunahme des Venendrucks

Im fortgeschrittenen Stadium der Schwangerschaft kommt es besonders im Bereich der unteren Körperhälfte durch Kompression der V. cava zu einer beträchtlichen Steigerung des Venendrucks. Dieser führt zusammen mit einer Verminderung des onkotischen Plasmadrucks zu Knöchelödemen, die in der Spätschwangerschaft typisch und ohne pathologische Bedeutung sind. Bei entsprechender Veranlagung kann sich eine ausgeprägte **Varikosis** der unteren Körperhälfte mit Beteiligung der unteren Extremitäten, Vagina und Vulva sowie des Hämorrhoidalplexus entwickeln.

18.2 Veränderungen der Blutbestandteile in der Schwangerschaft

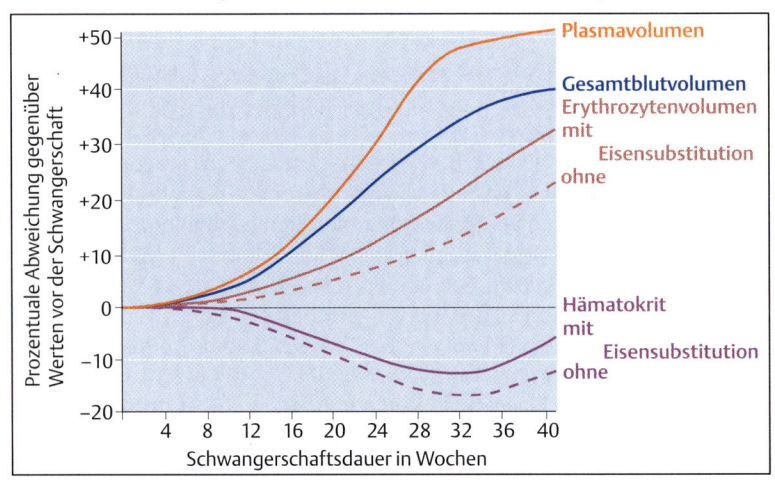

Charakteristisch für eine Schwangerschaftshydrämie ist die überproportionale Zunahme des Plasmavolumens um 50%. Da das Erythrozytenvolumen ohne Eisensubstitution lediglich um 20% ansteigt, kommt es folglich zu einem Hämatokritabfall. Die Zunahme des Gesamtblutvolumens beträgt 40%.
(nach Pitkin, R.M. aus [27])

⚠ Durch die zusätzlich bestehende **Hyperkoagulabilität** (s. unten) besteht ein erhöhtes Risiko für die Entwicklung von oberflächlichen Thrombophlebitiden und tiefen Venenthrombosen.

Zur Prophylaxe sollte die Schwangere sich vermehrt bewegen, lange Phasen des Sitzens oder Stehens vermeiden sowie Kompressionsstrümpfe tragen.

18.2 Hämatologie

Eisenstoffwechsel

Die gesteigerte Erythropoese sowie die Neubildung von mütterlichen und fetalen Geweben stellt eine erhebliche Belastung für den Eisenstoffwechsel dar, die zumindest teilweise durch eine Steigerung der intestinalen Resorption von Eisen von 10 auf 30% kompensiert wird. Bei einem **Gesamtmehrbedarf von 800 bis 1200 mg Eisen** während der Schwangerschaft und der Laktation kommt es nicht selten zu einer Verarmung der körperlichen Eisendepots, insbesondere wenn diese wegen vorausgegangener starker Menstruationsblutungen oder mehreren Schwangerschaften in kurzen Zeitabständen bereits entsprechend reduziert sind. Es empfiehlt sich deshalb eine großzügige Substitution mit 60–100 mg Fe^{2+} täglich, die durch eine zusätzliche Verabreichung von 500 µg Folsäure ergänzt wird. Die Einnahme von Folsäure wird vor allem auch perikonzeptionell als Prophylaxe gegenüber der Entstehung von Neuralrohrdefekten (s. auch S. 296) empfohlen.

Leukozyten

Im Gegensatz zum Hämoglobin erfährt die Leukozytenzahl eine absolute Steigerung auf 10 000–15 000/mm^3. Dies geht häufig mit einer Linksverschiebung im Sinne einer Vermehrung unreifer Formen als Ausdruck der gesteigerten Leukopoese einher.

Thrombozyten und Gerinnungsfaktoren

Die **Thrombozytenzahl** bleibt in der Regel während der Schwangerschaft unverändert. **Gerinnungsfaktoren** (Fibrinogen, Faktor VII, VIII und X) werden dagegen in der Leber vermehrt produziert (s. S. 276f). Aufgrund einer gleichzeitigen leichten Beeinträchtigung der Fibrinolyse resultiert eine **Hyperkoagulabilität**, die bei Vorliegen zusätzlicher Risikofaktoren wie Adipositas, Bettruhe, familiäre Thrombophilie zu tiefen Venenthrombosen im Bereich der Beine und des Beckens führen kann. Ein deutlich erhöhtes Thromboserisiko besteht im Wochenbett, dem durch frühzeitige Mobilisierung sowie durch Verabreichung von niedrigdosiertem Heparin für Risikogruppen begegnet werden muß.

18.3 Lunge

Mehr als 50% aller Schwangeren haben subjektive Beschwerden im Sinne einer **Dyspnoe**. Diese wird durch verschiedene Veränderungen der Lungenfunktionsparameter verursacht:
- *Atemzugvolumen* ↑ (bis zu 40%): erhöhter Atemantrieb durch eine progesteroninduzierte erhöhte CO_2-Empfindlichkeit des Atemzentrums,
- *Atemfrequenz* →,
- *in- und exspiratorisches Reservevolumen* ↓,
- *funktionelle Residualkapazität* ↓ durch den Zwerchfellhochstand mit Kompression der unteren Lungenpartien (insbesondere in der Spätschwangerschaft).

Die Angaben in der Literatur zu den Veränderungen des *Atemwegswiderstandes* wie auch der *Diffusionskapazität* der Alveolarmembran sind widersprüchlich. Dagegen ist eine deutliche Zunahme der *Lungenperfusion* während der Schwangerschaft unbestritten.

Während der Sauerstoffpartialdruck (P_{O_2}) weitgehend unverändert bleibt, führt die deutliche Zunahme des Atemminutenvolumens (Atemzugvolumen x Atemfrequenz) zu einer Verminderung des P_{CO_2} auf 28–32 mmHg. Dies bleibt jedoch ohne Einfluß auf den pH-Wert des Blutes, da Bicarbonat vermehrt über die Nieren ausgeschieden wird.

18.4 Niere und ableitende Harnwege

Morphologische Veränderungen

Die Dilatation des Nierenbeckens und der Ureteren wird zum einen durch den Progesteroneffekt auf die glatte Muskulatur, zum anderen durch die mechanische Kompression der Ureteren am Übergang zum kleinen Becken verursacht. Durch Dextrorotation des wachsenden Uterus ist die Dilatation rechts meist deutlich stärker ausgeprägt als links.

Funktionelle Veränderungen

Bei den funktionellen Veränderungen ist eine 50%ige Steigerung der **renalen Durchblutung** sowie eine 35%ige Steigerung der **Filtrationsrate** zu erwähnen. Die gesteigerte Filtrationsrate spiegelt sich in einer erhöhten Kreatininclearance wider. Mit der gesteigerten Filtration geht eine beachtliche Zunahme der tubulären Rückresorption einher, so daß die Homöostase aufrechterhalten werden kann. Das stimulierte Renin-Angiotensin-Aldosteron-System induziert eine rege Natriumrückresorption, die die Retention von insgesamt 8 l Flüssigkeit ermöglicht. Andere Stoffe wie Glucose, Aminosäuren, Proteine und wasserlösliche Vitamine werden jedoch in geringen Mengen ausgeschieden. In der Schwangerschaft ist deshalb eine **Glukosurie** für die Diagnostik einer Störung des Kohlenhydratstoffwechsels nicht verwertbar. Zum Ausschluß eines Gestationsdiabetes muß jedoch ein oGTT durchgeführt werden. Auch eine **Proteinurie** von bis zu 300 mg/24 h wird in der Schwangerschaft nicht als pathologisch angesehen.

> Bei der Diagnostik von Nierenfunktionsstörungen muß berücksichtigt werden, daß die gesteigerte glomeruläre Filtration sowie die überproportionale Plasmavolumenzunahme mit dem daraus resultierenden Verdünnungseffekt in der Schwangerschaft zu einer Abnahme der Plasmakonzentrationen von Kreatinin, Harnstoff und Harnsäure führen.

18.5 Gastrointestinaltrakt

Mund

Unter dem Einfluß des *erhöhten Östrogenspiegels* kommt es zu einer Proliferation der Blutgefäße im Bereich des Parodontiums mit häufig auftretendem **Zahnfleischbluten**. Zusätzliche entzündliche Veränderungen der Gingiva führen zum Bild der **Gingivitis hypertrophicans** (Syn.: Gingivitis hyperplastica). Auch die **Schwangerschaftsepulis** stellt eine typische Veränderung des Zahnfleisches mit tumorartiger Hypertrophie zwischen den Zähnen, mit Blutungsneigung und Schmerzen dar.
Die vermehrte Bildung von Speichel mit deutlich niedrigerem pH-Wert begünstigt das Auftreten von **Karies**.

Speiseröhre, Magen, Dünn- und Dickdarm

Die wichtigste Veränderung im Bereich des Gastrointestinaltraktes ist eine **Motilitätsabnahme** sowie eine allgemeine **Tonusverminderung** der glatten Muskulatur als Folge des erhöhten Progesteronspiegels. Die Motilitätsabnahme hat eine Verlangsamung der Magenentleerung sowie eine Zunahme der Gesamtpassagezeit zur Folge. Die Produktion von Magensäure und -schleim ist häufig im 1. Trimenon gesteigert, ab dem 2. Trimenon dann vermindert. Die Beeinträchtigung der Magenmotilität sowie der verminderte Muskeltonus im Bereich der Kardia begünstigen den Reflux von Mageninhalt, der häufig mit **Sodbrennen** einhergeht. Wichtigste prophylaktische Maßnahmen sind häufige kleine Mahlzeiten und das Vermeiden von fettreichen Speisen. Ferner sollte die letzte Mahlzeit mehrere Stunden vor dem Schlafengehen eingenommen werden, um die weitgehende Entleerung des Magens vor dem Hinlegen zu ermöglichen.

> Bei der Ein- bzw. Ausleitung von Narkosen besteht aufgrund der verlängerten Entleerungszeit des Magens und der Tendenz zum Reflux von Mageninhalt erhöhte Aspirationsgefahr.

Während der verlängerten Passagezeit wird vermehrt Flüssigkeit resorbiert. Zusammen mit der eingeschränkten Darmperistaltik kann eine gewisse **Darmträgheit** entstehen. Diese kann zusammen mit anderen konstitutionellen neurovegetativen und mechanischen Faktoren eine **Obstipation** auslösen. Vorbeugend haben sich schlackenreiche Kost sowie eine reichliche Flüssigkeitszufuhr bei jeder Mahlzeit bewährt.

Gallenblase

Auch die Gallenblase zeigt eine progesteronbedingte Tonusverminderung, die sich häufig als Überdehnung manifestiert. Die verlangsamte und nicht selten unvollständige Entleerung kann zu einer Galleneindickung und Stase des Gallenflusses mit Ausbildung von **Gallensteinen** führen. Unter dem Einfluß der Östrogene ist ferner die Entwicklung einer **intrahepatischen Cholestase** mit dem typischen Hautjucken möglich.

Leber

Die Leber weist keine typischen morphologischen Veränderungen im Zusammenhang mit der Schwangerschaft auf, allerdings gilt es, funktionelle Veränderungen zu beachten. So werden vermehrt **Globuline** synthetisiert, die als Transportproteine für bestimmte Hormone von Bedeutung sind (Transkortin, thyroxinbindendes Globulin = TBG, Transferrin, Coeruloplasmin, sexsteroidbindendes Globulin = SBG usw.). Auch die als **Gerinnungsfaktoren** bedeutungsvollen Proteine Fibrinogen (Faktor I) sowie die Faktoren VII und VIII werden während der Schwangerschaft vermehrt in der Leber synthetisiert. Diese gesteigerte Globulinproduktion wird auf den Östrogeneinfluß zurückgeführt und konnte auch im Zusammenhang mit Ovulationshemmern beobachtet werden. Die **Albuminproduktion** ist weitgehend unverändert. Der Plasmaalbuminspiegel nimmt jedoch in Folge der Hämodilution deutlich ab und führt so zu einer Verschiebung des Albumin-/Globulinquotienten.

> Die Abnahme des Albumin-/Globulinquotienten geht mit einer Beschleunigung der Blutsenkungsgeschwindigkeit einher. Die Blutsenkungsgeschwindigkeit ist daher für die Infektdiagnostik in der Schwangerschaft nicht geeignet.

Die üblichen Leberwerte verändern sich nicht nennenswert mit Ausnahme der **alkalischen Phosphatase**. Diese zeigt einen deutlichen Anstieg, der jedoch in erster Linie Folge des von der Plazenta zusätzlich gebildeten hitzestabilen Isoenzyms ist.

18.6 Endokrines System

Hypophyse

Hypophysenvorderlappen

Der Hypophysenvorderlappen nimmt wegen der Vermehrung der prolaktinsezernierenden Zellen um das 2- bis 3fache an Volumen zu. Die **Prolaktinkonzentration** im Serum der Schwangeren steigt im Laufe der Schwangerschaft kontinuierlich an, um am Geburtstermin Spitzenwerte von 200 ng/ml zu erreichen. Prolaktin stimuliert das Wachstum der Milchgänge einschließlich der Differenzierung des Milchgangepithels. In der Laktationsphase wirkt es direkt auf die Synthese und Sekretion der Milch. Die **Gonadotropine FSH** und **LH** sind im Serum der Schwangeren infolge der Hemmwirkung der plazentaren Sexualsteroide auf die hypothalamisch-hypophysären Zentren erniedrigt.
Die Konzentrationserhöhung von **ACTH** und **thyreotropem Hormon** (TSH) resultieren im wesentlichen aus der zusätzlichen Produktion in der Plazenta.
Die hypophysäre Produktion von **Wachstumshormon** (STH) nimmt in der Schwangerschaft stark ab. In der zweiten Schwangerschaftshälfte ist das im mütterlichen Blut zirkulierende Hormon fast vollständig plazentaren Ursprungs.

Hypophysenhinterlappen

Der Hypophysenhinterlappen bleibt während der Schwangerschaft unverändert. Er speichert die im Bereich der Nuclei supraoptici und paraventriculares gebildeten Oktapeptide **Oxytocin** und **Vasopressin** (Syn.: antidiuretisches Hormon, ADH), die während der Schwangerschaft in unveränderter Menge produziert werden.
Der hypophysären Oxytocinproduktion kommt möglicherweise eine Funktion während der fortgeschrittenen Geburt zu, während die Auslösung des Geburtsgeschehens oxytocinunabhängig ist, da nur in der fortgeschrittenen Eröffnungs- und Austreibungsphase erhöhte Oxytocinspiegel im Blut der Mutter festgestellt wurden.

Ovarien

Die Stimulation beider Ovarien durch das plazentare Gonadotropin (hCG) führt im 1. Schwangerschaftstrimenon zu einer deutlichen Vergrößerung mit Hypertrophie der Stromazellen, die die Zeichen einer dezidualen Umwandlung aufweisen.
Der **Schwangerschaftsgelbkörper** (Corpus luteum graviditatis) vergrößert sich noch etwa bis zur 8. Woche mit deutlicher Hypertrophie der Thekaluteinzellschicht. Im 3. Monat zeigen die Ovarien erste Degenerationserscheinungen, und Progesteron und Östrogene werden vorwiegend von der Plazenta produziert. Schließlich verkleinern sich die Ovarien und gehen in einen funktionellen Ruhezustand mit kleinzystischen Follikeln über.

Schilddrüse

Die Schilddrüse nimmt in der Schwangerschaft gelegentlich an Größe zu. In Folge des vermehrten renalen Jodverlustes und des Zusatzbedarfs für die fetalen Gewebe entsteht eine relative Jodmangelsituation, die zu einer Erweiterung der Follikel mit Hyperplasie der Follikelepithelien sowie zu einer Anreicherung von Kolloid führen kann. Diese Veränderungen kommen besonders bei Frauen mit vorbestehendem Jodmangel zum Tragen.
Die hypophysäre Produktion von TSH ist während der Schwangerschaft nur geringfügig erhöht, eine verstärkte Stimulation der Schilddrüse resultiert aus der plazentaren Produktion thyreotroper Substanzen. Die erhöhte Plasmakonzentration von **Trijodthyronin** (T3) und **Thyroxin** (T4) wird durch eine ebenfalls gesteigerte Synthese von thyroxinbindendem Globulin (TBG) kompensiert, so daß der biologisch aktive freie Teil unverändert ist. Die vermehrte Produktion von TBG ist Folge der vermehrten Östrogenwirkung auf die Leber. Normalerweise herrscht somit während der Schwangerschaft eine **euthyreote Stoffwechsellage**. Die im letzten Schwangerschaftsdrittel zu beobachtende Steigerung des Grundumsatzes um 20% ist wahrscheinlich durch den vermehrten Sauerstoffbedarf der uteroplazentaren Einheit zu erklären.

Die Plazenta ist weitgehend undurchlässig für T4 und T3. Nur bei erhöhten Konzentrationen kann es zu einem geringen Übertritt von T3 kommen. Auch TSH ist nicht plazentagängig. Dagegen passieren sowohl TRH und Jod als auch verschiedene thyreostatische Medikamente die Plazenta und können somit Auswirkungen auf die fetale Schilddrüse haben (s. hierzu auch „Mütterliche Erkrankungen", S. 316ff).

Nebenschilddrüse

Die Nebenschilddrüse entwickelt während der Schwangerschaft eine **funktionelle Hyperplasie** mit vermehrter Sekretion von Parathormon (PTH). PTH hemmt die renale Clearance von Calcium und bewirkt indirekt durch eine Stimulation der Synthese von 1,25-Dihydroxy-Vitamin-D3 eine vermehrte intestinale Calcium-Resorption. Nur so wird der für den Aufbau der mütterlichen und fetalen Gewebe einschließlich der Plazenta benötigte Mehrbedarf an Calcium sichergestellt.

Der normale Bedarf an Calcium beträgt in der Schwangerschaft 1–2 g/Tag und ist somit 2–4mal so hoch wie bei der nichtschwangeren Frau. Der Gesamtzusatzbedarf an Calcium für den Fetus beträgt in der 2. Schwangerschaftshälfte 25–30 g.

Ein Skelettabbau durch das erhöhte PTH wird durch das gleichzeitig vermehrt sezernierte Calcitonin verhindert. Der Gesamtcalciumspiegel fällt während der Schwangerschaft ab und verläuft parallel zum Albuminspiegel.

Die Konzentration des ionisierten Calciums ist dagegen unverändert. Die Plazenta ist sowohl für PTH wie auch für Calcitonin undurchlässig.

Nebennierenrinde

Auch die Nebennierenrinde weist Zeichen einer **funktionellen Hyperplasie** mit vermehrter Produktion von **Cortisol** auf. Die Zunahme von Gesamt- wie auch von freiem Plasmacortisol um das 2- bis 3fache ist Folge eines progressiven Anstiegs von Plasma-ACTH.

Ein Teil des erhöhten Plasmacortisols ist auch durch eine Zunahme des spezifischen Transportglobulins Transcortin erklärt, das ähnlich wie das TBG als Ausdruck des Hyperöstrogenismus in der Schwangerschaft vermehrt in der Leber produziert wird. Im Gegensatz zu den Schilddrüsenhormonen ist beim Cortisol jedoch auch der biologisch aktive freie Anteil deutlich erhöht. Im Rahmen des Geburtsstresses kommt es zu einem zusätzlichen Anstieg des Cortisolspiegels.

Auch das natriumretinierende **Aldosteron** wird in der Schwangerschaft deutlich vermehrt produziert. Aldosteron reguliert die physiologische Adaptation des Flüssigkeitshaushaltes in der Frühschwangerschaft über die zentrale Retention von Natrium und Wasser (s. S. 273f). Die biologische Wirkung des im Vergleich zum nichtschwangeren Zustand um das 5- bis 6fache erhöhten Aldosteronspiegels wird allerdings teilweise durch die natriuretische Wirkung des Progesterons neutralisiert.

18.7 Intermediärer Stoffwechsel

Wachstum von Plazenta und Fetus bedingen tiefgreifende Veränderungen und Anpassungen im mütterlichen Stoffwechsel. Die Wachstumsvorgänge sowie die Neubildung von Geweben beschränken sich nicht nur auf die Gebärmutter und ihren Inhalt, sondern es kommt auch zu einer deutlichen Zunahme des Brustgewebes, des Blutvolumens und zu einer zusätzlichen Einlagerung von Wasser im extravaskulären und interstitiellen Raum von insgesamt 6,5 l. Die mittlere **Gesamtgewichtszunahme** von ca. 12,5 kg erklärt sich in der ersten Schwangerschaftshälfte vorwiegend durch die Neubildung von Fettgewebe und Retention von Körperflüssigkeit, während in der zweiten Schwangerschaftshälfte das Wachstum von Fetus und Plazenta sowie die Bildung von Fruchtwasser entscheidend für die Gewichtszunahme ist.

Kohlenhydratstoffwechsel

Von besonderer Bedeutung sind die Auswirkungen einer Schwangerschaft auf den Kohlenhydratstoffwechsel. So ist die **Insulinempfindlichkeit** des mütterlichen Stoffwechsels während der Schwangerschaft durch einen typischen biphasischen Verlauf charakterisiert:

Frühschwangerschaft: In der Frühschwangerschaft ist eine erhöhte Insulinempfindlichkeit bei gleichzeitig vermehrter Insulinproduktion festzustellen. Die erhöhte Insulinempfindlichkeit ist Folge der hormonellen Umstellung. Sie führt zu einer anabolen Gesamtstoffwechselsituation mit Neubildung von Fettgewebe sowie den beschriebenen Wachstumsvorgängen in verschiedenen mütterlichen Organen. Ebenso kommt es zu einer *Erniedrigung des Nüchternblutzuckers.* Insulinabhängige, schwangere Diabetikerinnen zeigen daher eine bis zu 50%ige Reduktion ihres Insulinbedarfs und ein erhöhtes Risiko von Hypoglykämien.

Spätschwangerschaft: Der zunehmende Glucosebedarf des Fetus und der Plazenta steht in der 2. Schwangerschaftshälfte im Vordergrund. Dabei sind sowohl Stoffwechsel und Wachstum des Fetus als auch der stark energieverbrauchende Plazentastoffwechsel direkt vom mütterlichen Blutzuckerspiegel abhängig. Glucose ist das Hauptsubstrat für den Stoffwechsel der fetoplazentaren Einheit. Der Glucoseübertritt in der Plazenta von der Mutter zum Fetus wird durch ein carrierabhängiges Transportsystem beschleunigt.

Um Glucose in ausreichender Konzentration für die Versorgung von Plazenta und Fetus bereitzustellen, ist der mütterliche Energiestoffwechsel durch einen sog. *Glucosesparmechanismus* charakterisiert: Durch die im Verlauf der Schwangerschaft vermehrt produzierten Plazentahormone wie Östrogen, Progesteron und humanes plazentares Laktogen (HPL) sowie die ebenfalls vermehrt produzierten Glucocorticoide wird der Glucoseverbrauch in den mütterlichen Geweben gehemmt. Gleichzeitig erfolgt eine Stimulation der Glucoseproduktion in der Leber. HPL, das ähnlich wie Adrenalin eine stark lipolytische Wirkung entfaltet, führt zu einer Konzentrationserhöhung von Fettsäuren und Ketonkörpern im Plasma. Diese sind anstelle von Glucose Substrat für den mütterlichen Energiestoffwechsel. Trotz dieses Glucosesparmechanismus kommt es zu einem weiteren Abfall des Nüchternblutzuckers, der insbesondere im 2. Trimenon seinen niedrigsten Wert erreicht.

Mit fortschreitender Schwangerschaft entwickelt sich auch eine zunehmende Resistenz gegenüber Insulin. Ursache dafür sind die vermehrt wirksam werdenden Insulinantagonisten (z.B. Glucagon und HPL). Das erklärt den in der Spätschwangerschaft ansteigenden Insulinbedarf um 50–80%, der bei insulinpflichtigen Diabetikerinnen zu berücksichtigen ist. Der Mehrbedarf an Insulin führt auch zur „Demaskierung" latenter Diabeteszustände (z.B. Gestationsdiabetes).

Der Stoffwechsel von Glucose und Insulin während der Schwangerschaft wird im Kap. 21, S. 324ff im Zusammenhang mit dem Diabetes mellitus diskutiert.

Proteinstoffwechsel

Insgesamt werden während der Schwangerschaft 1000 g Protein neu gebildet. Davon entfällt die eine Hälfte auf den Fetus und die Plazenta, die andere Hälfte auf Uterus, Brustdrüsengewebe, Plasmaproteine und Hämoglobin.

Fettstoffwechsel

Die **1. Schwangerschaftshälfte** geht mit einer Neubildung von Fettgewebe einher. In der **2. Schwangerschaftshälfte** dominiert eine Lipolyse mit Freisetzung der Lipide, bedingt durch die Wirkung des humanen plazentaren Laktogens (HPL), der Östrogene und des Cortisols. Die Plasmalipide steigen demzufolge in der 2. Schwangerschaftshälfte deutlich an: *Cholesterin* um 50%, die *Plasmatriglyzeridkonzentration* sogar um das 3fache.

> Lipide sind die Energieträger für den mütterlichen Stoffwechsel, um so Glucose als wichtigstes Substrat für den Energiestoffwechsel des Fetus einzusparen.

Elektrolyt- und Spurenelementstoffwechsel

Für den Elektrolytstoffwechsel besteht insgesamt in der Schwangerschaft eine deutlich positive Bilanz mit Retention von **Natrium**, **Kalium**, **Calcium** sowie von **Magnesium** und **Zink**. Die Zufuhr ausreichender Elektrolytmengen durch eine ausgeglichene Ernährung kann für die Durchschnittsbevölkerung als gesichert angenommen werden. Milch und Milchprodukte als besonders calciumreiche Nahrung haben einen besonders hohen Stellenwert. Aufgrund eines zunehmenden Magnesiummangels in der Nahrung, bedingt durch moderne Düngungsmethoden und Intensivbewirtschaftung des Bodens, wird die **Substitution von Magnesium** in der Schwangerschaft empfohlen.

Eine routinemäßige **Eisensubstitution** in der 2. Schwangerschaftshälfte ist bei Ernährungsproblemen oder auch bei wiederholten Schwangerschaften in kurzen Zeitabständen erforderlich.

18.8 Mamma

Die subjektiv frühzeitig empfundene Spannung im Bereich der Brüste gehört zu den unsicheren Schwangerschaftszeichen (s. auch S. 304f). Die **Volumenzunahme** der Brust ist im 1. Trimenon in erster Linie auf eine Zunahme des Drüsengewebes mit Aussprossungen neuer Drüsenläppchen zurückzuführen. So kommt es unter dem stimulierenden Einfluß der plazentaren Steroide Östrogen und Progesteron sowie durch Prolaktin zur Entwicklung von Drüsenschläuchen, Endkammern und präsekretorischer Epithelien. Ab dem 2. Trimenon stehen Zellhypertrophie, Hyperämie und beginnende Milchsynthese im Vordergrund. Im letzten Trimenon ist stellenweise bereits die Bildung von *Kolostrum* erkennbar. Die morphologischen Veränderungen des Drüsenparenchyms zur Vorbereitung der Milchsynthese werden auch unter dem Begriff der **Galaktogenese** zusammengefaßt. Das plazentare Östrogen wirkt dabei dem sekretorischen Prolaktineffekt an den Drüsenepithelien entgegen und verhindert somit eine frühzeitige Milchsekretion. Diese kommt erst nach der Geburt mit dem raschen Abfall der Konzentration plazentarer Steroide in Gang und wird durch den physiologischen Saugreiz und den daran gekoppelten neurohormonalen Laktationsreflex unterstützt (**Galaktopoese**).

18.9 Genitale

Vulva, Vagina

Durch die hormonell bedingte Zunahme der Durchblutung sowie die allgemein vermehrte Flüssigkeitsretention kommt es frühzeitig zu einer **Auflockerung der Gewebe** im Bereich der Vulva und Vagina. Die allgemeine Blutfülle verursacht eine violette Verfärbung der Mukosa von Vagina und Zervix. Diese bei der Spekulumeinstellung bemerkbare **Lividität der Schleimhäute** gehört zu den unsicheren Schwangerschaftszeichen (s. auch S. 304f). Eine Weitstellung der venösen Gefäße kann im Rahmen einer vermehrten Einflußstauung der unteren Körperpartien in der fortgeschrittenen Schwangerschaft zur Ausbildung von **Varizen** im Bereich der Vulva und Vagina führen.

In der Vagina ist neben der violetten Verfärbung der Schleimhaut eine vermehrte Sekretbildung festzustellen, die als **Ausfluß** auch subjektiv bemerkt werden kann. Infolge der vermehrten Sekretbildung der Zervixdrüsen kommt es zu einem **Anstieg des pH-Wertes,** was zu einer Verschiebung in der Bakterienflora mit Abnahme der grampositiven Döderlein-Stäbchen führen kann. Im zytologischen Bild fällt eine Vermehrung der kahnartig geformten Navikularzellen auf, die der Intermediärschicht des glykogenreichen Vaginalepithels entstammen.

Uterus

Myometrium

Morphologische und funktionelle Veränderungen: Die Gesamtmasse des Myometriums erhöht sich in der Schwangerschaft um den Faktor 30–60 auf 1000–1500 g. Das Wachstum des Uterus geht dabei mehrheitlich auf eine Hypertrophie der einzelnen **Myometriumzelle** zurück, während die Neubildung von Muskel eher unbedeutend ist. Die einzelnen Muskelzellen erfahren eine 10- bis 40fache Längenzunahme bei Verdreifachung ihres Durchmessers. In der Frühschwangerschaft wird das Uteruswachstum in erster Linie durch die vermehrte Östrogenproduktion induziert. Im weiteren Schwangerschaftsverlauf kommt es durch das Wachstum des Fetus zu einem Dehnungsreiz auf das Myometrium, der selbst wachstumsfördernd auf die Muskulatur wirkt. Die Dicke des Myometriums beträgt im Bereich des Fundus in der Frühschwangerschaft 2–3 cm und nimmt mit zunehmender Schwangerschaftsdauer durch die Dehnung der Uteruswand auf 1–2 cm ab.

Das **Bindegewebsgerüst** der Uteruswand besteht vorwiegend aus kollagenen Fasern, die von einer Grundsubstanz oder Matrix umgeben sind. Während im Bereich des Fundus und Corpus uteri die muskulären Anteile 70% der Gesamtgewebsmasse ausmachen, nimmt im unteren Uterinsegment der Bindegewebsanteil deutlich zu. Im unteren Drittel des Uterus, im sog. *Isthmus uteri*, finden sich deutlich weniger Muskel- als Bindegewebszellen. Durch die Kontraktion des Myometriums im Korpusbereich wird der Isthmus passiv gedehnt. Die Grenze zwischen dem sich kontrahierenden Korpus und dem passiv gedehnten Isthmus, die sog. *Retraktionsfurche nach Bandl*, kann unter der Geburt getastet werden. Die *Zervix* besteht zu fast 90% aus Bindegewebe mit nur noch vereinzelten muskulären Elementen. Unter dem Einfluß von Östrogenen, Progesteron und Prostaglandinen einschließlich eines im Vergleich zum Myometrium erhöhten Gehalts an Stickstoffmonoxid (NO) kommt es gegen Ende der Schwangerschaft zur Zervixauflockerung mit vermehrter Flüssigkeitseinlagerung und enzymatischer Zerstörung der Faserstrukturen und der Grundsubstanz (Kollagenasen, Hyaluronidasen). Die uterinen Wachstumsvorgänge erfordern eine Anpassung des **uterinen Gefäßapparates** mit Weitstellung der Gefäßlumina, die in erster Linie durch Östrogen induziert wird. Diese allgemeine Kapazitätszunahme der uterinen Gefäße ermöglicht eine *Steigerung des uterinen Blutflusses* um den Faktor 100 auf ca. 500 ml/min. Vor allem der diastolische Anteil des Gesamtflusses nimmt als Ausdruck einer Erniedrigung des vaskulären Strömungswiderstandes zu. Mit Hilfe der Dopplersonographie können diese veränderten Blutflüsse, insbesondere ihr diastolischer Strömungsanteil, dargestellt werden. Besonders stark ausgeprägt sind die Veränderungen im Bereich der arteriellen Endstrombahn der Deziduagefäße (Spiralarterien): Im Rahmen der Implantation dringen Trophoblastzellen in das Gefäßlumen vor und breiten sich entlang der Innenwand aus. Die Trophoblastzellen führen zu einer Zersetzung der muskulären Anteile der Spiralarterien, die sich von engen Arteriolen in weitgestellte Gefäßschläuche umwandeln. Diese Veränderungen der Spiralarterien sind im Bereich des Plazentabettes besonders ausgeprägt.

Kontraktilität und Erregung: Die **Kontraktion** der einzelnen Muskelzelle beruht auf der Reaktion der kontraktilen Proteine Aktin und des phosphorylierten Myosins. Die Phosphorylierung von Myosin erfolgt durch das Enzym Myosinkinase (👁 **18.3**). Bei diesem Vorgang wird die in Form von Adenosintriphosphat (ATP) gespeicherte chemische Energie in mechanische umgesetzt. Die Aktivität der Myosinkinase und damit die Kontraktionsbereitschaft der einzelnen Muskelzelle unterliegt einem komplexen Regelsystem mit verschiedenen kontraktionsfördernden und kontraktionshemmenden Faktoren, von denen die ionisierte Calciumfraktion im Zellinnern und das zyklische Adenosinmonophosphat (cAMP) in der Zellmembran eine zentrale Rolle spielen.

18.3 Regulation der myometrialen Kontraktilität

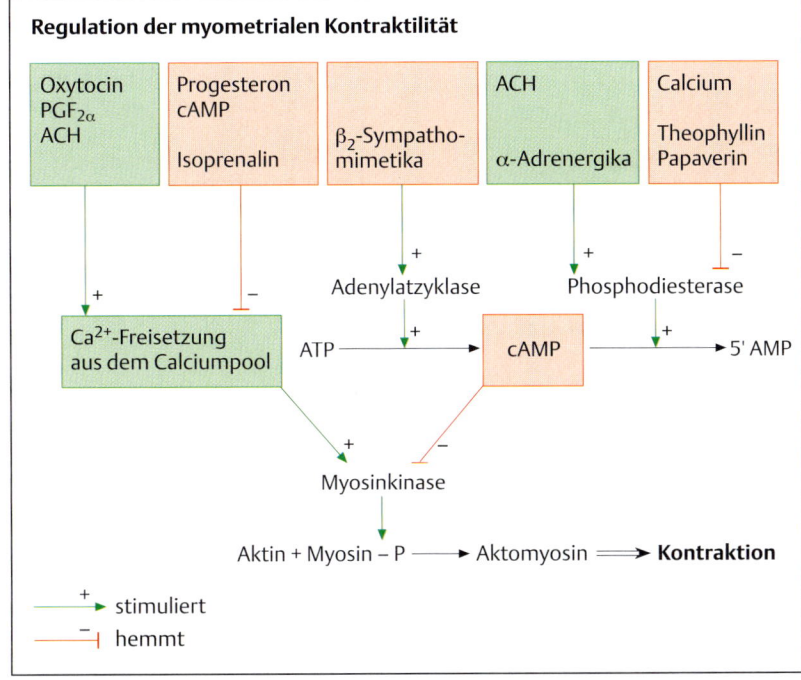

Die Uteruskontraktion wird durch Calcium gefördert und durch cAMP gehemmt. Körpereigene Stoffe und Medikamente, die diese beiden Faktoren positiv bzw. negativ beeinflussen, sind oben im Bild dargestellt. Über Rezeptoren in der Zellmembran können sie stimulierend oder hemmend wirken. Aus der Farbe der Kästchen ist ersichtlich, ob sie im Endeffekt die Uteruskontraktilität fördern (grün) oder hemmen (rot).
Beispiele: β_2-Sympathomimetika fördern die Bildung des Hemmfaktors cAMP, hemmen also letztendlich die Uteruskontraktion.
Die Phosphodiesterase katalysiert den cAMP-Abbau. Methylxantine wie z.B. Theophyllin hemmen die Phosphodiesterase, so daß die erhöhte cAMP-Konzentration die Kontraktilität senkt.
Des weiteren bestehen *Interaktionen* zwischen Calcium und cAMP, die eine übermäßige Kontraktionsbereitschaft verhindern sollen: ein hoher Calciumspiegel erhöht die cAMP-Konzentration und cAMP hemmt die Calciumfreisetzung.

Mit zunehmender Schwangerschaftsdauer überwiegen die erregungsfördernden gegenüber den erregungshemmenden Faktoren und bewirken eine erhöhte Kontraktionsbereitschaft.

Dabei spielen die Verschiebung des Verhältnisses von Östrogen zu Progesteron sowie die Abnahme von Stickstoffmonoxid (NO) eine vorrangige Rolle.
Die **Erregung** entsteht vorwiegend im Bereich des linken Tubenwinkels im Fundus und breitet sich in Richtung des unteren Uterinsegmentes aus. Durch die Ausbildung von Kontaktstellen zwischen den einzelnen Muskelzellen (Gap junctions) kommt es mit zunehmender Schwangerschaftsdauer zu einer Beschleunigung der Erregungsausbreitung, verbunden mit einer verbesserten Koordination des Kontraktionsgeschehens.

Endometrium

Das Endometrium erreicht am Ende des 1. Schwangerschaftsdrittels mit einer Schichtdicke von 7 mm seine größte Ausdehnung. Nach der Implantation des befruchteten Eies wandelt sich das Endometrium in die **Dezidua** um. Deziduazellen sind protoplasma- und glykogenreich, füllen die Zwischenräume zwischen den Drüsenschläuchen fast vollständig aus und bilden das *Stratum compactum*. Das darunterliegende *Stratum spongiosum* ist durch ein spärliches Stroma mit stark entwickelten Drüsen aus hypertrophierten und hochsezernierenden Drüsenepithelien charakterisiert (**18.4**).
Im 2. und 3. Schwangerschaftstrimenon kommt es durch das starke fetale Wachstum zu einer Kompression der Dezidua mit Abflachung der Drüsenepithelien und Kollabieren der Drüsenschläuche.

18.10 Haut

Die hormonell bedingten physiologischen Veränderungen der Haut sind Hyperpigmentation, vaskuläre Veränderungen und Striae oder Dehnungsstreifen.

Hyperpigmentation

Die Ablagerung von Melanin in der Haut ist Folge einer hypophysären Produktion des melanozytenstimulierenden Hormons (MSH). In der Schwangerschaft kommt es zusätzlich zu der erhöhten MSH-Synthese zu einer direkten Stimulation der Melanozyten durch die erhöhten Serumspiegel von Östrogen und Progesteron. Das Ausmaß der Hyperpigmentierung variiert individuell stark. So neigen dunkelhaarige Frauen eher zu einer verstärkten Pigmenteinlagerung. Sonneneinstrahlung wirkt bei allen Formen der Hyperpigmentierung begünstigend. Die bevorzugten Hautbezirke sind Körperpartien, die

18.4 Aufbau von Eihäuten und Uteruswand

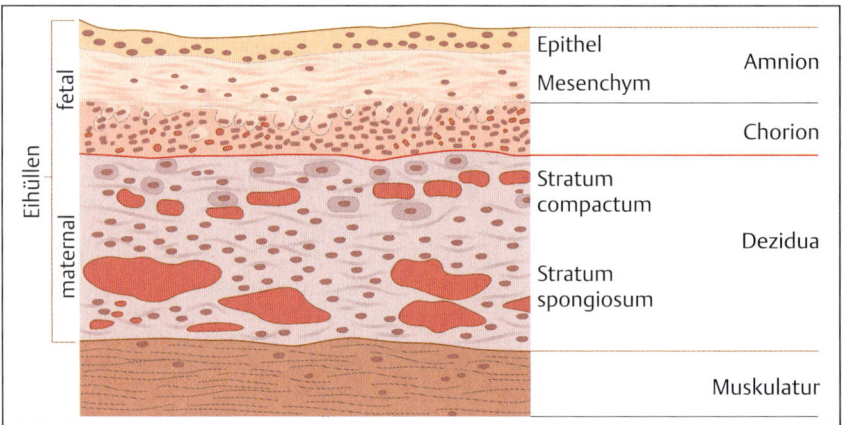

In der Frühschwangerschaft zeigt sich der dreischichtige Aufbau der an der Plazenta ansetzenden Eihüllen (orange) bei 171facher Vergrößerung besonders gut: die 2 fetalen Schichten Amnion (Syn.: Schafshaut) und Chorion (Syn.: Zottenhaut) sind in der Abbildung durch eine rote Linie von der mütterlichen Schicht, der Dezidua (Syn.: Siebhaut) abgegrenzt. Die Muskulatur gehört nicht mehr zu den Eihäuten. Die Ablösung der Eihäute und der Plazenta bei der Geburt erfolgt in der Dezidua im Bereich des Stratum spongiosum.

bereits normalerweise durch eine vermehrte Pigmentierung auffallen wie Brustwarzen, Warzenhof, das äußere Genitale und die Perianalregion. Ferner kann es zur Ausprägung einer sog. **Linea fusca** kommen. Dabei handelt es sich um eine verstärkte Pigmentierung im Bereich der Linea alba zwischen Nabel und Symphyse (◉ **18.5**, **18.6 b**). Darüber hinaus ist eine Intensivierung der Pigmentierung im Bereich von **Pigmentnävi** und **Narben** möglich. Eine weitere Form der Hyperpigmentierung ist das **Chloasma uterinum** (Syn.: Chloasma gravidarum). Kennzeichen des Chloasmas ist eine verstärkte Pigmentablagerung im Gesicht mit Bevorzugung des Nasenrückens und Ausbreitung auf die Wangen und Stirn. Nach der Geburt kommt es im Verlauf von mehreren Wochen zu einer mehr oder weniger vollständigen Rückbildung aller Pigmentveränderungen.

Vaskuläre Veränderungen

Die östrogenbedingte dermale Gefäßdilatation führt zu Veränderungen, die sonst als „Leberhautzeichen" bekannt sind:
- **Palmarerythem**,
- **Spider naevi**: spinnenförmige Teleangiektasien im Bereich des Gesichtes, des Stammes und der oberen Extremitäten, die bei Druck auf den im Zentrum gelegenen roten Punkt vorübergehend verschwinden und sich von zentral her wieder auffüllen.

Auch diese Veränderungen zeigen nach der Geburt eine deutliche Rückbildungstendenz.

Striae gravidarum

Synonym: Striae distensae, Striae cutis atrophicans, Dehnungsstreifen

18.5 Linea fusca

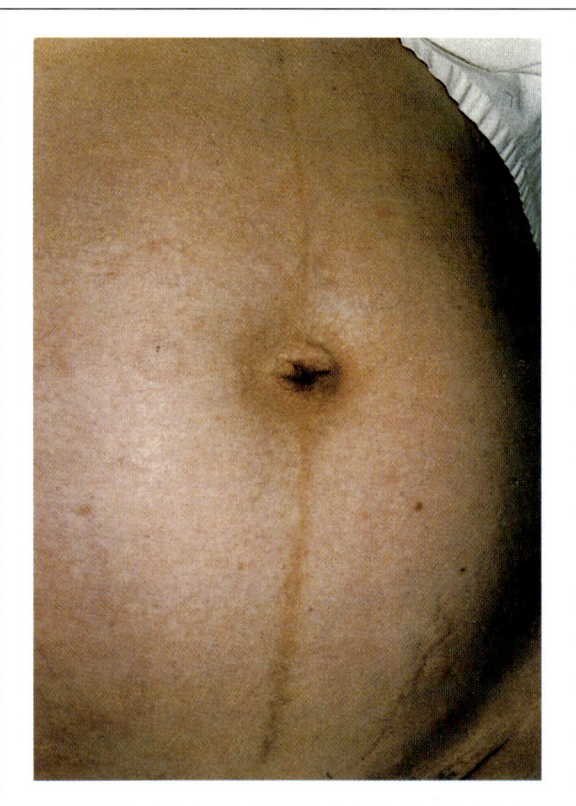

Neben einer Linea fusca fällt eine Hyperpigmentierung im Nabelbereich auf (s. auch ◉ **18.6 b**).

Besonders in der 2. Schwangerschaftshälfte können strichförmig angeordnete, rötliche Verfärbungen der Haut im Bereich des Bauches, der Brüste sowie der Hüften auftreten (**rote Striae**, ◉ **18.6**). Diese Striae beruhen auf einer Schädigung der elastischen Fasern. Begünstigende Faktoren sind neben einer raschen Hautdehnung infolge des Uteruswachstums und der vermehrten Einla-

18.6 Rote Striae

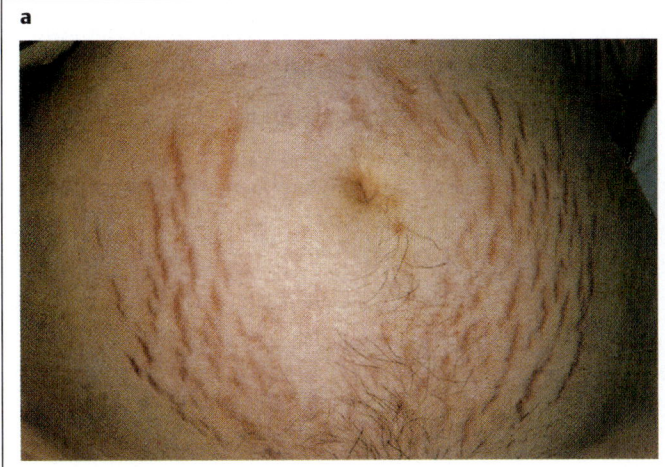
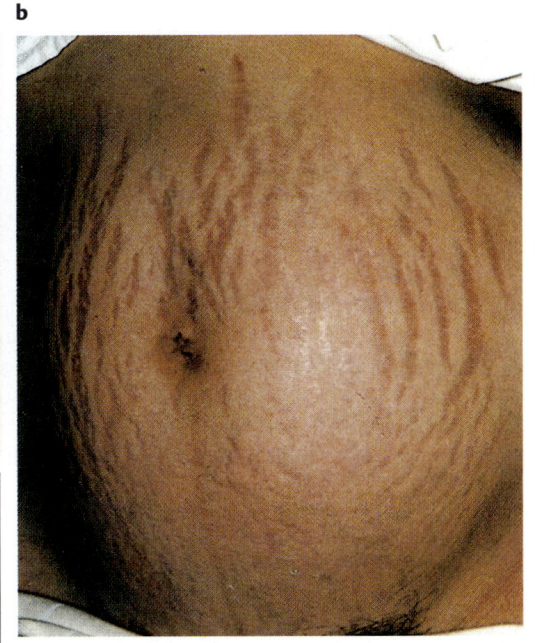

a Durchschimmernde Kapillaren aus dem Subkutangewebe lassen die frischen Striae rot erscheinen. **b** Neben den roten Striae ist zusätzlich eine angedeutete Linea fusca zu erkennen.

gerung von Unterhautfettgewebe auch der in der Schwangerschaft erhöhte Cortisolspiegel. Die hellrote bis rötlich-blaue Farbe stammt von den durchschimmernden Kapillaren des Unterhautgewebes. Nach dem Wochenbett bilden sie sich deutlich zurück und bekommen eine grauweiße narbenähnliche Beschaffenheit (**weiße Striae**).

18.11 Psyche

Den physischen Anpassungsmechanismen einer Schwangeren entsprechen nicht weniger tiefgreifende psychische Veränderungen. Die psychische Verarbeitung und Anpassung an die Schwangerschaft, das Geburtserlebnis und die Entwicklung einer frühen Mutter-Kind-Beziehung sind zweifellos für die Persönlichkeitsentwicklung der Mutter und ihr Verhältnis zu dem Kind von entscheidender Bedeutung. Schwangerschaft und Geburt stellen Phasen eines intensiven emotionalen Erlebens dar. Die Schwangere lebt im Spannungsfeld widersprüchlicher Gefühle wie Glück, Erwartung, Zuversicht, Vertrauen und Dankbarkeit auf der einen Seite, Angst, Unsicherheit, Zweifel und Mißtrauen auf der anderen Seite. Die Entwicklung der psychischen Veränderungen ist stark geprägt von der individuellen Persönlichkeit der Schwangeren wie auch von der jeweiligen Lebenssituation und dem Umfeld. Dennoch sind bestimmte Grundmuster in der psychischen Anpassung erkennbar.

1. Trimenon

Im 1. Trimenon entwickelt sich eine allmähliche **Bewußtwerdung der Schwangerschaft** durch frühzeitige Veränderungen im körperlichen Bereich. Die initialen Gefühle können durchaus ambivalent sein mit Zweifeln und Ängsten vor einem frühzeitigen Verlust der Schwangerschaft. Im Vordergrund steht das Bewußtsein der Veränderung des eigenen Ichs. Die Gegenwart des Babys als eine 2. Person steht dabei durchaus noch im Hintergrund.

2. Trimenon

Die Veränderungen im 2. Trimenon sind zunehmend von der **bewußten Wahrnehmung des Fetus** geprägt. Die allmählich spürbaren Kindsbewegungen, die sichtbar werdende Größenzunahme des Leibes, aber auch die Möglichkeit der bildlichen Darstellung mit dem Ultraschall bringt den Fetus als eigenständiges Wesen vermehrt in das Bewußtsein der Frau, was die *Akzeptanz der Schwangerschaft* als eine bleibende Realität beschleunigt. Wenn auch gerade durch die Möglichkeiten der modernen Diagnostik wie Ultraschall Ängste um die Gesundheit und normale Entwicklung des Fetus gefördert werden können, tragen sie doch mehrheitlich zu einer Beruhigung bei. Die Schwangerschaft wird im 2. Trimenon überwiegend positiv erlebt. Nicht selten kommt es in dieser Phase zu einem **ausgeprägten Wohlbefinden** der Frau mit einer Intensivierung sensorischer Empfindungen und des emotionalen Erlebens. Gleichzeitig tritt eine deutliche Steigerung der physischen Leistungsfähigkeit zu Tage. Die Zuwendung und der zunehmende Einbezug des Partners in das Geschehen und die Wahrnehmung des Entstehens von Leben ist in dieser Phase von großer Bedeutung.

3. Trimenon

In der Spätschwangerschaft treten erneut Ängste und Unsicherheiten auf, insbesondere durch die **Konfrontation mit den neuen Aufgaben** und die **Verantwortung der zukünftigen Elternschaft.** Auch die Ängste um Gesundheit und Unversehrtheit des Neugeborenen und vor möglichen Fehlbildungen werden stärker. Im Hinblick auf die Geburt entstehen Angst vor dem Geburtsschmerz und um die eigene Gesundheit, die sich im Extremfall sogar zur Todesangst steigern kann. Gefühle der persönlichen Insuffizienz und Angst vor möglichem Versagen können ebenso von Bedeutung sein. Die Vorfreude auf den Anblick und die Berührung, auf das unmittelbare Erleben des Neugeborenen werden nicht selten von unbestimmten Ängsten vor dem Trennungsvorgang begleitet.

Für den Partner und das persönliche Umfeld der Frau wie auch für den Arzt und die Hebamme entstehen besondere Aufgaben in der **Unterstützung und Begleitung der Frau**. Die komplexen psychischen Veränderungen und Schwankungen der Frau erfordern Zuwendung, Verständnis, Vertrauen und die Vermittlung von Informationen durch die beteiligten Personen.

Literatur

Clapp, J.F., Seaward, B.L., Sleamaker, R.H., Hiser, J.: Maternal physiologic adaptations to early human pregnancy. Amer J Obstet Gynecol 159 (1988) 1456
Friedberg, V.: Physiologische Veränderungen des Gesamtorganismus. In: Käser, O., Ober, K.G., Thomsen, K., Zander, J.: Gynäkologie und Geburtshilfe. 2. Aufl., Bd. II/1. Thieme, Stuttgart 1981, S. 3.31–3.70
Fuchs, E.: Endocrinology of parturition. In: Fuchs, E., Klopper, A.: Endocrinology of Pregnancy. 3rd ed. Harper & Row, Philadelphia 1983, p. 247
Gant, R.F., Daley, G.L., Chand, S., Walley, R.J., MacDonald, P.C.: A study of angiotensin II pressor response throughout primagravid pregnancy. J Clin Invest 52 (1973) 2682–2689
Jung, H.: Erregungsphysiologie des Uterus. Arch Gynäkol 202 (1965) 14
Keller, R.J.: Die Schwangerschaft. In: Labhart, A.: Klinik der inneren Sekretion. Springer, Berlin 1978
Künzel, W.: Herz-Kreislauf-System während der Schwangerschaft. In: Künzel, W., Wulf, R.H.: Die normale Schwangerschaft. Klinik der Frauenheilkunde und Geburtshilfe. Bd. IV. Urban & Schwarzenberg, München 1986, S. 395–410
Pitkin, R.M.: Nutritional support in obstetrics and gynecology. Clin Obstet Gynecol 19 (1976) 489
Plotz, E.J., Bellmann, O., Leyendecker, G.: Endokrine Erkrankungen und Schwangerschaft. In: Käser, O., Friedberg, V., Ober, K.G., Thomsen, K., Zander, J.: Gynäkologie und Geburtshilfe. 2. Aufl., Bd. II/2. Thieme, Stuttgart 1981
Prill, H.J.: Psychologie und Psychopathologie der Schwangeren, Gebärenden und Wöchnerin. In: Käser, O., Friedberg, V., Ober, K.G., Thomsen, K., Zander, J.: Gynäkologie und Geburtshilfe. 2. Aufl., Bd. II/1. Thieme, Stuttgart 1981
Rath, W., Osmers, R., Adelmann-Grill, B.C., Stuhlsatz, H.W., Tschesche, H.: Grundlagen der physiologischen und medikamentös induzierten Zervixreifung. Neuere morphologische und biochemische Befunde. Geburtsh u Frauenheilk 50 (1990) 657
Stauber, M.: Psychosoziale Aspekte der Schwangerenberatung. In: Künzel, W., Wulf, K.H.: Die normale Schwangerschaft. Klinik der Frauenheilkunde und Geburtshilfe. Bd. IV. Urban & Schwarzenberg, München 1986, S. 89–95

19 Spezielle Untersuchungsmethoden in der Geburtshilfe

M. Breckwoldt

19.1 HCG-Test

Wenn klinische Untersuchungen nicht ausreichen, um eine Schwangerschaft oder deren Intaktheit nachzuweisen, wird ein immunologischer Schwangerschaftstest zur quantitativen Bestimmung des humanen Choriongonadotropins (hCG) durchgeführt.

Prinzip: Der hCG-Test dient dem Nachweis des vom Trophoblast gebildeten schwangerschaftsspezifischen hCG. Es handelt sich dabei um einen **Hämagglutinations- bzw. Latexagglutinationshemmtest**: Das im Harn der Schwangeren vorhandene hCG wird mit einem Anti-hCG-Serum zusammengebracht, so daß die nachfolgend zugegebenen, hCG-tragenden Erythrozyten bzw. Latexpartikel nicht mehr agglutiniert werden (**19.1**). Die ausbleibende Agglutination zeigt damit eine bestehende Gravidität an. Bei anderen hCG-Tests wird die Antigen-Antikörper-Reaktion durch einen Farbwechsel sichtbar gemacht.

In folgenden Situationen stellt der quantitative Test eine **differentialdiagnostische Hilfe** dar:
- bei Verdacht auf eine Extrauteringravidität (s. S. 373ff),
- vor dringend notwendigen röntgen- bzw. nuklearmedizinischen Maßnahmen,
- vor der Gabe potentiell teratogener Medikamente,
- zur Verlaufskontrolle nach Blasenmole (s. S. 369) bzw. Chorionkarzinom (s. S. 208).

Anwendung: Etwa 8–10 Tage nach Ausbleiben der regulär zu erwartenden Menstruation kann das hCG im Urin nachgewiesen werden. Dabei sollte möglichst der Morgenurin verwendet werden, da in ihm die hCG-Konzentration am höchsten ist.

Weiterhin ist wichtig, daß bei der Anwendung des hCG-Tests die jeweilige **Testempfindlichkeit** beachtet wird. Sie bestimmt den Zeitpunkt, zu dem der Test im Verlauf der ersten Schwangerschaftswochen positiv wird. So ist bei einer Titereinstellung auf 1000 IE hCG/l der Test ab der 5. Woche p.m. bzw. ab der 3. Woche p.c., bei einer Titereinstellung auf 500–800 IE hCG/l bereits zum Zeitpunkt des Ausbleibens der Periode positiv.

> Sind Zeitpunkt des ersten positiven Tests und Testempfindlichkeit bekannt, kann der Test mit zur Feststellung des Mindestalters der Gravidität und damit zur Terminbestimmung herangezogen werden.

19.1 HCG-Test

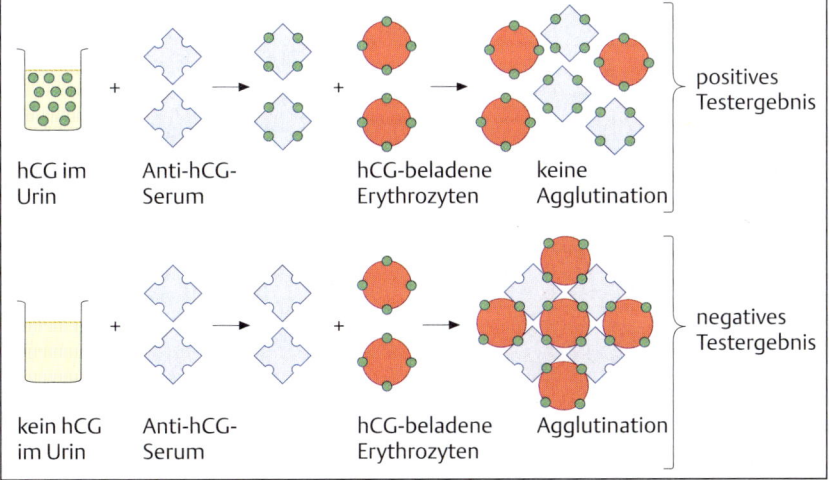

Dargestellt ist der immunologische Schwangerschaftstest in Form des hCG-Tests (nähere Erläuterungen dazu s. Text).

19.2 Ultraschall

Ultraschalluntersuchung in der Frühgravidität

Für den Nachweis einer intakten, intrauterinen Frühgravidität wie auch für die exakte Bestimmung des Schwangerschaftsalters bedeutet die frühe Ultraschalluntersuchung eine wesentliche diagnostische Erleichterung. Die Ergebnisse hängen dabei vor allem vom methodischen Vorgehen (Abdominal- bzw. Vaginalsonographie, ⊤ 19.1) ab.

Die **Bestätigung der Gravidität** (s. ◉ 16.9, S. 264, ⊤ 19.1) erfolgt über den Nachweis des Endometriumringes mit Chorionhöhle und des Embryos, die Intaktheit der Gravidität anhand der Vitalitätskriterien. Dazu gehören eine runde, scharf begrenzte Amnionhöhle, Spontanbewegungen und Herzaktionen des Embryos sowie dem Gestationsalter entsprechend große Strukturen.

⊤ **19.1** Sonographische Bestätigung einer Gravidität

Kriterien	Zeitpunkt der Diagnostik:	
	abdominale Sonographie	vaginale Sonographie
Endometriumring mit Chorionhöhle	5.–7. SSW p.m.	4. SSW p.m.
Dottersack	7. SSW p.m.	5. SSW p.m.
Embryo	7. SSW p.m.	6.–7. SSW p.m.
Vitalitätskriterien	7.–8. SSW p.m.	6.–7. SSW p.m.

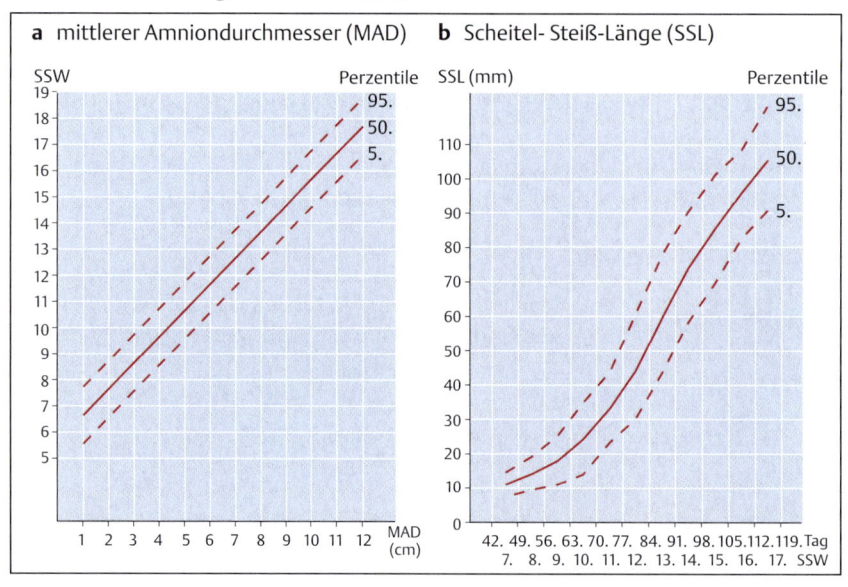

◉ 19.2 Bestimmung des Gestationsalters

a mittlerer Amniondurchmesser (MAD) **b** Scheitel-Steiß-Länge (SSL)

a Durch den Vergleich des gemessenen mittleren Amniondurchmessers (MAD) mit dem Nomogramm kann besonders in der Frühgravidität das Schwangerschaftsalter und damit der voraussichtliche Entbindungstermin abgeleitet werden. **b** Etwa von der 7. Woche p.m. an kann die Scheitel-Steiß-Länge des Embryos bestimmt und mit dem Nomogramm verglichen werden. (a und b nach Hackelöer und Hansmann)

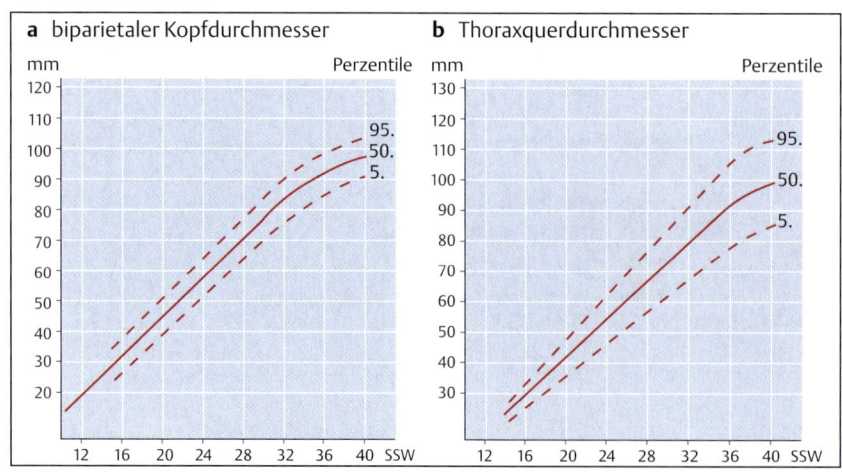

◉ 19.3 Fetometrie

a biparietaler Kopfdurchmesser **b** Thoraxquerdurchmesser

Biparietaler Kopfdurchmesser (BPD) und Thoraxquerdurchmesser (ThQ) in Abhängigkeit vom Gestationsalter (nach Hansmann). **a** Die sonographische Messung des BPD ist vor allem im 2. und 3. Trimenon sowohl für die Bestimmung des Gestationsalters als auch für die Schätzung des Geburtsgewichts von großer Bedeutung. **b** Die sonographische Messung des ThQ läßt häufig deutlicher als der BPD eine Wachstumsretardierung erkennen. Zusammen mit dem BPD wird dieses Maß zur Gewichtsschätzung herangezogen.

Zur **Bestimmung des Gestationsalters** werden die folgenden Maße genutzt:
- mittlerer Amniondurchmesser (👁 **19.2 a**),
- Scheitel-Steiß-Länge des Embryos (👁 **19.2 b**),
- Kephalometrie (biparietaler Kopfdurchmesser, 👁 **19.3 a**).

Die frühe, exakte Bestimmung des Gestationsalters hat zusätzlich zu dem rechtzeitigen Erkennen von Wachstumsretardierungen große klinische Bedeutung für die Diagnostik von Fehlbildungen, der Plazentainsuffizienz und für die Entscheidung einer vorzeitigen Schwangerschaftsbeendigung bei mütterlicher oder fetaler Pathologie.

Fetometrie

Zur Überprüfung des Gestationsalters und des fetalen Wachstums werden wiederholt der biparietale Kopfdurchmesser (BPD, 👁 **19.3 a**) und der Thoraxquerdurchmesser (ThQ, 👁 **19.3 b**) sonographisch kontrolliert. Auf diese Weise kann der Untersucher unter Verwendung des **Nomogramms** (👁 **19.4 a**) das fetale Gewicht schätzen. Die Genauigkeit der sonographischen Fetometrie zeigt sich an den in den mittleren Gewichtsbereichen gegebenen Abweichungen vom Realgewicht von ca. 10 %.
Ferner ist zu beachten:
- Bei der *fetalen Hypotrophie* ist der Kopf in geringerem Maße von der Wachstumsretardierung betroffen als der Rumpf, so daß bei alleiniger Berücksichtigung des biparietalen Kopfdurchmessers die Gewichtsschätzung häufig zu hoch erfolgt.
- Von der *fetalen Hypertrophie* ist bevorzugt der Rumpf betroffen, so daß die Bestimmung der Rumpfmaße bzw. die synoptische Betrachtung des Kindes zur Hilfe genommen werden muß, um das Gewicht zu schätzen (s. Schulterdystokie, S. 404).
- Bei der *Beckenendlage* wird nicht selten aufgrund eines schmalen, kahnförmigen Kopfes des Kindes das Gewicht zu niedrig geschätzt.

Die genannten Ungenauigkeiten der Fetometrie bzw. der sonographischen Gewichtsschätzung sollten Anlaß für den Untersucher sein, eine synoptische Betrachtung des Fetus durchzuführen. Aus ihr ergeben sich oftmals eher Hinweise auf eine Abweichung von der Norm als aus der Bestimmung von Einzelmaßen. Bestehen entsprechende Hinweise auf eine fetale Wachstumsanomalie, so wird die Ultraschalluntersuchung zu einem **sonographischen Somatogramm** mit der Bestimmung der Länge einzelner Knochen (z.B. Femur, Humerus) bzw. von Organgrößen (z.B. Hirnventrikel, Herzkammern, Querdurchmesser der Lungen) ausgeweitet, um auch die dabei gewonnenen Werte mit Normwerten zu vergleichen.

Das **Perzentilenschema** (👁 **19.4 b**) wird ebenfalls zur fetalen Wachstumskontrolle herangezogen. Ein Kind mit einem geschätzten Gewicht < 10. Perzentile gilt dabei als hypotroph, ein Kind mit einem Gewicht > 90. Perzentile als hypertroph.

👁 **19.4 Fetales Gewicht**

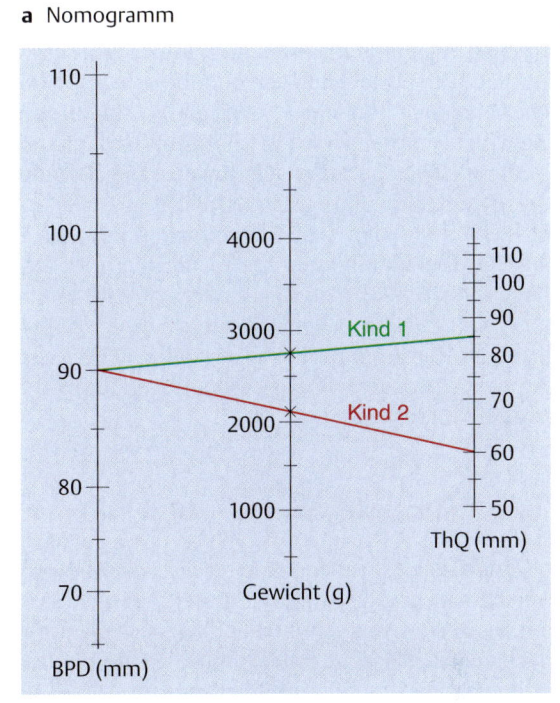

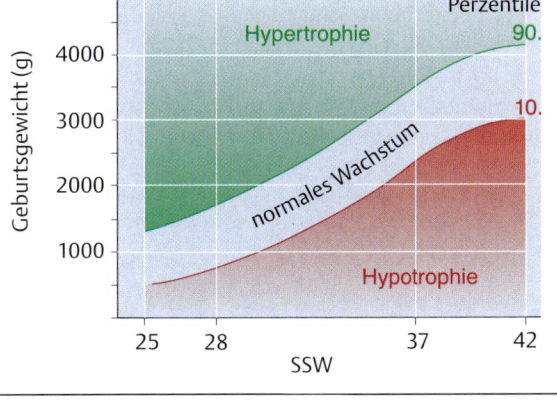

a Mit Hilfe des Nomogramms kann eine Gewichtsschätzung des Fetus anhand des sonographisch ermittelten BPD und ThQ erfolgen. Die Verbindungslinie zwischen dem BPD (links) und dem ThQ (rechts) zeigt auf der mittleren Skala das geschätzte Geburtsgewicht an. (nach Hansmann) **b** Das intrauterine Wachstum wird mit Hilfe des Perzentilenschemas kontrolliert. Ein Kind mit einem sonographisch geschätzten Gewicht unter der 10. Perzentile ist als hypotroph, mit einem geschätzten Gewicht über der 90. Perzentile als hypertroph zu werten. (nach Lubschenko)

Der **Kopf-Thorax-Index** stellt eine weitere Möglichkeit zur Erkennung fetaler Wachstumsanomalien bzw. auch eines Hydrozephalus dar. Normalerweise beträgt er am Ende der Schwangerschaft 1:1.

Fehlbildungsdiagnostik

Die sonographische Fehlbildungsdiagnostik gehört inzwischen zu den Routineverfahren in der Frühschwangerschaft. Um bestehende Fehlbildungen auch wirklich sicher erkennen zu können, muß die Fruchtanlage mit einem hochauflösenden Ultraschallgerät und unter Verwendung einer Checkliste (Normwerte für alle fetalen Organe) sorgfältig untersucht werden.

Von Bedeutung sind sog. **Hinweissymptome** auf eine mögliche Fehlbildung wie ein Nackenödem im ersten Trimenon (s. S. 307), eine Oligo- oder Polyhydramnie (s. S. 412f), eine frühe Wachstumsretardierung (s. S. 419) und fetale Dysproportionen. Sie sollten Veranlassung sein, die Schwangere einem besonders erfahrenen Untersucher vorzustellen.

Plazentalokalisation und -reife

Im Verlauf des 1. Trimenons kann die **Lokalisation** der Plazenta sonographisch gut dargestellt werden. Zu Beginn des 2. Trimenons sind schließlich auch die drei unterschiedlichen Plazentaanteile, d.h. die Basalplatte, das Plazentaparenchym und die Chorionplatte (T 19.2) zu erkennen. Bei Verdacht auf eine Placenta praevia (s. S. 416ff) sollte die sonographische Diagnose erst Ende des 2. Trimenons gestellt werden, da aus der Placenta praevia der Frühschwangerschaft durch die Ausdehnung des unteren Uterinsegmentes in 90% der Fälle ein tiefer bzw. normaler Plazentasitz wird.

Der sonographische Nachweis von **Strukturveränderungen** der Plazenta gibt einen Hinweis auf die Plazentareife und damit auf die Plazentafunktion. Anhand der sonographisch feststellbaren Veränderungen, die in der T 19.2 zusammengestellt sind, kann der Reifegrad der Plazenta bestimmt werden. Treten vorzeitig, d.h. vor der 36. SSW, Strukturveränderungen entsprechend dem Reifegrad 3 nach Grannum auf, weisen sie auf eine sich verschlechternde Plazentafunktion mit der Gefahr einer fetalen Wachstumsretardierung hin (s. S. 419). In diesem Fall empfehlen sich weitere diagnostische Maßnahmen wie Doppler-Sonographie, CTG-Kontrolle, HPL- und Estriolbestimmungen.

Fruchtwassermenge

Die Beurteilung der Fruchtwassermenge erfolgt im 2. und 3. Trimenon. Ein Polyhydramnion (s. S. 412f) ist an übergroßen Fruchtwasserdepots bzw. einem Fruchtwassersaum von über 2 cm über dem kindlichen Rücken zu erkennen. Bei einem Oligohydramnion (s. S. 413) beträgt der Fruchtwassersaum über dem fetalen Rücken weniger als 2 cm. In diesem Fall sind eine sorgfältige sonographische Fehlbildungsdiagnostik, eine Zustandsbeurteilung des Feten mit Hilfe der Doppler-Sonographie und CTG, aber auch plazentare Funktionsprüfungen notwendig.

Dopplersonographische Blutflußmessung

Im Rahmen der fetalen Überwachung während der Spätschwangerschaft kommen Flowmessungen in uterinen, umbilikalen und fetalen Gefäßen zur Anwendung. Methodisch wird hierzu die Doppler-Sonographie einge-

T 19.2 Reifegradeinteilung der Plazenta (nach Grannum)

Reifegrad	SSW	sonographische Beurteilung von: Chorionplatte	Plazentaparenchym	Basalplatte	Darstellung
0	≤ 12.	glatt begrenzt	homogenes Echomuster	homogenes Echomuster	
I	13.–32.	wellen- bzw. zackenförmig begrenzt	vereinzelte Echoverdichtungen, die unregelmäßig gestreut sind und parallel zur Längsachse verlaufen	homogenes Echomuster	
II	33.–36.	wellenförmig begrenzt, Verdichtungen bzw. kommaförmige Einziehungen, die noch nicht bis an die Basalplatte heranreichen	vereinzelt Echoverdichtungen	gut abgrenzbar durch kleine Echos	
III	> 36.	echodichte Septierungen, die die Basalplatte erreichen, Kompartimentierung der Plazenta	inhomogenes Echomuster aufgrund echofreier, zirkulärer Areale und fehlender Granulierung (Bild der reifen Plazenta)	echogen	

setzt. Fetale Mangel- bzw. Notsituationen führen in den genannten Gefäßen zu typischen Fließveränderungen, die sich in entsprechenden Kurven darstellen (s. 👁 **21.2**, S. 322). Aus ihnen kann der Grad der fetalen Gefährdung abgeleitet werden. Das Ziel ist die Kontrolle der uteroplazentaren und fetalen Hämodynamik bzw. deren Veränderungen, wie sie vor allem bei Gestosepatientinnen oder im Rahmen einer Plazentainsuffizienz auftreten. Die Entscheidung über das erforderliche therapeutische Vorgehen wie z.B. über eine vorzeitige Schwangerschaftsbeendigung wird mit Flowmessungen erleichtert.

19.3 Kardiotokographie (CTG)

Die Kardiotokographie umfaßt die kontinuierliche und simultane Erfassung der fetalen Herzfrequenz und der Wehentätigkeit mit Registrierung auf einem 2-Kanal-Schreiber (👁 **19.5**). Sie ist die wichtigste Überwachungsmethode während der Geburt.

Tokographie

Die Tokographie, d.h. die Registrierung der Wehen, kann **extern** von der Bauchdecke her oder **intern** nach Einführen eines entsprechenden Sensors in das Uteruskavum erfolgen:

externe Tokographie:

➤ *Prinzip:* Die kontinuierliche Aufzeichnung der Wehentätigkeit erfolgt mechanoelektrisch, d.h. mechanische Veränderungen der mütterlichen Bauchwand werden durch einen speziellen Aufnehmer in ein elektrisches Signal umgewandelt und nach entsprechender Verstärkung auf einen 2-Kanal-Schreiber aufgezeichnet.

➤ *Durchführung:* Ein Wehentaster wird mit einem elastischen Gurt auf dem Bauch der Schwangeren im Bereich des Fundus uteri befestigt. Die während einer Wehe auftretende Vorwölbung des Uterus bewirkt eine Kompression des Sensors mit Auslösung eines elektrischen Signals.

➤ *Auswertung:* Die externe Tokographie ermöglicht lediglich die Erfassung der Wehenhäufigkeit, während Dauer und Stärke nicht genau beurteilt werden können. Außerdem erfaßt sie auch die durch fetale Bewegungen ausgelösten Veränderungen der Bauchwand, was insbesondere bei der antepartualen Zustandsbeurteilung des Fetus durch den Non-Streßtest von diagnostischem Wert ist (s. ⌐ **19.3**, S. 292 u. S. 294f).

interne Tokographie:

➤ *Indikation:* Die interne Tokographie wird wegen möglicher Risiken wie Verletzungen der Plazenta oder des

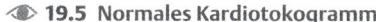

👁 **19.5 Normales Kardiotokogramm**

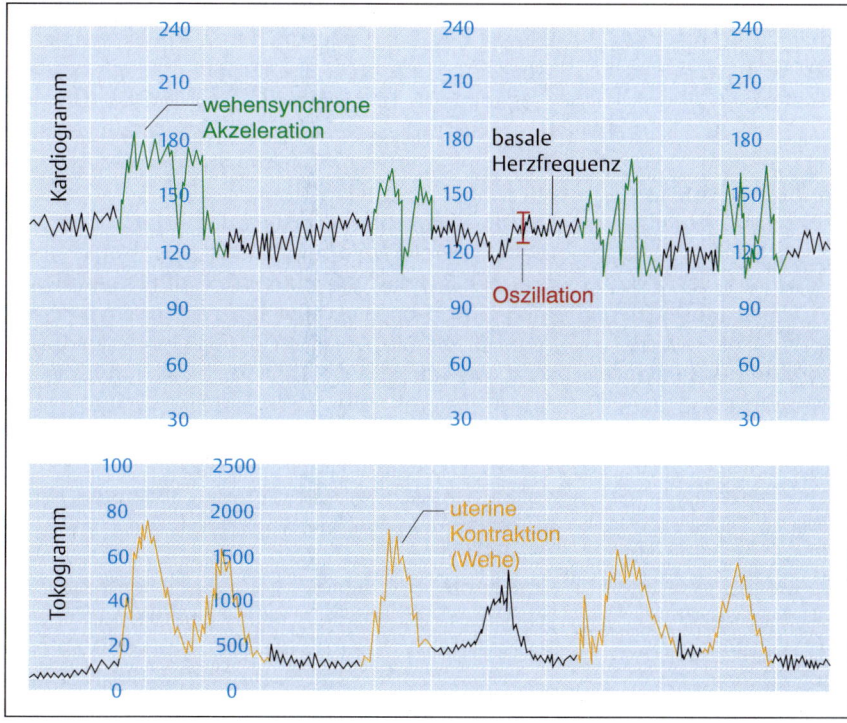

Die fetale Herzfrequenz wird durch einen externen Sensor oder eine Skalpelektrode abgeleitet, die uterinen Kontraktionen werden mit Hilfe eines Wehentasters registriert (externe Tokographie). Die basale Herzfrequenz liegt zwischen 125–135 Schlägen/min (Spm), die Schwankung der basalen Herzfrequenz (Oszillation) beträgt 5–15 Spm. Die Akzelerationen sind wehensynchron und damit physiologisch, Dezelerationen fehlen. (aus [7])

Myometriums, aszendierende Infektionen und Probleme bei der Signalübertragung nur bei speziellen Indikationen durchgeführt. Dazu gehören eine vorausgegangene Schnittentbindung (s. S. 432f), eine hypertone Wehenstörung (s. S. 401) oder ein protrahierter Geburtsverlauf.
- *Prinzip:* Bei der internen Wehenregistrierung werden die intrauterinen Druckschwankungen mit Hilfe eines mit Wasser gefüllten Katheters gemessen und direkt auf einen Sensor übertragen.
- *Durchführung:* Der Katheter wird nach der spontanen oder instrumentellen Eröffnung der Vorblase in das Uteruskavum durch den Muttermund eingeführt.
- *Auswertung:* Die direkte intrauterine Druckmessung liefert diagnostisch wertvolle Zusatzinformationen für die Beurteilung der Wehentätigkeit.

Diagnostische Kriterien:
- Frequenz und Regelmäßigkeit der Wehentätigkeit,
- Dauer der Wehe bzw. der Wehenpause,
- Anstieg und Abfall des Wehendrucks (Form der Wehe).

Kardiographie

Die kontinuierliche Aufzeichnung der fetalen Herzfrequenz ist das wichtigste Instrument für die frühzeitige Erkennung einer Hypoxie des Fetus.
Die für die Berechnung der Herzfrequenz verwandte Signalableitung basiert auf unterschiedlichen physikalischen Prinzipien. Es gibt folgende Methoden, um die fetale Herzfrequenz zu registrieren:

Phonokardiographie: Die Phonokardiographie hat nur noch historische Bedeutung und bedarf keiner weiteren Beschreibung.

Doppler-Ultraschallkardiographie:
- *Prinzip:* Die Doppler-Ultraschallkardiographie erfaßt durch die Frequenzveränderung des reflektierten Ultraschallsignals Bewegungen der fetalen Herzwand bzw. der Klappen (Doppler-Prinzip). Die Herzaktionen lassen sich in ein akustisches Signal umsetzen (Dopton), das auch für die auskultatorische Beurteilung der Herzfrequenz weite Verbreitung gefunden und das Stethoskop weitgehend verdrängt hat. Darüber hinaus kann die dopplersonographisch erfaßte Herzaktion verwendet werden, um die Herzfrequenz zu berechnen und kontinuierlich aufzuzeichnen.
- *Durchführung:* Die Ableitung der fetalen Herzfrequenz mittels Doppler-Ultraschall ist nur indirekt durch die mütterliche Bauchdecke möglich. Zusätzlich zum Wehensensor wird auf dem Bauch der Schwangeren über dem Punctum maximum der fetalen Herztöne der Doppler-Ultraschalltransducer fixiert (**19.6**).

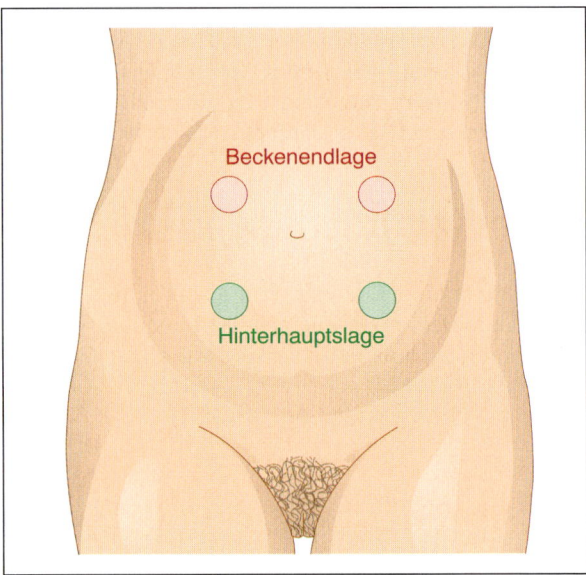

19.6 Punctum maximum fetaler Herztöne

Das Punctum maximum der fetalen Herztöne ist gleichzeitig auch der optimale Ort für das Aufsetzen des Stethoskops bzw. das Anlegen des Schallkopfes bei der CTG-Kontrolle.

Elektrokardiographie:
- *Prinzip:* Bei der EKG-Ableitung werden die mit der Kontraktion des Myokards verbundenen elektrischen Potentiale abgeleitet und nach entsprechender Verstärkung registriert. Die Herzfrequenz wird aus dem zeitlichen Abstand der R-Zacken von aufeinanderfolgenden Herzaktionen berechnet; durch die genaue zeitliche Zuordnung der R-Zacke ist die Frequenzberechnung auf einer Schlag-zu-Schlag-Basis („beat to beat") möglich. Dadurch werden die feinen Schwankungen der Herzfrequenz, die Ausdruck sympathischer und parasympathischer Einflüsse auf das Reizentstehungs- und Reizleitungssystem des Herzens sind, erfaßt. Diese Herzfrequenzschwankungen sind die Grundlage der Oszillationen der Herzfrequenzkurve.
- *Durchführung:* Die EKG-Ableitung erfolgt einerseits indirekt durch Fixierung von Elektroden auf der mütterlichen Bauchwand, andererseits direkt nach Fixierung einer Skalpelektrode in der Kopfschwarte des Fetus. Die direkte Ableitung der fetalen Herzfrequenz setzt wie die direkte Erfassung des intrauterinen Drucks die Eröffnung der Fruchtblase voraus.
Ähnlich wie bei der Wehenregistrierung hat auch bei der Herzfrequenzaufzeichnung die direkte Ableitung von der Kopfschwarte des Fetus an Bedeutung verloren. Dem nichtinvasiven Vorgehen mit indirekter Signalgewinnung durch die mütterlichen Bauchdecken wird heute allgemein der Vorzug gegeben, zumal die moderne Doppler-Ultraschalltechnologie mittels Autokorrelation ebenfalls eine Erfassung der Frequenzvariationen auf einer Schlag-zu-Schlag-Basis ermöglicht.

Beurteilung der Kardiotokographie

Ein normales Kardiotokogramm wird in der 👁 **19.5** auf Seite 289 dargestellt. Die Beurteilung des Kardiotokogramms sollte systematisch unter Berücksichtigung der nachfolgenden Kriterien erfolgen.

Basalfrequenz: Bei der Basalfrequenz handelt es sich um den Mittelwert der fetalen Herzfrequenz (FHF) pro Minute außerhalb einer Wehe.
Im Normalfall liegt sie zwischen 110–150 Schlägen pro Minute (Spm). Eine persistierende Basalfrequenz von > 150 Spm wird als Tachykardie (s. 👁 **25.8a**, S. 395), von > 170 Spm als schwere Tachykardie (s. 👁 **25.8b**, S. 395) bezeichnet. Eine Bradykardie entspricht einer persistierenden Basalfrequenz von < 110 Spm. Sinkt die Frequenz unter 100 Spm ab, wird die Bradykardie als schwer eingestuft. Auf die Ursachen einer Tachy- bzw. Bradykardie wird im Kapitel „Überwachung und Leitung der Geburt" auf Seite 394f näher eingegangen.

Oszillationen: Als Oszillationen werden die Schwankungen der fetalen Herzfrequenz um einen gedachten Mittelwert bezeichnet. Nach dem Ausmaß der Schwankungen, der *Oszillationsamplitude* (Bandbreite), werden die Oszillationstypen 0–3 unterschieden:
➤ Oszillationstyp 0: entspricht einer silenten Kurve und kann Ausdruck einer Hypoxie oder einer medikamentös bedingten zentralen Sedierung des Fetus sein (👁 **19.7a**),
➤ Oszillationstyp 1: entspricht einer eingeengt undulatorischen Kurve und ist in der Regel Ausdruck eines Schlafzustandes des Fetus (👁 **19.7b**),
➤ Oszillationstyp 2: entspricht einer undulatorischen Kurve und wird vermehrt im Zusammenhang mit fetalen Bewegungen als Ausdruck des Wachzustandes des Fetus gesehen; zahlreiche Bewegungen mit Akzelerationen, die durch zeitliche Verschmelzung als Tachykardien imponieren können, sind Zeichen eines hyperaktiven Zustandes (👁 **19.7c**),
➤ Oszillationstyp 3: entspricht einer saltatorischen Kurve und kann Folge einer partiellen Nabelschnurkompression sein (👁 **19.7d**).

⚠ Bei der Interpretation der Oszillationstypen müssen im Einzelfall die unterschiedlichen physiologischen Aktivitätszustände des Fetus berücksichtigt werden.

Die *Oszillationsfrequenz* (Nulldurchgänge) ist definiert als die Anzahl der Schwingungen der Herzfrequenzkurve/min. Sie kann von der Zahl der Maxima oder aber auch der Kreuzungen der Frequenzkurve mit der gedachten mittleren Frequenz abgeleitet werden. Die normale Oszillationsfrequenz beträgt gemessen an den Frequenzspitzen 4–6/min. Zwei oder weniger Maxima/min ergeben einen gleichförmig sinusoidalen Kurvenverlauf, der zusammen mit einem silenten Muster Ausdruck einer hohen Gefährdung des Kindes ist.
Die Beurteilung der Basalfrequenz sowie der Oszillationen eines subpartualen CTG's erfolgt nach den gleichen Kriterien wie bei einem antepartualen CTG (⊤ **19.3**).

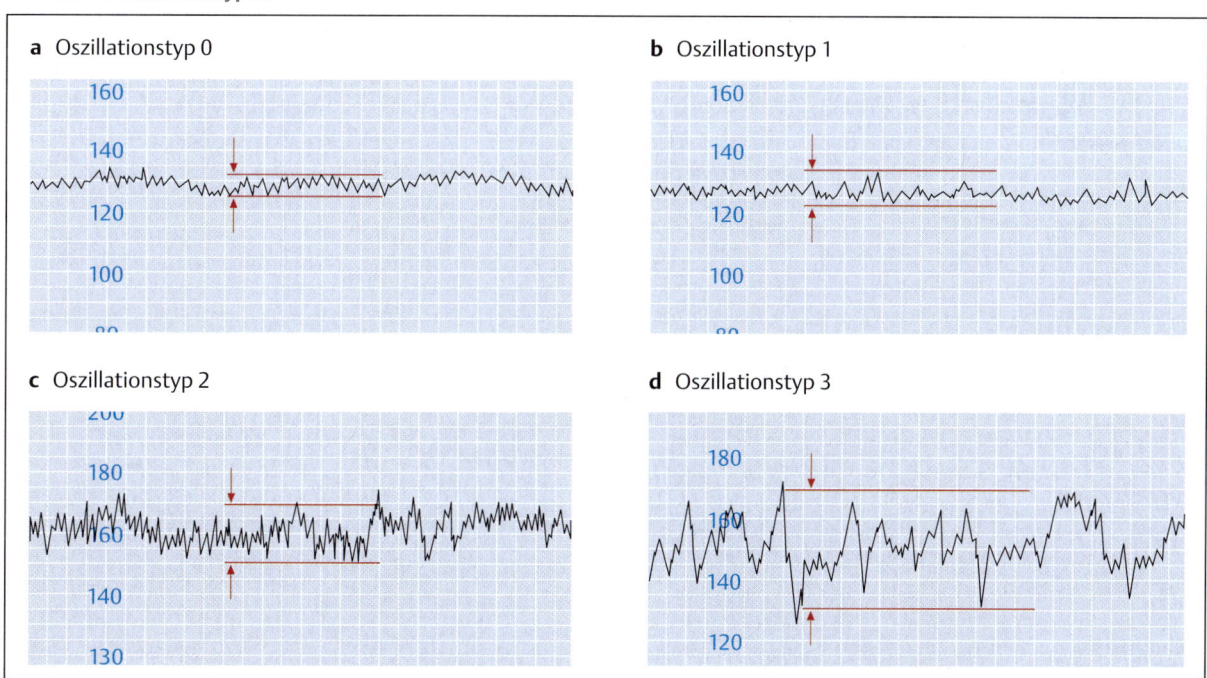

👁 **19.7 Oszillationstypen**

a Silente Kurve mit einer Amplitude < 5 Spm. **b** Eingeengt undulatorische Kurve mit einer Amplitude von 5–10 Spm. **c** Undulatorische Kurve mit einer Amplitude von 10–25 Spm. **d** Saltatorische Kurve mit einer Amplitude > 25 Spm.

In T 19.4 werden die Oszillationsamplitude und -frequenz in ihrer prognostischen Wertigkeit dargestellt (nach Fischer).

kurzfristige Frequenzänderungen: Bei den kurzfristigen Frequenzänderungen unterscheidet man zwischen Akzelerationen und Dezelerationen.
Akzelerationen sind als Frequenzanstiege um ca. 15 Spm definiert, dauern etwa 10 Sekunden an und werden in der Regel durch fetale Bewegungen ausgelöst (👁 **19.8a**). Akzelerationen sind Ausdruck eines aktiven Zustandes des Fetus und signalisieren dessen Wohlbefinden.
Dezelerationen sind kurzfristige Herzfrequenzabfälle unter das Niveau der Basalfrequenz. Sie treten isoliert oder im Zusammenhang mit Wehen auf. In Abhängigkeit vom zeitlichen Bezug zur Wehe unterscheidet man zwischen einer frühen, späten und variablen Dezeleration:
➤ frühe Dezeleration: Der Herzfrequenzabfall fällt zeitlich mit dem Wehenbeginn zusammen. Die Frequenzkurve erreicht mit dem Ende der Wehe den Ausgangswert. Abfall und Anstieg der Herzfrequenz erfolgen allmählich und die Herzfrequenzkurve verhält sich spiegelbildlich zur Wehenkurve (👁 **19.8b**). Frühe Dezelerationen sind selten und klinisch von geringer Bedeutung.
➤ späte Dezeleration: Die Herzfrequenz fällt gegenüber dem Wehenbeginn verspätet ab und erreicht auch erst nach Abschluß der Wehe die Basalfrequenz (👁 **19.8c** und 👁 **25.8b**, S. 395).
➤ variable Dezeleration: Sie ist die häufigste Dezeleration, in ihrer Form variabel und zeitlich nicht auf die Wehentätigkeit fixiert, d.h. sie kann sporadisch ohne erkennbare Wehentätigkeit oder aber auch im Zusammenhang mit Wehen auftreten. Der Frequenzabfall erfolgt plötzlich und ist häufig tief. Typischerweise ist auch der Wiederanstieg der Frequenz steil. Akzelerationen können dem Frequenzabfall vorausgehen bzw. dem Wiederanstieg der Frequenz folgen (👁 **19.8d** und 👁 **25.8a, c**, S. 395).

Für die summarische CTG-Beurteilung hat sich der Score nach Fischer bewährt (T **19.5**). Eine Gesamtpunktzahl von 8–10 ist Ausdruck eines unbeeinträchtigten fetalen

T 19.3 Kriterien für die Beurteilung eines antepartualen CTG: Non-Streßtest (nach Empfehlungen der FIGO für den Gebrauch des CTG, 1987)

CTG-Befund	Basalfrequenz	Oszillationen	kurzfristige Frequenzänderungen
normal	110–150 Spm	Oszilllationsamplitude von 5–25 Spm	Akzelerationen ≥ 15 Spm ausgelöst durch Kindsbewegungen, 2 Akzelerationen in 10 min = *reaktives Muster* (s. 👁 **19.5**, S. 289); fehlen Kindsbewegungen mit Akzelerationen über einen Zeitraum von 40 min, kann ein fetaler Schlafzustand vorliegen = sog. *nichtreaktives Muster*
suspekt	100–109 Spm oder 151–170 Spm	eingeschränkte Oszillationsamplitude von 5–10 Spm (über 30 min)	Akzelerationen fehlen über einen Zeitraum ≥ 40 min sowie bei Kindsbewegungen, sporadische Dezelerationen
pathologisch	< 100 Spm oder > 170 Spm	silente Oszillationsamplitude von < 5 Spm, sinusoidale Oszillationen mit verminderter Amplitude und Frequenz	periodische Dezelerationen bei uterinen Kontraktionen

T 19.4 Prognostische Wertigkeit der Oszillationsamplitude und -frequenz (nach Fischer)

Beurteilung	Oszillationsamplitude (Bandbreite)	Oszillationsfrequenz (Nulldurchgänge/min)	Darstellung
physiologisch	groß	groß	
vermutlich günstig	klein	groß	
ungünstig	groß	klein	
pathologisch	klein	klein	

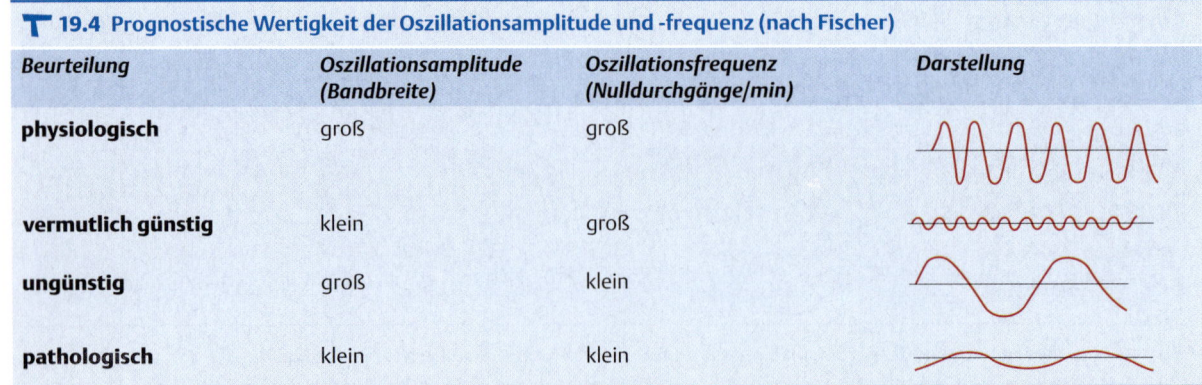

19.8 Kurzfristige Frequenzänderungen

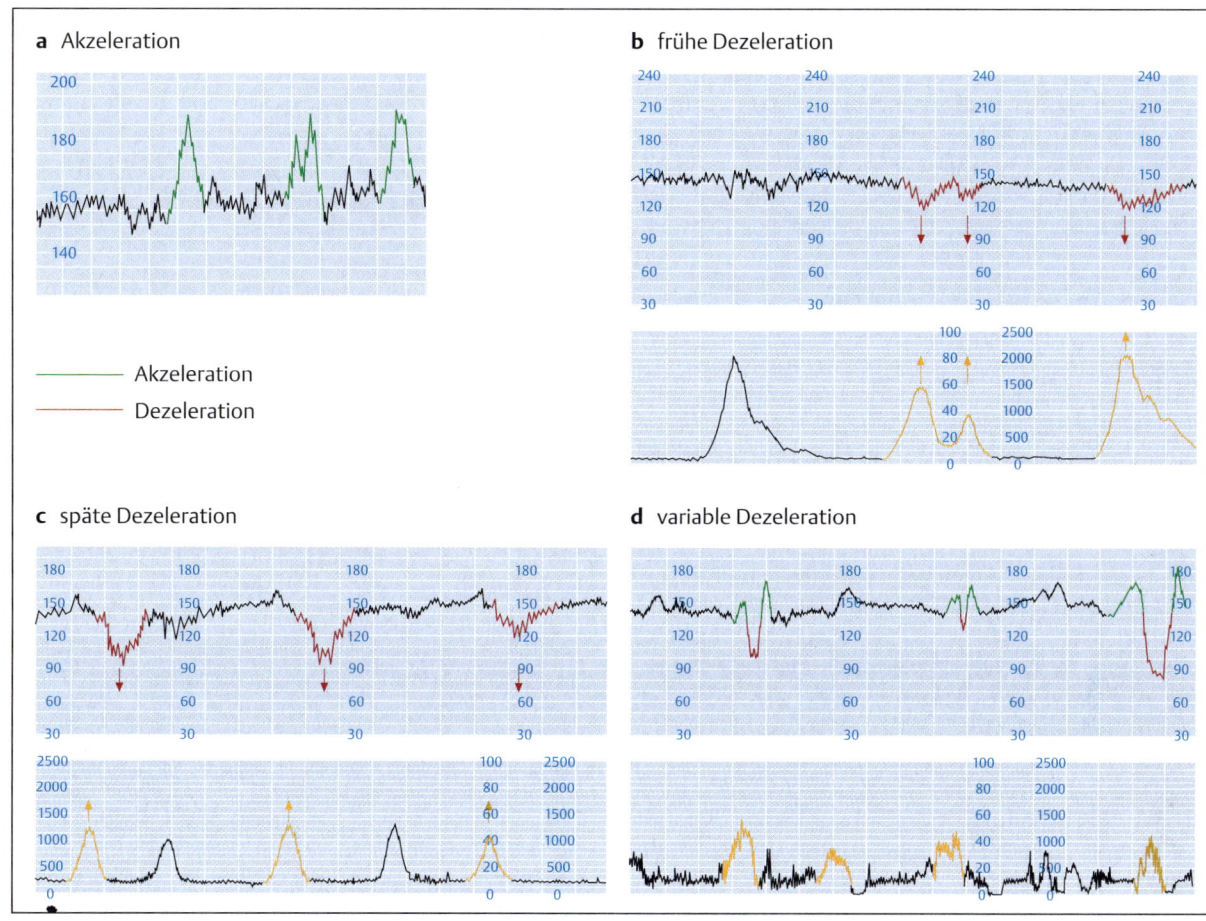

a Die periodischen Akzelerationen gehen mit Frequenzsteigerungen bis auf 190 Spm einher bei einer Basalfrequenz von 150–160 Spm. **b** Mit Beginn der Wehen beginnen auch die Dezelerationen. Die Herzfrequenz erreicht ihren Tiefpunkt, wenn die Wehe (Kontraktionsamplitude) ihr Maximum erreicht und kehrt am Ende der Wehe zur Basalfrequenz zurück. **c** Dezelerationen, deren Tiefpunkt ca. 15 Sekunden nach dem Peak der Kontraktionsamplitude auftritt, werden als späte Dezelerationen bezeichnet. **d** Variable Dezelerationen sind in ihren Formen unterschiedlich und zeitlich ohne Bezug zur Wehentätigkeit. Vor und nach variablen Dezelerationen können zusätzlich Akzelerationen auftreten. (b–d aus [7])

19.5 CTG-Score nach Fischer

Kriterien \ Punkte	0	1	2
Basalfrequenz (Spm)	< 100 oder > 180	100–120 oder 160–180	120–160
Bandbreite	< 5	5–10 oder > 30	10–30
Nulldurchgänge/Minute	< 2	2–6	> 6
Akzelerationen	keine	periodische	sporadische
Dezelerationen	späte, variable mit prognostisch ungünstigen Zusatzkriterien	variable	keine, sporadisch auftretende Dip 0 (sog. Spike, d.h. Frequenzabfall < 30 Sekunden unabhängig von der Wehentätigkeit)

Zustandes, während eine Punktzahl von 5–7 als suspekt angesehen wird und einer genauen Beobachtung bedarf. Bei einer Punktzahl von 4 oder weniger ist mit einer unmittelbaren Bedrohung des Kindes zu rechnen, gegebenenfalls ist eine Schwangerschaftsbeendigung erforderlich. Um das CTG nach dem Fischer-Score beurteilen zu können, ist eine Registrierdauer von mindestens 30 Minuten notwendig. Ferner muß der Beurteilung das jeweils ungünstigste Herzfrequenzmuster zugrunde liegen.

Anwendung der Kardiotokographie

Die Kardiotokographie findet ihre Anwendung als antepartuales CTG (Non-Streßtest, **19.9a** oder Streßtest, **19.9b**), als Aufnahme-CTG (s. S. 388, 394f) sowie als subpartuales CTG zur kontinuierlichen fetalen Überwachung.

Wenn auch die klassischen Veränderungen im CTG in der Regel leicht erkennbar sind, bereitet die prognostische Wertung einer CTG-Kurve nicht selten erhebliche Schwierigkeiten und verlangt große Erfahrung. Der positive Vorhersagewert suspekter oder pathologischer Herzfrequenzmuster für eine fetale Hypoxie oder Azidose ist begrenzt. Es ist daher nicht zulässig, eine fetale Gefährdung – abgesehen von den wenigen CTG-Veränderungen, die eindeutig eine lebensbedrohende Situation des Fetus anzeigen – allein aus einzelnen CTG-Abschnitten abzuleiten.

> Die CTG-Veränderungen müssen stets zusammen mit der klinischen Gesamtsituation gewertet werden und erhalten bei Vorliegen einer Schwangerschaftspathologie wie Frühgeburt, chronische Plazentainsuffizienz, Übertragung, Präklampsie, Diabetes mellitus u.a. eine besondere Bedeutung.

Antepartuales Kardiotokogramm

Mit Hilfe der antepartualen, aber auch der subpartualen Kardiotokographie kann eine eingeschränkte Sauerstoffversorgung des Kindes rechtzeitig erkannt werden.

Indikation: Eine chronische Plazentainsuffizienz führt im fortgeschrittenen Stadium zu CTG-Veränderungen. Daher ist die antepartuale Kardiotokographie vor allem dann indiziert, wenn anamnestische oder im Rahmen der Schwangerenvorsorge erhobene Befunde wie die vorausgegangene Geburt eines dystrophen Kindes, eine Hypertonie oder eine sonographisch festgestellte Hypotrophie des Kindes eine chronische Plazentainsuffizienz nahelegen.

> Die Erkennung einer Gefährdung des Feten basiert heute auf dem kombinierten Einsatz der Sonographie, Doppler-Sonographie und Kardiotokographie.

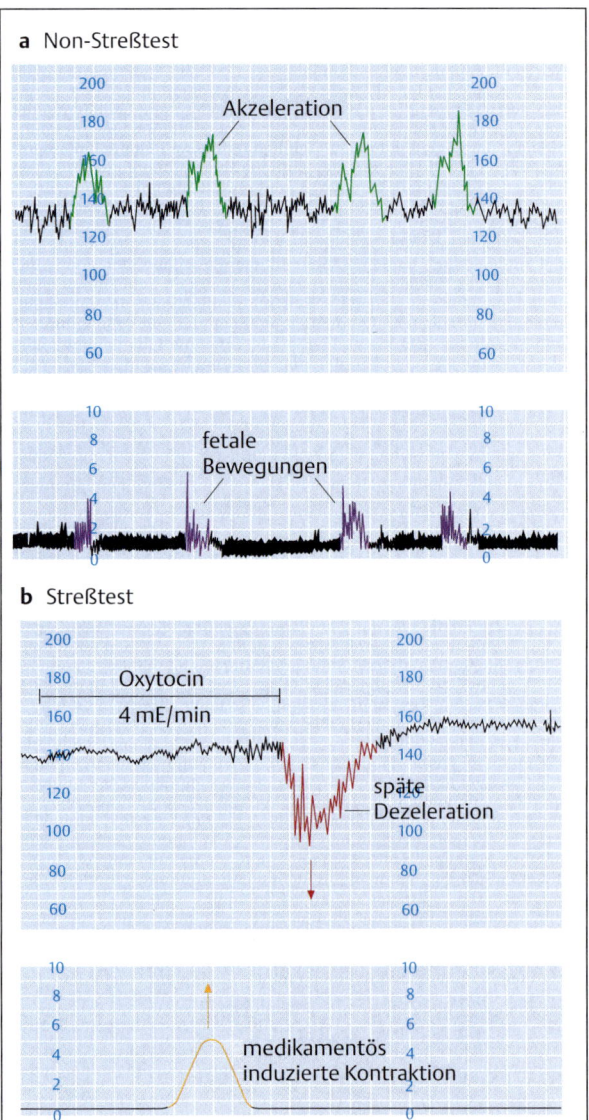

19.9 Antepartuales Kardiotokogramm

a Dargestellt ist ein normales antepartuales Kardiotokogramm in Form des sog. Non-Streßtests. Bei normaler Basalfrequenz und normaler Oszillationsamplitude treten in Abhängigkeit von Kindsbewegungen kurzfristige Akzelerationen als Zeichen der normalen kindlichen Reaktionsfähigkeit auf. **b** Der Streßtest, durchgeführt als Oxytocinbelastungstest, führte zu einer pathologischen Veränderung im CTG. Die oxytocininduzierte Wehe hat bei bereits eingeengter undulatorischer Oszillationsamplitude eine späte Dezeleration ausgelöst.

Durchführung: Das Untersuchungsintervall richtet sich nach dem angenommenen Grad der kindlichen Gefährdung bzw. wird von den zuletzt erhobenen Befunden abhängig gemacht. Es schwankt zwischen wöchentlichen und täglich mehrfachen CTG-Kontrollen bis hin zum Dauer-CTG.

Beurteilung: Die Kriterien der fetalen Gefährdung sind in der 🔻 **19.3** auf Seite 292 zusammengefaßt. Ein normales antepartuales CTG ist in der 👁 **19.9 a** dargestellt.

Sonderform: Die **Streßtests** stellen eine Sonderform der antepartualen CTG-Überwachung dar. Sie beinhalten die Aufzeichnung fetaler Herzfrequenzmuster unter einer Belastung des Kindes. Diese wird durch uterine Kontraktionen, aber auch durch körperliche Anstrengung der Mutter erreicht.

Methodisch werden folgende Streßtests empfohlen:
- *Oxytocinbelastungstest:* Es erfolgt eine Weheninduktion durch eine Oxytocininfusion (1 IE Oxytocin/ 250 ml physiologische Kochsalzlösung) bzw. durch Verwendung eines Oxytocinnasensprays (4 IE Oxytocin pro Spraystoß; beginnend mit 8 IE Oxytocin alle 10 Minuten). In 👁 **19.9 b** ist eine pathologische Streßreaktion infolge einer oxytocininduzierten Wehe dargestellt.
- *Exercise- bzw. Step-Test:* Treppensteigen, Kniebeugen oder auch einfaches Stehen führen zu einer Kreislaufbelastung mit dadurch verursachten Kontraktionen.

Für die Beurteilung der Streßtests gelten die gleichen Kriterien wie für den Non-Streßtest (s. 🔻 **19.3**, S. 292) sowie die nachfolgend genannten:

- normaler Streßtest: keine Dezelerationen bei einer uterinen Kontraktionsfrequenz von 3/10 Minuten,
- suspekter Streßtest: Dezelerationen treten vereinzelt auf,
- pathologischer Streßtest: mit jeder Kontraktion treten Spätdezelerationen bzw. variable Dezelerationen auf.

Als Konsequenzen ergeben sich:
- bei einem normalen Non-Streßtest mit fortbestehendem Verdacht auf eine Plazentainsuffizienz muß das CTG nach 24–48 Stunden wiederholt werden,
- bei pathologischen Herzfrequenzmustern sind in Abhängigkeit von der Schwere der CTG-Veränderungen das CTG kurzfristig zu wiederholen, eine Dauer-CTG-Überwachung anzulegen oder die Schwangerschaft vorzeitig zu beenden.

Bei den Streßtests ist grundsätzlich mit einer hohen Rate „falsch-positiver" Testresultate zu rechnen. Die Auswertung muß deshalb im Zusammenhang mit den klinischen Befunden, dem Sonographie- und Doppler-Sonographiebefund erfolgen.

19.4 Pränatale Diagnostik

Triple-Test

Der nichtinvasive Triple-Test dient der Erkennung von Chromosomenanomalien, insbesondere der Trisomie 21. In der 14.–18. SSW wird das mütterliche Serum auf charakteristische, terminabhängige Abweichungen von hCG (+), freiem Östriol (-) und α-Fetoprotein (-) untersucht. In Kombination mit dem Alter der Schwangeren ermöglicht der Test eine Aussage über das individuelle Risiko einer Schwangeren, ein Kind mit Down-Syndrom oder auch anderen Chromosomenanomalien sowie Neuralrohrdefekten zu bekommen.

Mit Hilfe des Triple-Tests können über 60% aller Trisomien erkannt werden. Die Gefahr einer unnötigen Beunruhigung der Schwangeren aufgrund eines fehlerhaften Ergebnisses darf jedoch nicht unterschätzt werden.

Amniozentese

Besteht aufgrund der Anamnese, eines auffälligen Ultraschallbefundes oder Triple-Tests ein erhöhtes Risiko auf eine Embryo- bzw. Fetopathie, so erfolgt eine Amniozentese, d.h. eine Punktion der Amnionhöhle mit Gewinnung von Fruchtwasser (👁 **19.10**).

Der Eingriff wird komplikationsarm etwa in der 16. SSW p.m. vorgenommen. Er erfolgt unter Ultraschallsicht, um transplazentare Punktionen und Verletzungen des Fetus zu vermeiden. Das punktionsabhängige Abortrisiko beträgt 0,3–0,8%. Verletzungen des Embryos stellen eine ausgesprochene Seltenheit dar. Bei **Zwillingsschwangerschaften** wird nach sonographischer Darstellung der amnialen Trennwand eine Fruchthöhle punktiert und durch Farbstoffinjektion angefärbt. Damit wird sicher-

👁 **19.10 Amniozentese**

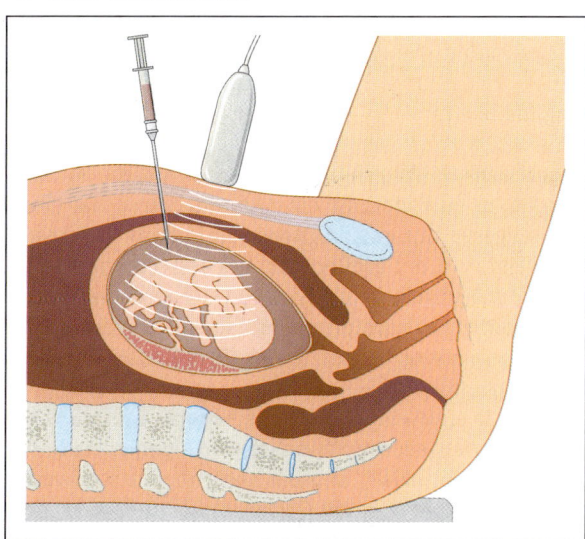

Nach Lokalanästhesie der Bauchdecken wird die Amnionhöhle unter Ultraschallsicht punktiert und Fruchtwasser aspiriert.

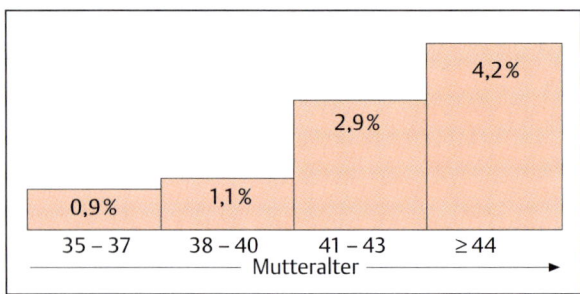

19.11 Risiko der Trisomie 21

Dargestellt ist das Risiko einer Trisomie 21 (Morbus Down) in Abhängigkeit vom Alter der Mutter.

gestellt, daß die nachfolgende Punktion die zweite Fruchthöhle erreicht.

Im Fruchtwasser finden sich abgeschilferte Zellen aus dem Bereich der Epidermis, des Gastrointestinaltraktes sowie der ableitenden Harnwege des Feten. Die Fetalzellen werden in-vitro kultiviert und zur Teilung gebracht. An den sich teilenden Zellen können die Chromosomen des Kindes, aber auch biochemische Defekte nachgewiesen werden. Einige biochemische Defekte sind auch durch eine Direktanalyse des Fruchtwassers erkennbar.

Chromosomenanalyse: Bei einer anzunehmenden genetischen Belastung sowie bei einem Alter > 35 Jahre ist die Chromosomenanalyse indiziert. Die Bedeutung des Alters des Vaters wird nach wie vor unterschiedlich bewertet. Am häufigsten wird aufgrund des Verdachts auf eine Trisomie 21 (Morbus Down) eine Chromosomenanalyse veranlaßt (19.11).

pränatale Geschlechtsbestimmung: Sie erfolgt aus dem Karyogramm über den fluoreszenzmikroskopischen Nachweis Y-Chromatin-positiver Amnionzellen. Eine Indikation ist der Verdacht auf eine X-chromosomal vererbbare Erkrankung wie Hämophilie, progressive Muskeldystrophie oder Agammaglobulinämie; die Mehrzahl dieser Erkrankungen wird heute molekulargenetisch diagnostiziert.

angeborene Stoffwechselstörungen: Um diese Erkrankungen zu erkennen, ist eine Amniozentese bei einer Schwangeren mit entsprechender familiärer Belastung angezeigt. Von der großen Zahl der angeborenen Stoffwechselstörungen, die die Folge eines rezessiv vererbten Gendefektes mit nachfolgendem Enzymmangel sind, ist bis heute nur eine begrenzte Anzahl in den Amnionzellen nachweisbar.

Es sind die *Lipidosen* wie z.B. die Niemann-Pick-Krankheit, die Aminosäurestoffwechselstörungen wie z.B. die Ahornsirup-Krankheit und die Kohlenhydratstoffwechselstörungen wie z.B. die Galaktosämie zu unterscheiden. Da nicht wenige der angeborenen Stoffwechselstörungen zu Hirnschädigungen führen, stellen sie bei der erschwerten bzw. noch nicht möglichen Nachweisbarkeit oder auch bei Unterlassung entsprechender Untersuchungen den Gutachter bei der Beurteilung der Kausalität psychomotorischer Retardierungen oftmals vor erhebliche, evtl. unüberwindbare Probleme und führen nicht selten zu Fehlbeurteilungen.

α-Fetoprotein-Bestimmung: Ein erhöhter α-Fetoprotein-Wert im Fruchtwasser weist auf einen Neuralrohr- und Bauchwanddefekt wie z.B. eine Rhachischisis oder Omphalozele hin. Die zusätzliche Bestimmung der *Acetylcholinesterase* erhöht den Aussagewert des Untersuchungsergebnisses.

ΔE_{450}-Wert: Die photometrisch nachgewiesene „Absorptionsschulter" im Bereich von 450 nm zeigt beim Morbus haemolyticus eine Vermehrung des Bilirubins an. Anhand des Liley-Schemas (s. 21.6, S. 350) kann dann die prognostisch wichtige Aussage über den Schweregrad der intrauterinen Hämolyse getroffen werden.

Phospholipide: Der quantitative Nachweis der von den fetalen Pneumozyten gebildeten Phospholipide (Surfactant) im Fruchtwasser erlaubt die Beurteilung der Lungenreife und damit der für das Kind gegebenen Gefahr eines extrauterinen Atemnotsyndroms bei einer drohenden Frühgeburt.

Droht die Frühgeburt, werden der Mutter zur *Induktion der fetalen Lungenreifung* 8 mg Dexamethason an 2 aufeinanderfolgenden Tagen intramuskulär appliziert. Dexamethason ist ein Glucocorticoid, das unverstoffwechselt die Plazentaschranke überwindet und daher bei dem Feten voll zur Wirkung kommt. Die Dexamethasontherapie erfolgt in 10–12tägigen Abständen bis zur 34. SSW. In den meisten Fällen wird heute Betamethason angewandt.

Chordozentese

Unter einer Chordozentese versteht man die transabdominale Punktion eines Nabelschnurgefäßes zur Blutentnahme mit dem Ziel der Bestimmung der Blutgruppe und der Hämoglobinkonzentration, insbesondere bei Verdacht auf eine fetale Anämie, des Antikörpernachweises, der Erkennung von Hämoglobinopathien oder einer Thalassämie sowie der Chromosomenanalyse. Bestätigt sich eine fetale Anämie, wird dem Kind Rh-negatives Blut der Blutgruppe 0 direkt über die Nabelvene transfundiert. Diese intrauterine Bluttransfusion muß gegebenenfalls mehrfach im Abstand von 2–3 Wochen wiederholt werden.

Chorionzottenbiopsie

Die Entnahme von Chorionzotten erfolgt durch Aspiration über einen transzervikal eingeführten Katheter

19.4 Pränatale Diagnostik

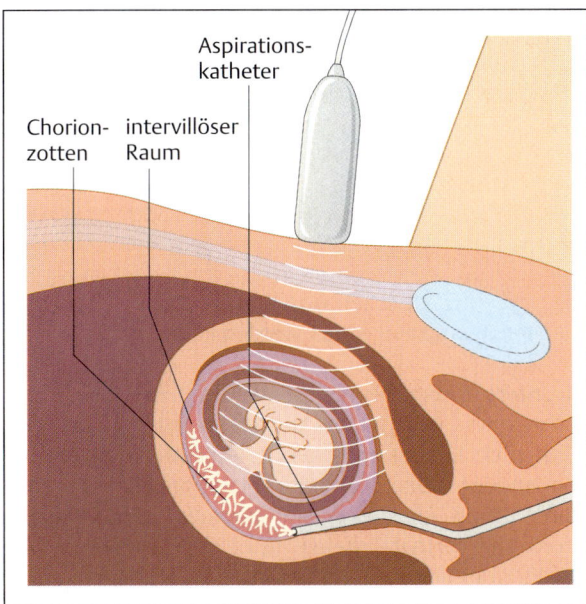

◉ 19.12 Chorionzottenbiopsie

Unter Ultraschallsicht wird ein Aspirationskatheter mit Mandrin transzervikal eingeführt und bis zum Schwangerschaftsprodukt vorgeschoben. Durch Aspiration erfolgt die Entnahme von Chorionzottengewebe.

(◉ 19.12) oder auch transabdominal unter Ultraschallkontrolle. Da die Biopsie bereits von der 9. Woche p.m. an gelingt und die Chromosomenanalyse unmittelbar, d.h. ohne vorherige Zellzüchtung aus den Trophoblastzellen, möglich ist, liegt das Ergebnis bereits 4–8 Wochen früher vor als nach einer Amniozentese. Eine erforderliche Abruptio kann damit zu einem früheren Zeitpunkt vorgenommen werden und so für die Mutter weniger belastend sein.

Literatur

Martius, G., Rath, W.: Geburtshilfe und Perinatologie. Praxis der Frauenheilkunde Bd. II. Thieme, Stuttgart 1998

Amnioskopie

Die Amnioskopie, die heute nur noch sehr selten durchgeführt wird, ist die Spiegelung des Vorwassers durch den Zervikalkanal und die Vorblase hindurch. Sie ermöglicht die qualitative Beurteilung des Fruchtwassers. Das normale amnioskopische Bild besteht in einem klaren, nach der 38. Woche durch Beimengung von Vernix caseosa leicht trüben, farblosen Fruchtwasser. Ein pathologischer Fruchtwasserbefund ist die *Grünfärbung* infolge einer vorzeitigen Mekoniumausscheidung durch den Fetus. Sie ist auf die peristaltikanregende Wirkung einer CO_2-Vermehrung im Blut zurückzuführen und weist damit auf eine zumindest passager vorausgegangene Hypoxie hin. Weitere pathologische Fruchtwasserbefunde sind eine *Braunfärbung* infolge einer fetalen Hämolyse z.B. im Rahmen einer Blutgruppeninkompatibilität (s. S. 348 ff) oder eine *fleischwasserähnliche Verfärbung* nach einem intrauterinen Fruchttod (s. S. 421) mit begonnener Mazeration des Kindes.

Fetoskopie

Unter der Fetoskopie versteht man die unmittelbare Betrachtung des Fetus mittels eines in der 16.–18. Woche p.m. transabdominal in die Amnionhöhle eingeführten Endoskops (Fetoskop). Es hat einen Durchmesser von 2,7 mm. Auf diese Weise können Hauterkrankungen und sonographisch nicht feststellbare Fehlbildungen der fetalen Oberfläche wie z.B. Gesichtsfehlbildungen erkannt werden. Zudem sind endoskopisch Blutentnahmen aus einem Umbilikalgefäß möglich (siehe Chordozentese). Die fetoskopische Verabreichung von Medikamenten ist ein Teil der intrauterinen Therapie. Die Fetoskopie wird nur sehr selten durchgeführt und bedarf einer speziellen Indikation.

20 Vorsorgeuntersuchungen in der Schwangerschaft

A. Pfleiderer

20.1 Einführung

Die Untersuchung in der Schwangerschaft hat 3 Schwerpunkte:

1. Untersuchung der Schwangeren: Früher sprach man von „Mutterschaftsfürsorge", da man nur die Mutter, aber nicht das Kind in utero untersuchen konnte. Zwangsläufig konzentrierten sich Untersuchungen und Beratungen auf schwangerschaftsspezifische Erkrankungen und Erkrankungen der Mutter in der Schwangerschaft. Hauptaufgabe war es, Gefahren im Hinblick auf die Entbindung so früh wie möglich zu erkennen. Daran hat sich nichts geändert, da nur durch eine Früherkennung alle notwendigen prophylaktischen und therapeutischen Maßnahmen rechtzeitig eingeleitet werden können.

2. Untersuchung des Feten: Während es früher nicht möglich war, das Kind im Mutterleib direkt zu untersuchen, rückt mit der Verfeinerung der Untersuchungsmethoden die Untersuchung des Feten immer mehr in den Vordergrund. *Morbidität* und *Mortalität* der Kinder in utero und perinatal stehen in direkter Beziehung zur Qualität der Vorsorgeuntersuchungen.

> 80–90% der perinatalen Sterblichkeit sind auf eine Frühgeburt und eine Plazentafunktionsstörung zurückzuführen.

20.1 Inhalt des Mutterschutzgesetzes

Definitionen	Im ersten Abschnitt enthält das Gesetz Definitionen der angesprochenen Arbeits- und Beschäftigungsverhältnisse.
Geltungsbereich	Der Geltungsbereich ist, unabhängig von der Staatsangehörigkeit der Schwangeren, ausschließlich die Bundesrepublik Deutschland.
Informationsgebot (Information des Arbeitgebers)	*Schwangerschaftsfeststellung:* Werdende Mütter müssen ihrem Arbeitgeber ihre Schwangerschaft und den mutmaßlichen Entbindungstermin mitteilen, sobald ihnen ihr Zustand bekannt ist. *Mutterschutzfrist vor der Entbindung:* Aufgrund seiner Untersuchung in der 34. SSW hat der behandelnde Arzt eine Bescheinigung über die Schutzfrist vor der Entbindung auszustellen. Diese Mitteilung verpflichtet den Arbeitgeber, die zuständige Aufsichtsbehörde zu unterrichten.
Mutterschutzfrist	Die Mutterschutzfrist umfaßt den Zeitraum vom 1.Tag der 35. SSW vor bis 8 Wochen nach Entbindung, bei Früh- und Mehrlingsschwangerschaften verlängert sich das postpartuale Intervall auf 12 Wochen. Die Fristen verlängern sich durch die Stillzeit nicht. Es muß aber ohne Verdienstausfall täglich insgesamt 1 Stunde Stillzeit gewährleistet werden.
Beschäftigungsverbot	Es gilt ein Beschäftigungsverbot für Akkord-, Fließband-, Nacht- und Feiertagsarbeit sowie für Arbeiten, durch die die Frau schädigenden Einflüssen ausgesetzt ist wie Hitze, Kälte, Erschütterungen, schwere körperliche Arbeiten, Umgang mit schädigenden Stoffen, Strahlen (besonders ionisierenden) und Staub. Werdende Mütter dürfen in der Mutterschutzfrist vor der Entbindung nur bei ausdrücklicher Bereitschaft beschäftigt werden. Während der Mutterschutzfrist nach der Entbindung gilt jedoch ein generelles Beschäftigungsverbot. Ausnahmen sind dabei nicht zugelassen.
Kündigungsschutz	Ein Kündigungsverbot besteht während der Schwangerschaft (Voraussetzung ist, daß die werdende Mutter ihrem Arbeitgeber die Bescheinigung über das Bestehen der Schwangerschaft vorlegt), während der Schutzfrist und bis 4 Monate nach der Entbindung.
Mutterschaftsgeld	Während der Mutterschutzfrist erhält die Frau ein Mutterschaftsgeld in Höhe ihres Nettogehaltes.
Erziehungsgeld, -urlaub	Erziehungsgeld wird bis zu dem Tag, an dem das Kind 18 Monate alt wird, bezahlt. Nach der postpartualen Mutterschutzfrist besteht das Recht auf 36 Monate Erziehungsurlaub.

T 20.2 Richtlinien über die ärztliche Betreuung in der Schwangerschaft und nach der Entbindung (Mutterschaftsrichtlinien, Version vom 24. April 1998)

Richtlinien	Inhalt
A. Untersuchungen und Beratungen sowie sonstige Maßnahmen während der Schwangerschaft	1. ausreichende ärztliche Untersuchung und Beratung, 2. erste Untersuchung nach Feststellung der Schwangerschaft: Anamnese, Allgemeinuntersuchung, gynäkologische Untersuchung mit Chlamydientest, Blutdruckmessung, Körpergewicht, Mittelstrahlurin, Hämoglobinbestimmung, 3. evtl. humangenetische Beratung, 4. nachfolgende Untersuchungen im Abstand von 4 Wochen, in den letzten 2 Monaten von 14 Tagen: Gewichts-, Blutdruck-, Urinkontrolle, Kontrolle des Standes der Gebärmutter, der kindlichen Herzaktion und Lage, 5. 3 Ultraschall-Screeninguntersuchungen, 6. weiterführende sonographische Diagnostik bei auffälligen Screeningbefunden, 7. Untersuchungen nach Nr. 4 können auch durch eine Hebamme durchgeführt und im Mutterpaß dokumentiert werden

B. Erkennung und besondere Überwachung der Risikoschwangerschaften und Risikogeburten	1. Erkennung von Risikoschwangerschaften nach
	   I Anamnese,
	   II Befund in der jetzigen Schwangerschaft,
	 2. aus Risikoschwangerschaften können sich Risikogeburten entwickeln,
	 3. bei Risikoschwangerschaften können die Vorsorgeuntersuchungen häufiger angezeigt sein

C. Serologische Untersuchungen und Maßnahmen während der Schwangerschaft	1. bei der ersten Untersuchung: Lues-, Rötelnantikörper, evtl. HIV-Test; Bestimmung der Blutgruppe und des Rh-Faktors, Antikörper-Suchtest, 2. wiederholter Antikörper-Suchtest in der 24.–27. SSW, bei Rh-negativer Schwangeren ohne nachweisbare Anti-D-Antikörper: Injektion von Anti-D-Immunglobulin in der 28.–29. SSW, 3. Untersuchung auf HbsAg nach der 32. SSW
D. Blutgruppenserologische Untersuchungen nach Geburt oder Fehlgeburt und Anti-D-Immunglobulin-Prophylaxe	1. blutgruppenserologische Untersuchung des Kindes, direkter Coombs-Test, evtl. Injektion von Anti-D-Immunglobulin bei der Mutter, 2. innerhalb von 72 Stunden post partum, post abortum und nach Schwangerschaftsabbruch müssen Rh-negative Frauen Anti-D-Immunglobulin injiziert bekommen
E. Voraussetzungen für die Durchführung serologischer Untersuchungen	nur durch Ärzte mit entsprechenden Kenntnissen und Einrichtungen
F. Untersuchungen und Beratungen der Wöchnerinnen	1. Untersuchung in der ersten Woche post partum, 2. weitere Untersuchung in der 6.–8. Woche post partum
G. Medikamentöse Maßnahmen und Verordnung von Verband- und Heilmitteln	nur bei schwangerschaftsbedingten Beschwerden
H. Aufzeichnungen und Bescheinigungen	Anlegen und Führen eines Mutterpasses *Bescheinigung nach der Erstuntersuchung* zur Vorlage beim Arbeitgeber mit der Information über die Schwangerschaft und den Zeitpunkt der vermutlichen Niederkunft, *Bescheinigung in 34. SSW* zur Vorlage bei der Krankenkasse mit dem genau ermittelten Endtermin der Schwangerschaft, damit die Schwangere ihre Schutzzeit am ersten Tag der 35. SSW antreten kann
Anlage 1 (zu A5 und B 4). Indikationen zur Ultraschalluntersuchung in der Schwangerschaft	a) Einzelheiten der 3 Screeninguntersuchungen, b) Indikationsliste für Ultraschalluntersuchungen, die über das Screening hinausgehen, c) Indikationen für weitere Ultraschalluntersuchungen mittels B-Mode oder anderer sonographischer Verfahren, d) Indikationen zu dopplersonographischen Untersuchungen
Anlage 2 (zu B2). Indikationen zur Kardiotokographie (CTG) während der Schwangerschaft	A. Indikationen zur erstmaligen CTG, B. Indikationen zur CTG-Wiederholung

Die frühzeitige Erkennung einer intrauterinen Mangelsituation und die Verbesserung der Perinatalmedizin ermöglichen es heute, meist durch vorzeitige Geburt, viele dieser Kinder vor Schaden oder gar dem Tod zu bewahren. Daneben wird aber mehr und mehr die Suche nach *Fehlbildungen* und *Erkrankungen* des Feten zum Schwerpunkt der Untersuchungen in der Schwangerschaft. Da aber die Möglichkeiten einer effektiven intrauterinen Therapie bis heute sehr begrenzt sind, ist leider die Abruptio graviditatis meist die einzige Konsequenz.

3. Beratung der Schwangeren: Die Konsequenzen aus den Untersuchungen des Feten geben der Aufklärung und Beratung der Schwangeren über einfache Informationen hinaus zusätzliche Bedeutung und machen sie zu einem ganz besonders wichtigen und zeitaufwendigen Teil dieser Untersuchung.

T 20.3 Vorsorgeuntersuchungen in der Schwangerschaft

Zeitpunkt		Abstand		wichtigste Inhalte
Monat	Woche	optimal	nach Richtlinien	
bis 4. Monat	bis 16. SSW	4 Wochen	4 Wochen	Anamnese, Entbindungstermin, Basisuntersuchung, Frühentwicklung
5.–7. Monat	17.–28. SSW	3 Wochen	4 Wochen	pränatale Diagnostik
8.–9. Monat	29.–32. SSW	2 Wochen	4 Wochen	Gestose, intrauterine Retardierung, Geburtsvorbereitung
	33.–36. SSW	2 Wochen	2 Wochen	
10. Monat	37.–40. SSW	1 Woche	2 Wochen	Geburtsvorbereitung

20.1 Zeittafel

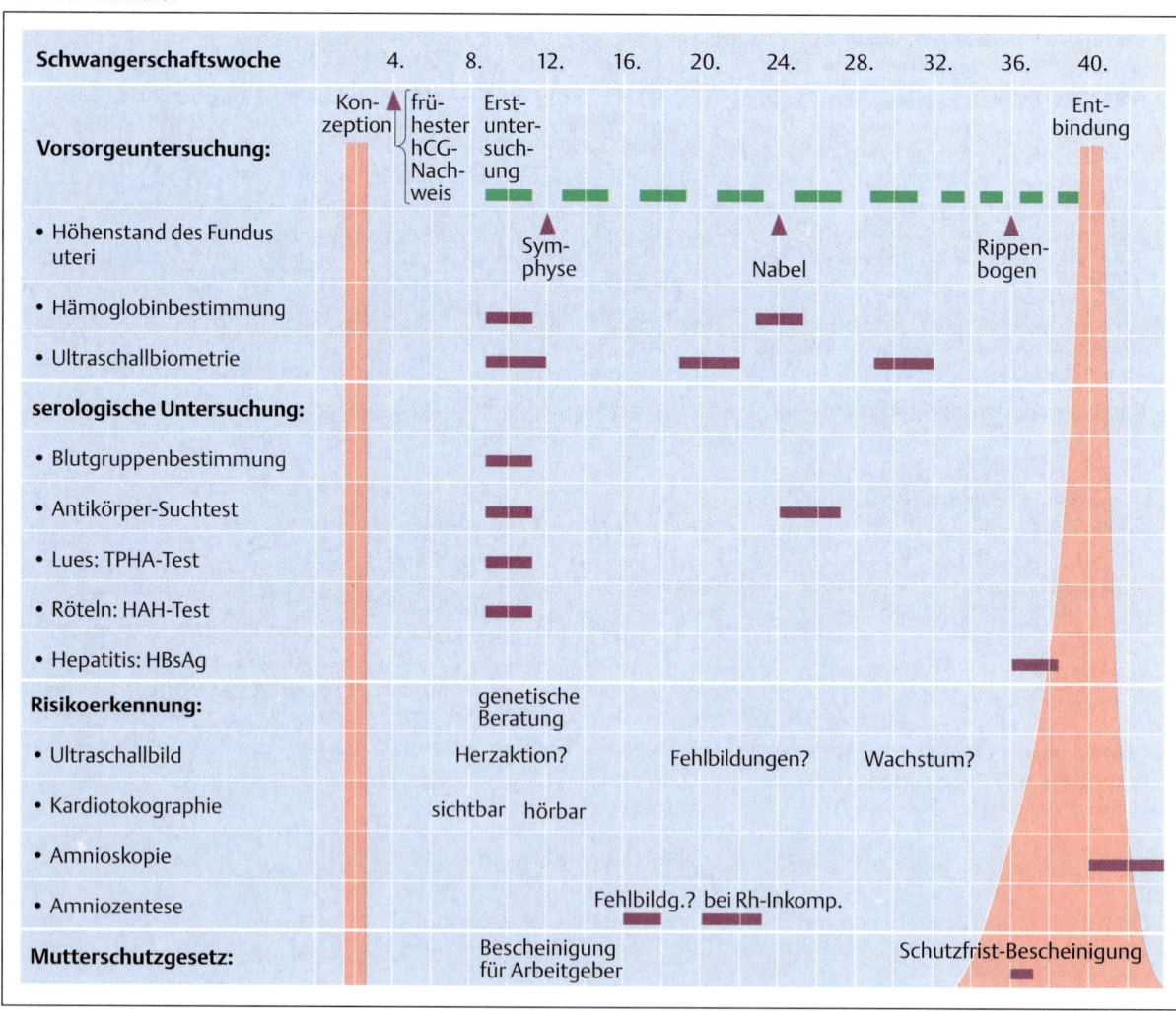

Dargestellt sind der Zeitpunkt und die wesentlichen Inhalte der Vorsorgeuntersuchungen während einer normalen Schwangerschaft. (nach Tietze)

Mutterschutzgesetz, Mutterschaftsrichtlinien, Mutterpaß

Mit dem **Mutterschutzgesetz** (vom 17. Mai 1952) sind die veränderten beruflichen Arbeitsbedingungen, der Mutterschafts- und Vaterschaftsurlaub und deren finanzielle Sicherstellung durch die RVO-Kassen gesetzlich geregelt (T 20.1). Seit Inkrafttreten des Gesetzes wurden seine grundsätzlichen Inhalte nicht verändert. Einzelheiten der Bestimmungen über die Schutzfristen, besonders bei den Beschäftigungsverboten sowie beim Erziehungsgeld und -urlaub sind dagegen in stetigem Wandel und müssen der jeweils aktuellen Gesetzesnovelle entnommen werden (letzte Änderung: 31. Januar 1997).

Die während der Schwangerschaft heute dringend empfohlenen Vorsorgeuntersuchungen und Einzelheiten bei deren Ablauf sind in den jeweils aktuellen **Mutterschaftsrichtlinien** (letzte Änderung: 24. April 1998) festgelegt (T 20.2). Vorgesehen sind etwa 10 Vorsorgeuntersuchungen. Sie erfolgen in regelmäßigen Abständen bis zur 28. Woche alle 4, ab der 32. Woche alle 2 Wochen. Zeitpunkt und wesentliche Inhalte entwickeln sich mit dem Ablauf der Schwangerschaft (T 20.3, ⊕ 20.1). Treten Regelwidrigkeiten auf, sind Abweichungen von diesem Zeitplan erforderlich.

Die einzelnen Untersuchungsergebnisse werden in den **Mutterpaß** (seit 1968) eingetragen. Er erinnert sowohl die Schwangere, als auch den Arzt an die Einhaltung der Untersuchungstermine und die einzelnen Ergebnisse der Untersuchung. Zudem dient er der Kommunikation zwischen behandelndem Arzt und der Entbindungsklinik.

20.2 Vorsorgeuntersuchung vor Schwangerschaftsbeginn

Eine Beratung und Untersuchung vor einer geplanten Schwangerschaft sollte folgende Gesichtspunkte berücksichtigen:

Beratung:
- *optimales Gebäralter:* 25–29 Jahre; in diesem Alter sind das Risiko für Mutter und Kind und die Frühgeburtenrate mit 4,4 % am geringsten;
- *optimaler Geburtenabstand:* 2–6 Jahre;
- *genetische Beratung:* bei bekannten familiären Erkrankungen und nach vorausgegangenen Schwangerschaften mit Fehlbildungen;
- *zusätzliche Empfehlungen:* neben einer vollwertigen Kost empfiehlt es sich, prophylaktisch täglich 500 μg Folsäure einzunehmen, da bei einem Folsäuremangel während der Implantation vermehrt Neuralrohrdefekte bei den Kindern beobachtet wurden.

Untersuchung:
- Immunität gegen Erkrankungen mit potentieller Embryo- oder Fetopathie, z.B. Röteln (s. S. 355ff), Hepatitis B (s. S. 361f), Varizellen (s. S. 358f), Mumps (s. S. 357); bei fehlender Immunität ist eine Impfung dringend zu empfehlen;
- Toxoplasmose-Antikörper (s. S. 366ff);
- Lues-Antikörper (s. S. 142ff, 364f);
- Bestimmung der Blutgruppe und Suche nach irregulären Antikörpern (s. S. 348ff);
- Krebsvorsorgeuntersuchung, besonders der Zervix uteri (s. S. 40ff), ab 35–40 Jahren auch der Mamma (s. S. 32ff, 216f, 226);
- Blutzuckerbestimmung: bei Diabetes mellitus (s. S. 324ff) ist eine sorgfältige Einstellung erforderlich.

Bei vielen Frauen ergeben sich Diagnosen und Situationen, die eine Empfängnis erschweren können. Besteht eine primäre oder sekundäre Sterilität (s. S. 78) wie z.B. bei einem Uterus myomatosus (s. S. 169) oder einer Uterusfehlbildung (s. S. 25ff), ist eine prophylaktische Behandlung zu diskutieren. Ist eine Sterilität jedoch noch nicht gesichert (s. S. 78) bzw. ist noch nicht ein Jahr verstrichen, ohne daß es bei regelmäßigem, ungeschütztem Geschlechtsverkehr zu einer Schwangerschaft gekommen ist, sollte man sich als Arzt besonders bei einer Genitalhypoplasie jeglicher Prognose enthalten und nicht prophylaktisch behandeln.

Bei schweren Herz- oder Nierenerkrankungen, bei einer Sucht oder dann, wenn HIV-Antikörper nachweisbar sind, ist die „Patientin" eindeutig auf die Gefahren hinzuweisen, die im Falle einer Schwangerschaft auftreten können und einem Spezialisten zu überweisen. Man muß sich aber darüber im klaren sein, daß es nicht Sache des Arztes ist, eine Schwangerschaft zu verbieten oder diese für unmöglich zu erklären.

20.3 Präimplantationsdiagnostik

Die Präimplantationsdiagnostik, eine Alternative zur konventionellen pränatalen Diagnostik, erfolgt mit molekulargenetischen Methoden an Einzelzellen des Morulastadiums, die im Rahmen einer in-vitro-Fertilisierung gewonnen werden. Solche Untersuchungen sind aber in Deutschland aufgrund der Bestimmungen des Embryonenschutzgesetzes (noch) nicht zugelassen.

20.4 Erstuntersuchung in der Schwangerschaft

Anamnese

Die Erhebung der Anamnese hat acht Fragenkomplexe (**T 20.4**) zum Inhalt. Dazu gehören:

1. **aktuelle Schwangerschaft:** Sekundäre Amenorrhö? Datum der letzten Periodenblutung? Vermutliches Empfängnisdatum? Basaltemperatur gemessen? Unsichere Schwangerschaftszeichen wie Spannung der Brüste, morgendliche Übelkeit, vermehrter Speichelfluß? Schwangerschaftstest durchgeführt? Wann und mit welchem Ergebnis?
2. **vorausgegangene Schwangerschaften:** Anzahl der Entbindungen? Gewicht der Kinder? Kinder mit mehr als 4000 g Geburtsgewicht? Besonderheiten in vorausgegangenen Schwangerschaften: Mutter (z.B. arterielle Hypertonie, Nierenerkrankung, langdauerndes Erbrechen, Juckreiz), Kind (Mangel- oder Frühgeburt, Mehrlinge), Regelwidrigkeiten unter der Geburt oder in der Nachgeburtsperiode? Aktueller Zustand der Kinder: lebend, Erkrankungen, Behinderungen? Fehlgeburten: in welchem Monat, mögliche Ursachen?
3. **gynäkologische Anamnese:** Zyklusanamnese, Menarche. Bisherige Methoden der Kontrazeption, Pilleneinnahme, welches Präparat, bis wann? Vorausgegangene Sterilitätsbehandlung, welche Methoden, Laparoskopien? Gynäkologische Erkrankungen, gynäkologische Operationen und Abrasionen?
4. **allgemeine Anamnese:** Bisherige Erkrankungen, Krankenhausaufenthalte, Operationen, schwere Unfälle? Diabetes mellitus? Störungen der körperlichen Entwicklung? Rachitis? Hinweise auf Blutungs- und Gerinnungsstörungen? HIV-Test?
5. **Medikamentenanamnese:** Welche Medikamente eingenommen? Indikationen? Vorsichtige Fragen nach Hinweisen auf eine eventuelle Sucht.
6. **Familienanamnese:** Selbst Zwillingskind? Was ist mit dem Zwilling? Fragen nach Mehrlingsschwangerschaften, Fehlbildungen, Diabetes mellitus, genetisch bedingten Erkrankungen wie z.B. Mukoviszidose, Down-Syndrom bei junger Mutter.
7. **Berufs- und Sozialanamnese:** Fragen nach der beruflichen Tätigkeit und sozialen Situation.
8. **Sorgen und Befürchtungen:** Hoffnungen? Erwartungen? Ängste? Sorgen?

Ermittlung des Schwangerschaftsbeginns, Berechnung des Geburtstermins

Die Basis jeder Untersuchung ist das aktuelle Alter der Schwangerschaft, das in Wochen und Tagen angegeben wird. Alle Befunde, die während der Schwangerschaft erhoben werden wie z.B. die Größe des Kindes und sein Entwicklungszustand sowie der Triple-Test (s. S.295), werden danach beurteilt.

Ideal wäre es, der Konzeptionstermin wäre bekannt. Das Wissen um den Konzeptionstermin ist von vielen objektiven und subjektiven Irrtümern belastet. Unter „normalen" Verhältnissen ist er nur bei ca. 5% aller Schwangeren (Vorliegen einer Basaltemperaturkurve, Konzeption während einer Sterilitätstherapie) einigermaßen zu sichern.

Da die Entwicklung der Schwangerschaft in den ersten Tagen und Wochen in kurzer Zeit unter spektakulären Änderungen abläuft, die heute **sonographisch gut meßbar** verfolgt werden können, ist der Beginn der Schwangerschaft und damit auch der Termin der Geburt um so sicherer festzulegen, je früher diese Untersuchung erfolgt (s. S.286f). Das wird dadurch unterstützt, daß sich jede Frau besser an den Termin der letzten Periode und das Datum der eventuellen Konzeption erinnern kann, je kürzer diese Termine zurückliegen.

> Die Bestimmung des aktuellen Alters der Schwangerschaft ist um so sicherer, je früher sie erfolgt.

Nur exakte Daten über den Beginn der Schwangerschaft erlauben zuverlässige Aussagen über eine evtl. Wachstumsretardierung (s. S.419), die ihrerseits das wichtigste Zeichen einer Gefährdung des Kindes ist, und über den zu erwartenden Termin der Geburt.

Schwangerschaftsdauer: Die Schwangerschaftsdauer beträgt beim Menschen im Mittel *267 Tage post conceptionem*, d.h. 38 Wochen. Als **Tragzeit** bezeichnet man den Zeitraum vom ersten Tag der letzten Regelblutung bis zur Geburt. Sie beträgt *280 Tage post menstruationem*, d.h. 40 Wochen bzw. 10 Monate (**20.1**).

Berechnung des Geburtstermins: Die Berechnung des Geburtstermins ist am sichersten, wenn der **Konzeptionstermin** bekannt ist.

> Geburtstermin = Konzeptionstermin – 3 Monate – 7 Tage + 1 Jahr.

In allen anderen Fällen ist der **erste Tag der letzten Menstruation** Ausgangspunkt der Berechnungen. Berechnet wird ein Zeitraum von 280 Tagen, d.h. 40 Wochen oder 10 Monate (**20.2a**).

> Nägele-Regel: Geburtstermin = 1. Tag der letzten Menstruation – 3 Monate + 7 Tage + 1 Jahr.

Diese Berechnung geht davon aus, daß die Ovulation, die zur Befruchtung geführt hat, am 13. oder 14. Zyklustag stattfand, wie dies bei einem 28tägigen Zyklus der Fall ist. Erfolgte die Ovulation früher, z.B. am 7. Tag, so liegt der Geburtstermin 7 Tage früher, bei einer verspäteten Ovulation entsprechend später (**20.2b**). In diesen Fällen kommt die „*erweiterte Nägele-Regel*" zur Anwendung.

T 20.4 Inhalte der Erstuntersuchung in der Schwangerschaft

Untersuchungsabschnitt	Inhalt
Anamnese	aktuelle Schwangerschaft, vorausgegangene Schwangerschaften und Entbindungen, gynäkologische Anamnese, allgemeine Anamnese, Medikamentenanamnese, Familienanamnese, Berufs- und Sozialanamnese, Sorgen und Befürchtungen
Ermittlung des Schwangerschaftsbeginns, Berechnung des Geburtstermins	Konzeptionstermin? Sonographie, erster Tag der letzten Menstruation, Nägele-Regel (s. ◉ **20.2**, S. 304), Gravidarium
gynäkologische Untersuchung	Tastbefund: wahrscheinliche Schwangerschaftszeichen (s. ◉ **20.3**, S. 305), Uterusgröße, Kolposkopie und Zytologie, Nativabstrich, Chlamydiendiagnostik
allgemeine körperliche Untersuchung	Ausschluß schwerwiegender extragenitaler Erkrankungen, Körpergewicht, Blutdruckmessung
Urinuntersuchung	Eiweiß, Erythrozyten, Leukozyten, Nitrit, Glucose
Blutuntersuchung	ABO-Blutgruppe, Rhesusfaktoren, Ausschluß irregulärer Antikörper, Hämoglobinbestimmung
Untersuchung auf Serumantikörper	Lues (TPHA-Test, s. S. 142ff, 364f), Röteln (HAH-Rötelntest, s. S. 355ff), HIV-Test, Toxoplasmose (sinnvoll, aber nicht in den Richtlinien)
Ultraschalluntersuchung	Festlegung einer intakten uterinen Gravidität, Überprüfung des Gestationsalters (SSL, s. ◉ **19.2b**, S. 286; BIP, s. ◉ **19.3a**, S. 286), Nachweis von Mehrlingsschwangerschaften (s. S. 424ff), Erkennen von embryonalen Entwicklungsstörungen, Erkennen von Hinweiszeichen für eine fetale Fehlbildung
Beratung	Ernährung, Medikamente, Genußmittel, Beruf, Sport, Reisen, Körperpflege, Neigung zur Obstipation, Varikosis, Haarausfall und Pigmentierung, Infektionsgefährdung, genetische Beratung
Bescheinigung	Diagnose der Schwangerschaft, vermutlicher Geburtstermin

Erweiterte Nägele-Regel: Geburtstermin = 1. Tag der letzten Menstruation − 3 Monate + 7 Tage ± x Tage + 1 Jahr.

Die Nägele-Regel läßt auch den „Kalenderfehler" außer Betracht. Fallen nur die langen Monate Juli, August, Dezember und Januar und nicht der kurze Februar in die Tragzeit, so erfolgt die Geburt scheinbar zu früh. Weitere Fehler bei dieser Berechnung kommen durch einen unregelmäßigen Zyklus, durch verspätete Ovulationen nach dem Absetzen der Pille oder durch eine leichte Blutung in der Frühschwangerschaft – Nidationsblutung bei etwa 4% aller Schwangerschaften – zustande. Eine Hilfe kann das Ergebnis einer frühen hCG-Bestimmung (s. S. 285) sein.

Am einfachsten läßt sich der Geburtstermin mit Hilfe eines „**Gravidariums**" berechnen. Dazu stellt man den Kon-

20.2 Berechnung des Geburtstermins

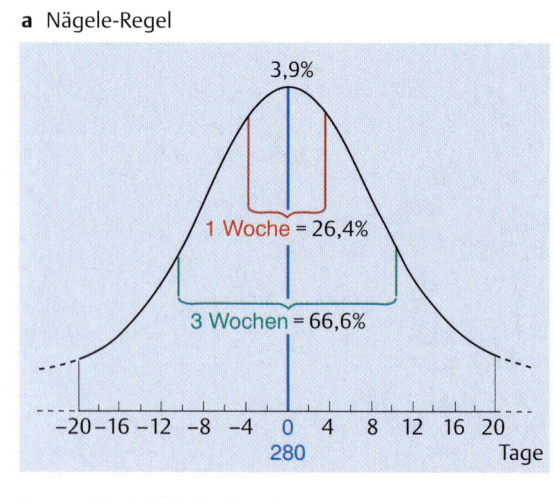

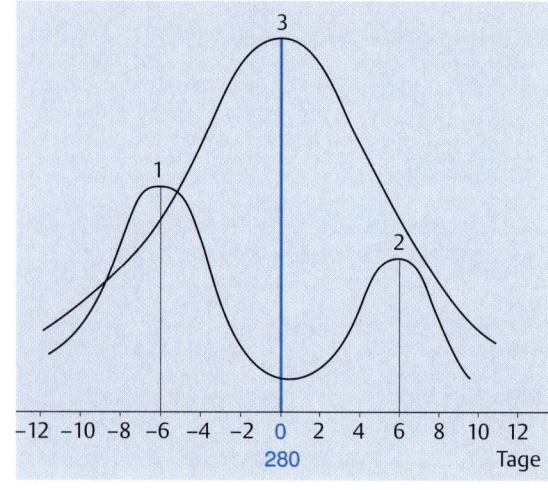

a Die Kurve läßt die geringe Wahrscheinlichkeit von 3,9% erkennen, mit der ein Kind an dem nach der Nägele-Regel errechneten Geburtstermin geboren wird. b Wird bei der Berechnung der Schwangerschaftsdauer p.m. die Zykluslänge berücksichtigt, stellt sich bei einem Zyklus < 28 Tage (1) eine verkürzte Schwangerschaftsdauer p.m. und bei einem Zyklus > 28 Tage (2) eine verlängerte Schwangerschaftsdauer p.m. dar, d.h. nur bei einem 28tägigen Zyklus (3) beträgt die Schwangerschaftsdauer p.m. 280 Tage. (nach Hosemann)

zeptionstermin und die Sonographieergebnisse auf dem „Gravidarium" ein und kann dann unter Berücksichtigung aller „Fehler" den Geburtstermin exakt ablesen.

Untersuchung der Schwangeren

Als Hinweis auf eine Schwangerschaft dienen die sog. **Schwangerschaftszeichen** (T 20.5). Dabei unterscheidet man:
- *unsichere Schwangerschaftszeichen:* Veränderungen des mütterlichen Körpers, die auf eine Schwangerschaft hinweisen;
- *wahrscheinliche Schwangerschaftszeichen:* Veränderungen an den Genitalorganen, ohne die eine Schwangerschaft nicht möglich ist (20.3);
- *sichere Schwangerschaftszeichen:* Nachweis des Kindes.

Die Erstuntersuchung in der Schwangerschaft gliedert sich in folgende Untersuchungsabschnitte (s. T 20.4, S. 303):

Gynäkologische Untersuchung:
- Bestätigung der Schwangerschaft durch die wahrscheinlichen Schwangerschaftszeichen (T 20.5, 20.3);
- Ermittlung der zeitgerechten Entwicklung der Schwangerschaft und ihrer vermutlichen Intaktheit (zeitgerechte Größe, S. 310; Form und Auflockerung des Uterus);
- Uteruslage, z.B. Retroflexio uteri (s. S. 242f)? Uterus myomatosus (s. S. 169)? Uterusfehlbildung (s. S. 25ff)?;
- Abtasten der Adnexe zum Ausschluß eines Ovarialtumors (s. S. 171ff); beachte: durch das Corpus luteum graviditatis ist zumindest ein Ovarium vergrößert (s. S. 173);
- Ausschluß eines atypischen Befundes an der Zervix durch Kolposkopie (s. S. 36) und Zytologie (s. S. 36f, 200);
- Ausschluß einer bakteriellen Vaginose (Prävalenz 10–20%, s. S. 123f) durch Nativabstrich ist zu empfehlen, aber nach den neuesten Richtlinien nicht mehr obligat;
- Ausschluß einer Besiedlung der Zervix durch Chlamydien (Prävalenz 3–8%, s. S. 139ff); DNA-Amplifikationsverfahren (PCR, LCR, sog. Gensonden-Teste) haben zwar die höchste Sensitivität (ca. 90%), werden aber von den Kassen noch nicht bezahlt, so daß nach wie vor der EIA (Sensitivität ca. 75%) oder der Schnelltest (Sensitivität ca. 60%) empfohlen werden (s. S. 140f);
- Untersuchung der Brust zum Ausschluß eines Tumors (s. S. 32ff) und Beratung über Brustpflege und Stillen.

Allgemeine körperliche Untersuchung:
- Konstitution? Adipositas? Magersucht?
- Haut: Varizen, Ekzeme, Effloreszenzen?
- Lungen: Auskultation, Perkussion, Seitendifferenz, Ateminsuffizienz?
- Herz: Frequenz, Geräusche, Insuffizienzzeichen?
- Abdomen: Palpation, Druckpunkte?
- Beine: Varizen? Prätibiale Ödeme?
- Körpergewicht: Die Bedeutung der Gewichtskontrolle für die Früherkennung einer Gestose wurde überschätzt und spielt heute nur noch eine untergeordnete Rolle (s. S. 320). Die werdende Mutter nimmt oft in den ersten Wochen der Schwangerschaft ab, späte-

20.5 Schwangerschaftszeichen

Schwangerschaftszeichen	Symptome und Befunde
unsicher	morgendliche Übelkeit, vermehrter Speichelfluß, Neigung zum orthostatischen Kollaps, abnorme Gelüste, Pigmentierung im Gesicht, Linea fusca am Unterbauch, Gang der Schwangeren
wahrscheinlich	sekundäre Amenorrhö, vermehrte Durchblutung der Brust, Lividität des Introitus vaginae bzw. der Vagina (20.3a), Auflockerung des Isthmus uteri (Hegar-Schwangerschaftszeichen, 20.3b), einseitige Ausladung des Corpus uteri im Bereich der Nidationsstelle (Piskaček-Schwangerschaftszeichen, 20.3c), weiche Vergrößerung des Corpus uteri, etwa ab der 6. Woche p.m. tastbar
sicher	Nachweis des hCG: Testempfindlickeit < 500 IE/l, positiv ab 10. Tag p.c. (s. S. 285), sonographischer Nachweis des Feten bzw. der Herzaktion des Kindes, Tastbarkeit von Kindsteilen durch die Bauchdecken

20.3 Wahrscheinliche Schwangerschaftszeichen

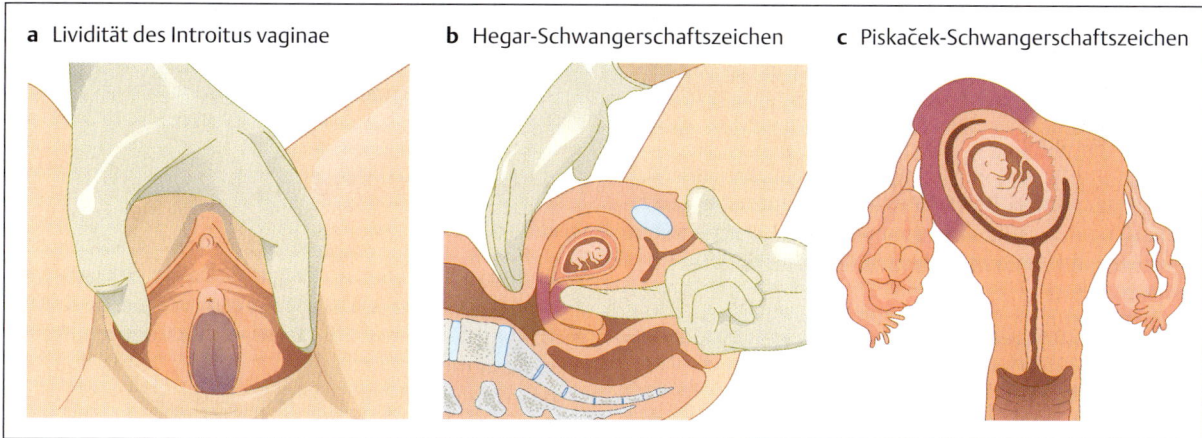

a Lividität des Introitus vaginae   b Hegar-Schwangerschaftszeichen   c Piskaček-Schwangerschaftszeichen

a Die hyperämiebedingte livide Verfärbung der Schleimhäute des Introitus vaginae weist frühzeitig auf eine bestehende Schwangerschaft hin. b Bei der bimanuellen vaginalen Untersuchung fällt die Auflockerung des Zwischenstückes zwischen der- ber Portio und sich kontrahierendem Corpus uteri auf. c Das Corpus uteri weist eine weiche seitliche Ausladung im Bereich der Nidationsstelle auf.

stens ab dem 4. Monat jedoch zu. Unter physiologischen Bedingungen ist durch das Wachstum von Uterus und Schwangerschaftsprodukt sowie durch Gewebsödeme eine Gewichtszunahme von 250–400 g/Woche bzw. von 1–1,5 kg/Monat bzw. eine Gesamtzunahme von 15–20% des Ausgangsgewichtes zu erwarten. Die Zunahme bis zum Ende der Schwangerschaft beträgt 10–13 kg (20.4). Da heute in der Schwangerschaft die Gefahr einer Überernährung größer als die einer Mangelernährung ist und die Schwangere nicht selten vermehrt Wasser einlagert, ist eine regelmäßige Gewichtskontrolle erforderlich (s. S. 278).
➤ Blutdruckmessung zum Ausschluß einer vorbestehenden arteriellen Hypertonie (RR-Werte systolisch > 140 mmHg bzw. diastolisch > 90 mmHg; s. S. 317ff) oder einer wesentlich weniger bedrohlichen Hypotonie (RR-Werte systolisch <110 mmHg; s. S. 333f).

Urinuntersuchung: Mittelstrahlurin, Teststreifen:
➤ Eiweiß zum Ausschluß einer vorbestehenden Proteinurie;
➤ Leuko- und Erythrozyten sowie Nitrit (Kolibakterien?) zum Ausschluß eines Harnwegsinfektes:

> Bei 10% aller Schwangeren besteht eine asymptomatische Harnwegsinfektion, die in der Schwangerschaft immer behandelt werden sollte (s. S. 339f);

➤ Glucose: die Erkennung eines Diabetes ist wichtig; die Effizienz einer Untersuchung des Urins auf Glucose ist zwar gering, aber ohne weiteren Aufwand und Kosten möglich und deshalb trotzdem durchzuführen; zum Ausschluß eines Gestationsdiabetes eignet sich nur ein oraler Glucosetoleranztest, der in der 24.–28. SSW durchgeführt werden sollte (s. S. 324ff);

20.4 Gewichtszunahme in der Schwangerschaft

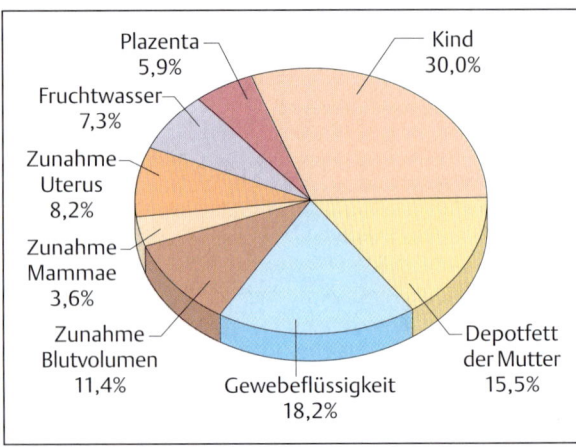

Dargestellt wird die prozentuale Zusammensetzung des Gewichtes am Ende der Schwangerschaft. Die durchschnittliche Gewichtszunahme bis zum Ende der Schwangerschaft beträgt 11 kg.

➤ frisches Urinsediment auf Erythrozyten, Leukozyten (> 5 bei 400facher Vergrößerung) sowie auf Bakterien untersuchen.

Blutuntersuchung:
➤ Bestimmung der ABO-Blutgruppe und der Rhesusfaktoren: Ist bei Rh-(D)-negativen Frauen das Merkmal C oder E vorhanden, so muß auf D-^{weak} untersucht werden, d.h. auf eine schwache Ausprägung des Rhesusfaktors D.

Das Antigen D ist gekoppelt mit den Antigenen C, E und einigen anderen, die jedoch auf dem Chromosom etwas weiter entfernt liegen. Für alle diese Antigene gibt es Allele, z.B. d, c, e und noch einige mehr. Die verschiedenen Kombinationen kommen in der Bevölkerung unterschiedlich häufig vor. Besonders häufig sind CDe, cDE, cde. Sehr selten sind CDE und cDe. Wenn man deshalb C oder E findet, so ist auf der D/d Lokalisation eher D und damit Rh-positiv, wenn c und e vorhanden sind eher d und damit Rh-negativ lokalisiert;

➤ erster Antikörper-Suchtest;
➤ Hämoglobinbestimmung:
  – beträgt das Hb > 11,2 g% ist eine Wiederholung der Bestimmung erst im 6. Monat nötig; Ausnahmen bilden Mehrlingsschwangerschaften, rasche Geburtenfolge und sehr junge Erstgebärende;
  – beträgt das Hb < 11,2g% ist die Zahl der Erythrozyten zu bestimmen;

Untersuchung auf Serumantikörper:
  – Lues (s. S.142ff, 364ff): Ausschluß einer Lues durch den TPHA-Test (Treponema-pallidum-Hämagglutinationstest);
  – Röteln (s. S.355ff): Überprüfung der Rötelnimmunität mit dem HAH-Rötelntest (Rötelnhämagglutinationshemmtest): als ausreichender Schutz ist ein Titer von 1:32 anzusehen; bei einem Titer < 1:16 kann die Spezifität der Antikörper mit dem Hämolysin-Gel-Test (HIG) überprüft werden; bei unzureichender Immunität empfiehlt sich eine aktive Rötelnschutzimpfung aber erst im Wochenbett;
  – Hepatitis B (s. S.361f): bei fehlender oder unbekannter Immunität muß nach der 32. SSW auf HBsAg (Hepatitis B surface antigen) untersucht werden;
  – HIV-Infektion (s. S.147ff, 360): ein HIV-Test darf nur mit Zustimmung der Schwangeren durchgeführt werden; gehört die Schwangere zu einer der bekannten Risikogruppen, ist die Untersuchung dringend zu empfehlen, da die Latenzzeit bis zur klinischen Manifestation der Krankheit durch die Schwangerschaft verkürzt sein kann, das Infektionsrisiko für das Kind hoch ist und eine Gefährdung für Hebammen und Ärzte besteht.

> Wegen der erhöhten Gefahr für die Schwangere ist der positive HIV-Test eine medizinische Indikation zum Schwangerschaftsabbruch.

  – Toxoplasmose (s. S.366ff): die Untersuchung auf Toxoplasmose, die an sich sinnvoll wäre, gehört nicht zum Screening-Programm; sie ist jedoch in allen Verdachtsfällen angezeigt.

Ultraschalluntersuchung

(s. auch S.286ff)

Während der unkomplizierten Schwangerschaft sind 3 sonographische Untersuchungen vorgesehen. Man spricht auch vom sog. **10–20–30– Schwangerschaftswochen-Screening**:
1. sonographische Untersuchung: in der 9.–12. SSW,
2. sonographische Untersuchung: in der 19.–22. SSW,
3. sonographische Untersuchung: in der 29.–32. SSW.
Weitere Ultraschalluntersuchungen hängen von entsprechenden Indikationen ab (s. 20.2, S.299).

Die **1. sonographische Screeninguntersuchung** erfolgt in der 9.–12. SSW unter folgenden Fragestellungen:
➤ Intrauteriner Sitz der Gravidität?
➤ Embryo darstellbar?
➤ Gestationsalter: Scheitel-Steiß-Länge (SSL, s. 19.2b, S.286) bzw. biparietaler Kopfdurchmesser (BPD, s. 19.3a, S.286)?
➤ Herzaktion?
➤ Verdacht auf Mehrlingsschwangerschaft (s. S.424ff)?
➤ Ödem der zervikalen Subkutis (Nackenfalte) als Hinweis auf ein Down-Syndrom?

Darüber hinaus sind weitere sonographische Untersuchungen im 1. Trimenon der Schwangerschaft indiziert bei:
➤ Verdacht auf eine gestörte oder extrauterine Schwangerschaft (s. S.369ff),
➤ Diskrepanz zwischen Uterusgröße und Gestationsalter,

▶ schwangerschaftsgefährdenden Unfällen, Verletzungen oder Intoxikationen.

⚠ Anhand der Ergebnisse der Erstuntersuchung muß eine Risikoeinschätzung für Mutter und Kind erfolgen. Im Mutterpaß ist dafür eine Risikoliste vorgesehen, in der die Ergebnisse der Anamnese und der Erstuntersuchung (Gruppe A) sowie die Befunde weiterer Untersuchungen in der Schwangerschaft (Gruppe B) einzutragen sind (T 20.6).

Erste Beratung der Schwangeren

Der Arzt ist verpflichtet, die Schwangere über Lebensführung und Verhalten im Verlauf der Schwangerschaft zu informieren und zu beraten.

Ernährung

Die Ernährung in der Schwangerschaft sollte abwechslungsreich sein mit hochwertigen **Proteinen** (ca. 80 g/d), genügend **Kohlenhydraten** (ca. 300 g/d) und etwas weniger **Fetten** (ca. 75 g/d). Die bei uns übliche Form der Ernährung macht es selten erforderlich, Korrekturen vorzunehmen. Der durchschnittliche **Energieverbrauch** beträgt bis zur 26. Woche ca. 2200 kcal/d, später 2500 kcal/d und im Wochenbett 3000 kcal/d. Es bedarf keiner Einschränkung der Kochsalzaufnahme. Die Schwangere sollte täglich mindestens 2 l Flüssigkeit, davon am besten ca. 1 l Milch trinken.

Wichtig ist auch die ausreichende Versorgung der Schwangeren mit **Mineralien und Vitaminen**. Bei einer Mangelversorgung an *Folsäure, Iod, Eisen oder Zink* kann es beim Embryo bzw. Feten zu Wachstums- und Entwicklungsstörungen kommen. Diese Substanzen sind in der normalen Ernährung enthalten. Jedoch gibt es große regionale Unterschiede. So ist z.B. in Iodmangelgebieten die Verwendung von iodiertem Speisesalz nötig. Die Medikation von 25 mg elementarem Eisen/d ist ab dem 3. Schwangerschaftsmonat zu empfehlen, da dadurch die Eisendepots von Mutter und Kind aufgefüllt werden. Der zusätzliche Calciumbedarf kann durch Milch gedeckt werden. Folsäure sollte dagegen insbesondere in der Implantationsphase zugeführt werden (500 µg/d). Die zusätzliche Einnahme von Zinkaspartat (20 mg/d) und von Magnesium (15 mmol/d) ist zwar biologisch gut begrün-

T 20.6 Risikoliste des Mutterpasses

Risiken Gruppe A Anamnese und erste Vorsorgeuntersuchung	Risiken Gruppe B besondere Befunde im Schwangerschaftsverlauf
familiäre Belastung, z.B. Diabetes mellitus, arterielle Hypertonie, genetische oder psychische Krankheiten, frühere eigene schwere Erkrankungen, z.B. von Herz, Lunge, Leber, Nieren, ZNS, Psyche, Blutungs- oder Thromboseneigung, Allergie, frühere Bluttransfusionen, besondere psychische Belastungen, z.B. familiär oder beruflich, besondere soziale Belastungen, z.B. bei der Integration oder wirtschaftlich, Rhesus-Inkompatibilität bei vorangegangener Schwangerschaft, Diabetes mellitus, Adipositas, Kleinwuchs, Skelettanomalien, Schwangere unter 18 Jahren, Schwangere über 35 Jahren, Vielgebärende (mehr als 4 Kinder), vorausgegangene Sterilitätsbehandlung, vorausgegangene Frühgeburt vor Ende der 37. SSW, vorausgegangene Mangelgeburt, vorausgegangene Geburt eines Kindes > 4000 g, vorausgegangene Aborte oder Schwangerschaftsabbrüche, totes oder geschädigtes Kind in der Anamnese, Komplikationen bei vorausgegangenen Entbindungen, Komplikationen post partum, vorausgegangene Sectio caesarea, vorausgegangene, andere Uterusoperationen, rasche Schwangerschaftsfolge (< 1 Jahr), andere Besonderheiten	behandlungsbedürftige Allgemeinerkrankungen, Dauermedikation, Abusus, besondere psychische Belastung, besondere soziale Belastung, Blutung vor der 28. SSW, Blutung nach der 28. SSW, Placenta praevia, Mehrlingsschwangerschaft, Hydramnion, Oligohydramnie, Terminunklarheit, Plazentainsuffizienz, isthmozervikale Insuffizienz, vorzeitige Wehentätigkeit, Anämie (< 10 g%), Harnwegsinfektion, indirekter Coombs-Test positiv, Risiko aufgrund anderer serologischer Befunde, arterielle Hypertonie (Blutdruck > 140/90 mmHg), Eiweißausscheidung ≥ 1‰ (1000 mg/l), mittelgradige bis schwere Ödeme, arterielle Hypotonie, Gestationsdiabetes, Einstellungsanomalie, Überschreiten des Geburtstermins, andere Besonderheiten

det, ließ sich bisher jedoch bei kritischen Untersuchungen nicht als notwendig sichern. Entsprechendes gilt auch für eine zusätzliche Einnahme von Vitaminen. Auch ohne Vitaminzufuhr sind bei uns keine Mangelerscheinungen bekannt.

Medikamente

Medikamente, die die werdende Mutter einnimmt, können zu pharmakogenen Nebenwirkungen beim Embryo bzw. Feten führen. Die Bedeutung einer Medikamenteneinnahme in der Schwangerschaft für das Auftreten von Fehlbildungen wird jedoch überschätzt. So sind nur etwa 3% der angeborenen Entwicklungsstörungen wahrscheinlich durch äußere Einflüsse bedingt. Diese 3% Fehlbildungen sind dabei vorrangig durch Genuß- und Suchtmittel, weniger durch Arzneimittel verursacht. Um aber auch ein Restrisiko zu vermeiden, hat jede Arzneitherapie im gebärfähigen Alter und in der Schwangerschaft, vor allem zwischen dem 15. und 60. Tag p.c. nur unter strenger Indikationsstellung zu erfolgen. Primär dürfen nur solche Medikamente verordnet werden, die schon seit vielen Jahren erprobt sind.

Besonders wichtig ist, daß gravierende Erkrankungen wie Asthma bronchiale, Epilepsie oder Infektionen auch in der Schwangerschaft behandelt werden müssen, weil sonst Mutter und Fetus wesentlich mehr gefährdet würden. Dafür stehen Medikamente zur Verfügung, die als nicht embryo- oder fetotoxisch angesehen werden.

Genußmittel

Bei chronischem **Alkoholismus** in der Schwangerschaft kommt es zum *embryofetalen Alkoholsyndrom* mit Mikrozephalie, Ptosis mit Epikanthus, verkürztem Nasenrücken und kleinem Mund (kraniofaziale Dysmorphie) in Verbindung mit körperlicher und geistiger Retardierung. Die werdende Mutter ist deshalb auf den weitgehenden Verzicht des Alkoholgenusses hinzuweisen.

Auch **Rauchen** gefährdet das Kind. Sowohl aktives als auch passives Rauchen führt zu einer Verminderung der präplazentaren (uterinen) und plazentaren Perfusion. Die Folgen sind eine Wachstumsretardierung und vermehrt Frühgeburten. Bei Raucherinnen ist die Frequenz der Kinder mit Geburtsgewicht < 2500 g um das 3- bis 4fache erhöht.

Kaffee und Tee sind insbesondere in der Frühschwangerschaft zur Behandlung der morgendlichen Kreislaufschwäche eine wichtige Behandlungsmaßnahme. Nur bei übermäßigem Koffeingenuß (Kaffee, Tee, Coca-Cola, Schokolade) ist ein Kumulationseffekt mit intrauteriner Mangelentwicklung möglich.

Beruf

Schwangere Frauen müssen mit einer verlängerten Reaktionszeit, einer Auflockerung der Bänder mit daraus resultierender geringerer Trittsicherheit, einer veränderten Statik, einer Neigung zum orthostatischen Kollaps und, besonders in der Frühschwangerschaft, mit morgendlicher Übelkeit rechnen und ihre Tätigkeiten darauf abstimmen.

Für die berufstätige Frau gelten die arbeits- und versicherungsrechtlichen Grundlagen des Mutterschutzgesetzes (s. T 20.1, S.298). Der betreuende Arzt hat die Schwangere auf den Inhalt und die Bestimmungen dieses Gesetzes hinzuweisen und 2 Bescheinigungen für den Arbeitgeber auszustellen.

Die erste Bescheinigung wird nach der ersten Untersuchung ausgestellt. Sie dient der Information des Arbeitgebers über die Schwangerschaft und den Zeitpunkt der vermutlichen Niederkunft. Die zweite Bescheinigung mit dem genau ermittelten Endtermin der Schwangerschaft wird in der 34. SSW ausgestellt. Sie muß innerhalb einer Woche bei der Krankenkasse vorgelegt werden, damit die Schwangere ihre Schutzzeit am ersten Tag der 35. SSW antreten kann und Mutterschaftsgeld erhält.

Sport

Während der Schwangerschaft sind Schwimmen, gymnastische Übungen und nicht zu sehr belastende Sportarten sinnvoll, da sie die Leistungsfähigkeit der Schwangeren erhalten. Kraft- und Hochleistungssport sowie Sportarten, die mit hohem Sturzrisiko einhergehen, sind möglichst zu unterlassen.

Reisen

Die Belastung durch längere Reisen, insbesondere wenn sie mit großem Klimawechsel einhergehen, z.B. in tropische Länder, sind für die Schwangere sehr anstrengend und sollten deshalb möglichst eingeschränkt werden. Als Transportmittel sind bei weiten Reisen Flugzeug und Eisenbahn dem Auto vorzuziehen. Ein Aufenthalt in Höhen unter 2500 m ist für gesunde Schwangere unbedenklich. In den letzten Wochen der Schwangerschaft sollte man auf lange, besonders interkontinentale Flüge ganz verzichten. Für Urlaubsreisen eignet sich am besten das zweite Drittel der Schwangerschaft, die Zeit zwischen der 16. und 28. SSW.

Beratung über mögliche Risiken

Eine Beratung über die möglichen Risiken einer Schwangerschaft setzt großes Wissen und Sicherheit des Arztes voraus. Sie muß inhaltlich absolut korrekt, sachlich aber angemessen sein und sollte die Schwangere nicht unnötig ängstigen. Da in der überwiegenden Zahl aller Fälle kein entscheidendes Risiko besteht, wird sich diese Beratung meist auf folgende Punkte konzentrieren:

Körperpflege: Voll- und Duschbäder sind während der gesamten Schwangerschaft zulässig. Wasser dringt auch beim Sitzen in der Badewanne nicht in die Geburtswege ein, so daß dadurch kein Infektionsrisiko besteht. Die Brustwarzen werden durch tägliche Waschungen mit anschließendem Abfrottieren auf die Beanspruchungen durch das Stillen vorbereitet. Eine erhöhte Kariesanfälligkeit erfordert ein 2maliges Zähneputzen und eine Vorstellung beim Zahnarzt.

Neigung zur Obstipation: Um der gestagenbedingten atonischen Obstipation vorzubeugen, empfiehlt sich eine schlackenreiche Kost; eventuell ist die Verordnung milder Laxanzien nicht zu umgehen.

Neigung zur Varikosis: Die Gewebsauflockerung, u.a. auch zwischen Venen und Arterien, die vermehrte Gefäßfüllung und eine relative und absolute Behinderung des venösen Rückstroms aus den Beinen durch den wachsenden und vermehrt durchbluteten Uterus, bedingen eine starke Neigung zur Varikosis. Zur Prophylaxe und Therapie empfiehlt es sich daher, zum Schwimmen, zur Gymnastik, zum Hochlagern der Beine und zum Vermeiden von langem Stehen zu raten sowie eine Kompressionsstrumpfhose Grad II zu verordnen, noch ehe Varizen sichtbar werden.

Haut und Haarausfall: In der Schwangerschaft kommt es zu einer verstärkten Pigmentierung, insbesondere des Warzenhofs der Brust sowie am Unterbauch (Linea fusca, s. 👁 **18.5**, S. 282) und im Gesicht (Chloasma uterinum). Oft beobachtet man, vor allem im Wochenbett, einen Haarausfall mit nachfolgend verstärktem Haarwachstum. Die verstärkte Pigmentierung, besonders bei dunkelhaarigen Frauen, verschwindet allmählich im Wochenbett.

Gefährdung durch Infektionen: In der Frühschwangerschaft besteht durch eine Reihe von sonst relativ banalen Infekten (z.B. Röteln, Toxoplasmose, Listeriose, Herpes, Masern, Ringelröteln, Zytomegalie etc.) die Gefahr von Fehlgeburten sowie die einer Embryo- und Fetopathie (s. ⊤ **27.8**, S. 456). Eine Schwangere sollte deshalb immer versuchen, sich einer solchen Infektion nicht auszusetzen. Die Frage nach einem Herpes genitalis (s. 👁 **10.3**, S. 145) ist besonders im letzten Drittel der Schwangerschaft wichtig.

Genetische Beratung: Wenn es um besondere Erbkrankheiten geht oder die Schwangere älter als 35 Jahre ist, ist eine genetische Beratung dringend zu empfehlen (s. 👁 **19.11**, S. 296).

20.5 Vorsorgeuntersuchungen im 3. bis 6. Monat

Untersuchung der Schwangeren

Im 3. bis 6. Monat sollte die Schwangere im Abstand von 4 Wochen untersucht werden (s. 👁 **20.1**, S. 300). Wenn die bereits durchgeführten Untersuchungen (s. ⊤ **20.4**, S. 303) keinen krankhaften Befund erbracht haben, sind vom 3. bis zum 6. Monat nur folgende Untersuchungen erforderlich:

- Blutdruckmessung: eine schwangerschaftsbedingte Hypertonie (s. S. 317ff) zeigt sich etwa ab der 20. SSW;
- Urinuntersuchung (Mittelstrahlurin): Eiweiß, Glucose, Erythro- und Leukozyten, Nitritreaktion; frisches Urinsediment;
- Untersuchung der Beine auf Ödeme: Beinödeme erlauben zwar keinen Hinweis auf die Prognose einer Gestose, sind aber sehr häufig mit ihr korreliert;
- Überprüfung des Fortschritts der Schwangerschaft durch:
  - Kontrolle des Fundusstandes des Uterus (👁 **20.5**, ⊤ **20.7**, S. 310): den Fundus uteri tastet und mißt man unter Verwendung eines Bandmaßes bei leerer Blase; die Messung erfolgt in der Medianlinie von der Symphysenoberkante bis zum höchsten Punkt des Fundus uteri unter vorsichtigem Eindrücken des Abdomens über dem Uterus;
  - Kontrolle der Herzaktion des Kindes;
  - Fragen nach dem Zeitpunkt der ersten Kindsbewegungen: bei der Erstschwangeren in der 20. Woche, bei der Mehrgebärenden in der 18. Woche p.m.

Pränatale Diagnostik

Im 3. bis 6. Monat der Schwangerschaft steht die pränatale Diagnostik im Mittelpunkt. Ziel ist es, angeborene Fehlbildungen und Erkrankungen des Kindes zu erkennen.

Aufklärung: Die Schwangere ist über die heute vorhandenen Möglichkeiten der pränatalen Diagnostik sorgfältig aufzuklären. Selbst die ungezielte pränatale Diagnostik wie z.B. die im Mutterpaß verankerte Ultraschalluntersuchung auf Entwicklungsstörungen bedarf einer aufklärenden Beratung, obwohl sie mit keinem spezifischen körperlichen Risiko verbunden ist.

Unterläßt das der beratende Frauenarzt und wird ein behindertes Kind geboren, so muß er damit rechnen, für die zusätzlich notwendigen Pflege- und Unterhaltskosten aufkommen zu müssen.

> Würde eine Schwangere auch im Falle einer Fehlbildung oder möglichen Behinderung ihres Kindes einen Schwangerschaftsabbruch ablehnen, so ist eine pränatale Diagnostik nicht indiziert.

20.5 Höhenstand des Fundus uteri

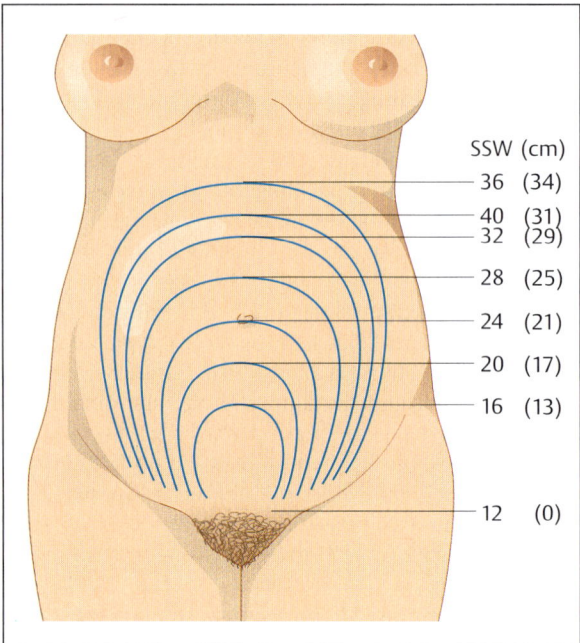

Der für bestimmte Schwangerschaftswochen (SSW) charakteristische Höhenstand des Fundus uteri kann auch in Zentimeterabständen (cm) von der Symphysenoberkante angegeben werden.

20.7 Stand des Fundus uteri im Schwangerschaftsverlauf

Schwangerschaftswoche (SSW)	Stand des Fundus uteri
12. SSW	Symphysenoberkante
16. SSW	3 Querfinger über der Symphyse
20. SSW	3 Querfinger unter dem Nabel
24. SSW	Nabel
28. SSW	3 Querfinger über dem Nabel
32. SSW	zwischen Nabel und Processus xiphoideus
36. SSW	am Rippenbogen
40. SSW	1–2 Querfinger unter dem Rippenbogen

Die Aufklärung der Schwangeren **vor** einer gezielten pränatalen Diagnostik umfaßt:
- Anlaß der Untersuchung,
- Ziel der Untersuchung,
- Risiko der Untersuchung (s. S. 288ff, 311),
- Grenzen der pränatalen diagnostischen Möglichkeiten und Aufklärung über pränatal nicht erfaßbare Störungen (s. S. 288ff, 311),
- Sicherheit des Untersuchungsergebnisses (s. S. 288ff, 311),
- Art und Schweregrad möglicher oder vermuteter Störungen,
- Möglichkeiten des Vorgehens bei einem pathologischen Befund,
- psychologisches und ethisches Konfliktpotential bei Vorliegen eines pathologischen Befundes,
- Alternativen zur Nichtinanspruchnahme der invasiven pränatalen Diagnostik.

Die Einwilligung der Schwangeren nach Aufklärung ist eine unverzichtbare Voraussetzung für jede Maßnahme der pränatalen Diagnostik.

Maßnahmen:
Anamnese:
- genetische Belastung: Alter, eigene Vorgeschichte, familiär,
- Sucht: Drogen, Medikamente,
- berufsbedingte Gefährdungen.

2. sonographische Screeninguntersuchung: in der 19.–22. SSW:
- Einlings- oder Mehrlingsschwangerschaft (s. S. 424ff)?
- Lebenszeichen wie Herzaktionen, Bewegungen?
- Plazentalokalisation und -struktur (s. S. 288)?
- Zeitgerechte Entwicklung (s. S. 287)?
- Fruchtwassermenge (s. S. 288)?
- Körperliche Entwicklung? Körperumriß? Fetale Strukturen?

Im weiteren Verlauf der Schwangerschaft sind **zusätzliche Ultraschalluntersuchungen** angezeigt:
- zur Kontrolle des fetalen Wachstums bei einer Erkrankung der Mutter, die zu einer Entwicklungsstörung des Feten Anlaß geben kann oder bei Verdacht auf eine Entwicklungsstörung des Feten,
- zur Überwachung einer Mehrlingsschwangerschaft (s. S. 424ff),
- zur Neu- oder Nachbeurteilung des Schwangerschaftsalters (s. S. 286f) bei sonst auffälligen Ergebnissen,
- bei Verdacht auf Placenta praevia (s. S. 416ff) oder vorzeitige Plazentalösung (s. S. 415f),
- bei Verdacht auf intrauterinen Fruchttod (s. S. 421).

Serologische Untersuchung: Die AFP-Bestimmung und der Triple-Test (s. S. 295) sind nicht obligat und sollten nach sorgfältiger Beratung nur dann erfolgen, wenn mit einem zuverlässigen Ergebnis zu rechnen ist.

Invasive Maßnahmen:
- Chorionzottenbiopsie (s. S. 296f),
- Amniozentese (s. S. 295f),
- Chordozentese (s. S. 296),
- Fetoskopie (s. S. 297),
- intrauterine Operationen.

Befundmitteilung:
Unauffälliger Befund: Ergibt die Pränataldiagnostik einen unauffälligen Befund und bestätigt sich auch im weiteren Verlauf der Schwangerschaft, daß das Kind *keine Behinderung* hat, was glücklicherweise in der überwiegenden Zahl der Fälle gilt, so ist von der werdenden Mutter und dem behandelnden Arzt eine große Last genommen.

Zeigt sich jedoch trotz eines unauffälligen Befundes in der Pränataldiagnostik im weiteren Verlauf der Schwangerschaft und insbesondere nach der Geburt, daß trotzdem *eine Behinderung* des Kindes besteht, so muß sich der Arzt in vielen Fällen mit dem Vorwurf konfrontiert sehen, ungenügend aufgeklärt oder fehlerhaft und nicht sorgfältig genug untersucht zu haben. Daraus resultiert, daß die Aufklärung sorgfältig dokumentiert werden muß und daß höchste Anforderungen an die Qualität der pränatalen Diagnostik zu stellen sind.

> Die Mitteilung eines pathologischen Befundes an die Schwangere hat durch den behandelnden und/oder beratenden Arzt zu erfolgen.

Verdächtiger Befund: Ergibt sich ein verdächtiger Befund, der sich *nicht bewahrheitet*, so hat dies eine unnötige, oft sehr große Beunruhigung der Schwangeren und weitere kostenintensive und ebenfalls unnötige, meist noch gefährlichere Untersuchungen zur Folge. Daraus resultiert nicht nur die Notwendigkeit einer hohen Qualität der Untersuchung, sondern auch, daß der beratende Arzt die einzelnen Methoden der pränatalen Diagnostik und deren Fehlerbreite kennen muß.

Pränatale Therapie: Eine pränatale, intrauterine Behandlung ist bis heute eigentlich nur bei einigen wenigen **Erkrankungen des Kindes** möglich. Bei diesen Erkrankungen handelt es sich um:
- eine Anämie des Feten als Folge einer Hämolyse durch hämolysierende Antikörper: die häufigste Ursache sind Antikörper (Anti-D) gegen den Rhesus-Faktor (D), die von einer Rh-negativen Mutter gebildet werden, plazentagängig sind und bei einem Rh-positiven Kind zur Hämolyse führen (s. S. 348 ff); die Behandlung besteht in einer intrauterinen Transfusion Rh-negativen Blutes;
- intrauterine Infektionen, z.B. Lues (s. S. 364 f) oder Toxoplasmose (s. S. 366 ff), die mit Antibiotika behandelt werden;
- fetale Herzrhythmusstörungen (s. S. 394 f);
- fehlende Reifung der Lunge bei der drohenden Frühgeburt (s. S. 421 ff, 446).

Versuche einer Korrektur von **Fehlbildungen**, die heute postpartual vorgenommen werden, haben intrauterin bisher nicht den erwarteten Erfolg gebracht und müssen als „experimentelles Vorgehen" angesehen werden. Zu diesen Behandlungsversuchen gehören der Verschluß einer Diaphragmahernie, das Anlegen einer fetoamnialen Drainage beim Hydrozephalus zur Verhinderung einer Ventrikulomegalie oder eine Ableitung des Urins in die Amnionhöhle beim Potter-Syndrom.

> Die Fehlbildung eines Kindes ist intrauterin ursächlich nicht behandelbar, vor allem dann nicht, wenn sie genetisch bedingt ist.

Schwangerschaftsabbruch: Wird eine Fehlbildung diagnostiziert, so wird heute in vielen Fällen, wenn dies die Schwangere für notwendig hält, ein Abbruch der Schwangerschaft vorgenommen. Bekanntlich ist der Schwangerschaftsabbruch eine **rechtswidrige Handlung**, die aber unter bestimmten Voraussetzungen (Indikation und Beratung) nicht strafrechtlich verfolgt wird. Nach dem Urteil des BVerfG vom 21. August 1995 ist die „embryopathische" Indikation zum Schwangerschaftsabbruch weggefallen. Die Indikation zum Schwangerschaftsabbruch in dieser Situation kann deshalb heute nur eine Erkrankung sein, die die Gesundheit der Mutter akut bedroht. Dazu gehört auch die psychische Überforderung, die das Austragen einer solchen Schwangerschaft für die Mutter bedeutet. Während für die sog. „Notlagenindikation" eine zeitliche Begrenzung bis zur 12. SSW p.c. gilt und eine ausführliche Beratung notwendig ist, besteht bei der mütterlichen Indikation weder diese Beratungspflicht noch eine zeitliche Begrenzung.

Problem: Das fehlgebildete Kind überlebt den Abbruch der Schwangerschaft: Wenn die Schwangerschaft beendet wird, weil die Gesundheit der Schwangeren akut bedroht ist, so ist der Tod des Kindes nicht beabsichtigt und wird als unvermeidbare Folge akzeptiert. Wird aber eine Fehlbildung erst nach der 24.–25. SSW erkannt, weil diese wegen des Entwicklungsstandes des Kindes noch nicht diagnostiziert werden konnte oder gar übersehen wurde, so ist ein Abbruch der Schwangerschaft nur durch die Einleitung einer Frühgeburt möglich. Dadurch kommt aber das Kind nicht notwendigerweise zu Tode und kann aufgrund des Schwangerschaftsalters extrauterin überleben. Geburtshelfer und Perinatologen sind dann verpflichtet, alles zu tun, das Leben dieses Kindes zu erhalten und weiteren Schaden von ihm abzuwenden. Da das Ziel des Abbruchs jedoch der Tod des ungeborenen Kindes wegen der pränataldiagnostisch festgestellten Erkrankung oder Behinderung ist, müßte man das an sich lebensfähige, aber behinderte Kind intrauterin abtöten. Um diesem ethischen Dilemma zu entgehen, sollte der Zeitpunkt, zu dem eine extrauterine Lebensfähigkeit besteht, also in der Regel 20 Wochen p.c. (entsprechend der 22. SSW), grundsätzlich als zeitliche Begrenzung für Schwangerschaftsabbrüche nach Pränataldiagnostik angesehen werden.

20.6 Impfungen in der Schwangerschaft

Schutz- oder Auffrischimpfungen sollten **vor** einer Schwangerschaft durchgeführt werden.
Bei drohender Ansteckung oder bei unaufschiebbaren Reisen in Endemiegebiete gilt:
Impfungen mit **Lebendimpfstoffen**, die vermehrungsfähige Viren oder mikrobielle Erreger enthalten, sind in der Schwangerschaft kontraindiziert (T **20.8**).

Eine Ausnahme stellt die Polioschluckimpfung dar. Diese ist auch in der Schwangerschaft möglich, da umfangreiche Erfahrungen zeigen, daß keine Fruchtschädigungen zu erwarten sind. Lediglich im letzten Schwangerschaftsmonat wird keine Polioschluckimpfung mehr durchgeführt, um eine Viruskontamination auf den Entbindungsstationen zu vermeiden, da das Impfvirus im Stuhl oft für mehrere Wochen ausgeschieden wird.

Impfungen mit **Totimpfstoffen, Subunit-Impfstoffen oder Toxoiden** sind dagegen möglich (T **20.8**).

Hat eine nichtimmune Schwangere in der Frühschwangerschaft Kontakt mit einem an Röteln, Masern, Varizellen oder Mumps Erkrankten, so ist eine passive Immunisierung die einzige Möglichkeit einer Prophylaxe. Die Antikörpergabe sollte möglichst früh und in genügend hoher Dosierung erfolgen.

T 20.8 Impfungen in der Schwangerschaft (nach G. Enders, 1992)

	Schwangerschaftsmonat		
	1.–3.	4.–8.	9.–10.
Lebendimpfstoffe			
Poliomyelitis	+	+	–
Masern	–	–	–
Mumps	–	–	–
Röteln	–	–	–
Varizellen	–	–	–
Gelbfieber	(+)	(+)	(+)
Pocken	–	–	–
Tuberkulose	–	–	–
Tot-, Subunit-Impfstoffe, Toxoide			
Poliomyelitis (Salk)	+	+	+
Influenza	+	+	+
Tollwut	(+)	(+)	(+)
Hepatitis B	(+)	(+)	(+)
Zeckenenzephalitis (FSME)	(+)	(+)	(+)
Tetanus	+	+	+
Diphtherie	(+)	(+)	(+)
Typhus (oral)	(+)	(+)	(+)
Cholera	(+)	(+)	(+)
Meningokokken, Pneumokokken	(+)	(+)	(+)

+ unbedenklich,
(+) bei Reisen in Endemiegebiete oder bei Kontakt,
– keine Impfung in der Schwangerschaft

20.7 Vorsorgeuntersuchungen im 3. Trimenon

Nach der 24. SSW hat sich der Fetus soweit entwickelt, daß bei einer vorzeitigen Geburtseinleitung vor der 28. SSW jedes 2. bis 3. Kind, ab der 28. SSW jedoch die überwiegende Zahl dieser Kinder bei entsprechender perinataler Betreuung überleben können. Damit kommt dem betreuenden Arzt in diesen Wochen der Schwangerschaft eine besondere Sorgfaltspflicht zu.
In dieser Phase rücken aber auch alle schwangerschaftsbedingten Erkrankungen, die nicht nur das Kind, sondern auch die Mutter erheblich gefährden können, in den Mittelpunkt des Interesses.
Schließlich geht es darum, die Schwangere auf die Entbindung vorzubereiten, die Art und Risiken der Entbindung für die werdende Mutter und die Geburt des Kindes abzuschätzen und sie mit ihr zu besprechen.

Untersuchung und Beratung der Schwangeren

Gynäkologisch-geburtshilfliche Untersuchung

Geburtshilfliche Untersuchung: Die äußere Untersuchung der Schwangeren erfolgt auf einer Liege:

- Kontrolle des *Höhenstandes des Fundus uteri* (s. T **20.7** und 👁 **20.5**, S. 310).
- Die Erstschwangere bemerkt in der 36./37. SSW eine *Senkung des Leibes* mit breiter Auslading. Die Ursachen sind eine Verminderung des Fruchtwassers und das Eintreten des kindlichen Kopfes in das Becken. Bei der Mehrgebärenden kippt der schwangere Uterus wegen der schlafferen Bauchdecken etwa in der 38. SSW nach vorne, ohne daß der kindliche Kopf in das Becken eingetreten sein muß.
- Die Untersuchung der Lage, Stellung und Einstellung des Kindes erfolgt mit den *Leopold-Handgriffen* (👁 **20.6**). Dazu setzt sich der Arzt neben die Schwangere auf die Untersuchungsliege, blickt ihr ins Gesicht und tastet vorsichtig mit warmen (!) Händen, um keine unnötigen Wehen auszulösen:
  - *1. Leopold-Handgriff* (👁 **20.6a**): Der Untersucher umfaßt mit beiden Händen vorsichtig den Fundus uteri, um die Höhe des Fundusstandes zu überprüfen und um sich ein Bild zu machen, welcher Teil des Kindes im Fundus liegt: Steiß oder Kopf oder ist der Fundus leer (Querlage)?
  - *2. Leopold-Handgriff* (👁 **20.6b**): Mit den seitlich flach auf den Uterus aufgelegten Händen macht

20.6 Leopold-Handgriffe

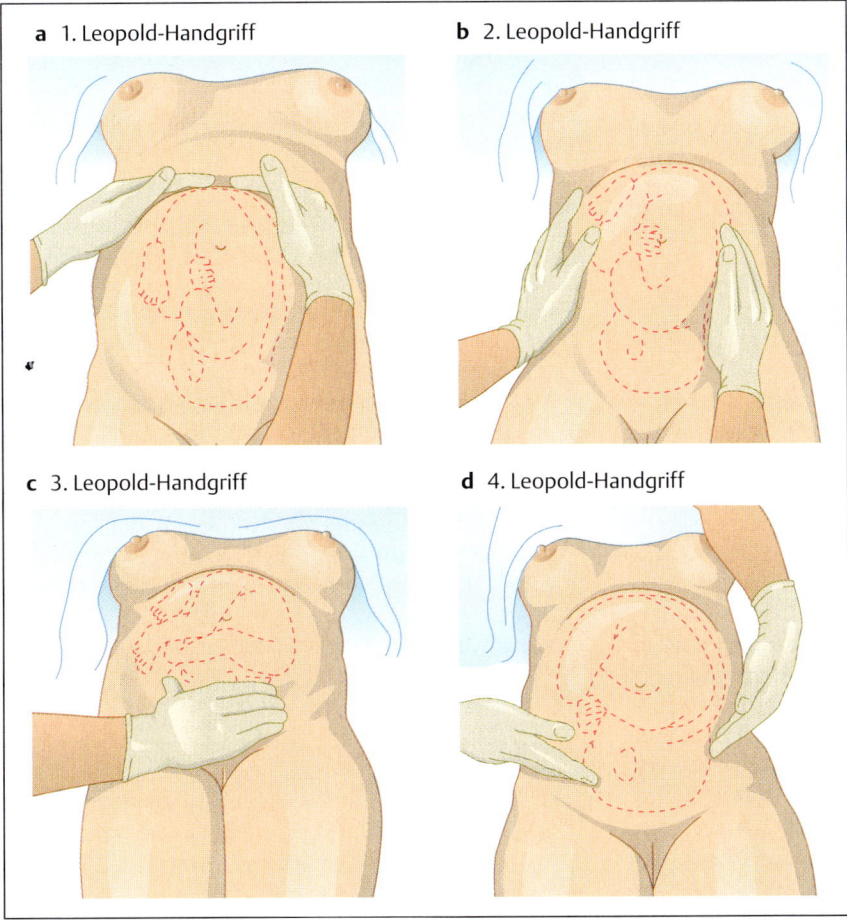

a Mit beiden Händen wird der Fundus uteri getastet und sein Höhenstand zu der Symphysenoberkante, dem Nabel bzw. dem Rippenbogen in Beziehung gesetzt. **b** Mit den seitlich auf das Abdomen bzw. den Uterus aufgelegten Händen werden die Stellung des Rückens und die Lage des Kindes (Längs- oder Querlage) bestimmt. **c** Die weit gespreizte Hand tastet dicht oberhalb der Symphyse nach dem vorangehenden Kindsteil. Bei ruckartiger Seitswärtsbewegung wird der Kopf am Ballotement erkannt. **d** Dicht oberhalb des Leistenbandes dringen die Finger vorsichtig in die Tiefe und bestimmen den Höhenstand des vorangehenden Kindsteils bezogen zum Beckeneingang.

sich der Untersucher ein Bild von der Lage und der Stellung des Kindes. Dabei wird eine Hand ruhig gehalten, während die andere die Rücken- bzw. die Bauchseite oder im Falle einer Querlage den Kopf tastet.
- 3. Leopold-Handgriff (👁 **20.6 c**): Mit abgespreiztem Daumen versucht der Untersucher, den über der Symphyse stehenden, vorangehenden Teil zu umfassen. Die Diagnose des vorangehenden Teils ergibt sich aus dem Tastbefund (härter oder weicher), besonders aber aus seiner Beweglichkeit; der im Kopf-Hals-Gelenk bewegliche Kopf „ballotiert", der wenig bewegliche Steiß nicht.
- 4. Leopold-Handgriff (👁 **20.6 d**): Dazu erhebt sich der Untersucher, tritt neben die Schwangere und tastet, während er in Richtung des Fußendes der Schwangeren blickt, mit den seitlich oberhalb des Leistenbandes aufgesetzten Fingerspitzen erneut den vorangehenden Teil. Damit überprüft er den Höhenstand des vorangehenden Teils im Vergleich zum Beckeneingang.
▶ Lokalisation der kindlichen Herztöne mit dem *Dopplergerät*: Diese Untersuchung empfiehlt sich trotz der heute üblichen, aber nicht obligaten CTG-Untersuchung, da der Schwangeren so ohne großen Aufwand die Herztöne des Kindes akustisch demonstriert werden können.
▶ Beckendiagnostik: Die äußere Messung des Beckens, d.h. die Messung der Abstände der Spinae ossium iliacae externae, der Cristae iliacae und der Conjugata externa mit dem Beckenzirkel wird heute wegen ihrer geringen Bedeutung nicht mehr vorgenommen. Nach wie vor empfiehlt sich jedoch eine Betrachtung der *Michaelis-Raute*.

Vaginale Untersuchung: Eine vaginale Untersuchung darf nur unter sterilen Bedingungen durchgeführt werden. Sie gehört in dieser Phase der Schwangerschaft nicht zu den Routinemaßnahmen. In allen Verdachtsfällen auf eine mögliche Infektion ist sie jedoch dringend notwendig. Sie umfaßt:
▶ Nativabstrich zum Ausschluß einer bakteriellen Vaginose (s. S. 123 f),
▶ Anlegen einer Pilzkultur zum Ausschluß einer Candidose in der 34. SSW (s. S. 151 f),
▶ bakterielle Untersuchung auf B-Streptokokken (Prävalenz 5–30%) bei allen Fällen einer drohenden Frühgeburt, insbesondere aber bei vorzeitigen Wehen und

Blasensprung in der Schwangerschaft (s. S. 362 f, 411),
➤ Abtasten des Gebärmutterhalses,
➤ Tasten des vorangehenden Teils von den Scheidengewölben aus,
➤ *geburtshilfliche Beckenaustastung:* In der 35.–37. SSW, wenn der vorangehende Teil noch hoch steht, sind die Weichteile des kleinen Beckens so aufgelockert, daß sich von der Vagina aus das ganze Becken leicht austasten und so ein guter Eindruck von der Weite und Form der Beckenhöhle gewinnen läßt:
  – man versucht, das Promontorium zu erreichen (im Normalfall nicht erreichbar),
  – tastet die seitlichen Beckenwände ab (gleichmäßig geformt, keine Exostosen),
  – beurteilt das Einspringen der Spinae ischiadicae, die Wölbung des Kreuzbeins, die Beweglichkeit des Steißbeins und
  – schafft sich einen Eindruck vom Schambogenwinkel durch dessen äußerliches Abtasten.

Allgemeine körperliche Untersuchung

➤ Blutdruckkontrolle zur rechtzeitigen Erkennung einer schwangerschaftsinduzierten Hypertonie (s. S. 317 ff): RR-Werte systolisch > 140 mmHg bzw. diastolisch > 90 mmHg gelten als hyperton; die schwangerschaftsinduzierte Hypertonie ist durch einen frühestens ab der 20. SSW auftretenden Bluthochdruck gekennzeichnet; die Diagnose richtet sich nach dem weniger variablen diastolischen Druck und erfordert zwei, im Abstand von mindestens 4 Stunden gemessene Werte von > 90 mmHg;
➤ Gewichtskontrolle;
➤ Urin:
  – Untersuchung des Mittelstrahlurins auf Eiweiß, Glucose, Erythrozyten, Leukozyten und Nitrit:

    ⓘ Von einer Präeklampsie (s. S. 319 ff) spricht man, wenn außer dem Hypertonus eine Proteinurie von mindestens 300 mg/24 h besteht;

  – Untersuchung des Urinsediments auf Erythrozyten, Leukozyten (> 5 bei 400facher Vergrößerung) und Bakterien;
➤ zweiter Antikörper-Suchtest bei allen Schwangeren in der 24.–27. SSW; sind bei einer *Rh-negativen* Schwangeren keine Anti-D-Antikörper nachweisbar, erhält sie in der 28.–30. SSW eine Standarddosis von ca. *300 µg Anti-D-Immunglobulin* zur Verhinderung einer Rhesus-Sensibilisierung während der Schwangerschaft (s. S. 348 ff);
➤ oraler Glucosetoleranztest (OGTT, s. S. 326) in der 24.–28. SSW; diese Untersuchung gehört zwar nicht zur routinemäßigen Untersuchung in der Schwangerschaft, empfiehlt sich jedoch dringend, da ein Gestationsdiabetes nur so erkannt werden kann.

  ⓘ Der Glucosetoleranztest in der Schwangerschaft ist die beste Möglichkeit der Früherkennung eines späteren Typ-II-Diabetes;

➤ nach der 32. SSW ist bei allen, nicht gegen Hepatitis B immunen Schwangeren das Blut auf HbsAg zu untersuchen.

Beratung

➤ Empfehlung zur Teilnahme an einem Geburtsvorbereitungskurs;
➤ Information über den Geburtsbeginn und das Verhalten der Schwangeren bei Geburtsbeginn, Blasensprung (s. S. 384) oder Blutungen (s. S. 415 ff);
➤ Aufklärung über den vermutlichen Ablauf der Geburt und die geburtshilfliche Anästhesie (s. S. 397 ff);
➤ ist eine operative Entbindung vorgesehen, empfiehlt sich eine Vorstellung beim Anästhesisten;
➤ in der 34. SSW, unmittelbar vor Beginn der sog. Mutterschutzfrist am 1. Tag der 35. SSW, muß der behandelnde Arzt der erwerbstätigen Schwangeren eine Bescheinigung über den vermutlichen Endtermin zur Vorlage bei ihrer Krankenkasse ausstellen.

Untersuchung des Feten

Die **3. sonographische Screeninguntersuchung** (s. S. 286 ff) in der 29.–32. SSW dient der Beantwortung folgender Fragen:
➤ Einling?
➤ Lebenszeichen wie Herzaktionen, Bewegungen?
➤ Kindslage?
➤ Plazentalokalisation und -struktur?
➤ Zeitgerechte Entwicklung?
➤ Fruchtwassermenge?
➤ Körperliche Entwicklung? Körperumriß? Fetale Strukturen?

Zusätzliche sonographische Untersuchungen sind bei Verdacht auf Lageanomalien ab Beginn der 36. SSW indiziert.

Kardiotokographie (CTG, s. S. 289 ff): Ein CTG in der Schwangerschaft wird nicht routinemäßig durchgeführt. Es ist aber bei allen Verdachts- und Risikofällen angezeigt:
erstmaliges CTG:
➤ 26.–27. SSW bei drohender Frühgeburt (s. S. 421 ff),
➤ ab 28. SSW bei auskultatorisch festgestellten Herztonalterationen oder bei Verdacht auf vorzeitige Wehentätigkeit,
wiederholtes CTG:
➤ CTG-Alterationen (s. S. 291 ff):
  – anhaltende Tachykardie (> 160/min, s. ◉ **25.8 a** und **b**, S. 395),
  – Bradykardie (< 100/min),
  – Dezelerationen (s. ◉ **25.8 a-c**, S. 395 und

◉ **19.8 b-d**, S. 293), auch wiederholter Dip 0 (s.
  ┬ **19.5**, S. 293),
 − Hypo- oder Anoszillation,
 − unklarer CTG-Befund bei Verdacht auf vorzeitige Wehentätigkeit,
▶ Mehrlinge (s. S. 424 ff),
▶ intrauteriner Fruchttod (s. S. 421) bei früherer Schwangerschaft,
▶ Verdacht auf Plazentainsuffizienz (s. S. 414 f),
▶ Verdacht auf Übertragung (s. S. 423),
▶ uterine Blutung (s. S. 415 ff),
▶ medikamentöse Wehenhemmung.

Nur bei entsprechender Indikation sind folgende Untersuchungen zusätzlich vorzunehmen:
▶ CTG mit Streßtest (s. S. 294),
▶ dopplersonographische Flußmessung (s. S. 288 f),
▶ Amnioskopie (s. S. 297).

20.8 Geburtsvorbereitung (Psychoprophylaxe)

Die Untersuchungen von Read, Lamaze, Leboyer, Roemer, Lukas und vielen anderen, besonders aber die Erfahrungen in den letzten 40 Jahren haben gezeigt, welche Bedeutung einer Vorbereitung der Schwangeren auf ihre Entbindung zukommt, und daß das Risiko für Mutter und Kind sowie die subjektiven Schmerzen unter der Geburt durch eine sachgerechte Vorbereitung entscheidend reduziert werden können.

◊ Eine aufgeklärte und gut vorbereitete Gebärende hat weniger Angst, kann sich dadurch besser entspannen, sich während der Entbindung den Ereignissen besser anpassen und das Kind so besser mit Sauerstoff versorgen.

Ein ganz wichtiger Faktor ist die Schulung von Hebammen und Ärzten zu passender Wortwahl und entsprechendem Verhalten bei der Betreuung Schwangerer und Gebärender.

Die **Geburtsvorbereitung** gliedert sich in:
▶ 3–5 Vorträge durch Geburtshelfer, Hebamme und Kinderarzt, die etwa ab der 24. SSW von den werdenden Eltern besucht werden; Inhalt sind eine sachgerechte Aufklärung über die Anatomie des weiblichen Genitales, den Ablauf der normalen Schwangerschaft und Geburt, den Anforderungen an die Kreißende und die angebotenen Hilfen, besonders die Schmerzlinderung; dazu kommen Vorträge über das Neugeborene, seine Entwicklung und Pflege; der Kurs ist mit einer Führung durch den Kreißsaal verbunden;
▶ 6–8 wöchentliche Kurse unter Anleitung einer geschulten Physiotherapeutin etwa ab der 28.– 30. SSW dienen zum Erlernen der Entspannung, der Atemtechnik, des körperlichen Verhaltens in der Schwangerschaft und der Atemtechnik unter der Geburt;
▶ die Kurse sind am besten mit einem Säuglingspflegekurs für werdende Mütter (und Väter!) zu verbinden.

Literatur

In der Zeitschrift „Der Gynäkologe" Springer, Heidelberg erschienen folgende Themenhefte:
Intrauterine Diagnostik und Therapie in der Schwangerschaft (1995), 28: Heft 5
Effizienz des Screenings in der Schwangerschaft (1996), 29: Heft 7
Diabetes und Schwangerschaft (1998), 31: Heft 1 und 2
Präimplantation und Implantation (1998), 31: Heft 4
Medikamentöse Therapie in der Schwangerschaft (1998), 31: Heft 11
Geburtshilfe – sanft und sicher (1999), 32: Heft 1
Diagnostik fetaler Anomalien in der Frühschwangerschaft (1999), 32: Heft 3
Maternale und kardiovaskuläre Adaptation in der Schwangerschaft (1999), 32: Heft 5

Beck, L., Woopen, C.: Schwangerschaftsabbruch aus rechtlicher und ärztlicher Sicht. Gynäkologe 31 (1998) 297–303
Deutsche Gesellschaft für interdisziplinäre klinische Medizin: Screening auf Chlamydia trachomatis: Abschließende Beurteilung. Frauenarzt 39 (1998) 1717–1723
Enkin, M. et al.: A guide to effective care in pregnancy and childbirth. 2nd ed. Oxford University Press, Oxford 1995
Hiersche, H.D., Franzki, H.: Empfehlungen zu den ärztlichen Beratungs- und Aufklärungspflichten während der Schwangerenbetreuung und bei der Geburtshilfe. Frauenarzt 37 (1996) 525–527

Künzel, W., Wulf, K.H.: Schwangerschaft I. Klinik der Frauenheilkunde und Geburtshilfe, Bd. 4. 3. Aufl. Urban & Schwarzenberg, München 1992
Martius, J.: Infektionen in der perinatalen Medizin: Hämolysierende Streptokokken der Gruppe B in der Geburtshilfe. Frauenarzt 55 (1994) 268–270
Mendling, W.: Empfehlungen zur antimykotischen Therapie der vaginalen Hefepilz-Kolonisation der Schwangeren zur Verhütung der Kandidamykosen beim Neugeborenen. Frauenarzt 55 (1994) 35–36
Rath, W.: Aktuelle Aussagen zum Schwangerschaftshochdruck/Gestose. Frauenarzt 39 (1998) 1220
Schaefer, C., Koch, I.: Die Beratung der Schwangeren und Stillenden zum Medikamentenrisiko. Deutsches Ärzteblatt 95 (1998) A 2637–2642
Verträge der Kassenärztlichen Bundesvereinigung: Mutterschafts-Richtlinien in der Fassung vom 10. Dezember 1985 mit der letzten Änderung am 24. April 1998, veröffentlicht im Bundesanzeiger Nr. 136 vom 25. Juli 1998. Deutscher Ärzteverlag, Köln 1998, S. 535–555
Wieacker, P.F.: Genetik in Gynäkologie und Geburtshilfe. Enke, Stuttgart 1994
Wissenschaftlicher Beirat der Bundesärztekammer: Richtlinien zur pränatalen Diagnostik von Krankheiten und Krankheitsdispositionen. Deutsches Ärzteblatt 95 (1998) A 3236–3242

21 Mütterliche Erkrankungen

H. Schneider

Schwangerschaftserkrankungen oder **Gestosen** sind Störungen, die nur im Zusammenhang mit einer Schwangerschaft beobachtet werden. In der Regel sind sie Ausdruck von Adaptationsstörungen. Nach ihrem zeitlichen Bezug zur Schwangerschaftsdauer unterscheidet man 2 Formen (T 21.1).
Schwangerschaftsunabhängige Erkrankungen (s. S. 324) sind akute Erkrankungen, die während einer Schwangerschaft auftreten. Chronische Leiden wie Diabetes mellitus oder Hypertonie können sich erstmals während der Schwangerschaft manifestieren oder bereits vor der Schwangerschaft symptomatisch sein. Zwischen diesen Erkrankungen und der Schwangerschaft selbst besteht kein unmittelbarer Bezug, da sie nicht schwangerschaftsbedingt sind. Sie können aber den Schwangerschaftsverlauf beeinflussen, wie auch die Schwangerschaft selbst Auswirkungen auf den Krankheitsverlauf haben kann.

> Eine strikte Trennung zwischen Schwangerschaftserkrankungen (Gestosen) und schwangerschaftsunabhängigen Erkrankungen ist nicht möglich, da sich Schwangerschaftserkrankungen wie die EPH-Gestose (s. unten u. S. 319ff) auch auf dem Boden vorbestehender Erkrankungen wie einer Hypertonie oder einem Nierenleiden entwickeln können (Pfropfgestose).

21.1 Schwangerschaftserkrankungen

Frühgestosen

engl: early gestosis, early toxemia of pregnancy

Übelkeit, Emesis und Hyperemesis gravidarum

engl.: morning sickness, emesis, hyperemesis

Übelkeit und **morgendliches Erbrechen** (**Emesis**) gehören zu den häufigsten Beschwerden in der Frühschwangerschaft. Sie werden als normale Begleiterscheinungen angesehen, die Ausdruck einer sich normal entwickelnden Schwangerschaft mit einer ausreichenden Produktion von Schwangerschaftshormonen sind. In der Regel dauern sie nicht über die 14. Schwangerschaftswoche hinaus an und führen auch zu keiner Schädigung des Embryos. Die Grenze zwischen diesen normalen Begleiterscheinungen und dem pathologischen Zustand, der **Hyperemesis gravidarum**, ist dabei fließend.

Ätiologie: Die eigentliche Ursache der Übelkeit und des Schwangerschaftserbrechens ist nicht bekannt. Es scheint ein Zusammenhang zwischen den **hormonellen Veränderungen** und den Anpassungsvorgängen des Stoffwechsels an den veränderten physiologischen Zustand zu bestehen.

> Obwohl zwischen dem Schwangerschaftserbrechen und den hCG-Spiegeln im Serum keine Korrelation besteht, wird das Erbrechen bei Schwangerschaften mit erhöhter hCG-Produktion wie bei Mehrlingsschwangerschaften oder auch bei Blasenmolen besonders häufig beobachtet.

Eine besondere Bedeutung in der Genese des Schwangerschaftserbrechens haben **psychologische und soziale Faktoren**. Die Persönlichkeitsstruktur, die Lebenssituation sowie die daraus resultierende Einstellung zur Schwangerschaft können einen Einfluß auf die Entwicklung des Schwangerschaftserbrechens haben. Unbestimmte Ängste im Zusammenhang mit der Schwangerschaft, Verunsicherung, fehlendes Verständnis in der Umgebung, Gefühle des Verlassenseins und der Isolierung, unbewußte Ablehnung der Schwangerschaft werden im Zusammenhang mit dem Schwangerschaftserbrechen beschrieben. Im Gegensatz dazu steht die Tatsache, daß auch Frauen in einer sehr ausgeglichenen psychischen Situation unter Übelkeit und Schwangerschaftserbrechen leiden, wobei diese Störung bei ein und derselben Frau in verschiedenen Schwangerschaften sehr unterschiedlich ausgeprägt sein kann.

T 21.1 Formen der Schwangerschaftserkrankungen

	Frühgestose	Spätgestose
Manifestationszeit	1. Trimenon	2./3. Trimenon
Krankheitsbild	Hyperemesis gravidarum (s. oben)	hypertensive Schwangerschaftserkrankungen: ▶ EPH-Gestose = Präeklampsie (Ödem, Proteinurie, Hypertonie; s. S. 319ff), ▶ isolierte Hypertonie (s. S. 318f)

Symptomatik:
Übelkeit und morgendliches Erbrechen: Die Übelkeit kann in ihrem Ausmaß und ihrer Manifestation stark variieren. Mögliche Symptome sind ein allgemeines Unwohlsein, ein Völlegefühl mit Druck im Oberbauch oder ein ständiger Brechreiz. Übelkeit und Brechreiz treten typischerweise vermehrt in den Morgenstunden auf. Im Einzelfall können diese Symptome auch gehäuft in den Abendstunden oder zu anderen Tageszeiten beobachtet werden.

Hyperemesis gravidarum: Das übermäßige und anhaltende, v.a. morgendliche Erbrechen in der Schwangerschaft bei gleichzeitig fehlender Nahrungszufuhr kann innerhalb kurzer Zeit zu einem schweren Krankheitsbild mit ausgeprägten Störungen des Stoffwechsels und Beeinträchtigung der Leberfunktion führen. Typische Symptome sind ein Gewichtsverlust von mehreren Kilogramm im 1. Trimenon, Exsikkose, Fieber und Ikterus sowie Benommenheit bis hin zum Delirium im Sinne der Wernicke-Enzephalopathie, insbesondere bei schwerem Vitamin-B-Mangel (Thiamin).

Diagnostik: Je nach Schweregrad des Schwangerschaftserbrechens kann es zu beträchtlichen Störungen des Elektrolythaushaltes sowie zu einer Hypovolämie und Hämokonzentration kommen. Entscheidend für die Beurteilung des Schweregrades des Erbrechens und die daraus resultierende Beeinträchtigung des Stoffwechsels ist der Nachweis von **Ketonkörpern** in Blut und Urin. Zum Ausschluß einer Leberbeteiligung werden die Transaminasen, Bilirubin und die alkalische Phosphatase bestimmt. Anhaltendes, schweres Erbrechen führt zu einer hypochlorämischen Alkalose und Hyponatriämie.

Therapie:
Übelkeit und morgendliches Erbrechen: Bei der leichten Form des Schwangerschaftserbrechens steht die Beratung der Schwangeren im Vordergrund:
- *Aufklärung der Schwangeren über die Art der Störung:*
  - leichte Formen von Übelkeit und Schwangerschaftserbrechen sind außerordentlich verbreitet,
  - die Störung dauert in der Regel nicht über die 12.–14. SSW hinaus an,
  - eine Schädigung des Embryos ist nicht zu befürchten,
  - die Symptome sind Ausdruck einer sich normal entwickelnden Schwangerschaft mit einer ausreichenden Produktion von Schwangerschaftshormonen,
- *Verhaltensempfehlungen:*
  - statt der 3 Hauptmahlzeiten sollten viele kleine Mahlzeiten in kurzen Zeitabständen eingenommen werden,
  - zwischen den Mahlzeiten wird die Zufuhr von Flüssigkeit empfohlen,
  - fettreiche und schwerverdauliche Speisen sind zu meiden,
  - das Frühstück mit warmem Tee, Toast oder Zwieback sollte die Schwangere im Bett vor dem morgendlichen Aufstehen zu sich nehmen.

Versagen diese Maßnahmen, können Antiemetika eingesetzt werden. Hier haben sich Antihistaminpräparate in Kombination mit Pyridoxine (Vitamin B$_6$) bewährt. Obwohl die Diskussion um eine mögliche teratogene Wirkung dieser Substanzen dazu geführt hat, daß eines der wirksamsten und populärsten Präparate in den USA (Bendectin/Lenotan) von der Firma vom Markt genommen wurde, wird das teratogene Potential dieser Substanzen als sehr gering eingeschätzt.

Hyperemesis gravidarum: Bei anhaltendem, therapieresistenten Erbrechen mit zunehmender Ketonurie und Störungen des Elektrolythaushaltes ist die stationäre Aufnahme erforderlich. Im Einzelfall ist so auch eine Abschirmung der Schwangeren gegen ein belastendes häusliches Milieu möglich. In diesen Fällen sollte zumindestens initial ein Besuchsverbot diskutiert werden.
Die *Therapie* umfaßt folgende Maßnahmen:
- Infusionstherapie zum Flüssigkeitsersatz, zur Kalorienzufuhr und zur Normalisierung der Elektrolyte,
- Gabe von Multivitaminpräparaten,
- Einsatz von Antiemetika und Sedativa je nach Bedarf,
- vorsichtiger Nahrungsaufbau nach Sistieren des Erbrechens.

Hypertensive Schwangerschaftserkrankungen (HES)

Definition: Unter dem Begriff der hypertensiven Schwangerschaftserkrankungen (HES) werden alle Störungen zusammengefaßt, die durch das gemeinsame Symptom der Hypertonie charakterisiert sind. Ein Hypertonus in der Schwangerschaft liegt bei Blutdruckwerten systolisch ≥ 140 mmHg und diastolisch ≥ 90 mmHg bzw. bei einem Blutdruckanstieg von systolisch ≥ 30 mmHg und diastolisch ≥ 15 mmHg vor.

Einteilung: Für die Einteilung der hypertensiven Schwangerschaftserkrankungen ist die Unterscheidung zwischen einer vorbestehenden, chronischen Hypertonie und einer schwangerschaftsinduzierten Hypertonie von Bedeutung. Nach dem Consensus report: high blood pressure in pregnancy (Am J Obstet Gynecol 163 [1990] 1689–1712) werden hypertensive Schwangerschaftserkrankungen folgendermaßen unterteilt:
- **vorbestehende, chronische Hypertonie:**
  - isolierte primäre oder sekundäre Hypertonie,
  - Hypertonie mit neu aufgetretener Proteinurie = *Pfropfpräeklampsie,*
- **Schwangerschaftshypertonie:**
  - transiente, isolierte Hypertonie,

– Hypertonie und Proteinurie = *Präeklampsie*.

In der älteren Nomenklatur findet sich die Bezeichnung **EPH-Gestose** (E = Ödem, von engl. edema, P = Proteinurie, H = Hypertonus) für die typische Erkrankung der Spätschwangerschaft. Diese Bezeichnung wird heute durch den Begriff Präeklampsie ersetzt.

Einfluß der HES auf den Schwangerschaftsverlauf: Für den Schwangerschaftsverlauf und die mütterliche wie auch die fetale Morbidität ist die Unterscheidung zwischen der isolierten Hypertonie und der Verbindung von Hypertonie und Proteinurie im Sinne einer Präeklampsie entscheidend.

Die isolierte Hypertonie führt in der Regel zu keiner Störung des Schwangerschaftsverlaufs. Die Präeklampsie stellt dagegen eine für Mutter und Kind potentiell ernste Bedrohung dar. Gleiches gilt auch für die Pfropfpräeklampsie. Diese tritt oft schon relativ früh in der Schwangerschaft auf und ist durch ein schweres mütterliches Krankheitsbild mit Beeinträchtigung der Plazentafunktion und ausgeprägter Wachstumsretardierung des Fetus gekennzeichnet.

Isolierte Hypertonie

engl.: isolated hypertonia

Definition: In der Schwangerschaft ist die Hypertonie durch folgende Blutdruckwerte definiert:
- **Hypertonie:** systolisch ≥ 140 mmHg und diastolisch ≥ 90 mmHg,
- **schwere Hypertonie:** systolisch ≥ 160 mmHg und diastolisch ≥ 110 mmHg,
- **Blutdruckanstieg:** von systolisch ≥ 30 mmHg und diastolisch ≥ 15 mmHg.

Epidemiologie: Hypertone Blutdruckwerte finden sich bei 5–10% aller Schwangeren.

Einteilung: Bei einem **hypertonen Blutdruck**, der in der 2. Schwangerschaftshälfte erstmals manifest wird, muß an die folgenden 3 Möglichkeiten gedacht werden:
- chronische, d.h. vorbestehende Hypertonie, die aufgrund normaler Blutdruckwerte in der ersten Schwangerschaftshälfte zunächst verkannt wird,
- transiente isolierte Hypertonie,
- Hypertonie als Frühzeichen einer Präeklampsie mit nachträglich auftretender Proteinurie.

Die hypertonen Werte einer chronischen Hypertonie können sich in der 1. Schwangerschaftshälfte im Rahmen der schwangerschaftsspezifischen generalisierten Vasodilatation normalisieren und sich erst im fortgeschrittenen Schwangerschaftsverlauf erneut manifestieren.

Diagnostik: Die regelmäßige Kontrolle des Blutdrucks ist wichtiger Bestandteil der Schwangerschaftsvorsorgeuntersuchung. Da der Blutdruck auch in der Schwangerschaft erheblich schwankt, ist eine Standardisierung der Blutdruckmessung erforderlich. Bei der **Blutdruckmessung** sind folgende Punkte zu beachten:
- Die Blutdruckmessung erfolgt im Sitzen nach 5minütiger Ruhepause.
- Der Arm ist in Herzhöhe zu lagern. Es wird stets am gleichen Arm gemessen.
- Die Breite der Manschette muß dem Armumfang angepaßt werden. Bei einem Oberarmumfang > 28 cm wird eine breite Spezialmanschette zur Vermeidung falscher Werte verwendet.
- Von 3 aufeinander folgenden Messungen wird der 1. Wert verworfen und der Mittelwert aus dem 2. und 3. Meßwert systolisch wie auch diastolisch gebildet.
- Der diastolische Wert wird nicht beim völligen Abklingen des Strömungsgeräusches (Korotkoff V), sondern beim plötzlichen Leiserwerden (Korotkoff IV) abgelesen.

Hypertone Blutdruckwerte in der ersten Schwangerschaftshälfte sind in der Regel Ausdruck einer vorbestehenden Hypertonie. In diesen Fällen ist eine engmaschige Kontrolle während des weiteren Schwangerschaftsverlaufes erforderlich, um eine mögliche Proteinurie als Hinweis auf eine Pfropfpräeklampsie früh zu erfassen.

Therapie:
- **Allgemeinmaßnahmen zur Blutdrucksenkung:**
  - Vermeidung von unnötigem Streß,
  - häufige Ruhepausen während des Tages,
  - ausreichende Nachtruhe,
- **medikamentöse Therapie:**
  Während bei einer leichten Hypertonie keine Notwendigkeit für eine medikamentöse Blutdrucksenkung besteht, wird eine antihypertensive Therapie (T 21.2) bei einer schweren Hypertonie einstimmig empfohlen.

T 21.2 Geeignete Antihypertensiva in der Schwangerschaft

Substanzgruppe	antihypertensive Substanz	Beispiele
zentral wirksame Sympatholytika	α-Methyldopa	Presinol, Sembrina
β₁-Blocker	Atenolol	Tenormin, Jenatenol
	Metoprolol	Beloc, Lopresor
direkte Vasodilatatoren	Dihydralazin	Nepresol, Depressan
kombinierte α-β-Blocker	Labetalol (in der Schweiz erhältlich)	Trandate

Als Antihypertensivum hat sich seit vielen Jahren Methyldopa bewährt, das einen zentralen Angriffspunkt hat und notfalls auch mit dem peripher vasodilatatorisch wirksamen Dihydralazin kombiniert werden kann. Die β-Blocker haben heute in der Hypertoniebehandlung während der Schwangerschaft ihren festen Platz und auch kombinierte α-β-Blocker vom Typ des Labetalols haben sich gut bewährt.

Vermieden werden sollten folgende Substanzen:
Calciumantagonisten vom Nifedipintyp: Wegen einer potentiellen embryotoxischen Wirkung, insbesondere im 1. Trimenon, besteht gegenüber der Anwendung von Nifedipin in der Schwangerschaft eine gewisse Zurückhaltung.
Diuretika: Auch Diuretika sollten in der Schwangerschaft im Rahmen der Hypertoniebehandlung nur in Ausnahmefällen zum Einsatz kommen, da sie durch eine unerwünschte Hämokonzentration nachteilige Auswirkungen auf die Perfusion der Plazenta haben können.
ACE-Hemmer: Die Gruppe der ACE-Hemmer (**A**ngiotensin-**C**onverting-**E**nzyme) ist wegen ihres erwiesenen teratogenen Effektes kontraindiziert.

Prognose: Die transiente isolierte Schwangerschaftshypertonie ist für den Schwangerschaftsverlauf ohne Bedeutung. Sie wird nach neueren Erkenntnissen mit der essentiellen Hypertonie in Zusammenhang gebracht. So sollen Frauen mit einer transienten isolierten Schwangerschaftshypertonie selbst bei vollständiger Normalisierung des Blutdrucks nach der Schwangerschaft ein erhöhtes Risiko für die Entwicklung einer essentiellen Hypertonie haben und auch eine entsprechende familiäre Belastung aufweisen.

Präeklampsie

engl.: preeclampsia

Definition: Die Präeklampsie ist durch eine Hypertonie und Proteinurie nach der 20. Schwangerschaftswoche bei zuvor normotensiven, nichtproteinurischen Frauen charakterisiert. Sie ist Ausdruck einer gestörten Adaptation des mütterlichen Organismus an die Schwangerschaft.

Epidemiologie: Nach Thromboembolien, Hämorrhagien und Infektionen stellt die Präeklampsie die vierthäufigste Ursache mütterlicher Todesfälle dar. Insbesondere die schwere Präeklampsie ist mit einer hohen mütterlichen und fetalen Morbidität und Mortalität verbunden.

Ätiologie: Die eigentliche Ursache der Präeklampsie ist nach wie vor ungeklärt. Diskutiert wird als Hauptursache eine im Rahmen der Implantation mögliche Störung der Interaktion zwischen dem mütterlichen Immunsystem einerseits und dem Fremdeiweiß des Schwangerschaftsprodukts andererseits.

Prädisponierende Faktoren sind:
- vorbestehende, chronische Erkrankungen mit Gefäßveränderungen wie Diabetes mellitus (s. S. 324ff), Hypertonie (s. S. 317ff), Nierenerkrankungen (s. S. 339ff), Lupus erythematodes (s. S. 343) usw.,
- genetische Disposition, d.h. erhöhtes Erkrankungsrisiko bei Präeklampsie bzw. Eklampsie der Mutter,
- geburtshilfliche Faktoren wie Mehrlingsschwangerschaft (s. S. 424ff), Blasenmole (s. S. 369) und fetaler Hydrops (s. S. 348ff),
- Erstgebärende,
- Alter der Schwangeren < 18 Jahre und > 35 Jahre,
- evtl. fehlerhafte Ernährung in der Schwangerschaft.

$2/3$ aller Präeklampsieformen treten bei Erstgebärenden auf, wobei als Ursache eine Adaptationsstörung des mütterlichen Organismus im Sinne einer Fehlreaktion des Immunsystems diskutiert wird.

Pathophysiologie: Von entscheidender Bedeutung für die Entwicklung einer Präeklampsie ist die Ischämie des Trophoblasten. Diese entsteht aufgrund einer Implantationsstörung mit ungenügender Invasion der Spiralarterien durch den Trophoblasten, wodurch es nur zu einer unvollständigen Umwandlung und Dilatation der Arterien kommt. Die Ischämie führt über die Freisetzung bislang nicht identifizierter toxischer Substanzen zu einer generalisierten Schädigung der Endothelzellen im Bereich der Arteriolen und Kapillaren der Endstrombahn verschiedener Organsysteme. Neben einer Verminderung der Prostacyclinsynthese kommt es zu einer Aktivierung des Gerinnungssystems mit der Entstehung von Mikrothromben im Bereich der Endstrombahn einschließlich der Entwicklung einer Verbrauchskoagulopathie. Die Folge ist ein Multiorganschaden mit vielfältiger klinischer Symptomatik (**21.1**).

Symptomatik:
leichte Präeklampsie: Hypertonie in Verbindung mit Proteinurie bei nur geringfügiger Beeinträchtigung des subjektiven Befindens,
schwere Präeklampsie:
- **ZNS:** Augenflimmern, Kopfschmerzen, generalisierte Hyperreflexie mit Verbreiterung der reflexogenen Zonen, Erbrechen bei Hirnödem,
- **Niere:** Proteinurie, Oligurie mit Urinausscheidung ≤ 400 ml/24 h oder Anurie, Gewichtszunahme von 1–1,5 kg/Woche durch Flüssigkeitseinlagerung, Überwässerung mit Lungenödem und generalisierten Ödemen, insbesondere im Gesicht und an den Händen,
- **Leber:** epigastrische Schmerzen, Schocksymptomatik bei Kapselruptur mit starker intraabdomineller Blutung,
- **Herz:** Linksherzversagen bei Hypertonie,

➤ **uteroplazentare Einheit:** vorzeitige Wehentätigkeit oder vorzeitige Plazentalösung aufgrund der gestörten Perfusion des uteroplazentaren Stromgebietes.

🛇 Bevor generalisierte Ödeme im Gesicht oder an den Händen auftreten, kann eine plötzliche Gewichtszunahme von 1–1,5 kg/Woche auf eine beginnende Präeklampsie hinweisen. Allerdings ist zu beachten, daß ausgedehnte Ödeme mit Flüssigkeitseinlagerungen von mehreren Kilogramm im Rahmen des normalen Schwangerschaftsverlaufes möglich sind, schwere Präeklampsieformen jedoch auch ohne nennenswerte Ödeme einhergehen können.

Besonders schwere Manifestationen des Krankheitsbildes sind:

Eklampsie: Nach den Prodromalerscheinungen einer schweren Präeklampsie, aber auch plötzlich aus heiterem Himmel (Eklampsie, griech. = „Aufblitzen") kommt es zu einem *eklamptischen Anfall* in Form eines generalisierten, klonisch-tonischen Krampfanfalls mit Apnoe, Zyanose und Bewußtlosigkeit mit möglichem Übergang in ein tiefes Koma.

HELLP-Syndrom (engl.: **H** = **h**aemolysis, **EL** = **el**evated **l**iver function test, **LP** = **l**ow **p**latelet counts): Diese Sonderform der Präeklampsie geht mit rechtsseitigen Oberbauchbeschwerden infolge einer Leberkapselspannung, Übelkeit und ausgeprägter Anämie aufgrund einer akuten Hämolyse einher.

🛇 Eklampsie und HELLP-Syndrom stellen eine akute Bedrohung der mütterlichen Gesundheit dar und erfordern eine rasche Beendigung der Schwangerschaft durch Sectio caesarea.

Diagnostik: Die Schwierigkeiten bei der Diagnose der Präeklampsie sowie die korrekte Einschätzung der Krankheit in ihrer Bedeutung für die fetale und mütterliche Morbidität bzw. Mortalität basiert auf dem breiten Spektrum der klinischen Symptomatik, das Ausdruck der unterschiedlichen Beteiligung der verschiedenen Organsysteme ist. Dadurch erklärt sich auch die nicht

👁 **21.1 Pathophysiologie der Präeklampsie**

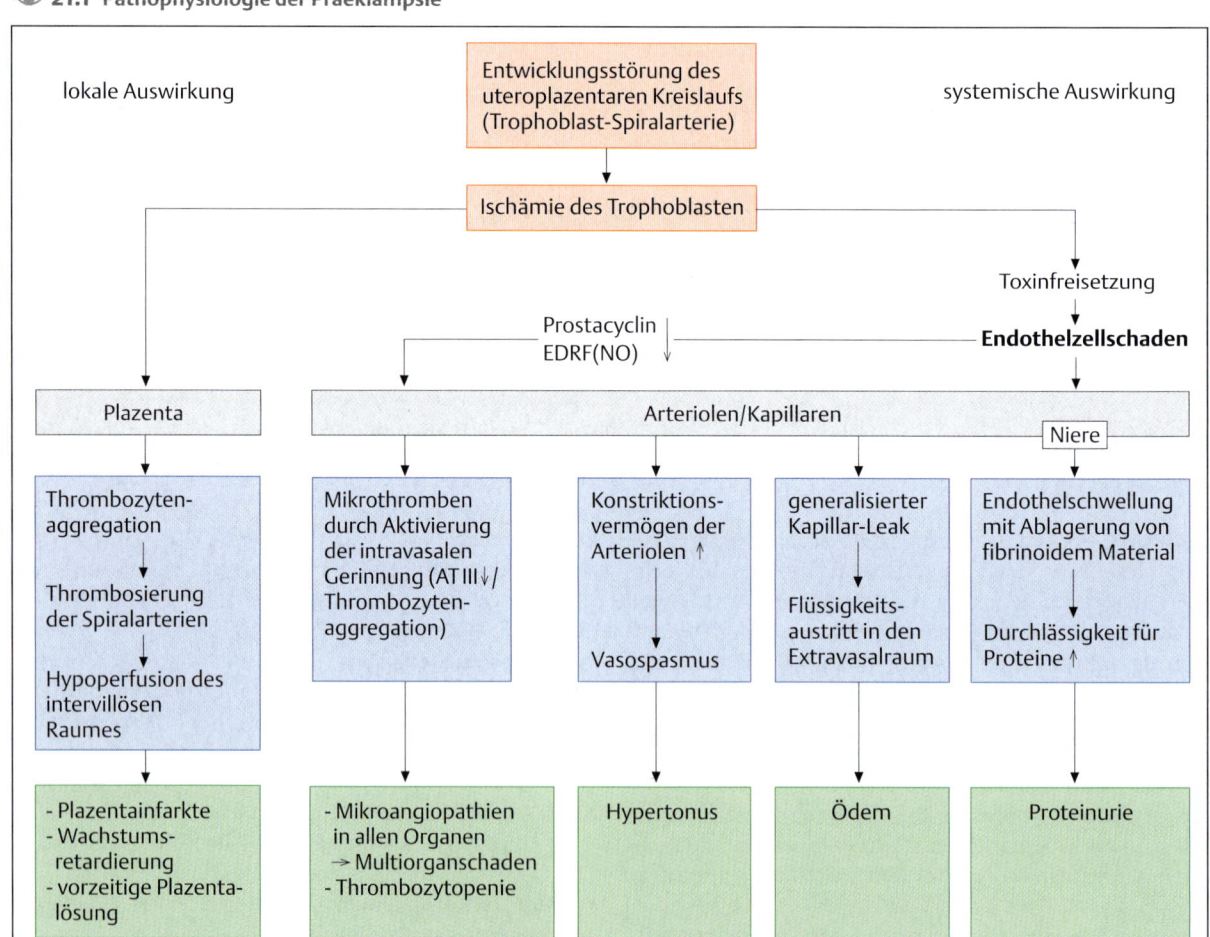

Die einer Präeklampsie zugrundeliegenden pathophysiologischen Vorgänge (blaue Boxen) sind Ausdruck einer gestörten Adaptation des mütterlichen Organismus an die Schwangerschaft. Sie führen zu charakteristischen Befunden und Symptomen (grüne Boxen), von denen Hypertonie, Proteinurie und Ödeme die bedeutendsten sind.

selten differentialdiagnostische Verwechslung mit internistischen wie auch chirurgischen Krankheitsbildern. Im Rahmen der initialen Abklärung, aber auch für die Verlaufsbeobachtung sind folgende Untersuchungen notwendig:

Blutdruckmessung: 2malige Messung im Abstand von mindestens 6 Stunden unter Ruhebedingungen:
- leichte Präeklampsie: Blutdruckwerte ≥ 140/90 mmHg, aber < 160/110 mmHg,
- schwere Präeklampsie: Blutdruckwerte ≥ 160/110 mmHg.

 Die Schwere der Hypertonie ist nicht unbedingt ausschlaggebend für die Schwere der Erkrankung. So kann auch eine leichte Hypertonie durchaus mit einer schweren Beeinträchtigung der Leber- oder Nierenfunktion einhergehen.

Augenhintergrund: Nachweis der Gefäßkonstriktion in Form einer Engstellung der Arteriolen mit verstärkten und unregelmäßigen Reflexstreifen, bei schwerer Präeklampsie Retinablutung, Exsudat und Papillenödem.

Laboruntersuchungen:
- Blut:
  - Nierenfunktion: Harnsäure erhöht, Harnstoff und Kreatinin nur bei schwerer Beeinträchtigung der Nierenfunktion erhöht,
  - Leberfunktion: SGOT, SGPT und Bilirubin erhöht,
  - Blutgerinnung: Thrombozyten (≤ 100 000/µl bei schwerer Präeklampsie), Fibrinogen erniedrigt, Fibrinspaltprodukte positiv, partielle Thromboplastinzeit (PTT) normal bis verlängert,
  - Blutbild: Hämoglobin und Hämatokrit erhöht (Hämokonzentration),
  - Gesamteiweiß erniedrigt oder abfallend, insbesondere Albumin erniedrigt,
  - LDH erhöht bei schwerer Präeklampsie aufgrund einer mikroangiopathischen Hämolyse.

HELLP-Syndrom: Hämolyseparameter, erhöhte Leberenzyme und erhöhtes Bilirubin, Thrombozytopenie.

- Urin:
  - Proteinurie:
    < 0,3 g/24 h: physiologisch in der Schwangerschaft,
    0,3–3 g/24 h: leichte bis mittelschwere Präeklampsie,
    > 3 g/24 h: bei schwerer Präeklampsie.

 Blutdruck, Gewicht und die Laborparameter, insbesondere die Eiweißausscheidung im Urin, müssen kurzfristig, d.h. mindestens 2mal pro Woche kontrolliert werden.

Eine Übersicht über die Diagnosekriterien einer schweren Präeklampsie gibt 21.3.

Zustandsbeurteilung und fortlaufende Überwachung des Fetus: Bei leichter Präeklampsie erfolgt zusätzlich zu der konservativen Therapie die Überwachung des fetalen Zustandes anhand bestimmter Parameter (21.4). Für die Prognose des Fetus, insbesondere aber für die Bestimmung des Entbindungstermins ist das Ergebnis der engmaschigen Kontrolle der fetalen Zustandskriterien wichtig.

Besondere Bedeutung wird in letzter Zeit der *Doppler-Sonographie* beigemessen, durch die das Profil der Strömungsgeschwindigkeit in Systole und Diastole in den uteroplazentaren und fetalen Gefäßen erfaßt werden kann.

 Pathologische Strömungsveränderungen treten in den uterinen Gefäßen wie der Arteria arcuata früher auf als in den fetalen Gefäßen. Eine Verminderung des diastolischen Flusses in den uterinen Arterien ist dabei mit einem deutlich erhöhten Präeklampsierisiko verbunden.

Ein erhöhter Gefäßwiderstand führt zu einer Abnahme der diastolischen Blutflußgeschwindigkeit bis hin zum diastolischen Stop (21.2). Die krankheitsbedingten Plazentaveränderungen verursachen durch die Widerstandserhöhung im Nabelschnurkreislauf eine Abnahme der diastolischen Flußgeschwindigkeit in der A. umbili-

21.3 Diagnosekriterien der schweren Präeklampsie

	Kriterien
Symptome	Augenflimmern, Hyperreflexie, Kopfschmerzen, epigastrische Schmerzen, Lungenödem, Retinablutung, Exsudat, Papillenödem
Befunde	Blutdruckwerte ≥ 160/110 mmHg bei 2maliger Messung im Abstand von mindestens 6 Stunden unter Ruhebedingungen, Proteinurie ≥ 3 g/24 Stunden (semiquantitativ 2 + oder 3 +), Oligurie mit Urinausscheidung von ≤ 400 ml/24 Stunden, Harnsäure und Kreatinin im Serum erhöht, Hämolyseparameter, z.B. erhöhtes LDH, SGOT/SGPT erhöht, Thrombozyten ≤ 100 000/µl,

21.4 Parameter zur Überwachung des Fetus bei Präeklampsie

Parameter	Untersuchungsmethode	Untersuchungsintervall	pathologische Veränderung
Wachstum	Ultraschallbiometrie	alle 10–14 Tage	Wachstumsretardierung
Zustandsbeurteilung mit dem biophysikalischen Profil:			
▶ Herzaktion	Kardiotokographie, engl. **c**ardio**t**oco**g**raphy (**CTG**, s. S. 289ff)	täglich	fehlende Akzeleration nach Weckversuch, Dezeleration etc. (s. S. 291ff)
▶ Bewegungen, Tonus, Atemexkursionen des Thorax	Ultraschall	2mal pro Woche	vermindert bzw. fehlend
▶ Fruchtwassermenge	Ultraschall	2mal pro Woche	vermindert
Strömungsgeschwindigkeit in der Nabelschnurarterie	Doppler-Sonographie (👁 21.2)	2–3mal pro Woche	Gefäßwiderstandserhöhung mit Abnahme der diastolischen Strömungsgeschwindigkeit bis hin zum diastolischen Stop (👁 **21.2 b**), insbesondere in der A. umbilicalis bei gleichzeitiger Umverteilung im fetalen Kreislauf

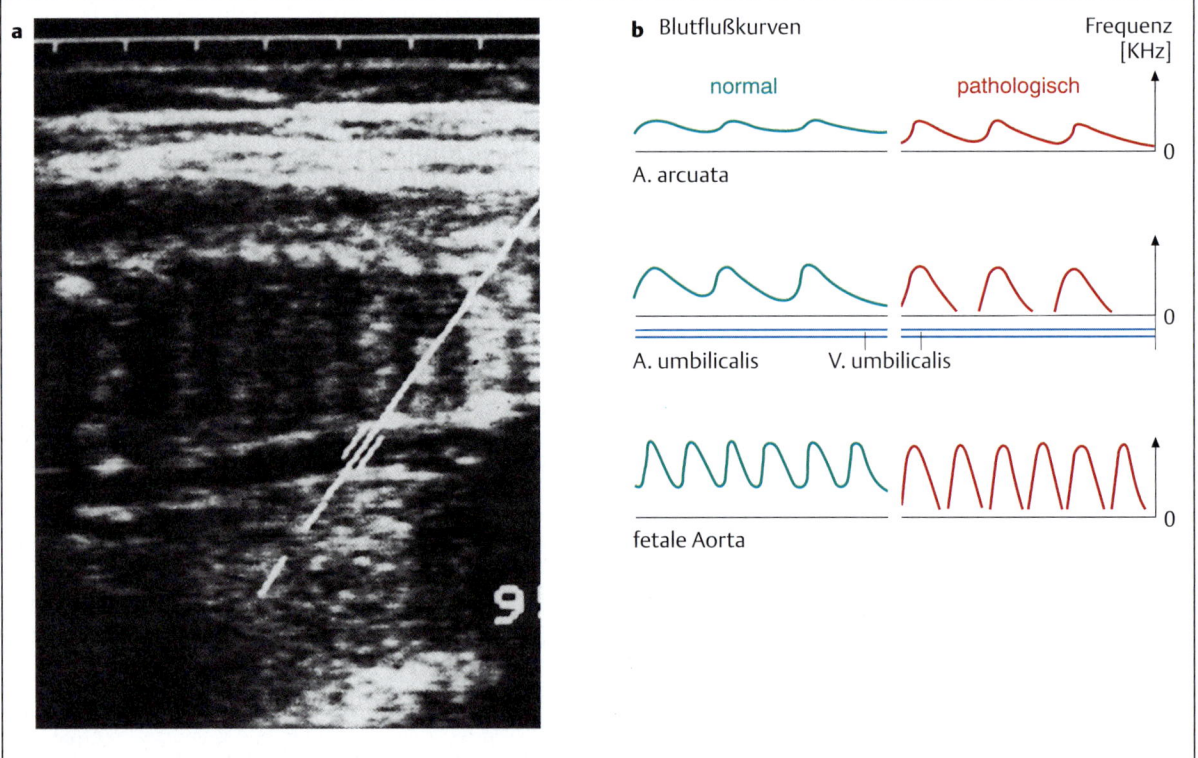

👁 **21.2 Dopplersonographische Blutflußmessung in uteroplazentaren und fetalen Gefäßen**

a Ultraschallschnittbild (Längsschnitt) durch den fetalen Thorax. Die weiße Linie zeigt die Richtung des Doppler-Ultraschalls an. Bei gepulstem Doppler kann, wie hier gezeigt, am Ultraschallschnittbild genau die Stelle markiert werden, an der die Messung durchgeführt werden soll. In diesem Fall handelt es sich um die fetale Aorta. **b** Durch die Doppler-Frequenzverschiebung, hervorgerufen durch den Blutstrom, entstehen für bestimmte Gefäße wie z. B. A. arcuata, A. umbilicalis und fetale Aorta charakteristische Blutflußkurven in Systole und Diastole. Eine verminderte Durchblutung bedingt durch eine Gefäßwiderstandserhöhung läßt sich an einer pathologischen Blutflußkurve erkennen. Der diastolische Blutfluß ist reduziert und die Frequenzverschiebung demzufolge vermindert. Die Doppler-Frequenzverschiebung ist zur Strömungsgeschwindigkeit direkt proportional.

calis. Gleichzeitig kommt es durch die Umverteilung des Blutvolumens zwischen den verschiedenen fetalen Organen zu einer vermehrten Durchblutung des Gehirns mit deutlicher Zunahme der diastolischen Flußgeschwindigkeit in der A. cerebri media. Der erhöhte Widerstand in der A. umbilicalis ist die erste Veränderung auf der fetalen Seite, die mehrere Wochen vor den Veränderungen im CTG auftreten kann.

▶ Pathologische CTG-Veränderungen sind Zeichen einer bereits fortgeschrittenen Beeinträchtigung des fetalen Versorgungszustandes.

Eine Verschlechterung des biophysikalischen Profils durch verminderte bzw. fehlende fetale Bewegungen sowie Verminderung der Fruchtwassermenge sind Ausdruck einer unmittelbaren Bedrohung des Fetus und sollten die Beendigung der Schwangerschaft veranlassen.

Therapie: Die Therapie einer **leichten Präeklampsie** kann initial ambulant erfolgen (1–2mal wöchentliche Kontrollen). Kommt es zu keiner Besserung der Symptomatik, ist eine stationäre Therapie erforderlich:
- Bettruhe, v.a. in Seitenlage,
- eiweiß- und vitaminreiche Diät,
- antihypertensive Therapie (s. S. 318f),
- Überwachung des fetalen Zustandes (s. ⊤ 21.4).

▶ Eine Gewichtsabnahme durch Ödemausschwemmung sowie eine Abnahme der Hämoglobinkonzentration und des Hämatokrits sind prognostisch günstige Zeichen. Eine Verschlechterung der klinischen Symptomatik, der Laborwerte oder des fetalen Zustandes erfordert die Schwangerschaftsbeendigung durch Entbindung.

Bei der Behandlung der leichten Präeklampsie bei einem Gestationsalter von > 34 SSW steht die Frage nach dem Entbindungstermin im Vordergrund. Die Indikation zur vorzeitigen Entbindung sollte großzügig gestellt werden, um den Übergang der leichten in eine schwere Präeklampsie oder Eklampsie zu verhindern.
Die **schwere Präeklampsie und Eklampsie** stellen eine akute Bedrohung für die Gesundheit von Mutter und Kind dar. Die kausale Therapie dieser Erkrankung besteht allein in der Beendigung der Schwangerschaft. Voraussetzung für eine Geburtseinleitung oder Sectio caesarea ist somit ein stabiler Zustand der Schwangeren, um so lebensbedrohliche Komplikationen wie einen eklamptischen Anfall, eine Hirnblutung oder andere schwere Blutungen zu vermeiden.
Zu den therapeutischen Maßnahmen, die auf eine Stabilisierung des akuten Krankheitsbildes gerichtet sind, gehören:

Intensivüberwachung:
- Reizabschirmung gegenüber Lärm, grellem Licht und Schmerz,
- laufende Messung von Puls und Blutdruck,
- Kontrolle des zentralen Venendrucks (ZVD),
- Messung der Urinausscheidung (Dauerkatheter),
- Bestimmung der Laborparameter im Blut und Urin.

Intensivtherapie:
- antikonvulsive Therapie: die erste therapeutische Maßnahme ist der unverzügliche Beginn der antikonvulsiven Therapie in Form der *hochdosierten intravenösen Magnesiumtherapie*, die sich sowohl für die Behandlung als auch für die Prophylaxe des eklamptischen Anfalls, insbesondere bei ausgeprägter Hyperreflexie, eignet:
  – Unterbrechung eines Krampfanfalls: Magnesiumsulfat als Bolus von 3–4 g i.v. in Abhängigkeit von Körpergewicht und Urinausscheidung; wenn die Krampfbereitschaft durch eine Magnesiumtherapie nicht beherrschbar ist, Gabe von 5–10 mg Diazepam i.v.;
  – Prophylaxe weiterer Krampfanfälle: kontinuierliche i.v. Applikation über Perfusor oder Infusionspumpe von Magnesiumsulfat 10% bis zu 2 g pro Stunde oder Magnesiumaskorbat 20% bis zu 3 g pro Stunde;
  – Nebenwirkungen: bei einer Magnesiumkonzentration im Serum von 5–6 mmol/l: EKG-Veränderungen, Atemdepression mit einer Atemfrequenz < 12–14/min; bei einer Magnesiumkonzentration im Serum von ≥ 7,5 mmol/l: Herzstillstand möglich;

  ▶ Der Patellarsehnenreflex (PSR) ist bei einer Magnesiumkonzentration von ca. 5 mmol/l nicht mehr auslösbar;

  – Überwachungsmaßnahmen: konstante Beobachtung der Patientin z.B. durch Sitzwache im Kreißsaal oder auf einer Intensivstation; „Titrieren" der Magnesiuminfusionsrate nach dem stündlich überprüften PSR, der gerade noch auslösbar sein sollte; stündliche Auszählung der Atemfrequenz, die 14–16 Atemzüge/min nicht unterschreiten sollte; die Urinausscheidung sollte 20–25 ml/h nicht unterschreiten;

  ▶ Eine Anurie stellt eine Kontraindikation der hochdosierten Magnesiumtherapie dar, da Magnesium fast ausschließlich über den Urin ausgeschieden wird;

  – Antidot: Calciumgluconat 10% 10–20 ml i.v.;
- weitere Maßnahmen im eklamptischen Anfall:
  – Vermeidung eines Zungenbisses durch Einlage eines Gummikeils zwischen die Zähne;
  – Seitenlagerung zur Freihaltung der Atemwege und Verringerung des Aspirationsrisikos;
  – Herstellung der Beatmungsbereitschaft (Sauerstoff, Intubationsbesteck, Absaugvorrichtung);
- antihypertensive Therapie: Magnesium hat eine antihypertensive Wirkung; wenn nach Einleitung der

antikonvulsiven Therapie der Blutdruck weiterhin > 150/100 mmHg ist, muß eine weitere maßvolle Blutdrucksenkung erfolgen; eine zu starke Blutdrucksenkung kann zu einer Verschlechterung der uteroplazentaren Perfusion führen und damit, insbesondere bei schweren Präklampsieformen mit vorbestehender Plazentainsuffizienz, zu einer akuten Bedrohung des Fetus werden; die antihypertensive Therapie erfolgt mit:
- Dihydralazin (z.B. Nepresol) meist als Einzelgaben i.v.;
- Diazoxid (z.B. Hypertonalum) i.v;

⚠ Nitroprussidnatrium sollte wegen der Gefahr einer Zyanatintoxikation des Fetus nur in Extremfällen eingesetzt werden;

➤ diuretische Therapie: indiziert bei Herzinsuffizienz und Lungenödem;
➤ Substitutionstherapie:
- Transfusion von Erythrozytenkonzentraten bei vermehrtem Blutverlust im Rahmen einer Sectio caesarea oder einer vaginalen Entbindung;
- Transfusion von Thrombozytenkonzentraten und fresh frozen plasma (FFP) bei Gerinnungsstörungen, z.B. im Rahmen eines HELLP-Syndroms;
- Volumensubstitution mit Ringer-Laktat-Lösung mit Kaliumzusatz bei Hypovolämie;
- Osmo-Onkotherapie: Einleitung einer osmotischen Diurese bei Oligurie durch Kurzinfusion von Mannit bei gleichzeitig ausreichendem Volumenersatz.

Entbindung: Nach Stabilisierung des mütterlichen Zustandes sollte die Entbindung unverzüglich vorgenommen werden. In der Mehrzahl der Fälle wird eine *Schnittentbindung* erfolgen, wobei die mütterlichen Risiken in dieser Situation nicht unerheblich sind. Die *vaginale Entbindung* ist für die Gebärende schonender und sollte deshalb, soweit kein erhöhtes Risiko für den Fetus besteht, angestrebt werden. Bei Mehrgebärenden mit einem reifen Zervixbefund und bestehender Kontraktionsbereitschaft des Uterus ist ein Geburtseinleitungsversuch unter kontinuierlicher CTG-Überwachung angezeigt. Die Voraussetzungen für eine Notfallsectio bei Verschlechterung des kindlichen Zustandes müssen aber jederzeit erfüllt sein.

Prognose: Während die echte schwangerschaftsinduzierte Präklampsie, wie sie bei jungen Erstgebärenden auftritt, kein erhöhtes Wiederholungsrisiko hat, geht die auf einer chronischen Vorerkrankung beruhende Pfropfpräklampsie mit einem beträchtlichen Wiederholungsrisiko in nachfolgenden Schwangerschaften einher. Die genaue Einschätzung der Prognose wird dadurch erschwert, daß vorbestehende Nierenerkrankungen häufig stumm verlaufen. So kann die Präklampsie auch bei Erstgebärenden mit negativer Anamnese Ausdruck einer vorbestehenden Organstörung sein.

Prävention: Der Stoffwechsel der Arachidonsäure, insbesondere die verstärkte Bildung von Prostacyclin, ist für die Adaptation des mütterlichen Herz-Kreislauf-Systems an die Schwangerschaft von zentraler Bedeutung. Die Prävention der Präklampsie leitet sich aus dieser Stoffwechselveränderung ab und beruht auf einer pharmakologischen Beeinflussung des Gleichgewichts von Prostacyclin und Thromboxan. Durch **Acetylsalicylsäure** (ASS) in einer geringen Dosis von 60–100 mg/Tag wird die Synthese von Thromboxan deutlich stärker gehemmt als die von Prostacyclin. Damit entsteht aus der Arachidonsäure mehr Prostacyclin, wodurch die Präklampsie verhindert werden soll. Während mehrere prospektiv randomisierte Studien diesen prophylaktischen Effekt von ASS gezeigt haben, wird heute ein genereller Nutzen von ASS wieder angezweifelt. Lediglich bei schweren Formen der Präklampsie in einer vorausgegangenen Schwangerschaft sollte ASS eingesetzt werden. Durch eine frühzeitige Verordnung kann das Risiko einer erneuten schweren Präklampsie und einer fetalen Wachstumsretardierung reduziert werden.

21.2 Schwangerschaftsunabhängige Erkrankungen

Endokrines System

Diabetes mellitus

engl.: diabetes mellitus

Definition: Die als Diabetes mellitus bezeichnete Stoffwechselstörung ist durch ein Ungleichgewicht in der Regulation des Blutzuckerspiegels mit einem Überwiegen der blutzuckererhöhenden Einflüsse definiert. Die **Hyperglykämie** kann Folge einer mangelhaften Produktion oder Freisetzung von Insulin durch das Pankreas sein oder der Insulineffekt wird durch eine überschüssige Produktion der antagonistisch wirkenden Hormone neutralisiert. Neben der Hyperglykämie kommt es zu einem vermehrten Abbau von Fettgewebe und Eiweiß mit erhöhten Plasmalipidspiegeln bis hin zur **Ketoazidose**.

Epidemiologie: Nachdem als Folge einer konsequenten Insulinbehandlung die Fertilität von Diabetikerinnen heutzutage der einer gesunden Frau entspricht, muß in ca. 1% aller Schwangerschaften mit einem insulinpflichtigen Diabetes gerechnet werden, der damit die häufigste Stoffwechselerkrankung während der Schwangerschaft darstellt.

Einteilung in der Schwangerschaft: Mit dem Begriff des Diabetes mellitus wird heute eine Gruppe auch genetisch heterogener Störungen erfaßt, die in verschiedenen ethnischen Gruppen sowie familiär mit unterschiedlicher Häufigkeit angetroffen werden. Dabei unterscheidet man in Anlehnung an das WHO Experts Committee on Diabetes mellitus primäre und sekundäre Formen. Um besondere Aspekte der Schwangerschaft berücksichtigen zu können, hat sich folgende Einteilung des Diabetes mellitus bewährt (modifiziert nach Pyke 1973):

Schwangerschafts- oder Gestationsdiabetes: Bei 90% aller Schwangeren mit einer Kohlenhydratstoffwechselstörung manifestiert sich der Diabetes erstmalig in der Schwangerschaft. Dabei ist die Stoffwechselstörung in der Regel auf die Schwangerschaft begrenzt.

Manifester, vorbestehender Diabetes mellitus ohne bzw. mit Gefäßkrankheiten: Der manifeste Diabetes liegt in der Regel als jugendlicher Typ I-Diabetes, sehr selten als Erwachsenendiabetes vom Typ II vor. In der Schwangerschaft sind lediglich 10% aller Kohlenhydratstoffwechselstörungen Ausdruck eines vorbestehenden Diabetes. Entwickeln sich pathologische Gefäßveränderungen im Rahmen des Diabetes mellitus, können eine Retinopathie oder Nephropathie folgen.

Symptomatik: Die typische klinische Symptomatik mit Durst, Polyurie und Gewichtsverlust ist beim Schwangerschaftsdiabetes in der Regel nicht ausgeprägt. Meist besteht lediglich eine **postprandiale Hyperglykämie**.

> Der Diabetes mellitus begünstigt zahlreiche mütterliche und fetale Komplikationen. Die daraus abzuleitende erhöhte perinatale Morbidität und Mortalität erfordert zusätzlich zu der sorgfältigen Überwachung der Mutter eine intensive Überwachung und Betreuung des Fetus und des Neugeborenen.

Risiko für die Mutter:
- erhöhtes Hypoglykämierisiko aufgrund einer verstärkten Insulinsensibilität, insbesondere im 1. Trimenon,
- erhöhtes Hyperglykämierisiko aufgrund einer zunehmenden Insulinresistenz, insbesondere im 2./3. Trimenon,
- erhöhtes Infektionsrisiko im Bereich des Urogenitaltraktes (asymptomatische Bakteriurie, s. S. 340, Pyelonephritis s. S. 340): die asymptomatische Bakteriurie muß effektiv antibiotisch behandelt werden, da das Risiko einer Keimaszension mit Entwicklung einer Pyelonephritis sehr hoch ist,
- Präeklampsie (s. S. 319ff).

Im Rahmen der engmaschig durchzuführenden Schwangerschaftsvorsorgeuntersuchung ist besonders auf Frühzeichen der genannten mütterlichen Risiken durch die regelmäßige Durchführung eines Uricultes sowie auf Frühsymptome der Präeklampsie zu achten.

Risiko für das Kind:
Diabetische Embryopathie: Neben einer erhöhten Abortrate zeigen Diabetikerinnen auch eine deutliche, über die Norm (2–3%) erhöhte Mißbildungsrate. Für die Entstehung von Mißbildungen sind sowohl die Hyperglykämie und Ketoazidose als auch die Hypoglykämie und mögliche Hypoxie von Bedeutung.

> Eine gute Stoffwechseleinstellung bereits zum Zeitpunkt der Konzeption kann das Mißbildungsrisiko deutlich senken.

Folgende Mißbildungen kennzeichnen eine diabetische Embryopathie:
- Verschlußstörungen im Bereich des Neuralrohrs,
- kardiovaskuläre Fehlbildungen,
- kaudales Regressionssyndrom, d.h., Teile der unteren Körperhälfte fehlen oder sind unvollständig entwickelt.

Diabetische Fetopathie: Zu den charakteristischen Zeichen einer diabetischen Fetopathie gehören die fetale Makrosomie (Gewicht > 4500 g) sowie die Retardierung funktioneller Reifungsprozesse mit Entwicklung eines Atemnotsyndroms und einer Hyperbilirubinämie.

Die fetale Makrosomie ist die Folge einer schlechten Einstellung des Diabetes. Die chronische mütterliche und fetale Hyperglykämie wirken stimulierend auf das fetale Pankreas und seine Insulinproduktion. Es kommt zu einem Hyperinsulinismus, der die subkutane Fetteinlagerung fördert. Dabei ist unklar, ob auch Veränderungen im Plasmaspiegel der Fettsäuren und Aminosäuren im mütterlichen Blut von Bedeutung sind.

Plazentainsuffizienz: Ein vorbestehender, manifester Diabetes mellitus mit Gefäßbeteiligung kann zu einer chronischen Plazentainsuffizienz und konsekutiv zu einer intrauterinen Wachstumsretardierung führen.

Polyhydramnion: Die Folge fetaler Polyurie ist die Entwicklung eines Polyhydramnions. Ein Polyhydramnion kann Wehentätigkeit und Blasensprung vorzeitig induzieren und so eine Frühgeburt verursachen.

Erhöhte perinatale Mortalität: Ursachen einer erhöhten perinatalen Mortalität sind geburtsmechanische Probleme makrosomer Kinder, eine verminderte Belastbarkeit sub partu, das Atemnotsyndrom sowie die postpartuale Hypoglykämie.

Diagnostik:
50-g-Glucosebelastung: Für die Erfassung eines Schwangerschaftsdiabetes eignet sich die orale 50-g-Glucosebelastung, die von vielen Autoren als Screening, insbesondere zwischen der 24. und 28. Schwangerschaftswoche empfohlen wird. Durch das Screening werden weitgehend alle Fälle von Schwangerschaftsdiabetes diagnosti-

ziert. Zu beachten ist jedoch die ungenügende Reproduzierbarkeit und begrenzte Spezifität des Tests mit 80%, d.h., 20% der gesunden Schwangeren weisen pathologische Werte auf.

> Durchführung:
> - Bestimmung des Nüchternblutzuckers (Kapillarblut),
> - orale Einnahme von 50 g Glucose in 250–300 ml Flüssigkeit innerhalb von 5 Minuten,
> - Blutzuckerbestimmung (Kapillarblut) nach 60 Minuten.

> Grenzwerte für die 50-g-Glucosebelastung unter nichtstandardisierten Bedingungen sind:
> - nüchtern, d.h. ≥ 2 Stunden postprandial: 5,6 mmol/l,
> - nach 1 Stunde: 7,5 mmol/l (Kapillarblut).

Oraler Glucosetoleranztest (OGTT): Bei erhöhtem 1-Stunden-Wert in der 50-g-Glucosebelastung wird der orale Glucosetoleranztest mit 100 g Glucose durchgeführt. Für den OGTT ist die Beachtung standardisierter Bedingungen in Form einer kohlenhydratreichen Ernährung in den letzten 3 Tagen und der Einhaltung einer 8stündigen Fastenperiode vor dem Test entscheidend.

> *Durchführung:* Der Testablauf entspricht im wesentlichen dem der 50-g-Glucosebelastung (s.o.). Wichtig ist die Bestimmung des Blutzuckers nach 1, 2 und 3 Stunden nach Zufuhr des Glucosetrunks.

> *Grenzwerte für den OGTT sind:*
> - nüchtern: 5,8 mmol/l,
> - nach 1 Stunde: 10,6 mmol/l,
> - nach 2 Stunden: 9,2 mmol/l,
> - nach 3 Stunden: 8,1 mmol/l.

Sind 2 oder mehr der Blutzuckerwerte nach der Glucoseeinnahme pathologisch, so liegt ein Schwangerschaftsdiabetes vor. Ist bereits der Nüchternblutzucker erhöht, ist in der Regel eine Insulinbehandlung erforderlich.

Bestimmung des Hämoglobin A_{1c} (HbA_{1c}): Neben dem oralen Glucosetoleranztest wird die Bestimmung von glycosyliertem Hämoglobin (HbA_{1c}) im mütterlichen Blut empfohlen, da HbA_{1c} Auskunft über die Qualität der Stoffwechseleinstellung bei Diabetes gibt. Im Falle einer chronischen Hyperglykämie ist HbA_{1c} erhöht.

Die Bestimmung des HbA_{1c} wie auch die wiederholte Messung des Nüchternblutzuckers im Verlauf der Schwangerschaft ist als Screeninguntersuchung wenig geeignet. Die begrenzte Empfindlichkeit der Bestimmungsmethoden führt dazu, daß einzelne Fälle von Schwangerschaftsdiabetes nicht erkannt werden.

Überwachung des Fetus: Die diabetische Schwangerschaft ist eine Risikoschwangerschaft und erfordert sowohl die engmaschige Kontrolle und Behandlung der Mutter als auch die Überwachung des Fetus (T 21.5).

Die für eine diabetische Embryopathie charakteristischen Mißbildungen werden durch die Ultraschalluntersuchung im 1. und 2. Trimenon sowie durch eine Bestimmung des mütterlichen Serum-α-Fetoproteins diagnostiziert.

Eine Fruchtwasservermehrung im Sinne eines Polyhydramnions, beginnende Makrosomie oder Mißbildungen des Fetus sind Ausdruck einer schlechten Einstellung des Diabetes.

Therapie:
Diät: Eine sorgfältige Diätberatung und -überwachung ist für die Diabetestherapie unerläßlich. Der Kalorienbedarf beträgt 30–35 kcal pro kg Standardkörpergewicht. Der

T 21.5 Parameter zur Überwachung des Fetus bei Diabetes mellitus

Parameter	Untersuchungsmethode	Zeitpunkt bzw. Untersuchungsintervall	pathologische Veränderung
Wachstum	Ultraschallbiometrie	alle 2–3 Wochen	Makrosomie oder Wachstumsretardierung bei vorbestehendem D. m. mit Gefäßbeteiligung
Zustandsbeurteilung mit dem biophysikalischen Profil:		spätestens ab 34. SSW	
▶ Herzaktion	CTG-Non-Streß-Test	1–2mal pro Woche	eingeschränkte Oszillationen, fehlende Akzeleration
▶ Bewegungen, Tonus, Atemexkursionen des Thorax	Ultraschall	1–2mal pro Woche	vermindert bzw. fehlend
▶ Fruchtwassermenge	Ultraschall	alle 1–2 Wochen	Polyhydramnion
Lungenreife	Messung der Phospholipide und des Phosphatidylglycerols im Fruchtwasser	Verschlechterung des fetalen Zustandes mit Indikation zur Entbindung	

Kohlenhydratanteil an den Gesamt-kcal umfaßt 50%, der Eiweißanteil 30% und der Fettanteil 20%. Aufgrund des deutlich erhöhten Vitaminbedarfs in der Schwangerschaft sollten Nahrungsmittel mit hoher Nährstoffdichte in bezug auf die kritischen Vitamine (B_1, B_6, B_{12}, Folsäure) und auf die Mineralstoffe (Eisen, Calcium, Magnesium) bevorzugt werden. Dies sind vor allem Milchprodukte mit hohem Calciumgehalt sowie tierisches Eiweiß mit gut verwertbarem Eisen. Die Kohlenhydrate sollten langsam resorbierbar sein wie im Vollkornbrot, in ungeschältem Reis, Kartoffeln, Haferflocken, im Frischobst und Gemüse. Eine Verteilung der Diät auf mindestens 6 Mahlzeiten pro Tag hat sich bewährt.

Überwachung: Bei reiner Diätbehandlung ist mindestens 1mal wöchentlich 2 Stunden postprandial eine Kontrolle des Blutzuckers und eine Überprüfung des Morgenurins auf Keton angezeigt.

> Orale Antidiabetika sind in der Schwangerschaft grundsätzlich kontraindiziert, da sie teratogen wirken und anhaltende fetale Hypoglykämien verursachen.

Insulin:

Indikation für eine Insulintherapie: Die Indikationskriterien für eine Insulintherapie sind beim Schwangerschaftsdiabetes umstritten. Beim Schwangerschaftsdiabetes sollte die Insulingabe sehr viel großzügiger erfolgen als bei der nichtschwangeren Diabetikerin, insbesondere dann, wenn Diät allein nicht zur Normoglykämie führt. Die Gründe dafür sind die erhöhte perinatale Morbidität und Mortalität infolge einer Fetopathia diabetica sowie die möglichen Langzeitauswirkungen eines mütterlichen Diabetes auf das Kind. So besteht bei Töchtern von Müttern mit einem Schwangerschaftsdiabetes ein deutlich erhöhtes Risiko für die Entwicklung eines Schwangerschaftsdiabetes in ihren eigenen Schwangerschaften. Das Risiko kann durch die strenge Stoffwechselkontrolle mit Korrektur des intrauterinen Milieus beeinflußt werden. Bei mehrfach erhöhten Blutzuckerwerten von:
- nüchtern $\geq$ 5,6 mmol/l oder
- postprandial $\geq$ 6,7 mmol/l oder
- bei einer Insulinkonzentration > 10 mU/ml im Fruchtwasser sollte eine Insulintherapie begonnen werden.

Insulinbedarf: Die für eine optimale Stoffwechseleinstellung notwendige Insulindosis variiert in der Schwangerschaft erheblich.
In der Frühschwangerschaft ist der Insulinbedarf infolge einer erhöhten Insulinsensibilität reduziert, so daß eine mangelhafte Anpassung der Insulindosis die Gefahr der Hypoglykämie mit sich bringt. Diese Gefahr wird noch durch die unregelmäßige Nahrungsaufnahme infolge Übelkeit oder Schwangerschaftserbrechen verstärkt.
In der 2. Schwangerschaftshälfte steigt der Insulinbedarf aufgrund der zunehmenden Insulinresistenz (HPL-Effekt) beträchtlich an und kann bei vorbestehendem Diabetes mellitus gegen Ende der Schwangerschaft das Doppelte betragen.

Mit der Insulintherapie wird in der Regel Ende des 2. bzw. Anfang des 3. Trimenons begonnen. Der initiale Insulinbedarf beträgt bei normalgewichtigen Schwangeren etwa 0,4 IE Insulin pro kg Körpergewicht und bei adipösen Schwangeren etwa 0,7 IE Insulin pro kg Körpergewicht. Im letzten Schwangerschaftsdrittel liegt der durchschnittliche Insulinbedarf $\geq$ 60 IE pro Tag.

Insulineinstellung: Die initiale Einstellung auf Insulin erfolgt unter stationären Bedingungen. Als Insulintherapieform kommt für schwangere Diabetikerinnen nur die intensivierte konventionelle Insulintherapie nach dem Basis-Bolus-Prinzip in Betracht. Dabei werden 30% der Gesamtdosis als Depotinsulin gegen 22 Uhr und 30 bzw. 20% als rasch wirkendes Insulin unmittelbar vor den 3 Hauptmahlzeiten subkutan appliziert. Während der Insulineinstellung ist die Blutzuckerbestimmung 6mal oder mehrmals pro Tag jeweils 30 Minuten vor und 2 Stunden nach den Hauptmahlzeiten sowie vor der Nachtruhe und nüchtern am frühen Morgen erforderlich. Die Zeit der Hospitalisierung wird auch für eine intensive Ernährungsberatung genutzt. Zusätzlich muß die Schwangere mit den Risiken und Symptomen einer Hypoglykämie vertraut gemacht werden. Außerdem wird die Patientin frühzeitig in die Technik der Selbstinjektion, in die Überwachung des Blutzuckers mit Teststreifen und Reflometer sowie in die Kontrolle der Ketonausscheidung im Urin eingeführt.

Überwachung: Bei der Insulinbehandlung sollte die Blutzuckerkontrolle durch die Patientin selbst vorgenommen und täglich 4mal, d.h. nüchtern, vor dem Mittag- und Abendessen sowie vor dem Schlafengehen durchgeführt werden. Therapieziel sind ein Nüchternblutzucker $\leq$ 5,6 mmol/l und ein postprandialer Blutzucker $\leq$ 6,7 mmol/l.

T 21.6 Klassifikation des Diabetes in der Schwangerschaft (modifiziert nach White)

Klasse	Beschreibung
A	Diabetes subklinisch, auch vorbestehend, keine Insulinpflicht
B	Beginn > 20. Lebensjahr und Dauer $\leq$ 10 Jahre, Insulinpflicht
C	Beginn im 10.–19. Lebensjahr oder Dauer 10–19 Jahre
D	Beginn < 10. Lebensjahr oder Dauer > 20 Jahre oder chronische Hypertonie oder diabetische Retinopathie
E	Arteriosklerose der Beckenarterien
F	diabetische Nephropathie (Kimmelstiel-Wilson)
H	Koronarsklerose
R	proliferative Retinopathie
T	Status nach Nierentransplantation

Die Insulinanpassung bei vorbestehendem Diabetes mellitus kann insbesondere bedingt durch den veränderten Insulinbedarf in den verschiedenen Abschnitten der Schwangerschaft recht schwierig sein und macht häufig die Zuziehung eines erfahrenen Diabetologen erforderlich. Bei der Umstellung muß häufig von der Einspritzen- auf die Mehrspritzentherapie im Sinne des Basis-Bolus-Prinzips übergegangen werden.

Entbindung:
Zeitpunkt: Aufgrund der Gefahr des intrauterinen Fruchttodes infolge einer Fetopathia diabetica oder aber einer schweren Plazentainsuffizienz wurde früher die vorzeitige Entbindung empfohlen. In Abhängigkeit von der Schwere und Zeitdauer des bestehenden Diabetes erfolgte die Indikationsstellung für die Schwangerschaftsbeendigung zu einem früheren Zeitpunkt. Hierzu wurde die *White-Klassifikation* zugrunde gelegt (⊤ 21.6).
Bei gut eingestelltem Diabetes ohne mütterliche oder fetale Komplikationen wird heute der spontane Wehenbeginn abgewartet und nach Möglichkeit die vaginale Geburt angestrebt.
Bei mütterlichen Komplikationen wie Entgleisung des Diabetes oder Präeklampsie, aber auch bei fetalen Komplikationen wie ein suspektes bzw. pathologisches CTG oder die Abnahme der Kindsbewegungen ist die vorzeitige Entbindung durch Geburtseinleitung oder die Schnittentbindung indiziert. Auch bei Überschreiten des Geburtstermins sollte die Geburtseinleitung frühzeitig in Erwägung gezogen werden.

Regulation des Blutzuckers unter der Geburt: Während der Eröffnungs- und Austreibungsphase erfolgt eine kontinuierliche Infusion mit 5%iger Glukoselösung mit 1–2stündlicher Kontrolle der Blutzuckerspiegel. Steigen die Blutzuckerwerte über 7,8 mmol/l, wird parallel eine intravenöse Zufuhr eines rasch wirkenden Insulins mit initialer Dosierung von 0,5–1 IE pro Stunde begonnen.

Geburtsverlauf: Aufgrund der Makrosomie besteht die Gefahr eines protrahierten Geburtsverlaufes und bei der Entwicklung des Kindes kann es zu einer Schulterdystokie (s. S. 404) kommen.

> Wenn sich sonographisch der Thoraxquerdurchmesser größer als der biparietale Kopfdurchmesser darstellt, muß eine Makrosomie angenommen und die Indikation zur Sectio caesarea großzügig gestellt werden.

Beratung: Der Diabetes mellitus muß wie andere chronische Erkrankungen im Zusammenhang mit einer Schwangerschaft immer unter 2 Aspekten betrachtet werden:
➤ Einfluß der Erkrankung auf den Schwangerschaftsverlauf,
➤ Einfluß der Schwangerschaft auf den Krankheitsverlauf.

Der Diabetes mellitus stellt heute in der Mehrzahl der Fälle keine Kontraindikation für eine Schwangerschaft dar. Lediglich bei **schweren vaskulären Komplikationen** (White-Klasse F–T) ist von einer Schwangerschaft abzuraten, da lebensbedrohliche Komplikationen möglich sind.
Nach heutiger Auffassung hat die Schwangerschaft keine nachteiligen Auswirkungen auf den Krankheitsverlauf wie eine Progression mit beschleunigter Entwicklung von Komplikationen in Form einer Retinopathie, Nephropathie oder Neuropathie, vorausgesetzt, daß Schwangerschaft und Diabetes fachgerecht überwacht, der Blutzucker sorgfältig kontrolliert und der Insulinbedarf entsprechend angepaßt werden.
Alle Diabetikerinnen im fortpflanzungsfähigen Alter sollten darauf hingewiesen werden, daß die **Risiken** einer Schwangerschaft mit zunehmendem Alter bzw. Dauer des Diabetes mellitus ansteigen. Die Schwangerschaften sollten deshalb, wenn immer möglich, in jungen Jahren und nur nach optimaler Einstellung des Diabetes geplant werden.

> Wird im 1. Trimenon anhand des HbA_{1c} eine schon seit Wochen vorbestehende und damit chronische Hyperglykämie nachgewiesen, muß mit einem 5- bis 6fach erhöhten Mißbildungsrisiko gerechnet werden.

Im Rahmen der sorgfältigen Planung einer Schwangerschaft ist natürlich auch eine zuverlässige **Schwangerschaftsverhütung** angezeigt. Wegen des erhöhten Thromboembolierisikos sind kombinierte Ovulationshemmer zumindestens relativ kontraindiziert, wobei die neueren Präparate mit geringerer Östrogendosis durchaus in Betracht kommen. Ansonsten muß eine mechanische Kontrazeption empfohlen werden.
Ein **Schwangerschaftsabbruch** kommt bei ungeplanter Schwangerschaft und *schweren vaskulären Komplikationen* wie proliferativer Retinopathie, Koronarangio- und Nephropathie, aber auch bei nachgewiesenen fetalen Mißbildungen in Betracht.
Durch eine sorgfältige **Beratung** der Diabetikerin vor Eintritt einer Schwangerschaft können optimale Voraussetzungen für einen normalen Schwangerschaftsverlauf ohne mütterliche bzw. fetale Komplikationen geschaffen werden („präkonzeptionelle" Vorsorge).
Frauen mit **Schwangerschaftsdiabetes** haben ein deutlich erhöhtes Risiko für die Entwicklung eines Typ II Diabetes mellitus im späteren Leben, insbesondere bei Vorliegen von Faktoren, die eine erhöhte Insulinresistenz mit sich bringen wie Adipositas und mangelnde körperliche Aktivität. Um einen manifesten Diabetes mellitus auch frühzeitig außerhalb der Schwangerschaft erkennen zu können, wird eine Glucosebelastung 6–8 Wochen nach der Geburt und dann jährlich empfohlen.

Schilddrüsenerkrankungen

Hyperthyreose

engl.: hyperthyroidism

Ätiologie: Die häufigste Ursache einer Hyperthyreose in der Schwangerschaft ist die Produktion von Autoantikörpern mit schilddrüsenstimulierender Wirkung (M. Basedow).

Symptomatik: Die wichtigsten klinischen Zeichen sind persistierende Tachykardie, Gewichtsverlust, Struma und Wärmeintoleranz.

Risiko für das Kind: Eine **unbehandelte Hyperthyreose** in der Schwangerschaft führt häufig zu *Fehl- oder Frühgeburten* sowie zu *Mißbildungen*, insbesondere des Herzens. Eine **thyreostatisch behandelte Hyperthyreose** kann, aufgrund der Plazentagängigkeit der Thyreostatika, mit einer *fetalen Schilddrüsensuppression* einhergehen. Um die Entwicklung einer *fetalen Struma* bzw. einer *Hypothyreose* zu vermeiden, sollte die Dosierung der Thyreostatika so gering wie möglich gehalten werden.
Im Falle einer **immunogenen Hyperthyreose** können die Autoimmunantikörper der Mutter die Plazenta passieren und die fetale Schilddrüse stimulieren. Das Neugeborene zeigt dann die klinischen Zeichen einer *Hyperthyreose*.

Diagnostik: Gesamt-T_3 und -T_4 sind in der Schwangerschaft normalerweise erhöht. Daher ist zusätzlich die Bestimmung des freien Hormonanteils, insbesondere des freien Thyroxins (FT_4), erforderlich. Eine Erhöhung des freien Thyroxins (FT_4) bei Erniedrigung des TSH spricht für eine Hyperthyreose.

Therapie: Die **thyreostatische Behandlung** erfolgt mit Propylthiouracil (PTU) oder Methimazol. In der Regel wird dem PTU der Vorzug gegeben, da es im Vergleich zu Methimazol weniger plazentagängig ist. Die Dosierung, auch von PTU, sollte aufgrund der möglichen fetalen Schilddrüsensuppression so niedrig wie möglich gehalten werden. Ziel der Therapie ist es, die freie T_4-Konzentration auf hochnormale Werte einzustellen.
Eine **chirurgische Behandlung** der Hyperthyreose ist während der Schwangerschaft nur selten erforderlich, die Radioiodtherapie ist kontraindiziert.

Hypothyreose

engl.: hypothyroidism

Ätiologie: Die häufigste Ursache ist eine Autoimmunthyreoiditis (Hashimoto-Thyreoiditis) mit Zerstörung von funktionsfähigem Schilddrüsengewebe.

Symptomatik: Klinisch manifestiert sich die Hypothyreose mit starker Ermüdung, Kälteintoleranz, übermäßiger Gewichtszunahme, Trockenheit der Haut und Obstipation.
Die Abgrenzung dieser Symptome gegenüber den „normalen" Schwangerschaftsbeschwerden bereitet allerdings diagnostische Probleme. In der Regel ist jedoch die Verbindung einer Schwangerschaft mit einer Hypothyreose sehr selten, da die Fertilität durch eine Schilddrüsenunterfunktion beeinträchtigt wird.

Risiko für das Kind: Kommt es trotz einer Hypothyreose zu einer Schwangerschaft, besteht ein erhöhtes Risiko für einen *Abort* oder *intrauterinen Fruchttod* sowie für *Mißbildungen*.

Diagnostik: Die Gesamt-T_4- und -T_3-Konzentrationen sind erniedrigt bei gleichzeitig erhöhtem TSH.

Therapie: Das Schilddrüsenhormondefizit wird durch Gabe von L-Thyroxin ausgeglichen. Die Anfangsdosis beträgt 75–100 µg/Tag, die Erhaltungsdosis ist individuell unterschiedlich in Abhängigkeit von den Hormonwerten. Die Therapieüberwachung erfolgt durch Kontrolle des TSH und des FT_4-Spiegels in 4wöchentlichen Abständen. Die Substitutionstherapie mit Schilddrüsenhormonen ist für den Fetus unbedenklich, da diese die Plazenta nicht passieren.

Erkrankungen der Nebenschilddrüse und der Nebenniere

Erkrankungen der Nebenschilddrüse und Nebenniere in der Schwangerschaft sind außerordentlich selten und oft schwer zu diagnostizieren. In den ▼ **21.7** und ▼ **21.8** sind die Symptome und Laborbefunde, die im wesentlichen einer Erkrankung außerhalb einer Schwangerschaft entsprechen, sowie die Risiken für das Kind einschließlich der in der Schwangerschaft empfohlenen Therapie zusammengefaßt.
Hervorzuheben sind die hohe mütterliche und fetale Mortalität bei einem Phäochromozytom. Die durch ein Phäochromozytom ausgelöste hypertensive Krise, insbesondere bei der Entbindung oder während eines chirurgischen Eingriffs, kann für die Schwangere, aber auch für den Fetus allein tödlich enden.

Hypophyse

Prolaktinom

engl.: prolactinoma

Prolaktinome sind prolaktinsezernierende Mikro- oder Makroadenome des Hypophysenvorderlappens. Sie gehören mit zu den häufigsten, endokrin aktiven Hypo-

21.7 Erkrankungen der Nebenschilddrüse in der Schwangerschaft

	Hyperparathyreoidismus (HPT)	**Hypoparathyreoidismus**
Symptome	*renale Manifestation:* Unwohlsein, Schwächegefühl, Polyurie, Polydipsie, Nephrolithiasis, Nephrokalzinose, *gastrointestinale Manifestation:* Appetitlosigkeit, Meteorismus, Erbrechen, seltener Ulcus ventriculi und duodeni, Pankreatitis, *ossäre Manifestation:* Glieder- und Rückenschmerzen bei Knochendemineralisation	*hypokalzämische Tetanie:* lokale Mißempfindungen wie „Kribbeln, Ameisenlaufen, Pelzigkeitsgefühl" in Gesicht, Händen und Füßen sowie Krämpfe bei erhaltenem Bewußtsein, *Psychosyndrom:* erhöhte Reizbarkeit, Ängstlichkeit, depressive Verstimmungen
Laborbefunde	*primärer HPT:* Hyperkalzämie, Hyperkalzurie, Hypophosphatämie, Hyperphosphaturie, Parathormon und Knochen-AP im Serum erhöht	Hypokalzämie, Hypokalzurie, Hyperphosphatämie, Hypophosphaturie, Parathormon im Serum erniedrigt
Risiko für das Kind	Spontanabort, intrauteriner Fruchttod, Frühgeburt, Neugeborenentetanie als Folge der mütterlichen Hyperkalzämie	erhöhte Abortrate, Neugeborenenhyperparathyreoidismus als Folge der mütterlichen Hypokalzämie
Therapie	*chirurgisch:* Entfernung der Epithelkörperchen (bevorzugt im 2. Trimenon)	*medikamentös:* Calcium, Vitamin D

physentumoren. Bei über 50% der betroffenen schwangeren Frauen sind sie kleiner als 1 cm. Sie können jedoch auch eine erhebliche Größe erreichen und durch Druck auf das Chiasma opticum Gesichtsfeldausfälle verursachen.

Prolaktinome gehen aufgrund der erhöhten Prolaktinsekretion mit einer Beeinträchtigung der Fertilität einher (s. S. 72f). Die **Behandlung** mit Bromocriptin (z.B. Pravidel), einem Dopaminagonisten, führt in der Regel zur Wiederherstellung normaler, ovulatorischer Zyklen. Kommt es dann zu einer Schwangerschaft, müssen der Prolaktinspiegel und das Gesichtsfeld regelmäßig alle 1–2 Monate kontrolliert werden, um eine plötzliche Adenomvergrößerung frühzeitig zu erkennen. Ein übermäßiger Anstieg der Prolaktinwerte spricht auch in der Schwangerschaft auf Bromocriptin gut an. Besteht der Verdacht auf ein rasches Wachstum mit Entwicklung eines Makroadenoms, muß eine computertomographische Abklärung und, wenn notwendig, die Tumorentfernung erfolgen.

Diabetes insipidus

engl.: diabetes insipidus

Ein Diabetes insipidus ist mehrheitlich Folge eines vorausgegangenen operativen Eingriffs im Bereich der Hypothalamus-Hypophysen-Region. Er beruht auf einer verminderten oder fehlenden Produktion von Vasopressin (ADH), was zu einer übermäßigen Ausscheidung eines stark verdünnten Urins und konsekutiv zu einem vermehrten Durstgefühl mit Polydipsie führt.

Die medikamentöse **Therapie** in Form der Substitution von Vasopressin ist sehr erfolgreich. Zu beachten ist, daß während der Schwangerschaft erheblich mehr Vasopressin substituiert werden muß.

Sheehan-Syndrom

engl.: Sheehan syndrome

Bei dem Sheehan-Syndrom handelt es sich um eine Unterfunktion bzw. einen Ausfall sämtlicher Partialfunktionen des Hypophysenvorderlappens (HVL) infolge einer postpartualen, ischämischen Nekrose des HVL. **Ursache** ist eine Massenblutung mit Schock im Rahmen geburtshilflicher Komplikationen. Aufgrund der physiologischen Volumenzunahme des HVL in der Schwangerschaft scheint bei Schockzuständen, insbesondere unter der Geburt, ein erhöhtes Risiko für die Entwicklung einer ischämischen Nekrose zu bestehen.

Klinisch manifestiert sich der Funktionsausfall des Hypophysenvorderlappens zunächst durch eine fehlende postpartuale Milchproduktion. Im weiteren Verlauf können sich eine Hypothyreose, eine Nebennierenrindeninsuffizienz sowie Zyklusstörungen einstellen.

Die **Therapie** beinhaltet, je nach Ausmaß der Ausfallerscheinungen, die Substitution von Thyroxin, Glukokortikoiden, Östrogen und Progesteron.

T 21.8 Erkrankungen der Nebenniere in der Schwangerschaft

	primärer Hypercortisolismus (Morbus Cushing)	primäre Nebennierenrinden-insuffizienz (Morbus Addison)	Phäochromozytom
Symptome	Vollmondgesicht mit Plethora, Stiernacken, Stammfettsucht, Müdigkeit, Leistungsabfall, Muskelschwäche, Knochenschmerzen, diabetogene Stoffwechsellage, Hypertonie, psychische Veränderungen	Schwäche, Müdigkeit, Übelkeit, Erbrechen, abdominelle Beschwerden, Pigmentierung der Haut und Schleimhäute, niedriger Blutdruck, *Addisonkrise:* Muskel- und Gelenkschmerzen, Bauchschmerzen, Blutdruckabfall, Fieber, Bewußtseinsstörungen (Somnolenz, Koma)	paroxysmale Hypertonie mit Blutdruckkrisen oder persistierende Hypertonie, bei Bluthochdruck Kopfschmerzen, Schwitzen, Herzklopfen, Gesichtsblässe
Laborbefunde	freies Cortisol im 24h-Urin erhöht, ACTH im CRH-Test deutlich stimulierbar	Hyponatriämie, Hyperkaliämie, metabolische Azidose, Cortisol im Serum erniedrigt	Katecholamine oder Katecholaminmetabolite im angesäuerten 24h-Urin erhöht, Katecholamine im Serum erhöht
Risiko für das Kind	Abort, Früh- und Totgeburt (50–60%), Nebennierenrindeninsuffizienz des Neugeborenen	hohe fetale Mortalität (40–50%), Addisonkrise des Neugeborenen	hohe fetale Mortalität (> 50%)
Therapie in der Schwangerschaft	*Manifestation im 1. Trimenon:* ➤ chirurgisch: Entfernung des Nebennierenrindentumors bzw. Hypophysenadenoms, ➤ Schwangerschaftsabbruch, *Manifestation im 2./3. Trimenon:* ➤ medikamentös: Methyrapon, ➤ chirurgisch: Tumorentfernung erst nach der Geburt	Substitution von Gluco- und Mineralocorticoiden	*Manifestation im 1. Trimenon:* ➤ chirurgisch: Tumorentfernung, *Manifestation im 2./3. Trimenon:* ➤ medikamentös: α-Rezeptorenblocker (Phenoxybenzamin), zusätzlich oft β-Rezeptorenblocker (s. S. 318f)

Herz- und Kreislauferkrankungen

Die mit einer Schwangerschaft einhergehende Mehrbelastung des Herz-Kreislauf-Systems basiert auf einer Zunahme des zirkulierenden Blutvolumens mit sekundärer Steigerung der Herzfrequenz, des Herzschlagvolumens und folglicherweise des Herzminutenvolumens um 40–50%. Diese physiologische Adaptation wird von der gesunden Schwangeren in der Regel problemlos vertragen. Allerdings können Kurzatmigkeit, Schwindel bis hin zur Ohnmacht, Beklemmungen über der Brust sowie vermehrtes Herzklopfen auftreten. Diese Beschwerden sind in der Schwangerschaft typisch und weit verbreitet.

Die schwangerschaftsbedingte, physiologische Mehrbelastung des Herz-Kreislauf-Systems ist gegen Ende des 2. und zu Beginn des 3. Trimenons am größten, so daß auch in dieser Zeit die Symptome am häufigsten sind. Halten diese Beschwerden an, ist eine sorgfältige diagnostische Abklärung zum Ausschluß eines bislang unbekannten vorbestehenden Herzleidens erforderlich.

Herzerkrankungen
engl.: cardiac diseases

Epidemiologie: Mit dem Rückgang der rheumatischen Erkrankungen im Kindesalter sind auch die erworbenen Vitien heute sehr viel seltener geworden. Die kongenitalen Vitien stellen daher die wichtigste Gruppe der Herzerkrankungen in der Schwangerschaft dar.

Einteilung:
nach der Ursache: Die Herzerkrankungen in der Schwangerschaft werden ätiologisch in folgende Gruppen unterteilt:

T 21.9 Schweregrade einer organischen Herzerkrankung nach New York Heart Association (NYHA)

Grad	Symptome
I	keine Symptome, keine Beeinträchtigung der körperlichen Leistungsfähigkeit
II	symptomatisch bei schwerer Belastung
III	symptomatisch bei leichter Belastung
IV	symptomatisch im Ruhezustand

- kongenitale Vitien,
- erworbene Vitien infolge der rheumatischen Endokarditis,
- Herzrhythmusstörungen,
- Koronarerkrankungen,
- Endokarditis bzw. Perikarditis.

nach dem Schweregrad: Die funktionelle Einteilung der Herzerkrankungen in der Schwangerschaft erfolgt unter Berücksichtigung der körperlichen Leistungsfähigkeit der Schwangeren. Nach der New York Heart Association (NYHA) werden 4 Schweregrade einer organischen Herzerkrankung unterschieden (T 21.9).

Symptomatik: Eine zunehmende Kurzatmigkeit, Husten, häufige Ohnmachtsanfälle, Müdigkeit und Leistungsschwäche können bei vorbestehender Herzerkrankung Hinweis auf eine beginnende Herzinsuffizienz sein.

Risiko für die Mutter: Bei herzkranken Frauen **NYHA I** und **II** können, eine sorgfältige interdisziplinäre Betreuung vorausgesetzt, Schwangerschaften weitgehend problemlos verlaufen. Dagegen ist bei **NYHA III** und **IV** das Risiko schwerer Komplikationen während der Schwangerschaft und Geburt sowie unmittelbar nach der Geburt deutlich erhöht. Die Beratung dieser Frauen muß ausführlich und realistisch erfolgen. Bei starkem Kinderwunsch oder bereits eingetretener Schwangerschaft ist eine Intensivüberwachung während der Schwangerschaft und Geburt angezeigt.
Eine besondere Gefahr für eine kardiale Dekompensation besteht unmittelbar **postpartual**. Durch eine beträchtliche Zunahme des venösen Rückstroms aus der sich kontrahierenden Gebärmutter und aus den unteren Extremitäten kommt es zu einer plötzlich ansteigenden Rechtsherzbelastung. Gleichzeitig kann sich der Wegfall des ausgedehnten arteriovenösen Shunts in Form des Plazentakreislaufs als Mehrbelastung im arteriellen Kreislauf bemerkbar machen. Diese abrupten Veränderungen stellen insbesondere für Patientinnen mit einer pulmonalen Hypertonie eine Bedrohung dar und können zu einer plötzlichen Dekompensation mit Zunahme eines Rechts-Links-Shunts und einer daraus resultierenden Hypoxie mit Herzarrhythmie führen.

> Die Zeit der Geburt und die ersten Stunden postpartual sind für die herzkranke Frau am gefährlichsten. 2/3 aller mütterlichen Todesfälle entfallen auf diesen zeitlichen Abschnitt, so daß eine optimale Überwachung und Betreuung der Herzpatientin durch Geburtshelfer, Anästhesisten und Kardiologen erforderlich ist.

Risiko für das Kind: Eine mütterliche Herzerkrankung mit funktioneller Beeinträchtigung kann je nach Schweregrad zu einer chronischen Mangelversorgung des Fetus und damit zu einer intrauterinen Wachstumsretardierung führen. Dies erfordert eine entsprechende Überwachung des Fetus bezüglich seines Wachstums sowie seines biophysikalischen Profils, insbesondere im 3. Trimenon.

Diagnostik: Herzkranke Patientinnen sollten zu Beginn der Schwangerschaft gemeinsam mit dem Kardiologen einer sorgfältigen Diagnostik unterzogen werden. Dabei steht die Evaluierung des Gesundheitszustandes der Schwangeren einschließlich ihres Herzleidens im Vordergrund.
Bei fortgeschrittener Erkrankung sollten wöchentliche Kontrollen gemeinsam mit dem Kardiologen erfolgen, um Zeichen einer beginnenden Herzinsuffizienz frühzeitig erkennen und eine entsprechende Intensivversorgung sicherstellen zu können.

> Eine intensive kardiologische Diagnostik und Überwachung eröffnet auch herzkranken Frauen die Chance auf eine erfolgreiche Schwangerschaft.

Therapie:
Allgemeinmaßnahmen:
- körperliche Schonung, häufige Ruhepausen,
- Diät unter Berücksichtigung der Ernährungsgrundsätze in der Schwangerschaft, wobei die Natriumzufuhr auf 2 g pro Tag beschränkt werden sollte.

medikamentöse Therapie:
- *Digitalisglykoside:*
  - Indikation: übliche internistische Indikationen,
  - Auswirkung auf das Kind: keine nachteiligen Auswirkungen bekannt.

  > Digitalisglykoside müssen entsprechend der veränderten Pharmakokinetik in der Schwangerschaft dosiert werden. Die Zunahme des zirkulierenden mütterlichen Blutvolumens sowie der glomerulären Filtration erfordert eine höhere Digitalisdosis, um therapeutische Spiegel zu gewährleisten.

- *Betablocker:*
  - Indikation: Migräne, Hyperthyreose, Hypertonie, Herzrhythmusstörung, insbesondere Tachykardie,
  - Auswirkung auf das Kind: Bradykardie, Hypoglykämie, Beeinträchtigung der neonatalen Respiration.

  > Unter Beachtung ihrer Indikationen sind Betablokker trotz gewisser Auswirkungen auf das Kind erlaubt.

- *Diuretika:*
  - Indikation: Herzinsuffizienz mit Zeichen des beginnenden Lungenödems,
  - Auswirkung auf das Kind: bei chronischer Diuretikatherapie: intrauterine Wachstumsretardierung infolge einer Verminderung des zirkulierenden Plasmavolumens.

- *Antiarrhythmika:* Chinidin, Procainamid, evtl. kombiniert mit Digitalisglykosid oder Betablocker:
  - Indikation: akute Tachyarrhythmie,
  - Auswirkung auf das Kind: keine nachteiligen Auswirkungen zu erwarten.
- *Calciumantagonisten:* Die Erfahrungen mit Calciumantagonisten sind bislang begrenzt. In der Frühschwangerschaft ist daher Zurückhaltung geboten. Für die Spätschwangerschaft liegen einige Berichte über den erfolgreichen Einsatz von Calciumantagonisten zur Behandlung der vorzeitigen Wehentätigkeit vor. Nachteilige Auswirkungen auf die Mutter oder den Fetus wurden nicht beschrieben.
- *Antikoagulanzien:* Das Mittel der Wahl für eine Antikoagulation in der Schwangerschaft ist Heparin. Heparin ist uneingeschränkt anwendbar.

  Orale Antikoagulanzien sind in der Schwangerschaft kontraindiziert, da sie die Plazenta passieren und fetale Fehlbildungen in der Frühschwangerschaft bzw. fetale innere Blutungen in der Spätschwangerschaft verursachen können.

- *Betamimetika:* Nichtselektive Betamimetika können sowohl die β$_1$- als auch die β$_2$-Rezeptoren stimulieren. Die Stimulation der β$_1$-Rezeptoren im Myokard führt zu einer Steigerung aller Herzfunktionen wie z.B. der Schlagkraft und Schlagfrequenz sowie zu einem vermehrten Kaliumeinstrom in die Zellen mit Abnahme des Plasmakaliumspiegels. Eine Stimulation der β$_2$-Rezeptoren hat eine Relaxierung des Myometriums zur Folge.

  Der Einsatz von Betamimetika zur Hemmung vorzeitiger Wehen ist bei herzkranken Frauen kontraindiziert, da die Gefahr eines Lungenödems bzw. einer Myokardischämie besteht.

Entbindung: Während der Wehentätigkeit kommt es zu einer vermehrten Ausschüttung von Katecholaminen. Die Folgen sind eine Steigerung der Herzarbeit sowie ein arterieller Blutdruckanstieg, wodurch das Herz erheblich zusätzlich belastet wird.
NYHA I und II: Liegt eine Herzerkrankung NYHA I bzw. II vor, wird eine vaginale Geburt angestrebt. Dabei sind eine großzügige Analgesie in Form der Periduralanästhesie sowie der Einsatz von Forzeps oder Vakuum zur Vermeidung der Preßperiode zu empfehlen. Die Gebärende sollte sich vorzugsweise in Seitenlage befinden. Eine sorgfältige Überwachung von Blutdruck, Puls, Atemfrequenz, zentralvenösem und evtl. auch pulmonalarteriellem Druck ist während der Geburt erforderlich.
NYHA III und IV: Eine primäre Sectio sollte nicht nur bei einer Herzerkrankung NYHA III oder IV, sondern auch bei einer schweren Aortenstenose, einer komplizierten Aortenisthmusstenose mit Hypertonie, einer pulmonalen Hypertonie, einer schweren Mitralstenose und bei allen Patientinnen mit Zeichen einer Herzinsuffizienz vorgenommen werden.

Endokarditisprophylaxe:
- Bei einem **kongenitalen Herzvitium** ist die Notwendigkeit eines Antibiotikaschutzes während der unkomplizierten Vaginalgeburt umstritten, bei Sectio oder komplizierter Geburt wird sie dagegen generell empfohlen.
- Bei einem vorbestehenden **rheumatisch bedingten Herzvitium** ist die Dauerantibiotikaprophylaxe weiterzuführen.
- Eine Antibiotikaprophylaxe bei der Geburt ist auch bei Patientinnen mit **synthetischem Herzklappenersatz** zwingend.
- Patientinnen mit Erkrankungen, die eine Dauerantikoagulation erfordern wie z.B. kongenitale zyanotische Herzvitien, pulmonale Hypertonie, Marfan-Syndrom mit Dilatation des Aortenursprungs sowie künstlicher Klappenersatz, sollte von einer Schwangerschaft grundsätzlich abgeraten werden. Bei bereits eingetretener Schwangerschaft ist ein **therapeutischer Schwangerschaftsabbruch** in Erwägung zu ziehen. Der Schwangerschaftsabbruch muß dabei so früh wie möglich unter Einsatz von Antibiotika zur Endokarditisprophylaxe vorgenommen werden. Bei fortgeschrittener Schwangerschaft ist auch der Abbruch mit einem erheblichen Risiko für die Mutter verbunden.

  Bei Eingriffen in der Schwangerschaft oder sub partu mit erhöhtem Risiko einer Bakteriämie sind generell bei allen herzkranken Patientinnen Antibiotika in therapeutischen Dosen angezeigt.

Hypotone Kreislaufdysregulation

engl.: hypotension

Wenn auch in letzter Zeit der chronischen Hypotonie und ihren möglichen Folgen für die Schwangerschaftsentwicklung vermehrt Aufmerksamkeit geschenkt worden ist, so hat sie sicher nicht die gleiche Bedeutung wie die hypertensiven Schwangerschaftserkrankungen.

Definition: Eine Hypotonie in der Schwangerschaft ist durch einen systolischen Blutdruck ≤ 110 mmHg definiert.

Symptomatik: Die typischen Symptome sind Kopfschmerzen, Schwindel, Herzklopfen bis hin zur Ohnmacht, kalte Hände und Füße, Müdigkeit und Leistungsverminderung. Diese, zum Teil schon vorbestehende Symptomatik verstärkt sich in der Schwangerschaft erheblich. Ferner kann es zu orthostatischen Regulationsstörungen mit plötzlichem Blutdruckabfall beim Übergang vom Liegen zum Stehen kommen.

Risiko für das Kind: Aufgrund der maximal dilatierten uterinen Gefäße in der Spätschwangerschaft sowie der fehlenden Autoregulation der uteroplazentaren Durchblutung in Anpassung an die mütterlichen Blutdruckschwankungen führt eine chronische Hypotonie zu einer verminderten uteroplazentaren Perfusion. Die Folgen sind Fehl- bzw. Frühgeburten sowie intrauterine Wachstumsretardierungen.

Therapie:
Allgemeinmaßnahmen:
➤ Hautreize (Bürsten), Schwimmen, Gymnastik,
➤ Ruhepausen im Liegen bei Linkslagerung,
➤ Stützstrümpfe.

medikamentöse Therapie: Eine medikamentöse Korrektur des Blutdrucks mit Venentonika wie Dihydergot oder mit α-Vasotonika ist aufgrund ihres bislang nicht sicher nachgewiesenen Nutzens umstritten.

Vena-cava-Kompressionssyndrom

engl.: Mengert's shock syndrome

Eine besondere Form der Kreislaufregulationsstörung in der Schwangerschaft stellt das Vena-cava-Kompressionssyndrom dar, das im 3. Trimenon in Rückenlage durch Verminderungen des venösen Rückstroms zum Herzen zustande kommt. Der plötzliche Abfall des venösen Rückstroms zum rechten Herzen führt zu einer Tachykardie, zum Blutdruckabfall mit Übelkeit und Schweißausbruch und unter Umständen auch zu einer fetalen Hypoxie mit entsprechenden pathologischen Veränderungen des Frequenzmusters im CTG (👁 **21.3**). Durch Umlagerung der Schwangeren auf die Seite kommt es zu einer raschen Dekompression der V. cava mit spontaner Korrektur der Kreislaufstörung.

Auch im Stehen wird gelegentlich eine **partielle Kompression der V. cava** mit plötzlichem Anstieg der mütterlichen Herzfrequenz beobachtet. Normalerweise kommt es zur spontanen Entlastung der V. cava durch eine leichte Uteruskontraktion mit Vorwölbung des Fundus und Corpus uteri und entsprechender Korrektur der mütterlichen Kreislaufsituation. In Einzelfällen sind jedoch Schwächeanfälle bis hin zur Ohnmacht beschrieben worden.

Hämatologische Erkrankungen

Anämie

engl.: anemia

In der Schwangerschaft sind bereits physiologischerweise die Hämoglobinkonzentration und der Hämatokrit vermindert. Grund ist die Expansion des zirkulierenden mütterlichen Blutvolumens infolge einer übermäßigen Zunahme des Plasmavolumens (s. S. 273f). Die untere Normgrenze für eine Anämie in der Schwangerschaft wird deshalb immer niedriger als außerhalb der Schwangerschaft angesetzt.

❗ Ist die Hämoglobinkonzentration in der Schwangerschaft < 11 g%, muß von einer Schwangerschaftsanämie gesprochen werden.

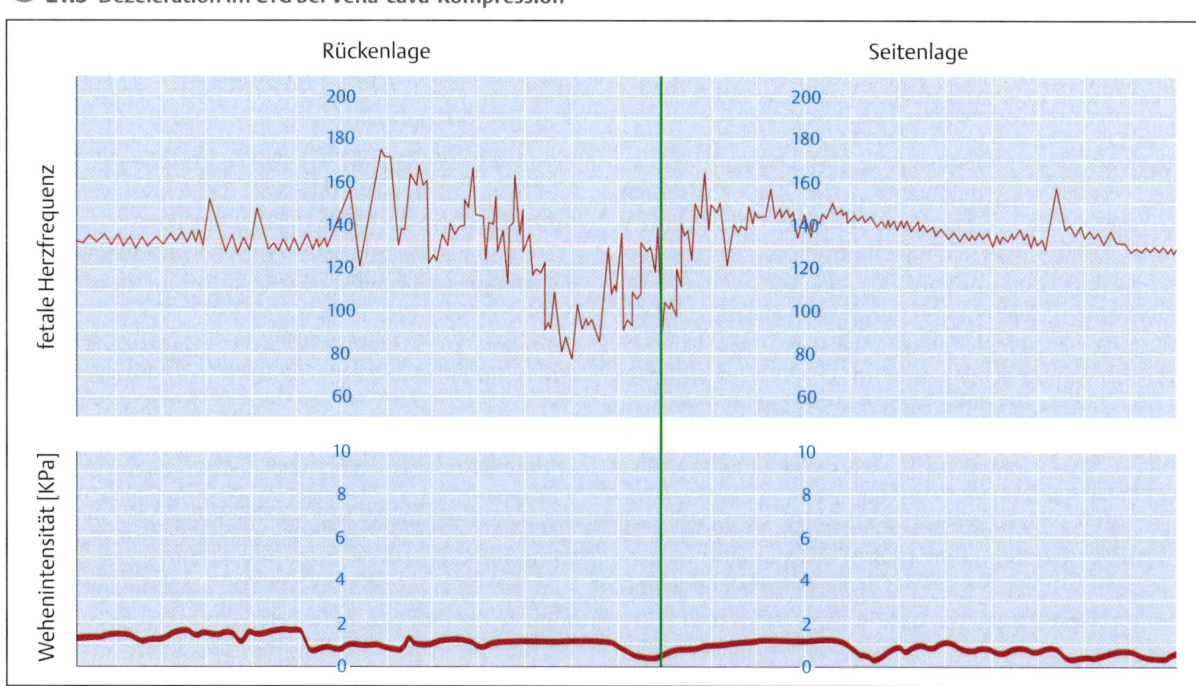

👁 **21.3 Dezeleration im CTG bei Vena-cava-Kompression**

Durch die Kompression der Vena cava in mütterlicher Rückenlage wird die uteroplazentare Perfusion deutlich vermindert. Die Folge ist eine fetale Hypoxie mit Abfall der Herzfrequenz, im CTG als Dezeleration zu erkennen. Eine Umlagerung der Schwangeren auf die Seite führt rasch zu einer Dekompression der Vena cava. Die fetale Herzfrequenz steigt wieder an.

Das mütterliche Herz-Kreislauf-System verfügt normalerweise über eine beträchtliche Kompensationskapazität, so daß **leichte Anämien** keine nachteiligen Auswirkungen auf die Schwangerschaft haben. Erst bei **schweren chronischen Anämien** mit einer Hämoglobinkonzentration ≤ 8 g% wird eine Häufung von Fehlgeburt (s. S. 369ff), Frühgeburt (s. S. 421ff), Wachstumsretardierung (s. S. 419) oder intrauterinem Fruchttod (s. S. 421) beobachtet. Ferner stellt die schwere chronische Anämie eine Bedrohung der mütterlichen Gesundheit dar, insbesondere im Hinblick auf den möglichen Blutverlust bei der Geburt.

1. Eisenmangelanämie

engl.: hypoferric anemia, iron deficiency anemia

Epidemiologie: Die häufigste Anämie in der Schwangerschaft ist die Eisenmangelanämie.

Ätiologie: Ursachen einer negativen Eisenbilanz sind:
➤ ungenügende Eisenzufuhr durch die Nahrung,
➤ Resorptionsstörungen,
➤ vorbestehender Eisenmangel durch mehrere Schwangerschaften in kurzen Intervallen oder chronischen Blutverlust infolge starker Menstruationsblutungen.

Diagnostik: Die Diagnose einer Eisenmangelanämie basiert auf:
➤ mikrozytären und hypochromen Erythrozyten,
➤ erniedrigten Serumeisen- und Serumferritinspiegeln,
➤ Anstieg der ungesättigten Eisenbindungskapazität.

▯ Der Serumferritinspiegel ist ein guter Indikator des Knochenmarkeisendepots.

Therapie: Bei den Zeichen einer Eisenmangelanämie ist eine **orale Eisensubstitution** unumgänglich:
Prinzip: Peroral werden zweiwertige und damit besser resorbierbare Eisenpräparate verabreicht.
Dosierung: Mindestens 60 mg elementaren Eisens pro Tag sollten substituiert werden. Die Substitution in höheren Dosierungen (100–150 mg Eisen^{2+} pro Tag) kann zu Übelkeit und Obstipation führen.
Bei der Einnahme zu beachten: Die Bioverfügbarkeit der oralen Eisenpräparate wird durch natürliche Komplexbildner in der Nahrung wie Phosphate und Phytate sowie durch Tee, Kaffee, Milch- und Eiproteine vermindert. Daher sollte die Einnahme möglichst nüchtern oder aber am späteren Abend vor dem Schlafengehen erfolgen.

▯ Antazida dürfen nie zusammen mit Eisenpräparaten eingenommen werden, da sie zur Bildung schwer resorbierbarer Eisenverbindungen führen.

Die Eisensubstitution wird auch nach der Geburt für mehrere Monate fortgesetzt, um so den erhöhten Eisenbedarf in der Stillzeit auszugleichen und die Eisendepots im Körper wieder aufzufüllen.

Prophylaxe: Die Prophylaxe einer Eisenmangelanämie besteht in einer ausgewogenen Ernährung, wobei mageres Fleisch eine wichtige Eisenquelle in der Nahrung darstellt.

2. Folsäuremangelanämie

engl.: folic acid deficiency anemia

In der Schwangerschaft ist der Folsäuremangel die häufigste Ursache einer makrozytären, hyperchromen Anämie. Eine gleichzeitig bestehende Thrombo- und Leukozytopenie mit übersegmentierten Granulozyten sowie eine erniedrigte Erythrozytenfolsäurekonzentration bei normalem Vitamin-B$_{12}$-Spiegel sind diagnostisch beweisend.

▯ Die Diagnose eines Folsäuremangels kann aufgrund eines gleichzeitig vorliegenden Eisenmangels erschwert sein.

Die **Therapie** umfaßt zum einen die Zufuhr folsäurereicher Nahrung wie Früchte und Gemüse, zum anderen erfolgt die Substitution von Folsäure in einer Dosis von 1 mg pro Tag. Der Therapieeffekt ist nach etwa 4 Tagen an einem Anstieg der Rektikulozyten zu erkennen

3. Thalassämie

engl.: thalassemia

Diese autosomal rezessiv vererbbare Hämoglobinanomalie tritt gehäuft im Mittelmeerraum, in Zentralafrika und Teilen Asiens auf. Es handelt sich um eine Störung der Globinsynthese, die vorwiegend die α- oder β-Kette betreffen kann. Die heterozygote Variante der **β-Thalassämie** (*Thalassämia minor*) führt zu einer mikrozytären hypochromen Anämie, die eisenresistent ist. Die homozygote Form (*Thalassämia major*) ist eine schwere Erkrankung mit frühem Tod durch Herzinsuffizienz. Schwangerschaften werden nur äußerst selten beobachtet. Die häufigste Variante der **α-Thalassämie** führt zu einer mikrozytären, hypochromen Anämie unterschiedlichen Schweregrades.

4. Sichelzellanämie

engl.: sickle cell anemia

Die Sichelzellanämie ist eine autosomal rezessiv vererbte Störung der Hämoglobinsynthese. Sie wird vorrangig in Malariagebieten angetroffen, da die Träger des Sichelzellantigens eine erhöhte Resistenz gegen Malaria zeigen.
Die *heterozygote* Form der Erkrankung hat keine Auswir-

kungen auf den Schwangerschaftsverlauf. Bei *homozygoten* Merkmalsträgerinnen kann es in der Schwangerschaft zu krisenhaftem Zerfall der Erythrozyten mit Gefäßverschlüssen und Schmerzattacken kommen. Die perinatale Mortalität ist infolge Frühgeburtlichkeit bzw. intrauteriner Wachstumsretardierung deutlich erhöht.

Eine kausale **Therapie** dieser Erkrankung existiert nicht. Bei schweren Hämolysen kann durch partielle Austauschtransfusionen der HbA-Anteil erhöht und die Sauerstoffversorgung des mütterlichen und fetalen Gewebes verbessert werden. Als Prophylaxe gegen Sichelzellkrisen haben sich wiederholte Bluttransfusionen bewährt.

Thrombophilie

engl.: thrombophilia

Ätiopathogenese: Hormonelle Veränderungen in der Schwangerschaft führen dazu, daß die physiologische Balance des Hämostasesystems in Richtung Hyperkoagulabilität verschoben wird (s. S. 275). Eine verstärkte Tendenz zu thromboembolischen Erkrankungen, insbesondere tiefe Becken- bzw. Beinvenenthrombosen, ist die Folge.

Ein erhöhtes **Thromboserisiko** besteht bei:
- vorausgegangenen tiefen Venenthrombosen infolge einer familiären Thrombophilie, z.B. bei Antithrombin-III-Mangel,
- Mehrlingsschwangerschaften (s. S. 424ff),
- Adipositas,
- längerer Bettruhe.

Symptomatik: Die typischen Symptome einer tiefen Becken-Beinvenenthrombose sind ein dumpfer Schmerz im betroffenen Bein sowie die Schwellung des Beines mit meßbarer Umfangsdifferenz im Bereich des Oberschenkels. Gleichzeitig findet sich meist eine bläuliche Verfärbung der Haut.

Diagnostik: Diagnostisch wegweisend sind die klinische Symptomatik, die dopplersonographische Untersuchung der betroffenen Extremität sowie gegebenenfalls die Phlebographie.

Therapie:
Allgemeinmaßnahmen: Bettruhe, Hochlagerung der betroffenen Extremität und Ruhigstellung durch Schiene.
Operative Therapie: Bei frischen Thrombosen sollte nach wenigen Stunden eine Thrombektomie durchgeführt werden. So läßt sich die Gefahr des postthrombotischen Syndroms deutlich vermindern.
Konservative Therapie: Eine Antikoagulation mit *Heparin* muß unverzüglich bei Erkrankungsbeginn eingeleitet und bis zum Wehenbeginn fortgesetzt werden. Aufgrund der kurzen Halbwertszeit von Heparin ist die Zeit vom Wehenbeginn bis zur Geburt für die Normalisierung der Gerinnungsverhältnisse ausreichend. Bei gut kontrahiertem Uterus und komplikationsloser Geburt kann die Heparinisierung 2–4 Stunden später wieder aufgenommen werden. Im Wochenbett ist dann auf ein orales Antikoagulans umzustellen bei gleichzeitiger Vitamin-K-Substitution des Neugeborenen.

Prophylaxe: Bei einem erhöhten Thromboembolierisiko wird während der Schwangerschaft sowie im Wochenbett prophylaktisch niedrig dosiertes Heparin täglich subkutan appliziert.

Hämorrhagische Diathese

engl.: hemorrhagic diathesis

Eine Blutungsneigung in der Schwangerschaft kann auf einer vorbestehenden *angeborenen* Störung wie der von Willebrand-Erkrankung oder der Hämophilie A oder B basieren. *Erworbene* Gerinnungsstörungen wie verschiedene Formen der Thrombozytopenie bzw. Verbrauchskoagulopathie werden oft im Zusammenhang mit verschiedenen geburtshilflichen Komplikationen wie vorzeitige Plazentalösung (s. S. 415f), intrauterines Absterben des Fetus ohne Ausstoßung der toten Frucht (s. S. 421), Fruchtwasserembolie (s. S. 413), Präeklampsie (s. S. 319ff) und septischer Abort (s. S. 372) beobachtet.

Die **Therapie** dieser Störungen beinhaltet in der Regel die Behandlung des Grundleidens sowie die bedarfsweise Substitution von Gerinnungsfaktoren und Thrombozyten.

Lungenerkrankungen

Lungentuberkulose

engl.: tuberculosis of the lung

Epidemiologie: In Deutschland beträgt die jährliche Tuberkuloseinzidenz 17,5 (1993) pro 10000 Einwohner. Dabei steht eine Abnahme der Neuerkrankungen bei der einheimischen Bevölkerung einer Zunahme bei Ausländern, insbesondere bei Flüchtlingen aus Gebieten mit endemischer Tuberkulose, gegenüber. Die Lungentuberkulose wird daher auch bei Schwangeren wieder vermehrt diagnostiziert.

Symptomatik: Typische Symptome sind der meist trockene, bei ausgedehntem Lungenbefall und/oder kavernösem Zerfall auch produktive Husten, eine Belastungsdyspnoe, subfebrile, gegebenenfalls auch hochfebrile Temperaturen bei ausgeprägter Lungeninfiltration und/oder Pleurabefall sowie Inappetenz, Nachtschweiß und Gewichtsverlust.

⚠ In der Schwangerschaft und insbesondere im Wochenbett besteht die Gefahr einer Exazerbation einer Tuberkulose.

Diagnostik: Zur Diagnosestellung wird bei Schwangeren aus Gebieten mit einer erhöhten Erkrankungsrate oder einem Kontaktrisiko ein **Tuberkulintest** durchgeführt, der auch während der Schwangerschaft aussagekräftig ist. Fällt der Test positiv aus, ist eine Thoraxröntgenaufnahme angezeigt; wenn diese auffällig ist, sind Sputumuntersuchungen zum Nachweis oder Ausschluß von säurefesten Stäbchen vorzunehmen.

Risiko für das Kind: Eine aktive mütterliche Tuberkulose kann, wenn auch selten, transplazentar auf den Fetus übertragen werden. Häufiger ist jedoch die postpartuale Übertragung auf das Neugeborene durch Schmier- und Tröpfcheninfektion bei offener Tuberkulose der Mutter.

Therapie: Bei Verdacht auf eine aktive Form der Tuberkulose muß auch während der Schwangerschaft konsequent antituberkulotisch behandelt werden. Folgende **Antituberkulotika** können in der Schwangerschaft aufgrund ihrer guten Verträglichkeit für Mutter und Fetus bedenkenlos eingesetzt werden:
- Isoniacid (Dosis: 5 mg/kg KG) unter Zusatz von Vitamin B_6 (Pyridoxin),
- Rifampicin (Dosis: 10 mg/kg KG),
- Ethambutol (Dosis: initial 25 mg/kg KG, später 20mg/kg KG).

Bevorzugt wird eine Kombination von Isoniacid und Rifampicin in üblicher Dosierung bei zusätzlicher Gabe von Pyridoxin.

⚠ Der Einsatz von Streptomycin ist in der Schwangerschaft absolut kontraindiziert, da es oto- und nephrotoxisch wirken und den Fetus somit irreversibel schädigen kann.

Prophylaxe: Besteht der Verdacht auf eine mütterliche Tuberkulose bzw. ist die Mutter bereits an Tuberkulose erkrankt, gelten für das Verhalten bezüglich des Stillens bzw. der Trennung von Mutter und Kind folgende Empfehlungen:

Mutter mit positiver Tuberkulinreaktion ohne Anzeichen einer akuten Erkrankung:
- keine Trennung von Mutter und Kind notwendig,
- Stillen erlaubt,
- Testen der Familienangehörigen,
- präventive Isoniacidtherapie bei der Mutter, Tuberkulintest beim Kind im Alter von 3–4 Monaten.

Mutter mit nichtinfektiöser (geschlossener) Tuberkulose:
- keine Trennung von Mutter und Kind bei adäquater mütterlicher Therapie,
- Stillen erlaubt,
- Thoraxröntgen und Tuberkulintest beim Kind im Alter von 3–4 und 6 Monaten,
- je nach familiärer Situation und Kontrollmöglichkeiten wird bei der Mutter mit einer Isoniacidtherapie für 3 bzw. 6 Monate begonnen.

Mutter mit infektiöser (offener) Tuberkulose:
- Trennung von Mutter und Kind, bis das Kind eine Isoniacidtherapie erhält oder die Mutter als nicht ansteckend diagnostiziert ist,
- Stillverbot,
- Thoraxröntgen und Tuberkulintest beim Kind im Alter von 3–4 und 6 Monaten,
- je nach familiärer Situation und Kontrollmöglichkeiten wird bei der Mutter mit einer Isoniacidtherapie für 3 bzw. 6 Monate begonnen.

Mutter mit Tuberkulose mit hämatogener Streuung:
- kongenitale Tuberkulose des Kindes abklären (Plazentakultur),
- falls klinisch und radiologisch keine Anzeichen für eine kongenitale Tuberkulose bestehen, wird wie bei einer mütterlichen offenen Tuberkulose verfahren,
- Isoniacidtherapie bei der Mutter für 3–4 Monate, dann Wiederholung des Tuberkulintests.

Sarkoidose

engl.: sarcoidosis

Die Sarkoidose ist eine systemische, granulomatöse Erkrankung unbekannter Ätiologie. Verschiedene Organsysteme wie Lunge, Lymphknoten, Haut, Augen, Leber, Zentralnervensystem und Herz können befallen sein. Die Sarkoidose hat in der Regel keinen Einfluß auf den Schwangerschaftsverlauf. Die **Behandlung** erfolgt, je nach Schwere und Dauer der Erkrankung, mit Glucocorticoiden. Nachteilige Auswirkungen auf den Fetus wurden auch nach mehrmonatiger Corticosteroidbehandlung in der Schwangerschaft nicht beobachtet.

Asthma bronchiale

engl.: bronchial asthma

Das Asthma bronchiale wird bei ca. 1% aller Schwangeren beobachtet. Bei ca. 30% wirkt sich die Schwangerschaft positiv, bei 20% negativ auf den Krankheitsverlauf aus. 50% zeigen einen, durch die Schwangerschaft unbeeinflußten Krankheitsverlauf.

Die **Therapie** beinhaltet die Inhalation von bronchodilatatorischen Substanzen oder von Corticosteroiden und sollte auch in der Schwangerschaft konsequent fortgesetzt werden. Bei guter therapeutischer Einstellung mit entsprechender Überwachung ist die Schwangerschaftsentwicklung nicht nachteilig beeinflußt. Unter der Geburt selbst sind unter Umständen die Corticosteroiddosis zu erhöhen und eine Periduralanästhesie zu empfehlen.

Pneumonie

engl.: pneumonia

1. Bakterielle Pneumonie

Eine bakterielle Pneumonie, häufig verursacht durch *Streptococcus pneumoniae*, erfordert eine konsequente antibiotische Behandlung mit Penicillin oder Cephalosporinen. Ist diese Behandlung ohne Erfolg, muß an die Möglichkeit einer *Mykoplasmenpneumonie* gedacht und eine Therapie mit Erythromycin über 10–14 Tage eingeleitet werden.

2. Virale Pneumonie

Eine virale Pneumonie, z.B. durch Varizellen oder Influenza verursacht, kann in der Schwangerschaft einen schweren Verlauf nehmen, so daß eine virostatische Behandlung mit Aciclovir notwendig wird.

Erkrankungen des Gastrointestinaltraktes

Sodbrennen

engl.: heartburn, water brash

Sodbrennen infolge eines gastroösophagealen Refluxes ist ein häufiges Symptom in der Schwangerschaft (s. S.276). Die **Therapie** ist immer symptomatisch mit dem Ziel der Beschwerdelinderung. Sie besteht in der Einnahme von kleineren Mahlzeiten in kürzeren Intervallen. Gleichzeitig sollte die letzte Nahrungsaufnahme nicht innerhalb von 2 Stunden vor dem Schlafengehen erfolgen. Durch eine Erhöhung des Bettkopfendes kann der gastroösophageale Reflux vermindert werden. Medikamentös erfolgt bei Bedarf der Einsatz von Antazida. Bei einer chronischen Verabreichung von Histaminrezeptorantagonisten ist jedoch Vorsicht geboten.

Gastroduodenalulkus

engl.: gastric ulcer, duodenal ulcer

Das Gastroduodenalulkus wird nur selten in einer Schwangerschaft beobachtet. Die Behandlung erfolgt nach den üblichen Prinzipien der Ulkustherapie mit Diät, Vermeidung von Alkohol, Kaffee, Zigaretten, Anwendung von Antazida usw.

Chronisch-entzündliche Darmerkrankung

engl.: chronic inflammatory bowel disease

Die chronisch-entzündlichen Darmerkrankungen wie die regionale Enteritis (Morbus Crohn) und die Colitis ulcerosa werden gelegentlich bei Schwangeren beobachtet. Beide Erkrankungen sind durch eine Diarrhö, im Falle der Colitis ulcerosa mit blutig-schleimigen Stuhlbeimengungen, charakterisiert. Die Erkrankungen selbst stellen keine ernsthafte Bedrohung für die Schwangerschaft dar. Der Krankheitsverlauf wird durch die Schwangerschaft nicht beeinflußt. **Prophylaktisch** und auch **therapeutisch** im akuten Schub erfolgen eine Nahrungskarenz, eine intravenöse Flüssigkeitszufuhr sowie die medikamentöse Behandlung mit Corticosteroiden und Salazosulfapyridin. Bei schweren anhaltenden Krankheitsschüben ist in seltenen Fällen eine parenterale Hyperalimentation durchzuführen.

Appendizitis

engl.: appendicitis

Die klinische **Symptomatik** der Appendizitis ist in der Frühschwangerschaft noch durchaus typisch. In der 2. Schwangerschaftshälfte ist die Diagnose durch die Verlagerung der Appendix erschwert. Das Punctum maximum des Druckschmerzes befindet sich daher nicht wie üblich am McBurney-Punkt, sondern höher, im rechten Mittel- bzw. Oberbauch. Auch die übrigen Symptome einschließlich der Laborbefunde sind atypisch.

> Die Appendizitis in der Schwangerschaft ist eine gefürchtete Komplikation, da sie häufig nicht rechtzeitig erkannt bzw. die Operationsindikation aufgrund der Schwangerschaft nur zögerlich gestellt wird.

Der Verdacht auf eine akute Appendizitis in der Schwangerschaft stellt jederzeit eine **absolute Operationsindikation** dar. Die verschleppte Appendizitis mit Perforation und diffuser Peritonitis ist eine schwere Bedrohung für die mütterliche und damit auch für die fetale Gesundheit. Aufgrund der Endotoxinproduktion ist sie mit einer hohen fetalen Mortalität verknüpft. Bei frühzeitiger Diagnosestellung und prompter Operation ist das Risiko für den Fetus nicht wesentlich erhöht. Manche Autoren empfehlen intra- und postoperativ eine prophylaktische Tokolyse mit Betamimetika. Dies scheint allerdings in der Mehrzahl der Fälle nicht notwendig zu sein und sollte nur bei vermehrter Wehenbereitschaft des Uterus in der postoperativen Phase durchgeführt werden.

Erkrankungen von Leber und Pankreas

Intrahepatische Cholestase

engl.: intrahepatic cholestasis

Epidemiologie: Die intrahepatische Cholestase oder auch der idiopathische Schwangerschaftsikterus ist eine seltene Komplikation des 3. Schwangerschaftstrimenons. Etwa 0,1–0,2% aller Schwangeren sind betroffen.

Ätiologie: Die Ursache der Erkrankung ist nicht eindeutig geklärt. Möglicherweise basiert sie auf einem veränderten intrahepatischen Stoffwechsel des Östrogens sowie auf einer Erweiterung der intrahepatischen Gallengänge mit Beeinträchtigung und Stau des Gallenflusses.

Symptomatik: Bei generellem Wohlbefinden steht ein allgemeiner, starker Pruritus im Vordergrund der klinischen Symptomatik. Dieser ist auf eine Ablagerung von Gallensalzen im subkutanen Fettgewebe zurückzuführen. Ein einmal aufgetretener Pruritus hält bis zum Ende der Schwangerschaft an. Nur in seltenen Fällen kommt es zur Ausbildung eines deutlichen Ikterus.

- Das Risiko eines Rezidivs ist in folgenden Schwangerschaften deutlich erhöht. Eine ähnliche Symptomatik tritt bei diesen Frauen auch unter der Einnahme von Ovulationshemmern auf.

Risiko für das Kind: Die Angaben zum kindlichen Risiko im Zusammenhang mit der intrahepatischen Cholestase sind sehr unterschiedlich. Ein erhöhtes Risiko einer Frühgeburtlichkeit und eines plötzlichen intrauterinen Fruchttodes scheinen jedoch gesichert.

- Aufgrund des erhöhten kindlichen Risikos ist der Fetus in der Spätschwangerschaft sorgfältig zu überwachen und die Geburt, wenn erforderlich, frühzeitig einzuleiten.

Diagnostik: Die Diagnose wird durch typische Laborveränderungen wie ein erhöhtes konjugiertes Bilirubin, eine stark erhöhte alkalische Phosphatase (7–10fache Erhöhung in der Schwangerschaft normal), eine leichte Erhöhung der Transaminasen sowie eine starke Erhöhung verschiedener Gallensäuren und ihrer Salze bestätigt.

Therapie: Neben der symptomatischen Behandlung des Pruritus mit Antihistaminika ist in schweren Fällen die Therapie mit Cholestyramin, einem Ionenaustauscherharz zur Bindung von Gallensäuren und Salzen im Darm, wirkungsvoll. Cholestyramin beeinträchtigt aber auch die Resorption der fettlöslichen Vitamine A, D, E und K. Daher sollte die Prothrombinzeit kontrolliert und, falls angezeigt, Vitamin K substituiert werden. Über den Einsatz von Ursodeoxycholsäure in der Therapie der intrahepatischen Cholestase wird neuerdings diskutiert.

Cholezystolithiasis

engl.: cholecystolithiasis

Aufgrund der physiologischen Veränderungen im Bereich der ableitenden Gallenwege ist das Risiko einer Cholezystolithiasis in der Schwangerschaft erhöht. Gallensteinkoliken sind daher häufiger als außerhalb der Schwangerschaft. Eine komplette Verlegung der extrahepatischen Gallenwege mit Entwicklung eines Verschlußikterus ist dagegen eher selten. Die analgetisch-spasmolytische **Therapie** der Gallensteinkolik ist in der Regel ausreichend und beschwerdelindernd. Gelegentlich wird eine Cholezystektomie auch während der Schwangerschaft erforderlich.

HELLP-Syndrom

(s. S. 320)

Diese schwere Sonderform der Präklampsie geht mit rechtsseitigen Oberbauchbeschwerden infolge einer Leberkapselspannung, Übelkeit, ausgeprägter Anämie aufgrund einer akuten Hämolyse (**H**), erhöhten Leberenzymen (**EL**) und verminderten Thrombozyten (**LP**) einher.

Akute Fettleber

engl.: acute fatty liver

Auch die sehr seltene Komplikation einer akuten Fettleber scheint in enger Beziehung zur Präklampsie zu stehen, obwohl die genaue **Ätiologie** dieser Erkrankung unklar ist. Aus völligem Wohlbefinden heraus treten unspezifische **Symptome** wie Oberbauchbeschwerden, Appetitlosigkeit, Übelkeit, Erbrechen und zunehmender Ikterus auf. Ursache dieser Symptomatik ist eine schwere Beeinträchtigung der Leberfunktion mit stark pathologischen Leberwerten und gestörter Synthese zahlreicher Gerinnungsfaktoren.

- Besteht der Verdacht auf eine akute Fettleber, muß aufgrund der hohen mütterlichen und fetalen Mortalität die Schwangerschaft so rasch wie möglich beendet werden.

Die **Therapie** ist symptomatisch unter Einsatz aller Möglichkeiten der modernen Intensivmedizin. Da die schwere Leberdysfunktion auch mit einer gestörten Synthese der meisten Gerinnungsfaktoren einhergeht, ist vor einer Schnittentbindung eine ausreichende Substitution von frischgefrorenem Plasma vorzunehmen.

Pankreatitis

engl.: pancreatitis

Die Pankreatitis stellt eine seltene Komplikation der Schwangerschaft dar und weist in der Regel Beziehung zu vorhandenen Gallensteinen auf. Die Pankreatitis kann wie bei nichtschwangeren Patienten einen schweren Verlauf nehmen. Charakteristische **Symptome** sind Übelkeit, Erbrechen und starke Oberbauchschmerzen mit Ausstrahlung in den Rücken. Als **Komplikationen** werden neben einer Hypokalzämie, Hypomagnesiämie, Hypovolämie und Hypoglykämie auch das Nierenversagen, die disseminierte intravaskuläre Koagulopathie sowie das respiratorische Distress-Syndrom besonders gefürchtet. Bei der **Behandlung** stehen konservative Maßnahmen mit ausreichender Hydrierung, Korrektur des Elektrolythaushaltes, vollständiger Nahrungskarenz und intermittierendem Absaugen des Magens durch eine Nasensonde im Vordergrund.

Erkrankungen der Nieren und ableitenden Harnwege

Harnwegsinfektionen

engl.: urinary tract infections

Harnwegsinfektionen sind die häufigsten Komplikationen in der Schwangerschaft. Sie können ohne (asymptomatische Bakteriurie) oder mit klinischen Symptomen (Zystitis/Pyelonephritis) einhergehen.

1. Asymptomatische Bakteriurie

engl.: asymptomatic bacteriuria

Epidemiologie: Bei 4–7% aller Schwangeren findet sich eine asymptomatische Bakteriurie.

Ätiologie: Die häufigsten Erreger sind Escherichia coli und Klebsiella pneumoniae.

Diagnostik: Zur Diagnostik sollte Mittelstrahlurin gewonnen werden. Mit Hilfe eines Uriculttestes kann die Diagnose einer asymptomatischen Bakteriurie bereits bei der 1. Schwangerschaftsvorsorgeuntersuchung gestellt werden. Bei einer Keimzahl von $\geq 10^5$/ml liegt eine asymptomatische Bakteriurie vor.

Therapie: Eine asymptomatische Bakteriurie muß konsequent antibiotisch behandelt werden. Die antibiotische Therapie erfolgt mit Ampicillin, Amoxicillin, Nitrofurantoin oder Cefalexin über 10–14 Tage. In letzter Zeit wird auch die Einmaltherapie mit 3 g Amoxicillin bzw. 4 g Ampicillin empfohlen. Der **Therapieeffekt** sollte durch den Uriculttest überprüft werden.

Komplikationen: Aus einer asymptomatischen Bakteriurie können in 1–2% eine Zystitis und in bis zu 30% eine hochfieberhafte Pyelonephritis mit der Gefahr vorzeitiger Wehen hervorgehen.

2. Zystitis

engl.: cystitis

Die typischen **Symptome** einer Zystitis sind Dysurie, Pollakisurie und Blasentenesmen. Gelegentlich tritt auch eine schmerzhafte Makrohämaturie auf. Diagnostik und Therapie entsprechen denen einer asymptomatischen Bakteriurie.

3. Pyelonephritis

engl.: pyelonephritis

Pathogenese: Die Entwicklung einer Pyelonephritis wird zum einen durch die schwangerschaftsbedingte Dilatation der ableitenden Harnwege mit Verlangsamung des Urinflusses, zum anderen durch die veränderte Urinzusammensetzung begünstigt. Der Urin enthält nicht selten Glucose und Aminosäuren und fördert durch seinen höheren pH-Wert das Bakterienwachstum.

Symptomatik: Das klinische Bild ist durch Fieber mit Schüttelfrost, Flankenschmerzen und Dysurie charakterisiert, wobei dysurische Beschwerden nicht obligat sind. In schweren Fällen können Zeichen des Endotoxinschocks auftreten.

Risiko für das Kind: Eine fieberhafte Pyelonephritis kann vorzeitige Wehen induzieren und somit eine Frühgeburt auslösen.

Therapie: Neben einer symptomatischen Therapie mit Bettruhe und feuchtwarmen Nierenwickeln muß eine hochdosierte intravenöse resistenzgerechte Antibiotikatherapie erfolgen. Die intravenöse Behandlung sollte mindestens 24–48 Stunden über die Entfieberung hinaus fortgesetzt und mit einer anschließenden oralen Antibiotikagabe über 2–3 Wochen abgeschlossen werden.

Prophylaxe: Im Verlauf der weiteren Schwangerschaft müssen die Uricultuntersuchungen wiederholt werden. Lassen sich erneut Bakterien nachweisen, ist aufgrund der hohen Rezidivgefahr unverzüglich die Antibiotikabehandlung einzuleiten. Bei rezidivierenden Harnwegsinfekten mit entsprechend belasteter Anamnese ist eine Dauerprophylaxe mit täglich 100 mg Nitrofurantoin erforderlich.

Nephrolithiasis

engl.: nephrolithiasis

Symptomatik: Harnkonkremente können auch in der Schwangerschaft mit kolikartigen Schmerzen im Nierenlager einhergehen. Häufig besteht gleichzeitig ein Harnwegsinfekt.

Diagnostik: Im Urinsediment findet sich typischerweise eine Mikrohämaturie. Um die Diagnose der Nephrolithiasis zu sichern, sollten Nierenbecken und Ureteren sonographisch untersucht werden, wobei die schwangerschaftsbedingte Dilatation des Harntraktes, die rechts stärker ausgeprägt ist als links, gegenüber einer pathologischen Weitstellung einzelner Abschnitte abzugrenzen ist.

Therapie: Die akute Steinkolik erfordert eine analgetisch-spasmolytische Therapie bei gleichzeitiger Zufuhr von reichlich Flüssigkeit. Der Urin wird auf abgegangene Konkremente kontrolliert.

Prophylaxe: Allgemeinmaßnahmen zur Steinprophylaxe umfassen ausreichendes Trinken von 2–3 l pro Tag, vor allem abends, sowie die Einschränkung der Zufuhr tierischen Eiweißes, um so das Risiko für die Calciumsteinbildung zu vermindern.

Akutes Nierenversagen

engl.: acute renal failure

Definition: Das akute Nierenversagen (ANV) wird durch eine zunehmende Oligurie (< 500 ml Urin/Tag) bis hin zur Anurie (< 200 ml Urin/Tag) sowie durch einen progressiven Anstieg der Kreatinin- und Harnstoffwerte im Blut charakterisiert.

Ätiologie: Häufige Ursachen des ANV in der Schwangerschaft sind:
- septischer Abort (s. S. 372),
- vorzeitige Plazentalösung (s. S. 415f),
- schwere Uterusatonie (s. S. 428f),
- Präeklampsie/Eklampsie (s. S. 319ff),
- akute Fettleber (s. S. 339),
- HELLP-Syndrom (s. S. 320, 339).

Pathogenese: Pathogenetisch kann das Nierenversagen sowohl auf einer **akuten tubulären Nekrose** als auch auf einer **bilateralen Nierenrindennekrose** beruhen.
Wenn Oligurie bzw. Anurie länger als 10 Tage anhalten, besteht der Verdacht auf eine Nierenrindennekrose, die bioptisch gesichert werden kann. Die bilaterale Nierenrindennekrose ist sehr viel seltener als die akute tubuläre Nekrose. Häufig wird sie im Zusammenhang mit Schwangerschaftskomplikationen beobachtet, insbesondere nach schweren Blutungen. Die eigentliche Ursache der Nierenrindennekrose ist nicht bekannt.

> Die Prognose für die Wiederherstellung der Nierenfunktion ist bei der akuten tubulären Nekrose bedeutend günstiger als bei der bilateralen Nierenrindennekrose.

Therapie: Die Therapie des akuten Nierenversagens in der Schwangerschaft umfaßt konservative Maßnahmen wie die Korrektur der Elektrolytstörungen, die sorgfältige Flüssigkeitsbilanzierung sowie die Nierenersatztherapie in Form einer intermittierenden Hämodialyse.

Chronische, vorbestehende Nierenerkrankung und Nierentransplantation

engl.: chronic renal disease, renal transplantation

Frauen mit einer chronischen, vorbestehenden Nierenerkrankung wie einer chronischen Glomerulonephritis, Pyelonephritis oder nach Nierentransplantation müssen in der Schwangerschaft sorgfältig überwacht werden, um Risiken für Mutter und Kind rechtzeitig erkennen und dementsprechend therapeutisch handeln zu können.

Einfluß auf den Schwangerschaftsverlauf:
Chronische, vorbestehende Nierenerkrankung: Um den Einfluß einer chronischen, vorbestehenden Nierenerkrankung auf den Schwangerschaftsverlauf beurteilen zu können, erfolgt die Einteilung in verschiedene Schweregrade:
- *Schweregrad 1:* Besteht vor dem Eintritt oder zu Beginn der Schwangerschaft ein normaler Blutdruck bei mäßiger Proteinurie und normalen Serumwerten für Kreatinin und Harnstoff, ist die Prognose für den Schwangerschaftsverlauf günstig.
- *Schweregrad 2:* Bei manifester Proteinurie und Hypertonie bereits zu Beginn der Schwangerschaft ist mit einer hohen Komplikationsrate, vor allem mit einer Pfropfpräeklampsie mit hoher perinataler Mortalität, zu rechnen.
- *Schweregrad 3:* Finden sich bereits vor der Schwangerschaft neben einer Proteinurie und Hypertonie Zeichen der renalen Insuffizienz in Form erhöhter Serumkreatinin- und Serumharnstoffwerte, ist von einer Schwangerschaft abzuraten bzw. bei bereits eingetretener Schwangerschaft der therapeutische Schwangerschaftsabbruch in Erwägung zu ziehen.

> Die Entscheidung für eine vorzeitige Schwangerschaftsbeendigung basiert auf dem Abwägen der mütterlichen Erkrankung und der intrauterinen Risiken für den Fetus infolge einer meist schweren Plazentainsuffizienz gegenüber den Risiken für das Neugeborene infolge von Frühgeburt und Organunreife und gehört mit zu den schwierigsten Entscheidungsprozessen in der Geburtshilfe.

Kommt es bereits in der ersten Schwangerschaftshälfte zu einer manifesten Hypertonie oder zu einer deutlich progredienten Proteinurie im Sinne eines nephrotischen

Syndroms mit Hypoproteinämie, ist die Prognose für den weiteren Schwangerschaftsverlauf schlecht und das Risiko für eine Präklampsie (s. S. 319 ff), Frühgeburt (s. S. 421 ff) oder intrauterine Wachstumsretardierung (s. S. 419) erhöht.

Nierentransplantation: Frauen mit vorausgegangener Nierentransplantation haben gute Chancen für einen erfolgreichen Schwangerschaftsverlauf, insbesondere dann, wenn:
- die Nierenfunktion stabil ist,
- Harnstoff und Kreatinin im Serum nicht erhöht sind,
- keine signifikante Proteinurie besteht,
- keine Zeichen einer Organabstoßung zu erkennen sind,
- der Blutdruck normal ist,
- keine Nierenbeckensteine und keine Erweiterung des ableitenden Harnsystems vorliegen,
- die Organtransplantation mindestens 2 Jahre zurückliegt.

Diagnostik: Bei einer vorbestehenden Nierenerkrankung bzw. einer vorausgegangenen Nierentransplantation ist die **engmaschige Kontrolle folgender Parameter** notwendig:
- Urinstatus: Proteinurie, Erythrozyt- bzw. Hämoglobinhämaturie, Leukozyturie, Bakteriurie, Zylindrurie,
- Serumelektrolyte, Serumkreatinin, Serumharnstoff,
- Blutdruckmessung.

Zeigt sich eine zunehmende Funktionseinschränkung einer transplantierten Niere, insbesondere während des 1. oder 2. Trimenons, sind umgehend eine Organabstoßung, eine Infektion oder eine Pfropfpräklampsie (s. S. 319 ff), vor allem in der Spätschwangerschaft, auszuschließen. Besteht der Verdacht auf eine Organabstoßung, sollte zur Diagnosesicherung eine Nierenbiopsie vorgenommen werden.

Therapie: Die Therapie richtet sich nach der vorliegenden Grunderkrankung. Eine nierentransplantierte schwangere Frau sollte auch in der Schwangerschaft prophylaktisch mit niedrigen Dosen Prednison und Azathioprin behandelt werden, um das Risiko einer Organabstoßung zu vermindern. Ein erhöhtes fetales Fehlbildungsrisiko besteht nicht.

> In Abhängigkeit vom Verlauf der chronischen Nierenerkrankung bzw. von der Funktion einer transplantierten Niere muß die Indikation zur vorzeitigen Schwangerschaftsbeendigung gestellt werden.

Hautkrankheiten

Schwangerschaftsdermatosen

engl.: dermatosis of pregnancy

Die schwangerschaftsbedingten metabolischen, hormonellen und immunologischen Veränderungen können mit physiologischen (s. S. 281 ff), aber auch mit pathologischen Veränderungen im Bereich der Haut, Haare und Nägel einhergehen. Neben den schwangerschaftstypischen Hautveränderungen gibt es Hauterkrankungen, die praktisch nur in der Schwangerschaft auftreten und demzufolge als Schwangerschaftsdermatosen bezeichnet werden. Die Prognose dieser Erkrankungen ist gut. Nachteilige Auswirkungen auf die mütterliche oder kindliche Gesundheit sind nicht zu befürchten.

Zu den wichtigsten **Schwangerschaftsdermatosen** gehören:
- generalisierter Juckreiz,
- Herpes gestationis,
- juckende polymorphe Dermatose (**p**olymorphic **e**ruption of **p**regnancy = **PEP**),
- Prurigo gestationis,
- progesteronbedingte Autoimmundermatitis.

> Schwangerschaftsunabhängige Dermatosen können in ihrem Verlauf durch eine Schwangerschaft beeinflußt werden.

1. Generalisierter Juckreiz

engl.: generalized pruritus

Der generalisierte Juckreiz wird oft mit dem cholestatisch bedingten Schwangerschaftsikterus in Zusammenhang gebracht, obwohl der Ikterus häufig fehlt. Gemeinsam ist aber beiden Erkrankungen die Neigung zu Rezidiven in Folgeschwangerschaften sowie bei Einnahme hormonaler Kontrazeptiva. **Differentialdiagnostisch** sind allgemeine Erkrankungen wie Diabetes mellitus, Nephritis, Leukämie und Lymphogranulomatose auszuschließen.

Von den **Laborwerten** können die alkalische Phosphatase, die Serumtransaminasen sowie der Bilirubinspiegel leicht erhöht sein. Bei der milden Form ohne Begleitikterus ist die **Behandlung** mit Antihistaminika, möglicherweise ergänzt durch Sedativa, häufig ausreichend.

2. Herpes gestationis

engl.: herpes gestationis

Der Herpes gestationis (Pemphigoid gestationis) ist eine generalisierte, mit Bläschenbildung einhergehende Dermatose, die während der gesamten Schwangerschaft und in Folgeschwangerschaften sowie bei Einnahme hormonaler Kontrazeptiva auftreten kann.

Ätiologie: Der Herpes gestationis ist wahrscheinlich immunologisch bedingt. Dafür sprechen die Eosinophilie und die linearen Komplement-(C_3) und Immunglobulinablagerungen (meist IgG und IgA) längs der Basalmembran der subepithelialen Bläschen.

Symptomatik: Nach der 20. Schwangerschaftswoche, manchmal aber auch erst nach der Entbindung, treten bevorzugt in der Periumbilikalregion und an den Extremitäten stark juckende, teils erythematöse, teils urtikarielle Läsionen auf, die in herpetiform angeordnete Bläschen übergehen können. Gesicht und Schleimhäute sind in der Regel nicht betroffen.

Therapie: Die Behandlung leichter Fälle von Herpes gestationis erfolgt mit Antihistaminika sowie lokal mit steroidhaltigen Cremes oder durch Austrocknen mit Farbstoffen. Schwere Verlaufsformen erfordern die systemische Gabe von Corticoiden in individueller Dosierung.

3. Juckende polymorphe Dermatose

engl.: **p**olymorphic **e**ruption of **p**regnancy (= **PEP**)

Die juckende polymorphe Dermatose ist durch Quaddeln und Papeln, die in stark juckende Bläschen übergehen können, charakterisiert. Darüber hinaus sind zahlreiche Striae typisch. Am häufigsten sind die Bauchregion mit Ausnahme der Periumbilikalregion und die Oberschenkel betroffen. **Differentialdiagnostisch** muß die PEP gegen den Herpes gestationis abgegrenzt werden. Im Unterschied zum Herpes gestationis tritt die PEP vorwiegend gegen Ende der Schwangerschaft auf und betrifft in erster Linie Erstgebärende. Die histologische Untersuchung mit Immunfluoreszenz ist negativ. **Therapeutisch** ist die äußerliche Anwendung steroidhaltiger Cremes in der Regel ausreichend.

4. Prurigo gestationis

engl.: prurigo gestationis of Besnier

Der Prurigo gestationis ist eine typische Dermatose der zweiten Schwangerschaftshälfte mit bisher unbekannter Ätiologie. Es handelt sich dabei um eine Aussaat stark juckender Papeln mit vorzugsweisem Befall der Extremitätenstreckseiten, der Schultern und des Abdomens. Die **Behandlung** erfolgt lokal mit steroidhaltigen Cremes. Nur in schweren und sehr hartnäckigen Fällen sind kurzfristig auch systemisch Steroide einzusetzen.

5. Progesteronbedingte Autoimmundermatitis

engl.: autoimmune dermatitis

Die progesteronbedingte Autoimmundermatitis tritt im 1. Trimenon einer Schwangerschaft auf und ist durch einen juckenden, akneförmigen Ausschlag mit Komedonen, Papeln und Pusteln charakterisiert. Erkrankungsursache ist wahrscheinlich eine zellvermittelte Immunität gegen endogenes Progesteron, so daß die Diagnose durch einen Intrakutantest gesichert werden kann.

6. Systemischer Lupus erythematodes (SLE)

engl.: systemic lupus erythematosus

Der systemische Lupus erythematodes (SLE) ist im Hinblick auf die Schwangerschaft die wichtigste dermatologische Erkrankung. $1/3$ aller betroffenen Frauen zeigen während der Schwangerschaft eine deutliche Remission. Es kann aber auch zu einer Exazerbation der vorbestehenden Erkrankung in der Schwangerschaft oder im Wochenbett kommen oder der SLE wird in seinem Verlauf durch die Schwangerschaft nicht beeinflußt.

Epidemiologie: Der SLE tritt vorzugsweise bei jüngeren Frauen um das 30. Lebensjahr auf. Daher ist das Zusammentreffen eines SLE mit einer Schwangerschaft nicht ganz selten.

Symptomatik: Das klinische Bild eines SLE ist sehr vielgestaltig und entspricht einer Erkrankung außerhalb der Schwangerschaft.

Risiko für die Mutter: Ein vorbestehender SLE kann in der Schwangerschaft die Ursache einer Pfropfpräeklampsie sein (s. S. 319ff).

Risiko für das Kind: Bei Schwangeren mit einem SLE werden deutlich mehr Spontanaborte (s. S. 369ff), Früh- bzw. Totgeburten (s. S. 421ff) und intrauterine Wachstumsretardierungen (s. S. 419) beobachtet. Der intrauterine Fruchttod (s. S. 421) im 2. und 3. Trimenon ist häufig Folge einer Thrombose, verursacht durch die Reaktion des Lupusantikoagulans mit Thrombozyten und dem Gefäßendothel.
Intrauterin bzw. postpartual wird bei einzelnen Kindern ein kompletter kongenitaler Herzblock festgestellt. Ursache dieses Herzblocks sind die im mütterlichen Blut zirkulierenden Immunkomplexe, die die Plazenta passieren und sich an das Reizleitungssystem des Herzens binden.

> Diese Komplikationen sind nicht selten der erste Hinweis auf das bis dahin symptomlose Grundleiden.

Diagnostik: Gelegentlich wird die Diagnose des SLE erstmals in der Schwangerschaft gestellt, es kann sich aber auch um eine Exazerbation einer vorbestehenden Erkrankung handeln. Neben den klinischen Symptomen sind BSG-Beschleunigung, Anämie, Leuko- und Thrombozytopenie sowie **antinukleäre Antikörper** (ANA) und **Antikörper gegen native Doppelstrang-DNS** (dsDNS-Ak) diagnostisch beweisend. Bei 5–10% der SLE-Patientinnen kann ein Lupusantikoagulans, ein Autoimmunglobulin, im Plasma nachgewiesen werden.

⚠ Das Lupusantikoagulans ist nicht pathognomonisch für den SLE. Es kann auch bei anderen Erkrankungen zusammen mit anderen Immunglobulinen auftreten.

Therapie: Je nach Krankheitsmanifestation ist in der Schwangerschaft der Einsatz von Corticosteroiden und Heparin indiziert. Die Schwangerschaftsbetreuung muß in enger Abstimmung mit dem Internisten erfolgen.

Neurologische Erkrankungen

Kopfschmerzen/Migräne

engl.: headache, vascular headache, migraine

Kopfschmerzen treten im 1. Trimenon der Schwangerschaft häufig auf und sind überwiegend harmloser Genese. Im Einzelfall können sie aber Ausdruck einer Migräne oder in seltenen Fällen auch organisch, z.B. durch Hirnblutungen oder Tumoren, bedingt sein.
Eine **Migräne** kann sich erstmals in der Schwangerschaft manifestieren. Bestand die Migräne bereits vor der Schwangerschaft, wird häufig eine Verbesserung des Zustandes in der Schwangerschaft beobachtet. Die Migräne selbst ist ohne Einfluß auf den Schwangerschaftsverlauf.
Therapeutisch sollten leichte Analgetika und falls erforderlich milde Sedativa eingesetzt werden. Bei Verwendung von Acetylsalicylsäure ist wegen der möglichen Auswirkung auf die Thrombozyten-Funktion und der dadurch bedingten Beeinträchtigung der Blutgerinnung in den letzten Wochen der Schwangerschaft Vorsicht geboten.

⚠ Ergotaminhaltige Medikamente sind in der Schwangerschaft kontraindiziert, da sie Gefäßspasmen oder Kontrakturen des Myometriums hervorrufen, die die embryonale oder fetale Versorgung akut stören können.

Intrakranielle Blutungen

engl.: intracranial bleeding

Bei spontanen intrakraniellen Blutungen muß zwischen subarachnoidalen und intrazerebralen Blutungen unterschieden werden.

1. Subarachnoidalblutung (SAB)

engl.: subarachnoid bleeding

Epidemiologie: Einblutungen in den Subarachnoidalraum sind in der Schwangerschaft außerordentlich selten.

Ätiologie: Die Ursache einer SAB ist in der Regel die Ruptur eines sackförmigen Aneurysmas oder einer arteriovenösen Gefäßmißbildung.

Symptomatik: Klinisch äußert sich die SAB durch plötzlich einsetzende, heftigste Kopfschmerzen begleitet von Erbrechen, Schweißausbruch und flüchtiger Bewußtseinsstörung. Epileptische Anfälle oder neurologische Herdzeichen sind seltener. Eine SAB kann zu jedem Zeitpunkt in der Schwangerschaft, sub partu oder auch postpartual auftreten. Am häufigsten wird sie jedoch in den letzten Schwangerschaftswochen diagnostiziert.

Risiko für das Kind: Die Auswirkungen einer SAB auf den Schwangerschaftsausgang sind in erster Linie vom Zeitpunkt und der Schwere der mütterlichen Erkrankung abhängig. Ist eine neurochirurgische Intervention unumgänglich, kann es aufgrund der induzierten Hypotonie zu einer kurzzeitigen fetalen Hypoxie sowie zu vorzeitiger Wehentätigkeit kommen.

Diagnostik: Diagnostisch wegweisend sind das Computertomogramm und die digitale Subtraktionsangiographie. Anhand des angiographischen Befundes wird die Indikation zur Operation gestellt.

Therapie: Die neurochirurgische Intervention ist bei einer SAB immer indiziert, soweit der Zustand der Patientin stabil ist.

2. Intrazerebrale Blutung (IZB)

engl.: intracerebral bleeding

Ätiologie: Intrazerebrale Blutungen werden durch hypertone Krisen im Rahmen einer Eklampsie (s. S. 320) oder einer schweren Präklampsie (s. S. 319ff) verursacht. Als primäre Ereignisse sind sie in der Schwangerschaft sehr selten.

Symptomatik: Das klinische Bild einer IZB entspricht dem eines „Schlaganfalls". Neben einer häufig akuten Halbseitensymptomatik mit oder ohne Bewußtseinsstörung kommt es zu Kopfschmerzen und zu einer Störung der Okulomotorik.

Risiko für das Kind: Das Risiko für das Kind wird in erster Linie durch den Zeitpunkt und die Schwere der mütterlichen Erkrankung bestimmt.

Diagnostik: Die Diagnose wird mittels Computertomogramm gestellt.

Therapie: Die Behandlung der **nichtraumfordernden IZB** erfolgt in der Regel konservativ mit blutdrucksenkenden Maßnahmen. Unter Umständen ist auch eine Hirnödemtherapie mit hyperosmolaren Substanzen erforderlich. Eine Operationsindikation besteht bei einer großen **raumfordernden IZB** mit Massenverlagerung, vor allem bei sekundärer Bewußtseinseintrübung.

Hirninfarkt

engl.: cerebral infarction

Die mit der Schwangerschaft einhergehende Verschiebung des hämostatischen Gleichgewichts in Richtung Hyperkoagulabilität (s. S. 275) begünstigt den thrombotischen oder embolischen Verschluß von Hirnarterien und damit die Ausbildung eines Hirninfarktes. Ein Hirninfarkt tritt etwa mit gleicher Häufigkeit in der Schwangerschaft und im Wochenbett auf.

Da sich der Hirninfarkt durch einen Blutdruckabfall infolge einer Blutung oder Anästhesie ausdehnen kann, sollte eine Schnittentbindung wenn immer möglich vermieden werden.

Sinusthrombose

engl.: sinus thrombosis

Auch eine Sinusthrombose ist ein seltenes Ereignis in der Schwangerschaft oder im Wochenbett. Sie betrifft die Sinus durae matris, insbesondere den Sinus sagittalis superior, oder eine größere Kortikalvene und führt zur Entwicklung eines hämorrhagischen Infarktes mit ausgedehntem Umgebungsödem.

Das **klinische Bild** ist gekennzeichnet durch starke Kopfschmerzen, Krampfanfälle oder fokale neurologische Ausfälle. Hinzu kommen Hirndruckzeichen wie Erbrechen, Verwirrung und Desorientierung. Die **Diagnose** wird mittels MRT oder digitaler Subtraktionsangiographie gestellt. Die **Therapie** ist symptomatisch und umfaßt antikonvulsive und hirndrucksenkende Maßnahmen. Der Einsatz von Antikoagulanzien ist dagegen umstritten. Tritt die Thrombose kurz vor oder unter der Geburt auf, ist eine Schnittentbindung erforderlich. Bei länger zurückliegendem Ereignis besteht dafür keine spezielle Indikation.

Hirntumoren

engl.: brain tumor

Hirntumoren treten sehr selten in der Schwangerschaft auf. Ihre Entstehung sowie ihr Wachstum sind von der Schwangerschaft unbeeinflußt. Eine Ausnahme stellen die Hypophysentumoren dar.

Die **Behandlung** richtet sich nach Tumorart, Symptomatik und Progredienz. Bei Nachweis eines bösartigen Hirntumors während der ersten Schwangerschaftshälfte wird in der Regel der therapeutische Schwangerschaftsabbruch empfohlen.

Multiple Sklerose

engl.: multiple sclerosis

Die multiple Sklerose wird in ihrem Verlauf durch eine Schwangerschaft nicht beeinflußt; allerdings wurden akute Schübe vermehrt in den ersten 3–6 Monaten nach der Geburt beschrieben. Die Auswirkungen der multiplen Sklerose auf die Schwangerschaft sind weitgehend vom Krankheitsstadium abhängig. Bei immobilisierten Patientinnen besteht ein erhöhtes Thromboserisiko. Liegt eine Störung der Blasenfunktion vor, wird das Risiko von Harnwegsinfektionen noch zusätzlich erhöht. Die Geburt erfolgt in der Regel vaginal-operativ durch Vakuum oder Forzeps.

Myasthenia gravis

engl.: myasthenia gravis

Ätiologie: Die Myasthenia gravis ist eine Autoimmunerkrankung, bei der Antikörper gegen die quergestreifte Skelettmuskulatur und gegen Acetylcholinrezeptoren der neuromuskulären Endplatte gebildet werden. Ort der Autoantikörperbildung ist der Thymus.

Symptomatik: Klinisch steht die abnorme Ermüdbarkeit der Muskulatur im Vordergrund, da es durch die Autoantikörper zu einer Störung der neuromuskulären Übertragung an der motorischen Endplatte kommt. Akute Schübe der Myasthenia gravis wurden vor allem im Wochenbett sowie im Zusammenhang mit Infektionen der ableitenden Harnwege, der Atemwege sowie bei einer puerperalen Endometritis (s. S. 440) oder Mastitis (s. S. 461 f) beschrieben.

Risiko für das Kind: Eine Myasthenia gravis wirkt sich nicht nachteilig auf die Schwangerschaft aus. Bei den Neugeborenen muß in 10–20 % mit einer **Neugeborenenmyasthenie** gerechnet werden, die aber nur vorübergehend und Folge mütterlicher Autoantikörper ist. Symptome sind eine generalisierte Hypotonie, ein fehlender Mororeflex, Trinkschwierigkeiten sowie Atemnot. Die Symptomatik besteht bereits am ersten Lebenstag und dauert in der Regel 1–5 Wochen an. Die Hauptgefahr ist eine Aspiration.

Therapie: Die Behandlung erfolgt mit Anticholinesterasen wie Pyridostigminbromid. Unter Umständen müssen Corticosteroide ergänzt werden.

> Myasthenie verstärkende Substanzen wie Magnesium, Procainamid, Propranolol, Narkotika und Sedativa sollten vermieden oder nur unter strenger Überwachung eingesetzt werden.

Karpaltunnelsyndrom

engl.: carpal tunnel syndrome

Epidemiologie: Das häufigste Nervenkompressionssyndrom in der Schwangerschaft ist das Karpaltunnelsyndrom. Es wird vermehrt im 3. Trimenon beobachtet und kann dann aber bis zu 12 Wochen postpartual andauern.

Ätiologie: Es handelt sich dabei um eine Kompression des distalen N. medianus im Karpaltunnel unter dem Retinaculum flexorum (Ligamentum carpi transversum), verursacht durch eine schwangerschaftsbedingte gesteigerte Wasserretention.

Symptomatik: Das klinische Bild mit Schmerzen und Parästhesien im Innervationsgebiet des N. medianus zeigt sich bevorzugt nachts.

Therapie: Eine Schienung des Handgelenks in Dorsoflexion, insbesondere nachts, sowie lokale Corticosteroidinjektionen in den Karpaltunnel bringen in der Regel Erleichterung. Anhaltende Schmerzen oder neurologische Ausfälle erfordern die operative Dekompression mit Durchtrennung des Ligamentum carpi transversum.

Neuralgien

engl.: neuralgia

Neuralgien des Plexus lumbosacralis werden in der Schwangerschaft häufig beobachtet. Zu den charakteristischen **Symptomen** gehören ischialgiforme Beschwerden und Rückenschmerzen. Die **Therapie** beschränkt sich auf konservative Maßnahmen wie körperliche Schonung und Verordnung von Analgetika.

Epilepsie

engl.: epilepsy

Die Epilepsie ist im Hinblick auf die Schwangerschaft die wichtigste neurologische Erkrankung.

Krankheitsverlauf in der Schwangerschaft: Prospektive Untersuchungen haben gezeigt, daß bei 50% der Epileptikerinnen die Anfallshäufigkeit durch die Schwangerschaft nicht beeinflußt wird. Bei $1/3$ der Patientinnen nimmt jedoch die Anfallshäufigkeit zu.

> Bei zunehmender Anfallshäufigkeit in der Schwangerschaft muß in erster Linie an eine fehlende Compliance bei der Einnahme der antikonvulsiven Medikamente sowie an Schlafmangel und zunehmende Erschöpfung gedacht werden.

Ferner treten bei Epileptikerinnen auch vermehrt Blutungen oder eine Präeklampsie (s. S. 319ff) auf, wodurch sich die erhöhte Rate operativer Entbindungen erklären läßt.

Risiko für das Kind: Die Auswirkung der Epilepsie auf die Schwangerschaft wird kontrovers diskutiert. In der Mehrzahl der Fälle kommt es zur Geburt eines gesunden Kindes. Aber auch Totgeburt (s. S. 421), Mikrozephalie und geistige Retardierung werden gehäuft bei Kindern von Epileptikerinnen beobachtet. Die erhöhte Mißbildungsrate wird sowohl mit der Grundkrankheit als auch mit der teratogenen Wirkung bestimmter Antikonvulsiva in Zusammenhang gebracht. Hydantoin als ein Antikonvulsivum führt z.B. zu dem bekannten „**fetalen Hydantoinsyndrom**", das durch folgende Mißbildungen charakterisiert wird:
➤ Mikrozephalie,
➤ geistige und körperliche Retardierung,
➤ Gesichtsspalten,
➤ Extremitätenmißbildungen,
➤ Herzfehler,
➤ Neugeborenenkoagulopathie.

Während in der Allgemeinbevölkerung die Mißbildungsrate bei 2–3% liegt, erhöht sie sich bei Kindern epileptischer Mütter ohne antikonvulsive Therapie auf 4–5% und mit antikonvulsiver Therapie auf 6–11%. Daher sollte bei Kinderwunsch die Frage der antikonvulsiven Behandlung neu beurteilt und ein medikamentöser Auslaßversuch unternommen werden.

> Bei der Entscheidung um eine antikonvulsive Therapie in der Schwangerschaft muß bedacht werden, daß generalisierte Krampfanfälle in der Frühschwangerschaft mit einem deutlich höheren Mißbildungsrisiko einhergehen als eine antikonvulsive Therapie.

Diagnostik: Erstmals in der Schwangerschaft auftretende Krampfanfälle erfordern eine sorgfältige neurologische Abklärung. Diagnostische Methode der Wahl ist das EEG. Die neuroradiologische Diagnostik mit CT, MRT und Angiographie dient dem Nachweis bzw. Ausschluß symptomatischer Ursachen der Epilepsie.

Differentialdiagnose: Differentialdiagnostisch muß in der Schwangerschaft die Abgrenzung gegenüber einem eklamptischen Anfall (s. S. 320), einem Hirntumor (s. S. 345), einer Sinusthrombose (s. S. 344), einer kortikalen venösen Thrombose oder einer Fruchtwasserembolie (s. S. 413) erfolgen.

Therapie: Besteht die Notwendigkeit einer antikonvulsiven Therapie, kommen Pharmaka wie Hydantoin, Phenobarbitursäure, Primidon, Valproinsäure sowie Carbamazepin zum Einsatz. Das teratogene Risiko dieser Substanzen ist annähernd gleich groß mit Ausnahme von Carbamazepin, das das geringste teratogene Potential zu besitzen scheint.

> Phenytoin und Folsäure beeinträchtigen wechselseitig ihre intestinale Resorption, so daß bei gehäuften epileptischen Anfällen auf zusätzliche Gabe von Folsäure verzichtet werden sollte.

Therapiekontrolle: Mangelnde Compliance, Übelkeit, Erbrechen oder auch die veränderte Pharmakokinetik in der Schwangerschaft erfordern ein monatliches Monitoring der Serummedikamentenspiegel mit entsprechender Anpassung der Dosierung. Mit zunehmender Schwangerschaftsdauer ist häufig eine Erhöhung der Dosis notwendig, um einen effektiven Serumspiegel zu erhalten.

Beim *Neugeborenen* ist auf Gerinnungsstörungen infolge eines Vitamin-K-Mangels zu achten. Wird das Kind gestillt, sind aufgrund des Übertritts der antikonvulsiven Substanzen in die Muttermilch regelmäßige Kontrollen durch einen Pädiater notwendig, unter Umständen mit Spiegelbestimmungen im Blut des Säuglings.

- Antikonvulsiva können Leberenzyme induzieren, die die Wirkung oraler Kontrazeptiva abschwächen bzw. aufheben und somit die Zuverlässigkeit der Schwangerschaftsverhütung beeinträchtigen.

Psychiatrische Erkrankungen

Affektive Veränderung

Eine affektive Veränderung in Form einer depressiven Verstimmung mit Antriebslosigkeit, Mutlosigkeit und unbegründeten Tränenausbrüchen ist am 2. oder 3. Wochenbettag relativ häufig. Obwohl verständnisvolle Unterstützung und der Hinweis darauf, daß es sich um einen normalen Anpassungsvorgang handelt, in der Regel ausreichend sind, kann es in seltenen Fällen zu einer Verschlimmerung im Sinne einer echten depressiven Psychose mit suizidalen Tendenzen kommen. Bei entsprechendem Verdacht ist frühzeitig ein Psychiater hinzuzuziehen.

- Schwangerschaft, Geburt und Wochenbett führen zu einer tiefgreifenden Veränderung und Anpassung in der Psyche der Frau (s. S. 283f).

Wochenbettpsychose

Echte Psychosen wie das manisch-depressive Krankheitsbild oder eine Schizophrenie sind während der Schwangerschaft und im Wochenbett selten. Das Wochenbett gilt aber als eine besonders kritische Zeit für das Auftreten psychotischer Krankheitsbilder.

Die **Psychosen des frühen Wochenbetts** (3.–4. Tag post partum) entsprechen zeitlich der Phase der endokrinen Umstellung. Hier stehen amentielle Bilder mit Verwirrtheit, Desorientiertheit, Unruhe und Stupor im Vordergrund. Die Prognose ist gut. Die Psychose klingt in der Regel ohne spezifische Therapie ab.

Bei den **Psychosen des Spätwochenbetts** (10.–30. Tag post partum) handelt es sich überwiegend um typische endogene Depressionen mit Suizidgefahr. Charakteristische Symptome einer endogenen Depression sind neben der depressiven Stimmung Erschöpfung, mangelndes Interesse, Antriebslosigkeit, Appetitverlust sowie Schlafstörungen.

In der akuten Phase einer Psychose kommen Neuroleptika wie Phenothiazine sowie Antidepressiva und Sedativa zum Einsatz. Klingt die akute Symptomatik ab, wird mit einer Psychotherapie begonnen.

Drogen in der Schwangerschaft

80% der drogenabhängigen Frauen befinden sich im gebärfähigen Alter. Diese Frauen vernachlässigen häufig die Kontrazeption und leiden nicht selten außerdem an venerischen Erkrankungen, Hepatitiden und HIV-Infektionen.

Bei dem Versuch des Drogenentzugs – etwa durch die Gabe analoger Dosen von Methadon – ist im 2. und 3. Trimenon Vorsicht geboten. Das Neugeborene muß in jedem Fall mit Rücksicht auf die auch bei ihm zu erwartenden Entzugssymptome pädiatrisch überwacht und behandelt werden.

Maligne Erkrankungen

Mammakarzinom

(s. S. 218ff)

Die Diagnose eines Mammakarzinoms stellt für die betroffene Frau in jedem Fall eine enorme psychische Belastung dar. Vor allem bei gleichzeitiger Schwangerschaft sollte die seelische Komponente besondere Berücksichtigung finden. Die Entwicklung eines Mammakarzinoms bei einer schwangeren Frau ist relativ selten. Trotzdem muß auch in der Schwangerschaft die Brust regelmäßig untersucht und nach Knoten bzw. Verhärtungen abgetastet werden.

- Insgesamt scheinen die Schwangerschaft und vor allem die Stillperiode einen Schutzeffekt hinsichtlich der Mammakarzinomentwicklung zu haben.

Therapie: Trotz der individuellen Therapiegestaltung in der Schwangerschaft, bleibt der Eckpfeiler der Therapie die Tumorentfernung mit oder ohne Mastektomie mit axillärer Lymphonodektomie. Falls eine Nachbestrahlung oder eine adjuvante Chemotherapie erforderlich ist, muß die Dosis berechnet werden, die den Fetus erreicht. Unter Umständen kann vor allem im letzten Trimenon die Nachbehandlung in das Wochenbett verschoben werden.

- Ein Mammakarzinom muß nach dem Stand des heutigen Wissens nicht unbedingt mit einem Schwangerschaftsabbruch einhergehen, obwohl der Einfluß hoher Östrogenmengen auf die Progression des Karzinoms kontrovers beurteilt wird.

Prognose: Die Prognose eines in der Schwangerschaft aufgetretenen Mammakarzinoms ist, ähnlich wie im nichtschwangeren Zustand, abhängig vom Erkrankungsstadium bei Diagnosestellung.

Nach erfolgreicher Behandlung eines Mammakarzinoms ist eine Schwangerschaft grundsätzlich nicht kontraindiziert. Jedoch sollte der Zeitraum zwischen der Behandlung und der nächsten Schwangerschaft bei negativen Lymphknoten ca. 3 Jahre, bei positiven Lymphknoten ca. 5–6 Jahre betragen.

Morbus Hodgkin/akute und chronische Leukämie

Grundsätzlich stellen der Morbus Hodgkin und die akute und chronische Leukämie keine Indikationen zum Schwangerschaftsabbruch dar. Die Entscheidung über eine Therapie der Erkrankung noch in der Schwangerschaft sollte individuell unter Einbeziehung des Hämatologen/Onkologen getroffen werden. Die meisten Autoren vertreten die Ansicht, daß die Grunderkrankung auch in der Schwangerschaft behandelt werden sollte. Die Patientin muß dann aber über das erhöhte Mißbildungsrisiko informiert werden.

Zervixkarzinom

(s. S. 195 ff)

Das Zervixkarzinom ist die häufigste maligne Erkrankung in der Schwangerschaft. Bei etwa 1% aller Schwangeren findet sich ein pathologischer Zervixabstrich im Rahmen ihrer Routineuntersuchung. In diesen Fällen muß mittels Differentialzytologie und Kolposkopie die Entscheidung zwischen einer Konisation in der Schwangerschaft oder 4wöchigen Abstrichkontrollen und Behandlung nach der Schwangerschaft getroffen werden. Zu berücksichtigen ist dabei unbedingt der Zeitpunkt der Erkrankung.

> Je später ein Zervixkarzinom in der Schwangerschaft diagnostiziert wird, desto eher wird man mit der Therapie zuwarten.

Bei eindeutig invasivem Karzinom kommt als Therapie nur die Radikaloperation in Frage. Im 1. und 2. Trimenon wird dies mit der Schwangerschaftsbeendigung verbunden sein; lediglich im 3. Trimenon kann in individuellen Fällen auf die Lebensfähigkeit des Fetus gewartet und der Eingriff kombiniert als Sectio und Radikaloperation durchgeführt werden. Die Prognose eines Zervixkarzinoms, das in der Schwangerschaft diagnostiziert und entsprechend behandelt wurde, ist nicht schlechter als außerhalb der Schwangerschaft.

Fetomaternale Blutgruppeninkompatibilitäten

Die Blutgruppeninkompatibilität zwischen Mutter und Fetus stellt ein erhebliches Risiko für den Fetus bzw. das Neugeborene dar. Mütterliche Blutgruppenantikörper (IgG-Immunglobuline) können die Plazenta passieren, sich an das entsprechende Blutgruppenantigen auf der fetalen Erythrozytenoberfläche binden und zu einer Zerstörung des Erythrozyten (Hämolyse) führen.

Die Hämolyse beim Fetus oder Neugeborenen ist Folge einer **Inkompatibilität** zwischen Mutter und Fetus in einem der folgenden Blutgruppensysteme:
- Rhesussystem,
- AB0-System,
- seltene Blutgruppenfaktoren.

Die Sensibilisierung des mütterlichen Immunsystems gegen Blutgruppenantigene auf fetalen Erythrozyten erfolgt durch eine vorausgegangene Schwangerschaft oder aber durch eine Bluttransfusion mit Übertragung der entsprechenden Blutgruppenantigene.

Risiko für das Kind: Der Schweregrad der Hämolyse einschließlich der reaktiven Vorgänge im Fetus bzw. im Neugeborenen bestimmen die Symptomatik des **Morbus haemolyticus**:
- Anämie mit resultierender Hypoxie,
- Leber- und Milzschwellung aufgrund persistierender fetaler Blutbildungsherde,
- Versagen vitaler Funktionen, z.B. des Herzens, aufgrund der persistierenden Hypoxie,
- *Hydrops fetalis* infolge einer Hypoproteinämie und evtl. einer Störung der Kapillarpermeabilität.

Auch postnatal besteht ein erhebliches Risiko für das Neugeborene. Während das infolge der Hämolyse intrauterin entstehende Bilirubin mehr oder weniger vollständig über die Plazenta ausgeschieden wird, ist die Neugeborenenleber postnatal kaum in der Lage, das vermehrte Bilirubin zu konjugieren und nierengängig zu machen. Es kommt daher in der Regel zu einem raschen Anstieg des indirekten Bilirubins, das sich ohne frühzeitige Therapie in den Hirnstammganglien anreichern (Kernikterus) und zu schweren **psychomotorischen Entwicklungsstörungen** führen kann.

Inkompatibilität im Rhesussystem

engl.: Rh incompatibility

Grundlagen: Das Rhesussystem umfaßt die Gene CDE und ihre dazugehörigen Allele cde, die auf homologen Chromosomen am gleichen Genort lokalisiert, aber in verschiedenen Kombinationen fixiert sind.

Für die Rhesuseigenschaft bestimmend ist das Gen D; bei Vorhandensein von D ist die Blutgruppe Rh-positiv. Der Rhesusfaktor D wird dominant vererbt, d.h., sowohl die homozygote (DD) als auch die heterozygote Konstellation (Dd) ist mit einem Rh-positiven Phänotypus gleichbedeutend. Wenn nun der Vater homozygot Rh-positiv (DD) und die Mutter Rh-negativ (dd) ist, sind alle Kinder heterozygot Rh-positiv (Dd). Bei heterozygot Rh-positivem Vater (Dd) und Rh-negativer Mutter (dd) sind lediglich 50% der Kinder heterozygot Rh-positiv (Dd).

21.4 Rhesusinkompatibilität

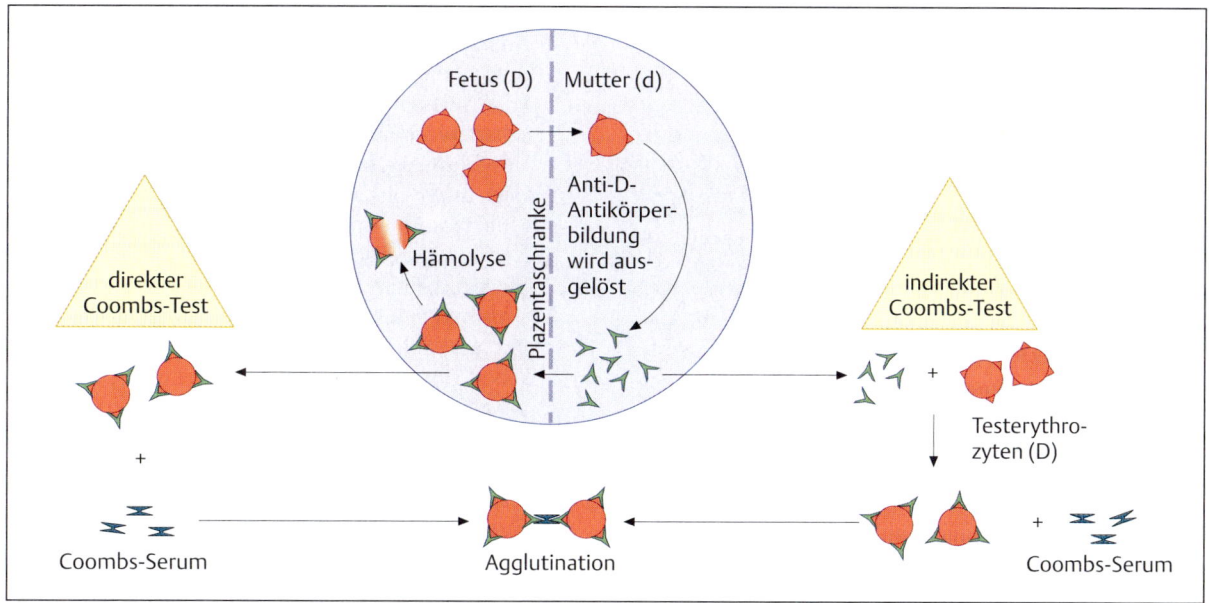

Treten fetale Rh-positive und damit das Antigen D tragende Erythrozyten in den mütterlichen Kreislauf ein, wird die Bildung von Anti-D-Antikörpern ausgelöst. Diese gelangen transplazentar zum Fetus, binden sich an das Antigen D und zerstören die Erythrozyten (Hämolyse).
Der **direkte Coombs-Test** dient zum Nachweis der an die fetalen Erythrozyten gebundenen inkompletten Anti-D-Antikörper. Dazu werden die fetalen Erythrozyten mit einem Coombs-Serum (Antigammaglobulin) inkubiert. Es kommt zur Agglutination.
Mit Hilfe des **indirekten Coombs-Tests** werden freie inkomplette Anti-D-Antikörper im mütterlichen Serum nachgewiesen. Bekannte Rh-positive Testerythrozyten werden mit dem Serum inkubiert. Die Anti-D-Antikörper binden sich an das Antigen D der Testerythrozyten. Durch Zugabe von Coombs-Serum kommt es zur Agglutination.

Epidemiologie: In der kaukasischen Bevölkerung sind 85% Rh-positiv. Davon sind 40% homozygot und 60% heterozygot Rh-positiv. Bei rund 12–15% aller europäischen Paare besteht eine Rh-Konstellation mit einem Rh-positiven Mann und einer Rh-negativen Frau.

Pathogenese: Rh-negative Frauen (dd) können durch Transfusionen Rh-positiven Blutes oder durch Einschwemmung Rh-positiver fetaler Erythrozyten in der Schwangerschaft oder unter der Geburt „sensibilisiert" werden und Anti-D-Immunglobuline bilden. Dabei handelt es sich um Immunglobuline der Klasse G, die in der Folgeschwangerschaft die Plazenta passieren und zu einer Hämolyse fetaler Rh-positiver Erythrozyten führen (👁 **21.4**).

⚠ Das erste Rh-positive Kind einer Rh-negativen Mutter wird in der Regel gesund geboren, da der Übertritt fetaler Erythrozyten und damit die Sensibilisierung der Mutter in der Regel erst unter der Geburt erfolgt.

Diagnostik: In der ersten Schwangerschaftsvorsorgeuntersuchung (s. S. 302ff) werden Blutgruppe und Rhesusfaktor routinemäßig bestimmt. Ergänzend erfolgt ein Screening auf Antikörper des Rhesussystems sowie auf irreguläre Antikörper. Freie Anti-D-Antikörper werden im Serum mit Hilfe des **indirekten Coombs-Test** nachgewiesen (👁 **21.4**). Der **direkte Coombs-Test** dient zur Bestimmung der an fetale Erythrozyten gebundenen Antikörper (👁 **21.4**).

⚠ Bei einem mütterlichen Anti-D-Antikörpertiter von 1:8 oder mehr muß aufgrund der Gefahr einer fetalen Hämolyse die Schwangere engmaschig überwacht werden.

Die weiteren **Vorsorgeuntersuchungen** richten sich nach dem Ergebnis der Erstuntersuchung. Folgende Empfehlungen sind gültig:
bei Rh-positiven Schwangeren:
▶ Bei negativem Suchtest auf irreguläre Antikörper muß dieser zwischen der 24.–28. Schwangerschaftswoche wiederholt werden.
▶ Werden irreguläre Antikörper nachgewiesen, ist eine fetale Überwachung und gegebenenfalls eine Therapie, wie auf S. 351 beschrieben, indiziert.
bei Rh-negativen Schwangeren:
▶ Werden keine Anti-D-Antikörper nachgewiesen, muß der Antikörpersuchtest in der 28. Schwangerschaftswoche wiederholt werden.
▶ Ein positiver Anti-D-Antikörpernachweis erfordert eine Titerbestimmung. Liegt der Titer unterhalb eines kritischen Wertes, in der Regel < 1:8, muß die Bestimmung monatlich wiederholt werden. Bei höhe-

ren Titern besteht eine akute Gefahr für den Fetus; die Schwangerschaftsvorsorge muß dann durch Zusatzuntersuchungen erweitert werden.

Rh-negative und gleichzeitig D-positive Frauen stellen einen Sonderfall dar, der bei nur 1% aller Weißen und 9% aller Schwarzen beobachtet wird. Es handelt sich um eine Abschwächung des D-Antigens (s. S. 306). Die meisten dieser Schwangeren können als Rh-positiv betrachtet werden, da sie kein Anti-D bilden. Bei einer kleinen Gruppe fehlen allerdings wichtige Teile des D-Antigens, so daß es zur Bildung von Anti-D-Antikörpern kommen kann. Bei dieser Gruppe ist, wie auch bei Rh-negativen Schwangeren, die Gabe von Anti-D-Immunglobulin zur Prophylaxe eines Morbus haemolyticus fetalis angezeigt.

Überwachung des Kindes:

pränatale Überwachung: Die Schwere der mütterlichen Sensibilisierung und das damit verbundene Risiko einer fetalen Hämolyse lassen sich durch die Antikörpertiterbestimmung allein nicht erfassen. Es müssen zusätzlich spektrophotometrische Untersuchungen des Fruchtwassers auf bilirubinoide Farbstoffe sowie sonographische bzw. dopplersonographische Kontrollen durchgeführt werden.

➤ *Spektrophotometrie des Fruchtwassers:*
– Zeitpunkt: Der Zeitpunkt für die erste Fruchtwasserpunktion (Amniozentese, s. S. 295f) richtet sich nach der Anamnese sowie dem Ultraschallbefund. Bei belasteter Anamnese mit Morbus haemolyticus des Fetus oder Neugeborenen in der vorausgegangenen Schwangerschaft sollte die erste Fruchtwasserpunktion in der 20.–22. Schwangerschaftswoche durchgeführt werden. Bei unbelasteter Anamnese, einem niedrigen Antikörpertiter und normalem Ultraschallbefund wird die erste Fruchtwasserpunktion in der 28. Schwangerschaftswoche vorgenommen.
– Durchführung und Prinzip: Die Amniozentese erfolgt unter Ultraschallkontrolle. Es werden 20 ml Fruchtwasser für die spektrophotometrische Analyse sowie bei fortgeschrittener Schwangerschaft für zusätzliche Untersuchungen wie z.B. die Bestimmung des Lezithin-Sphingomyelin-Quotienten (L/S) entnommen. Bei der spektrophotometrischen Untersuchung wird die Lichtextinktion bei verschiedenen Wellenlängen im Bereich von 250–700 nm bestimmt.
– Auswertung: Sind Bilirubinfarbstoffe im Fruchtwasser vorhanden, kommt es zu einer Abweichung der Extinktionskurve bei 450 nm. Die Differenz zwischen der Extinktion von normalem Fruchtwasser und von Fruchtwasser mit Bilirubinfarbstoffen ergibt bei 450 nm den sog. ΔE-Wert. Dieser Wert ist der Bilirubinkonzentration im Fruchtwasser direkt proportional (◉ **21.5**).

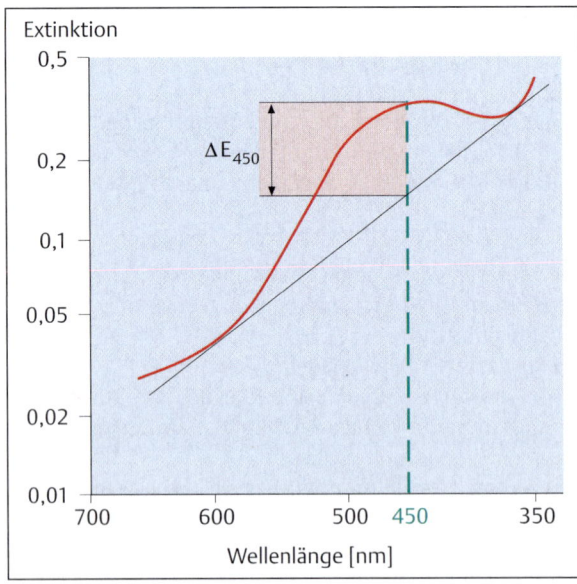

◉ **21.5** Spektrophotometrie des Fruchtwassers

Mit Hilfe der spektrophotometrischen Analyse des Fruchtwassers auf Bilirubinfarbstoffe kann der Schweregrad einer fetalen Hämolyse ermittelt werden. Sind Bilirubinfarbstoffe im Fruchtwasser vorhanden, weicht die Extinktionskurve bei 450 nm vom Normalverlauf deutlich ab. Der Abstand des Kurvengipfels bei 450 nm bis zur Tangente an der normalen Absorptionskurve ergibt den sog. ΔE-Wert, der der Bilirubinkonzentration im Fruchtwasser direkt proportional ist.

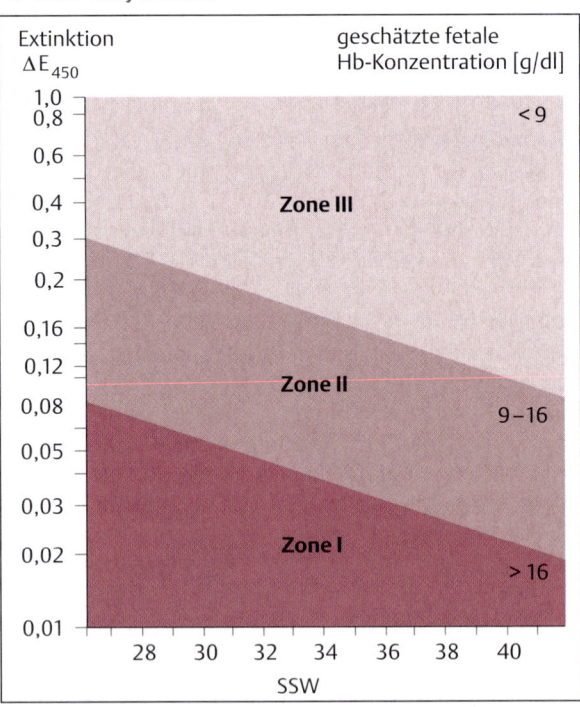

◉ **21.6** Liley-Schema

Die intrauterine fetale Gefährdung bei einer Rhesusinkompatibilität wird mit Hilfe des Liley-Schemas ermittelt. Der ΔE-Wert wird zusammen mit der Schwangerschaftswoche, in der die Untersuchung stattfand, in das Liley-Schema eingetragen. Durch eine Einteilung der Diagrammfläche in 3 Gefährdungszonen mit geschätzter fetaler Hämoglobinkonzentration ist eine Risikoabschätzung möglich. Die fetale Gefährdung ist in Zone III am größten.

21.10 Therapieempfehlungen in Abhängigkeit vom fetalen Hämolysegrad

Zone	Hämolysegrad	Amniozentese	Therapie
I	keine Hämolyse	alle 4 Wochen	keine
II	leichte Hämolyse	alle 2 Wochen	34.–36. SSW, reifer L/S-Quotient: Entbindung
III	schwere Hämolyse	Therapieeinleitung nach Amniozentese	< 32. SSW, unreifer L/S-Quotient: intrauterine Transfusion, > 32. SSW, unreifer L/S-Quotient: eher intrauterine Transfusion als Einleitung der Frühgeburt, > 32. SSW, reifer L/S-Quotient: Abwägen des Transfusionsrisikos gegen das Risiko der Frühgeburt

> Die Fruchtwasserprobe muß bis zur Messung der Lichtextinktion vor Lichteinwirkung geschützt werden, da sonst der Bilirubinabbau einsetzen kann.

Nach **Liley** werden die Δ-Werte semilogarithmisch in einem Diagramm gegen das Schwangerschaftsalter aufgetragen (👁 **21.6**). Zur Abschätzung des intrauterinen fetalen Risikos erfolgt die Einteilung der Diagrammfläche in 3 Zonen. Die Plazierung des ΔE-Wertes in eine dieser Zonen ist mit verschiedenen Empfehlungen für das weitere diagnostische und therapeutische Vorgehen verbunden (⊤ **21.10**).

▶ *Sonographie:* Neben den Fruchtwasseruntersuchungen stellt die Ultraschallkontrolle ein wertvolles diagnostisches Hilfsmittel zur Erfassung einer beginnenden oder fortschreitenden fetalen Hämolyse dar. Lassen sich sonographisch ein Aszites, ein Hydrothorax sowie eine generalisierte Ödembildung nachweisen, spricht das für eine beginnende Herzinsuffizienz infolge einer mäßigen bis schweren hämolytischen Anämie. Als Zeichen einer kompensatorischen extramedullären Blutbildung kann der Fetus eine Hepatosplenomegalie entwickeln.

> Wird eine fetale Anämie anhand von Ultraschallzeichen gesichert, ist die Prognose für den Fetus aufgrund der bereits vorhandenen Beeinträchtigung des Herz-Kreislauf-Systems schlecht.

▶ *Doppler-Sonographie:* Mit Hilfe der Doppler-Sonographie kann frühzeitig eine anämiebedingte Steigerung der maximalen Blutflußgeschwindigkeit der A. cerebri media erfaßt werden. In Zukunft wird daher die fetale Überwachung sehr wahrscheinlich durch die regelmäßige Bestimmung der Blutflußgeschwindigkeit in der A. cerebri media als durch serielle Amniozentesen erfolgen. Bei pathologisch erhöhter Blutflußgeschwindigkeit wird der Grad der Anämie direkt im fetalen Blut bestimmt, das mittels Cordozentese gewonnen wird.

Überwachung sub partu: Unter der Geburt ist eine sorgfältige Überwachung der fetalen Herzfrequenz durch ein kontinuierliches CTG erforderlich.

postnatale Überwachung: Unmittelbar nach Abnabelung des Kindes werden im *Nabelvenenblut* folgende Parameter bestimmt:
▶ Blutgruppe und Rhesusfaktor,
▶ Hämoglobin und Hämatokrit,
▶ Bilirubin,
▶ Retikulozyten,
▶ direkter Coombs-Test zum Nachweis von Anti-D-Antikörpern (👁 **21.4**).

Im *Nabelarterienblut* werden der pH-Wert und die Blutgase ermittelt, um die Zustandsbeurteilung des Neugeborenen nach APGAR (s. S. 448) zu ergänzen.

Therapie: Beim Nachweis einer schweren fetalen Hämolyse (ΔE-Werte in Zone 3) kommen 2 therapeutische Alternativen in Betracht, zum einen die **vorzeitige Entbindung**, zum anderen die **intrauterine Bluttransfusion**.
Die Entscheidung zwischen diesen beiden Alternativen wird von verschiedenen Faktoren wie Gestationsalter, Reifezustand der fetalen Lungen und fetaler Gesamtzustand, erfaßt durch das biophysikalische Profil, beeinflußt.

> Die Risiken der intrauterinen Transfusion müssen gegen die extrauterine Morbidität und Mortalität infolge der Frühgeburtlichkeit abgewogen werden.

Andere Therapieversuche wie z.B. die Abschwächung der mütterlichen Immunreaktion durch Gabe von Promethazin oder Glucocorticoiden sowie die Plasmapherese bei der Schwangeren zur Senkung der Antikörperspiegel haben kaum Bedeutung erlangt und sind allenfalls Extremfällen vorbehalten.

intrauterine Transfusion:
▶ *Durchführung:* Die intrauterine Transfusion erfolgte bis vor wenigen Jahren durch Injektion von Erythrozytenkonzentrat in den Intraperitonealraum des Fe-

tus. Dieser Eingriff wurde zunehmend durch die direkte intravasale Transfusion in die Nabelschnurvene unter Ultraschallsicht abgelöst.

Transfundiert wird gegen mütterliches Serum getestetes, Rh-negatives Spenderblut der Gruppe 0, das frei von Hepatitis- und Zytomegalieviren ist und keine HIV-Antikörper enthält. Die maximale Menge des zu transfundierenden leukozytenarmen Erythrozytenkonzentrates berechnet sich unter Berücksichtigung des Schwangerschaftsalters nach folgender Formel: 10 x (Schwangerschaftswoche – 20) ml
Hierbei handelt es sich um eine Maximalmenge. Bei vorbestehender Beeinträchtigung der kardiovaskulären Situation des Fetus wird man kleinere Mengen in kürzeren Abständen transfundieren. Je nach der fetalen Ausgangssituation und insbesondere nach dem Zeitpunkt der ersten Transfusion muß diese bis zur Entbindung mehrmals wiederholt werden.

➤ *Risiko:* Das Risiko der intrauterinen Transfusion variiert stark und ist sowohl von der Erfahrung und Routine des behandelnden Arztes in dem jeweiligen spezialisierten Zentrum als auch von der Ausgangssituation des Fetus abhängig.

> Auch eine durch Spezialisten vorgenommene intrauterine Transfusion ist im Einzelfall mit einem Risiko von 5% behaftet.

Entbindung: Je nach Situation muß die Entbindung mehr oder weniger vorzeitig erfolgen. Der Entbindungsweg ist dabei abhängig von dem Schweregrad der fetalen Anämie. Eine schwere fetale Anämie geht mit einer verringerten Belastbarkeit des Fetus einher, so daß eine Schnittentbindung indiziert ist. Liegt eine Anämie leichteren Grades vor, ist unter kontinuierlicher CTG-Kontrolle eine vaginale Entbindung möglich.

> Mit zunehmendem Gestationsalter und fortschreitender Reife der Organfunktionen nimmt das postnatale Risiko rasch ab, so daß sich dann die vorzeitige Entbindung anbietet.

Therapie des Neugeborenen:
Bei der Geburt sollte immer ein erfahrener Neonatologe anwesend sein, der das Kind postnatal sorgfältig überwacht und wiederholt die Bilirubinkonzentration im Serum bestimmt. Überschreitet die Bilirubinkonzentration einen kritischen Grenzwert, müssen therapeutische Maßnahmen wie Fototherapie oder sogar Austauschtransfusionen durchgeführt werden, um eine Anreicherung von indirektem Bilirubin in den Hirnstammganglien mit Hirnschädigung zu vermeiden (Kernikterus).

➤ *Fototherapie:* Durch die Fototherapie wird der Bilirubinabbau beschleunigt. Licht mit einer Wellenlänge von 425–475 nm führt zu einer Fotoisomerisation der Bilirubinsäure. Diese wird hydrophil und damit direkt ausscheidbar.

➤ *Austauschtransfusion:* Die Austauschtransfusion dient der Entfernung geschädigter, antikörperbesetzter kindlicher Erythrozyten. Transfundiert wird Rh-negatives Spenderblut der Blutgruppe 0, wobei die 2–3fache kindliche Blutmenge, d.h. 200–300 ml/kg Körpergewicht, für den Austausch erforderlich ist.

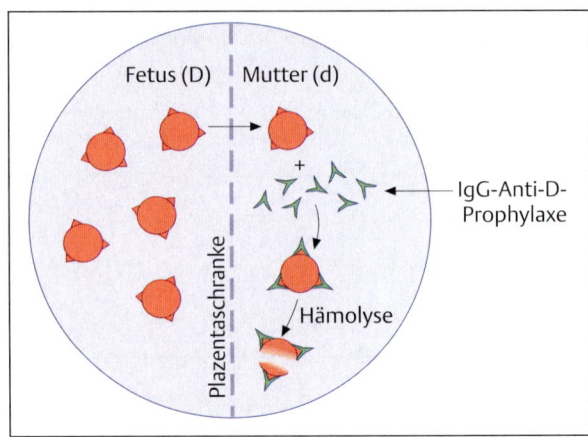

21.7 Prinzip der Rhesusprophylaxe

Treten fetale, das Antigen D tragende Erythrozyten in den mütterlichen Kreislauf ein, können sie durch zugeführte IgG-Anti-D-Antikörper hämolysiert werden. Eine mütterliche Anti-D-Antikörperbildung wird so verhindert.

Prophylaxe: Durch die Verabreichung von Anti-D-Antikörpern kann die Sensibilisierung des mütterlichen Immunsystems nach Einschwemmung von fetalen Rh-positiven Erythrozyten verhindert werden (**21.7**). Die Anti-D-Immunglobuline müssen dabei innerhalb von 72 Stunden nach der Geburt oder dem sensibilisierenden Ereignis i.m. injiziert werden. Als Dosis sind in der Regel 250–300 μg ausreichend.
Besteht der Verdacht auf einen größeren fetomaternalen Blutübertritt, ist die Dosis von Anti-D-Immunglobulin zu erhöhen. Mit Hilfe der Kleihauer-Betke-Spezialfärbung können fetale Erythrozyten in einem peripheren mütterlichen Blutausstrich dargestellt und ausgezählt werden. So kann die Menge des in den mütterlichen Blutkreislauf eingeschwemmten fetalen Blutes abgeschätzt und die Dosis des benötigten Anti-D-Immunglobulins berechnet werden.

> 10 μg Anti-D-Immunglobulin reichen aus, um 1 ml eingeschwemmtes Rh-positives Blut zu neutralisieren.

Eine Durchführung der Anti-D-Prophylaxe ist nur sinnvoll, wenn keine Sensibilisierung des mütterlichen Immunsystems vorausgegangen ist, d.h., der Anti-D-Antikörpertest im Blut der Mutter und auch der Nachweis von Anti-D-Antikörpern im Nabelschnurblut mittels des direkten Coombs-Tests (s. **21.4**) negativ ist.
Die **Anti-D-Prophylaxe** kann präpartual und postpartual erfolgen:

➤ *präpartual:* Bei einer Rh-negativen Frau ohne Anti-D-Antikörper sollte schon in der 28.–30. Schwangerschaftswoche 300 µg Anti-D-Immunglobulin i.m. injiziert werden, um eine eventuelle Sensibilisierung der Schwangeren bis zur Geburt zu verhindern. Eingriffe in der Schwangerschaft, die mit einem erhöhten Risiko eines fetomaternalen Erythrozytenübertritts einhergehen wie z.B. die Amniozentese (s. S. 295f) und die Chorionzottenbiopsie (s. S. 296f) sowie Blutungen in der Schwangerschaft erfordern ebenfalls eine Anti-D-Prophylaxe.

➤ *postpartual:* Das in den 60er Jahren eingeführte Prophylaxeprogramm gegen die Rhesussensibilisierung war bzw. ist außerordentlich erfolgreich und hat die Häufigkeit der Rhesussensibilisierung von 8 auf 0,8% aller Schwangerschaften gesenkt. Einer Rh-negativen Mutter ohne Anti-D-Antikörper wird bei Rh-positivem Neugeborenen unmittelbar postpartal, d.h. innerhalb von 72 Stunden nach der Geburt, 300 µg Anti-D-Immunglobulin i.m. injiziert. Dadurch können die sub partu übergetretenen fetalen Rh-positiven Erythrozyten schnell abgebaut und eine Sensibilisierung der Mutter verhindert werden. Eine Anti-D-Prophylaxe ist auch nach einem Schwangerschaftsabbruch oder Spontanabort sowie nach einer Extrauteringravidität indiziert.

Beratung: Für die Beratung von Paaren mit Rhesuskonstellation, d.h. Rh-negative Frau und Rh-positiver Mann, ist die Bestimmung des väterlichen Genotypus wichtig (s. S. 348). Darüber hinaus wird heute der Rhesusfaktor auf der Oberfläche fetaler Zellen festgestellt, die mittels Amniozentese (s. S. 295f) gewonnen werden. Diese Abklärung erfolgt vor allem bei heterozygotem väterlichen Genotypus. Bei Nachweis Rh-negativer fetaler Zellen wird eine weitere Überwachung hinsichtlich einer möglichen Hämolyse hinfällig.

Inkompatibilität im AB0-System

engl.: AB0 incompatibility

Die AB0-Inkompatibilität spielt lediglich bei den Paaren eine Rolle, bei denen die Frau die Blutgruppe 0 und der Mann die Blutgruppe A oder B haben. Die Blutgruppe A_1 und mehr noch die Blutgruppe B wirken als relativ starke Antigene. Ist das Kind nun Träger der Blutgruppe A_1 oder B, bildet die Mutter, Trägerin der Blutgruppe 0, beim fetomaternalen Erythrozytenübertritt Anti-A- bzw. Anti-B-Antikörper.

> Anti-A- bzw. Anti-B-Antikörper, gebildet von Trägern der Blutgruppe 0, sind Immunglobuline der Klasse G und somit plazentagängig. Im Gegensatz dazu gehören die Anti-A- bzw. Anti-B-Antikörper, gebildet von Trägern der Blutgruppe A oder B, der Immunglobulinklasse M an und sind nicht plazentagängig.

Die AB-Antigenstruktur der fetalen Erythrozyten bildet sich erst gegen Ende der Schwangerschaft heraus. Daher hat der Übertritt von mütterlichen Anti-A bzw. Anti-B-Antikörpern intrauterin praktisch keine Bedeutung und eine intrauterine fetale Hämolyse ist extrem selten. Allerdings kann es postnatal infolge der vor der Geburt übergetretenen mütterlichen Immunglobuline zu einer verstärkten **Neugeborenenhämolyse** mit Ausbildung eines **Ikterus**, selten auch eines **Kernikterus**, kommen. Es gelten die gleichen Grundsätze für die Überwachung und Therapie des Neugeborenen wie bei der Rhesusinkompatibilität.

Inkompatibilität infolge irregulärer Antikörper

Nach vorausgegangenen Bluttransfusionen können sich Antikörper gegen seltene Blutgruppeneigenschaften wie Kell, Duffy, Kidd und Lewis entwickeln. Diese Antikörper sind plazentagängig und verursachen in einigen Fällen eine intrauterine Hämolyse. Diese kann aber auch durch Anti-C-, Anti-K- sowie Anti-M- und Anti-N-Antikörper verursacht werden. In der Frühschwangerschaft wird daher immer zusammen mit der Blutgruppenbestimmung ein Screening auf irreguläre Antikörper durchgeführt. Ist das Ergebnis des Screenings positiv, müssen je nach dem Antikörpertyp Amniozentesen durchgeführt werden, um die Schwangerschaft zu überwachen, in gleicher Weise wie bei der Rhesusinkompatibilität. Läßt sich eine fetale Hämolyse nachweisen, ist eine intrauterine Transfusion oder die vorzeitige Entbindung angezeigt. Wichtig ist, Spenderblut für die Entbindung bereitzustellen. Dieses muß frei von dem Antigen sein, gegen das sich die mütterlichen Antikörper richten. Für die Geburt und Erstversorgung des Neugeborenen gelten die gleichen Prinzipien wie bei der Rhesusinkompatibilität.

Literatur

Beller, E.K., Kyank, H.: Erkrankungen während der Schwangerschaft. Thieme, Stuttgart 1990

Brosens, I.A.: Maternal uterine vascular lesions in the hypertensive complications of pregnancy. In: Lindheimer M.D., Katz, A.J., Zuspan, F.P.: Hypertension in Pregnancy. Wiley, New York 1976

Chesley, L.C.: Diagnosis of preeclampsia. Obstet. and Gynecol. 65 (1985) 423

de Dycker, R.P., Neumann, R.L.A.: Das HELLP-Syndrom: Eine lebensgefährliche Form der Präklampsie. Geburtsh. u. Frauenheilk. 47 (1987) 128

Disaia, P.J., Creasman, W.T.: Cancer in Pregnancy. In: Clinical Gynecologic Oncology. Mosby, St. Louis 1984, p. 428

Dürig, P., Schneider, H.: Pathophysiologie und Prävention der Präklampsie. Arch. Gynecol. Obstet. Suppl. 249 (1991) 8

Dürig, P., Schneider, H.: Schwangerschaftsdiabetes. Hospitalis 8 (1988) 445

Feige, A.: Diabetes mellitus und Schwangerschaft. In: Schwalm, H., Döderlein, G., Wulf, K.H.: Klinik der Frauenheilkunde und Geburtshilfe, Bd. III. Urban & Schwarzenberg, München 1986

Gille, J.: Schwangerschaftsinduzierte Hypertonie. In: Schwalm, H., Döderlein, G., Wulf, K.H.: Klinik der Frauenheilkunde und Geburtshilfe, Bd. III. Urban & Schwarzenberg, München 1986, S. 31

Göltner, E.: Schwangerschaftsanämien. Med. Klin. 75 (1980) 491

Janzen, R.: Neurologische Symptome/Syndrome in der Schwangerschaft. In: Käser, O., Friedberg, V., Ober, K.G., Thomson, K., Zander, J.: Gynäkologie und Geburtshilfe, Bd. II. 2. Aufl. Thieme, Stuttgart 1981, S. 8.67

Jentgens, H.: Lungenkrankheiten bei Schwangeren. Gynäkologie 12 (1979) 17

Kane jr., F.J.: Wochenbettpsychosen. In: Freedmann, A.M., Kaplan, H.I., Sadock, B.J., Peters, U.H.: Psychiatrie in Praxis und Klinik, Bd. 1: Schizophrenie, affektive Erkrankungen, Verlust und Trauer. Thieme, Stuttgart 1984, S. 380

Kaulhausen, H.: Medikamentöse Blutdrucksenkung bei schwangerschaftsbedingter Hypertonie, schwerer Gestose und Eklampsie. In: Kaulhausen, H., Schneider, J.: Schwangerschaftsbedingte Hypertonie. Thieme, Stuttgart 1983, S. 185

Kuhn, W., Graeff, H.: Gerinnungsstörungen in der Geburtshilfe. 2. Aufl. Thieme, Stuttgart 1977

Lenfant, C., Gifford, R.W., Zuspan, F.C.: National high blood pressure education program working group report on high blood pressure in pregnancy. Amer. J. Obstet. Gynecol. 163 (1990) 1689

Oeny, T., Weitzel, H.: Behandlung der schweren Hypertonie in der Schwangerschaft. Z. Geburtsh. Perinatol. 195 (1991) 1

Roberts, J.M., Taylor, R.N., Musi, T.J., Rodgers, G.M., Hubel, C.A., McLaughin, M.K.: Preeclampsia: an endothelial cell disorder. Amer. J. Obstet. Gynecol. 161 (1989) 1200

Schneider, K.T.M., Huch, A., Huch, R.: Gibt es ein „Vena-cava-Syndrom im Stehen" – eine häufige und unerwartete Orthostasereaktion in der Spätschwangerschaft. Geburtsh. u. Frauenheilk. 45 (1985) 126

Schneider, J.: Blutgruppenunverträglichkeiten (Blutgruppendifferenz, positiver Antikörpertest). In: Martius, G., Schmidt-Gollwitzer, M.: Differentialdiagnose in der Gynäkologie und Geburtshilfe. Thieme, Stuttgart 1984, S. 320

Schneider, H.: Medikamentöse Behandlung der Hypertonie in der Schwangerschaft. Gynäkol. Prax. 11 (1987) 211

Sibai, B.M., El-Nazer, A., Gonzales-Ruis, A.: Severe preeclampsia-eclampsia in young primigravid women: subsequent pregnancy outcome and remote prognosis. Amer. J. Obstet. Gynecol. 155 (1986) 1011

Wallenburg, H.C.S., Markowitz, J.W., Dekker, G.A., Rotmans, P.: Low dose aspirin prevents pregnancyinduced hypertension and preeclampsia in angiotensin-sensitive primigravida. Lancet I (1986) 1

Weiss, P.A.M., Hofmann, H.: Diabetes mellitus und Schwangerschaft. In: Burghardt, E.: Spezielle Gynäkologie und Geburtshilfe. Springer, Wien 1985

Welsch, H.: Müttersterblichkeit. In: Kaulhausen, H.: Hochrisikogeburt 1989. Thieme, Stuttgart 1990

22 Infektionen in der Schwangerschaft

J. Martius

Zahlreiche Infektionen in der Schwangerschaft können transplazentar oder perinatal auf das Kind übertragen werden. Komplikationen dieser Infektionen sind Abort, Früh- oder Totgeburt, Neugeborenensepsis und die Geburt von irreversibel geschädigten Kindern.

- Vaginalinfektionen, Zervizitis und Harnwegsinfektionen müssen daher rechtzeitig erkannt und behandelt werden.

Für die Infektionen während der Schwangerschaft bietet sich die in der amerikanischen Literatur verwendete Abkürzung **STORCH** an:
Syphilis (s. S. 364f),
Toxoplasmose (s. S. 366ff),
Others: AIDS (s. S. 360), Virushepatitis (s. S. 360ff), Varizellen, Zoster (s. S. 358f), Masern, Mumps (s. S. 357), Ringelröteln (s. S. 357), infektiöse Mononukleose (s. S. 360), Infektion mit Viren des Respirationstraktes und Enteroviren (s. S. 360), mit B-Streptokokken (s. S. 362f), Chlamydia trachomatis (s. S. 363f), Neisseria gonorrhoeae (s. S. 364) und Listerien (s. S. 365),
Röteln (s. unten),
Cytomegalie (s. S. 359f),
Herpes simplex (s. S. 357f).
Ein zusammenfassender Überblick über Infektionen in der Schwangerschaft und ihre Folgen für das Kind erfolgt in ⊤ 22.5, S. 367.

22.1 Allgemeines zur Diagnostik

Infektionen des Urogenitaltrakts bedürfen in der Schwangerschaft einer sorgfältigen Diagnostik und Therapie, da sie nicht nur zu ausgeprägten Beschwerden führen können, sondern auch mit Gefahren für die Mutter und das Neugeborene verbunden sind.

- Einige dieser Infektionen verlaufen jedoch symptomlos, so daß zu Beginn der Schwangerschaft eine orientierende Untersuchung angebracht ist.

Sie besteht nach der *Anamneseerhebung* aus der sorgfältigen *Inspektion* der Vulva, Vagina und Zervix einschließlich der *Entnahme von Vaginalsekret*.
Das **Vaginalsekret** wird nicht nur hinsichtlich der Menge und des Aussehens beurteilt, sondern auch folgendermaßen untersucht:
- mikroskopisch im Nativpräparat mit physiologischer NaCl-Lösung,
- auf den pH-Wert mit Indikatorpapier (normal: pH-Wert < 4,5),
- mit der Riechprobe mit 10%iger KOH-Lösung (Amintest; s. S. 123):
  - normal: geruchsneutral,
  - Fischgeruch bei bakterieller Vaginose und bei Trichomoniasis.

Ergibt sich im Rahmen des geschilderten Untersuchungsganges bei einer beschwerdefreien Patientin ein steriler Urin, ein unauffälliger Genitalbefund, ein physiologischer Fluor, eine negative Riechprobe, ein normaler pH-Wert von < 4,5 und im Nativpräparat eine dominante Döderlein-Flora mit wenigen oder fehlenden Leukozyten (👁 **9.6c**, S. 124 u. ⊤ **22.1**), so kann bereits jetzt mit großer Sicherheit eine Infektion ausgeschlossen werden. Sind die Untersuchungsergebnisse jedoch nicht unauffällig, können Abstriche zur mikrobiellen Diagnostik entnommen werden.

- In allen Fällen von pathologischem Fluor sollte an die Zervizitis gedacht werden.

Typisch ist die gerötete, vulnerable, ödemätöse Zervix und ein eitriges zervikales Sekret (s. 👁 **10.1**, S. 140). Der Nachweis von mehr als 10 Leukozyten im endozervikalen Abstrich bei 1000facher Vergrößerung gilt als beweisend für eine Zervizitis. Bisher konnten die Chlamydien, die Gonokokken und Herpesviren eindeutig mit der Zervizitis in Verbindung gebracht werden, so daß diese Erreger bei Verdacht immer ausgeschlossen werden müssen.

22.2 Virale Infektionen

Röteln

Ätiologie: Erreger der Röteln ist das **Rötelnvirus** aus der Familie der Togaviren. Es handelt sich dabei um ein RNS-Virus, das durch Tröpfcheninfektion und transplazentar übertragen wird.

Epidemiologie: In Deutschland haben ca. 90% der Erwachsenen Antikörper gegen das Rötelnvirus.

Symptomatik: Nach einer Inkubationszeit von etwa 16 Tagen treten die oft uncharakteristischen Symptome wie allgemeines Krankheitsgefühl, Temperaturerhöhung

T 22.1 Differentialdiagnose der Vaginitis/Zervizitis anhand des Vaginalsekrets

Vaginalsekret	bakterielle Vaginose	Kandidose	Trichomoniasis	Zervizitis
Aussehen und Geruch	grau, homogen-wäßrig, riechend	weißlich, krümelig, nicht riechend	gelblich-grün, schaumig, homogen-wäßrig, riechend	gelblich, nicht riechend
Riechprobe (Amintest)	Fischgeruch	nicht riechend	Fischgeruch	nicht riechend
pH-Wert	> 4,5	< 4,5	> 4,5	unterschiedlich
Nativpräparat				
➤ Leukozyten	–	+	+	+
➤ Laktobazillen	–	+	–	+
➤ Trichomonas vaginalis	–	–	+	–
➤ Hyphen/Sporen	–	+	–	–
➤ Clue cells	+	–	±	–

und Lymphknotenschwellung, insbesondere retroaurikulär und nuchal auf. Diese Symptome entsprechen dem Prodromalstadium und können dem Exanthem (kleinfleckig, flüchtig) vorhergehen. Bei Erwachsenen, insbesondere bei jungen Frauen, kann es zusätzlich zu Arthralgien und leichten Gelenkschwellungen kommen.

Risiko für das Kind: Zur Infektion und damit möglichen Schädigung der Frucht kommt es während der Virämie der Mutter. Der Grad der Schädigung ist dabei vom Schwangerschaftsalter abhängig. Je früher die Infektion auftritt, desto häufiger sind die Schäden beim Fetus. Bei einer Infektion in den ersten 17 Schwangerschaftswochen muß in ca. 30% der Fälle mit einer Rötelnembryopathie gerechnet werden. Nach der 17. Schwangerschaftswoche kommt es wohl noch zu einer pränatalen Rötelninfektion, die dann aber ohne Folgen für das Kind bleibt. Typische Merkmale einer **Rötelnembryopathie** (Synonym: Gregg-Syndrom) sind:
➤ Katarakt,
➤ Schwerhörigkeit oder Taubheit durch Innenohrschaden,
➤ Herzfehler.

Ferner kann es zu einer Mikrozephalie, geistiger und körperlicher Retardierung, Enzephalitis, Hepatitis und Pneumonie kommen.

Diagnostik: Anzustreben ist die Ermittlung der Immunitätslage bei jungen Frauen *vor* Eintritt einer Schwangerschaft (Prätiter). Nach den Mutterschaftsrichtlinien muß *bei jeder Schwangeren mit nicht eindeutiger Immunitätslage* diese möglichst früh mit Hilfe des **Hämagglutinationshemmtests (HAH-Test)** festgestellt werden.
Interpretation:
➤ fehlende Immunität: HAH-Titer < 1:8,
➤ wahrscheinliche Immunität: HAH-Titer 1:8 – 1:16,
➤ vorhandene Immunität: HAH-Titer ≥ 1:32.

Bei Frauen mit fehlendem Immunschutz sollte der HAH-Test in der 16.–17. Woche wiederholt werden.

Da der HAH-Test nicht zwischen einer früher durchgemachten und einer floriden Infektion unterscheiden kann, muß bei der Schwangeren zusätzlich anamnestisch das Risiko einer bestehenden Infektion geklärt werden.

Besteht der *Verdacht auf eine Rötelninfektion*, erfolgt die Diagnosesicherung über den Nachweis von IgM-Antikörpern.

Therapie: Besteht keine Immunität und liegt der Kontakt nicht mehr als 7 Tage zurück, sollte Rötelnimmunglobulin verabreicht werden.

Diese Maßnahme bedeutet allerdings keinen absoluten Schutz vor einer Rötelnembryopathie.

Nach **gesicherter Rötelninfektion** der Mutter in den ersten 17 Schwangerschaftswochen ist die Indikation zur Unterbrechung der Schwangerschaft großzügig zu stel-

T 22.2 Häufigkeit von Rötelnembryopathien bei mütterlicher Rötelninfektion in der Schwangerschaft (modifiziert nach Enders G: Infektionen und Impfungen in der Schwangerschaft. 2. Aufl. Urban & Schwarzenberg, München 1991)

Kriterien	Zeitfenster	Rötelnembryopathie
Prätiter negativ oder nicht bekannt oder IgM-Antikörper positiv **und**	1.–17. SSW	35%
Symptome vorhanden.	> 18. SSW	< 3,5%

len, da eine hohe Schädigungsrate beim Kind zu erwarten ist (**T 22.2**).

Prophylaxe vor der Schwangerschaft: Die Bestimmung der Immunitätslage (Rötelntiter) mit dem HAH-Test sollte sowohl bei geimpften als auch bei nichtgeimpften Frauen im gebärfähigen Alter erfolgen. Ist der Rötelntiter negativ (< 1:8) oder für den sicheren Nachweis einer Immunität zu gering (zw. 1:8 und 1:16), wird eine aktive Rötelnimpfung empfohlen. Die Impfung sollte nicht in der Schwangerschaft vorgenommen werden. Eine Schwangerschaft sollte auch nicht in den nächsten 8 Wochen eintreten. Wurde nun doch versehentlich vor bzw. in einer Frühgravidität geimpft, ist das keine Indikation für eine Abruptio, da das Risiko durch das abgeschwächte Impfvirus extrem niedrig ist.

Masern und Mumps

Eine Primärinfektion in der Schwangerschaft mit den Kinderkrankheiten Masern oder Mumps ist ein seltenes Ereignis, da die Durchseuchung der Erwachsenen bei über 95% liegt.
Die **Maserninfektion** während der Gravidität ist möglicherweise mit einer erhöhten Abort- und Frühgeburtenrate verbunden, rechtfertigt aber keine Abruptio. Eine Maserninfektion um den Geburtstermin kann jedoch eine schwere neonatale Maserninfektion auslösen, so daß das Neugeborene nach der Entbindung Immunglobulin erhält. Nach Masernkontakt in der Schwangerschaft sollte die Immunitätslage geprüft und gegebenenfalls ein Immunglobulin verabreicht werden.
Eine **Mumpsinfektion** der Mutter führt nach heutigem Kenntnisstand nicht zu einer Schädigung der Frucht. Trotzdem wird empfohlen, bei Mumpskontakt die Immunitätslage der Mutter zu überprüfen und bei fehlenden Antikörpern Immunglobuline zu verabreichen. Nach einer Mumpsinfektion um den Geburtstermin erhalten die Neugeborenen Immunglobuline wegen der teilweise schwer verlaufenden neonatalen Mumpsinfektion.

Ringelröteln

Synonym: Erythema infectiosum acutum, Exanthema variegatum

Ätiologie: Das humane **Parvovirus B 19** wird durch Tröpfcheninfektion, Blutprodukte oder transplazentar übertragen

Epidemiologie: Die Durchseuchungsrate beträgt ca. 50%.

Symptomatik: Die Ringelröteln gehen mit grippeähnlichen Symptomen, Gelenkschmerzen und Lymphknotenschwellungen einher. Im Gesicht zeigt sich zunächst ein schmetterlingsförmiges Erythem, später breitet sich über den gesamten Körper ein ring- und girlandenförmiges makulopapulöses, juckendes Exanthem aus.

Risiko für das Kind: Erst seit 1984 ist bekannt, daß das Virus bei Erstinfektion der Mutter transplazentar auf den Fetus übertragen werden kann und zu ausgeprägten Anämien durch Hemmung der Erythropoese mit Ausbildung eines *Hydrops fetalis* führt. Wie oft es zu einer transplazentaren Infektion des Fetus bzw. zum Hydrops fetalis kommt, ist aufgrund fehlender prospektiver Studien unklar. Die Gefahr eines intrauterinen Fruchttodes liegt aber wohl deutlich unter 10%.

Diagnostik: Die Diagnose stützt sich auf den Nachweis von IgG- und IgM-Antikörpern.
Berichtet eine Schwangere über einen Ringelrötelnkontakt, so sollte ein Antikörper-Screening veranlaßt werden. Bei Vorliegen einer gesicherten Erstinfektion müssen Ultraschallkontrollen zum frühzeitigen Nachweis des Hydrops fetalis durchgeführt werden.

Prophylaxe: Bei fetalen Hydropszeichen sollte eine Infektionsdiagnostik durch Nabelschnurpunktion bzw. Fruchtwassergewinnung erfolgen und ggf. eine intrauterine Transfusionstherapie eingeleitet werden.

Herpes simplex

Die **Herpes-simplex-Viren** (HSV) werden in 2 serologisch und biologisch unterscheidbare Typen unterteilt.
Der **HSV-Typ 1** ist im wesentlichen verantwortlich für den Herpes labialis, die Gingivostomatitis und die Keratokonjunktivitis. Der **HSV-Typ 2** führt meist zum Herpes genitalis und damit, bei Herpes genitalis der Mutter, zu einer Infektion des Neugeborenen (Herpes neonatorum).

Herpes genitalis

Ätiologie: Der Erreger des Herpes genitalis, **HSV-Typ 2,** wird fast ausschließlich durch Sexualkontakte übertragen. Weitere Infektionswege, insbesondere von der Mutter auf das Kind, sind die Infektion sub partu bei einem infizierten Geburtskanal (> 90%), die sehr seltene transplazentare oder die aszendierende pränatale Infektion.

Epidemiologie: Im Gegensatz zu der HSV-Typ 1-Infektion mit einer 40–90%igen Durchseuchung der Bevölkerung haben lediglich 20–25% der Erwachsenen Antikörper gegen den HSV-Typ 2.

Krankheitsverlauf und Symptomatik: Die **Primärinfektion** mit dem HSV-Typ 2 verläuft in der Regel ausgeprägt symptomatisch mit schmerzhaften Bläschen, Ulzeratio-

nen und Lymphknotenschwellungen im Genitalbereich (👁 **10.3**, S. 145). Gleichzeitig können Allgemeinsymptome wie Fieber, Kopfschmerzen und Myalgien auftreten.
An die Primärinfektion schließt sich eine lebenslange **Latenzphase** mit Persistenz der Viren in den Ganglien sensibler Nerven an. Bei Abwehrschwäche im Rahmen anderer Erkrankungen, Streß oder bei der Menstruation kann es zur Reaktivierung der HSV-Typ-2-Infektion kommen. Die **rekurrierende Infektion** verläuft in der Regel milder bzw. asymptomatisch und wird oft von der Patientin überhaupt nicht bemerkt.

Risiko für das Kind: Die Infektionsgefahr für das Kind ist während der Geburt durch einen infizierten Geburtskanal am größten. Bei einer primären genitalen Herpesinfektion der Mutter zum Zeitpunkt der Geburt muß in 50 % der Fälle mit einer Infektion des Neugeborenen gerechnet werden. Der **Herpes neonatorum** kann die inneren Organe und/oder das ZNS des Neugeborenen befallen und unbehandelt generalisieren. Er ist aufgrund seiner hohen Letalität (60 %) gefürchtet. 20 % der überlebenden Kinder tragen dauerhafte Schäden davon.

Diagnostik: Die Diagnose einer HSV-Infektion erfolgt über:
➤ das oft typische klinische Bild,
➤ den kulturellen oder direkten Virusnachweis aus dem Bläscheninhalt und
➤ serologisch über die Bestimmung der HSV-Typ-2-Antikörper.

Routinemäßige Viruskulturen in der Schwangerschaft haben sich nicht bewährt.

Therapie: Als Therapeutikum stehen heute Virusstatika, z. B. Aciclovir, zur Verfügung.

Prophylaxe: Zur Vermeidung eines Herpes neonatorum kann heute folgendes geburtshilfliche Vorgehen empfohlen werden:
➤ Bei *erkennbaren frischen Herpesläsionen* im Genitale zum Zeitpunkt der Geburt sollte eine primäre Sectio caesarea durchgeführt werden. Dieses Vorgehen ist aber nur dann sinnvoll, wenn der Blasensprung nicht länger als 4 Stunden zurückliegt.
➤ Patientinnen mit *Herpesanamnese ohne Läsionen* zum Zeitpunkt der Geburt können auf vaginalem Wege entbunden werden, da hier das Risiko der neonatalen Infektion nur bei 0,1 % liegt.

Varizellen und Herpes zoster

Das **Varizellen-/Zoster-Virus** (VZV) gehört in die Familie der Herpesviren. Die Infektion mit dem hochkontagiösen VZV erfolgt als Tröpfcheninfektion oder transplazentar.

Die Durchseuchung beträgt im Alter von 10 Jahren bereits 90 %.

Symptomatik: Das Varizellen-/Zoster-Virus ist für 2 verschiedene klinische Krankheitsbilder verantwortlich:
➤ **Varizellen** (Syn.: Windpocken): Die Erstinfektion mit VZV führt zu den Windpocken, einem Exanthem aus Flecken, Papeln, Bläschen und Krusten in verschiedenen Entwicklungsstadien. Leichtes Fieber und Unwohlsein können dem Exanthem um 24–48 Stunden vorausgehen.
➤ **Herpes zoster** (Syn.: Gürtelrose): Nach der Primärinfektion folgt ein Latenzstadium, in dem das VZV in Spinalganglien persistiert. Durch innere oder äußere Einflüsse ist eine lokale Reaktivierung einer VZV-Infektion im Bereich des betroffenen Nervensegmentes möglich. Es kommt zu einer unilateralen, meist von starken lokalen Schmerzen begleiteten Bläschenbildung im Bereich des betroffenen Nervensegmentes. Betroffen sind vor allem ältere oder immunsupprimierte Patienten.

Risiko für das Kind:
➤ Die Primärinfektion der Mutter im 1. und 2. Trimenon kann sehr selten (< 2 %) zum sog. **kongenitalen Varizellensyndrom** führen. Die betroffenen Kinder zeigen Hautveränderungen, Hypoplasie von Gliedmaßen, niedriges Geburtsgewicht und zerebrale Defekte.
Infiziert sich die Mutter am Ende der Schwangerschaft, hängt die Prognose für das Kind vom Zeitpunkt der mütterlichen Erkrankung ab. Innerhalb von 3 Wochen bis maximal 5 Tage vor der Entbindung kommt es in etwa 25 % der Fälle bis zum 4. Tag nach der Entbindung zu **intrauterin erworbenen neonatalen Varizellen**. Aufgrund der in diesem Fall von der Mutter transplazentar übertragenen IgG-Antikörper bleiben diese Infektionen ohne Folgen. Erkrankt die Mutter weniger als 5 Tage vor der Geburt, so bedeutet dies eine ernsthafte Gefahr mit einer Letalität von 30 % für das Neugeborene, da zu wenig Antikörper von der Mutter auf das Kind übertragen werden konnten.
➤ Das Auftreten eines **Herpes zoster** in der Schwangerschaft ist mit keiner Gefährdung des Fetus verbunden.

Diagnostik: Die Diagnose der VZV-Infektion ergibt sich aus dem typischen **klinischen Bild** in Verbindung mit der **Serologie** über die Bestimmung von IgM- und IgG-Antikörpern. Nach einem VZV-Kontakt in der Schwangerschaft sollte sofort der IgG-Antikörpertiter der Mutter bestimmt werden.

Therapie: Bei einer **primären VZV-Infektion** im 1.–5. Schwangerschaftsmonat und peripartual (Ausbruch des Exanthems 4 Tage vor bis 2 Tage nach der Entbindung) wird das Zosterhyperimmunglobulin an die Mutter

◉ 22.1 Therapie bei Varizellen-/Zoster-Infektion in der Schwangerschaft

VZV-Kontakt	Varizellen im 1.–5. Monat (kongenitales Varizellensyndrom)	Varizellen um den Geburtstermin	
sofort ↓ Antikörperstatus VZV-ELISA-IgG		Exanthemausbruch 30 bis 5 Tage vor der Entbindung	Exanthemausbruch 4 Tage vor bis 2 Tage nach der Entbindung
seropositiv: IgG$_1$ ≥ 128 bei 93,1 % der Frauen	kein ZIG	kein ZIG	kein ZIG	kein ZIG
seronegativ: IgG$_1$ < 64 bei 6,9 % der Frauen	1 2 3 4 5 innerhalb von 24–96 h ZIG mit IgG-Titer: 1 : 256 000: 0,2–0,4 ml/kg KG	6 7 8 kein ZIG	10 Tage kein ZIG	20 Tage 9. SSM ZIG Mutter: 0,3 ml/kg KG vor der Entbindung Kind: 2,0 ml sofort nach der Geburt Isolierung von Mutter und Neugeborenem
ZIG = Zosterimmunglobulin		Infektionsrate: 25 % Letalität: 0 %	Infektionsrate: 17 % Letalität: 32 %

verabreicht. Bis zur Geburt sollten danach möglichst 5 Tage vergehen. Nach der Geburt erhalten auch die betroffenen Neugeborenen Zosterhyperimmunglobulin (◉ 22.1).

Eine **neonatale Varizellenerkrankung** wird mit Aciclovir behandelt.

Kommt es zu einem **Herpes zoster** in der Schwangerschaft, sind keine Immunglobulingaben erforderlich.

Prophylaxe: Im Sinne einer Prophylaxe des kongenitalen Varizellensyndroms und der neonatalen Varizellen steht ein Lebendimpfstoff zur Verfügung, der seronegativen Frauen vor der 1. Schwangerschaft verabreicht werden kann.

Zytomegalie

Ätiologie: Das **Zytomegalievirus** (CMV) gehört neben dem Herpes-simplex-Virus, dem Varizellen-/Zoster-Virus und dem Epstein-Barr-Virus zur Familie der Herpesviren. Die Übertragung des Virus erfolgt über sexuelle Kontakte, Speichel, Harn, Muttermilch und Blut.

Epidemiologie: Etwa 50% der Erwachsenen haben Antikörper gegen CMV. In der Schwangerschaft ist die CMV-Infektion eine der häufigsten Infektionen. Das erklärt die Spitzenposition der kongenitalen Zytomegalie unter den intrauterin erworbenen Infektionen mit einer Häufigkeit von 1%.

Krankheitsverlauf und Symptomatik: Die CMV-Erstinfektion verläuft bei der Mutter in der Regel klinisch stumm. Nach der Erstinfektion wird CMV meist nicht mehr eliminiert und persistiert in Lymphozyten und Nieren. Es besteht eine lebenslange latente Infektion.

Bei Abwehrschwäche und bei ca. 10% der Schwangeren kann es zu Reaktivierungen kommen. Die rekurrierende Infektion verläuft wie auch die Erstinfektion mit milden, uncharakteristischen Symptomen. Oft bleibt sie daher unerkannt.

Risiko für das Kind: Das Virus kann während der gesamten Schwangerschaft transplazentar auf den Fetus übertragen werden. Von Bedeutung für den Embryo bzw. den Fetus ist dabei nur die Erstinfektion der Mutter, da dann mit einer Embryo- bzw. Fetopathie zu rechnen ist.

Die **kongenitale Zytomegalie** geht mit schweren Schäden wie geistige und körperliche Retardierung, Hörschäden, Hepatosplenomegalie und Thrombozytopenie mit petechialen Blutungen einher.

Von den infizierten Neugeborenen sind zum Zeitpunkt der Geburt etwa 10% symptomatisch. Bei vorhandener Symptomatik muß mit bleibenden Schäden in 90% der

Fälle gerechnet werden. Aber auch von den (zunächst) asymptomatischen Kindern sind etwa 10% dauerhaft geschädigt.

Nach rekurrierender Infektion in der Schwangerschaft ist dagegen in weniger als 1% der Fälle mit bleibenden Schäden für das Kind zu rechnen.

Diagnostik: Die Diagnose erfolgt primär serologisch über den Nachweis von IgM- und IgG-Antikörpern. Die-CMV-Ausscheidung im Urin und Zervixsekret ermöglicht zusätzlich einen direkten Virusnachweis.

Therapie: Bei nachgewiesener Primärinfektion der Mutter muß aufgrund des Schädigungsrisikos für das Kind an eine Interruptio aus eugenischer Indikation gedacht werden.

Mononukleose

Das **Epstein-Barr-Virus** (EBV) ist der Erreger der Mononukleose und gehört in die Familie der Herpesviren. Die Übertragung erfolgt hauptsächlich über den Speichel, gelegentlich auch durch Bluttransfusionen. Etwa 60–90% der Erwachsenen haben Antikörper gegen das Epstein-Barr-Virus. Bisher liegen keine Berichte über Schädigungen der Frucht nach einer Mononukleose in der Schwangerschaft vor. Es wird empfohlen, in Verdachtsfällen eine serologische Diagnostik zu veranlassen und gleichzeitig wegen der ähnlichen Symptome Röteln und Zytomegalie auszuschließen.

Infektionen durch Viren des Respirationstraktes und Enteroviren

Erkältungskrankheiten durch **Influenza-**, **Adeno-** oder **Rhinoviren** sowie **Enteroviren** (Coxsackie-, Echo-, Poliomyelitisviren) führen zu keiner intrauterinen Schädigung des Fetus. Dagegen können peri- oder postnatal erworbene Enterovirusinfektionen des Neugeborenen mit schweren Krankheitsbildern wie Myokarditis und Meningoenzephalitis verbunden sein.

AIDS (Aquired immune deficiency syndrome)

(s. auch S. 147ff)

Weltweit und insbesondere in vielen Teilen Afrikas und Asiens hat die heterosexuelle und perinatale Übertragung des Virus in den letzten Jahren stark zugenommen. Die HIV-Infektion in der Schwangerschaft erfordert eine interdisziplinäre, intensive Überwachung und Betreuung, um die bekannten Risiken für die Mutter und das Kind weitgehend zu reduzieren. Von besonderer Bedeutung ist die Verhinderung der Virustransmission von der Mutter auf das Kind. Zur Zeit geht man von einer Transmissionsrate von 16% während der Schwangerschaft aus. Diese läßt sich durch kombinierte Intervention auf deutlich unter 5% senken.

Schwangerenvorsorge und Geburt: Entsprechend den Mutterschaftsrichtlinien wird allen Schwangeren zu einem freiwilligen HIV-Antikörperscreening geraten. Mit Feststellung der Schwangerschaft bei HIV-Positivität sollte Kontakt mit einem interdisziplinären HIV-Zentrum aufgenommen werden. In Abhängigkeit vom mütterlichen Krankheitsstadium (CD4+-Zellzahl, Viruslast, Vorhandensein von Symptomen) ist zu entscheiden, in welcher Form eine antiretrovirale Therapie zu erfolgen hat. Dabei ist zwischen der Indikation zur Therapie der Mutter (symptomatisch oder asymptomatisch mit CD4+-Zellen unter einem Wert von 250–400/mm^3) und der Indikation zur Prophylaxe der HIV-Transmission zu unterscheiden.

In der Prophylaxe-Situation (Mutter asymptomatisch, CD4+-Zellen > 250–400/mm^3) wird zu einer antiretroviralen Behandlung ab der 32. Woche bis kurz nach der Entbindung geraten. Außerdem sollte in jedem Fall ein primärer Kaiserschnitt zwischen der 36. und 38. Woche durchgeführt werden. Während der Schnittentbindung wird zusätzlich Zidovudin i.v. beginnend 3 Stunden vor der Sectio bis zur Entwicklung des Kindes verabreicht. Die Neugeborenen erhalten 10 Tage lang Zidovudin i.v. oder 2–4 Wochen oral. Wegen der erhöhten Gefahr einer Virusübertragung sollte auf das Stillen verzichtet werden.

Wichtig ist eine engmaschige Kontrolle begleitender urogenitaler Infektionen während der Schwangerschaft. Auszuschließen sind z.B. Infektionen mit Chlamydien, Trichomonaden, die bakterielle Vaginose, Harnwegsinfekte und die Toxoplasmose. Wegen des gehäuften Auftretens von genitalen Infektionen mit humanen Papillomviren (HPV) und damit verbundenen Dysplasien sind zweimonatige zytologische Kontrollen erforderlich.

Virushepatitis

Bei den Virushepatitiden unterscheidet man die Hepatitis A, die Hepatitis B und die sog. Non-A-Non-B-Hepatitiden wie z.B. die Hepatitis C, D und E.

Hepatitis A

Ätiologie: Das **Hepatitis-A-Virus** (HAV) gehört in die Familie der Picornaviren. Die Infektion mit HAV erfolgt auf fäkal-oralem Wege durch Schmierinfektion oder über die Aufnahme von kontaminierten Nahrungsmitteln.

Krankheitsverlauf und Symptomatik: Der Verlauf der Hepatitis A ist variabel und umfaßt neben subklinischen

auch die sehr seltenen fulminanten Verläufe. Eine chronische Verlaufsform ist nicht bekannt.
Nach einer Inkubationszeit von 2–6 Wochen treten Ikterus und Cholestase auf, oft begleitet von einem allgemeinen Krankheitsgefühl.

Risiko für das Kind: Eine HAV-Infektion in der Schwangerschaft führt zu keiner Schädigung der Frucht.

Diagnostik: Wegweisend für die Diagnose ist die Serologie. Der Nachweis von spezifischen IgM-Antikörpern (bis 6 Monate nach Infektion) spricht für eine frische Infektion. IgG-Antikörper persistieren meist lebenslang.

Therapie: Bei einem HAV-Kontakt während der Schwangerschaft kann Immunglobulin an die Mutter gegeben werden. Eine akute HAV-Infektion der Mutter nahe dem Geburtstermin sollte zur Immunglobulingabe an das Neugeborene führen.

Hepatitis B

Ätiologie: Das **Hepatitis-B-Virus** (HBV) gehört zur Familie der Hepadnaviren. Die Übertragung von HBV erfolgt parenteral durch Gabe von infizierten Blutprodukten, sexuell durch Kontakt mit infizierten Körpersekreten und perinatal während oder nach der Geburt.

Epidemiologie: In Deutschland sind etwa 0,5% der deutschen und 5% der ausländischen Schwangeren HBsAg-positiv.

Krankheitsverlauf und Symptomatik: Die Inkubationszeit umfaßt 1–6 Monate. Die Symptomatik einer akuten Hepatitis B ist variabel. Neben asymptomatischen Verläufen muß allerdings mit chronisch-progredienten Verläufen und der Entstehung von Zirrhose und Malignomen gerechnet werden. Bei Infektion mit HBV im Erwachsenenalter kommt es bei ca. 10% der Infizierten zu einer

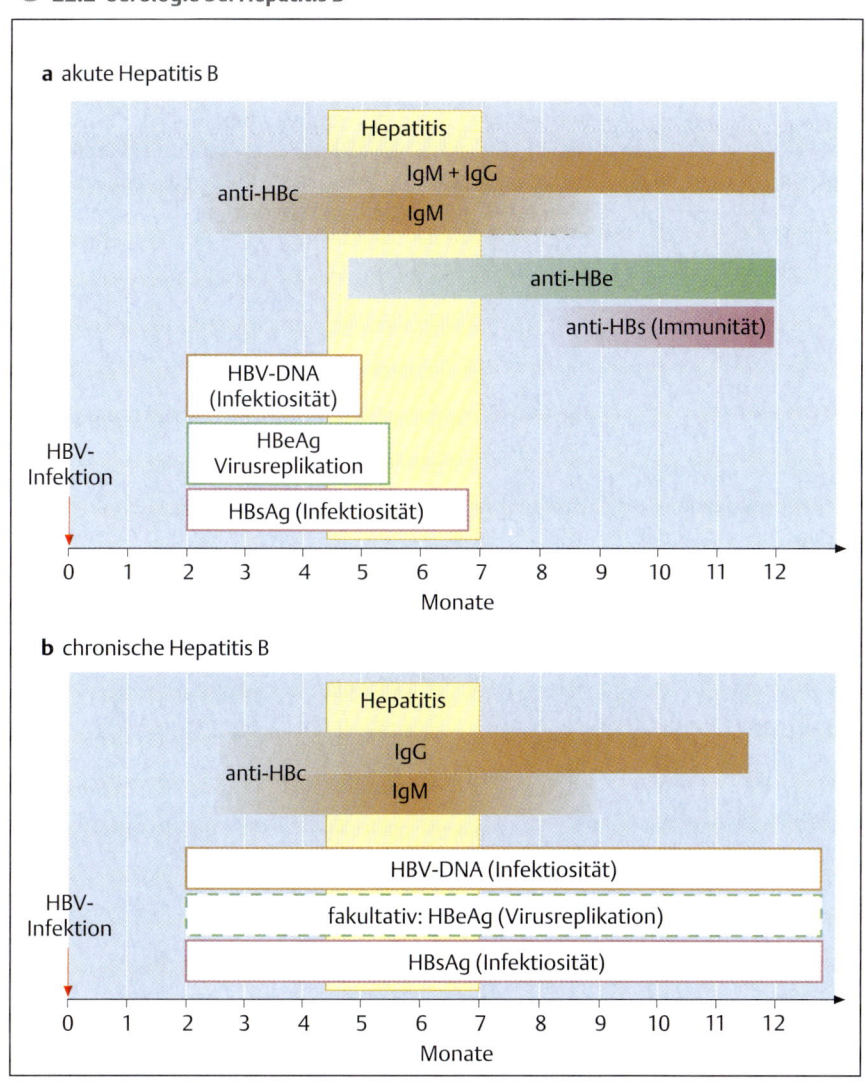

22.2 Serologie bei Hepatitis B

Ist ein Jahr nach HBV-Infektion kein anti-HBs nachzuweisen, kann man davon ausgehen, daß die akute Hepatitis B in eine chronische Verlaufsform übergegangen ist. Aber auch persistierende Titer von HBV-DNA, HBeAg und HBsAg zeigen, daß die Erkrankung nicht ausgeheilt ist. Die Farbverläufe deuten den Titerverlauf der Antikörper und Antigene an. (nach Manns, M.P., Rambusch, E., Caselitz, M.)

chronischen Erkrankung. Infizierte Neugeborene zeigen in > 90% der Fälle einen chronischen Verlauf.

Risiko für das Kind: Die HBV-Infektion des Kindes erfolgt in der Regel während oder nach der Geburt. Die transplazentare Übertragung von HBV kommt wohl nicht vor. Eine akute Hepatitis B nahe am Geburtstermin oder eine chronische Infektion der Schwangeren mit HBsAg-Bildung und Virenausscheidung führen zur Infektion des Neugeborenen. Wenn die Schwangere HBsAg-positiv, aber HBeAg-negativ ist, liegt die Infektionsrate der Neugeborenen unter 10%. Sind HBsAg und HBeAg nachweisbar, ist mit einer fast 100%igen Infektionsrate zu rechnen. Bei den infizierten Kindern muß in > 90% mit der Entwicklung einer chronischen Hepatitis gerechnet werden.

Diagnostik: Die Diagnosestellung einer Hepatitis B erfolgt serologisch über die Bestimmung von Antigenen und Antikörpern (👁 **22.2**). Beim Hepatitis-B-Virus unterscheidet man das Antigen der Virushülle (HBsAg), das Antigen des Innenkörpers (HBcAg), die DNA und das HBeAg, dessen Nachweis hohe Infektiosität bedeutet.

🗲 Der Nachweis von Anti-HBs ist ein Beweis für eine ausgeheilte Hepatitis B oder für eine erfolgreiche Impfung. Anti-HBs schließt eine chronische Hepatitis aus.

Durch rechtzeitiges Screening kann heute die Infektion des Neugeborenen mit HBV verhindert werden. In den Mutterschaftsrichtlinien ist deshalb vorgesehen, daß Schwangere nach der 32. Woche auf das Vorhandensein von HBsAg im Serum untersucht werden.

Prophylaxe: Bei Nachweis von HBsAg im Serum der Mutter wird das Neugeborene unmittelbar post partum simultan gegen Hepatitis B geimpft. Es erhält Hepatitis-B-Hyperimmunglobulin und die erste Dosis der aktiven Hepatitis-B-Impfung. Nach 4 Wochen und nach 1 Jahr erfolgt die 2. und 3. Injektion.

Non-A-Non-B-Hepatitis

Über die Bedeutung einer Non-A-Non-B-Hepatitis während der Gravidität ist zu wenig bekannt, als daß gesicherte prophylaktische Maßnahmen empfohlen werden könnten. Diskutiert wird die postnatale Standardimmunglobulingabe an das Neugeborene, wenn zum Zeitpunkt der Geburt bei der Mutter eine solche Infektion gesichert wurde.

Condylomata acuminata

(s. auch S. 146f)

Risiko für das Kind: Eine HPV-Infektion der Mutter zum Zeitpunkt der Geburt kann zu einer Infektion des Kindes sub partu und damit z.B. zu einer Papillomatose des Kehlkopfes führen. Da keine Zahlen über die Häufigkeit dieser Übertragung vorliegen, stellen Condylomata acuminata oder der Nachweis von HPV bei der Mutter keine Indikation zur Sectio caesarea dar.

22.3 Bakterielle Infektionen

Infektionen mit Streptokokken der Gruppe B

Ätiologie: Die **β-hämolysierenden Streptokokken der Gruppe B** nach Lancefield (Streptococcus agalactiae; engl.: group B streptococci = GBS), gehören zu den häufigsten Erregern schwerwiegender Infektionen beim Neugeborenen.

Vorkommen und Übertragung: Streptokokken der Gruppe B finden sich bei 5–30% aller Frauen im Genitaltrakt. Die Besiedlung von Vagina oder Zervix erfolgt über sexu-

T 22.3 Erkrankungen des Neugeborenen durch Streptokokken der Gruppe B

	Early onset type (Frühform)	*Late onset type* (Spätform)
Erkrankungsbeginn	< 7 Tage postnatal (im Mittel nach 20 h)	> 7 Tage postnatal (im Mittel 24 Tage)
Manifestation	Sepsis (1–2%) mit Pneumonie (40%), Meningitis (30%)	meningitische Symptome, oft neurologische Spätfolgen (30%)
Häufigkeit	1–4 Fälle pro 1000 Lebendgeborene	0,5–1,5 Fälle pro 1000 Lebendgeborene
Letalität	5–20%	2–6%
Risikofaktoren	Frühgeburt, niedriger Antikörpertiter der Mutter, hohe Keimmenge im mütterlichen Genitaltrakt, GBS-Bakteriurie während der Schwangerschaft, Blasensprung > 18 h vor der Geburt, vorzeitiger Blasensprung, mütterliches Fieber (≥ 38°C) während der Entbindung, Zustand nach Geburt eines Kindes mit GBS-Infektion	niedriger Antikörpertiter der Mutter

ellen Kontakt oder aus dem eigenen Gastrointestinaltrakt, der als Keimreservoir gilt. Die GBS-Übertragung von der Mutter auf das Kind findet in der Regel während oder nach der Geburt statt.

Es gibt Hinweise auf einen ursächlichen Zusammenhang zwischen der genitalen Besiedlung mit GBS während der Schwangerschaft und vorzeitigem Blasensprung, Frühgeburtlichkeit und Fieber unter der Geburt.

Symptomatik: Die genitale GBS-Besiedlung verursacht bei Erwachsenen meist keine Symptome.

Risiko für das Kind: Eine besondere Gefahr bedeuten die GBS für das Neugeborene, da sie neben Escherichia coli die häufigste Ursache für eine oft tödlich verlaufende Sepsis und Meningitis sein können. Bei den Neugeboreneninfektionen durch GBS werden 2 Formen unterschieden (T 22.3).

Diagnostik:
Mutter: Erregerisolierung aus dem Zervix- bzw. Vaginalabstrich,
Kind: mikroskopischer Nachweis der Kokken im Magensekret, serologischer Antigennachweis im Magensekret oder in Abstrichen, Erregerisolierung.

Prophylaxe (22.3): Nach Empfehlungen der Centers for Disease Control, USA, sollte zur Vermeidung der Early-onset-type-Sepsis bei Vorhandensein von Risikofaktoren eine antibiotische Prophylaxe bei der Mutter durchgeführt werden.

Infektionen mit Chlamydia trachomatis

(s. auch S. 139ff)

Eine Übertragung von Chlamydien ist neben den auf S. 139 beschriebenen Wegen durch Schmierinfektion und während der Geburt von der infizierten Mutter auf das Kind möglich.

Eine Chlamydieninfektion wird bei 2–30% der Schwangeren beobachtet. Sie ist mit einer erheblichen Morbidität für die Mutter und das Neugeborene verbunden.

Krankheitsbilder bei der Mutter: Eine Chlamydieninfektion verläuft häufig asymptomatisch. Ob bei Chlamydieninfektionen der Zervix vermehrt Fehl- oder Frühgeburten auftreten, ist bis heute nicht eindeutig bewiesen, obwohl einige Untersuchungen für einen Zusammenhang zwischen einer Chlamydieninfektion der Mutter und dem gehäuften Auftreten von Frühgeburt, vorzeitigem Blasensprung und einer späteren (bis 6 Wochen post partum) Endometritis post partum sprechen. Auch pelvine Infektionen mit Fieber werden im Wochenbett, nach Abort oder Interruptio gehäuft beobachtet.

22.3 Prävention der Early-onset-type-Sepsis

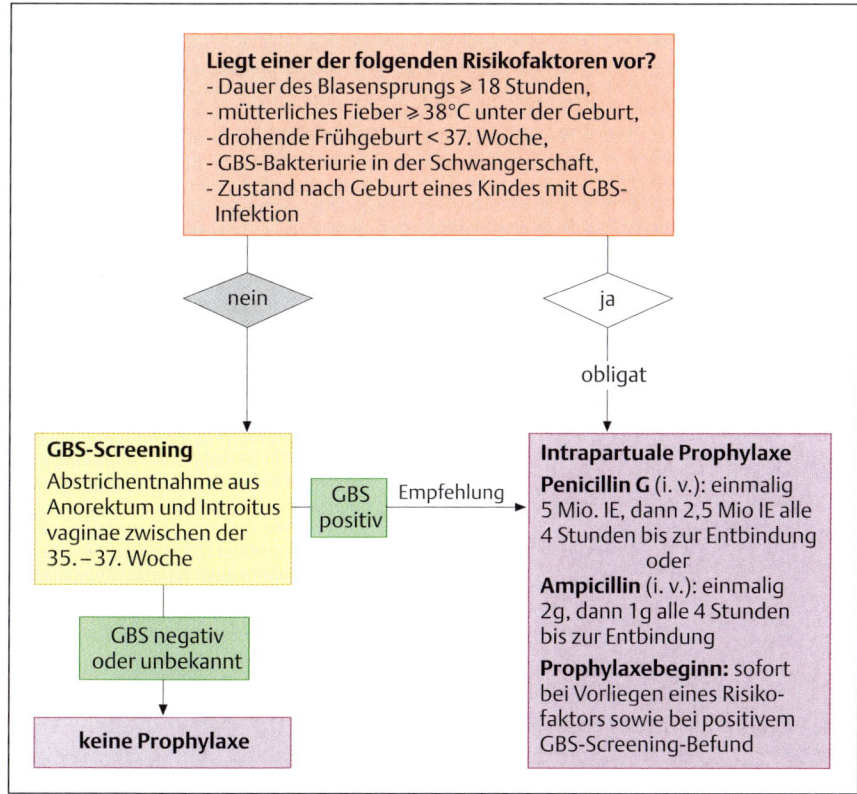

Nach Schuchat et al, MMWR 45 (1996), 1–24

👁 22.4 Einschlußkörperchen von Chlamydia trachomatis

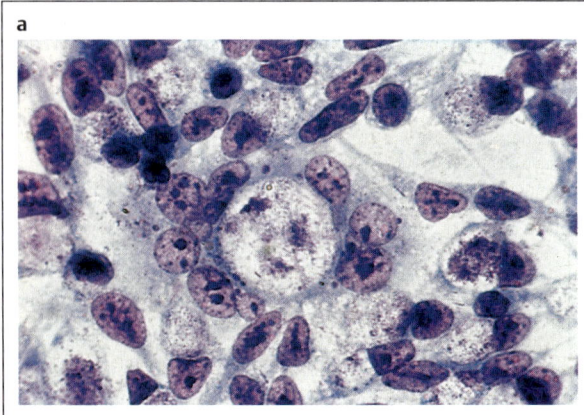
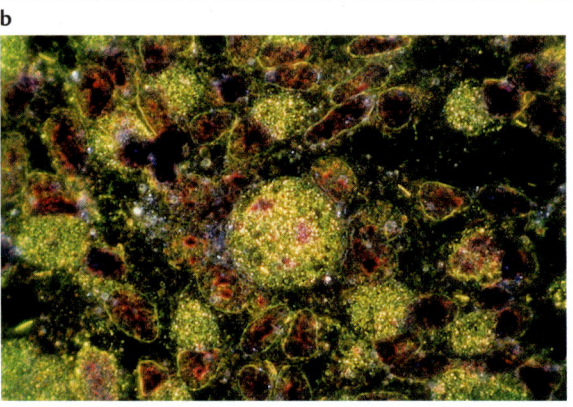

a

b

Chlamydien wurden nach der Abstrichentnahme in McCoy-Zellen, einer Mauszellinie angezüchtet. **a** Nach Giemsafärbung erkennt man im Hellfeld eines 63iger Objektivs ein Einschlußkörperchen von Chlamydia trachomatis. **b** Betrachtet man das gleiche Präparat im Dunkelfeld, erscheint das Einschlußkörperchen bei unspezifischer Grünfluoreszenz.

Risiko für das Kind: Sind bei der Mutter zum Zeitpunkt der Geburt Chlamydien in der Zervix nachweisbar, so infizieren sich 60–70% der Neugeborenen sub partu. Eintrittspforten der Infektion sind dabei Augenbindehäute und Nasopharynx. 1–2 Wochen nach der Geburt erkranken 25–50% aller exponierten Neugeborenen an einer Einschlußkörperchenkonjunktivitis. Ab der 2. Lebenswoche oder später entwickeln 10–20% der Kinder eine Pneumonie, und noch nach Monaten kann es zu einer Gedeihstörung durch Keimbesiedelung des Gastrointestinaltraktes kommen.

Diagnostik:
klinischer Befund bei Chlamydienzervizitis: vulnerable, gerötete und ödematöse Zervix mit teilweise eitrigem Sekret (👁 **10.1**, S. 140),
Erregernachweis: Zellkultur auf McCoy-Zellen (👁 **22.4a**), Fluoreszenztest (👁 **22.4b**), Enzymimmunoassay, DNA-Nachweis.
Nach den Empfehlungen der Standardkommission „Infektionen in der perinatalen Medizin" der Deutschen Gesellschaft für Perinatale Medizin wird heute zu einem generellen *Screening* auf Chlamydien in der Schwangerschaft geraten. Die Untersuchung sollte möglichst früh in der Gravidität erfolgen.

Therapie: Ab der 14. Schwangerschaftswoche wird Erythromycin gegeben (4 x 500 mg/Tag für 10 Tage p.o.). Wichtig ist die gleichzeitige Partnerbehandlung.

Gonorrhö

(s. auch S. 141 f)

Risiko für das Kind: Das Neugeborene kann pränatal durch Keimaszension oder während der Geburt infiziert werden. Bei den betroffenen Kindern findet man eine eitrige Konjunktivitis (Gonoblennorrhö) oder selten auch eine disseminierte Infektion. Einige Untersuchungen sprechen für einen Zusammenhang zwischen einer Gonorrhö in der Schwangerschaft und dem vorzeitigen Blasensprung, der Frühgeburtlichkeit und einem gehäuften Auftreten von Fieber der Mutter unter und nach der Geburt.

Diagnostik: Die Diagnose einer Gonorrhö erfolgt mit Hilfe von Abstrichen aus Zervix und Urethra der Mutter bzw. aus Bindehautsack und Nase des Neugeborenen (s. S. 141 f).

Therapie: Auch während der Gravidität ist Penicillin G die Therapie der Wahl (z.B. einmalig 4,8 Mio. IE Procain-Penicillin G i. m). Alternativ kommen auch Cephalosporine oder Spectinomycin in Frage. Die Partnerbehandlung ist obligat.

> Jede Gonorrhö muß anonym an das zuständige Gesundheitsamt gemeldet werden.

Syphilis (Lues)

(s. auch S. 142 ff)

Die Infektion der Frucht erfolgt transplazentar im Stadium der Bakteriämie der Mutter, seltener während der Geburt durch einen Geburtskanal mit einer frischen Syphilisläsion.
Mit einer hohen (80–100%igen) intrauterinen Infektionsrate muß gerechnet werden, wenn bei der Mutter eine Syphilis im Primärstadium (Lues I), Sekundärstadium (Lues II) oder frühen Latenzstadium (< 2 Jahre nach Primäraffekt) vorliegt. Als Folge der intrauterinen Infektion droht ein intrauteriner Fruchttod oder eine Frühgeburt. Infizierte, lebend geborene Kinder leiden unter den verschiedenen Formen der *Lues connata*. Symptome des Primär-

stadiums werden nicht beobachtet. Die Lues connata entspricht dem Sekundärstadium des Erwachsenen.
Nach ihrem zeitlichen Verlauf unterscheidet man folgende **Formen**:

Lues connata praecox (Frühform: innerhalb der ersten 2 Lebensjahre):
➤ makulopapulöses Exanthem (wie bei Lues II),
➤ syphilitischer Pemphigus (Blasen an Handtellern und Fußsohlen mit gelblichem, flüssigen Inhalt),
➤ plattenförmige Hautinfiltrate, besonders um Körperöffnungen mit Rhagadenbildung,
➤ serös-eitriger oder blutiger Schnupfen (Coryza syphilitica),
➤ Hepatosplenomegalie,
➤ Anämie,
➤ Thrombozytopenie,
➤ Lymphadenopathie.

Lues connata tarda (Spätform: ab dem 2. Lebensjahr):
➤ Hutchinson-Trias:
 – tonnenförmige, gekerbte Schneidezähne,
 – Innenohrschwerhörigkeit,
 – Ceratitis parenchymatosa,
➤ Sattelnase,
➤ säbelscheidenartig verkrümmte Tibia,
➤ Hydrozephalus.

Diagnostik: Der **direkte Erregernachweis** im Primär- oder Sekundärstadium erfolgt im Phasenkontrast- oder Dunkelfeldmikroskop. Beweisend für Nachweis oder Ausschluß einer Syphilis sind jedoch nur serologische Tests, insbesondere im Latenzstadium. Entsprechend den gültigen Mutterschaftsrichtlinien muß deshalb möglichst früh in der Gravidität eine **Syphilisserologie** mit Hilfe des *TPHA-Tests* (s. S. 144) zum Nachweis von IgG-Antikörpern durchgeführt werden. Diese Antikörper treten etwa 2–3 Wochen nach der Infektion auf und sind meist lebenslang nachweisbar. Ein positiver Ausfall des TPHA-Tests erfordert weitere serologische Untersuchungen (s. S. 144), um zwischen einer früher durchgemachten, aber ausreichend behandelten und einer aktiven infektiösen Syphilis unterscheiden zu können. Werden hierbei IgM-Antikörper gefunden, ist das ein Beweis für die Persistenz von Erregern im Organismus. Damit besteht bei potentieller Infektiosität der Mutter Behandlungsbedarf. Der Nachweis von IgM-Antikörpern beim Neugeborenen spricht für die Diagnose einer Lues connata.

🗹 Da nur durch eine rechtzeitige Therapie die Lues connata mit hoher Sicherheit verhindert werden kann, ist die frühzeitige Diagnose einer behandlungsbedürftigen Syphilis in der Schwangerschaft von entscheidender Bedeutung.

Therapie: Jede floride Syphilis während der Schwangerschaft erfordert eine sofortige antibiotische Therapie der Mutter mit Penicillin. Bei Penicillinunverträglichkeit kommen Erythromycin oder Cephalosporine über 2–3 Wochen in Betracht.

Listeriose

Ätiologie: **Listeria monocytogenes**, Erreger der Listeriose, ist ein fakultativ anaerobes, grampositives Stäbchenbakterium und findet sich in Tieren, im Boden, in Nahrungsmitteln und im Stuhl von infizierten Patienten. Die Übertragung erfolgt durch Schmierinfektion oder infizierte Nahrungsmittel (rohe Eier, Käse, rohes Fleisch, Rohkost aus der Erde, pasteurisierte Milch).

🗹 Listerien können sich noch bei 5–10°C vermehren (Kühlschrank!).

Feten bzw. Neugeborene können transplazentar bzw. perinatal von der Mutter infiziert werden.

Krankheitsverlauf und Symptomatik: Bei gesunden, nicht-abwehrgeschwächten Patienten verläuft die Listeriose meist symptomlos. Beim Neugeborenen, bei abwehrgeschwächten Erwachsenen oder in der Schwangerschaft kann es dagegen zu schweren Verläufen bis hin zur Sepsis kommen.
Die Listeriose in der Schwangerschaft führt häufig zu einem grippeähnlichen Bild mit Temperaturerhöhung, Abgeschlagenheit, Muskelschmerzen und einer Pharyngitis. Schmerzhafte Nierenlager können das Bild eines Harnwegsinfektes vortäuschen.

Risiko für das Kind: Zur Infektion des Fetus bzw. des Neugeborenen kommt es transplazentar während der Bakteriämie der Mutter, durch Keimaszension während der Geburt oder auch post partum. Es können ein Abort, eine Totgeburt oder die Geburt eines septischen Neugeborenen die Folge sein (Letalität um 50%).
Bei der **Neugeborenenlisteriose**, die meldepflichtig ist, wird eine Früh- von einer Spätform unterschieden (T 22.4).

T 22.4 Formen der Neugeborenenlisteriose

	Frühform	Spätform
Zeitpunkt der Infektion	intrauterin	sub partu oder post partum
Erkrankungsbeginn	< 5 Tage postnatal	1.–6. Woche postnatal
Symptomatik	Atemstörungen, Schockzeichen, schweres septisches Krankheitsbild, Meningitis	Meningoenzephalitis
Letalität	50%	10%

Diagnostik: Die Diagnose der Listeriose in der Schwangerschaft wird primär kulturell durch den **Erregernachweis** in Blut, Fruchtwasser oder Zervix gestellt.

Therapie: Die Therapie in der Schwangerschaft muß früh einsetzen. Mittel der ersten Wahl für die Behandlung der Schwangeren sind Penicillin und Ampicillin, z.B. 3 x 2 g Ampicillin pro 24 Stunden für mindestens 2 Wochen. Infizierte Neugeborene werden mit 100–200 mg Ampicillin/kgKG/Tag behandelt. Bei schweren generalisierten Verläufen wird die Kombination von Ampicillin mit 4–5 mg Gentamicin/kgKG/Tag empfohlen.

Bakterielle Vaginose

(s. auch S. 123f)

Risiko für das Kind: Die bakterielle Vaginose in der Schwangerschaft erhöht das Risiko einer aszendierenden Infektion. Enge Beziehungen bestehen zwischen der bakteriellen Vaginose und dem vorzeitigen Blasensprung, der Frühgeburt, dem Fieber unter und nach der Geburt (Endometritis post partum, insbesondere nach Sectio caesarea).

Therapie:

- Die Diagnose einer bakteriellen Vaginose in der Schwangerschaft sollte zu einer Behandlung führen.

Im 1. Trimenon wird die Ansäuerung des Vaginalmilieus mit vaginal applizierten Milchsäurepräparaten bzw. Vitamin C empfohlen. Zu einer Chemotherapie wird erst ab dem 2. Trimenon geraten. Zusätzlich zur Ansäuerung des Vaginalmilieus kann dann Metronidazol (systemisch oder lokal) zur Anwendung kommen.

Unspezifische Harnwegsinfektion

Asymptomatische Bakteriurien, die bei bis zu 10% der Schwangeren vorkommen, sowie symptomatische Harnwegsinfektionen bedürfen während der Schwangerschaft in jedem Fall der Therapie, da sie das Risiko einer **Pyelonephritis gravidarum** und der damit verbundenen Frühgeburtlichkeit signifikant erhöhen. Der Urin muß deshalb regelmäßig in der Gravidität überprüft werden.

22.4 Parasitäre Infektionen

Toxoplasmose

Ätiologie: Erreger der Toxoplasmoseinfektion ist **Toxoplasma gondii**, ein zu den Protozoen gehörender Parasit (👁 22.5). Die Übertragung auf den Menschen erfolgt durch Verzehr von rohem Fleisch oder durch Tierkontakt (Katzenkot).

Epidemiologie: In Deutschland besitzen 30–50% aller Frauen im gebärfähigen Alter Antikörper gegen Toxoplasma gondii.

Symptomatik: Die **Primärinfektion** verläuft oft asymptomatisch oder mit uncharakteristischen grippalen Symptomen wie subfebrilen Temperaturen und Abgeschlagenheit. In seltenen Fällen kommt es zu einer persistierenden, vorwiegend zervikonuchalen Lymphknotenschwellung.
Auf die Primärinfektion folgt das **Stadium der chronisch latenten Infektion**. Bei immunsupprimierten Patienten (z.B. AIDS) ist eine Reaktivierung der Infektion mit schweren Krankheitsverläufen möglich.

Risiko für das Kind: Eine Gefahr für den Fetus besteht nur, wenn es sich um eine Erstinfektion der Mutter während der Gravidität handelt. In etwa 50% der Fälle kommt es im Stadium der Parasitämie zu einer transplazentaren Infektion des Fetus. Die fetale Infektionsrate korreliert dabei eng mit dem Schwangerschaftsalter. So liegt die Infektionsrate im 1. Trimenon unter 20%, im 2. Trimenon bei etwa 45% und im 3. Trimenon bei etwa 70%. Die Gefahr von bleibenden Schäden ist dagegen im 1. Trimenon

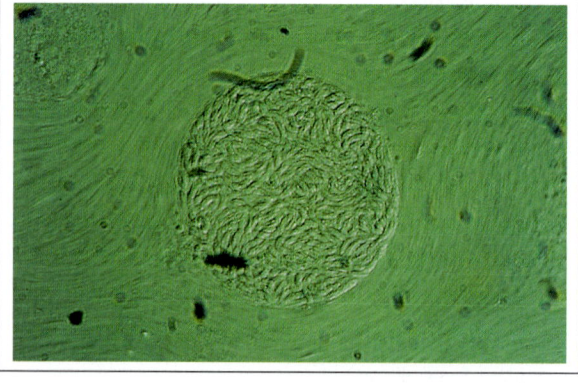

👁 **22.5 Toxoplasma gondii**

Die intrazelluläre Zyste im Hirngewebe der Maus enthält massenhaft Toxoplasmen im Zystozoitenstadium (Phasenkontrast, 1000fache Vergrößerung; Abb. von U. Gross, Inst. f. Mikrobiologie u. Hygiene, Universität Würzburg).

22.4 Parasitäre Infektionen

T 22.5 Infektionen in der Schwangerschaft und ihre Folgen für das Kind

	Übertragungsweg von der Mutter auf das Kind				Erkrankungen des Kindes bei Infektion der Mutter im:	
	transplazentar	pränatal aszendierend	sub partu	Stillen	1. und 2. Trimenon	3. Trimenon
virale Infektionen						
Röteln	+				Infektion ≤ 17. SSW: Rötelnembryopathie (Gregg-Syndrom)	Infektion > 17. SSW: pränatale Rötelninfektion ohne Folgen
Masern	+		+			neonatale Maserninfektion
Mumps	+		+			neonatale Mumpsinfektion
Ringelröteln	+				Hydrops fetalis	
Herpes genitalis	(+)		+		Herpes neonatorum	
Varizellen	+				kongenitales Varizellensyndrom	Infektion < 30–5 Tage vor Entbindung: neonatale Varizellen ohne Folgen; Infektion 5 Tage vor Entbindung: neonatale Varizellen mit 30%iger Letalität
Zytomegalie	+		+	+		kongenitale Zytomegalie
AIDS	+		+	+		HIV-Infektion
Hepatitis A	+		+	+		Hepatitis A
Hepatitis B	(+)		+	+		Hepatitis B (> 90% chronisch)
Condylomata acuminata			+			Papillomatose des Kehlkopfes
bakterielle Infektionen						
GBS-Infektion						
▸ early onset type		+	+			Sepsis, Pneumonie, Meningitis
▸ late onset type			(+)			meningitische Symptome, oft neurologische Spätfolgen
Chlamydia-trachomatis-Infektion			+			Einschlußkörperchenkonjunktivitis, Pneumonie
Gonorrhö		+	+			Gonoblennorrhö, selten disseminierte Infektion
Syphilis	+	+	+			Lues connata
Listeriose	+	+	+	+		Neugeborenenlisteriose
parasitäre Infektion						
Toxoplasmose	+					Fetopathia toxoplasmotica
Mykose						
Kandidose			+			Kandidose des Neugeborenen

größer als im 3. Trimenon. Die klinischen Folgen sind sehr unterschiedlich und reichen von einem intrauterinen Fruchttod bis hin zu einer Früh- bzw. normalzeitigen Geburt des Kindes mit Zeichen einer **kongenitalen Toxoplasmose**:
➤ ausgeprägte geistige und körperliche Retardierung durch Hydrozephalus, Chorioretinitis und intrazerebrale Verkalkungen,
➤ Ikterus mit Hepatosplenomegalie.

90% der infizierten Feten werden symptomlos und unauffällig geboren. Die Erkrankung manifestiert sich in diesen Fällen erst nach der Geburt.

Diagnostik: Wegen der fehlenden oder uncharakteristischen Symptome ist die sichere Diagnose einer primären Toxoplasmoseinfektion nur serologisch über den Nachweis von IgG- bzw. IgM-Antikörpern möglich.

Die Toxoplasmoseserologie gehört in den gültigen Mutterschaftsrichtlinien nicht zu den Routineuntersuchungen in der Schwangerschaft, so daß eine Diagnostik nur in bestimmten Verdachtsfällen durchgeführt wird.

Therapie: Die Toxoplasmoseinfektion wird außerhalb der Schwangerschaft nur bei ausgeprägter klinischer Symptomatik antibiotisch behandelt. In der Schwangerschaft erfordert jede Erstinfektion der Mutter eine antibiotische Therapie nach den Richtlinien der WHO, da so eine transplazentare Infektion des Feten in mindestens 60% der Fälle verhindert werden kann. Bis zur 20. Woche ist Spiramycin zu geben. Danach wird eine Kombinationsbehandlung von Pyrimethamin und Sulfadiazin bei gleichzeitiger Folsäuresubstitution bis zur Geburt empfohlen.

22.5 Mykosen

Kandidose

(s. auch S. 151 f)

In der Schwangerschaft zeigen bis zu 30% der Frauen einen genitalen Pilzbefall.

Der genitale Hefepilzbefall der Mutter zum Zeitpunkt der Geburt führt bei 50% der Neugeborenen zum Soor. Die modernen, lokal anwendbaren Imidazolderivate wie Clotrimazol gelten als Mittel der Wahl bei der Mutter.

Literatur

Bericht der Standardkommission „Infektionen in der perinatalen Medizin" der Deutschen Gesellschaft für Perinatale Medizin: Chlamydia-trachomatis-Infektionen in der Schwangerschaft. Mitteilungen der Deutschen Gesellschaft für Gynäkologie und Geburtshilfe 1 (1992a) 42

Bericht der Standardkommission „Infektionen in der perinatalen Medizin" der Deutschen Gesellschaft für Perinatale Medizin: Hämolysierende Streptokokken der Gruppe B in der Geburtshilfe. Mitteilungen der Deutschen Gesellschaft für Gynäkologie und Geburtshilfe 1 (1992b) 46

Brunham, R.C., Holmes, K.K., Embree, J.E.: Sexually transmitted diseases in pregnancy. In: Holmes, K.K. et al.: Sexually Transmitted Diseases. 2ed. McGrawHill, New York 1990

Enders, G.: Infektionen und Impfungen in der Schwangerschaft. Urban & Schwarzenberg, München 1991

Martius, J.: Screening zum Ausschluß von Infektionen in der Schwangerschaft. Gynäkol Prax 16 (1992) 17

Petersen, E.E.: Infektionen in Gynäkologie und Geburtshilfe. 3. Aufl. Thieme, Stuttgart 1997

23 Entwicklungs- und Nidationsstörungen der Schwangerschaftsanlage

M. Breckwoldt

Die Störungen der Entwicklung und Nidation der Zygote sind formal und pathogenetisch außerordentlich vielfältig. Anomalien der Anlage und Reifung können genetisch bedingt sein, aber auch in Form von Gameto- und Blastopathien auftreten. Schließlich können sie durch ungünstige Nidationsbedingungen, insbesondere als Folge eines ungenügend aufgebauten Endometriums (Endometriuminsuffizienz) auftreten. So ist es im Einzelfall häufig nicht möglich, zu einer ausreichend sicheren kausalen Differenzierung zu finden.

Anlage- und Reifungsstörungen

Molenschwangerschaft

Synonym: Abortivei

Das Charakteristikum der Molenschwangerschaft – nicht zu verwechseln mit der Blasenmole (s. unten) – ist die „leere Fruchthöhle". Infolge einer mangelhaften Ausbildung der Zottengefäße geht die Embryonalanlage zugrunde, während Trophoblast und Eihüllen noch einige Tage bis Wochen erhalten bleiben. In dieser Phase kann die **Diagnose** an der verminderten Größenzunahme des Uterus, vor allem aber sonographisch an der Untermäßigkeit der Amnionhöhle (MAD) und dem Fehlen von Vitalitätskriterien (s. S. 286) gestellt bzw. gesichert werden.
Es ist damit zu rechnen, daß es bei 5% aller Fruchtanlagen zur Entwicklung eines Abortiveies kommt. Etwa die Hälfte aller Spontanaborte ist auf diese Anlagestörung zurückzuführen.
Die **Therapie** besteht in der operativen Entleerung des Uterus durch stumpfe Abrasio. Auf diese Weise wird ein Sistieren der Blutung erreicht und einer aszendierenden Infektion vorgebeugt.

Blasenmole

engl.: vesicular mole, cystic mole

Die Blasenmole kann als eine proliferative Form der Molenschwangerschaft angesehen werden: Es kommt zu einem verstärkten Wachstum des Trophoblasten unter gleichzeitiger blasiger Degeneration; der Trophoblast bildet sich zu einem traubenähnlichen Gebilde mit verstärkter Proliferation des Chorionepithels um. Die Veränderungen sind umgrenzt (= *partielle Blasenmole*) oder umfassen die gesamte Trophoblastanlage (= *totale Blasenmole*). In letzterem Fall bleibt die Embryonalanlage aus bzw. stirbt ab. Bei der partiellen Blasenmole kann es zur Austragung der Schwangerschaft mit lebendem Kind kommen.

Die partielle Blasenmole entsteht durch Befruchtung der noch diploiden Eizelle und führt zu einem triploiden Chromosomensatz (z.B. 69 xxx).

Die **Diagnose** wird palpatorisch an der Übergröße des Uterus, heute zumeist anhand des sonographischen Schneegestöberbildes gestellt. Da das verstärkt proliferierende Chorionepithel in der überwiegenden Zahl der Fälle auch hormonell hyperaktiv ist, können Choriongonadotropinwerte > 500 000 IE diagnostisch als beweisend angesehen werden. Weitere Hinweissymptome sind verstärkte Schwangerschaftsbeschwerden (Erbrechen) und bis kindskopfgroße Luteinzysten der Ovarien, die sich infolge der hohen Gonadotropinsekretion häufig im Sinne eines Überstimulierungssyndroms bilden.

Die **Behandlung** besteht in der vorsichtigen und möglichst vollständigen Entleerung des Uterus am besten mit der Saugkürettage. Der Eingriff sollte wegen der Gefahr der Perforation der weichen Uteruswand und möglicher lebensbedrohlicher Blutungen mit besonderer Vorsicht vorgenommen werden. Zur Erleichterung der Zervixdilatation erfolgt eine Prostaglandinvorbehandlung (s. Abortus incipiens, S. 371). Gegebenenfalls ist eine Vorbehandlung mit dem Folsäureantagonisten Methotrexat angezeigt. Wichtig ist die postoperative Überwachung mittels hCG-Bestimmungen unter gleichzeitiger sicherer Antikonzeption, um eine unvollständige Entleerung des Uterus und vor allem die Entwicklung eines Chorionkarzinoms (s. S. 208) frühzeitig zu erkennen.

Fehlgeburt

Synonym: Abort, Abortus
engl.: abort, abortion

Definition: Als Fehlgeburt oder Abortus wird jede Schwangerschaftsbeendigung bis einschließlich der 28. Schwangerschaftswoche p.m. mit fehlender oder abgestorbener Kindsanlage bezeichnet. Dabei werden unterschieden:
- Frühabort: bis einschließlich 16. Woche p.m.,
- Spätabort: 17.–28. Woche p.m.

Epidemiologie: Die Häufigkeit der Aborte wird sich niemals genau bestimmen lassen; zum einen wegen der Symptomarmut sehr früher Fehlgeburten, zum anderen wegen der nicht bestimmten Anzahl der artefiziellen Schwangerschaftsabbrüche. Interessant ist, daß das

T 23.1 Abortursachen (nach Wulf)

Abortursachen

maternal
- genitale Anomalie: Fehlbildung: uterine Doppelbildung (s. S. 25ff), intrauterine Synechien, Uterustumor: Myom (s. S. 163ff), Zervixinsuffizienz: Trauma, Endometriuminsuffizienz: endokrine Störung, Schäden nach Abrasionen (s. S. 72), Infektion: Zervizitis (s. S. 128), Endometritis (s. S. 129)
- extragenitale Anomalie: endokrine Störung: Diabetes mellitus (s. S. 324ff), Hyperthyreose (s. S. 328f), Tetanie, virale, bakterielle Infektion: infektiöse bzw. toxische Fruchtschäden (s. S. 355ff), Anämie, Trauma, konsumierende Erkrankung

fetoplazentar (kyematogen): Chromosomenaberration (s. S. 5f), Trophoblastanomalie: Hypo- bzw. Hyperplasien, Gefäßmangel, Nidationsanomalie: Placenta praevia (s. S. 416ff), funktionelle Trophoblaststörung, gestörte Immuntoleranz: immunologische Abwehr, Chorionaggressivität

iatrogen und artefiziell: ionisierende Strahlen, Kurzwellen, Medikamente, Impfungen, Abruptio, Abtreibung (s. S. 372)

Geschlechtsverhältnis bei den Spontanaborten mit einem Quotienten von 160:100 ein deutliches Überwiegen der männlichen Früchte aufweist.

Ätiologie: Die Abortursachen sind in der T 23.1 zusammengefaßt. Die Vielfalt zeigt, daß es im Einzelfall schwierig, oftmals sogar unmöglich ist, das Entstehen einer Fehlgeburt zu klären. Differentialpathogenetische Erwägungen müssen von einer sorgfältigen Anamnese, von den Befunden der gynäkologischen Palpation, der Sonographie und eventuell auch der Hysteroskopie ausgehen. Darüber hinaus ist die Analyse des Abortmaterials zu berücksichtigen. Nach Spätaborten muß vor nachfolgenden Schwangerschaften die Beschaffenheit des Uterus abgeklärt werden. Infektionen sind häufig Ursache für Spätaborte.
Der Begriff des „habituellen Abortes" wird verwendet, wenn 2 oder mehr Fehlgeburten hintereinander auftreten. Ihre wichtigsten Ursachen sind bei Frühaborten Chromosomenaberrationen, bei Aborten nach der 12. Woche p.m. uterine Fehlbildungen und die Zervixinsuffizienz. Die Wiederholungswahrscheinlichkeit beträgt unbehandelt nach einem Abort ca. 15%, nach 2 Aborten 35%, nach 3 Aborten bereits über 80%!
Der immunologisch bedingte Abort ist bei habituellen Fehlgeburten in die pathogenetischen Überlegungen einzubeziehen. Normalerweise wird das Schwangerschaftsprodukt als haplodifferentes Allotransplantat von der Mutter erkannt und durch die Bildung blockierender Antikörper akzeptiert, beim immunologisch bedingten Abort bleibt diese Antikörperbildung aus.

Klinisches Bild: Die Klinik der Fehlgeburt ist durch das Auftreten von Blutungen und Unterleibsschmerzen, in späteren Schwangerschaftswochen auch durch Gewebeabgang oder auch bei Spätaborten durch den primären Abgang von Fruchtwasser gekennzeichnet.

Differentialdiagnostik: Eine Blutung in der Frühschwangerschaft darf nicht ohne weiteres mit einem Abortgeschehen in Verbindung gebracht werden. Es müssen vielmehr die folgenden, in der T 23.2 zusammengefaßten Blutungsursachen differentialdiagnostisch in Erwägung gezogen werden.

T 23.2 Differentialdiagnose der Blutung in der Frühgravidität

Fehlgeburt (Abortus)	Abortus imminens, Abortus incipiens, verhaltener Abort (missed abortion), zervikaler Abort, Abortus incompletus, Abortus completus, febriler Abort, septischer Abort
Scheiden- und Zervixveränderung	hämorrhagische Kolpitis, Kohabitationsverletzungen, Zervixektopie, -karzinom (s. S. 195ff)
Pseudomenstruation	in verminderter Stärke bei ca. 4%, in Periodenstärke bei ca. 1% aller Graviditäten
Nidationsblutung	ca. am 23. Tag p.m.

Verlaufsformen und Therapie: Bei den Verlaufsformen, deren Differenzierung das therapeutische Vorgehen bestimmt, sind zu unterscheiden:

Abortus imminens: Drohende Fehlgeburt bei intakter Gravidität. Es besteht Aussicht auf Erhalt der Schwangerschaft.
Der *Nachweis sonographischer Vitalitätskriterien* ist dabei Voraussetzung für die Einleitung schwangerschaftserhaltender Maßnahmen. So wird der Patientin ein unnötiger Klinikaufenthalt – auch kostenmindernd – erspart. Es sind bei der Ultraschalluntersuchung auf Vitalität und Entwicklungszustand des Embryos zu achten (s. S. 286f).
Die Therapie des drohenden Abortes besteht in Bettruhe und allgemeiner Sedierung.

Abortus incipiens: Der „beginnende Abort" unterscheidet sich bei etwa gleicher klinischer Symptomatik durch das Fehlen sonographischer Vitalitätskriterien. Schwangerschaftserhaltende Maßnahmen sind deshalb sinnlos. Der Uterus muß operativ entleert werden. In der Frühgravidität bis etwa zur 10. Woche p.m. ist dies durch die einzeitige Zervixdilatation mit anschließender Kürettage unter Verwendung einer stumpfen Kürette zu erreichen (👁 **23.1**). Bei einem höheren Schwangerschaftsalter bzw. einer entsprechenden Uterusvergrößerung ist zur Erleichterung der Zervixdilatation eine orale, intravenöse oder intrazervikale *Prostaglandinvorbehandlung* ($PGF_{2\alpha}$, PGE_2, PGE_2-Derivat Sulproston) erforderlich. Diese präoperative Therapieform sollte vor allem bei einem verhaltenen Abort (s. unten) Anwendung finden (sog. Zervixprotektion).

Verhaltener Abort (missed abortion): Es handelt sich um die Retention eines abgestorbenen Schwangerschafts-

👁 **23.1 Kürettage des Cavum uteri**

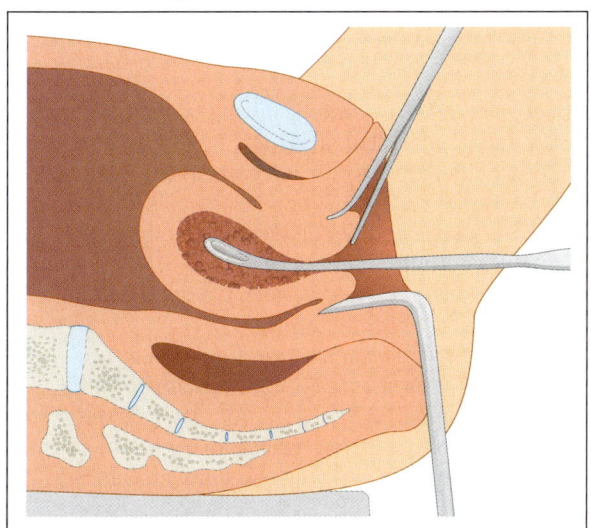

Nach ausreichender Zervixdilatation wird das Uteruskavum mit der stumpfen Kürette entleert.

👁 **23.2 Zervikaler Abort**

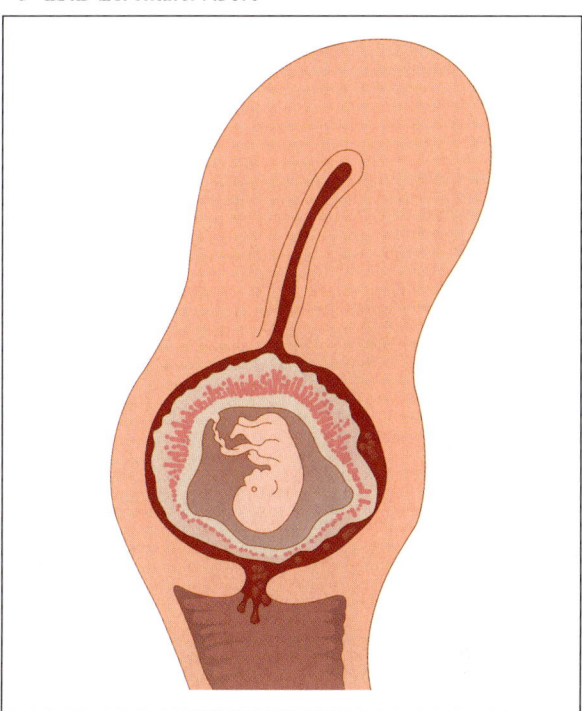

Das Schwangerschaftsprodukt ist von der Kavumwand abgelöst und in die Cervix uteri vorgetrieben. Die weitere Ausstoßung wird durch den verschlossenen äußeren Muttermund verhindert.

produktes. Häufig hat dieses sich durch Einblutung in eine dunkelrote *Blutmole*, nach längerzeitiger Retention durch Hämoglobinentzug zu einer lehmfarbigen *Fleischmole* umgewandelt.

Zervikaler Abort (👁 **23.2**): Es handelt sich um eine Sonderform des verhaltenen Abortus. Das abgelöste Schwangerschaftsprodukt ist in die Zervix vorgetrieben, wird aber durch den verschlossenen äußeren Muttermund an der Ausstoßung gehindert. Die *typische Symptomatik* besteht in starken, krampfartigen Unterleibsschmerzen, die ein akutes Abdomen vortäuschen können. Die Zervix ist aufgetrieben. Die *Behandlung* erfolgt durch digitale bzw. instrumentelle Erweiterung des äußeren Muttermundes, nach der es leicht gelingt, das Abortmaterial zu entfernen. Anschließend werden Cavum und Cervix uteri kürettiert.

Abortus incompletus (👁 **23.3**): Der Uterus ist durch die Ausstoßung von Teilen des Schwangerschaftsproduktes partiell entleert. Oftmals bestehen mittelstarke bis starke Blutungen. Die Behandlung erfolgt durch die bei bereits erweiterter Zervix leicht vorzunehmende Abrasio.

Abortus completus: Die makroskopische Kontrolle des ausgestoßenen Schwangerschaftsproduktes erlaubt nur selten die sichere Feststellung einer vollständigen Kavumentleerung. Aus diesem Grunde wie zur Entfernung der in der Frühschwangerschaft noch gewebereichen Dezidua ist deshalb auch bei einem anzunehmenden Abortus completus die Kürettage angezeigt.

23.3 Abortus incompletus

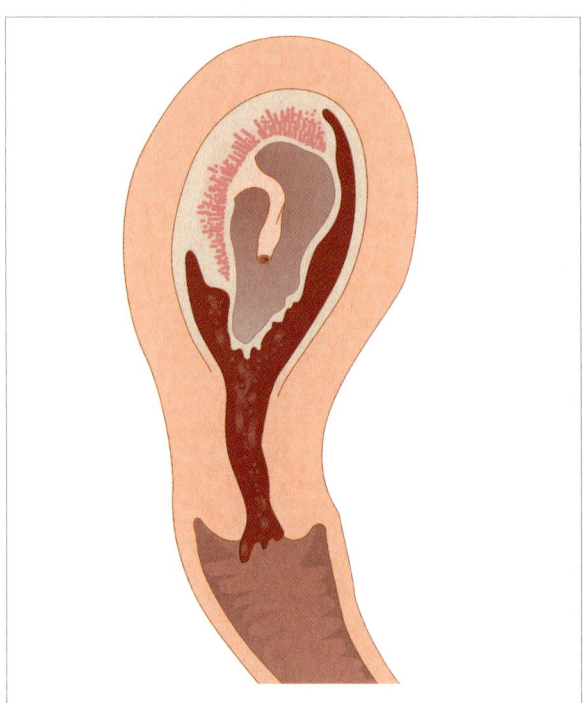

Nach Ausstoßung des Embryos werden Eihaut- und Trophoblastreste retiniert. Dieser sog. „zweizeitige Abort" wird vor allem bei Spätaborten beobachtet.

Abortus febrilis: Ist es durch Keimaszension zur Infektion des Abortgewebes bzw. des Cavum uteri gekommen, so wird der Uterus druckempfindlich, es entsteht eine Leukozytose. Die rektale Temperatur ist auf Werte > 38°C erhöht. Die Behandlung erfolgt, sofern es die Blutungsstärke erlaubt, primär durch Antibiotikagaben, um möglichst erst nach der Entfieberung die Kürettage vornehmen zu müssen.

Komplizierter fieberhafter Abort: Die aszendierte Infektion ist über das Cavum uteri hinaus auf die Adnexe, das Peritoneum, seltener auf die Parametrien übergegangen oder hat zur Sepsis geführt. Da die uterine Blutung selten stark ist, hat die Behandlung der Infektion im Vordergrund zu stehen, ehe an die Uterusentleerung gedacht wird.

Eine seltene, indessen lebensbedrohliche Komplikation des fieberhaften Abortus stellt der **Endotoxinschock** dar. Es handelt sich um eine lebensbedrohende Überempfindlichkeitsreaktion im Sinne eines Sanarelli-Shwartzman-Phänomens auf die Einschwemmung von Kolitoxinen.

Abruptio graviditatis

engl.: induced abortion, therapeutic abortion

Indikationen: Der Tatbestand des „illegalen Schwangerschaftsabbruches" wird durch den § 218 StGB unter Strafe gestellt. Damit kommt der Staat seiner Schutzpflicht dem ungeborenen Leben gegenüber nach.

Der Tatbestand des § 218 StGB ist nicht erfüllt, wenn der Schwangerschaftsabbruch unter folgenden Indikationen vorgenommen wird:
- wenn der Abbruch von der Schwangeren erwünscht wird,
- wenn mindestens 3 Tage vor dem Eingriff eine Beratung der Schwangeren erfolgt ist (Vorlage einer Bescheinigung nach § 219 StGB),
- wenn der Schwangerschaftsabbruch von einem Arzt vorgenommen wird,
- wenn seit der Empfängnis nicht mehr als 12 Wochen vergangen sind,
- wenn die derzeitigen oder zukünftigen Lebensverhältnisse eine Gefahr für das Leben bzw. einer schwerwiegenden Beeinträchtigung des körperlichen oder seelischen Gesundheitszustands der Schwangeren erkennen lassen,
- wenn die Schwangerschaft aufgrund einer rechtswidrigen Tat nach § 176–179 StGB entstanden ist (Empfängnis bis maximal 12 Wochen zuvor),
- wenn der Abbruch bis zu einem Zeitpunkt von 22 Wochen erfolgt, und zwar dann, wenn sich die Schwangere in einer besonderen Bedrängnis befunden hat.

Einzelheiten der Neufassung des § 218 und 219 StGB müssen im Original bzw. in einschlägigen Publikationen nachgelesen werden.

Methoden: Als Methoden stehen für einen Schwangerschaftsabbruch zur Verfügung:
- bis etwa zur 8. Woche p.c.: nach Zervixdilatation einzeitige Uterusentleerung mittels Vakuumaspiration bzw. Kürettage mit stumpfer Kürette,
- nach der 8. Woche p.c.: Prostaglandinvorbehandlung zur Schonung der Zervix (Zervixprotektion) i.m., oral oder als Gel intrazervikal.

> Nach der 12. Woche p.c. ist die einzeitige Uterusentleerung kontraindiziert.

Risiken: Die Gefahren eines Schwangerschaftsabbruches dürfen nicht unterschätzt werden. Es sind zu beachten:
- Zervixverletzungen mit nachfolgenden Spätaborten bzw. Frühgeburten,
- uterine Blutungen bei erschwerter vollständiger Kavumentleerung,
- Perforationen von Zervix bzw. Cavum uteri mit evtl. notwendiger Hysterektomie,
- postoperative aszendierende Infektionen mit nachfolgender Tubargravidität bzw. tubarer Sterilität,
- Endometriumschädigungen mit nachfolgenden Nidationsstörungen bzw. Asherman-Syndrom in Form eines partiellen bzw. totalen Kavumverschlusses.

Allein die genannten, bei einem operativen Schwangerschaftsabbruch möglichen Komplikationen lassen erkennen, daß die gesetzlich festgelegte präoperative Beratung die möglichen Komplikationen einzuschließen hat.

Gravidität bei liegender Intrauterinspirale

Wird der Arzt mit dem Problem einer Gravidität bei liegender Intrauterinspirale konfrontiert, so muß seine Entscheidung zum einen den Wunsch der Schwangeren nach Erhalt bzw. Beendigung der Gravidität, zum anderen die erhöhte Gefahr der aszendierenden Infektion bei verbleibendem IUD berücksichtigen.
Für das ärztliche Handeln können folgende **Empfehlungen** gegeben werden:
- bei einem sichtbaren Faden sollte das IUD entfernt werden, um bei bestehendem Kinderwunsch die weitere Entwicklung der Gravidität abzuwarten bzw. bei fehlendem Kinderwunsch aus medizinischer Indikation die Uterusentleerung anzuschließen,
- bei nicht sichtbarem IUD-Faden und Kinderwunsch kann unter sorgfältiger Kontrolle abgewartet werden,
- bei Abortsymptomen ist die sofortige Uterusentleerung indiziert.

Extrauteringravidität

Synonym: ektope Gravidität
engl.: extrauterine pregnancy, ectopic pregnancy

Die unter physiologischen Bedingungen gegebene, exakte **zeitliche Abstimmung** von Eireifung und Eitransport bedeutet: die Zygote erreicht das Cavum uteri (erst) mit dem Eintritt ihrer Implantationsreife und der Nidationsreife des Endometriums.

> Jede Gravidität beginnt mit einer extrauterinen (tubaren) Phase.

Sowohl Transport- als auch Reifungsstörungen können dazu führen, daß sich das befruchtete Ei bereits in der Tube ansiedelt und so zur Eileiterschwangerschaft führt. Dies ist die häufigste Form der ektopen Gravidität.

Formen der ektopen Gravidität: Unter dem Begriff der Extrauteringravidität werden zusammengefaßt (→ 23.4):
- Tubargravidität (Eileiterschwangerschaft):
  - ampullär (im distalen ampullären Tubenabschnitt),
  - isthmisch (im mittleren Tubenabschnitt),
  - interstitiell (im uterinen Tubenabschnitt),
- Ovarialgravidität,
- Peritonealgravidität (Bauchhöhlenschwangerschaft),
- Zervixgravidität.

Epidemiologie: Die Häufigkeit ektoper Gravidität beträgt etwa 1:100 Entbindungen.

Die im vergangenen Jahrzehnt beobachtete *Häufigkeitszunahme* wurde mit dem Anstieg der sexuell übertragenen Infektionen, aber auch mit der intrauterinen Kontrazeption kausal in Verbindung gebracht. Die bei IUD-Trägerinnen beobachtete, 4–10fach höhere Inzidenz an Tubargraviditäten soll indessen bei der Verwendung von IUD's der neueren Generation nicht mehr der Realität entsprechen.

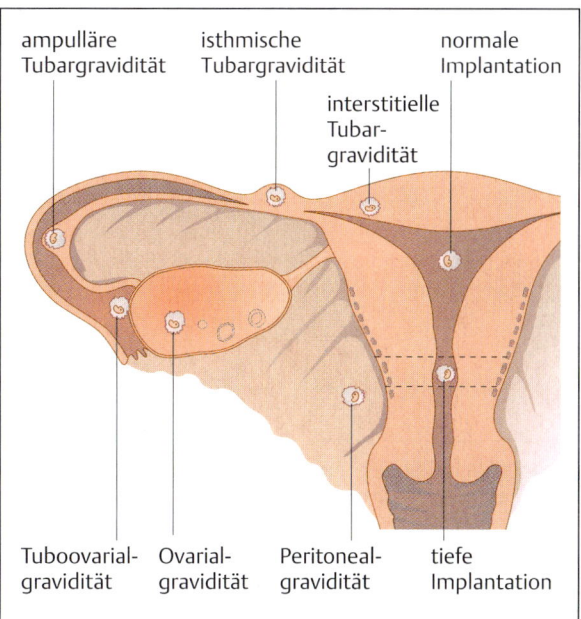

23.4 Nidationsstellen bei ektoper Gravidität

Ätiologie:
Tubargravidität: Die mit > 90% häufigste Ursache der tubaren Nidation besteht in einem mechanischen Hindernis des Eitransportes. Der inkomplette Verschluß der Tube tritt als Folge entzündlich bedingter Verwachsungen der Tubenschleimhaut auf, die ebenso wie angeborene oder nach Abszeßbildung entstandene Divertikel zur Eifalle werden. Entzündliche Schädigungen der Tubenmuskulatur führen zu Störungen des Zygotentransportes.

Ovarialgravidität: Eine Ovarialgravidität entsteht, wenn die Oozyte bei der Ovulation nicht aus dem gesprungenen Follikel freigegeben wird, so daß es im Ovar zur Zygotenbildung kommt.

Zervixgravidität: Die seltene Zervixgravidität, die ebenfalls zu den ektopen Graviditäten zu rechnen ist, tritt als Folge von Störungen der Dezidualisation des Endometriums, aber auch bei einem verspäteten Eintritt der Nidationsreife der Zygote auf.

Klinischer Verlauf: Der klinische Verlauf der Extrauteringravidität ist außerordentlich variabel. Viele der ektopen Graviditäten gehen bereits wegen der ungünstigen Nidationsbedingungen frühzeitig zugrunde. Unter diesen Umständen bleiben sie häufig klinisch unentdeckt. Kommt es zur Implantation am falschen Ort, so werden Verlauf und Symptomatik in erster Linie vom Nidationsort bestimmt:

Tubarabort (→ 23.5): Bei diesem vor allem nach fimbriennaher Nidation zu beobachtenden Verlauf erfolgt das Trophoblastenwachstum in Richtung auf das Ostium tubae. Die Ruptur der Decidua capsularis, die das

23.5 Tubarabort

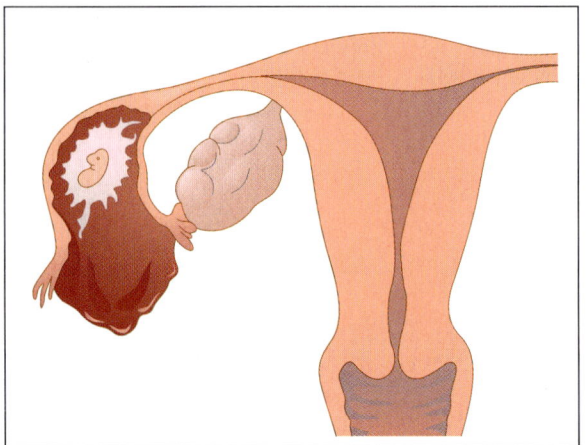

Bei Nidation im distalen Tubenabschnitt blutet es nach einem sog. inneren Fruchtkapselaufbruch aus dem Fimbrienende.

23.6 Tubarusur

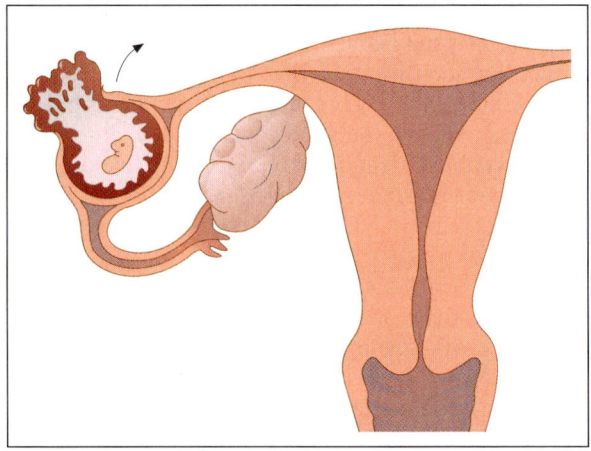

Das penetrierende Wachstum des Trophoblasten hat zur Usur der Tubenwand geführt (= äußerer Fruchtkapselaufbruch). Dieser Verlauf wird bevorzugt bei Nidationen im isthmischen Tubenabschnitt beobachtet.

Schwangerschaftsprodukt umgibt, der sog. *innere Fruchtkapselaufbruch*, geht zumeist mit einer protrahierten Blutung aus dem Fimbrienende sowie mit einer peritubaren schalenförmigen Auflagerung von koaguliertem Blut, dem sog. *peritubaren Hämatom*, einher. Eventuell wird die Blastozyste infolge der Tubenperistaltik aus dem Fimbrienende in den Douglasraum ausgestoßen.
Die Tubargravidität ist durch langsam zunehmende Unterleibsschmerzen nach kurzfristiger Amenorrhö gekennzeichnet.

Die seltene **sekundäre Abdominalgravidität** entsteht durch das Herauswachsen des Trophoblasten aus dem Fimbrienende, um ein größeres Nidationsareal im Bereich des umgebenden Peritoneums zu finden (Douglas-Raum, Rektumvorderwand, evtl. Dünndarmperitoneum).

Tubarusur bzw. -ruptur (👁 **23.6**): Vor allem bei einer Implantation im mittleren bzw. uterusnahen Tubenabschnitt penetrieren die Zotten zunehmend in die Tubenwand, bis sie das Peritoneum erreichen und tubare Gefäße usurieren. Dieser sog. *äußere Fruchtkapselaufbruch* ist durch die intraabdominale Blutung mit akut einsetzenden Unterleibsschmerzen und das sich anschließende akute Abdomen mit Schocksymptomatik charakterisiert.

Diagnostik (📊 **23.3**): Oft ist die **Symptomenkombination** Unterleibsschmerzen in Verbindung mit uterinen Schmierblutungen nach kurzfristiger Amenorrhö charakteristisch. Zusätzliche Angaben der Patientin über vorausgegangene Adnexentzündungen machen das Vorliegen einer Extrauteringravidität bereits wahrscheinlich. Der **gynäkologische Tastbefund** ist zumeist wegen der Schmerzhaftigkeit des Unterbauches unergiebig. Die Schmerzhaftigkeit des Douglas-Raumes und der Portioschiebeschmerz sind zu beachtende Warnsymptome.

Die **Ultraschalluntersuchung** stellt die wichtigste diagnostische Maßnahme dar, zumal ein positiver hCG-Test und ein „leeres Cavum uteri" frühzeitig die extrauterine Nidation nahelegen. Mittels der vaginalen Sonographie gelingt die Verifizierung der extrauterinen Nidation etwa von der 6. Woche p.m. an.

Wurde wegen des Verdachts auf eine Fehlgeburt eine Abrasio vorgenommen, so muß der *Endometriumbefund* in Form einer vorhandenen Dezidualisation und aufgrund des Fehlens von Trophoblastgewebe als Hinweis auf das Bestehen einer extrauterinen Nidation gewertet werden. Weitere diagnostische Maßnahmen sind erforderlich!

Therapie: Das therapeutische Vorgehen richtet sich nach dem Nidationsort, dem Entwicklungsstadium und dem

23.7 Sectio tubae

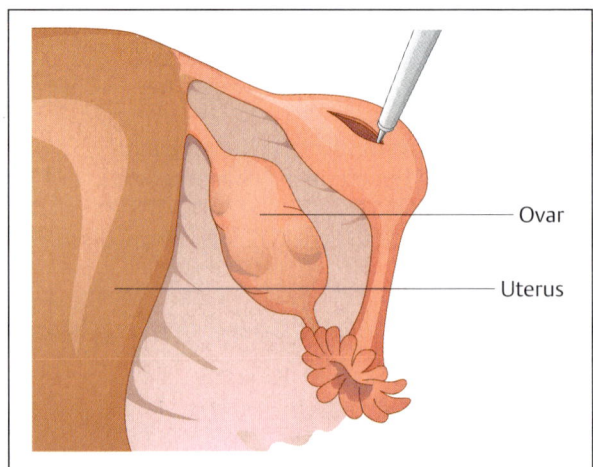

Bei isthmischer Nidation wird die Tubenwand inzidiert und das Schwangerschaftsprodukt entfernt. Die Wunde wird anschließend mikrochirurgisch versorgt.

23.3 Diagnostik der Extrauteringravidität

Maßnahmen	Befunde
Anamnese	Amenorrhö von 6–8 Wochen, irreguläre therapieresistente Blutungen, vorausgegangene Sterilitätsbehandlung, vorausgegangene „Unterleibsentzündungen", vorausgegangene Extrauteringravidität, früher oder derzeit IUD-Trägerin
gynäkologische Untersuchung	Uterus aufgelockert, Größe entspricht nicht dem Gestationsalter, Portioschiebeschmerz infolge peritonealer Irritation durch Mitbewegen des inneren Genitales, Douglas-Raum schmerzhaft und vorgewölbt, akutes Abdomen bei intraperitonealer Blutung
hCG-Test	positiver Reaktionsausfall trotz fehlender intrauteriner Gravidität
Endometriumbefund	deziduale Umwandlung, Fehlen von Zotten, uneinheitliches Bild der Endometriumdrüsen
Ultraschalluntersuchung	abdominale Sonographie: leerer Uterus mit Ringstruktur im Kavum, vaginale Sonographie: Nachweis der extrauterinen Gravidität von der 6. Woche p.m. an
Laparoskopie	Darstellung der extrauterinen Gravidität
Douglas-Punktion	Nachweis von koaguliertem Blut im Douglas-Raum

23.4 Therapie der Tubargravidität

operativer Zugang	Therapie
per laparoscopiam	lokale medikamentöse Therapie: ➤ Injektion von Prostaglandinen (PGF) oder Methotrexat in den Trophoblasten, tuben-, aber nichtfunktionserhaltende Operation: ➤ (partielle) Salpingektomie, ➤ Segmentresektion, tuben- und funktionserhaltende Operation: ➤ Absaugen des im Fimbrientrichter implantierten Eies bzw. eines Tubarabortes, ➤ Salpingotomie (Sectio tubae, s. ⊙ 23.7)
per laparotomiam	ablative Operation: ➤ Salpingektomie, ➤ evtl. Adnexexstirpation, tuben-, aber nichtfunktionserhaltende Operation: ➤ partielle Salpingektomie, ➤ Segmentresektion, tuben-, und funktionserhaltende Operation: ➤ Expression, ➤ Salpingotomie (Sectio tubae, s. ⊙ 23.7 mit mikrochirurgischer Naht), ➤ Segmentresektion mit Anastomose.

Zustand der Patientin. Bei einer Tubargravidität muß auch der Grad der Organveränderungen an der Tube berücksichtigt werden. In 23.4 wird wie auch im folgenden die Therapie der Tubargravidität dargestellt:

- **fimbriennahe ampulläre Nidation:** per laparotomiam bzw. laparoscopiam wird das Schwangerschaftsprodukt exprimiert bzw. abgesaugt,
- **isthmische Nidation:** Enukleation nach Sectio tubae (⊙ 23.7) bzw. Resektion mit anschließender Naht der Tubenwand bzw. Anastomose,
- **uterusnahe interstitielle Nidation:** Exstirpation aus der uterinen Tubenecke,
- **Tubarusur mit akutem Abdomen:** zumeist ist bei kurzfristiger Indikationsstellung die Tubenexstirpation erforderlich,
- **fortgeschrittene sekundäre Abdominalgravidität:** Gefahr von Organverletzungen (z.B. Darmverletzung) bei dem Versuch der Plazentalösung im Bereich des Nidationsareals; ist die Plazentalösung wegen der genannten Gefahr nicht möglich, so erfolgt die *Marsupialisation*, das Einnähen der Fruchthöhle in die Bauchdecken bis zur Demarkation und Abstoßung des Trophoblastgewebes.

Die **medikamentöse Behandlung** der noch symptomlosen Extrauteringravidität hat mit der verbesserten Frühdiagnostik an Bedeutung gewonnen. Es werden laparoskopisch Methotrexat bzw. Prostaglandine (PGF$_{2\alpha}$) in den Trophoblasten injiziert. Das Ergebnis in Form des Absterbens und der Resorption des Schwangerschaftsproduktes ist mittels des quantitativen hCG-Tests zu überwachen. In etwa 50% kann eine Wiederherstellung der Tubendurchgängigkeit erwartet werden.

Fertilität nach Extrauteringravidität:
- erneutes Auftreten einer Extrauteringravidität im Gesamtkollektiv: ca. 10%,
- Eintritt einer regelrechten intrauterinen Gravidität: ca. 30%,
- Eintritt einer intrauterinen Gravidität nach tubenerhaltender mikrochirurgischer bzw. pelviskopischer Operation: 50–60%.

Literatur

Berle, P.: Fehlgeburt. In: Wulf, K.H., Schmidt-Matthiesen, H.: Klinik der Frauenheilkunde und Geburtshilfe. Bd. 3. Urban & Schwarzenberg, München 1985

Dietl, J.: Zur medikamentösen Therapie der Extrauteringravidität. Geburtsh. Frauenheilk. 51 (1992) 133

Kiss, H., Ergarter, C., Husslein, P., Semm, K.: Retrospektive Vergleichsstudie der Behandlung einer Tubargravidität durch pelviskopische Operation oder Prostaglandin-Injektion. Geburtsh. Frauenheilk. 52 (1992) 536

Malter, A.: Recht des Schwangerschaftsabbruchs neu geregelt. Frauenarzt-Telegramm. Ausgabe Nr. 39, 1995

24 Regelhafte Geburt

A. Pfleiderer

Die physiologische oder normale Geburt wird in der klassischen Geburtshilfe als *regelhafte* oder auch *regelrechte Geburt* bezeichnet und der *regelwidrigen Geburt* gegenübergestellt. Für den normalen Ablauf einer Geburt ist die Übereinstimmung zwischen dem Geburtsweg und dem Geburtsobjekt eine entscheidende Voraussetzung. Formvarianten des Beckens können den Geburtsverlauf in gleicher Weise verzögern wie ein zu großes Kind. Die regelhafte Geburt ist nur möglich, wenn

- das **Kind** als Geburtsobjekt und
- das **Becken** der Mutter aufeinander abgestimmt sowie
- ausreichende **Wehen** vorhanden sind.

24.1 Das Kind als Geburtsobjekt

Das reife Kind ist im Mittel 51,5 cm lang und 3400 g schwer. Man unterscheidet *große Teile* wie Kopf, Steiß und Rücken und *kleine Teile* wie Arme und Beine.

Der Kopf des Kindes bestimmt durch seine Größe und Form und wegen seiner relativ geringen Verformbarkeit den Ablauf der Geburt. Er geht in 96% aller Fälle voraus (Geburt aus Schädellage).

Am Kopf beschreibt man Längsdurchmesser, denen entsprechende Umfänge zugeordnet sind und Querdurchmesser (T 24.1):

Das Hutmaß (34 cm) ist das wichtigste Maß zur Beschreibung der Kopfgröße. Der kleine schräge Durchmesser entspricht dem Planum des Kopfes (Planum suboccipitobregmaticum) bei der regelrechten Geburt aus Hinterhauptslage, der große schräge dem Planum mentooccipitalis bei der Stirneinstellung.

Der Gehirnschädel (👁 24.1) wird aus den beiden Stirnbeinen (Ossa frontalia), den beiden Schläfenbeinen (Ossa temporalia) und dem Hinterhauptsbein (Os occipitale) gebildet.

T 24.1 Geburtshilflich bedeutsame Maße des kindlichen Kopfes

Durchmesser	12 cm Diameter frontooccipitalis (gerader Durchmesser)	9,5 cm Diameter suboccipito-bregmaticus (kleiner schräger Durchmesser)	13,5 cm Diameter mentooccipitalis (großer schräger Durchmesser)	9,5 cm Diameter biparietalis (großer querer Durchmesser)	8,0 cm Diameter bitemporalis (kleiner querer Durchmesser)
Umfang	34 cm Circumferentia frontooccipitalis (Hutmaß)	32 cm Circumferentia suboccipito-bregmatica (Hinterhaupts-umfang)	38 cm Circumferentia mentooccipitalis		
Planum	Planum frontooccipitale	Planum suboccipito-bregmaticum	Planum mentooccipitale		
Durchtritts-planum bei der Geburt aus	Vorder-hauptslage (VHL)	Hinter-hauptslage (HHL)	Stirnlage		

24 Regelhafte Geburt

👁 24.1 Neugeborenenschädel

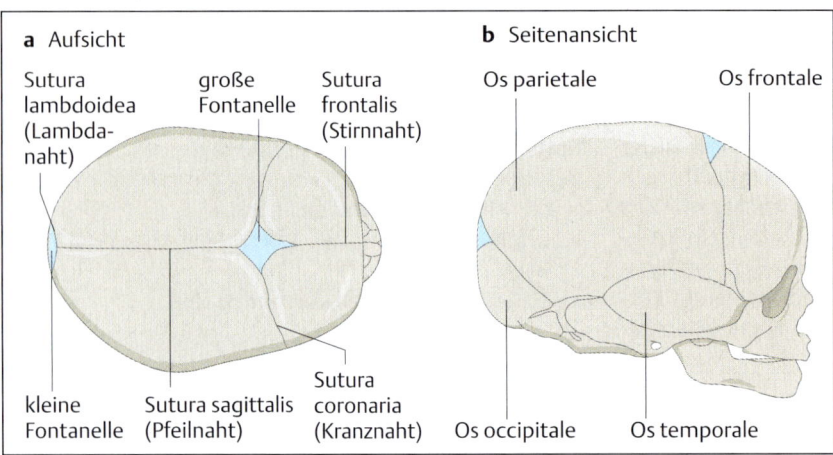

In der Aufsicht (**a**) sind die Nähte und Fontanellen und in der Seitenansicht (**b**) die platten Schädelknochen bezeichnet.

Geburtsmechanische und diagnostische Bedeutung haben am kindlichen Kopf:

Nähte (Suturae):
- Stirnnaht (Sutura frontalis),
- Pfeilnaht (Sutura sagittalis),
- Kranznaht (Sutura coronaria),
- Lambdanaht (Sutura lambdoidea);

Fontanellen (Fonticuli cranii):
- große Fontanelle am Zusammentreffen von Stirn-, Kranz- und Pfeilnaht,
- kleine Fontanelle am Zusammentreffen von Pfeil- und Lambdanaht.

24.2 Der Geburtskanal

Knöchernes Becken und Beckenräume

Das knöcherne Becken wird von den beiden Hüftbeinen, die sich aus Darmbein (Os ilium), Sitzbein (Os ischii) und Schambein (Os pubis) zusammensetzen sowie aus dem Kreuz- (Os sacrum) und dem Steißbein (Os coccygis) gebildet (👁 **24.2 a**). Ist der vorangehende Teil des Kindes im Bogen um den 5. Lendenwirbel und das Promontorium herumgetreten, hat für den Geburtsmechanismus nur das unterhalb der Linea terminalis (👁 **24.2 b**) des Beckens liegende *kleine Becken* Bedeutung. Die Linea terminalis beschreibt die Grenze zwischen großem und kleinem Becken im Bereich des Promontoriums, der Linea arcuata und der Oberkante der Symphyse.

👁 24.2 Anatomie des Beckens

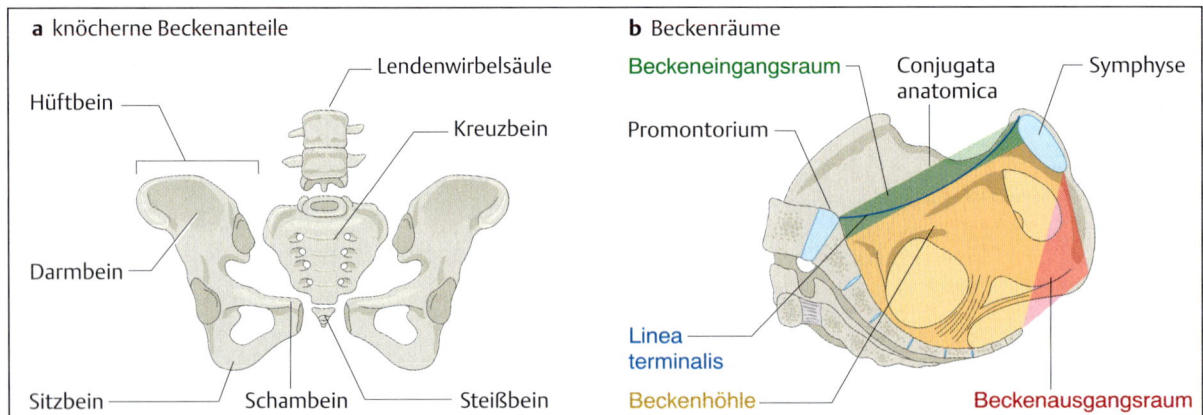

a Das knöcherne Becken besteht aus den beiden Hüftbeinen, dem kaudalen Teil der Lendenwirbelsäule, dem Kreuz- und dem Steißbein. An den Hüftbeinen unterscheidet man Darm-, Sitz- und Schambein. Das kleine Becken wird von Symphyse, Kreuz- und Steißbein sowie den Sitzbeinen knöchern begrenzt. Den Übergang zwischen großem und kleinem Becken bildet die Linea terminalis, die vom Promontorium über die Linea arcuata bis zur Symphysenoberkante verläuft. **b** Das kleine Becken wird in die geburtsmechanisch wichtigen Kompartimente Beckeneingangsraum, Beckenhöhle und Beckenausgangsraum eingeteilt.

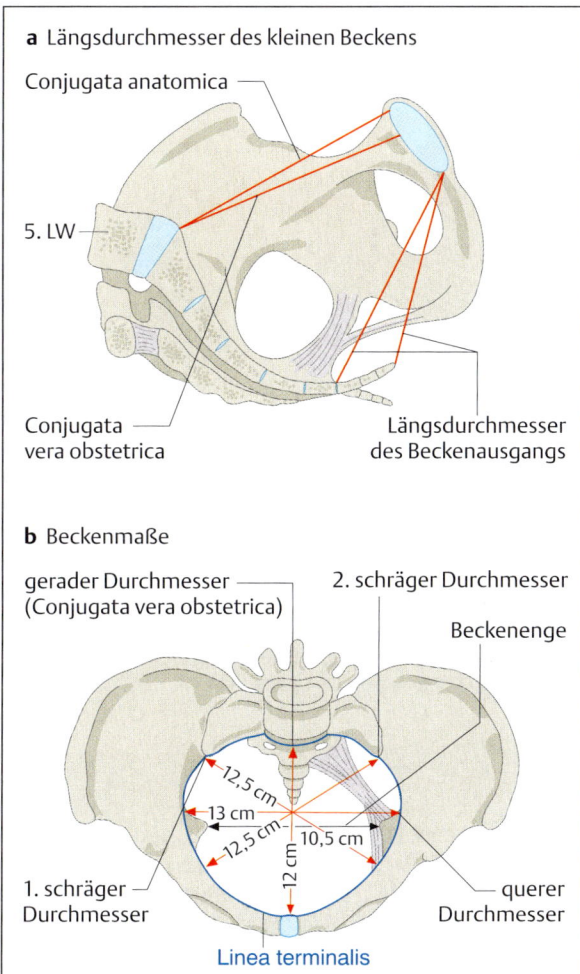

24.3 Abmessungen des Beckens

a Die Conjugata vera obstetrica ist die engste Stelle des Beckeneingangsraumes. Der Längsdurchmesser des Beckenausganges kann sich unter der Geburt durch Abwinkelung des Steißbeines nach dorsal um 1–2 cm erweitern. **b** In der Ansicht von kranial erkennt man die durch die Linea terminalis begrenzte querovale Form des Beckeneingangs. Der 1. schräge Durchmesser verläuft von links vorn nach rechts hinten, der 2. schräge Durchmesser von rechts vorn nach links hinten.

Geburtsmechanisch und diagnostisch unterscheidet man im kleinen Becken drei Beckenräume (**24.2 b**):
Der **Beckeneingangsraum** wird als Übergang vom großen zum kleinen Becken durch die beiden folgenden Ebenen begrenzt:
➤ die obere Ebene im Bereich der Verbindungslinie vom Promontorium zur Symphysenoberkante,
➤ die untere Ebene auf Höhe der seitlichen Anteile der Linea terminalis.
Die Form des Beckeneingangsraumes ist queroval. Der Längsdurchmesser, die Conjugata vera obstetrica, beträgt 12 cm, der Querdurchmesser 13 cm (**24.3**).
Die **Beckenhöhle** schließt nach kaudal an den Beckeneingangsraum an und wird zum Beckenausgangsraum hin durch eine Ebene in Höhe von Symphysenunterkante und Kreuzbeinspitze begrenzt. Sie hat mit gleichgroßen Durchmessern von 13 cm eine runde bzw. zylindrische Form.
Der **Beckenausgangsraum** erhält erst unter der Geburt durch die Abwinkelung des Steißbeines nach hinten seine längsovale Form. Die seitliche Begrenzung stellen die beiden Levatorschenkel dar (**2.3**, S. 14). Dadurch wird der Beckenausgangsraum von den Seiten her nach unten enger. Seitlich springen die Spinae ossis ischii leicht in die Beckenhöhle ein und bedingen mit 10,5 cm den kürzesten Abstand im kleinen Becken. Dieser Bereich wird deshalb als „Beckenenge" bezeichnet. Nach vorne, zum Ausgang zwischen den aufsteigenden Sitzbeinästen hin, bildet der Beckenboden (**24.6**, S. 383) mit der zurückweichenden Steißbeinspitze eine Art schiefe Ebene (**24.3 a**, **24.4**).
Im Laufe der Schwangerschaft kommt es unter der Einwirkung plazentarer Hormone zu einer Auflockerung der sehr festen Bandverbindungen im Bereich der Iliosakralgelenke und der Symphyse. Dadurch besteht eine (sehr) beschränkte Beweglichkeit der Beckenknochen gegeneinander, die eine geringgradig verbesserte Anpassung des knöchernen Geburtskanals erlaubt.
Zur Beurteilung des Geburtsfortschritts wählt man die (gedachten) **parallelen Ebenen nach Hodge** (**25.2 a**, S. 388). Man geht von der Beckeneingangsebene aus, die vom Oberrand der Symphyse zum Promontorium reicht. Die weiteren dazu parallelen Ebenen liegen jeweils 4 cm tiefer. Markierungspunkte sind der untere Symphysenrand, die Spinae ossis ischii und die Vorderfläche des Steißbeins.

Weichteilrohr

Unteres Uterinsegment, Zervix, Vagina und Beckenboden bilden den inneren Teil des Geburtskanals.
Tritt im Ablauf der Geburt der kindliche Kopf aus dem Bereich des knöchernen Beckens aus, so werden Vagina, Vulva und der Beckenboden mit seiner Muskulatur als nach außen und vorne gebogenes Rohr entfaltet. Dadurch wird das „Knie des Geburtskanals" verlängert (**24.4 b**). Es entsteht ein **Weichteilansatzrohr**, das den Geburtskanal vorne von 3 auf 5 cm, hinten von 4,5 auf 15 cm verlängert. Durch einen „Dammschnitt", die Episiotomie, bzw. durch einen Dammriß kann dieses durchtrennt und der Geburtskanal verkürzt werden. Dabei werden evtl. der seitlich unter der ausgespannten Haut der großen Schamlippen liegende, flach ausgewalzte M. bulbospongiosus und bei sehr tiefem Schnitt die ebenfalls abgeflachten und angespannten Levatorschenkel sowie nach hinten der M. sphincter ani (s. S. 14 f) durchtrennt.

24.4 Geburtskanal mit Weichteilansatzrohr

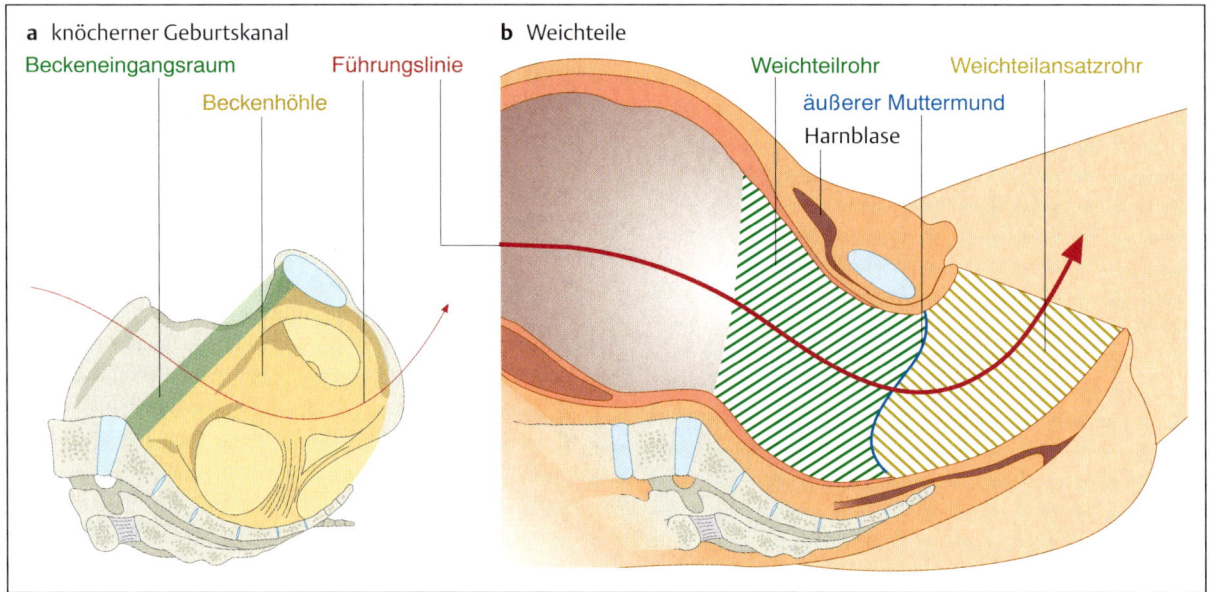

a knöcherner Geburtskanal — Beckeneingangsraum, Beckenhöhle, Führungslinie
b Weichteile — Weichteilrohr, Weichteilansatzrohr, äußerer Muttermund, Harnblase

Zervix, Vagina und Beckenboden bilden innerhalb des kleinen Beckens das Weichteilrohr und distal des Beckenausgangs das Weichteilansatzrohr. Die Führungslinie, der der führende Kindsteil bei der Passage des Geburtskanals folgt, ist die Verbindungslinie aller Mittelpunkte der Längsdurchmesser und verläuft in einer scharfen Kurve um die Symphyse herum.

Führungslinie

Die gedachte Linie, die den Geburtsweg beschreibt, bezeichnet man als (Becken-)Führungslinie (👁 **24.4**). Sie ist definiert als die Verbindungslinie der Mittelpunkte aller Beckenräume und des Weichteilrohrs. Die beim Menschen gegebene „scharfe Kurve" um die Symphyse herum und die flache Kurve beim Eintritt in das Becken sind eine der Besonderheiten im Vergleich zur Vierfüßlergeburt.

24.3 Die Wehen

Die Geburt des Kindes erfolgt unter dem Einfluß rhythmischer Kontraktionen des Myometriums, die als Wehen bezeichnet werden. Man unterscheidet 4 Wehenarten:
- Schwangerschaftswehen (s. auch S. 386):
  - falsche Wehen oder Braxton-Hicks-Kontraktionen: entwickeln sich in den letzten Wochen der Schwangerschaft aus den physiologischen Kontraktionen des Myometriums, können rhythmisch und durchaus auch schmerzhaft sein,
  - Vorwehen: treten vor dem eigentlichen Geburtsbeginn mehr oder weniger rhythmisch auf, verursachen aber, im Gegensatz zu den echten Geburtswehen, keine Eröffnung des Muttermundes,
- Geburtswehen:
  - Eröffnungswehen: koordiniert und rhythmisch, eröffnen Muttermund, schmerzhaft, 4–5/10 min,
  - Austreibungswehen: koordinierte, rhythmische Wehen, verstärkt zur Austreibung des Kindes,
  - Preßwehen: Austreibungswehen verstärkt durch Bauchpresse,
- Nachgeburtswehen: Kontraktionen des Uterus nach Ausstoßung des Kindes zur Lösung der Plazenta,
- Nachwehen: zur Uterusinvolution im Wochenbett.

Wehenbeginn

Während der Schwangerschaft ist es von essentieller Bedeutung, daß die Muskulatur des Myometriums ruhiggestellt und erschlafft ist. Gleichzeitig ist es die Aufgabe der Zervix, einen festen, unüberwindbaren Verschlußapparat darzustellen. Dies erfolgt unter dem Einfluß von Progesteron, welches nicht nur das Myometrium erschlafft, sondern auch eine mütterliche Immuntoleranz erlaubt, die lokale Entzündungsreaktionen und damit die Abstoßung des „semiallogenen Implantates" Kind verhindert.

Fetale Signale, lokale Traumen, ein Rückgang der Progesteronwirkung und ein wachsender Einfluß von Östrogenen führen zu einer Reduktion der mit dem Ablauf der Schwangerschaft störanfälligeren Kontrollmechanismen der Immuntoleranz und lösen über mehrere Tage ein nicht vollständig bekanntes komplexes und hoch koordiniertes Wechselspiel aus, welches, einmal in Gang gesetzt, kaum noch zu stoppen ist. Bei diesem Mechanismus kommt wahrscheinlich dem plazentaren Corticotropin-Releasinghormon eine wichtige Rolle zu.

Zur Geburt muß die graduelle Zunahme der Muskelaktivität mit einer Erweichung und Eröffnung der Zervix einhergehen, da dies sonst verheerende Folgen für Mutter und Kind haben könnte. Der (biochemische) Ablauf der Geburt erfolgt in 3 Phasen:

Zervixreifung: Vasodilatatorische und chemotaktische Substanzen (z.B. Prostaglandine) führen in der Zervix zur Einwanderung von neutrophilen Leukozyten und Makrophagen. Diese setzen Kollagenasen und Zytokine frei, die das zervikale Bindegewebe durch kontrollierten Abbau erweichen. Sobald der Prozeß auf die Dezidua, einen zentralen Ort der Prostaglandinsynthese, übergreift, kommt es auch zur Reifung bzw. zur

Aktivierung des Myometriums: Die dergestalt aktivierte Dezidua bildet kontraktionssteigernde Substanzen (Uterotonine, z.B. Oxytocin, Prostaglandine). Im Myometrium werden unter dem Einfluß von Östrogenen kontraktionsassoziierte Proteine exprimiert: Rezeptoren für Uterotonine, Gap-junction-Proteine sowie Proteine für die Regulation des Calciumspiegels; Ca^{2+}-Ionenkanäle werden eröffnet. Intrazelluläres, freies Calcium ist eine Voraussetzung für die Kontraktion der glatten Muskelzellen.

Stimulation des Myometriums: In der Dezidua und möglicherweise auch im Myometrium werden verstärkt Oxytocin sowie Prostaglandine gebildet und hemmende Faktoren unterdrückt.

Wehentätigkeit

Ausgehend von einem Schrittmacher in den Tubenwinkeln kommt es zu einer **koordinierten Kontraktion des Corpus uteri**, die sich zervixwärts fortpflanzt (⊛ **24.5**). Bei der Geburt besteht eine funktionelle Zweiteilung des Uterus:
- Eine aktive Kontraktion zeigt nur das Corpus uteri.
- Das untere Uterinsegment (s. S. 19) und die Zervix, die keine Muskulatur enthalten, sind passiv.

Da der Uterus im Zervixbereich und unteren Uterinsegment durch die Ligg. cardinalia und sacrouterina im kleinen Becken fixiert ist und Fruchtwasser, Fetus und Plazenta nur bedingt komprimierbar sind, führt die Kontraktion des Corpus uteri zur **Retraktion** des Gewebes vom unteren Uterinsegment über die Zervix bis zum Muttermund. Das gleichzeitige Tiefertreten und Austreiben des Kindes unterstützt durch Dehnung (**Distraktion**) die Erweiterung der Zervix und die Eröffnung des Muttermundes (⊛ **24.5**): ein Vorgang, vergleichbar dem Anziehen eines Rollkragenpullovers.

Die Grenze zwischen dem aktiven und dem passiven Ab-

⊛ **24.5 Wehenwirkung**

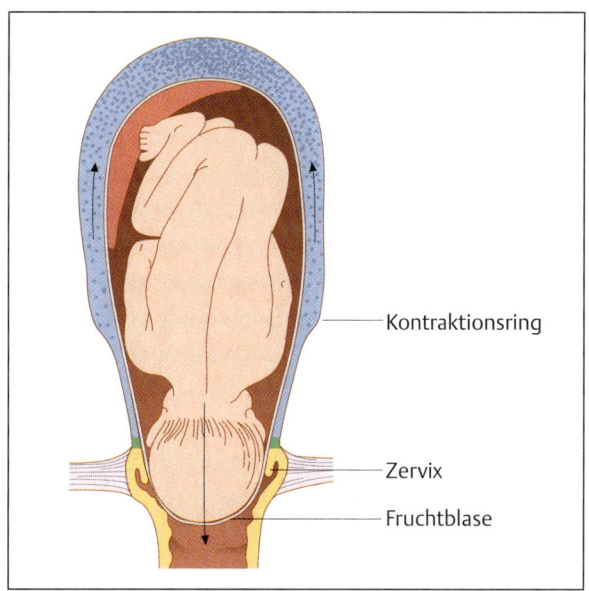

Die Eröffnung des Muttermundes wird durch die Herabsetzung des Tonus im Bereich der Zervix und die fundale Dominanz der Wehe erreicht. Auf diese Weise kommt es zur Retraktion der Zervix nach kranial und zugleich durch den tieferdrängenden Kopf zur Dilatation des Muttermundes.

schnitt des Uterus ist der **Kontraktionsring** (⊛ **24.5**), der mit fortschreitender Geburt nach kranial steigt und durch die Bauchdecken immer besser tastbar wird.

> Der Höhenstand des Kontraktionsringes korreliert mit der Weite des Muttermundes.

Die **Stärke der Wehen** kann man mit Drucksensoren oder -kathetern messen und aufzeichnen (Tokographie, τοκος = Gebären; s. S. 289f). Der Uterus steht, als Kennzeichen der glatten Muskulatur, unter einem Basaltonus von 8–12 mmHg. Hierauf addiert sich der Druckanstieg einer Kontraktion. In der Eröffnungsphase werden während der Wehe 50–60 mmHg, in der Austreibungsphase > 60 mmHg und beim Pressen > 200 mmHg erreicht (⊛ **19.5**, S. 289). Etwa ab 20 mmHg kann man eine Wehe am Uterus durch die Bauchdecken fühlen; ein Grenzwert, der während der Geburt auch etwa mit der subjektiven Schmerzempfindung identisch ist.

Die **Dauer einer Kontraktion** beträgt etwa 50–60 Sekunden. In dieser Zeit sind die *Uterus- und die Plazentagefäße* der Mutter partiell oder komplett *komprimiert*, besonders wenn unter den Preßwehen der intrauterine Druck weit über 100 mmHg ansteigt. Es entsteht so während der Wehe eine im Verlauf der Geburt zunehmende „fetale Sauerstoffschuld". Sie bleibt jedoch unter physiologischen Bedingungen – unter anderem dank der günstigen Transportfähigkeiten des fetalen Hämoglobins – ohne schädigende Wirkung.

Den **Wehenschmerzen** kommt entgegen älteren Vorstellungen keine regulierende Funktion im Geburtsablauf zu. Die Schmerzen können als Warnsignal aufgefaßt werden, das die Mutter auf die bevorstehende Geburt hinweist. Sie sind damit als physiologische Erscheinung zu werten. Ihre Intensität wird insbesondere durch die Schmerzempfindlichkeit der Gebärenden beeinflußt (s. S. 315, 396ff).

24.4 Spontangeburt aus Hinterhauptslage

Die Position des Kindes im Geburtsablauf wird durch die Begriffe Lage, Stellung und Haltung beschrieben (⊤ 24.2).

🖉 Den Begriff „Lage" verwendet man auch zur Bezeichnung der Geburt („Geburtslage") nach dem Teil des Kindes, der als erstes geboren wird (durch die Vulva tritt).

Die regelrechte Geburtslage ist die **„vordere Hinterhauptslage" (vHHL)**. Sie wird im folgenden beschrieben. Die Häufigkeit der verschiedenen Geburtslagen zeigt ⊤ 24.3.

Geburtsmechanismus

Während des Geburtsablaufs wird dem Kind unter dem Einfluß der Wehen, den Verhältnissen im Geburtskanal und seiner jeweiligen Möglichkeit zur Abbiegung ein typischer „Bewegungsablauf" aufgezwungen. Außerdem erlauben die noch nicht verknöcherten Schädelnähte, daß der Kopf unter dem Einfluß der Wehen durch die Verhältnisse im Geburtskanal verformt werden kann (Konfiguration).

Vor Beginn der Geburt

➤ Die Form des Uterus und die Wehentätigkeit zwingen das Kind in **Längslage**.
➤ Die **Schädellage** wird bevorzugt, da
 – der Kopf gegenüber dem Rumpf beweglicher ist als der Steiß (der meist sogar zusätzlich durch die hochgeschlagenen Beine geschient wird) und deshalb den Bogen um den 5. Lendenwirbel zum Eintritt in das Becken leichter bewältigen kann,
 – der Kopf besonders gut ins untere Uterinsegment paßt,
 – Bewegungen des Kindes diese Einstellung anstreben.
➤ Da die linke Uteruskante etwas nach vorne rotiert ist und sich dort dem Kind mehr Platz bietet, ist die **I a-Stellung** (⊤ 24.2) am häufigsten.
➤ Vor Beginn der Wehentätigkeit steht der Kopf beweglich in ungezwungener **Mittelhaltung** mit querer Pfeilnaht und wegen der vorspringenden Lendenwirbelsäule vorn über der Symphyse.

Eintritt in das Becken

➤ Mit Beginn der Wehentätigkeit wird der Kopf nach hinten gekippt und tritt zunächst mit **querer Pfeilnaht** in den Beckeneingangsraum ein (👁 24.6 a).

⊤ **24.2 Lage, Einstellung, Haltung und Poleinstellung beschreiben die Position des Kindes im Uterus und während der Geburt**

Bezeichnung	Definition	regelrecht	regelwidrig
Lage	Verhältnis der Längsachse des Kindes zu der seiner Mutter	Längslage	Querlage
Stellung	das Verhältnis des kindlichen Rückens (bzw. des Hinterhaupts) zur Innenwand des Geburtskanals; linke Seite = **I. Stellung**, rechte Seite = **II. Stellung**; Rücken schräg vorn: **a**, Rücken schräg hinten: **b**		
Einstellung	Verhältnis des vorangehenden Teils zum Geburtskanal	hoher Querstand, tiefer Geradstand	hoher Geradstand, hintere Hinterhauptslage
Poleinstellung	Bezeichnung des vorangehenden Kindsteiles	Schädellage	Beckenendlage
Haltung	räumliche Beziehung der kindlichen Teile zueinander, insbesondere des Kopfes zum Rumpf	Übergang von der indifferenten Haltung (Kopf noch nicht gebeugt) im Beckeneingang in die Beugehaltung (Hinterhauptshaltung) und Deflexion bei der Geburt	Streckhaltungen: Scheitel-, Vorderhaupts-, Stirn-, Gesichtslage, tiefer Querstand

24.4 Spontangeburt aus Hinterhauptslage

– Bei der Erstgebärenden, bedingt durch die strafferen Bauchdecken, tritt der Kopf des Kindes schon zu Beginn der 37. SSW ins Becken ein, bei Mehrgebärenden meist erst dann, wenn die Geburtswehen beginnen, bei sehr viel Fruchtwasser gelegentlich auch erst bei Beginn der Austreibungsperiode.

Durchtritt durch das Becken

➤ Mit zunehmender Wehentätigkeit und beim Tiefertreten wird der **Kopf gebeugt**, da
  – das Kopf-Hals-Gelenk exzentrisch liegt (Hebelwirkung) und
  – das Durchtrittsplanum des Kopfes mit zunehmender Beugung kleiner wird.
➤ Im Tiefertreten dreht sich der Kopf mit dem **Hinterhaupt**, der kleinen Fontanelle, **nach vorne** (👁 **24.6 b**).
  – Da der Beckenboden nach vorne abfällt, kann der Kopf leichter tiefer treten, wenn er sich mit dem Hinterhaupt nach vorne dreht und die „Beckenen-

T 24.3 Häufigkeit der Geburtslagen

Geburtslage	Häufigkeit
Schädellagen	90–94%
– vordere Hinterhauptslage	90–92%
– hintere Hinterhauptslage	3–5%
– Streckhaltungen	ca. 1%
Beckenendlagen	4–6%
(Steißlage, Steiß-Fußlage, Fußlage, Knielage)	
Querlagen	0,5–1%

Die Abweichungen der Häufigkeitsangaben im Vergleich mit denen älterer Lehrbücher ergeben sich u.a. aus der Zunahme des Gebäralters und aus der Verminderung der Mehr- und Vielgebärenden.

ge" mit dem kleinen queren Kopfdurchmesser passiert.
➤ Mit dem Hinterhaupt nach vorne kann der Kopf deshalb noch tiefer treten, bis die kleine Fontanelle unter der Symphyse erscheint (👁 **24.6 c**): „Der Kopf schneidet ein", d.h., er wird in der Vulva sichtbar.
➤ Unter die Symphyse gelangt, kann der Kopf durch ein-

👁 **24.6 Geburt aus 1. vorderer Hinterhauptslage: Phasen 1–3**

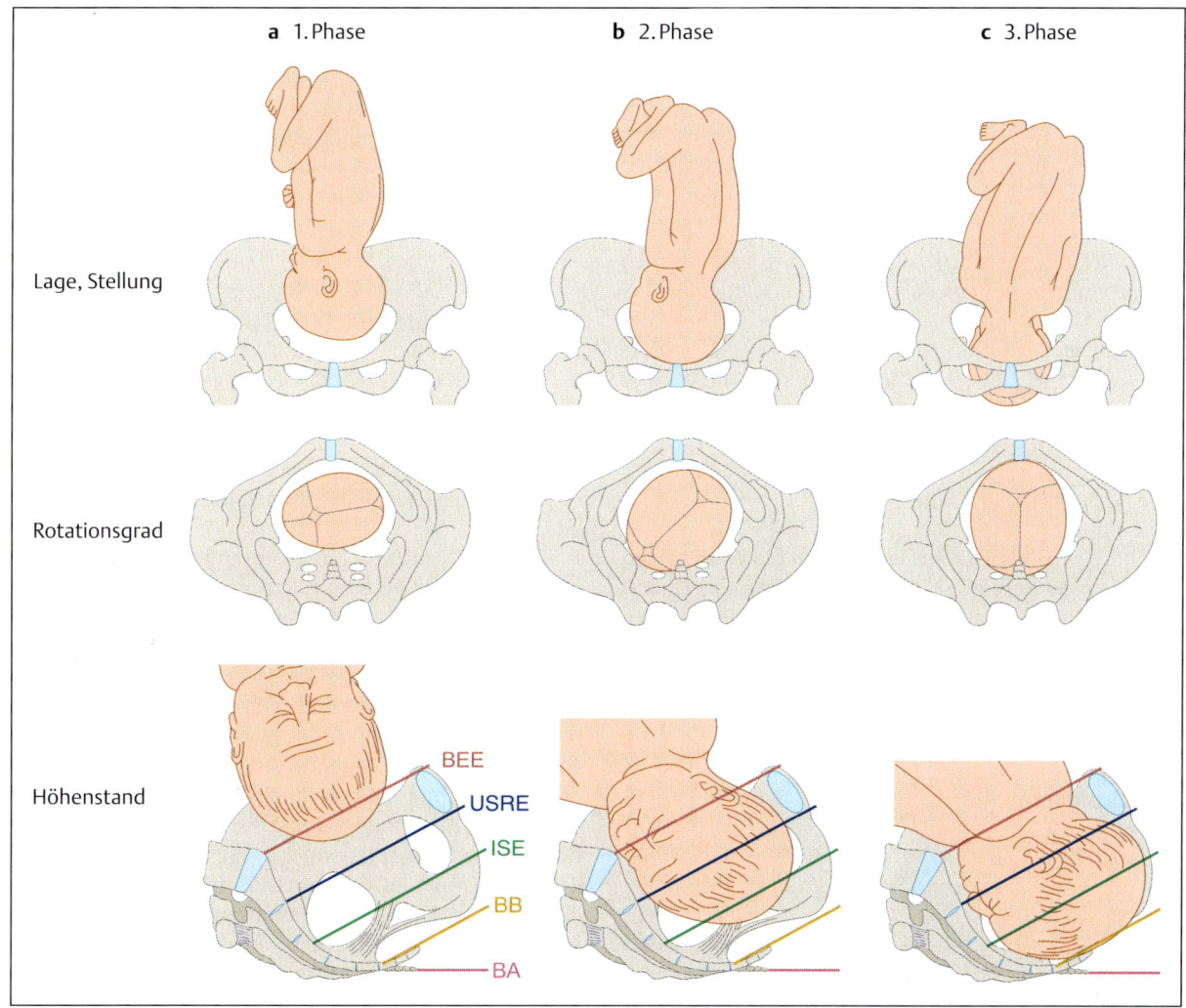

BEE = Beckeneingangsebene, USRE = untere Schoßfugenrandebene, ISE = Interspinalebene, BB = Beckenboden, BA = Beckenausgang

◉ 24.7 Geburt aus 1. vorderer Hinterhauptslage: Phasen 4 und 5

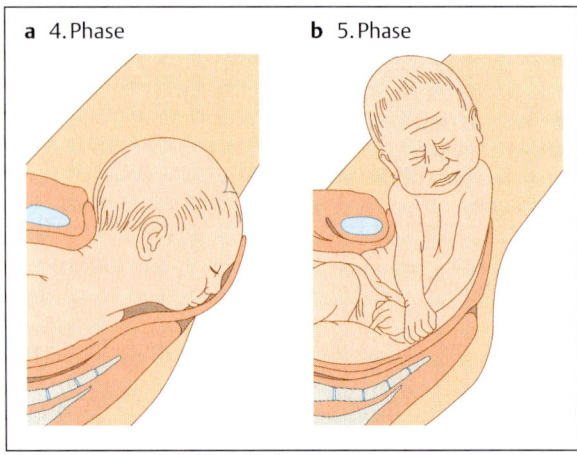

a 4. Phase   b 5. Phase

fache **Streckung** des bis dahin gebeugten Kopfes aus dem Becken und dem Weichteilansatzrohr austreten (◉ **24.7 a**).

Austritt aus dem Geburtskanal

➤ Zuerst wird das Hinterhaupt, dann der Scheitel, das Vorderhaupt und schließlich das Gesicht über den Damm geboren (◉ **24.7 a**).
➤ Da die Schultern zum Durchtritt durch das Becken die Kopfdrehung nachvollziehen müssen, dreht sich der Kopf nach seiner Geburt zur Seite, so daß sich die Schultern im Beckenausgang entlang des geraden Beckendurchmessers ausrichten. Das Kind sieht bei Geburt aus 1. Hinterhauptslage nach rechts, der Rücken zeigt nach links. Dann wird zuerst die vordere Schulter unter der Symphyse, dann die hintere über den Damm geboren (◉ **24.7 b**).

Klinischer Ablauf der Geburt

Bei der regelrechten Geburt laufen zwar die Wehentätigkeit, die Eröffnung des Muttermundes und der Durchtritt des Kindes durch das Becken miteinander verbunden, aber nicht immer vergleichbar parallel.
Der klinische Ablauf der Geburt läßt sich in 3 Phasen gliedern:

Eröffnungsperiode

Sie beginnt mit dem Einsetzen geburtswirksamer Wehen und endet mit der vollständigen Erweiterung des Muttermundes.
Bei der Muttermundserweiterung rupturieren kleine Gefäße im Bereich der Zervix. Die dadurch auftretende leichte vaginale Blutung wird zusammen mit der Ausstoßung des zervikalen Schleimpfropfes als **Zeichnen** der Kreißenden bezeichnet und gilt als Hinweis auf die beginnende Zervixdilatation.
Die **Veränderungen an der Zervix**, die auch als Reifung (s. S. 381, 387) bezeichnet werden, verlaufen dabei in Abhängigkeit von der Parität unterschiedlich. So geht bei der Erstgebärenden die Verkürzung der Zervix, die mit der Eröffnung des inneren Muttermundes gleichzusetzen ist, der Eröffnung des äußeren Muttermundes voraus. Bei der Mehrgebärenden erfolgen die Erweiterung des inneren und äußeren Muttermundes in etwa gleichzeitig (◉ **25.1**, S. 387).
Die Vorblase, der untere Pol der Fruchthöhle, wölbt sich im Verlauf der Eröffnungsperiode mehr und mehr in den sich erweiternden Muttermund vor. Ist die sog. Bruchspannung der Eihäute (Amnion: 50 kg/cm^2, Chorion: 10 kg/cm^2) erreicht, so tritt der **Blasensprung**, d.h. die Eröffnung der Vorblase mit nachfolgendem Abgang des Vorwassers, ein. In Abhängigkeit vom Zeitpunkt des Blasensprungs unterscheidet man:
➤ *vorzeitiger* Blasensprung: Fruchtwasserabgang vor Wehenbeginn,
➤ *frühzeitiger* Blasensprung: Fruchtwasserabgang während der Eröffnungsperiode,
➤ *rechtzeitiger* Blasensprung: Fruchtwasserabgang am Ende der Eröffnungsperiode,
➤ *verspäteter* Blasensprung: die Fruchtblase springt erst in der Austreibungsperiode bzw. nach der Geburt des Kindes („Geburt in der Glückshaube"; die Eihäute über dem Kopf des Kindes müssen sofort entfernt werden).

Austreibungsperiode, Preßperiode

In diesem Geburtsabschnitt ist die *passive Phase* mit dem Tiefertreten des Kopfes bis zum Beckenboden und der Aufdehnung des Weichteilansatzrohres von der *aktiven Preßperiode* zu unterscheiden.
Folgende Vorgänge kennzeichnen die Austreibungsperiode:
➤ Dehnung von Vagina und Beckenbodenmuskulatur,
➤ Abschluß der inneren Rotation und Tiefertreten des Kopfes mit Entwicklung des tiefen Geradstandes,
➤ Geburt des Kindes.
In der Austreibungsperiode steigert sich die Frequenz der Wehentätigkeit. Stärke und Dauer der einzelnen Wehe nehmen zu. Unter dem Druck des tiefertretenden Kopfes wölbt sich der Beckenboden in der fortgeschrittenen Austreibungsphase während der Wehe zunehmend vor bei gleichzeitiger Weitstellung der Analöffnung.
Das **Pressen** wird reflektorisch (sog. „Ferguson-Reflex") durch den Druck des kindlichen Kopfes auf den Beckenboden ausgelöst. Nach tiefer Inspiration wird die Stimmritze verschlossen. Die zusätzliche Anspannung der Bauchmuskulatur führt zu einer intrauterinen Druckerhöhung von > 200 mmHg. Die Belastung der Mutter ist in dieser Geburtsphase verständlicherweise am größten. Für das

Kind führen die abgeschlossene Retraktion und die beim Pressen erreichten Druckwerte zu einer Unterbrechung der uterinen hämodynamischen Perfusion und damit auch unter physiologischen Bedingungen passager zu einer Einschränkung der Sauerstoffversorgung (s. S. 391).

Nachgeburtsperiode

Dieser letzte Abschnitt der Entbindung hat die Aufgabe, die Plazenta von der Uteruswand abzulösen und sie mit der Nabelschnur und den Eihäuten als Nachgeburt auszustoßen. Dieser Vorgang wird von den nach der Geburt des Kindes kurzfristig einsetzenden *Nachgeburtswehen* bestimmt.

Die Ablösung der Nachgeburt erfolgt normalerweise im Verlauf der ersten Wehen. Die Kontraktion des Myometriums führt rasch zu einer Verkleinerung des Uterus und damit der Plazentahaftfläche. Die einsetzende Blutung aus den abgerissenen uteroplazentaren Gefäßen führt zur Ausbildung eines retroplazentaren Hämatoms. Dieses unterstützt die Ablösung der Plazenta zusätzlich. Beginnt die Ablösung der Plazenta randständig (Duncan-Modus), fließt das aus den Spiralarterien austretende mütterliche Blut nach außen ab und wird als Lösungsblutung sichtbar. Löst sich die Plazenta zentral ab (Schultze-Modus), sammelt sich das Blut hinter der Plazenta auf der mütterlichen Oberfläche und wird mit der Plazenta geboren. Die Plazenta wird durch das Mitpressen der Mutter in die Vagina geboren, aus der sie durch Unterstützung in Form der sog. Cord traction (s. S. 393) gewonnen werden kann.

Die nach der Ablösung der Plazenta notwendige Blutstillung im Bereich der eröffneten uteroplazentaren Gefäße wird durch die Nachwehen erreicht. Der normale Blutverlust beträgt in der Nachgeburtsperiode bis zu 300 ml.

Dauer der Geburt

Die Dauer der Geburt weist auch unter physiologischen Bedingungen eine erhebliche Schwankungsbreite auf. Dabei ist im Einzelfall bei der Berechnung der Geburtsdauer zu bedenken, daß bereits eine exakte Festlegung des Zeitpunktes des Geburtsbeginnes sehr schwierig

T 24.4 Dauer der Geburt in Stunden: die mit den heute gegebenen Möglichkeiten der Geburtserleichterung „erreichbare Geburtsdauer" und die insbesondere für das Kind „zulässige Geburtsdauer"

	Erstgebärende	Mehrgebärende
erreichbare Geburtsdauer		
Durchschnitt	6–7	3–4
Median	5–6	3–3,5
zulässige Geburtsdauer		
Eröffnungsperiode	12	8
Austreibungsperiode	1	1
Preßperiode	0,5	0,5
Nachgeburtsperiode	1	1

sein kann (s. S. 380f). Im Verlauf der Geburt sind es dann vor allem Qualität und Quantität der Wehen und der sich der Retraktion des Muttermundes entgegenstellende Widerstand, die die Geburtsdauer bestimmen. Damit wird zugleich deutlich, daß der Geburtshelfer die Geburtsdauer durch die psychoprophylaktische Geburtsvorbereitung und die medikamentöse Geburtsleitung zu beeinflussen vermag (s. „Überwachung und Leitung der Geburt", S. 389ff).

Noch um die Jahrhundertwende betrugen bei den seinerzeit noch fehlenden Möglichkeiten geburtserleichternder Maßnahmen der Durchschnittswert der Geburtsdauer bei der Erstgebärenden ca. 18 Stunden und der Medianwert ca. 15 Stunden.

Bei der Bestimmung und Wertung der Geburtsdauer ist es von klinischer Bedeutung, die folgenden Begriffe zu unterscheiden (**T 24.4**):
➤ Durchschnittswert der Geburtsdauer,
➤ Medianwert der Geburtsdauer,
➤ die unter Ausnutzung geburtserleichternder Maßnahmen *„erreichbare Geburtsdauer"*,
➤ die die Grenzen der Belastbarkeit insbesondere des Kindes aufzeigende *„zulässige Geburtsdauer"*,
➤ der *protrahierte Geburtsverlauf* mit vordergründiger Gefährdung des Kindes in Form hypoxischer Schädigungen.

Hieraus wird zugleich ersichtlich, daß geburtserleichternde Maßnahmen nicht nur eine schmerzlindernde Wirkung für die Kreißende haben, sondern auch entscheidend zu einer Schonung des Kindes beitragen.

Literatur

Dudenhausen, J.W., Schneider, H.P.G.: Frauenheilkunde und Geburtshilfe. Walter de Gruyter, Berlin 1994
Egarter, C., Husslein, P.: Physiologische Grundlagen der Wehentätigkeit. In: Künzel, W., Wulf, K.H.(eds.): Klinik der Frauenheilkunde und Geburtshilfe. Bd. 6. 3. Aufl., Urban & Schwarzenberg, München 1996, S. 43–65
Knörr, K., Knörr-Gärtner, H., Beller, F.K., Lauritzen, C.: Geburtshilfe und Gynäkologie. Springer, Heidelberg 1989
Künzel, W.: Anatomische Grundlagen der Geburt. In: Künzel, W., Wulf, K.H. (eds.): Klinik der Frauenheilkunde und Geburtshilfe. Bd. 6. 3. Aufl., Urban & Schwarzenberg, München 1996, S. 25–42
Künzel, W., Link, G.: Überwachung und Leitung der Geburt aus Schädellage. In: Künzel, W., Wulf, K.H. (eds.): Klinik der Frauenheilkunde und Geburtshilfe. Bd. 6. 3. Aufl., Urban & Schwarzenberg, München 1996, S. 165–189
Pernoll, M.L., Benson, R.C.: Current Obstetric and Gynecologic Diagnosis and Treatment. Appleton and Lange, Norwalk/Conn. USA 1987
Schäfer, W.: Über den Geburtsbeginn. Antrittsvorlesung, Freiburg 18.06.1998

25 Überwachung und Leitung der Geburt

H. Schneider

25.1 Geburtsbeginn

Die Geburt ist ein Vorgang, der sich über mehrere Stunden erstreckt und bei dem es infolge regelmäßiger Wehen zur Eröffnung des Muttermundes und zum Austreten des Kindes aus der Gebärmutter und dem Geburtskanal kommt. Die Geburt wird durch die Ausstoßung der Plazenta abgeschlossen.
Der Beginn einer Geburt kündigt sich für die schwangere Frau mit folgenden Zeichen an:
- schmerzhafte Kontraktionen der Gebärmutter,
- Abgang von blutigem Schleim,
- Abgang von Fruchtwasser.

Eine exakte Beurteilung der Ausgangssituation ist dabei von wesentlicher Bedeutung für die weitere Geburtsleitung und für die prognostische Beurteilung des Geburtsablaufes. Steht fest, daß die Geburt begonnen hat, sollten Mutter und Kind durch eine Hebamme in Zusammenarbeit mit einem Arzt in einer geburtshilflichen Klinik betreut und überwacht werden.
Schmerzhafte Wehen sind häufig Anlaß für die schwangere Frau, die Klinik aufzusuchen; sie sind jedoch nicht unbedingt gleichbedeutend mit Geburtswehen. In den letzten Wochen vor dem Geburtsbeginn können vermehrt schmerzhafte Kontraktionen auftreten, die mit verschiedenen Begriffen bezeichnet werden (s. auch S. 380):
- falsche Wehen (Braxton-Hicks-Kontraktionen),
- Vorwehen.

Bei noch nicht vollständig verstrichener Zervix und geschlossenem Muttermund kann die Abgrenzung der echten Geburtswehen von den falschen Wehen bzw. Vorwehen schwierig sein. Wenn Fruchtwasser oder blutiger Schleim abgehen („Zeichnen"), ist in nächster Zeit mit dem Geburtsbeginn zu rechnen. Ferner sind die Geburtswehen an ihrer Wirkung zu erkennen, an dem Verstreichen der Zervix und der zunehmenden Eröffnung des Muttermundes.

> Bei ca. 10% aller Schwangeren geht der Fruchtwasserabgang der Wehentätigkeit voraus (vorzeitiger Blasensprung, s. S. 411f), und in 90% dieser Fälle setzen die Geburtswehen innerhalb von 24 Stunden ein.

Aufnahmeuntersuchung

Die Aufnahmeuntersuchung dient der Beurteilung des mütterlichen und kindlichen Zustandes sowie der Erhebung des aktuellen **geburtshilflichen Status**. Sie umfaßt folgende Untersuchungen:

- *äußere Untersuchung* mit den Leopold-Handgriffen (s. **20.6**, S. 313) und bei Bedarf mit Ultraschall zur Bestimmung der Kindslage, Einstellung bzw. Stellung (s. S. 382), des vorangehenden Kindsteils (Poleinstellung, s. S. 382) sowie zur Schätzung des Geburtsgewichts (**19.4**, S. 287);
- *vaginale Untersuchung* zur Beurteilung der Zervix, der Muttermundsweite, des Höhenstandes des vorangehenden Kindsteils sowie der Rotation des kindlichen Kopfes (s. S. 388) bei bereits fortgeschrittener Geburt;
- *Nachweis der fetalen Herztöne* mittels Stethoskop mit anschließender apparativer Aufzeichnung von Herzfrequenz und Wehen in Form des *Aufnahme-CTG's* (s. S. 394) über mindestens 20 Minuten;
- *Allgemeinuntersuchung* der Schwangeren.

Äußere Untersuchung

Einzelheiten des diagnostischen Vorgehens und der Befundbeurteilung sind im Kapitel „Spezielle Untersuchungsmethoden in der Geburtshilfe" dargestellt (s. S. 285ff). Die Unterscheidung einer Längs- von einer Querlage, einer Schädel- von einer Beckenendlage sind ebenso wie die Erkennung der Stellung des kindlichen Rückens für die weitere Geburtsüberwachung und -leitung von Bedeutung.

Vaginale Untersuchung

Die korrekte Erhebung des geburtshilflichen Befundes durch die vaginale Untersuchung ist entscheidend für die Diagnose des Geburtsbeginns sowie für die weitere Verlaufsbeurteilung. Die vaginale Untersuchung, die grundsätzlich unter aseptischen Bedingungen erfolgen soll, dient der systematischen Erhebung folgender Einzelbefunde:

- **Zervix:** Länge, Konsistenz, Stellung im Geburtskanal (s. **25.1**),
- **Muttermund:** Weite der Öffnung, Konsistenz und Dicke des Muttermundsaumes (s. **25.1**), Anliegen an der Fruchtblase oder an dem vorangehenden Kindsteil,
- **vorangehender Kindsteil:** Identifikation, Höhenstand, Beugung oder Streckung des Kopfes, Haltungskontrolle anhand der Fontanellen, Stand der inneren Drehung, Einstellungskontrolle anhand des Pfeilnahtverlaufes (s. S. 383, 388),

- **Vorblase:** Erhaltensein oder Fehlen der Vorblase mit Beurteilung der Menge und Farbe des abgehenden Fruchtwassers (s. S. 297),
- **Geburtskanal:** Abweichungen des im kleinen Becken zur Verfügung stehenden Raumes von der Norm (s. S. 408 f).

Bei einem vorzeitigen Blasensprung (s. S. 411 f) wird die Zervix unter aseptischen Bedingungen mittels eines Spekulums inspiziert und ein bakteriologischer Abstrich entnommen. Die Muttermundweite sowie das abgehende Fruchtwasser werden auf Menge, Farbe und Beschaffenheit visuell beurteilt. Wegen der Gefahr der aszendierenden Infektion wird bis zum Einsetzen von Wehen auf die digitale Untersuchung verzichtet.

Aus dem **Zervix- bzw. Muttermundbefund** kann zusammen mit dem Höhenstand des vorangehenden Teils der Prognoseindex nach Bishop errechnet werden (T 25.1). Dieser Prognoseindex ist besonders wertvoll für die Risikobeurteilung einer drohenden Frühgeburt wie auch für die Vorhersage des Geburtsbeginns am Termin. Ferner hat er große Bedeutung für die *Geburtseinleitung*. Bei einem Index von 10–15 bestehen für die Geburtseinleitung gute Erfolgschancen. Ist der Index niedriger, sollte wegen eines möglichen Versagens die Geburtseinleitung nur bei strenger medizinischer Indikation vorgenommen werden.

Die **Zervixreifung** (s. S. 381) verläuft abhängig von der Parität unterschiedlich. Bei einer Erstgebärenden erweitert sich (s. S. 381) der innere vor dem äußeren Muttermund. Die Eröffnung des äußeren Muttermundes beginnt dabei erst nach zunehmender Verkürzung bis vollständigem Verstreichen der Zervix (25.1 a). Bei einer Mehrgebärenden erweitern sich der innere und äußere Muttermund in etwa gleichzeitig, so daß in diesem Fall der Muttermund noch über längere Zeit als „wulstig" getastet wird (25.1 b).

Die **Muttermundweite** wird in cm des Öffnungsdurchmessers angegeben. Zusätzlich sind die Gewebsdicke, die Weichheit bzw. Spastizität des Gewebes sowie die Konsistenzänderung während der Wehe zu erfassen. Ein schlaffer Muttermund, der sich in der Wehe nicht anspannt, kann auf eine unzureichende Wehentätigkeit („Wehenschwäche", s. S. 400) oder auf ein Kopf-Becken-Mißverhältnis mit mangelhaftem Tiefertreten des Kop-

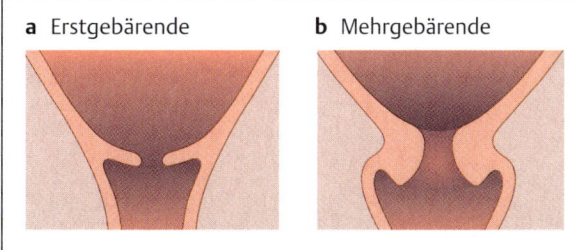

25.1 Zervixreifung

a Erstgebärende **b** Mehrgebärende

a Der innere Muttermund erweitert sich vor dem äußeren. Die Eröffnung des äußeren Muttermundes beginnt dabei erst nach zunehmender Verkürzung bis vollständigem Verstreichen der Zervix. **b** Der innere und äußere Muttermund erweitern sich in etwa gleichzeitig, so daß der Muttermund über längere Zeit als „wulstig" getastet wird.

fes (s. S. 408 f) hinweisen. Ein sich während der Wehe spastisch verändernder Muttermund ist dagegen ein typisches Zeichen für eine hypertone Wehenstörung (s. S. 401) bzw. eine spastische Retraktionsstörung (s. S. 401).

Bei der vaginalen Untersuchung ist die **Fruchtblase** in der Regel als Vorwölbung im Bereich des inneren Muttermundes zu tasten und fühlt sich während der Wehe infolge des erhöhten Innendrucks in der Fruchthöhle prall an.

Der **Höhenstand des vorangehenden Kindsteils** wird ebenfalls durch die vaginale Untersuchung unter Bezug auf die verschiedenen Ebenen des kleinen Beckens bestimmt (25.2 a). Dabei wird der tiefste Punkt des knöchernen Schädels zu einer gedachten Verbindungslinie zwischen den bei der vaginalen Untersuchung tastbaren Spinae ischiadicae, der sog. Interspinallinie, in Beziehung gesetzt (25.2 b). Tastet man den tiefsten Punkt, der auch als *Leitstelle* bezeichnet wird, oberhalb der Interspinallinie, so gibt man den geschätzten Abstand in cm mit negativem Vorzeichen an. Hat die Leitstelle die Interspinallinie erreicht, wird der Höhenstand mit Null bezeichnet. Nach Passieren der Interspinallinie erhalten die Höhenstandsangaben in cm ein positives Vorzeichen.

Entscheidend für den Höhenstand des Kopfes ist der knöcherne Teil der Leitstelle.

T 25.1 Prognoseindex nach Bishop

Befunde	Punkte	1	2	3
Zervix				
▶ Stand		kreuzwärts	nahe der Führungslinie	in Führungslinie
▶ Länge		≥ 2 cm	1 cm	flach
▶ Konsistenz		derb	mittel	weich
Muttermundweite		geschlossen	1–2 cm	2–3 cm
Höhenstand des vorangehenden Teils		über Beckeneingang (−3/−2)	in Höhe der Interspinallinie (−1/0)	unterhalb der Interspinallinie (+1/+2)

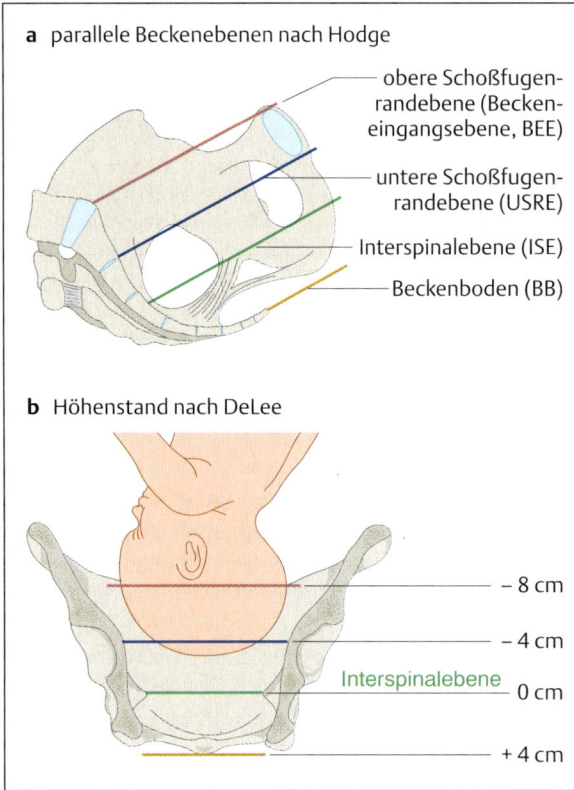

◉ **25.2 Höhenstand des vorangehenden Kindsteils**

a Parallel zur oberen Schoßfugenrandebene, die sich zwischen Promontorium und Symphysenoberkante ausspannt, werden die untere Schoßfugenrandebene auf die Höhe der Symphysenunterkante und die Interspinalebene auf die Höhe der Spinae ischiadicae projiziert. **b** Die Angaben für den Höhenstand erfolgen in cm. Sie entsprechen der Distanz des vorangehenden Kindsteils zu der Interspinalebene (= 0 cm). Oberhalb der Interspinalebene erhält die Höhenstandsangabe ein negatives, unterhalb der Interspinalebene ein positives Vorzeichen.

Das Tiefertreten der Leitstelle unter die Interspinallinie hat geburtsmechanisch besondere Bedeutung, da dies gleichzeitig darauf hinweist, daß der größte Kopfumfang den Beckeneingang passiert hat. Voraussetzung für eine korrekte Beurteilung des Höhenstandes ist jedoch die optimale Beugehaltung des Kopfes, so daß die kleine Fontanelle als tiefster Teil im Geburtskanal getastet wird. Weichteilschwellungen im Bereich des Hinterhauptes in Form einer Geburtsgeschwulst (s. S. 452) können einen zu tiefen Höhenstand des Kopfes vortäuschen. Eine derartige Fehleinschätzung kann im Zusammenhang mit dem Entschluß zur vaginal-operativen Geburtsbeendigung folgenschwere Konsequenzen haben.
Die **Rotation des kindlichen Kopfes** erfolgt normalerweise zeitgleich mit der Eröffnung des Muttermundes und dem Tiefertreten des Kopfes. Sie beträgt 90° und ist am Verlauf der Pfeilnaht bzw. der Position der kleinen Fontanelle, die bei der vaginalen Untersuchung getastet wird, erkennbar. Wenn der *Kopf im Beckeneingang* steht, verläuft die Pfeilnaht im queren Durchmesser. Bei der 1. Stellung (Hinterhaupt links) steht die kleine Fontanelle bei 3 Uhr (s. ◉ **24.6a**, S. 383), bei der 2. Stellung (Hinterhaupt rechts) bei 9 Uhr. Mit zunehmendem Tiefertreten dreht sich der Kopf mit der kleinen Fontanelle bei der 1. Stellung entgegen (s. ◉ **24.6a–c**, S. 383), bei der 2. Stellung mit dem Uhrzeigersinn in Richtung Symphyse. Der Verlauf der Pfeilnaht entspricht in der Beckenmitte bei der 1. Stellung dem 1. schrägen (s. ◉ **24.6b**, S. 383) und bei der 2. Stellung dem 2. schrägen Durchmesser. Nach Abschluß der Drehung verläuft die Pfeilnaht auf dem Beckenboden im geraden Durchmesser, und die kleine Fontanelle zeigt symphysenwärts (s. ◉ **24.6c**, S. 383). Ob die Drehtendenz des Kopfes im kleinen Becken richtig ist, kann mit Hilfe der Stellung des kindlichen Rückens überprüft werden:
➤ bei der 1. Stellung liegt der kindliche Rücken auf der linken Seite der Mutter: die Pfeilnaht verläuft im 1. schrägen Durchmesser, und die kleine Fontanelle dreht sich mit zunehmendem Geburtsverlauf entgegen dem Uhrzeigersinn symphysenwärts;
➤ bei der 2. Stellung liegt der kindliche Rücken auf der rechten Seite der Mutter: die Pfeilnaht verläuft im 2. schrägen Durchmesser und die kleine Fontanelle dreht sich im Uhrzeigersinn in Richtung Symphyse.

Dreht sich der Kopf in entgegengesetzter Richtung, muß mit der Entwicklung einer dorsoposterioren Stellung mit Annahme einer Streckhaltung des Kopfes oder Ausbildung einer hinteren Hinterhauptslage gerechnet werden. Bei diagnostischen Unklarheiten oder Zweifeln sollte auch nach Geburtsbeginn von der Ultraschallkontrolle des geburtshilflichen Befundes großzügig Gebrauch gemacht werden.

Nachweis der fetalen Herztöne

Am Anfang der Untersuchung steht die Kontrolle der fetalen Herztöne als wichtiger Bestandteil der Aufnahmeuntersuchung, um eine bestehende Gefährdung des Kindes frühzeitig zu erfassen. Sie erfolgt zunächst mit dem geburtshilflichen Stethoskop. Das auskultierbare Punctum maximum der fetalen Herztöne ist der Ort für das Aufsetzen des CTG-Schallkopfes (s. ◉ **19.6**, S. 290). Es wird umgehend mit der 20minütigen Aufzeichnung des Aufnahme-CTG's begonnen.
Die Einzelheiten der kontinuierlichen Herzfrequenzableitung sind im Kapitel „Spezielle Untersuchungsmethoden in der Geburtshilfe" auf S. 289ff beschrieben.

Allgemeinuntersuchung

Der geburtshilfliche Status wird durch die Allgemeinuntersuchung der Schwangeren vervollständigt. Dazu gehören die Auskultation von Herz und Lunge, die Blutdruck-, Puls- und Temperaturmessung sowie Laboruntersuchungen.

Bei der risikoarmen Terminschwangerschaft und unauffälligem Befund wird ein Entspannungsbad oder eine Dusche genommen. Ein Einlauf erfolgt lediglich bei Bedarf.

25.2 Geburtsverlauf

Die Kontrolle des Geburtsverlaufes erfolgt synoptisch leicht faßbar mit Hilfe eines **Partogramms** (👁 25.3). In einem Partogramm werden der zeitliche Verlauf der Muttermunderöffnung, das Tiefertreten und die Rotation des vorangehenden Kindsteils graphisch aufgezeichnet. Die Kurve für die Muttermunderöffnung verläuft dabei S-förmig. Ursache ist eine *Latenzphase*, in der die Muttermundweite nur langsam zunimmt. In der sich anschließenden *Aktivphase* steigt die Kurve steil linear an, was einer Zunahme der Muttermundweite um 1–2 cm/h entspricht. Im Endabschnitt der Aktivphase nimmt die Eröffnungsgeschwindigkeit wieder ab. Die Dauer der einzelnen Geburtsphasen ist in ⊤ 24.4 auf S. 385 zusammengestellt.

> Der zeitliche Geburtsverlauf unterliegt großen individuellen Schwankungen. Wichtiger als die präzise Angabe der Dauer der einzelnen Geburtsphasen ist die Erfassung der Dynamik durch die Steilheit des Kurvenanstiegs, insbesondere während der Aktivphase der Geburt.

Leitung der Eröffnungsperiode

Entscheidend für die Leitung der Eröffnungsperiode ist die Beurteilung der Wehenqualität, insbesondere der Wehenwirksamkeit. Diese wird im Partogramm anhand des Geburtsfortschrittes, der Muttermunderöffnung und des Tiefertretens des vorangehenden Teils erkennbar.

👁 **25.3 Partogramm**

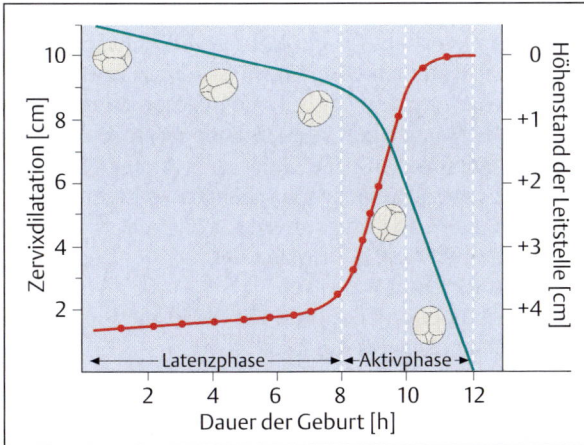

Das Partogramm zeigt den zeitlichen Verlauf der Muttermunderöffnung, des Tiefertretens und der Rotation des kindlichen Kopfes bei einer Erstgebärenden. (nach Friedman aus [16])

Wenn sich der Muttermund während der aktiven Geburtsphase nicht um 1–2 cm/h öffnet, stellen sich folgende differentialdiagnostische Überlegungen:
➤ Die Geburt hat nicht begonnen. Bei der Wehentätigkeit handelt es sich um Vorwehen (s. S. 380).
➤ Die Geburtswehen sind ineffizient. Sie müssen durch Wehenmittel unterstützt werden.
➤ Es besteht eine spastische Zervixdystokie (s. S. 401).

Bei einer ineffizienten Wehentätigkeit mit protrahierter Muttermunderöffnung ist eine frühzeitige **Wehenunterstützung** für die Sicherstellung des normalen Geburtsverlaufs wichtig.

Für den Geburtsverlauf hat die Wehentätigkeit als treibende Kraft zentrale Bedeutung. Die spontane Wehentätigkeit am Termin wird durch ein komplexes Zusammenspiel des endokrinen Systems des Fetus und der Plazenta ausgelöst. An diesem Vorgang sind verschiedene Hormone wie Östrogen, Progesteron, Prostaglandin F_2 und Prostaglandin E_2 beteiligt (s. S. 380f). Mit fortschreitender Geburt wird vermehrt Oxytocin aus dem Hypophysenhinterlappen der Mutter ausgeschüttet, wodurch die rhythmische Wehentätigkeit des Myometriums zusätzlich stimuliert wird. Streßhormone wie Adrenalin wirken durch Stimulation der β_2-Rezeptoren am Myometrium wehenhemmend. Hieraus ergibt sich, daß die Entspannung und Unterstützung der Gebärenden mit einer optimalen Verarbeitung des Wehenschmerzes auch von entscheidender Bedeutung für die Regulation der Wehentätigkeit ist.

Zu den wehenunterstützenden Maßnahmen gehört auch eine medikamentöse Analgesie oder Periduralanästhesie (PDA), die zum richtigen Zeitpunkt durchgeführt, einen positiven Einfluß auf die Wehentätigkeit haben kann. Ebenso ist die psychologische Führung der Kreißenden von erheblicher Bedeutung für den Geburtsverlauf. Eine unnötige Verzögerung bei dem Einsatz wehenunterstützender Maßnahmen führt zu einer zunehmenden Erschöpfung sowie Frustration und Mutlosigkeit der Gebärenden.

Folgende Maßnahmen sollten daher frühzeitig zur Wehenunterstützung eingesetzt werden:

Blaseneröffnung: Als erste wehenunterstützende Maßnahme wird die Fruchtblase eröffnet, sofern diese noch intakt ist.

> Die Blaseneröffnung ist nur zu empfehlen, wenn der vorangehende Kindsteil fest ins Becken eingetreten ist. Ansonsten droht ein Nabelschnurvorfall.

Die Fruchtblaseneröffnung wird mit einem speziellen Instrument – einem Plastikstab mit einem kleinen Haken an einem Ende – vorgenommen, indem ein Defekt an den Eihäuten im Bereich des inneren Muttermundes gesetzt wird. Das sich daraufhin entleerende Fruchtwasser wird nach Farbe und Menge beurteilt. Normalerweise ist es am Termin gelblich klar. Eine Grünverfärbung ist immer Ausdruck einer vorausgegangenen, meist vorübergehenden Notsituation des Fetus mit Einschränkung der Sauerstoffzufuhr. Entleert sich Fruchtwasser vor dem Geburtstermin, so kann dieses milchig-trübe beschaffen und mit Vernixflocken durchsetzt sein.

Durch die Blaseneröffnung werden gewöhnlich innerhalb von 1 Stunde Wehen induziert. Ist die Weheninduktion nicht ausreichend, erkennbar an der protrahierten Muttermunderöffnung, muß zusätzlich eine medikamentöse Wehenunterstützung mit einer Oxytocininfusion begonnen werden.

Auch die künstliche Einleitung der Geburt kann durch die Fruchtblaseneröffnung erfolgen, wodurch in der Regel nach einer gewissen Latenzzeit Wehen induziert werden. Bei dem normalen Geburtsgeschehen wird der spontane Blasensprung abgewartet.

Oxytocin: Oxytocin ist ein Peptidhormon, das im Nucleus supraopticus und Nucleus paraventricularis des Hypothalamus synthetisiert, auf neurovaskulärem Wege zum Hypophysenhinterlappen transportiert und dort gespeichert wird. Die Hormonfreisetzung wird durch verschiedene Stimuli wie z.B. Uterusdehnung und mechanische Mamillenreizung ausgelöst. Für den therapeutischen Zweck wird Oxytocin heute fast ausschließlich synthetisch hergestellt, um unerwünschte Nebenwirkungen wie Vasokonstriktion und Antidiurese infolge einer Verunreinigung mit dem Hypophysenhinterlappenhormon Antidiuretin (ADH) zu vermeiden.
- ➤ Applikation: i.v.-Dauertropf unter Einsatz eines Tropfenzählers bzw. einer Infusionspumpe;
- ➤ Indikation: Weheninduktion zur Geburtseinleitung oder Wehenregulierung bei hypotoner bzw. hypertoner Wehenschwäche (s. S. 400f);
- ➤ Dosierung: die Oxytocindosierung wird in internationalen Einheiten (IE) angegeben; es werden Infusionslösungen (500 ml 5%ige Glucose in Elektrolytlösung) mit einer Oxytocinkonzentration von 10 mIE/ml verwendet;
  - Anfangsdosis: wegen der individuell sehr unterschiedlichen Ansprechbarkeit des Myometriums auf Oxytocin wird eine Anfangsdosis von 1–2 mIE/min (= 2–4 Tropfen/min) empfohlen;
  - Steigerungsdosis: für die Steigerungsdosis wie auch für die Zeitintervalle der Steigerung gibt es unterschiedliche Empfehlungen; eine zu schnelle Dosissteigerung birgt die Gefahr der Oxytocinkumulation mit Überstimulierung des Myometriums bis hin zur tetanischen Kontraktion; daher sollten die Zeitintervalle der Dosissteigerung 15–30 Minuten nicht unterschreiten und die Steigerungsdosis 1–2 mIE/min (= 2–4 Tropfen/min) nicht überschreiten; in der Mehrzahl der Fälle kann bei rechtzeitigem Einsatz von Oxytocin mit einer mittleren „physiologischen" Infusionsdosis von 5 mIE/min (= 10 Tropfen/min) eine effektive Wehentätigkeit erreicht werden;
    - ☝ Sobald eine gute Wehentätigkeit von 3–5 Wehen/10 min mit einer Dauer von 30–45 Sekunden erreicht ist, darf die Oxytocindosis nicht weiter gesteigert werden. Häufig muß sogar die Dosis reduziert werden, um eine myometrale Überstimulation zu vermeiden;

  die maximale Dosierung von 40 mIE/min erfolgt nur in wenigen Ausnahmefällen und dann nur über einen kurzen Zeitraum;
  - Überwachung: während der Therapie mit Oxytocin ist eine ständige Überwachung der Gebärenden durch die Hebamme erforderlich; die Wehentätigkeit wie auch die fetale Herzfrequenz müssen kontinuierlich kardiotokographisch aufgezeichnet werden;
    - ☝ Ist trotz guter Wehentätigkeit der Geburtsfortschritt unzureichend, muß an ein mechanisches Hindernis im Sinne eines Kopf-Becken-Mißverhältnisses gedacht werden;
  - Kontraindikation: Beeinträchtigung des kindlichen Zustandes (z.B. pathologisches CTG, s. S. 394f), Verdacht auf Nabelschnurkomplikation (s. S. 409ff), Kopf-Becken-Mißverhältnis (s. S. 408f) bzw. gebärunfähige Lage (Querlage, s. S. 407f), Vorsicht bei Status nach Sectio in einer vorausgegangenen Schwangerschaft, überdehntem Uterus infolge einer Mehrlingsschwangerschaft (s. S. 424ff) oder Polyhydramnion (s. S. 412f).

Leitung der Austreibungsperiode

Die Austreibungsperiode stellt eine besonders kritische Phase der Geburt dar, in der Mutter und Kind sorgfältig überwacht werden müssen. Darüber hinaus ist die Kreißende in der Austreibungsperiode in besonderem Maße auf die Anleitung und Unterstützung durch Hebamme und Arzt angewiesen.

Folgende **geburtshilfliche Maßnahmen** kommen in der Austreibungsperiode zur Anwendung:
- ➤ richtige Lagerung der Kreißenden,
- ➤ Anleitung zum Mitpressen,
- ➤ Dammschutz und Entwicklung des Kindes,
- ➤ Erstversorgung des Kindes.

Lagerung

Von besonderer Bedeutung in der Austreibungsperiode ist die richtige Lagerung der Kreißenden. Im ersten Abschnitt dieser Gebärphase wird in der Regel die **Seitenlagerung** bevorzugt. Nach überlieferten Lagerungsregeln kann durch die Seitenwahl der Abschluß der inneren Kopfdrehung begünstigt werden. Dabei sollte die Lagerung auf die Seite erfolgen, auf der sich der Teil des Kopfes befindet, der sich symphysenwärts drehen soll. Die Bedeutung der Lagerungsregel wird allerdings weithin überschätzt, so daß bei der Lagerung auch in der Austreibungsperiode das Wohlbefinden von Mutter und Kind Priorität haben. Ein Seitenwechsel ist daher durchaus möglich. Für die Preßperiode hat sich die **halbsitzende Stellung** der Gebärenden gut bewährt. Auch das Sitzen auf einem Gebärstuhl findet zunehmend Verbreitung.

Der Hebamme kommt gerade auch in der Austreibungsperiode eine wichtige Rolle zu, da sie der Gebärenden viel Erleichterung und Unterstützung verschaffen kann, wobei sie gegenüber den individuellen Bedürfnissen und Wünschen offen sein muß. Die Rückenlage sowie die zwanghafte Vorschrift einer bestimmten Körperhaltung sollte in jedem Fall vermieden werden.

Anleitung zum Mitpressen

Mit zunehmender Häufigkeit und Dauer der Wehen verkürzt sich die Wehenpause und damit die Erholungsphase von Mutter und Kind.

Mit Tiefertreten des Kopfes beginnt der reflektorisch ausgelöste Preßdrang. Ein zu frühes aktives Mitpressen kann zu einer vorzeitigen Erschöpfung der Kreißenden und zu einer Verschlechterung der fetalen Sauerstoffversorgung führen. Daher sollte die Kreißende erst dann aktiv mitpressen, wenn folgende Voraussetzungen erfüllt sind (**25.4**):
- vollständige Eröffnung des Muttermundes,
- Kopf im tiefen Geradstand auf Beckenboden (Pfeilnaht im geraden Durchmesser des Beckenausgangs),
- Vorwölbung des Dammes mit Weitstellung des Anus in der Wehe,
- Preßdrang der Kreißenden.

Das Mitpressen kann in Rücken- oder Seitenlage wie auch in sitzender oder halbsitzender Stellung erfolgen. Die Anzahl der Preßwehen, mit der die Geburt des Kindes erreicht wird, sollte aufgrund der Belastung für Mutter und Kind begrenzt sein. Als Richtgröße gelten 7–10 Preßwehen über 15–20 Minuten. Ist die Spontangeburt in dieser Zeit nicht erfolgt, so empfiehlt es sich, die Geburt durch Beckenausgangsforzeps (s. **26.24**, S. 430) oder Vakuumextraktion (s. **26.25**, S. 430) zum Schutz von Mutter und Kind zu beenden.

Dammschutz und Entwicklung des Kindes

Durch den Dammschutz soll die Überdehnung des Beckenbodens und die unkontrollierte Zerreißung des Dammes verhindert werden. Beim Durchschneiden des Kopfes (s. S. 383) kommt es im Bereich des Introitus vaginae über dem Damm zu einer maximalen Anspannung des mütterlichen Gewebes. Um ein Zerreißen des Gewebes zu verhindern, muß der Austritt des Kopfes und der hinteren Schulter möglichst langsam, d.h. zeitlich kontrolliert erfolgen. Dazu legt die Hebamme die linke Hand auf den Kopf (Leitstelle) und reguliert durch dosierten Ge-

25.4 Beginn der Preßperiode

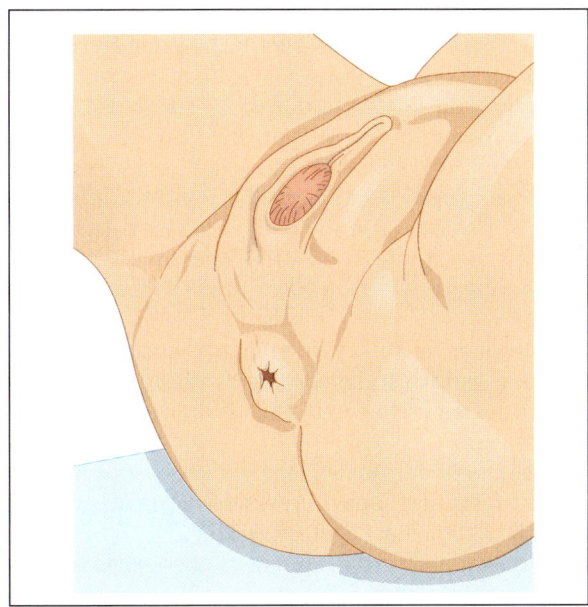

Ist die Kopfleitstelle im Introitus der Vagina sichtbar, wölbt sich der Damm in der Wehe vor bei gleichzeitiger Weitstellung des Anus und besteht ein Preßdrang der Kreißenden, sollte sie zum aktiven Mitpressen aufgefordert werden.

25.5 Dammschutz

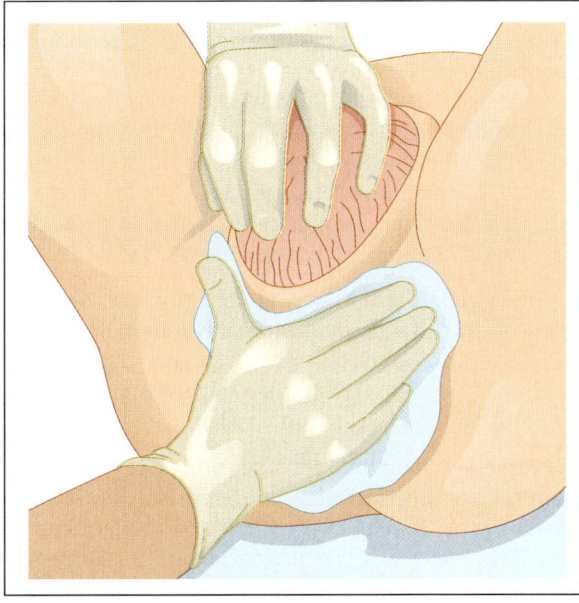

Dargestellt ist der durch die Hebamme ausgeübte Dammschutz bei Einschneiden und Durchtritt des kindlichen Kopfes.

◉ 25.6 Entwicklung der vorderen Schulter

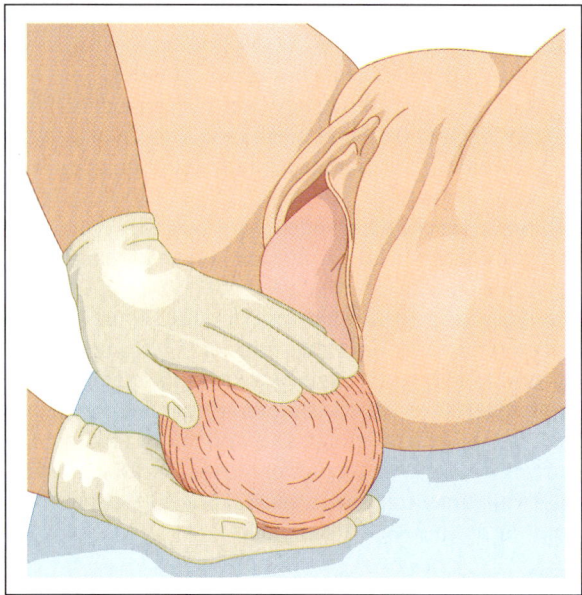

Der Kopf wird mit den flach aufgelegten Händen gefaßt und kreuzbeinwärts gesenkt, bis der vordere Arm bis zur Mitte des Oberarmes geboren ist.

gendruck das Tempo des Durchschneidens. Die rechte Hand legt sie über den Damm und umgreift so den kindlichen Kopf von der Stirnseite (◉ 25.5). In der Phase des Kopfdurchtrittes wird die Gebärende aufgefordert, den Preßdrang durch Hechelatmung zu unterdrücken, um so den Kopfdurchtritt zu verlangsamen und den Damm zu entlasten. Nach der Geburt des Kopfes werden die Atemwege des Kindes durch Absaugen der Mund- und Nasenöffnung freigelegt. Ist die äußere Drehung des Kopfes mit der nächsten Wehe erfolgt, werden beide Hände seitlich flach an den Kopf gelegt. Durch vorsichtigen Zug nach dorsal wird zunächst die vordere Schulter und der dazugehörige Oberarm bis zur Hälfte unter der Symphyse entwickelt (◉ 25.6). Dann wird der Kopf angehoben und die hintere Schulter langsam über den Damm geführt. Der kindliche Körper folgt daraufhin mühelos. Ein Großteil der Dammverletzungen entsteht durch ein zu schnelles Austreten der hinteren Schulter, insbesondere bei unkontrolliertem Mitpressen der Mutter.

▯ Eine straffe Nabelschnurumschlingung um den Hals kann die Schulterentwicklung behindern. In diesem Fall muß die Nabelschnur vorgezogen und gelöst oder nach doppeltem Abklemmen noch vor Entwicklung der Schultern durchtrennt werden.

Episiotomie: Während des Dammschutzes muß die Dammregion beobachtet werden, um so die Gewebsspannung bei Durchtritt des Kopfes beurteilen zu können. Droht das Gewebe unkontrolliert zu zerreißen, empfiehlt es sich, einen Dammschnitt (Episiotomie, ◉ 25.7 a) vorzunehmen. Durch die Episiotomie wird der Damm entlastet.

▯ Bei Frühgeburten sollte zur schonenden Entwicklung des Kopfes grundsätzlich eine Episiotomie geschnitten werden, um den Weichteilwiderstand des Beckenbodens zu reduzieren.

Für die Episiotomie, die je nach Situation mit oder ohne Lokalanästhetikum (s. S. 397f) durchgeführt werden kann, werden folgende Schnittführungen verwendet (◉ 25.7 a):
➤ median (evtl. mit seitlicher Verlängerung),
➤ mediolateral,
➤ lateral.

Die *mediane Episiotomie* wird bei einem hohen Damm und wenn nur eine geringe Entlastung des Dammes notwendig ist, durchgeführt. Im Vergleich zur mediolateralen und lateralen Episiotomie ist sie postpartual weniger schmerzhaft und heilt schneller. Der Nachteil der medianen Schnittführung besteht aber in dem Risiko des Weiterreißens mit Beschädigung des M. sphincter ani oder der Analschleimhaut.

Die *mediolaterale* oder *laterale Episiotomie* ist dann indiziert, wenn eine größere Entlastung des Dammes erfolgen muß. Nachteile sind ein größerer Blutverlust, Hämatome, eine schlechtere Wundheilung und stärkere Schmerzen.

▯ Ob eine frühzeitig angelegte Episiotomie vor dem Zerreißen der tiefen Beckenbodenmuskulatur oder vor späteren Senkungen schützt, ist umstritten.

Erstversorgung des Kindes

Nach der vollständigen Entwicklung wird das Neugeborene zwischen den Beinen der Mutter auf einem sterilen Tuch gelagert und abgetrocknet. Nase, Mund und Rachen werden noch einmal mit einem sterilen Einmalkatheter abgesaugt, um eine Aspiration von Sekreten und Fruchtwasser zu verhindern. Unmittelbar danach erfolgt die Abnabelung und eine Beurteilung des Gesamtzustandes nach dem Apgar-Score (s. ▼ 27.2, S. 448). Zur Vermeidung von Wärmeverlust wird das Kind nach dem Abnabeln zugedeckt und in die Arme oder an die Brust der Mutter gelegt.

Abnabelung: Vor der Bestimmung des Apgar-Wertes erfolgt die *vorläufige Abnabelung* durch das Setzen von 2 sterilen Klemmen. Anschließend wird die Nabelschnur durchtrennt.
Der Zeitpunkt der Abnabelung wird nach wie vor kontrovers diskutiert. Dabei unterscheidet man zwischen einer *Früh-* und einer *Spätabnabelung*.
Unmittelbar postpartual kommt es physiologischerweise zu einer Blutverschiebung von der Plazenta via Nabelschnurgefäße zum Kind. Diese „Transfusion von Plazentablut" kann bis zu 20% des Gesamtblutvolumens des Neugeborenen betragen.
Bei einer *Frühabnabelung* und besonders, wenn das Neu-

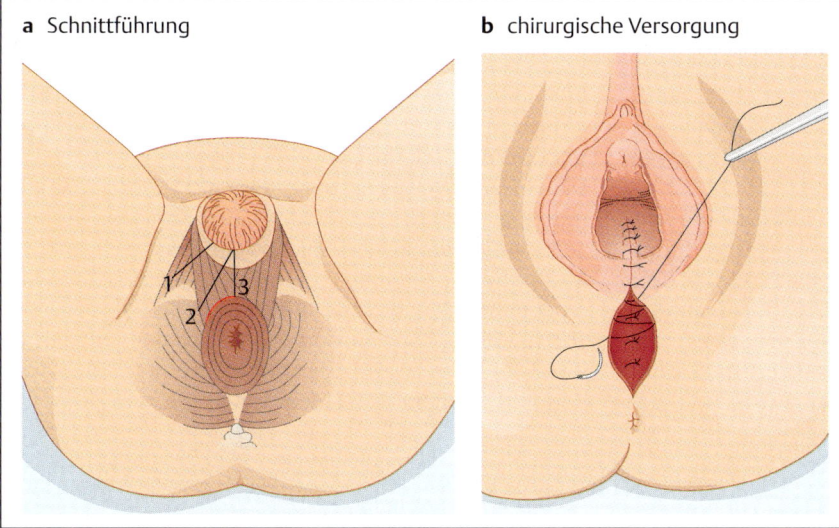

25.7 Episiotomie
a Schnittführung
b chirurgische Versorgung

a Bei Einschneiden des Kopfes erfolgt bei drohender Zerreißung des Gewebes eine Episiotomie. Dabei kann die Schnittführung lateral (1), mediolateral (2) oder median (3) mit bedarfsweise seitlicher Verlängerung (rot) sein.
b Dargestellt ist die chirurgische Versorgung einer medianen Episiotomie mittels einer Scheiden-Damm-Naht. Die Scheidenwunde sowie das Septum rectovaginale sind durch Knopfnähte adaptiert. Die Dammwunde wird durch eine fortlaufende Intrakutannaht versorgt.

geborene oberhalb des Plazentaniveaus liegt, wie dies zumeist bei der Schnittentbindung der Fall ist, bleibt die Transfusion von der Plazenta zum Neugeborenen aus. Es kann sogar zum Blutverlust des Neugeborenen in die Plazenta mit nachfolgender Hypovolämie und Anämie kommen. Diese Gefahr besteht auch bei einer Lagerung des geborenen Kindes auf den Leib der Mutter noch vor dem vorläufigen Abnabeln.

Bei einer *Spätabnabelung* kann es dagegen zu einer plethorischen Kreislaufsituation mit respiratorischen Störungen und einer Hyperbilirubinämie kommen.

Als Richtlinie für die Abnabelung gelten folgende Empfehlungen (nach Künzel):
- *reifes, lebensfrisches Kind:* Abnabelung nach 2–3 Minuten; der Abschluß des Übertrittes des plazentaren Blutes zum Kind wird am Kollabieren der Nabelschnur erkennbar;
- *niedriger Apgar-Wert:* in der Regel hat die Umverteilung infolge der Streßsituation des Kindes bereits vor der Geburt stattgefunden; die Abnabelung sollte deshalb unverzüglich vorgenommen werden, um keine Zeit für die Reanimation zu verlieren;
- *Frühgeborene und Sectiokinder:* durch mehrmaliges Ausstreichen der Nabelschnurgefäße in Richtung des Kindes wird die Bluttransfusion von der Plazenta in den Neugeborenenkreislauf aktiv unterstützt.

Leitung der Nachgeburtsperiode

Wenige Minuten nach der Geburt des Kindes setzen die Nachgeburtswehen ein, die zur Ablösung der Plazenta führen (s. S. 385). Eine vollendete Plazentaablösung ist an folgenden **Lösungszeichen** erkennbar:
- vaginale Lösungsblutung,
- Aufsteigen des Fundus uteri, rechts oberhalb des Nabels,
- zunehmende Länge der Nabelschnur,
- Verlust des Nabelschnurgefäßtonus.

Nach erfolgter Lösung der Plazenta wird vorsichtig an der Nabelschnur unter gleichzeitigem Stützen des Fundus uteri („Cord traction") gezogen, um die Plazenta aus dem unteren Uterinsegment bzw. aus der Scheide nach außen zu entwickeln.

Bei der Plazentaentwicklung nach **Brandt-Andrews** wird mit dem Nabelschnurzug wenige Minuten nach der Abnabelung und vor der eigentlichen Plazentaablösung begonnen. Der anhaltende Nabelschnurzug dient der Beschleunigung des Ablösungsvorganges. Dabei wird mit der zweiten Hand auf dem Bauch der Mutter der Uterusfundus gestützt, um eine Inversion des Uterus bei zu starkem Zug, insbesondere bei festhaftender Plazenta zu vermeiden.

Gelingt es nicht, die Plazenta innerhalb von 30 Minuten nach Abnabelung des Kindes vollständig zu entwickeln, liegt eine **Plazentaretention** vor, und die Plazenta muß manuell in Vollnarkose entfernt werden. Bei übermäßigem Blutverlust ist die manuelle Entfernung auch früher vorzunehmen.

> Für jede manuelle Lösung muß aufgrund des Verdachtes auf eine Placenta accreta genügend Transfusionsblut bereitgestellt werden.

Für die **medikamentöse Unterstützung** der Plazentaablösung werden unmittelbar nach der Geburt des Kindes 3 IE Oxytocin i.v. gegeben. In seltenen Fällen führt diese Bolusgabe zu einem Blutdruckabfall. Deshalb wird in der Regel eine Oxytocinlösung mit 10 IE Oxytocin in 500 ml 5%iger Glucose in Elektrolytlösung kontinuierlich und rasch infundiert (100 Tropfen/min). Nach dem Ausstoßen der Plazenta wird zur Atonieprophylaxe die Oxytocininfusion mit 20–30 Tropfen/min fortgeführt. Bleibt die Uteruskontraktion dennoch unzureichend, muß ein Mutterkornpräparat (Methylergonovin, Methergin 0,2 mg) i. v. oder i. m. verabreicht werden. Wegen des stark vasokonstriktorischen Effekts ist Methergin besonderen Indikationsstellungen vorbehalten und bei erhöhtem Blutdruck kontraindiziert.

Die **Vollständigkeitsprüfung der Plazenta**, die unmittelbar nach ihrer Entwicklung erfolgt, muß mit besonderer Sorgfalt vorgenommen werden, da retiniertes Plazentagewebe eine Atonie (s. S. 429, 439) mit schweren Blutungen oder Infektionen im Wochenbett (s. S. 439 ff) verursachen kann.

Mit der Kontrolle der Plazenta beginnt man auf der *fetalen Seite* (s. **17.3a**, S. 268), indem das Ausbreitungsmuster der Umbilikalgefäße beurteilt wird. Setzt sich ein Gefäß über den Rand der Plazentaoberfläche hinaus fort und ist am Rand der Eihäute abgerissen, ist das ein Hinweis auf eine retinierte Nebenplazenta. Diese muß durch eine manuelle Nachtastung aus dem Cavum uteri entfernt werden.

Die *mütterliche Plazentaoberfläche* (s. **17.3b**, S. 268) wird auf ihre Vollständigkeit überprüft. Bei erschwerter Lösung können ein oder mehrere Kotyledone an der Uterusinnenwand haften. In diesem Fall wäre die Plazenta dann unvollständig, so daß eine Nachtastung bzw. eine Kürettage des Cavum uteri (s. **23.1**, S. 371) vorgenommen werden muß.

Die **chirurgische Versorgung der Episiotomie** wird unmittelbar nach der Entwicklung und Kontrolle der Plazenta vorgenommen (**25.7b**). Grundsätzlich wird die Mutter für ca. 2 Stunden im Kreißsaal überwacht. Während dieser Zeit werden der Kontraktionszustand des Uterus, die vaginale Blutungsstärke und der Füllungszustand der Blase regelmäßig kontrolliert. Auch Blutdruck, Puls und Temperatur werden wiederholt gemessen.

25.3 Apparative Überwachung des Fetus und der Wehentätigkeit

Zusätzlich zur Kontrolle der Wehentätigkeit und des Geburtsfortschritts hat die Überwachung des intrauterinen Zustandes des Kindes während der Eröffnung und der Austreibung immer größere Bedeutung erlangt. Die apparativen Überwachungsmethoden werden heute als Ergänzung zu bewährten klinischen Methoden wie die Palpation des Fundus uteri und die Auskultation der fetalen Herztöne mittels eines geburtshilflichen Stethoskops verstanden. Die Erfassung fetaler Gefahrenzustände während der Geburt, insbesondere bei Risikoschwangerschaften oder pathologischen Geburtsverläufen, wurde dadurch erheblich verbessert.

Von den Überwachungsmethoden haben lediglich die Kardiotokographie (CTG, s. S. 289 ff) und die fetale Blutgasanalyse (FBA) als Teil der Routineüberwachung Verbreitung gefunden.

Kardiotokographie (CTG)

(s. S. 289 ff)

Bei der Kardiotokographie handelt es sich um die wichtigste Überwachungsmethode während der Geburt, da kontinuierlich und simultan fetale Herzfrequenz und Wehentätigkeit erfaßt und auf einem 2-Kanal-Schreiber registriert werden können. Durchführung, Prinzip und Anwendung der Kardiotokographie werden im Kapitel „Spezielle Untersuchungsmethoden in der Geburtshilfe" auf S. 289 ff beschrieben.

Eine kontinuierliche CTG-Aufzeichnung ist grundsätzlich nach Blasensprung und in der Austreibungsperiode angezeigt. In der Eröffnungsphase kann bei problemlosen Geburten am Termin eine intermittierende Aufzeichnung, d.h. alle 1–2 Stunden über jeweils 20 Minuten, vorgenommen werden. Bei Risikogeburten ist bereits mit Beginn einer regelmäßigen Wehentätigkeit bis zur Geburt des Kindes eine ununterbrochene CTG-Registrierung zwingend.

Die Telemetrie macht es dank der kabellosen Signalübertragung möglich, daß die Bewegungsfreiheit der Kreißenden durch die CTG-Aufzeichnung nicht beeinträchtigt wird, und diese jederzeit die für sie bequemste Position einnehmen bzw. während der Eröffnungsperiode umhergehen kann.

Suspekte und pathologische Befunde der fetalen Herzfrequenz

Normale Muster des Herzfrequenz- und Wehenverlaufes werden im Kapitel „Spezielle Untersuchungsmethoden in der Geburtshilfe" auf Seite 291 ff beschrieben.

Basalfrequenz (s. S. 291):
- *Tachykardie:* Als Tachykardie wird eine persistierende Herzfrequenz von > 150 Spm bezeichnet (**25.8a**). Frequenzen > 170 Spm stellen eine schwere Tachykardie dar (**25.8b**). Eine Tachykardie kann Ausdruck eines beginnenden Amnioninfektionssyndroms bei protrahiertem Geburtsverlauf sein. Sie wird aber auch bei extragenital bedingtem Fieber der Mutter beobachtet. Zudem kann sie auf eine drohende Hypoxie hinweisen.
- *Bradykardie:* Eine Bradykardie entspricht einer persistierenden Herzfrequenz von < 110 Spm. Sinkt die Frequenz unter 100 Spm ab, wird die Bradykardie als schwer eingestuft. Eine Bradykardie kann Ausdruck eines fetalen Vagotonus sein und zu einer Hypoxie führen. Eine terminale Bradykardie, die in den letzten Minuten unmittelbar vor der Geburt des Kindes auf-

25.3 Apparative Überwachung des Fetus und der Wehentätigkeit

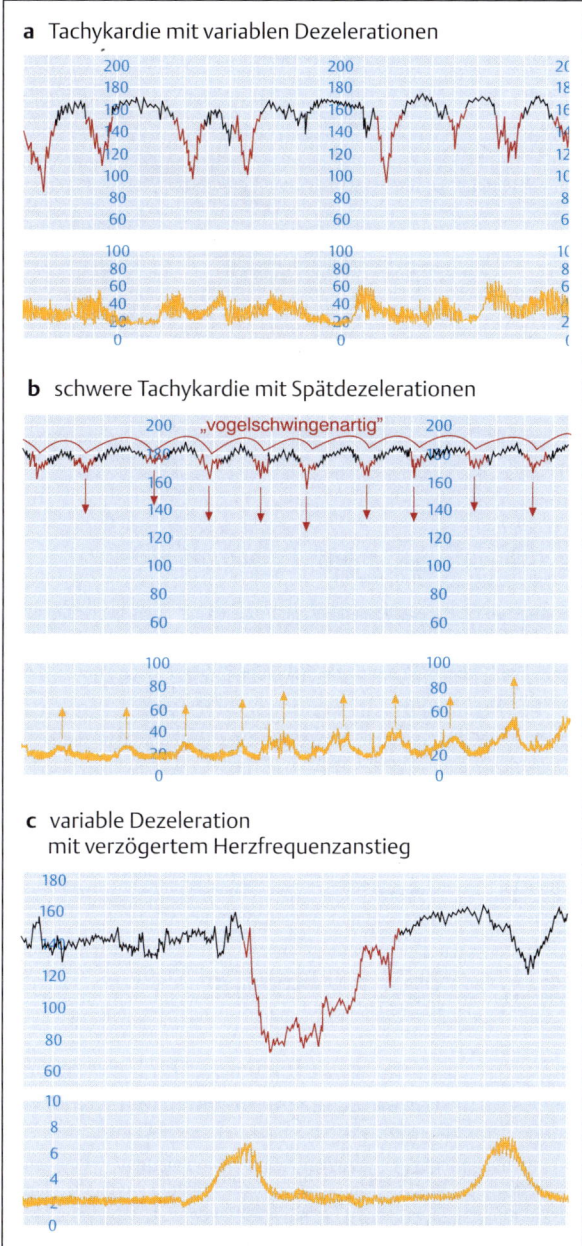

◉ 25.8 Pathologische CTG-Befunde
a Tachykardie mit variablen Dezelerationen
b schwere Tachykardie mit Spätdezelerationen
c variable Dezeleration mit verzögertem Herzfrequenzanstieg

a Im CTG stellt sich eine Tachykardie von 165 Spm mit variablen Dezelerationen dar. Zu achten ist insbesondere auf den steilen Abfall und Wiederanstieg der Herzfrequenz sowie auf die unterschiedliche Form der einzelnen Dezelerationen. b Neben einer schweren Tachykardie von 180 Spm fallen Spätdezelerationen nach jeder Uteruskontraktion sowie ein eingeschränkter Oszillationstyp auf. In diesem Fall spricht man auch von einem „vogelschwingenartigen" CTG-Verlauf. c Eine variable Dezeleration mit einem verzögerten Wiederanstieg der Herzfrequenz kann auf eine beginnende fetale Hypoxie hinweisen.

tritt, ist nicht selten mit einer vorwiegend respiratorischen Azidose im Nabelschnurblut verbunden.

Oszillationen (s. S. 291 f):
➤ *Oszillationsamplitude:* Je nach dem Ausmaß der Oszillationsamplitude erfolgt die Einteilung in die Typen 0–3 (s. S. 291). Der Oszillationstyp 0 entspricht einer silenten Kurve und kann Ausdruck einer Hypoxie oder einer medikamentös bedingten zentralen Sedierung des Fetus sein (s. ◉ **19.7 a**, S. 291). Beim Oszillationstyp 1 handelt es sich um eine eingeengt undulatorische Kurve, die in der Regel Ausdruck eines fetalen Schlafzustandes ist (s. ◉ **19.7 b**, S. 291). Der Oszillationstyp 3 entspricht einer saltatorischen Kurve und kann Folge einer partiellen Nabelschnurkompression sein (s. ◉ **19.7 d**, S. 291).
➤ *Oszillationsfrequenz:* Beträgt die Oszillationsfrequenz bei gleichzeitig silentem Muster nur 2 oder weniger Maxima/min, ergibt sich ein gleichförmig sinusoidaler Kurvenverlauf, der als Ausdruck einer hohen Gefährdung des Kindes zu werten ist.

kurzfristige Frequenzänderungen (s. S. 292):
➤ *frühe Dezeleration:* Sie kann Ausdruck einer Kompression des Kopfes beim Eintreten in das kleine Becken sein.
➤ *späte Dezeleration:* Periodische späte Dezelerationen entsprechen häufig einer fetalen Hypoxie, die zu einer Azidose führen kann. Insbesondere ist die Verknüpfung von späten Dezelerationen – mit häufig nur geringfügigem Frequenzabfall – mit dem Oszillationstyp 0 prognostisch außerordentlich ungünstig („vogelschwingenartiger" CTG-Verlauf). In der Regel ist eine rasche Entbindung des Kindes erforderlich (◉ **25.8 b**).
➤ *variable Dezeleration:* Bei einer variablen Dezeleration werden ein nur allmählicher Wiederanstieg der Herzfrequenz bei gleichzeitig eingeschränkter Oszillationsamplitude während der Dezeleration als prognostisch ungünstige Zusatzkriterien gewertet, die auf eine beginnende Hypoxie des Fetus hinweisen (◉ **25.8 c**).
➤ *Akzeleration:* Akzelerationen im Zusammenhang mit Wehen oder Kindsbewegungen weisen auch unter der Geburt auf einen aktiven Wachzustand des Feten hin und sind Ausdruck eines guten Sauerstoffversorgungszustandes.

Die summarische CTG-Beurteilung erfolgt mit Hilfe des Scores nach Fischer (s. ⊤ **19.5**, S. 293). Eine Gesamtpunktzahl von 8–10 ist Ausdruck eines unbeeinträchtigten kindlichen Zustandes, während eine Punktzahl von 5–7 als suspekt angesehen wird und einer genauen Beobachtung des Kindes bedarf. Bei einer Punktzahl von 4 oder weniger ist mit einer unmittelbaren Bedrohung des Kindes zu rechnen.

Fetale Blutgasanalyse (FBA)

Grundlagen: Diese Untersuchung basiert auf der Erkenntnis, daß es infolge von Störungen des Gasaustausches zu einer Anhäufung von Kohlensäure im fetalen Blut mit Entwicklung einer **respiratorischen Azidose** kommt. Sekundär führt der Sauerstoffmangel in den Geweben zu einem anaeroben Energiestoffwechsel mit einer vermehrten Bildung von Milchsäure (**metabolische Azidose**). Respiratorische und metabolische Azidose gehen mit einer Anhäufung von H-Ionen einher, so daß der pH-Wert im Blut des Fetus sinkt.

Indikation: Aufgrund der begrenzten diagnostischen Aussagekraft des CTG muß im Einzelfall bei Verdacht auf **fetale Hypoxie** oder **Azidose** die Gefährdung des Fetus durch die fetale Blutgasanalyse bestätigt werden. Ihr Ergebnis stellt eine wertvolle Hilfe für die weitere Geburtsleitung dar.

Durchführung: Die FBA setzt den direkten Zugang zum Fetus, d.h. den erfolgten Blasensprung, voraus. Nach Inzision der im Spekulum eingestellten Kopfschwarte des Fetus wird mit Hilfe einer Kapillare eine kleine Menge Blut entnommen. In einem speziellen Blutgasanalysegerät werden dann der pH-Wert, die Blutgase sowie das Basendefizit gemessen (**25.9**).

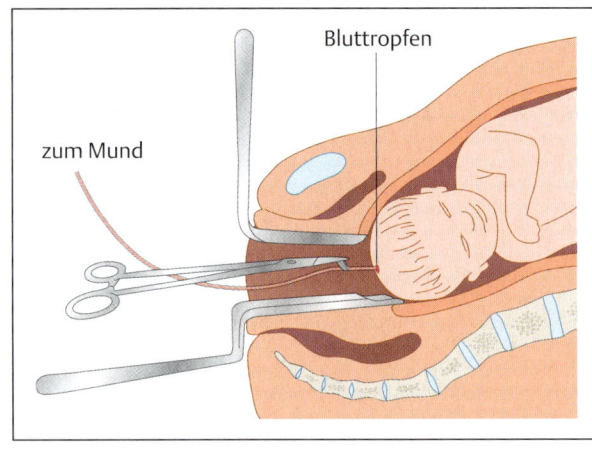

25.9 Fetale Blutgasanalyse

(aus [31])

Beurteilung: Je nach **pH-Wert** unterscheidet man:
- Präazidose: 7,25–7,20,
- leichte Azidose: 7,19–7,10,
- schwere Azidose: < 7,10.

In Abhängigkeit von der Gesamtsituation, insbesondere bei eventuell vorbestehender fetaler Pathologie, ist bei präazidotischen oder azidotischen Werten die Geburtsbeendigung angezeigt. Bei normalen Werten und erneuter Verschlechterung des CTG muß die FBA nach 30–60 Minuten wiederholt werden.

25.4 Geburtsunterstützende und -erleichternde Maßnahmen

Das Spektrum der Möglichkeiten zur Unterstützung und Erleichterung des Geburtsvorganges ist breit und umfaßt psychoprophylaktische Betreuung, Anleitung zu Entspannung und korrektem Atmen, medikamentöse Analgesie sowie Sedierung, Lokal- bzw. Leitungsanästhesie (Periduralanästhesie, Pudendusblock). Diese auf Schmerzerleichterung gerichteten Maßnahmen haben einen direkten Bezug zur Regulation und Unterstützung der Wehen und damit zur Förderung des Geburtsgeschehens.

Psychische Betreuung

Die psychische Betreuung der Kreißenden ist zur Unterbrechung des bekannten Circulus vitiosus von „Angst – Verspannung – Schmerz" besonders wichtig (**25.10**). Sie hat folgende Ziele:
- Stärkung des Vertrauens der Kreißenden in Hebamme und Geburtshelfer und nicht zuletzt in sich selbst,
- Vermittlung von Engagement und Zuwendung seitens des geburtshilflichen Personals,
- ständige Präsenz kompetenter Betreuer,
- Informationen über den Geburtsablauf und alle erforderlichen Maßnahmen.

Die psychische Betreuung während der Geburt sollte sich idealerweise auf eine sorgfältige vorausgegangene **Geburtsvorbereitung** stützen, die Informationsvermittlung, Gespräche zwischen der Schwangeren, der Hebamme und dem Geburtshelfer, Schwangerschaftsgymnastik, Atemübungen sowie die Besichtigung des Kreißsaals beinhaltet. Bei den Geburtsvorbereitungskursen ist darauf zu achten, daß keine unrealistischen Erwartungen geweckt werden. Jede Fixierung auf einen bestimmten Geburtsablauf erschwert die Anpassung der Kreißenden an Abweichungen vom normalen Verlauf. So ist die heute vielfach angestrebte „natürliche Geburt" nicht unbedingt gleichbedeutend mit einer Geburtsleitung ohne Medikamente oder anderen unterstützenden Maßnahmen. Das mit der Geburt verbundene Schmerz-

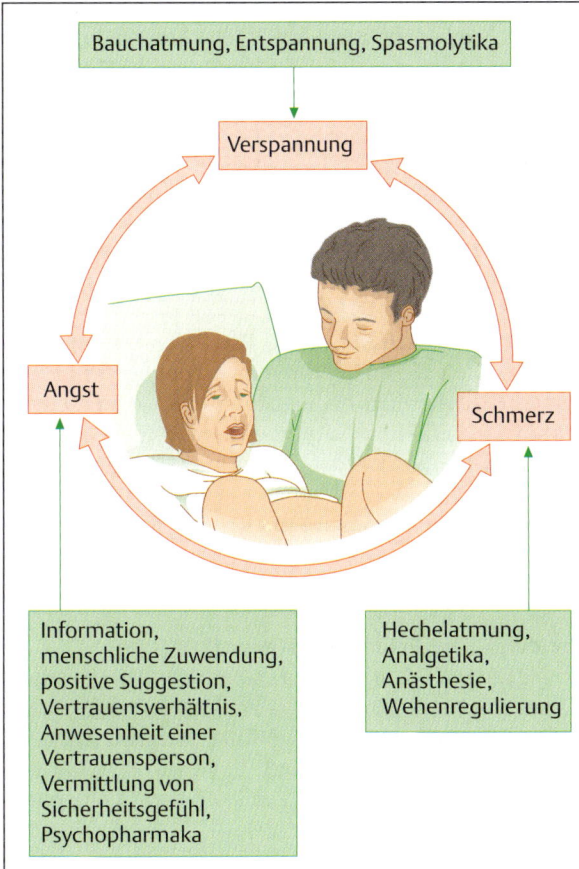

👁 **25.10** Circulus vitiosus „Angst–Verspannung–Schmerz"

Dargestellt sind die therapeutischen Möglichkeiten zur Unterbrechung des Circulus vitiosus „Angst–Verspannung–Schmerz" (nach Read).

erlebnis ist individuell sehr unterschiedlich, und es gehört zur Aufgabe von Hebamme und Arzt gemeinsam, entsprechend den Bedürfnissen der Frau und den Erfordernissen des Kindes, die geburtserleichternden Maßnahmen einzusetzen.

Die häufig äußerst differenzierten Wünsche und Vorstellungen der Paare im Zusammenhang mit dem Geburtserlebnis stellen Arzt und Hebamme vor eine nicht immer einfache Aufgabe. Eine moderne Betreuung muß einerseits die körperliche Unversehrtheit von Mutter und Kind sicherstellen, andererseits muß dabei den individuellen Wünschen und Vorstellungen und der Wahrung von Würde und Integrität der Kreißenden und ihres Partners Rechnung getragen werden. Jedes Beharren auf einem bestimmten Muster des Geburtsablaufes seitens der Hebamme und des Arztes sind ebenso unsinnig wie das starre Festhalten an Extrempositionen durch das Paar.

Ohne Zweifel erfordert es gerade bei der Hebamme große Erfahrung sowie Einfühlungsvermögen und Anpassungsfähigkeit, für jede Gebärende eine optimale Synthese geburtserleichternder und -unterstützender Maßnahmen zu finden.

Neben der ständigen Präsenz der Hebamme an der Seite der Gebärenden und dem ermunternden Gespräch sind insbesondere Lagewechsel, eine Rückenmassage oder ein Druck auf das Kreuzbein durch die Hebamme unter aktiver Beteiligung des Partners eine große Hilfe für die Kreißende.

Medikamentöse Spasmolyse, Analgesie und Sedierung

Bei protrahierten Geburtsverläufen und starker Verspannung der Kreißenden kann ein geburtserleichterndes Medikament zum rechten Zeitpunkt zusammen mit unterstützenden psychischen Maßnahmen sehr hilfreich sein.

Die **Spasmolyse**, eventuell in Kombination mit einem Analgetikum, z.B. Buscopan compositum oder Spasmocibalgin, hat sich bei schmerzhaften, in kurzen Abständen auftretenden Wehen bewährt. Die Medikamente werden meist als Suppositorien verabreicht.

Als stärker wirkende **Analgetika** kommen im Verlauf der Eröffnungsperiode Opiate zur Anwendung. Der Einsatz von Pethidin (Dolantin) basiert auf langjähriger klinischer Erfahrung. Die Verabreichung erfolgt i.m., i.v. oder auch in Form eines Dauertropfes, der eine Dosierungsanpassung ermöglicht. Die gemeinsame i.m. Verabreichung von 100 mg Pethidin und 50 mg Promethazin (Atosil) in Form des sog. Cocktail lytique ist besonderen Problemfällen vorbehalten.

Die Auswirkung der gut plazentagängigen Opiate auf den Fetus und die Neugeborenenadaptation ist im Einzelfall schwer abschätzbar. Sie hängt vom Zeitintervall zwischen der Verabreichung des Medikaments an die Mutter und vom Zeitpunkt der Abnabelung ab.

> Bei einer ausgeprägten opiatinduzierten Depression des Neugeborenen kann der Opiateffekt schnell durch Einsatz spezifischer Opiatantagonisten (Narcanti neonatal) neutralisiert werden.

Der zeitweise sehr verbreitete Einsatz von **Psychopharmaka** während der Geburt mit dem kombinierten Effekt einer Anxiolyse und Sedierung wird heute weitgehend abgelehnt. Es wurden nachhaltige Auswirkungen auf das Neugeborene mit Beeinträchtigung der Atmung und des Verhaltens beobachtet. Diese können infolge der äußerst verzögerten Verstoffwechselung des Psychopharmakons in der Neugeborenenleber über mehrere Tage andauern. Ein Antagonist zur Neutralisierung dieser Pharmaka existiert nicht. Darüber hinaus verursachen diese Substanzen über die Wirkung auf das fetale Zentralnervensystem Veränderungen in der Herzfrequenzaufzeichnung (CTG) im Sinne eines Oszillationsverlustes, wodurch die Differentialdiagnose gegenüber einer möglichen Hypoxie erschwert wird.

Lokal- und Leitungsanästhesie

Verschiedene Formen der Lokal- und Leitungsanästhesie gewähren zum Teil ein hohes Maß an Analgesie und haben sich daher auch in der Geburtshilfe zu Standardmethoden entwickelt. Ihr Vorteil besteht in der Kombination von Schmerzausschaltung und Spasmolyse. Außerdem umgehen sie das Risiko einer Allgemeinnarkose und sind bei sachgemäßer Durchführung ohne nennenswerte Nebenwirkungen auf das Kind.
Folgende Formen der Anästhesie kommen in der Geburtshilfe zur Anwendung:

Damminfiltration:
➤ *Indikation:* Die Damminfiltration führt zu einer örtlichen Betäubung im Vulva-, Vaginal- und Perinealbereich, so daß die Episiotomie sowie die Wundversorgung nach Episiotomie oder bei Scheiden-Damm-Rissen schmerzlos möglich sind. Die Damminfiltration ist aber ohne Auswirkung auf den Wehenschmerz.
➤ *Durchführung:* Sie erfolgt durch sternförmige Infiltration des Dammgewebes, z.B. mit 10 ml Scandicain 0,25–0,5%.

Pudendusanästhesie:
➤ *Indikation:* Die Pudendusanästhesie hat sich zur Schmerzerleichterung in der Austreibungsphase bewährt. Sie eignet sich aber auch für die Durchführung einer vaginal-operativen Entbindung mittels Forzeps (s. **26.24**, S. 430) oder Vakuum (s. **26.25**, S. 430) sowie zur Beckenendlagenentwicklung (s. S. 406f). Für eine Episiotomie (s. **25.7a**, S. 393) ist die zusätzliche Infiltration des Dammgewebes erforderlich.
➤ *Durchführung:* Die Injektion des Lokalanästhetikums (z.B. 5 ml Mepivacain auf jeder Körperseite) erfolgt mit Hilfe der sog. Iowa-Trompete (**25.11a**). Unter Führung von Zeige- und Mittelfinger wird das stumpfe Ende der Trompete an die Seitenwand der Vagina im Bereich unterhalb der Spina ischiadica angelegt, und nach Vorschieben der Nadel wird das Lokalanästhetikum durch die Vaginalwand zur Blockade des N. pudendus injiziert (**25.11b**). Der Wirkungsbereich der Pudendusanästhesie ist in **25.11c** dargestellt.

Parazervikalanästhesie: Diese Form der Leitungsanästhesie sollte aufgrund der immer wieder beschriebenen fetalen Bradykardien, bedingt durch eine akzidentelle Injektion in Gefäße des uterinen Kreislaufs, heute nicht mehr angewendet werden.

Präsakral- bzw. Kaudalanästhesie: Die Präsakral- bzw. Kaudalanästhesie ist praktisch vollständig durch die Periduralanästhesie ersetzt worden.

Peridural- bzw. Epiduralanästhesie (PDA, EDA):
➤ *Indikation:* Als beste und dauerhafte Analgesieform hat sich für die Eröffnungs- und Austreibungsperiode die Periduralanästhesie bewährt. Indikationen für eine Periduralanästhesie sind:
– Wunsch der Frau nach vollständiger Schmerzfreiheit,
– protrahierter Geburtsverlauf,
– verminderte Schmerzbelastbarkeit der Gebärenden mit frühzeitiger Erschöpfung,

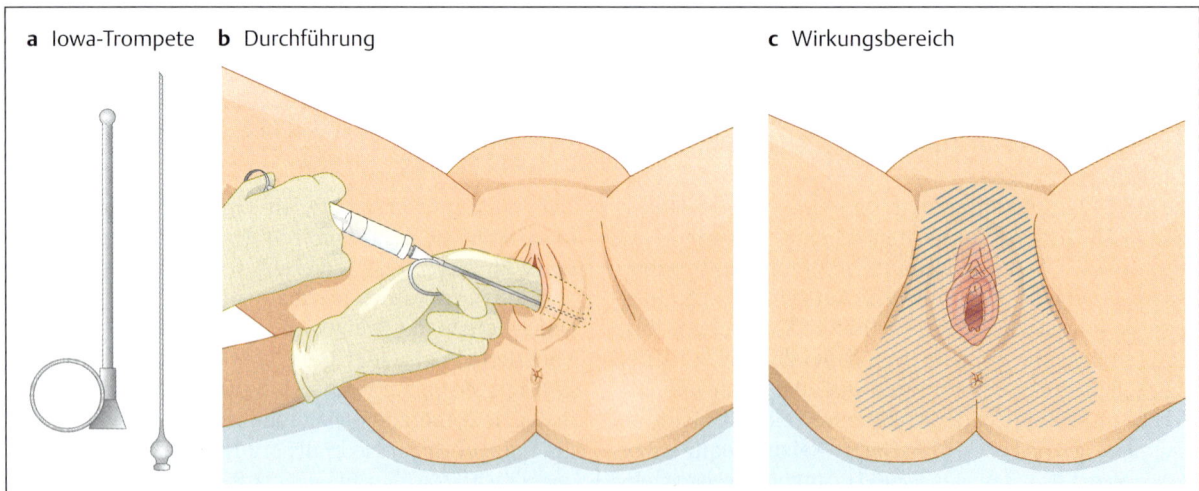

25.11 Pudendusanästhesie

a Iowa-Trompete **b** Durchführung **c** Wirkungsbereich

a Bei der Iowa-Trompete handelt es sich um eine spezielle Injektionsnadel mit Führungshülse. **b** Die Iowa-Trompete wird unter Führung von Zeige- und Mittelfinger an die Seitenwand der Vagina im Bereich unterhalb der Spina ischiadica angelegt. Dann wird die Injektionsnadel vorgeschoben, die Scheidenwand so seitlich durchstoßen und die Nadel in Richtung auf die tastbare Spina ischiadica vorgeführt. Unterhalb der Spina ischiadica erfolgt schließlich die Injektion des Lokalanästhetikums. **c** Die Schmerzausschaltung bei der Pudendusanästhesie betrifft das untere Drittel der Vagina sowie die Vulva- und Dammregion.

25.12 Periduralanästhesie

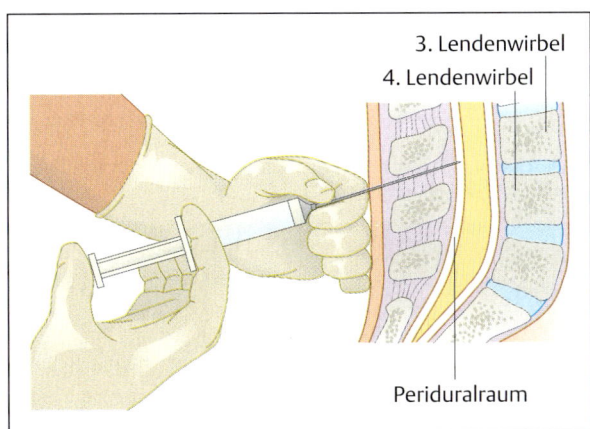

Bei der Periduralanästhesie wird das Anästhetikum in den Periduralraum zwischen dem 3. und 4. Lendenwirbel injiziert. Die Kreißende befindet sich dabei in Seitenlage oder sitzt mit gekrümmtem Rücken.

– Zwillingsgeburt, insbesondere die Entwicklung des zweiten Zwillings.

▶ *Voraussetzungen*: Die PDA wird erst nach Beginn der aktiven Eröffnungsperiode gelegt, d.h., die Muttermundweite muß mindestens 3 cm betragen oder die Geburtswehen müssen begonnen haben. Wegen einer häufig auftretenden temporären Wehenschwäche ist der frühzeitige Einsatz von Oxytocin erforderlich. Vor dem Anlegen der PDA ist zur Kreislaufunterstützung die schnelle Infusion von 1 l Elektrolytlösung erforderlich, um einen mütterlichen Blutdruckabfall zu verhindern.

▶ *Durchführung*: Die PDA wird in linker Seitenlagerung oder im Sitzen durch Punktion des Periduralraumes zwischen dem 3. und 4. Lendenwirbel mit einer Spezialnadel angelegt (👁 **25.12**). Das Anästhetikum kann einmalig als Single-shot oder nach dem Legen eines feinen Katheters wiederholt oder kontinuierlich mittels einer Infusionspumpe verabreicht werden.

Die nicht selten bei der PDA zu beobachtende Verlängerung der Austreibungsperiode ist ohne nachteilige Folgen für das Neugeborene, vorausgesetzt die kontinuierliche CTG-Überwachung ist unauffällig.

Literatur

Baumgarten, K.: Vorteile und Risiken fetomaterneller Geburtsüberwachung. Geburtsh. u. Frauenheilk. 5 (1982) 572
Beck, L., Albrecht, H.: Analgesie und Anästhesie in der Geburtshilfe. 2. Aufl. Thieme, Stuttgart 1982
Fischer, W.M.: Kardiotokographie. 3. Aufl. Thieme, Stuttgart 1981
Friedmann, E.A.: Patterns of labor as indicator of risk. Clin. Obstet. Gynecol. 16 (1973) 172
Goeschen, K.: Kardiotokographie-Praxis. 2. Aufl. Thieme, Stuttgart 1985
Künzel, W.: Abnabelung – Überlegungen zur Wahl des richtigen Zeitpunktes. Z. Geburtsh. Perinatol. 186 (1982) 59
O' Driscoll, K., Meagher, D.: Active Management of Labor. 2nd ed. Bailliere Tindall, London 1986
Roemer, V.M., Buess, H., Harms, K.: Zum Problem der Leitung der Austreibungs- und Preßperiode. Arch. Gynäkol. 222 (1977) 29
Yao, A.C., Lund, J.: Placenta transfusion. Amer. J. Dis. Child. 127 (1974) 128

Regelrechte Geburt aus vorderer Hinterhauptslage

a Einschneiden des Kopfes

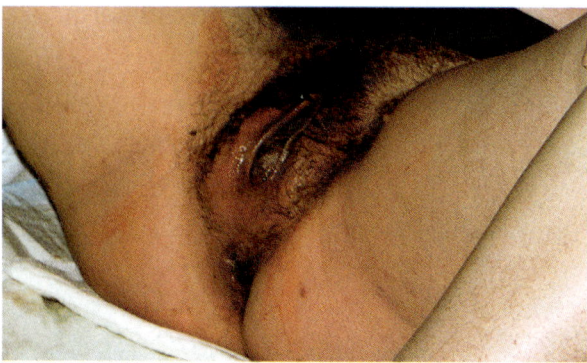

b Durchschneiden des Kopfes, Zurückhalten des Vorderhauptes („Dammschutz")

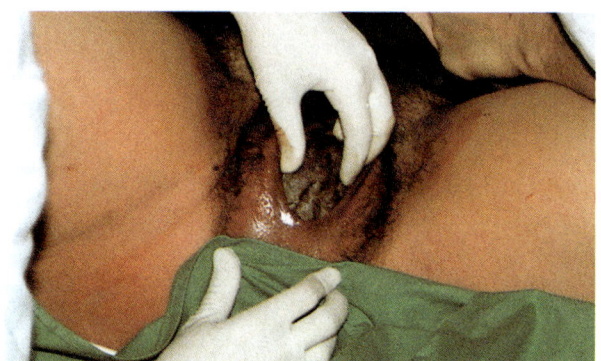

c mediolaterale Episiotomie

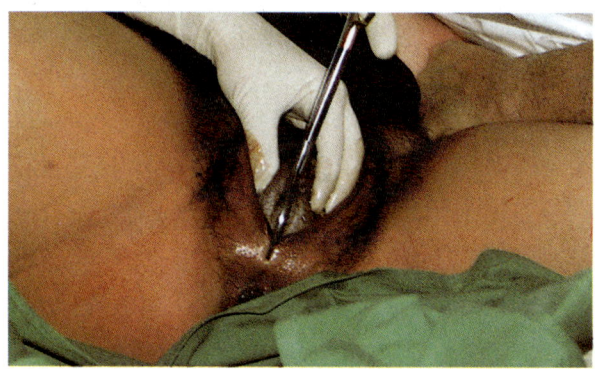

d Dammschutz durch zeitlich kontrollierten Kopfdurchtritt (Der Damm sollte nicht von einem Tuch bedeckt sein!)

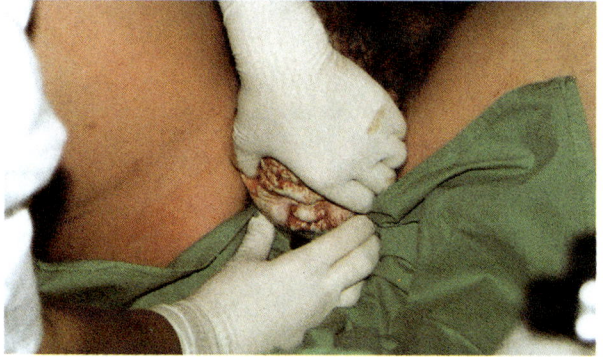

e Geburt des Kopfes

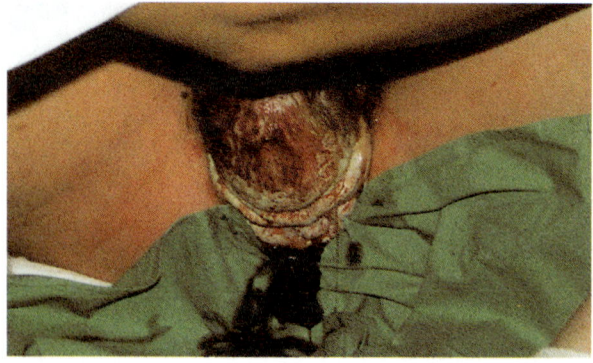

f Geburt der vorderen Schulter (korrekte Handhaltung s. ◉ **25.6**, S. 392)

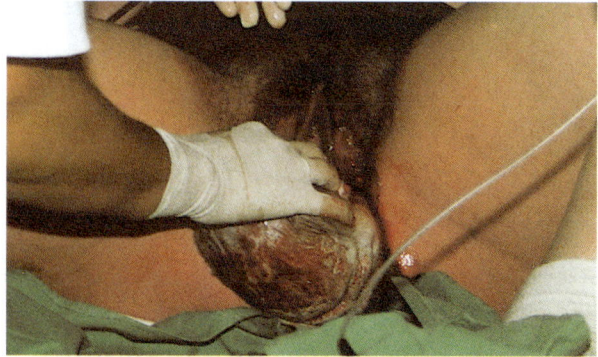

g Entwicklung der hinteren Schulter und des Körpers; Mund und Rachen sind bereits abgesaugt

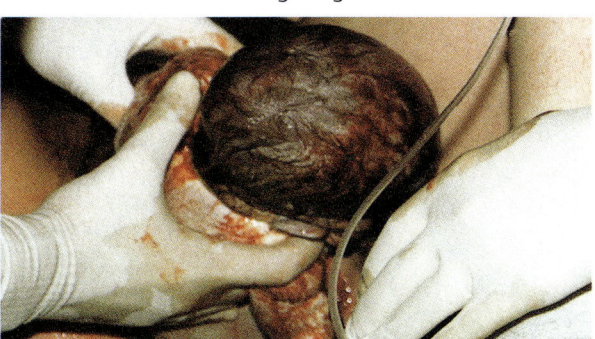

h erster Mutter-Kind-Kontakt

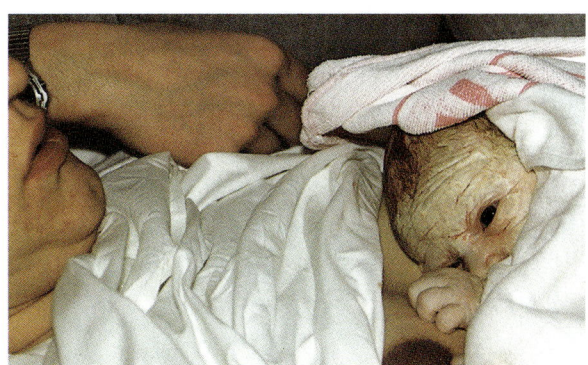

i Zug an der Nabelschnur (cord traction) unter gleichzeitigem Stützen (Hochschieben) des Fundus uteri

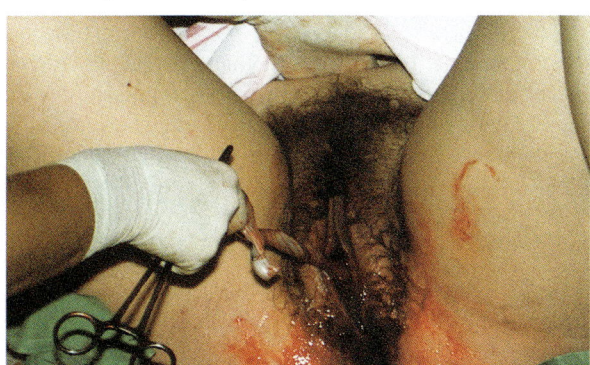

j Geburt der Plazenta

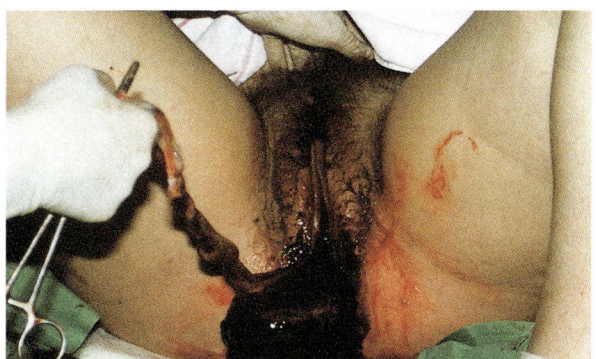

26 Regelwidrige und pathologische Geburt

A. Pfleiderer

Weicht eine Geburt in einem oder mehreren Gesichtspunkten von den statistischen Normen ab, so bezeichnet man sie als regelwidrig. Davon grenzt man die sog. pathologische Geburt ab, bei der das Eingreifen des Geburtshelfers zwingend erforderlich ist. Der Begriff Dystokie (griechisch: dys = gestört, falsch; tókos = gebären) wird gewöhnlich nur bei Störungen der Wehentätigkeit (Wehendystokie), bei erhöhtem Widerstand der Weichteile (Zervixdystokie) oder bei einer erschwerten Geburt der Schulter (Schulterdystokie) benutzt.

26.1 Regelwidrige Wehentätigkeit (Wehendystokie)

Hypokinetische Dystokie

Synonym: Wehenschwäche
engl.: tedious labor, inertia uteri

Formen und Ätiologie:
primäre Wehenschwäche:
➤ bei verzögertem Eintritt des vorangehenden Teils in das Becken und damit in das untere Uterinsegment und die Zervix (z.B. bei großem Kind, Hydramnion oder Mehrlingen) bleiben die zervikal vermittelten Mechanismen der Wehenverstärkung aus,
➤ bei verminderter endogener Oxytocinausschüttung,
sekundäre Wehenschwäche:
➤ bei Erschöpfung der intrazellulären Energiezufuhr infolge einer protrahierten Eröffnungsperiode, sog. Ermüdungswehenschwäche.

Diagnostik: Bei der Palpation des Uterus und im Tokogramm sind die Wehen zu schwach, zu kurz und zu selten (T 26.1).

Therapie: Die **primäre Wehenschwäche** wird mit einer individuell dosierten und tokographisch kontrollierten Oxytocininfusion behandelt, die **sekundäre Wehenschwäche** mit Nährinfusionen und durch Kaliumsubstitution. In der Austreibungsperiode ist die operative Beendigung der Entbindung durch Vakuumextraktion indiziert (s. S. 430f).

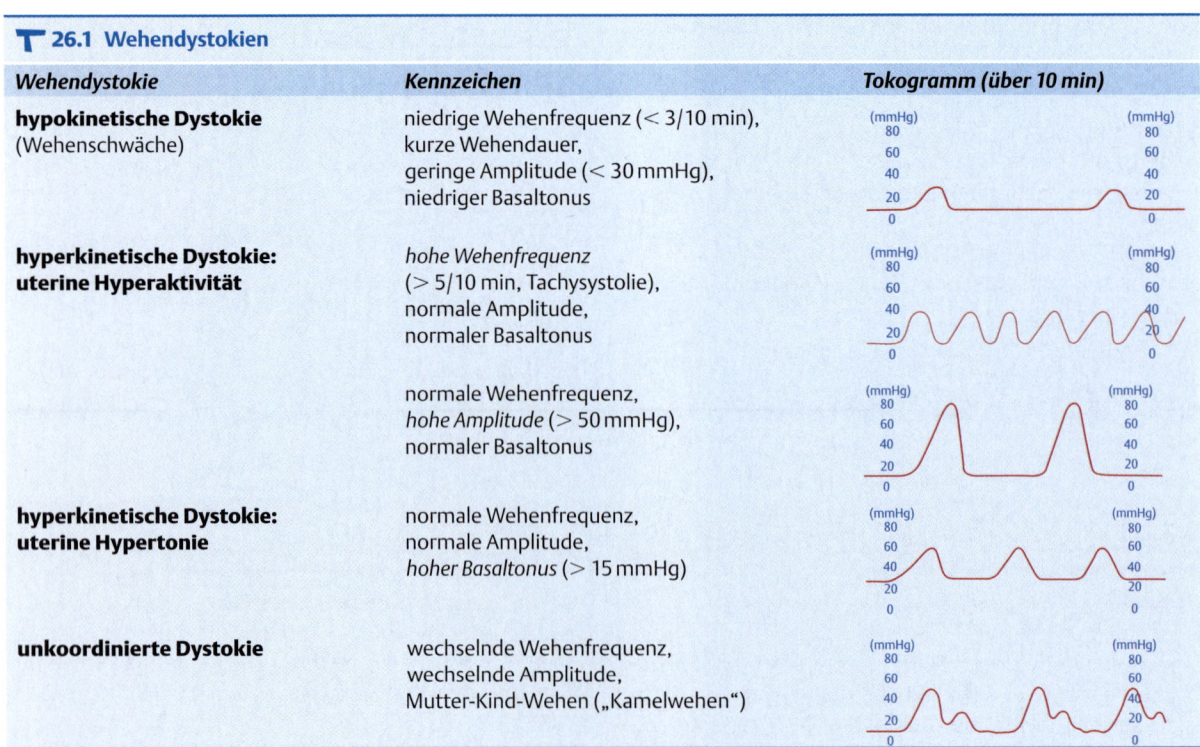

T 26.1 Wehendystokien

Wehendystokie	Kennzeichen	Tokogramm (über 10 min)
hypokinetische Dystokie (Wehenschwäche)	niedrige Wehenfrequenz (< 3/10 min), kurze Wehendauer, geringe Amplitude (< 30 mmHg), niedriger Basaltonus	
hyperkinetische Dystokie: uterine Hyperaktivität	hohe Wehenfrequenz (> 5/10 min, Tachysystolie), normale Amplitude, normaler Basaltonus	
	normale Wehenfrequenz, *hohe Amplitude* (> 50 mmHg), normaler Basaltonus	
hyperkinetische Dystokie: uterine Hypertonie	normale Wehenfrequenz, normale Amplitude, *hoher Basaltonus* (> 15 mmHg)	
unkoordinierte Dystokie	wechselnde Wehenfrequenz, wechselnde Amplitude, Mutter-Kind-Wehen („Kamelwehen")	

Hyperkinetische Dystokie

engl.: hyperkinetic dystocia

Formen:
uterine Hyperaktivität: Die Zahl der Wehen oder ihre Amplitude sind erhöht (⊤ **26.1**). Die extreme Steigerung der uterinen Hyperaktivität wird als Wehensturm bezeichnet. Bei geburtsunmöglicher Lage des Kindes kann ein Wehensturm einer Uterusruptur vorausgehen.
uterine Hypertonie: Der Basaltonus ist über 12 mmHg erhöht (⊤ **26.1**).

Ätiologie: Der hyperkinetischen Dystokie liegt eine vermehrte Wandspannung des Myometriums zugrunde. Ursachen können eine essentielle uterine Hypertonie infolge einer vegetativen Fehlsteuerung mit erhöhter Oxytocinausschüttung (Enthemmung des Kopf-Zervix-Reflexes, sog. „Ferguson-Reflex", bei vermehrtem Widerstand am Muttermund, s. S. 381) oder eine Überdosierung von Wehenmitteln sein.

⚠ Bei einer hyperkinetischen Dystokie kann es durch die kontinuierliche Verminderung der Uterusdurchblutung zur Hypoxie des Fetus kommen.

Diagnostik: Bei der vaginalen Untersuchung ist der Muttermund druckschmerzhaft und verkleinert sich während der Wehe blendenartig.
Im Tokogramm sind die **uterine Hyperaktivität** bei normalem Basaltonus durch eine Steigerung der Wehenfrequenz (> 5 Wehen/10min, sog. Tachysystolie) oder durch erhöhte Wehenamplituden (> 50 mmHg), die **uterine Hypertonie** durch einen erhöhten Basaltonus (>15 mmHg) bei normaler Wehenfrequenz gekennzeichnet (⊤ **26.1**).

⚠ Das Auftreten pathologisch verstärkter Wehen erfordert eine umgehende und sorgfältige Kontrolle der geburtsmechanischen Gegebenheiten.

Therapie: Eine laufende Wehenmittelinfusion wird abgebrochen und eine Tokolyse eingeleitet. Bei ängstlichen, vegetativ fehlgesteuerten Kreißenden sollte eine Periduralanästhesie (s. S. 398f) erfolgen. Bei einer geburtsunmöglichen Lage, einer geburtsunmöglichen Einstellung oder bei einem Geburtshindernis ist eine alsbaldige Entbindung durch Sectio caesarea erforderlich. Sind die Vorbedingungen gegeben, ist eine vaginale operative Entbindung indiziert (s. S. 431).

Unkoordinierte Dystokie (Koordinationsstörung der Wehenausbreitung)

engl.: uncoordinated dystocia

Ätiologie: Eine regelrechte Geburtswehe beginnt im sog. „pace maker" in einer Tubenecke des Fundus uteri. Bei der unkoordinierten Dystokie treten mehrere Schrittmacherzentren in Aktion, die sich in ihrer Effektivität behindern. Die Erregungswellen entstehen multifokal und ungeordnet, führen zu einem unkoordinierten Kontraktionsablauf und zu einer protrahierten Geburt.

Diagnostik: Im Tokogramm findet man eine Summenkurve der kontraktilen Aktivitäten der Epizentren, die man als „Mutter-Kind-" oder „Kamelwehen" bezeichnet (⊤ **26.1**).

Therapie: Die unkoordinierte Dystokie wird durch Tokolyse gestoppt. Setzt dann spontan keine geregelte Wehentätigkeit ein, schließt man eine Oxytocininfusion an.

Zervixdystokie

engl.: cervical dystocia

Ätiologie: Die allein von der Zervix ausgehenden Dystokien sind meist organischen Ursprungs. Für eine Zervixdystokie werden Narben nach Eingriffen an der Portio (Konisation, Naht eines Zervixrisses, Cerclageoperationen in der Frühschwangerschaft) oder nach Entzündungen, Adhäsionen zwischen Zervixinnenwand und Vorblase oder die sehr seltene Conglutinatio orificii externi cervicis verantwortlich gemacht.

Diagnostik: Der äußere Muttermund tastet sich wie ein derber Ring oder ein winziges Grübchen.

Therapie: Nach der Dehnung des Muttermundes mit dem Finger oder nach einem kleinen Einschnitt folgt meist zügig eine weitere Muttermunderöffnung.

26.2 Regelwidriger Geburtsmechanismus

Regelwidrige Haltung des Kopfes

Von einer regelwidrigen Haltung spricht man, wenn der Kopf im Verlauf der Geburt nicht wie bei der „regelrechten" Hinterhauptshaltung (👁 **26.1**) mäßig gebeugt, sondern verstärkt gebeugt (Roederer-Kopfhaltung) oder auch mehr oder weniger stark gestreckt, d.h. deflektiert ist (**Deflexionshaltung**). Wird das Kind mit der entsprechenden Kopfhaltung geboren, so spricht man von einer **Deflexionslage** (Geburtslage, s. dazu auch Kap. 24.4, S. 382).

26.1 Regelrechte Beugehaltung des Kopfes

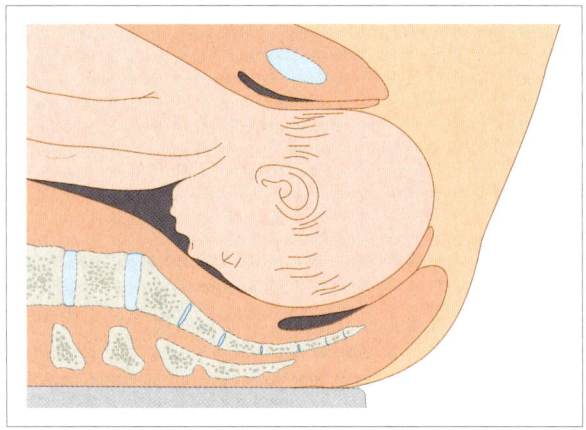

Der Kopf wird beim Eintritt in das Becken durch den auf das Kind ausgeübten Druck gebeugt (= regelrechte Haltung). Im weiteren Ablauf der Geburt (s. S. 382ff) wird schließlich als erstes das Hinterhaupt unter der Symphyse sichtbar (= regelrechte Geburt aus vorderer Hinterhauptslage).

Roederer-Kopfhaltung

Die verstärkte Beugung des Kopfes im Beckeneingang wird als Roederer-Kopfhaltung bezeichnet (> 26.2 a). Sie ist Folge eines allgemein verengten Beckens, da der gleichmäßig verengte Beckeneingang dem Kopf nur dann ein Tiefertreten erlaubt, wenn das Durchtrittsplanum (Planum suboccipito-bregmaticum, s. Kapitel 24, T 24.1, S. 377) möglichst klein ist. Das wird durch verstärkte Beugung des Kopfes schon im Beckeneingang erreicht.

Deflexionshaltung (Streckhaltung)

Aus einer Deflexionslage werden etwa 1% aller Kinder geboren. Beim Durchtritt durch das Becken befindet sich der Kopf in Deflexionshaltung. Dabei ist das geburtshilflich wichtige Durchtrittsplanum des kindlichen Kopfes größer als in Beugehaltung. Die Dehnungselastizität der weichen Geburtswege wird zusätzlich beansprucht, in Abhängigkeit vom Grad der Deflexion entsteht im Geburtskanal ein vermehrter Raumbedarf und die Geburt verzögert sich dadurch schon in dieser Phase. Eine sekundäre Wehenschwäche ist häufig. Im Gegensatz zur regelrechten Geburt, bei der sich das Hinterhaupt des Kindes nach vorne dreht und der Kopf das Knie des Geburtskanals durch Streckung (Deflexion) überwindet (s. S. 383f), dreht sich der deflektierte Kopf mit dem Hinterhaupt kreuzbeinwärts und überwindet das Knie des Geburtskanals (nach vorne) durch Beugung. Damit wird das Kind mit kreuzbeinwärts gerichtetem Hinterhaupt (dorsoposteriore Einstellung) geboren. Beim Austritt aus dem Geburtskanal wird der Damm aus mehreren Gründen (größeres Durchtrittsplanum, Stirn paßt sich schlecht in den Schambogenwinkel, Austritt erfolgt durch Beugung und anschließende Streckung) wesentlich mehr belastet als bei der regelrechten Geburt. Da-

26.2 Regelwidrigkeiten der Haltung

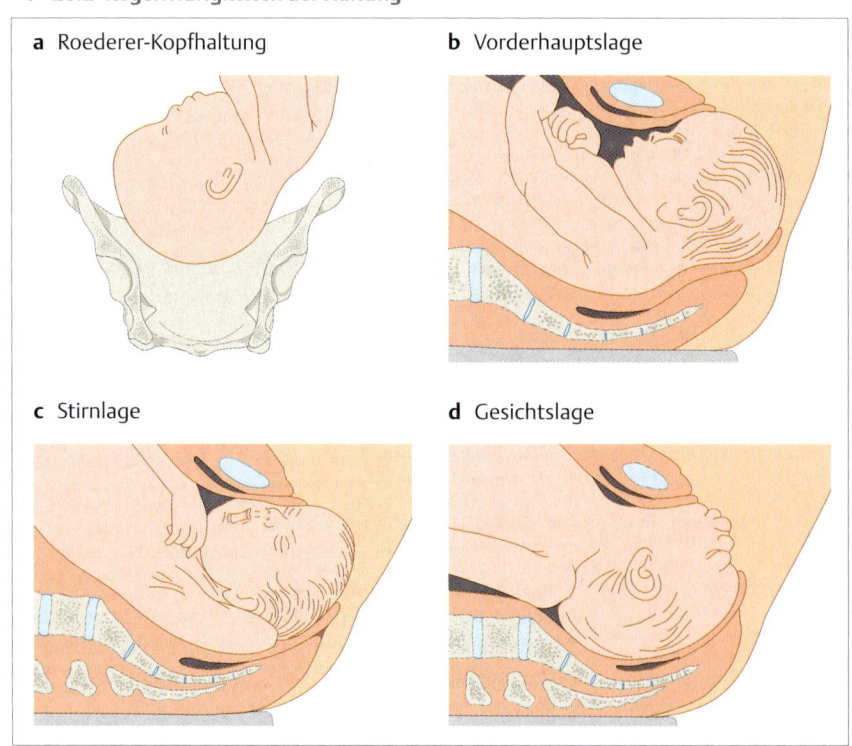

a Roederer-Kopfhaltung
b Vorderhauptslage
c Stirnlage
d Gesichtslage

26.2 Charakteristika der verschiedenen Deflexionslagen

Deflexionslage	Leitstelle	Durchtrittsplanum (cm)	Ergebnis der vaginalen Untersuchung	Geburtsmodus
Vorderhauptslage (s. 26.2 b)	große Fontanelle	Circumferentia occipitofrontalis (34 cm)	große Fontanelle in der Führungslinie tastbar	Spontangeburt verzögert, Wehenschwäche häufig, hohe Dammbelastung
Stirnlage (s. 26.2 c)	Stirn	Circumferentia maxilloparietalis (36 cm)	Augenbrauen, Nasenwurzel tastbar	grundsätzlich Sectio caesarea
Gesichtslage (s. 26.2 d)	Kinn	Circumferentia hyoparietalis (32–34 cm)	unregelmäßiger vorangehender Teil, supraorbitale Wülste, Nasenrücken, scharfkantige Zahnleisten tastbar	Spontangeburt verzögert, erhöhte Gefährdung für das Kind

durch ist auch der Austritt verzögert und Geburtsverletzungen sind häufiger als bei der Geburt aus Hinterhauptslage.

> Die Geburt aus Deflexionslage bedeutet für Mutter und Kind eine erhöhte Gefährdung und sollte deshalb grundsätzlich in einer Klinik erfolgen.

Nach dem Grad der Deflexion (26.2) unterscheidet man:

- **Vorderhauptslage** (26.2 b): Bei der Vorderhauptslage ist die Streckhaltung des Kopfes am geringsten; die Belastung des Damms ist hoch und nur bei der Stirnlage noch höher.
- **Stirnlage** (26.2 c): Die Stirnhaltung des Kopfes ist die ungünstigste Form der Deflexionslagen, da bei ihr das Durchtrittsplanum am größten ist und meist ein Hindernis im Nacken – Arm oder Tumor – die vollständige Streckung in eine Gesichtshaltung verhindert. Die vaginale Geburt aus Stirnlage ist für Mutter und Kind so risikoreich, daß ein Persistieren der Stirnhaltung im Beckeneingang (kein Übergang in Gesichtshaltung!) immer eine Indikation zur Sectio caesarea darstellt.
- **Gesichtslage** (26.2 d): Der Eintritt in den Beckeneingang erfolgt meist in Stirnhaltung. Beim Tiefertreten übernimmt dann das Gesicht die Führung, da das wesentlich kleinere Durchtrittsplanum und das Hinterhaupt den Kopf in vollständige Streckstellung zwingen. Da sich aber das Gesicht erst dann nach vorne drehen kann, wenn sich das nachfolgende Hinterhaupt unter dem Promontorium nach hinten in die Kreuzbeinhöhle zu drehen vermag, erfolgt diese Drehung in dorsoposteriore (mentoanteriore) Stellung erst dann, wenn das Gesicht schon auf dem Beckenboden steht. Der Austritt aus dem Geburtskanal erfolgt relativ rasch und unkompliziert durch einfache Beugung.

Die gefürchtete, geburtsunmögliche mentoposteriore Gesichtslage ist Ausdruck einer Wehenschwäche vor der abschließenden Drehung. Als Geburtslage kommt sie in der heutigen Geburtshilfe nicht mehr vor.

Regelwidrige Einstellung

Regelwidrige Einstellung des Kopfes

Hoher Geradstand: Beim hohen Geradstand steht der Kopf gerade mit dem Hinterhaupt nach vorne (dorsoanterior, 26.3 a) oder nach hinten (dorsoposterior) über dem querovalen Beckeneingang. Die Pfeilnaht verläuft von der Symphyse zum Promontorium. Persistiert diese Einstellung trotz intensiver Spasmolyse und wechselnder Seitenlagerung der Kreißenden, muß die Entbindung durch Kaiserschnitt erfolgen.

Scheitelbeineinstellung: Die Scheitelbeineinstellung ist wie die Roederer-Kopfhaltung (s. 26.2 a) ein Anpassungsvorgang an einen im geraden Durchmesser verengten Beckeneingang. Der über dem Beckeneingang quer stehende Kopf wird seitlich gekippt und kann so durch Verschiebung der Scheitelbeine gegeneinander auch einen verengten Beckeneingang passieren.

- Ist das vordere Scheitelbein (Pfeilnaht hinten, 26.3 b) in Führung, ist eine Spontangeburt möglich, da die seitliche Kippung des Kopfes mit dem Bogen um das Promontorium übereinstimmt.
- Steht das hintere Scheitelbein (Pfeilnaht vorn) über dem Beckeneingang, ist eine Spontangeburt unmöglich, da der Kopf durch seine Kippung nach vorne auf der Symphyse aufsteht.

> Bei Einstellung des hinteren Scheitelbeins ist sofort eine Sectio nötig, bei Einstellung des vorderen nur, wenn diese Einstellung über einige Zeit persistiert.

Tiefer Querstand: Der tiefe Querstand (26.3 d) ist die häufigste Einstellungsanomalie des Kopfes. Der Kopf steht dabei mit querer Pfeilnaht in Scheitelhaltung auf dem Beckenboden. Da weder eine Flexion noch eine Deflexion vorliegt, fehlt der Zwang zur Drehung. Ursache ist meist eine sekundäre Wehenschwäche. Führen eine Oxytocininfusion und die Lagerung der Kreißenden auf die Seite des kindlichen Rückens nicht zu einer Beugung und damit zu einer Drehung des Kopfes, ist die Geburt durch Vakuum- bzw. Zangenextraktion (s. S. 431) zu beenden.

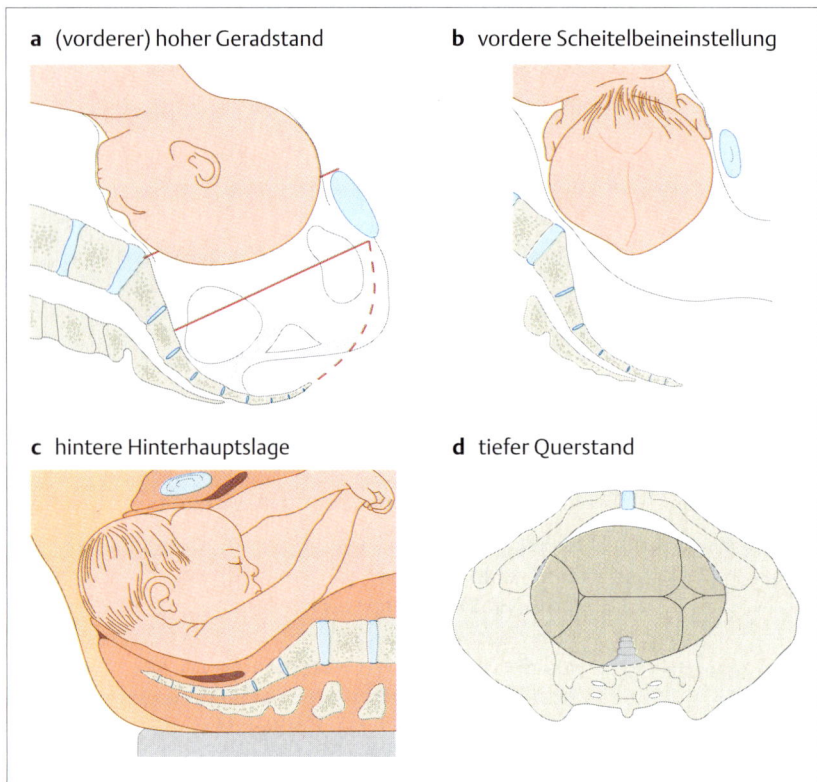

26.3 Regelwidrigkeiten der Einstellung
a (vorderer) hoher Geradstand
b vordere Scheitelbeineinstellung
c hintere Hinterhauptslage
d tiefer Querstand

Hintere Hinterhauptslage: Bei der hinteren Hinterhauptslage (26.3 c) hat sich der gebeugte Kopf mit dem Hinterhaupt zur Kreuzbeinaushöhlung gedreht. Ein Austritt ist nur durch eine weitere Beugung des Kopfes möglich. Da es sich dabei oft um kleinere Kinder handelt, ist diese Regelwidrigkeit meist nicht bedrohlich.

Innere Überdrehung des Kopfes: Bei der inneren Überdrehung des Kopfes dreht sich der Kopf im Becken nicht nur mit dem Hinterhaupt nach vorne, sondern zur entgegengesetzten Seite.

Äußere Überdrehung des Kopfes: Die äußere Überdrehung des Kopfes entsteht dadurch, daß sich die Schulter im Beckenausgang nach dem Kopfaustritt nicht zurück zur Seite des Rückens, sondern zur Gegenseite dreht.

Regelwidrige Einstellung der Schulter (Schulterdystokie)

engl.: shoulder dystocia

Epidemiologie: Eine bedrohliche Komplikation ist die Schulterdystokie. Ihre Häufigkeit beträgt 0,5 %.

Ätiologie: Risikofaktoren sind eine Makrosomie des Kindes (> 4500 g) und eine Adipositas der Mutter. Jedoch treten mehr als die Hälfte aller Schulterdystokien bei einem Geburtsgewicht von < 4000 g auf. Im Einzelfall ist eine Schulterdystokie nicht vorherzusehen.

Diagnostik: Nach der Geburt des Kopfes kommt es zum Geburtsstillstand. Trotz vorsichtiger Traktion am Kopf nach kaudal und dorsal kann die vordere Schulter nicht entwickelt werden, weil sie hinter der Symphyse im geraden Durchmesser des Beckeneingangs (*hoher Schultergeradstand*) oder im queren Durchmesser des Beckenausgangs (*tiefer Schulterquerstand*) steckt.

Therapie: Um die Geburt so schnell wie möglich zu beenden, ist folgendes zu versuchen:
- McRoberts-Manöver: maximale Beugung und Überstreckung der mütterlichen Oberschenkel in Kombination mit suprasymphysärem Druck,
- Tokolyse,
- weite Episiotomie,
- bei Erfolglosigkeit: Narkose und Lösung des hinteren Armes aus der Sakralhöhle.

⚠ Forcierte Extraktionsversuche führen zu Plexusschäden beim Kind.

26.3 Ätiologie der Beckenendlage

Pathomechanismus	Ursache
Wendung der Frucht noch nicht erfolgt	Frühgeburt (s. S. 421 ff), intrauteriner Fruchttod (s. S. 421), verminderte Kindsbewegungen bei intrauteriner Wachstumsretardierung (s. S. 419 f)
Behinderung der Fruchtwendung	Oligohydramnion (s. S. 413), z.B. bei Plazentainsuffizienz, straffer Fruchthalter bei (alter) Erstgebärender, abnorme Form des Cavum uteri, z.B. bei Doppelbildung (s. S. 25 ff), Myom (s. S. 169), Tubeneckenplazenta, Fehlbildung des Kindes, großes Kind
abnorme Beweglichkeit der Frucht	Hydramnion (s. S. 412 f), Frühgeburt (relativ große Fruchtwassermenge), schlaffer Fruchthalter bei Mehrgebärender
gestörter Auffangmechanismus des Kopfes des Feten	abnorme Kopfform, z.B. Dolichocephalie, Anencephalie, Placenta praevia (s. S. 416 f), tiefsitzendes Myom (s. S. 163 ff, 409), verengtes Becken (s. S. 408 f), Tumor im kleinen Becken (Ovarialtumor, Beckenniere), großes Kind

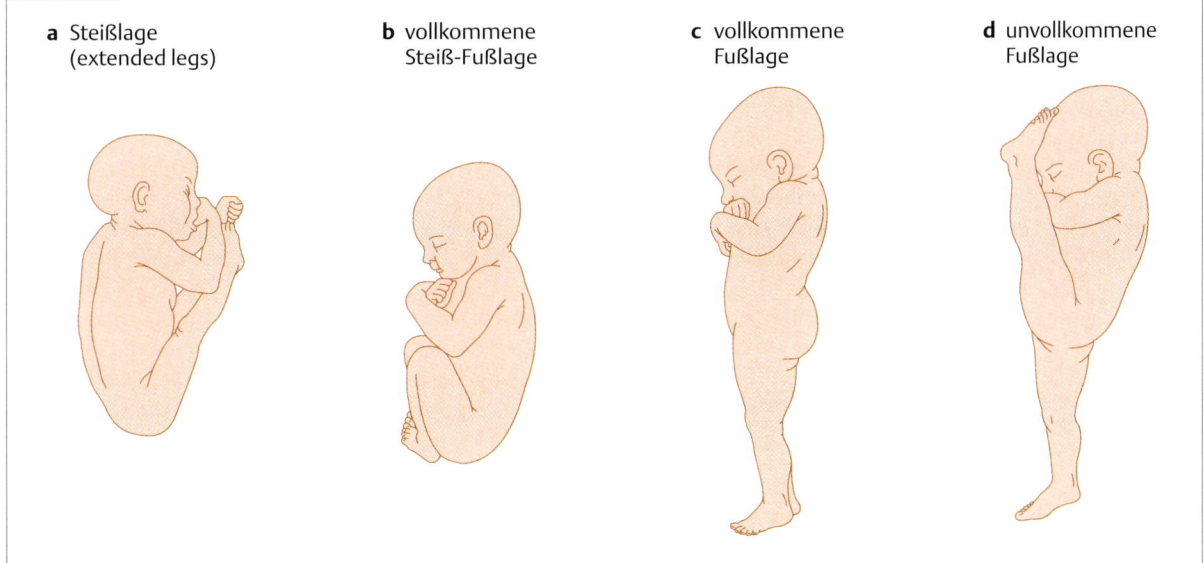

26.4 Regelwidrigkeit der Poleinstellung

a Steißlage (extended legs)
b vollkommene Steiß-Fußlage
c vollkommene Fußlage
d unvollkommene Fußlage

(nach Dudenhausen)

Regelwidrige Poleinstellung

Beckenendlage (BEL)
engl.: breech presentation

Epidemiologie: 3–5% aller Einlingsschwangerschaften, 10–15% der Frühgeburten und 25% der Mehrlingsschwangerschaften werden aus einer Beckenendlage geboren.

Ätiologie: Die Ursachen für die ausgebliebene Wendung des Kindes in Schädellage sind vielfältig (T 26.3). Trotzdem bleibt im Einzelfall oft ungeklärt, warum eine Beckenendlage besteht.

Formen: Die verschiedenen Formen der Beckenendlage sind für den Geburtsablauf und die Leitung der Geburt von Bedeutung:
▶ die *Steißlage* mit gestreckt anliegenden Beinen (26.4 a), ca. 60–70%,

▶ die *Steiß-Fußlage*, ca. 20% (👁 **26.4b**),
▶ die *Fußlage*, ca. 15% (👁 **26.4c**),
▶ die *Knielage*, ca. 1–2%.

Bei der Fuß- und der Knielage sowie bei der Steiß-Fußlage unterscheidet man jeweils eine vollkommene (beide Beine vorausgehend, 👁 **26.4b, c**) und eine unvollkommene Lage, bei der ein Bein hochgeschlagen ist und den Rumpf schient (👁 **26.4d**).

Risiko für das Kind bei Geburt aus Beckenendlage: Kinder, die aus Beckenendlage geboren wurden, haben häufiger als solche, die aus Schädellage geboren wurden, eine zerebrale Behinderung.

Dafür hat man oft ausschließlich **mechanische Gründe** verantwortlich gemacht: Der nachfolgende Kopf sei in seiner Größe nicht beurteilbar (Mißverhältnis zum Becken oder nicht?), habe viel weniger Zeit, sich an den Beckenkanal anzupassen wie der Kopf bei Schädellage und werde rasch komprimiert und wieder dekomprimiert. Eine – bei normaler Geburtsleitung nur theoretische – Gefährdung des Kindes besteht, wenn der Rumpf geboren ist und der Kopf nicht durch Manualhilfe aus der Scheide geleitet wird, denn in diesem Moment kommt es zu einer Unterbrechung der plazentaren Durchblutung infolge einer Kontraktion des leeren Uterus. Die viel zitierte Kompression der Nabelschnur zwischen Kopf und Becken ist daher nur von untergeordneter Bedeutung.

Die Geburt aus Beckenendlage ist jedoch bei intrauterin vorgeschädigten Kindern und bei kleinen Kindern, insbesondere bei Frühgeburten, sehr häufig. Diese Kinder können Gehirnschädigungen aber auch aus anderen Gründen haben. Die gefürchteten Schädigungen sind damit entweder schon vor der Geburt vorhanden oder sie drohen aus den Gefahren für frühgeborene Kinder und sind auch durch eine Kaiserschnittentbindung nicht zu verhindern.

☞ Bei Beckenendlage sollte die Entbindung stets in einer Klinik erfolgen.

Diagnostik: Mit dem 1. Leopold-Handgriff (s. 👁 **20.6a**, S. 313) kann man den kindlichen Kopf im Fundus uteri tasten (Ballotement). Bei der vaginalen Untersuchung fehlt das typische „Kopfgefühl". Die kindlichen Herztöne sind am besten in Nabelhöhe oder darüber zu hören. Die Diagnose einer Beckenendlage erfolgt heute durch Ultraschall, d.h. durch die 3. Screeninguntersuchung in der 29.–32. SSW (s. S. 314).

Therapie:
Äußere Wendung: Um dem Problem einer Entbindung aus Beckenendlage zu entgehen, hat sich die äußere Wendung durchgesetzt. Dabei versucht der Geburtshelfer, das Kind durch äußere Handgriffe zu wenden, d.h. eine Beckenendlage in eine Schädellage umzuwandeln. Resultiert daraus jedoch ein Blasensprung oder eine Bradykardie des Feten, so ist umgehend eine Sectio caesarea (Notsectio) nötig.

Die *Voraussetzungen* zu einem äußerlichen Wendungsversuch sind ein Gestationsalter von mindestens 37 SSW, die Aufklärung der Schwangeren, Voruntersuchungen mit Sonographie und Dopplersonographie, Vorbereitung zur sofortigen Sectio caesarea, eine intravenöse Tokolyse sowie eine kontinuierliche CTG-Überwachung.

Die *Kontraindikationen* sind Uterusfehlbildungen (s. S. 25ff), Myome (s. S. 169), Entzündungszeichen der Mutter (CRP > 5 mg/l), Blasensprung (s. S. 384, 411), Oligohydramnion (s. S. 413), Placenta praevia (s. S. 416f), Hydrozephalus (s. S. 409), Nabelschnurumschlingungen, dopplersonographisch erkannt (s. S. 411), CTG-Veränderungen unter der Wendung.

☞ Vor jeder Entbindung bei einer Beckenendlage muß sich der Geburtshelfer die Frage stellen: Kann dieses Kind auf normalem, vaginalem Weg ohne Schaden für Mutter und Kind geboren werden?

Die Vorsicht und die mangelnde Erfahrung der Ärzte, die Ängste der Schwangeren und die öffentliche Meinung, besonders aber eine Rechtsprechung, die fast keine Fälle aufweist, bei denen eine abdominale Schnittentbindung als das für die Mutter gefährlichere Verfahren gerügt wird (mütterliche Letalität bei einer Vaginalentbindung: 0,0024%, Schnittentbindung: 0,013%; mütterliche Morbidität nach Schnittentbindung: erhöhte Thrombo-Embolie-Gefahr, Sepsis 0,09%, Wochenbettfieber 2,8%, Anämie 11,8%, Wundheilungsstörung 2,5%, Hysterektomie 0,35%), wohl aber dem vaginalen Vorgehen ein hohes kindliches Risiko unterstellt, haben die Wahl des geburtshilflichen Verfahrens derart zugunsten des Kaiserschnitts bei einer Beckenendlage beeinflußt, daß ein rationales Abwägen kaum mehr möglich ist. Schicksalhafte Geburtsverläufe, die sich nicht aus der Lageanomalie herleiten lassen, werden dem vaginalen Entbindungsversuch angelastet. Dem Geburtshelfer kommt dann die oft schwierige Aufgabe zu, dies vor Gericht zu widerlegen. Dadurch hat der Kaiserschnitt als Entbindungsverfahren bei Beckenendlage ein solches Gewicht bekommen, daß heute – mit steigender Tendenz – bei der Erstgebärenden in über 95%, bei der Mehrgebärenden in über 80% die Schnittentbindung erfolgt, obwohl das heute auch bei sehr vorsichtiger Geburtshilfe nur in höchstens 40–50% als notwendig gilt.

☞ Vor jeder Entbindung bei Beckenendlage ist eine ausführliche Aufklärung der Eltern besonders wichtig.

Entbindung auf vaginalem Weg: Zwischen einer Geburt aus Beckenendlage und einer aus Schädellage besteht, was das Verhältnis Größe des Kindes und Weite des Beckens der Frau betrifft, kein grundsätzlicher Unterschied. Allerdings weist der vaginale Geburtsablauf bei der *Steißlage* (👁 **26.4a**) einige Besonderheiten auf und ist insgesamt verlängert:

👁 26.5 Entwicklung nach Bracht

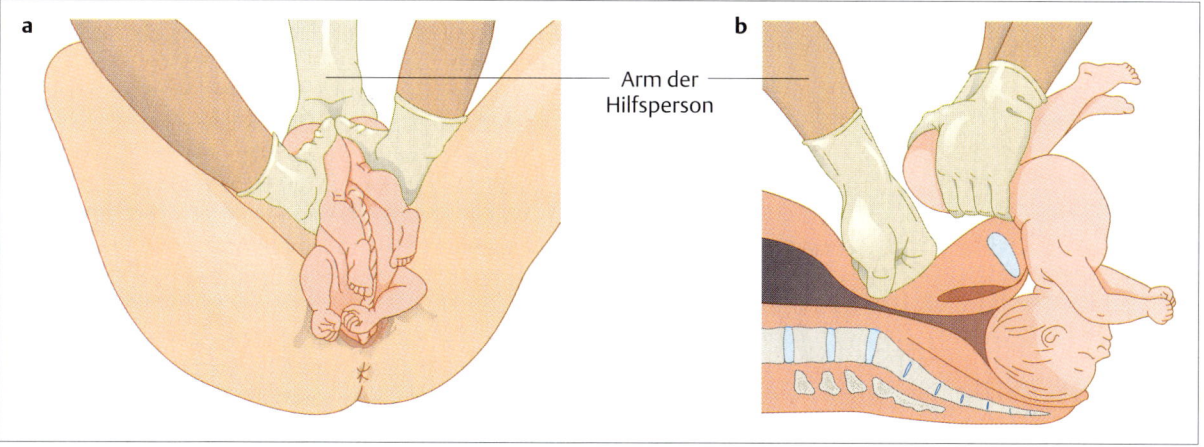

a Durch Umfassen des Steißes mit beiden Händen und Anheben des Kindes aus der Führungslinie heraus in Richtung Unterbauch der Mutter erfolgt die Entwicklung von Armen, Schulter und Kopf durch eine einzige Bewegung. **b** Eine Hilfsperson verhindert durch Druck von abdominal das Hochschlagen der Arme.

- Da der Rumpf infolge der Schienung durch die Beine nur schwer und dann nur seitlich abgebogen werden kann, ist der Eintritt in den Beckeneingang (Kurve nach hinten um das Promontorium) und der Austritt aus dem Becken (Kurve nach vorne) verzögert.
- Der nachfolgende Kopf kann auch nur dann das Becken leicht passieren, wenn er gebeugt bleibt (kleineres Durchtrittsplanum).
- Sobald der Rumpf geboren ist, steckt der nachfolgende Kopf im kleinen Becken und muß entweder durch die sog. Manualhilfe (👁 **26.5**) oder durch die letzte Wehe „im Schwung" geboren werden.

Erscheinen der Steiß mit den hochgeschlagenen Beinen oder Steiß und Füße zusammen in der Vulva, so hält der Geburtshelfer diese so lange zurück, bis das wegen der jetzt starken Presswehen, die evtl. durch die intravenöse Injektion von Oxytocin zu unterstützen sind, fast nicht mehr möglich ist. Dann führt die Hebamme oder eine andere erfahrene Hilfsperson einen sehr kräftigen Druck auf den Fundus des Uterus aus (sog. Kristeller-Handgriff, s. 👁 **26.26**, S. 432), mit dem das Kind in einem Zug nach unten geschoben und geboren wird. Dieser Druck von oben verhindert das Hochschlagen der Arme des Kindes, das durch ein zu frühes „Ziehen" des Geburtshelfers am Kind unterstützt wird. Der Geburtshelfer umfaßt den austretenden Steiß zusammen mit den meist hochgeschlagenen Beinen mit beiden Händen und entwickelt, d.h. dreht das Kind in einem Bogen über die Symphyse der Mutter (sog. Manualhilfe nach Bracht, 👁 **26.5**).

Reife Kinder in Beckenendlage profitieren auch bei der Erstgebärenden nicht von der primären Sectio caesarea trotz geburtshilflich kompetentem Management und entsprechender apparativer und personeller Ausstattung der Klinik. Die vaginale Entbindung der Kinder aus Beckenendlage ist ohne Gefährdung möglich, wenn diese Form der Entbindung auf risikolose Situationen begrenzt wird.

⚠ Entschließt man sich zur vaginalen Entbindung bei Beckenendlage, ist eine kontinuierliche CTG-Überwachung notwendig.

Sectio caesarea: Gegen eine Entbindung auf vaginalem Wege und für eine *primäre Sectio caesarea* sprechen:
- Alter der Schwangeren > 35 Jahre, besonders wenn es sich um eine Erstgebärende handelt und mit straffen Weichteilen zu rechnen ist,
- geburtshilflicher Befund: Fußlage (👁 **26.4c**),
- Hinweis auf ein Mißverhältnis zwischen Kopf und Becken, insbesondere ein geschätztes Kindsgewicht > 3500 g oder ein enges Becken,
- Verdacht auf Fehlbildung des Kindes,
- Frühgeburt vor der 35. SSW (s. S. 421 ff),
- vorzeitiger Blasensprung (s. S. 384, 411),
- Erkrankungen der Mutter, die ein Mitpressen nicht erlauben,
- Wunsch der Schwangeren nach einer Entbindung durch primäre Sectio caesare.

Hat man sich primär zu einer vaginalen Entbindung aus Beckenendlage entschlossen, werden in 20–30% der Fälle CTG-Veränderungen beobachtet, die dann die Indikation zur *sekundären Sectio caesarea* stellen. Die Entbindung aus Beckenendlage sollte deshalb nur in einer Klinik durchgeführt werden, in der große Erfahrung in geburtshilflichem Management besteht und wo jederzeit innerhalb einer Entscheidungs-Entwicklungs-Zeit (sog. „E-E-Zeit") von höchstens 20 Minuten das Kind durch Kaiserschnitt geboren werden kann.

Regelwidrigkeit der Lage

Querlage (👁 **26.6**) oder Schräglage sind Regelwidrigkeiten der Lage. Treten Wehen auf, so stellt sich immer die Schulter in den Beckeneingang ein. Der Kopf steht über

26.6 Regelwidrigkeit der Lage

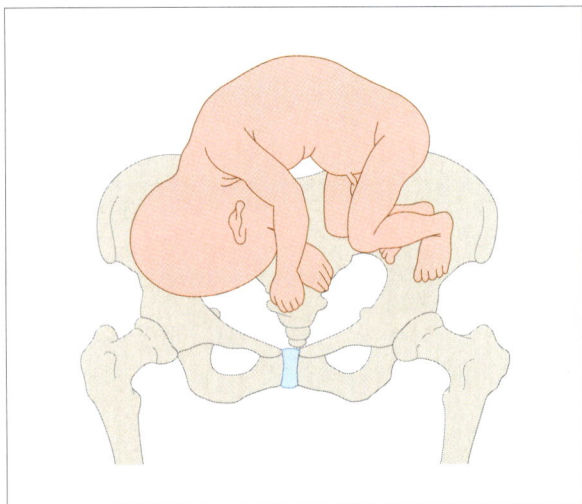

Bei der 2. dorsosuperioren Querlage steht der Kopf rechts und der Rücken oben im Fundus uteri.

der einen, der Steiß über der anderen Beckenschaufel. Früher oder später kommt es zum Vorfall eines Armes, das Kind wird in den Beckeneingang eingekeilt (**verschleppte Querlage**), der Uterus zerreißt über dem Kopf des Kindes und die Mutter verblutet sich in ihre Bauchhöhle. Ohne Eingreifen des Geburtshelfers ist damit eine Geburt bei einer Quer- oder Schräglage für das Kind und die Mutter nicht mit dem Leben vereinbar.

Epidemiologie: Eine Quer- oder Schräglage findet sich bei ca. 0,5% aller Entbindungen.

Ätiologie:
➤ Mehrlingsschwangerschaften (s. S. 424ff),
➤ Fehlbildung des Uterus, die eine querovale Form des Cavum uteri bedingen (s. S. 26),
➤ Mißverhältnis zwischen Kopf und Becken (s. unten),
➤ Placenta praevia (s. S. 416ff),
➤ schlaffer Uterus bei Vielgebärenden.

Diagnostik: Die Diagnose einer Querlage ist leicht zu stellen:
➤ 1. Leopold-Handgriff: Fundus uteri steht niedriger als erwartet,
➤ 2. Leopold-Handgriff: kindlicher Kopf an einer Uterusseite zu palpieren, Uterus queroval,
➤ 3. Leopold-Handgriff: vorangehender Teil fehlt,
➤ kindliche Herztöne in der Nabelregion,
➤ vaginale Untersuchung: kleines Becken ist leer, man tastet die Schulter oder den Arm im Beckeneingang,
➤ Sonographie: sichert die Diagnose einer Querlage.

Therapie: Die Spontangeburt eines lebenden Kindes aus Quer- oder Schräglage ist nicht möglich. Der Versuch einer **äußeren Wendung** beschränkt sich auf die heute seltenen Fälle einer Querlage bei einer Vielgebärenden, verbietet sich aber bei einem Mißverhältnis zwischen Kind und Becken, bei einer Placenta praevia, bei einer Fehlbildung des Uterus und bei allen Mehrlingsschwangerschaften.

Die **innere, kombinierte Wendung**, die früher am Ende der Eröffnungsperiode durchgeführt wurde, ist heute zugunsten einer Entbindung durch den Kaiserschnitt verlassen. Sie dient höchstens noch in Ausnahmefällen bei Zwillingsgeburten zur Entwicklung des 2. Kindes.

Die primäre **Sectio caesarea** ist heute die Therapie der Wahl.

Mißverhältnis zwischen Kind und Becken

Enges Becken

Ein geburtsmechanisches Hindernis aufgrund anatomischer Veränderungen des knöchernen Geburtskanals ist bei 0,5% aller Entbindungen zu erwarten. Typische Formänderungen sind das **allgemein verengte Becken** (● **26.7 b**), das heute sehr seltene **platte (rachitische) Becken** (● **26.7 c**) und das **Trichterbecken**.

Die Diagnose eines „engen Beckens" erfolgt nur selten in der Schwangerschaft. Meist wird sie erst gestellt, wenn

26.7 Beckenformen

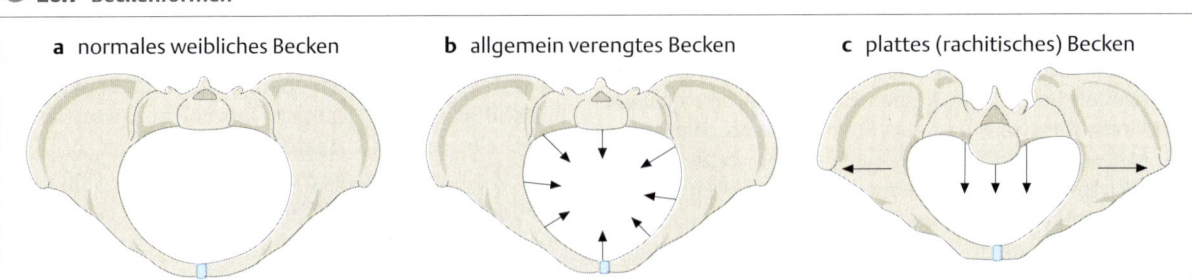

a normales weibliches Becken   **b** allgemein verengtes Becken   **c** plattes (rachitisches) Becken

a Das normale weibliche Becken ist weit und queroval. **b** Von einem „allgemein verengten Becken" spricht man, wenn alle Beckendurchmesser gleichmäßig verkürzt sind. **c** Bei einem platten Becken ist der gerade Durchmesser im Beckeneingang verkürzt, da das Promontorium und das Kreuzbein durch das Gewicht des Rumpfes nach vorne gekippt sind. Die Darmbeinschaufeln werden dabei nach außen gedrückt.

👁 26.8 Zangemeister-Handgriff

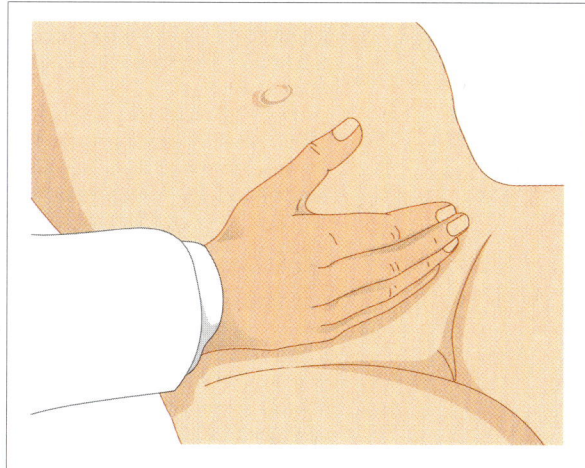

Zangemeister-Handgriff mit Palpation der Vorderseite des kindlichen Kopfes und ihrer Beziehung zur Symphysenoberkante.

der Kopf nach Wehenbeginn nicht in das Becken eintritt. Man spricht dann von einer *funktionellen Beckendiagnostik*. Bei der äußeren Untersuchung läßt sich mit dem sog. Zangemeister-Handgriff (👁 **26.8**) während der Wehe prüfen, ob der vorangehende Kopf hinter der Symphysenoberkante steht oder diese nach ventral überragt. Da der spontane Geburtsverlauf bei einem „engen Becken" häufig durch Dystokien kompliziert wird, sollte man sich frühzeitig zum Kaiserschnitt entschließen.

Tumoren des mütterlichen Genitales

Myome des Corpus uteri (s. S. 163ff) sind zwar sehr häufig, stellen aber meist kein Geburtshindernis dar, da sie im Verlauf der Schwangerschaft zusammen mit dem Uterus aus dem kleinen Becken hochsteigen. Eine Ausnahme bildet das sehr seltene primäre *Zervixmyom*.
Ovarialtumoren (s. S. 171ff), die zu Beginn der Schwangerschaft häufig im Douglasraum liegen, verschwinden meist spontan, da es sich um funktionelle Tumoren handelt. Geschieht dies nicht, müssen sie im 2. Trimenon operativ entfernt werden.
Auch bei einem **Zervixkarzinom** (s. S. 200) darf eine Spontangeburt nicht abgewartet werden.

Anomalien des Kindes als Geburtshindernis

Makrosomie: Die Übergröße eines proportionierten Kindes (Makrosomie) mit einem Geburtsgewicht oberhalb der 90. Perzentile (s. S. 287) stellt den Geburtshelfer vor die gleichen Probleme wie ein enges Becken.
Ursache einer Makrosomie können konstitutionelle Faktoren oder mütterliche Erkrankungen, insbesondere ein *Diabetes mellitus* (s. S. 324ff), sein. Bei ca. 30% aller Kinder mit einem Geburtsgewicht über 4500 g besteht bei der Mutter ein pathologischer Glucosetoleranztest.
Bei der Leitung der Geburt ist, vor allem wegen der Gefahr einer Schulterdystokie (s. S. 404), die Indikation zur Sectio caesarea großzügig zu stellen.

Hydrozephalus: Der Hydrozephalus stellt das wichtigste fetal bedingte Geburtshindernis dar. Der Verdacht auf einen Hydrozephalus ergibt sich bei der sonographischen Messung des *Ventrikel-Hemisphären-Index* (VH-Index). Dieser Quotient aus Ventrikelweite und Hemisphärendurchmesser beträgt normalerweise in der 15. SSW ca. 0,7 und fällt bis zum Beginn des III. Trimenons auf 0,3 ab, um dann konstant zu bleiben. Jeder Wert, der im III. Trimenon über 0,5 liegt, ist pathologisch.
Die Entbindung erfolgt heute durch die weniger traumatisierende Sectio caesare. Postnatal ist eine neurochirurgische Entlastungsoperation notwendig. Da die Resultate in vielen Fällen sehr ermutigend sind, ist immer eine den Kopf schonende Sectio caesarea erforderlich.

Vorliegen und Vorfall eines Armes: Das Vorliegen (bei stehender) oder der Vorfall eines Armes (bei gesprungener Fruchtblase) weist meist auf eine Quer- oder Schräglage des Kindes hin. Läßt sich beides ausschließen, so ist der Befund fast bedeutungslos, da der Arm des Kindes zu kurz ist, um sich vor dem Kopf wirksam einklemmen zu können.

Fetale Tumoren: Sie sind selten ein Geburtshindernis. Zu den fetalen Tumoren, die ein Geburtshindernis darstellen können, gehören zerebrale oder lumbale Zelen, Hals- und Steißteratome sowie ein vergrößertes Abdomen durch eine Harnstauung, intraabdominale Zysten oder eine Mekoniumperitonitis.

26.3 Nabelschnurkomplikationen

Vorfall der Nabelschnur

engl.: cord prolaps

Gelangt beim Blasensprung eine Schlinge der Nabelschnur vor den vorangehenden Teil des Kindes, so spricht man von einem Nabelschnurvorfall (👁 **26.9 b**).

Pathogenese: Ein Nabelschnurvorfall setzt voraus, daß der vorangehende Teil des Kindes nicht von den Weichteilen des unteren Uterinsegments bzw. dem knöchernen Becken abgedichtet wird und daß in vielen Fällen schon vor dem Blasensprung eine Schlinge der Nabelschnur vor dem vorangehenden Teil des Kindes lag (Vorliegen der Nabelschnur, 👁 **26.9 a**).

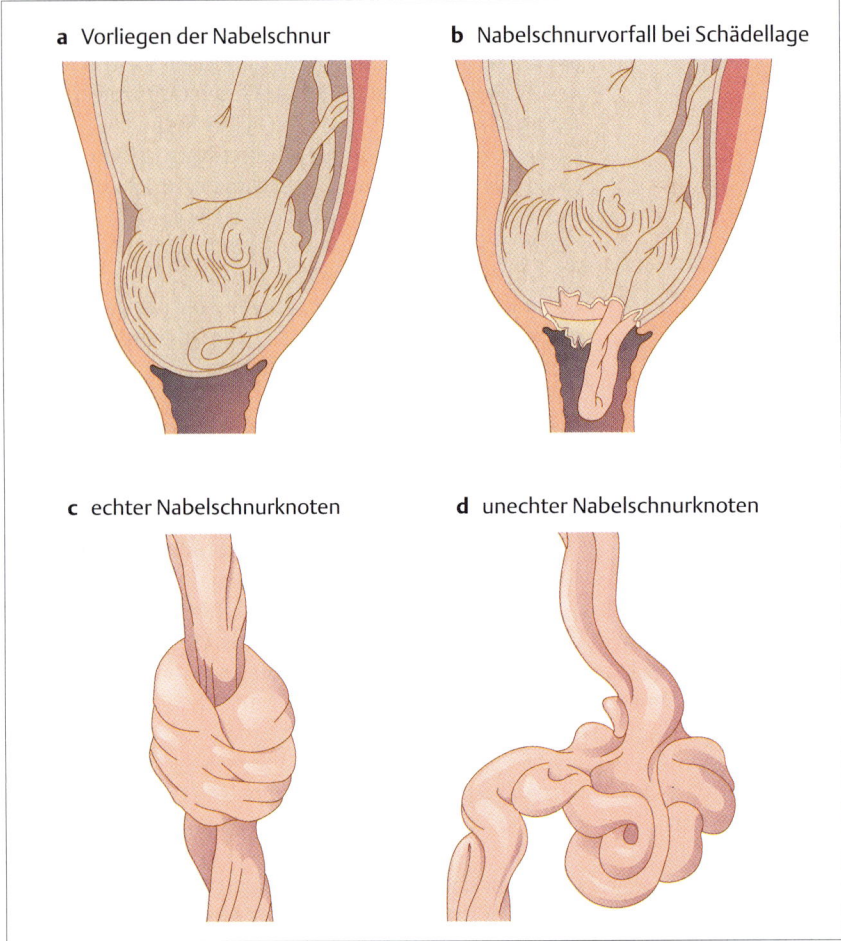

26.9 Nabelschnurkomplikationen

a Vorliegen der Nabelschnur
b Nabelschnurvorfall bei Schädellage
c echter Nabelschnurknoten
d unechter Nabelschnurknoten

a Vorliegen der Nabelschnur bei Schädellage: keine Kompression durch den kindlichen Kopf bzw. durch Wehen. **b** Mit dem Blasensprung ist die Nabelschnur an dem führenden kindlichen Kopf vorbei in die Scheide vorgefallen. Der Kopf komprimiert die Nabelschnur mit der Folge einer akut lebensbedrohlichen Hypoxie. **c** Das Kind ist durch eine Nabelschnurschlinge „hindurchgetreten", wodurch ein echter Knoten entstand. **d** Die knotenartige Verdickung der Nabelschnur ist Folge eines umbilikalen Gefäßknäuels bei gleichzeitiger umschriebener Vermehrung der Wharton-Sulze.

> Vom Vorliegen der Nabelschnur spricht man, solange die Fruchtblase noch steht, vom Vorfall, wenn die Fruchtblase gesprungen ist.

Nabelschnurvorfall und Vorliegen der Nabelschnur beobachtet man deshalb besonders häufig bei Quer-, Schräg- (s. S. 407) oder Fußlage (s. S. 405f), bei einem Mißverhältnis zwischen Kopf und Becken, Mehrlingen (s. S. 426), einem Hydramnion (s. S. 412f) oder bei einer Mehr- oder Vielgebärenden, bei der der kindliche Kopf noch hochsteht. Etwa 0,5–0,8 % aller Geburten sind dadurch kompliziert.

Symptomatik: Während bei stehender Fruchtblase, also bei „Vorliegen der Nabelschnur" meist keine Zirkulationsstörung in der Nabelschnur besteht, ändert sich das mit dem Blasensprung sofort, wenn der nachdrängende Kopf oder Steiß die Nabelschnur komprimiert. Schon nach kurzer Zeit zeigt sich im CTG eine anhaltende Bradykardie (s. S. 291).

> Jede Störung der Blutzirkulation in der Nabelschnur bedingt eine akute hypoxische Gefährdung des Kindes.

Diagnostik: Das Vorliegen der Nabelschnur läßt sich nur selten bei der Sonographie feststellen, noch seltener bei einer Amnioskopie (s. S. 297) sehen oder gar bei der vaginalen Untersuchung tasten. Manchmal bestehen auch variable Dezelerationen (s. 19.8d, S. 293), die als Kompressionssymptome gedeutet werden.

> Bei jedem Blasensprung muß bei hochstehendem vorangehenden Teil sofort vaginal untersucht und ein Nabelschnurvorfall ausgeschlossen werden.

Die sofortige vaginale Untersuchung ist für das Überleben des Kindes insbesondere dann entscheidend, wenn dem Blasensprung eine Bradykardie des Kindes folgt.

Therapie: Tastet der Untersucher die Nabelschnur vor dem vorangehenden Kindsteil, so muß er die Hand in der Vagina lassen und den vorangehenden Teil des Kindes über den Beckeneingang nach oben drängen. Gleichzeitig sind anzuordnen:
- Beckenhochlagerung,
- intravenöse Akuttokolyse,
- Kaiserschnittentbindung unter größtmöglicher Abkürzung der Operationsvorbereitungen (Notsectio).

Nabelschnurumschlingung, Nabelschnurknoten

Etwa 20–30% aller Kinder weisen bei ihrer Geburt eine **Nabelschnurumschlingung** auf. In Abhängigkeit von der Länge der Nabelschnur und der Aktivität des Kindes kann die Nabelschnur ein- oder mehrfach um den Körper oder den Hals geschlungen sein. Meist besteht dadurch keinerlei hypoxische Gefährdung.

Klinisch wird die Umschlingung nur dann bedeutsam, wenn sie die Zirkulation in der biologisch-anatomisch gut geschützten Nabelschnur (s. S. 271) beeinträchtigt. Am häufigsten beobachtet man das beim Tiefertreten des Kindes im Verlauf der Austreibungsperiode. Es treten zunächst wehensynchron, später anhaltende Herztonalterationen und eine zunehmende Azidose (fetale Blutgasanalyse, s. S. 396) auf. In diesem Fall muß die Geburt sofort beendet werden, wenn nötig durch Zangen- oder Vakuumextraktion (s. S. 431) oder, wenn der Kopf noch hoch steht bzw. eine Beckenendlage vorliegt, durch Sectio caesarea.

Ähnliche Symptome treten auf, wenn ein **echter Nabelschnurknoten** (◉ **26.9 c**), den man bei 1–2% aller Geburten – meist ohne Beeinträchtigung des Kindes – findet, zu einer Kompression der Nabelschnur führt. Eine Zirkulationsstörung durch einen Nabelschnurknoten ist selten, aber möglich. Symptomatik und Therapie entsprechen der einer Nabelschnurumschlingung.

Sog. **unechte Nabelschnurknoten** (◉ **26.9 d**) stellen umschriebene Auftreibungen als Folge eines Gefäßknäuels mit Vermehrung der Wharton-Sulze dar und sind klinisch ohne Bedeutung.

Das **Einreißen eines Nabelschnurgefäßes** bei einer Insertio velamentosa (s. S. 414), besonders aber die sehr seltene subpartuale Ruptur der Nabelschnur führen zu einer nicht vorhersehbaren raschen Verblutung des Kindes. Die **Aplasie einer Nabelarterie** (s. S. 266) ist die Folge einer entsprechenden primären Anlagestörung und oft mit Fehlbildungen des Kindes verbunden.

26.4 Regelwidrigkeiten der Eihäute und des Fruchtwassers

Vorzeitiger Blasensprung

engl.: premature amniorrhexis, rupture of membranes

Definition: Als vorzeitigen Blasensprung bezeichnet man den Fruchtwasserabgang durch die Zervix vor Beginn der Wehentätigkeit. Er tritt bei etwa 20% aller Schwangerschaften auf.

Einteilung: Der klinischen Bedeutung entsprechend unterscheidet man zwischen:
- **vorzeitigem Blasensprung am Ende der Schwangerschaft bei geburtsbereitem Uterus:** der Blasensprung entspricht in seiner Bedeutung mehr einem „frühen" frühzeitigen als einem vorzeitigen Blasensprung, da die bald danach einsetzende Wehentätigkeit von einem eher beschleunigten, komplikationslosen Geburtsverlauf gefolgt ist;
- **vorzeitigem Blasensprung in der Schwangerschaft:** er findet in ca. 25% der Fälle vor der 37. Schwangerschaftswoche statt; 30–40% aller Frühgeburten sind die Folge eines vorzeitigen Blasensprungs.

Ätiologie: Hauptursache des vorzeitigen Blasensprungs in der Schwangerschaft ist die **aszendierende genitale Infektion**, die zu einer Aktivierung der Arachidonsäurekaskade mit konsekutiver Freisetzung von Prostaglandinen, insbesondere Prostaglandin E_2 und $F_{2\alpha}$ führt. Dadurch kommt es zur Aufweichung der Eihäute und zu Wehen. Die **erhöhte Spannung** in der Wand der Fruchtblase, wie sie bei einem Hydramnion (s. S. 412f), einer Querlage (s. S. 407f), oder einer Mehrlingsschwangerschaft (s. S. 424ff) besteht, kann auch ohne Infektion zu einer vorzeitigen Ruptur der Eihäute führen.

Komplikationen:
- aszendierende Infektion mit Entwicklung einer Chorioamnionitis und Schädigung des Kindes ist gleichzeitig Ursache und Komplikation,
- Frühgeburt,
- bei fehlender Abdichtung infolge einer Quer- bzw. Fußlage sowie bei hochstehendem Kopf Vorfall kleiner Teile oder der Nabelschnur.

Diagnostik: Der Nachweis des Blasensprunges erfolgt durch:
- Keine vaginale Untersuchung; Einstellung mit sterilen Spekula: Fruchtwasserabgang aus dem Muttermund? evtl. Kind vorsichtig hochschieben,
- mikroskopische Untersuchung des Scheidensekrets: Nachweis von fetalen Hautschuppen, Lanugohaaren, Vernixflocken oder Mekonium, Zervix- und Vaginalabstrich zur bakteriologischen Untersuchung,
- Lackmusprobe: Nachweis des jetzt alkalischen Scheidenmilieus mit einem pH-Wert von 7,0–7,5 durch die Blauverfärbung des roten Lackmuspapiers (unsicher),
- sonographische Kontrolle der Fruchtwassermenge,
- Ausschluß eines Amnioninfektionssyndroms.

Therapie: Das Vorgehen (▼ 26.4) richtet sich nach:
- Woche der Schwangerschaft,
- Wehentätigkeit,
- bakteriologischem Befund in der Vagina.

26.4 Geburtshilfliches Vorgehen bei vorzeitigem Blasensprung

	vorzeitiger Blasensprung:				
	< 34. SSW	34.–36. SSW		> 37. SSW	
Beurteilung vor der Therapie					
► kindliche Reife	unreifes Kind	reifes Kind		reifes Kind	
► Risiko einer Chorioamnionitis/Sepsis	hoch	gering		gering	
Therapie		*Wehentätigkeit*			
	ja/nein	ja	nein	ja	nein
► Antibiotika	generell prophylaktisch	generell prophylaktisch	bei Nachweis von Streptokokken der Gruppe B	–	V.a. Chorioamnionitis/ Sepsis
► Tokolyse	+	–	–	–	–
► Lungenreifeinduktion	+	–	–	–	–
Entbindung	abwarten	Spontangeburt	Weheninduktion und Spontangeburt	Spontangeburt	Weheninduktion und Spontangeburt

Amnioninfektionssyndrom

Synonym: Chorioamnionitis, Fieber unter der Geburt
engl.: chorioamnionitis

Definition: Unter einer Chorioamnionitis versteht man eine bakterielle Infektion des Fruchtwassers, der Eihäute, der Plazenta und des Kindes.

Ätiopathogenese: Die Chorioamnionitis entsteht durch eine **aszendierende Infektion** aus der Zervix. Sie folgt meist einem vorzeitigen Blasensprung, ohne daß dieser jedoch die notwendige Voraussetzung einer Infektion der Eihäute und des Fruchtwassers wäre.
Im Prinzip können alle bakteriellen Keime zu einer Chorioamnionitis führen. Am häufigsten findet man jedoch die Erreger, die in der Vagina vorkommen (s. S. 122 ff). Besonders häufig werden Streptokokken, vor allem ß-hämolysierende Streptokokken der Gruppe B, Staphylokokken, Enterokokken, gramnegative Stäbchen, vor allem E. coli und Anaerobier beobachtet. Das Auftreten von Endotoxinen kann zu einer für Mutter und Kind lebensbedrohlichen Erkrankung führen. In welchen Fällen dies geschieht, hängt von der Art und der Menge der Keime sowie von der Immunantwort der Mutter ab.

Komplikationen:
Mutter: in schweren Fällen Allgemeininfektion mit septischem Schock; Sekundärheilung von Scheiden-Damm-Verletzungen;
Kind: plazentare Versorgungsstörungen; Induktion therapieresistenter Wehen mit der Folge einer Frühgeburt; das intrauterin infizierte Neugeborene zeigt postpartal die Zeichen einer Sepsis mit Tachykardie, Atemstörungen und Zyanose, Pyodermien, eine Pneumonie, Otitis media oder Meningitis; dadurch schwebt es in unmittelbarer Lebensgefahr; überlebt das Kind die Infektion, kann eine psychomotorische Retardierung zurückbleiben.

Diagnostik: Die Diagnose einer Chorioamnionitis wird gestellt, wenn 2 oder mehr der folgenden Befunde zu erheben sind:
► Körperkerntemperatur > 38,0°C (4 ×/d messen!),
► Puls > 120 Schläge/min,
► Leukozyten > 20 000/µl,
► Thrombozyten < 100 000/µl,
► C-reaktives Protein (CRP) > 5mg/dl bzw. Anstieg um mindestens 30% gegenüber dem Vortag (täglich bestimmen!),
► schmerzhafter Uterus,
► übelriechendes Fruchtwasser,
► fetale Tachykardie > 160 Schläge/min.

Therapie: Die Behandlung einer Chorioamnionitis erfolgt mit Antibiotika (Ampicillin, Cephalosporine, Makrolide). Die Schwangerschaft ist ohne Zeitverlust zu beenden.

Hydramnion

Synonym: Polyhydramnie
engl.: hydramnios, polyhydramnios

Definition: Von einem Hydramnion spricht man, wenn am Geburtstermin mehr als 1,5 l Fruchtwasser vorhanden sind.

Ätiologie:
► fetale Fehlbildungen, insbesondere kraniale und spinale Spaltbildungen sowie Atresien im Bereich des Ösophagus und Darms (40% aller Fälle mit einem Hydramnion),

- Mehrlingsschwangerschaft (dann ist oft nur 1 Fetus betroffen),
- Morbus hämolyticus neonatorum (s. S. 348), Diabetes mellitus (fetale Polyurie, s. S. 325).

Folgen: Erhöhte Beweglichkeit des Kindes: vermehrt Quer- und Beckenendlagen; verstärkte Wandspannung des Uterus: vorzeitiger Blasensprung und Wehenbeginn; Dystokien.

Diagnostik: Der Uterus ist größer als es der Schwangerschaftsdauer entspricht, das Kind ist schlechter zu tasten. Die Sicherung der Diagnose erfolgt durch die Sonographie (s. S. 288).

Therapie: Eine kausale Therapie ist nicht bekannt. Wiederholte Punktionen der Amnionhöhle zur Volumenverminderung verlängern die Tragzeit meist nicht.

Oligohydramnion

engl.: oligoamnios, oligohydramnios

Definition: Von einem Oligohydramnion spricht man, wenn am Geburtstermin weniger als 500 ml Fruchtwasser vorhanden sind.

Ätiologie:
- Plazentainsuffizienz (s. S. 414f),
- fetale Fehlbildungen, insbesondere Nierenaplasie, Ureter- oder Urethrastenosen.

Folgen: Intrauterine Raumnot des Feten: Schiefhals oder Hakenfuß (möglicherweise durch intrauterine Zwangshaltung).

Diagnostik: Der Uterus ist kleiner als wie er der Schwangerschaftsdauer entspricht. Die Sicherung der Diagnose erfolgt durch die Sonographie (s. S. 288).

Therapie: Bei Lebensfähigkeit des Kindes ist eine baldige Entbindung anzustreben. Ein Auffüllen der Amnionhöhle mit Flüssigkeit hat sich als wenig erfolgreich erwiesen.

Fruchtwasserembolie

Synonym: Amnioninfusionssyndrom
engl.: amniotic fluid embolism, amniotic fluid syndrome

Definition: Gelangt Fruchtwasser unter der Geburt in größerer Menge in den Blutkreislauf der Mutter, spricht man von einer Fruchtwasserembolie oder einem Amnioninfusionssyndrom.

Epidemiologie: Da die Diagnose nur bei letalem Ausgang gesichert werden kann, schwanken die Häufigkeitsangaben zwischen 1 : 6000 und 1 : 80000 und die Angaben zur Mortalität zwischen 25 und 86%.

Pathogenese: Während der Geburt gelangt Fruchtwasser in den retroamnialen Spalt und wird im Bereich des Plazentarandes in die dilatierten venösen Uterusgefäße gepreßt. Mit dem Fruchtwasser werden auch feste Bestandteile wie Epithelzellen, Haare, Vernix caseosa oder Mekonium sowie große Mengen Thromboplastin in den mütterlichen Kreislauf eingeschwemmt. Je nach Ausmaß der Fruchtwassereinschwemmung sind die Folgen eine intravasale Gerinnung, eine anaphylaktische Reaktion, eine akute Vasokonstriktion der Lungenstrombahn, eine akute pulmonale Hypertonie und ein kardiogener Schock. Die unmittelbare Folge der intravasalen Gerinnung ist aufgrund einer reaktiven Fibrinolyse eine Verbrauchskoagulopathie

Symptomatik: Während der Geburt kommt es aus dem Wohlbefinden heraus akut zu Dyspnoe, Zyanose und allen Zeichen eines schweren Schocks mit akutem Rechtsherzversagen sowie zu zentralen Symptomen wie Übelkeit, Erbrechen und Krämpfen.

Therapie: Überlebt die Kreißende die akute Phase der Fruchtwasserembolie, erfolgt die Therapie nach intensivmedizinischen Prinzipien.

26.5 Regelwidrigkeiten der Plazenta

Morphologische Veränderungen der Plazenta

Reifungsstörungen

Im Laufe der Plazentaentwicklung (s. S. 266ff) ändert sich der Aufbau der Zotten: Der Zytotrophoblast verschwindet, die Zottengefäße werden dünnwandiger und rücken an die Zottenoberfläche. Dabei sind Reifungsstörungen möglich. Man unterscheidet eine **vorzeitige Reifung** des Trophoblasten (Maturitas praecox), die gehäuft bei Frühgeburten auftritt, von einer **verzögerten Reifung** (Maturitas retardata), die bei Diabetes mellitus (s. S. 324ff), Schwangerschaftshypertonie (s. S. 318ff) und Erythroblastose beobachtet wird (s. S. 348ff).

26.10 Plazentainfarkt

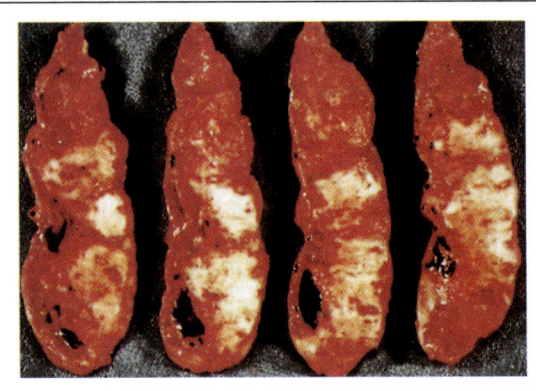

Unterbrechungen der maternen arteriellen Blutzufuhr führten zu einer hämorrhagischen Zottennekrose (rote Infarzierung). Nach 3–4 Wochen stellt sich der infarzierte Bereich weißlich dar.

Plazentainfarkte

Plazentainfarkte sind das pathomorphologische Substrat der Alterung des Organs. Die diskrete Form sind stippchenförmige Kalkauflagerungen, die auf der mütterlichen Seite jeder Plazenta am Endtermin zu sehen sind. Größere Infarkte sind Verödungsbezirke im Bereich einer Spiralarterie bzw. einer Arteriole. Auf der mütterlichen Seite der Plazenta sind 3–4 Wochen alte Infarkte als weißliche, frische Infarkte als rote, oft keilförmige Veränderungen zu erkennen (26.10). Da die Reservekapazität der Plazenta sehr groß ist, führen nur ausgedehnte Infarkte zu einer nutritiven bzw. respiratorischen Plazentainsuffizienz.

Tumoren der Plazenta

Plazentatumoren sind sehr selten. Man kennt Chorioangiome, die häufig mit einem Hydramnion, einem Hydrops fetalis und einer fetalen Kardiomegalie vergesellschaftet sind, und Teratome.

Entzündungen der Plazenta

Entzündungen des Plazentaparenchyms (Plazentitis) wurden früher vor allem als Folge einer Lues beobachtet. Heute ist die Plazentitis im Rahmen einer aszendierend entstandenen Chorioamnionitis (s. S. 412) von erheblicher klinischer Bedeutung.

Formanomalien der Plazenta

Ätiologie: Die Plazenta entwickelt sich kreisrund um den Ort der Implantation der Blastula mit dem Embryonalknoten an ihrer Basis (s. S. 262ff). Daraus resultiert die zentrale Insertion der Nabelschnur an der Plazenta. Gibt es lokale, endometrium- oder chorionbedingte Störungen, so entstehen ganz verschiedene Formen.

Einteilung:
Nach dem Ansatz der Nabelschnur:
- Insertio centralis: Ansatz der Nabelschnur in der Mitte der Plazenta,
- Insertio lateralis: Ansatz der Nabelschnur mehr seitlich,
- Insertio marginalis: Ansatz der Nabelschnur am Rand der Plazenta (26.11 a),
- Insertio velamentosa: Ansatz der Nabelschnur von der Plazenta entfernt in den Eihäuten (26.11 b).

Nach der Form der Plazenta:
- Placenta bipartita: zwei etwa gleich große Plazenten (26.11 d),
- Placenta succenturiata: Nebenplazenta (26.11 c),
- Plazenta mit aberrierendem Gefäß: eines oder mehrere Nabelschnurgefäße verlaufen auf ihrem Weg in die Plazenta mehr oder weniger frei durch die Eihäute (26.11 a).
- Placenta membranacea: dünne, hautartige Plazenta im Bereich weiter Teile des Chorions; es hat sich keine typische Plazenta entwickelt; das fern der Implantationsstelle liegende Chorion frondosum hat sich nicht zurückgebildet.

Nach der Invasionstiefe der Zotten (s. S. 263):
- Placenta accreta: die Dezidua basalis fehlt; die Zotten sind bis zum Myometrium gewachsen;
- Placenta increta: die Zotten sind in das Myometrium eingewachsen;
- Placenta percreta: die Zotten erreichen die Serosa des Uterus.

Komplikationen: Die meisten Formvarianten sind klinisch bedeutungslos. Beachtung verdienen jedoch einige seltene Formen:
- Während der Schwangerschaft können bei einer **Placenta membranacea** Blutungen wie bei einer Placenta praevia (s. S. 416ff) und Entwicklungsstörungen des Kindes auftreten.
- Unter der Geburt kann es, insbesondere bei der instrumentellen Eröffnung der Fruchtblase, bei einer **Insertio velamentosa** (26.11 b) oder bei **aberrierenden Plazentagefäßen** (26.11 a) zu einer Gefäßverletzung und zum Verbluten des Kindes kommen (s. S. 411).
- In der Nachgeburtsperiode sind Lösungsstörungen der Plazenta (s. S. 428) bei einer **Placenta membranacea, accreta, increta** und **percreta** zu erwarten.
- Bei der Besichtigung der geborenen Plazenta ist auf eine Nebenplazenta bei einer **Placenta succenturiata** (26.11 c) zu achten.

Plazentainsuffizienz

engl.: placental dysfunction syndrome

Unter einer Plazentainsuffizienz versteht man eine Beeinträchtigung des Stoffaustausches zwischen Mutter und Kind.

26.5 Regelwidrigkeiten der Plazenta

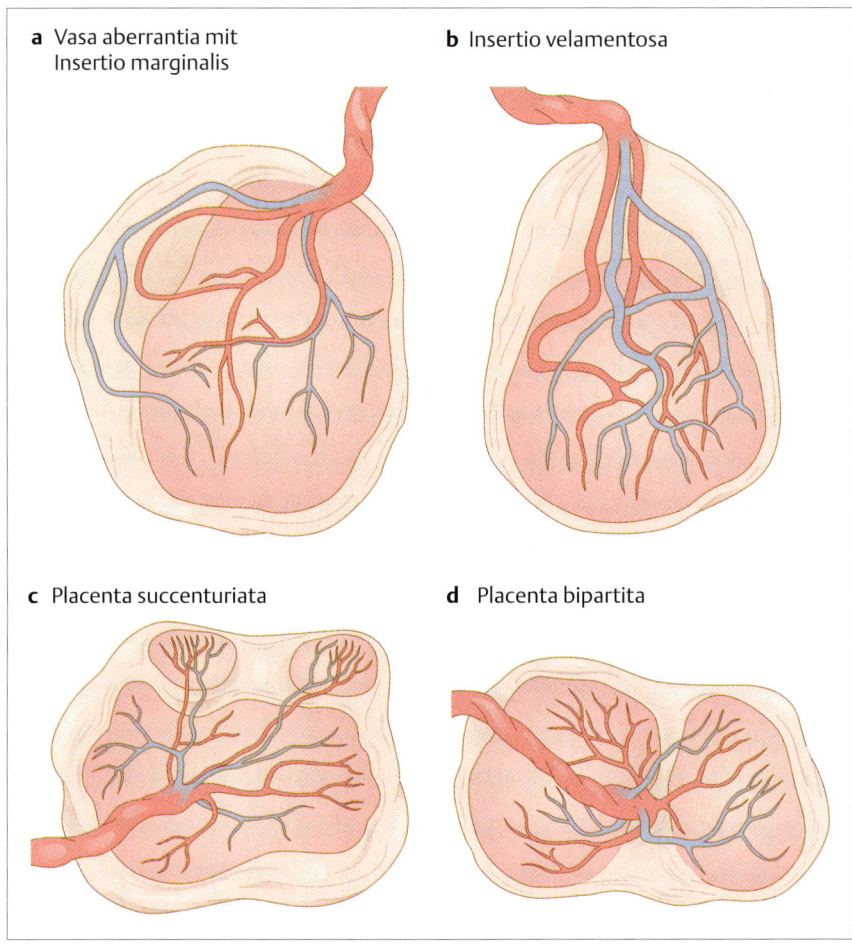

26.11 Formanomalien der Plazenta

a Vasa aberrantia mit Insertio marginalis
b Insertio velamentosa
c Placenta succenturiata
d Placenta bipartita

a Die Plazenta hat sich neben der ursprünglichen Implantationsstelle entwickelt. Unter einem Teil der Gefäße ist die Plazenta zugrunde gegangen, wodurch das Bild „aberrierender" Gefäße entstand. **b** Die Plazenta hat sich, entfernt von der ursprünglichen Implantationsstelle, im Chorion laeve entwickelt. Dadurch ist es zur Entstehung einer Insertio velamentosa gekommen. **c** Bei der Placenta succenturiata liegt der Nabelschnuransatz im Bereich der Hauptplazenta, die Umbilikalgefäße der Nebenplazenten verlaufen frei über die Eihäute. **d** Im Falle einer Placenta bipartita inseriert die Nabelschnur in der zottenfreien Zone auf den Eihäuten.

Die **akute Plazentainsuffizienz** läuft in Minuten oder Stunden ab, führt zur intrauterinen Asphyxie und zum Tod des Kindes. Sie wird durch akute Ereignisse unter der Geburt ausgelöst wie z.B. durch einen Wehensturm (s. S. 401), durch Nabelschnurkomplikationen (s. S. 409ff), Schock (s. S. 467), Blutung der Mutter bei Placenta praevia (s. S. 417) oder durch eine vorzeitige Lösung der Plazenta (s. S. 416).

Eine **chronische Plazentainsuffizienz** führt zweifelsohne zur intrauterinen Wachstumsretardierung (IUGR, s. S. 419), zur intrauterinen Asphyxie (s. S. 419f) und zum Tod des Kindes. Da sich eine chronische Plazentainsuffizienz weder morphologisch noch klinisch eindeutig definieren läßt und die intrauterine Wachstumsretardierung und mit ihr die der Plazenta meist Folge anderer Ursachen ist, wird heute der Begriff chronische Plazentainsuffizienz mehr und mehr durch den Begriff intrauterine Wachstumsretardierung ersetzt.

Vorzeitige Lösung der normal sitzenden Plazenta

Synonym: Abruptio placentae, Ablatio placentae
engl.: premature detachment (separation) of the placenta

Definition: Unter einer vorzeitigen Lösung der Plazenta versteht man die Ablösung der an normaler Stelle inserierenden Plazenta vor der Geburt des Kindes. Sie tritt meist nach der 29. SSW, selten früher auf.

Epidemiologie: Eine vorzeitige Plazentalösung wird bei 0,2–0,6% (einschließlich der leichteren Fälle bei 2,5%) aller Geburten beobachtet.

Ätiologie:
➤ prädisponierende, endogene Faktoren wie Gefäßwandveränderungen an der Plazentahaftfläche mit obliterierenden Prozessen der dezidualen Gefäße, Gefäßwandnekrosen und Einblutungen im Rahmen

26.12 Vorzeitige Plazentalösung

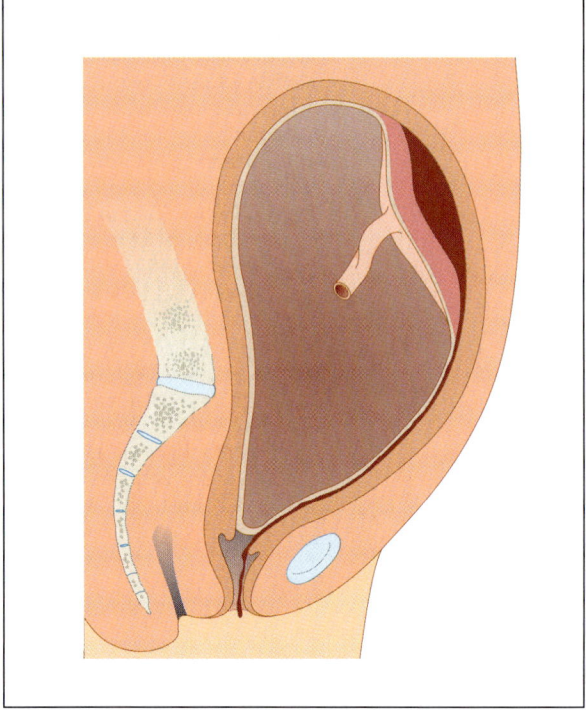

Ablösung der Plazenta mit Ausbildung eines retroplazentaren Hämatoms. Etwas Blut fließt zwischen der Dezidua und den Eihäuten nach außen ab.

einer EPH-Gestose sind die häufigsten Ursachen (s. S. 319ff),
- akute intrauterine Volumenverminderung: Blasensprung bei Hydramnion (s. S. 412f), bei Zwillingsgeburten nach der Entwicklung des ersten Kindes,
- mechanische Einwirkungen auf das Abdomen: Auffahrunfall, Kuhhornstoß,
- plötzliche Druckschwankungen im intervillösen Raum: Vena-cava-Kompressionssyndrom (s. S. 334),
- in 30–50% der Fälle ist die Ursache unbekannt.

Pathophysiologie: Durch die Blutung aus den mütterlichen Gefäßen kommt es zur Ablösung der Plazenta und zur Ausbildung eines retroplazentaren oder randständigen Hämatoms (26.12). In ca. 80% der Fälle gelangt das Blut zwischen Chorion und Dezidua nach außen (vaginale Blutung). In seltenen Fällen kann bei starkem Druck das retroplazentare Blut das Myometrium bis zur Serosa durchsetzen (sog. **Couvelaire-Syndrom**). Das retroplazentare Hämatom erreicht oft ein Volumen von 1–2 Litern mit den Folgen eines hämorrhagischen Schocks und einer Gerinnungsstörung. Beträgt die Ablösung der plazentaren Haftfläche > 30%, kommt es zur akuten Plazentainsuffizienz.

Formen: Das Ausmaß der Plazentaablösung bestimmt die Gefährdung von Mutter und Kind:

- *leichte Form:* Ablösung von weniger als 1/3 der Fläche, meist symptomlos, oft nur Zufallsbefund bei der nachgeburtlichen Plazentakontrolle,
- *mittelschwere Form:* Ablösung von bis zu 2/3 der Fläche, langsam progredienter Verlauf mit klinischer Symptomatik und intrauteriner Hypoxie des Kindes,
- *schwere Form* (ca. 10–15%): Ablösung von mehr als 2/3 der Fläche, meist ganz akutes Geschehen mit intrauterinem Fruchttod, in ca. 25% Gerinnungsstörung bei der Mutter, evtl. Couvelaire-Syndrom.

Symptomatik: Die Symptomatik steigert sich mit dem Ausmaß der Ablösung der Plazenta. Sie wird bestimmt durch die Folgen der:
- Volumenzunahme im Uterus: schmerzhaft kontrahierter Uterus („Holzuterus"), Höhersteigen des Fundus uteri,
- Blutung: hämorrhagischer Schock mit Blässe, Schwäche, Hypotonie, Tachykardie und Zentralisation, Blutgerinnungsstörung,
- Plazentaablösung: pathologisches CTG (s. S. 394f), intrauteriner Fruchttod (s. S. 421).

Diagnostik: Die Diagnose ergibt sich aus der:
- klinischen Symptomatik,
- Anamnese (Trauma?),
- Ultraschalluntersuchung.

Die wichtigste Differentialdiagnose ist die Placenta praevia (26.5).

Geburtshilfliches Vorgehen: Die Symptomatik, der Zustand der Mutter und der Zustand des Kindes bestimmen die Maßnahmen:

keine oder sehr diskrete Symptomatik (Diagnosestellung nur durch Ultraschalluntersuchung):
- CTG,
- kurzfristige CTG-Kontrollen.

klinische Symptomatik, Kind lebt:
- vaginale Eröffnung der Fruchtblase,
- sofortige Kaiserschnittentbindung!

klinische Symptomatik, Kind tot:
- vaginale Eröffnung der Fruchtblase,
- Bluttransfusion,
- Behandlung der Gerinnungsstörung,
- Einleitung der vaginalen Entbindung.

Prognose: Die perinatale Mortalität beträgt 5–10%, die mütterliche Letalität 0,4%. Das Wiederholungsrisiko bei einer nachfolgenden Schwangerschaft liegt bei 2–11%.

Placenta praevia

engl.: placenta previa

Definition: Inseriert die Plazenta ganz oder teilweise im unteren Uterinsegment oder gar in der Zervix, spricht man von einer Placenta praevia.

26.5 Klinisches Bild, Diagnose und Therapie der vorzeitigen Plazentalösung und Placenta praevia

	vorzeitige Lösung der Plazenta	Placenta praevia
Vorgeschichte		
➤ Parität	eher Erstgebärende	eher Mehr- u. Vielgebärende
➤ Lage des Kindes	Längslage	Quer-, Schräglage
➤ Erkrankungen	aktuell EPH-Gestose, aktuelles Bauchtrauma	frühere Abrasio im Wochenbett, Ankündigungsblutung
Symptomatik		
➤ Schmerzen	Uterus schmerzhaft	keine
➤ sichtbarer Blutverlust	geringer als Symptomatik	der Symptomatik entsprechend
➤ abdominaler Tastbefund	Uterus hart, kontrahiert	Uterus weich
➤ kindliche Herztöne	fehlen, schlecht hörbar	unauffällig
➤ Allgemeinzustand	Prä-Schock, Schock	unauffällig
➤ Blutgerinnung	evtl. Fibrinolyse	unauffällig
Diagnostik		
➤ Ultraschall	retroplazentares Hämatom	Plazenta im unteren Uterinsegment
➤ vaginale Untersuchung	sofort durchführen	vermeiden, evtl. Spiegeleinstellung
Therapie	Amniotomie, Bluttransfusion, Geburtseinleitung, evtl. Therapie der Gerinnungsstörung (cave!), Sectio caesarea bei lebendem Kind	Beobachtung, strenge Bettruhe, Sectio caesarea bei starker Blutung, auch bei totem Kind

Pathogenese: Die Placenta praevia ist meist die Folge einer Schädigung des Endometriums (Entfernung der Basalis durch eine vorausgegangene Kürettage) oder von Verbrauchserscheinungen, z.B. bei Mehr- und Vielgebärenden. Die Zygote siedelt sich dann entweder primär an normaler Stelle in den oberen Korpusanteilen an, entwickelt sich aber bei ungünstigen Nidationsbedingungen nach kaudal (*sekundäre Placenta praevia*) oder die Nidation erfolgt primär nahe des inneren Muttermundes (*primäre Placenta praevia*).

Symptomatik:

- Leitsymptom der Placenta praevia ist die schmerzlose Blutung im 3. Trimenon, die oft schon während des 5. Schwangerschaftsmonats auftritt (sog. Ankündigungsblutung).

Jede Kontraktion des Uterus, die von einer Anspannung des unteren Uterinsegments mit dem Ziel der Eröffnung des Muttermundes begleitet ist, aber auch die Entfaltung des unteren Uterinsegments im 2. Trimenon führen zu einer Verschiebung der Wand des unteren Uterinsegments, damit zum Abscheren der Plazenta und zur Eröffnung mütterlicher Gefäße mit Abgang von Blut durch den nahegelegenen Muttermund. Die gleiche Folge können mechanische Verletzungen durch eine brüske Untersuchung, durch den Geschlechtsverkehr oder harten Stuhlgang haben.

- Bei einer Placenta praevia blutet in erster Linie die Mutter.

Da bei einer Placenta praevia das untere Uterinsegment und die Zervix maximal durchblutet und aufgelockert sind, kommt es besonders bei jedem Versuch einer Entbindung auf vaginalem Weg nicht nur zum Zerreißen der Plazenta, sondern auch zum Einreißen der Zervix. Die Folge sind derart schwere Blutungen, die aufgrund mangelnden Muskelgewebes in diesem Teil des Uterus nicht durch Kontraktion gestillt werden können und deshalb innerhalb ganz kurzer Zeit – Minuten bis 1 Stunde – zum Tode führen. Die Blutung des Kindes, mit der bei einer Verletzung der Plazenta ebenfalls gerechnet werden muß, ist dabei vergleichsweise von untergeordneter Bedeutung.

Diagnostik: Die Diagnose (26.5) ergibt sich aus:
- klinischer Symptomatik;
- Sonographiebefund: bei den routinemäßigen Ultraschalluntersuchungen im 1. und 2. Trimenon (s. S. 310) wird nicht selten ein Befund wie bei einer Placenta praevia erhoben, der sich im weiteren Verlauf der Schwangerschaft durch die Entfaltung des unteren Uterinsegments und das Wachstum des Uterus derart verändert, daß aus einer Placenta praevia im 2. Trimenon ein tiefer Sitz der Plazenta im 3. Trimenon wird;
- vorsichtige Spiegeleinstellung zum Ausschluß einer anderen bzw. zusätzlichen Blutungsquelle an der Portio oder in der Vagina; vaginale oder gar rektale Untersuchungen sind kontraindiziert, da sie schwere Blutungen auslösen können.

- Eine Spiegeleinstellung ist nur dort indiziert, wo sofort eine Kaiserschnittentbindung möglich ist und auch nur dann, wenn die Blutung bedrohlich oder das Kind lebensfähig ist.

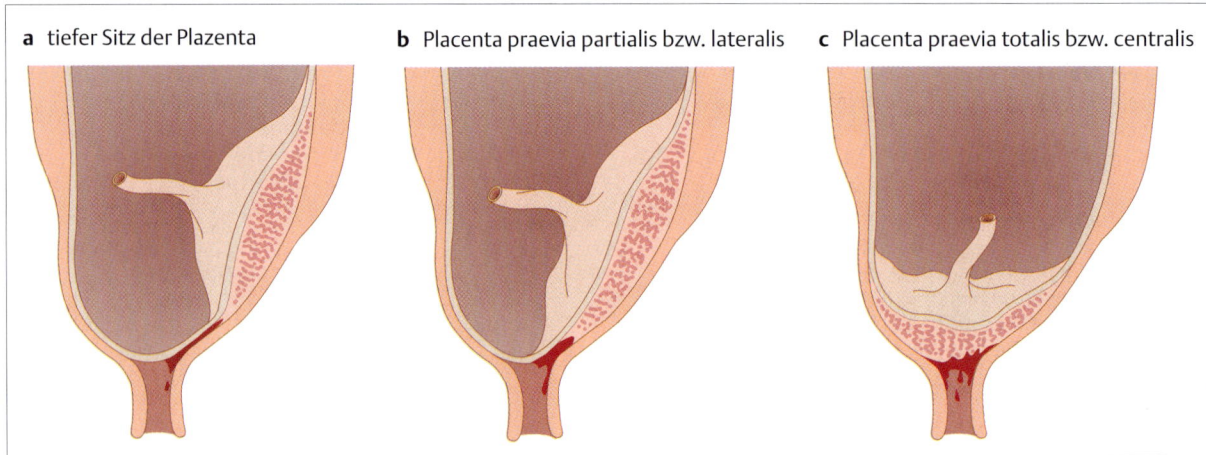

👁 **26.13 Placenta praevia**

a tiefer Sitz der Plazenta   **b** Placenta praevia partialis bzw. lateralis   **c** Placenta praevia totalis bzw. centralis

Für die Prognose und das geburtshilfliche Vorgehen ist die Lokalisation der Plazenta durch die Sonographie wichtig. Man unterscheidet:
- *tiefer Sitz der Plazenta* (👁 **26.13 a**): Teile der Plazenta inserieren im Bereich des unteren Uterinsegments,
- *Placenta praevia marginalis:* der Rand der Plazenta erreicht den Muttermund,
- *Placenta praevia partialis* (👁 **26.13 b**): der Muttermund ist teilweise von der Plazenta bedeckt,
- *Placenta praevia totalis* (👁 **26.13 c**): der 2–3 cm weite Muttermund ist vollständig von Plazentagewebe bedeckt.

Therapie:
Placenta praevia partialis oder totalis: Bei einer Placenta praevia partialis ist meistens, bei einer Placenta praevia totalis immer eine Entbindung durch Kaiserschnitt notwendig.
Im Interesse der Lebensfähigkeit des Kindes sollte die Operation möglichst erst nach der 37. SSW durchgeführt werden. Ob man diesen Zeitpunkt erreichen kann, richtet sich in erster Linie nach der Stärke der Blutung. Da diese von der Wehentätigkeit abhängt und zu jedem Zeitpunkt der Schwangerschaft in ganz kurzer Zeit sehr bedrohlich werden kann, sind folgende Maßnahmen notwendig:
- stationäre Aufnahme und Bettruhe,
- evtl. Tokolyse,
- Lungenreifeinduktion in Abhängigkeit vom Gestationsalter,
- kontinuierliche Überwachung von Mutter und Kind,
- Bereitstellung von Blutkonserven und ggf. Transfusion.

Tiefer Sitz der Plazenta und Placenta praevia marginalis: Da man darauf hoffen darf, daß sowohl bei einem tiefen Sitz der Plazenta als auch oft bei einer Placenta praevia marginalis der kindliche Kopf die Blutungsquelle nach Blasensprengung komprimiert und das Kind an der Plazenta vorbei spontan geboren werden kann, ist eine Entbindung durch Kaiserschnitt nur dann erforderlich, wenn die Stärke der Blutung oder der Zustand des Kindes dazu zwingen. Auch hier steht deshalb die Vermeidung von Wehen und jeglicher mechanischer Alteration der Zervix im Vordergrund.

Bei der **Zervixgravidität,** einer extrem seltenen Sonderform der Implantation unterhalb des inneren Muttermundes, kommt es oft schon vor der Lebensfähigkeit des Kindes zu Blutungen, die wegen ihrer Intensität meist nur durch eine Hysterektomie zu beherrschen sind.

26.6 Uterusruptur

engl.: hysterorrhexis, rupture of the uterus

Die Uterusruptur, das für Mutter und Kind in der Schwangerschaft und unter der Geburt bedrohlichste Ereignis, sollte heute der Vergangenheit angehören. Das setzt aber voraus, daß:
- jede Naht am Uterus unter optimalen Bedingungen durchzuführen ist, d.h., daß sie ohne Traumatisierung heilen und zu einer festen bindegewebigen Narbe führen kann,
- geburtsunmögliche Situationen sonographisch und durch eine sorgfältige Überwachung der Geburt frühzeitig erkannt werden,
- bei einer unerwarteten Notsituation eine sofortige Tokolyse durchgeführt wird und eine Entbindung durch Kaiserschnitt ohne Zeitverzug möglich ist.

Formen:
Ruptur des wehenlosen Uterus in der Schwangerschaft (stille Ruptur): Nach Operationen am Uterus wie Sectio caesarea (s. S. 432f), Myomenukleation (s. S. 168) oder Straßmann-Operation bei Uterusfehlbildung (s. S. 27) kann es zu einer Ruptur kommen, wobei ein solches Ereignis aufgrund der modernen Nahttechnik sehr selten ist. Die Ruptur geht ohne Vorwarnsymptome meist mit einem akuten Schmerz einher, gefolgt von den Symptomen einer inneren Blutung. Das Kind ist oft bei der Diagnose des Ereignisses schon tot.

Ruptur des Uterus unter der Geburt bei unüberwindlichem Geburtshindernis: Bei einigermaßen aufmerksamer Geburtsleitung ist diese Ruptur immer zu vermeiden.

Diagnostik: Der Ruptur unter der Geburt gehen die **Zeichen einer drohenden Ruptur** voraus:
➤ Schmerzhaftigkeit des unteren Uterinsegments,
➤ Wehensturm (s. S. 401),
➤ Hochsteigen des Kontraktionsringes (Bandl-Furche) um mehr als 4 Querfinger über die Symphyse (s. S. 381).

Therapie: Bei drohender Ruptur sind eine Akuttokolyse und eine Sectio caesarea notwendig. Ist die Ruptur bereits eingetreten, muß laparotomiert und je nach Situation der Riß übernäht oder eine Hysterektomie vorgenommen werden.
Ergibt sich der Verdacht auf eine Uterusruptur erst nach der Entbindung, ist eine Laparoskopie bzw. eine Austastung des Cavum uteri in Narkose notwendig.

26.7 Regelwidrigkeiten von seiten des Kindes

Intrauterine Wachstumsretardierung

engl.: intrauterine growth retardation (IUGR)

Ätiologie und Einteilung: Für die intrauterine Wachstumsretardierung gibt es keine einheitliche Ursache. Sie geht aber meistens vom Kind und nicht, wie früher angenommen, von der Plazenta aus. Die früher für die intrauterine Wachstumsretardierung verantwortlich gemachte „chronische Plazentainsuffizienz" läßt sich an der Plazenta morphologisch nicht einheitlich definieren und ist oft sekundär.

Bei der intrauterinen Wachstumsretardierung unterscheidet man eine symmetrische und eine asymmetrische:

Symmetrische intrauterine Wachstumsretardierung: Eine Störung innerhalb der ersten 16 Schwangerschaftswochen führt zu einer gleichmäßigen Beeinträchtigung der Zellzahl und damit zu einer symmetrischen Ausprägung der Wachstumsretardierung. Die symmetrische intrauterine Wachstumsretardierung ist häufig genetisch bedingt, kann aber auch auf eine Virusinfektion oder einen Nikotin- bzw. Drogenabusus zurückgehen.

Asymmetrische intrauterine Wachstumsretardierung: Störeinflüsse zu einem späteren Zeitpunkt der Schwangerschaft führen durch zentralnervöse Steuerungsmechanismen zu einer Blutumverteilung zugunsten von Herz und Gehirn. Daraus resultiert ein asymmetrisches Wachstum. Ursachen einer asymmetrischen Wachstumsretardierung sind Erkrankungen der Mutter, die zu Durchblutungs- oder Perfusionsstörungen der Plazenta führen. Dazu gehören vor allem die verschiedenen Formen der Spättoxikose (Präklampsie, s. S. 319ff), die schwangerschaftsinduzierte Hypertonie (s. S. 318f), Herzfehler mit Zyanose (s. S. 331ff) sowie schwere Nierenerkrankungen (s. S. 340ff).

Diagnostik:
➤ klinische Untersuchung: der Symphysen-Fundus-Abstand (s. ◉ **20.5**, S. 310) und der Leibesumfang sind für die Schwangerschaftswoche zu gering;
➤ Ultraschallbefund (s. S. 287): das Kind ist für die Schwangerschaftswoche zu klein und bleibt im Wachstum zurück; oft besteht eine Oligohydramnie;
➤ Hormonstatus: erniedrigte HPL- und Östriolwerte.

Die **Überwachung des Kindes** erfolgt durch:
➤ CTG-Kontrollen einschließlich Streßtests (s. S. 295),
➤ Amnioskopie (s. S. 297),
➤ fetale Blutgasanalyse (s. S. 396), insbesondere bei prognostisch unklaren CTG-Befunden.

Therapie: Ziel der Behandlung ist eine Verbesserung der uterinen und damit der plazentaren Durchblutung. Die erste Maßnahme zur Steigerung der Plazentaperfusion ist die Bettruhe. Eine medikamentöse Tokolyse hat den gleichen Effekt. Bei einer Hypertonie ist eine, allerdings maßvolle medikamentöse Blutdrucksenkung angezeigt: Der Blutdruck sollte innerhalb der ersten Stunde nicht um mehr als 20% gesenkt werden, um das Kind nicht zusätzlich durch eine zu starke Verminderung des Perfusionsdruckes („Notwendigkeitshochdruck") in Gefahr zu bringen.
Tritt keine Besserung ein, muß die Schwangerschaft auch vor der 36. SSW nach Induktion der fetalen Lungenreife mit Glucocorticoiden (s. ⊤ **26.6**, S. 422) beendet werden.

Intrauterine Asphyxie

engl.: fetal distress

Definition: Unter einer intrauterinen Asphyxie versteht man eine fetale Hypoxie mit nachfolgender CO_2-Anreicherung und metabolischer Azidose.

Ätiopathogenese: Jede Form einer Störung des Gasaustausches zwischen Mutter und Kind kann zu einer intrauterinen Asphyxie führen, unabhängig davon, ob es sich um eine Störung im Kind, in der Nabelschnur, in der Plazenta, bei der Uterusdurchblutung oder im mütterlichen Kreislauf handelt.

Eine Störung der Sauerstoffversorgung des Kindes führt zu kardiovaskulären Veränderungen, z.B. zu einem vorübergehenden Blutdruckanstieg mit dem Ziel, die O_2-Versorgung von Herz, Nebennieren und Gehirn konstant zu halten. In den minderperfundierten Geweben kommt es durch Stimulierung der anaeroben Glykolyse mit Anhäufung saurer Stoffwechselprodukte zu einer metabolischen Azidose und zu einer Erschöpfung der Glykogenreserven. Ist gleichzeitig die Abgabe von CO_2 gestört, entwickelt sich zusätzlich eine respiratorische Azidose. Mit zunehmender Dauer der Hypoxie erschöpfen sich die Kompensationsmechanismen, es kommt zum hypoxischen Hirnschaden und zum Tod des Kindes.

> Akute Hypoxien führen nur selten, chronische Versorgungsstörungen dagegen viel häufiger zu Hirnschädigungen.

Diagnostik: Alle Methoden der Überwachung des Feten dienen zur Diagnose einer intrauterinen Asphyxie: Die Kontrolle der Herztöne, das CTG, die Dopplersonographie und die Amnioskopie. Die einzige direkte Methode ist dabei die fetale Blutgasanalyse, die aber erst unter der Geburt möglich ist. Die Diagnose einer **chronischen intrauterinen Asphyxie** während der Schwangerschaft erfolgt durch:
- geburtshilfliche Untersuchung: Symphysen-Fundus-Abstand zu gering,
- Sonographie: intrauterine Wachstumsretardierung (s. S. 287),
- Dopplersonographie: Veränderung der uteroplazentaren Hämodynamik (s. S. 288f),
- antepartuales CTG (Streßtest): CTG-Veränderungen bei Wehentätigkeit (s. S. 295),
- Amnioskopie: Mekonium im Fruchtwasser, Reduktion der Fruchtwassermenge (s. S. 297).

Die Diagnose einer **akuten intrauterinen Asphyxie** unter der Geburt erfolgt durch:
- CTG: Zeichen einer drohenden intrauterinen Asphyxie (s. S. 394f),
- fetale Blutgasanalyse: pH, PO_2, PCO_2 (s. S. 395f),
- Beurteilung des Fruchtwassers: Mekoniumabgang (s. S. 297).

Therapie: Bei einer **chronischen intrauterinen Asphyxie** in Abhängigkeit vom Zeitpunkt in der Schwangerschaft und vom Gefährdungsgrad:
- allgemeine Maßnahmen wie bei einer intrauterinen Wachstumsretardierung (s. S. 419),
- Induktion der fetalen Lungenreife (s. S. 419, 422),
- Einleitung der Frühgeburt (s. S. 422f).

Bei einer **akuten intrauterinen Asphyxie** unter der Geburt in Abhängigkeit vom Geburtsfortschritt:
- Akuttokolyse (👁 26.14), Sectio caesarea (s. S. 432),
- Vakuum- oder Zangenextraktion (s. S. 429ff), Kristellern (s. S. 431) und weite Episiotomie (s. S. 392f), bei Beckenendlage Extraktion.

👁 **26.14 Intrauterine Reanimation**

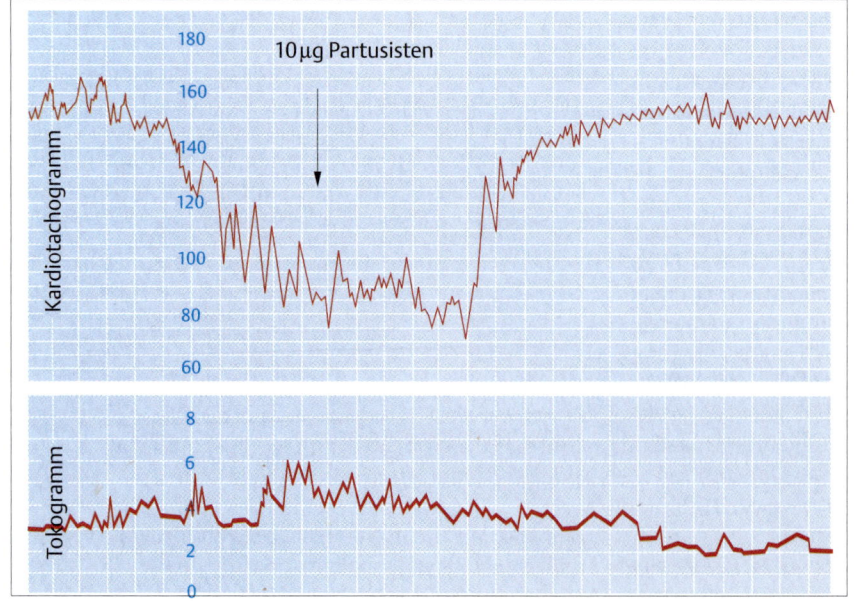

Eine respiratorische fetale Notsituation aufgrund einer uterinen Perfusionsminderung ist im CTG durch einen starken Herzfrequenzabfall zu erkennen. Die intravenöse Gabe eines Tokolytikums führt zumindest passager zu einem Anstieg der Herzfrequenz und damit zu einer Überwindung der Hypoxie.

Intrauteriner Fruchttod

engl.: fetal death, death in utero

Definition: Von einem intrauterinen Fruchttod spricht man, wenn das Kind nach dem 6.–7. Schwangerschaftsmonat intrauterin stirbt.

Epidemiologie: Damit ist bei ca. 0,1% aller Schwangerschaften zu rechnen.

Ätiologie: Die wichtigsten Ursachen sind:
- Hypoxie, vor allem bei einer intrauterinen Wachstumsretardierung (s. S. 419), aber auch bei Nabelschnurkomplikationen (s. S. 409 ff) oder bei einer vorzeitigen Plazentalösung (s. S. 415f),
- intrauterine Infektionen (s. S. 355 ff, 412),
- angeborene Fehlbildungen (s. S. 455f).

Diagnostik:
- Die Mutter berichtet, keine Kindsbewegungen mehr zu spüren.
- Körpergewicht, Leibesumfang und Fundusstand gehen zurück.
- Fehlen kindlicher Herztöne: Holzstethoskop, Phonokardiogramm, Doppler-Sonographie.
- Fehlen kindlicher Bewegungen: Ultraschallfetographie.

Mazerationserscheinungen, die nach dem Tod des Fetus auftreten, lassen – wenn auch nur unsichere – Rückschlüsse auf den Zeitpunkt des Absterbens zu und werden in 3 Grade eingeteilt:
- *Mazeration 1. Grades:* grau-weiße bis grünliche Verfärbung der Haut, Blasenbildungen: intrauteriner Fruchttod innerhalb der letzten Stunden,
- *Mazeration 2. Grades:* Haut abgeledert, braunrote Subkutis, gelockerte Knochenverbindungen: intrauteriner Fruchttod vor mehr als 1–2 Tagen,
- *Mazeration 3. Grades:* Verflüssigung innerer Organe, die Körperhöhlen bilden schlaffe, fluktuierende Säcke: länger zurückliegender Fruchttod.

Risiko für die Mutter: Für die Schwangere stellt das tote Kind keine unmittelbare Gefährdung dar. Das sog. **Deadfetus-Syndrom**, bei dem ca. 4 Wochen nach Absterben des Kindes durch Einschwemmung thromboplastisch wirksamer Substanzen eine Koagulopathie auftritt, ist sehr selten. Liegt der Fruchttod einige Zeit zurück, empfiehlt es sich deshalb, vor Einleitung der Geburt den Gerinnungsstatus zu kontrollieren.

Therapie: Aus psychologischen Gründen ist die Geburt bald einzuleiten. Nach einer Vorbehandlung mit Prostaglandinen zur Zervixreifung wird das Kind unter einer Oxytocininfusion zur Weheninduktion vaginal geboren. Zur Erleichterung der Wehenschmerzen sollte die Entbindung in Narkose oder Periduralanästhesie (s. S. 398f) erfolgen.

26.8 Regelwidrige Schwangerschaftsdauer

Frühgeburt

engl.: premature birth

Definition: Durch die 13. Verordnung zur Ausführung des Personenstandgesetzes vom 24. März 1994, BGBl. I, S. 621, § 29 Abs. 1 und 2 sind die Begriffe Frühgeburt und Fehlgeburt gesetzlich neu definiert:
Als **Frühgeburt** bezeichnet man die Beendigung der Schwangerschaft vor Vollendung der 37. SSW p.m. bzw. eine Tragzeit von weniger als 259 Tagen p.m. bzw. < 36 Wochen plus 7 Tage (36+7) bzw. < 37. Woche 7. Tag (37/7). Darunter fällt auch *jedes totgeborene Kind ab einem Geburtsgewicht von 500 g* (bisher 1000 g) und *jedes lebend geborene Kind auch bei einem Geburtsgewicht unter 500 g*, sofern „nach der Scheidung vom Mutterleib entweder das Herz geschlagen oder die Nabelschnur pulsiert oder die natürliche Lungenatmung eingesetzt" hat. Die früher übliche Definition, alle Kinder mit einem Geburtsgewicht von < 2500 g als Frühgeburt zu bezeichnen, ist weggefallen, da 30% der Kinder mit einem Geburtsgewicht von weniger als 2500 g nach der 37. SSW geboren werden und die Überlebenschance der betroffenen Kinder weniger vom Geburtsgewicht als von der Schwangerschaftsdauer abhängt.
Als **Fehlgeburt** gilt damit nur noch ein totgeborenes Kind bis 499 g.
Die Definitionen haben für die Statistik, besonders aber versicherungsrechtlich große Bedeutung:
- Frühgeburten müssen beim Standesamt gemeldet und das Kind im Todesfall wie jeder Erwachsene beerdigt werden. Der Mutter steht der Mutterschutz in voller Länge zu (8 Wochen).
- Fehlgeburten sind Erkrankungen, die nicht an das Standesamt gemeldet werden dürfen. Die „Leibesfrucht" wird nicht wie ein Todesfall behandelt. Die Dauer der Krankschreibung beträgt 8–14 Tage.

Epidemiologie: Sieht man von der Fehlgeburt ab, so werden ca. 1% aller Kinder vor der 32. Woche und ca. 5–6% zwischen der 32. und 36. Woche geboren.

Ätiologie: Für das Auftreten einer Frühgeburt gibt es viele Gründe (👁 **26.15**):
- sozioökonomische Ursachen,

26 Regelwidrige und pathologische Geburt

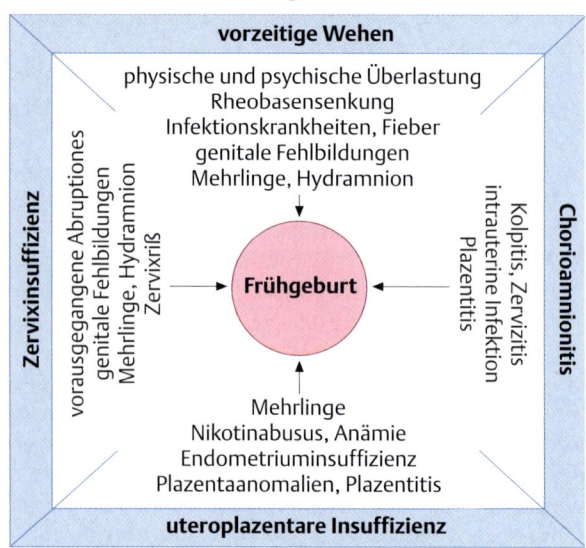

● 26.15 Ursachen der Frühgeburt

Eine Frühgeburt kann durch verschiedene Faktoren ausgelöst werden, die auch miteinander kombiniert sein können.

- allgemeine Erkrankungen der Mutter,
- Uteruserkrankungen wie Myome (s. S. 169), Zervixinsuffizienz (s. S. 370) oder Fehlbildungen (s. S. 25 ff),
- schwangerschaftsbedingte Erkrankungen wie die hypertensive Schwangerschaftserkrankung (s. S. 317 ff), eine schwere Anämie (s. S. 334 f),
- Mehrlingsschwangerschaft (s. S. 424 ff),
- aszendierende Infektionen, verbunden mit einem vorzeitigen Blasensprung (s. S. 411 f),
- vom Kind ausgehende Ursachen:
  - Wachstumsretardierung (s. S. 419),
  - „notwendige Frühgeburt" bei drohender intrauteriner Asphyxie (s. S. 420),
  - chromosomale Defekte,
  - Fehlbildungen.

> Ca. 16 % aller frühgeborenen Kinder zeigen große Fehlbildungen. Bei frühgeborenen Kindern mit einem Gewicht < 1500 g liegen in ca. 31 % der Fälle Fehlbildungen vor.

Diagnostik: Verkürzung der Zervix, die auch sonographisch meßbar ist, Eröffnung des Muttermundes und Wehen (s. S. 380 f, 386).

Prävention: Verhütung bzw. frühzeitige Behandlung einer Infektion in der Vagina und der Zervix (s. S. 126 ff, 304, 313, 355 ff).

T 26.6 Therapeutischer Stufenplan bei drohender Frühgeburt

Stufe	Indikation	Therapie
I	palpatorischer und tokographischer Nachweis nicht zervixwirksamer vorzeitiger Wehen	- Bettruhe, - Magnesium (z. B. Mg 5-Longoral Kautabletten 3–4 x 1 Tbl./die), - bei persistierender Wehentätigkeit stationäre Aufnahme und Kurzzeittokolyse mit einem ß-Mimetikum (z. B. Partusisten 1 mg/ 500 ml Glucose: 10–20 Tropfen/min über 2–3 Tage)
II	uterine Kontraktionen < 1/10 min, beginnende Verkürzung und Dilatation der Zervix bei geschlossenem inneren Muttermund	- stationäre Aufnahme, - Bettruhe, - Tokolyse mit einem ß-Mimetikum (z. B. Partusisten 1 mg/500 ml Glucose: 20–30 Tropfen/min in Abhängigkeit von Wehenfrequenz und -stärke), - Magnesium (z. B. Mg 5-Longoral Kautabletten 3–4 x 1 Tbl./die)
III	uterine Kontraktionen > 1/10 min, Zervixveränderungen mit Dilatation des inneren Muttermundes vor der 34. SSW	- stationäre Aufnahme, - Bettruhe, - Akuttokolyse mit einem ß-Mimetikum (z. B. Partusisten 1 mg/ 500 ml Glucose: bis zu 40 Tropfen/min über 3–4 Tage), - bei kardiovaskulären Nebenwirkungen ß-Blocker (z. B. Beloc 4 Amp. zu 5 mg/500 ml Glucose: 5 mg/h = 125 ml/h), - Magnesium (z. B. Mg 5-Sulfat 10 % 5 Amp./500 ml Glucose: 5 mg/h = 125 ml/h), - Beschränkung der Infusionsmenge auf 1000–1500 ml/Tag, - Prostaglandinsynthesehemmer (z. B. Colfarit: 1000 mg = 2 Tabl. alle 4–6 h), - Lungenreifeinduktion mit Glucocorticoiden (z. B. Celestan solubile 8 mg = 2 Amp. i.v. bzw. Celestan Depot, Wiederholung nach 48 h), - nach erfolgreicher Tokolyse bei nach wie vor bestehender palpatorisch und sonographisch nachgewiesener Zervixinsuffizienz operative Zervixumschlingung bzw. Einlage eines Arabin-Pessars (s. ● 26.16 a)

26.16 Cerclagepessar nach Arabin

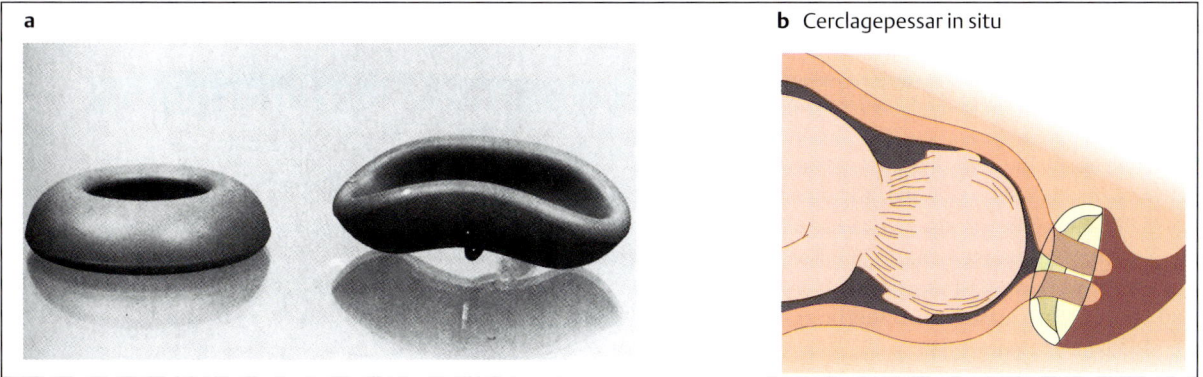

a Komprimierbares, gewebefreundliches Silikon-Schalenpessar. Der Durchmesser beträgt 65 mm, die zentrale Öffnung 32 mm.

b Das Pessar wird in das Scheidengewölbe plaziert. Die Portio steckt dabei in der zentralen Öffnung.

Therapie: Die Möglichkeiten der Behandlung beschränken sich auf eine Ruhigstellung der Schwangeren (Bettruhe) sowie auf die medikamentöse Tokolyse mit einem ß-Mimetikum (Fenoterol, z.B. Partusisten). Bei Verdacht auf eine Zervixinsuffizienz sind die Einlage eines Cerclagepessars nach Arabin (26.16) oder in streng ausgewählten Fällen der operative Verschluß der Zervix indiziert. Das Vorgehen richtet sich nach einem Stufenplan (26.6).

Bei jeder drohenden Frühgeburt mit zervixwirksamen Wehen ist vor Beginn einer Behandlung zu überprüfen, ob eine Verzögerung der Geburt dem Kind schadet.

Läßt sich die Frühgeburt nicht mehr aufhalten, steht die Prophylaxe des Atemnotsyndroms mit Glucocorticoiden im Vordergrund. Die Entbindung sollte nur in einer Klinik erfolgen, in der auch die sofortige Intensivbetreuung des Neugeborenen gewährleistet ist.

Übertragung

Synonym: Partus serotinus
engl.: post-date-labor

Definition: Von einer Übertragung spricht man bei einer Schwangerschaftsdauer von mehr als 42 Wochen.

Ätiologie: Echte Übertragungen sind selten und treten bei bekanntem Ovulationstermin in ca. 2,5% aller Schwangerschaften auf. Ihre Ursache ist meist unbekannt. Neben einer herabgesetzten Erregbarkeit des Myometriums scheinen auch fetale Ursachen wie z.B. ein Anenzephalus eine wichtige Rolle zu spielen.

Risiko für das Kind: Die perinatale Mortalität steigt als Folge von Alterungserscheinungen der Plazenta ab der 43. SSW p. m. (26.17).

Diagnostik: Da der berechnete Entbindungstermin eine größere Streubreite hat und eine Gefährdung des Kindes erst ab der 43. SSW besteht, sollte die Diagnostik bei einer Übertragung etwa am 290. Tag beginnen. Sie beinhaltet:
- vaginale Untersuchung zur Beurteilung der Zervix hinsichtlich ihrer Geburtsreife (s. S. 386f),
- Ultraschall zur Bestimmung der Fruchtwassermenge (vermindert?) sowie der fetalen Bewegungen (Abnahme?),
- CTG als Non-Streßtest, bei unklarem Befund Streßtest in Form des Oxytocinbelastungstests (s. S. 294f),
- Amnioskopie (s. S. 297): Verminderung der Fruchtwassermenge? Grünfärbung des Fruchtwassers durch Mekoniumabgang?

Therapie: Die *Geburtseinleitung* ist indiziert bei:
- reduzierter Fruchtwassermenge,
- pathologischem CTG,
- grünem Fruchtwasser.

Sie erfolgt durch Oxytocininfusion und Amniotomie („Blasensprengung", s. S. 389f) nach Ablösen des unteren

26.17 Perinatale Mortalität

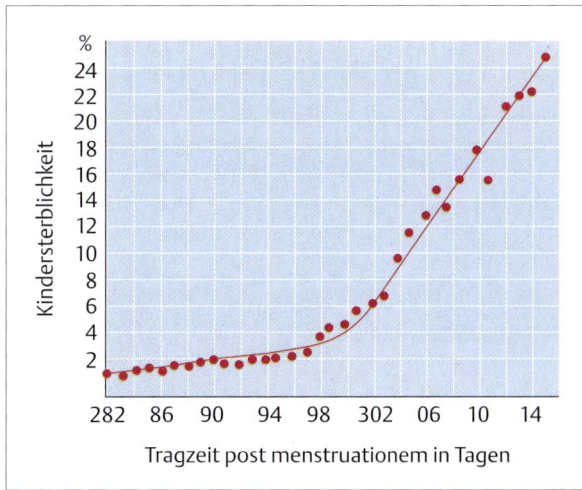

Die perinatale Mortalität steigt bei einer Tragzeitverlängerung von mehr als 14 Tagen an. Ursache ist die rasche „Alterung" der Plazenta.

Eipols von der Zervixinnenwand mit dem Finger. Ist die Zervix noch nicht geburtsbereit, ist eine Vorbehandlung mit Prostaglandinen (Prostaglandin-E$_2$-Gel endozervikal) notwendig.

26.9 Mehrlingsschwangerschaft und Mehrlingsgeburt

Epidemiologie: Die Häufigkeit spontaner Mehrlingsschwangerschaften ergibt sich für den Menschen nach der **Hellin-Regel**. Diese besagt, daß unter 85 Geburten eine Zwillingsschwangerschaft (1,18%), unter 85^2 Geburten etwa eine Drillingsschwangerschaft (0,014%) und unter 85^3 etwa eine Vierlingsschwangerschaft (0,00016%) zu erwarten ist.

Durch die Hormonstimulation der Ovarien im Rahmen der Sterilitätstherapie und der assistierten Reproduktion ist die Inzidenz von Mehrlingsschwangerschaften etwa um das 20fache gestiegen. Die tatsächliche Inzidenz von Mehrlingsschwangerschaften ist jedoch noch höher: Seit in der Frühschwangerschaft bessere sonographische Untersuchungen durchgeführt werden, weiß man, daß eine im 1. Trimenon festgestellte Zwillingsschwangerschaft bei der Geburt in 20–70% nicht mehr oder nur noch schwer nachzuweisen ist, da der Zwilling früh gestorben ist (vanishing twin). Stirbt der Zwilling erst später, findet man bei der Geburt einen sog. Fetus papyraceus.

Einteilung und Entstehung von Zwillingsschwangerschaften: In der 👁 **26.18** werden die verschiedenen Möglichkeiten der Embryonalentwicklung mit den daraus resultierenden Chorion- und Amnionverhältnissen mono- und dizygoter Zwillinge dargestellt.

Für die Entstehung möglicher Schwangerschaftskomplikationen, aber auch für das spätere Leben ist es von großer Bedeutung, ob es sich um erbverschiedene dizygote oder um erbgleiche monozygote Zwillinge handelt.

Dizygote („zweieiige") Zwillinge: 70% aller Zwillinge sind dizygot. Dabei werden zwei unabhängige Eizellen von je einem Spermatozoon befruchtet. Die zwei befruchteten Eizellen entwickeln sich von Anfang an nebeneinander. So entstehen zwei Trophoblasten, die zwei Plazenten bzw. zwei Chorionhöhlen bilden (dichorische Zwillinge, 👁 **26.18**). Da die Implantationsstellen nahe beieinander liegen können, kann eine gemeinsame Plazenta vorgetäuscht werden.

Dizygote Zwillinge sind erbverschieden. Sie können das gleiche oder ein verschiedenes Geschlecht haben. Da sie unter gleichen Bedingungen heranwachsen, sind sie meist gleich groß.

Monozygote („eineiige") Zwillinge: 30% aller Zwillinge sind monozygot. Sie sind erbgleich und damit immer gleichgeschlechtlich. Plazentare Gefäßanastomosen haben zur Folge, daß monozygote Zwillinge bei ihrer Geburt oft unterschiedlich groß sind.

Monozygote Zwillinge entstehen durch sekundäre Teilung des durch ein Spermatozoon befruchteten Hauptkerns einer Eizelle:

- Erfolgt die Teilung in den ersten 2–3 Tagen (bis zum Morulastadium), entstehen 2 Blastozysten, die sich nebeneinander in die Gebärmutterschleimhaut einnisten. Die *Eihäute sind dichorisch und diamniotisch* (10% aller Zwillinge; siehe **a** in 👁 **26.18**).
- Ab dem 4. Entwicklungstag (Blastozystenstadium) trennen sich Embryoblast und Trophoblast nicht mehr. Bei einer Teilung in dieser Phase teilt sich nur der Embryoblast. Damit bildet sich ein Chorion mit zwei Amnionhöhlen aus. Die *Eihäute sind monochorisch und diamniotisch* (20% aller Zwillinge; siehe **b** in 👁 **26.18**).
- Erfolgt die Teilung erst nach Ausbildung des Amnions, also nach dem 8. Entwicklungstag, liegen die zwei Embryoblasten in einer Amnionhöhle. Die *Eihäute sind monochorisch und monoamniotisch* (1% aller Zwillinge; siehe **c** in 👁 **26.18**).
- Bei einer Embryonalspaltung zwischen dem 12. und 14. Entwicklungstag entstehen *siamesische Zwillinge*. Sie treten mit einer Häufigkeit von ca. 1/45 000 Geburten auf (siehe **d** in 👁 **26.18**).

T 26.7 Diagnostik der Mehrlingsschwangerschaft	
Diagnostisches Vorgehen	**Befund**
Anamnese	familiäres Vorkommen (Dizygotie), verstärkte Schwangerschaftsbeschwerden (Hyperemesis), vermehrte Kindsbewegungen
klinische Untersuchung	übergroßer Uterus: Fundusstand, Symphysen-Fundus-Abstand, vergrößerter Leibesumfang, Tastbarkeit von mehr als 2 großen Kindsteilen
fetales EKG	Nachweis mehrerer R-Zacken
Sonographie (vaginal/abdominal)	mehr als eine Chorionhöhle ab der (4.) 5.–6. Woche p.m., mehr als ein Dottersack ab der 5. Woche p.m., mehr als ein Embryo mit Herzaktionen ab der 6. Woche p. m.

26.9 Mehrlingsschwangerschaft und Mehrlingsgeburt

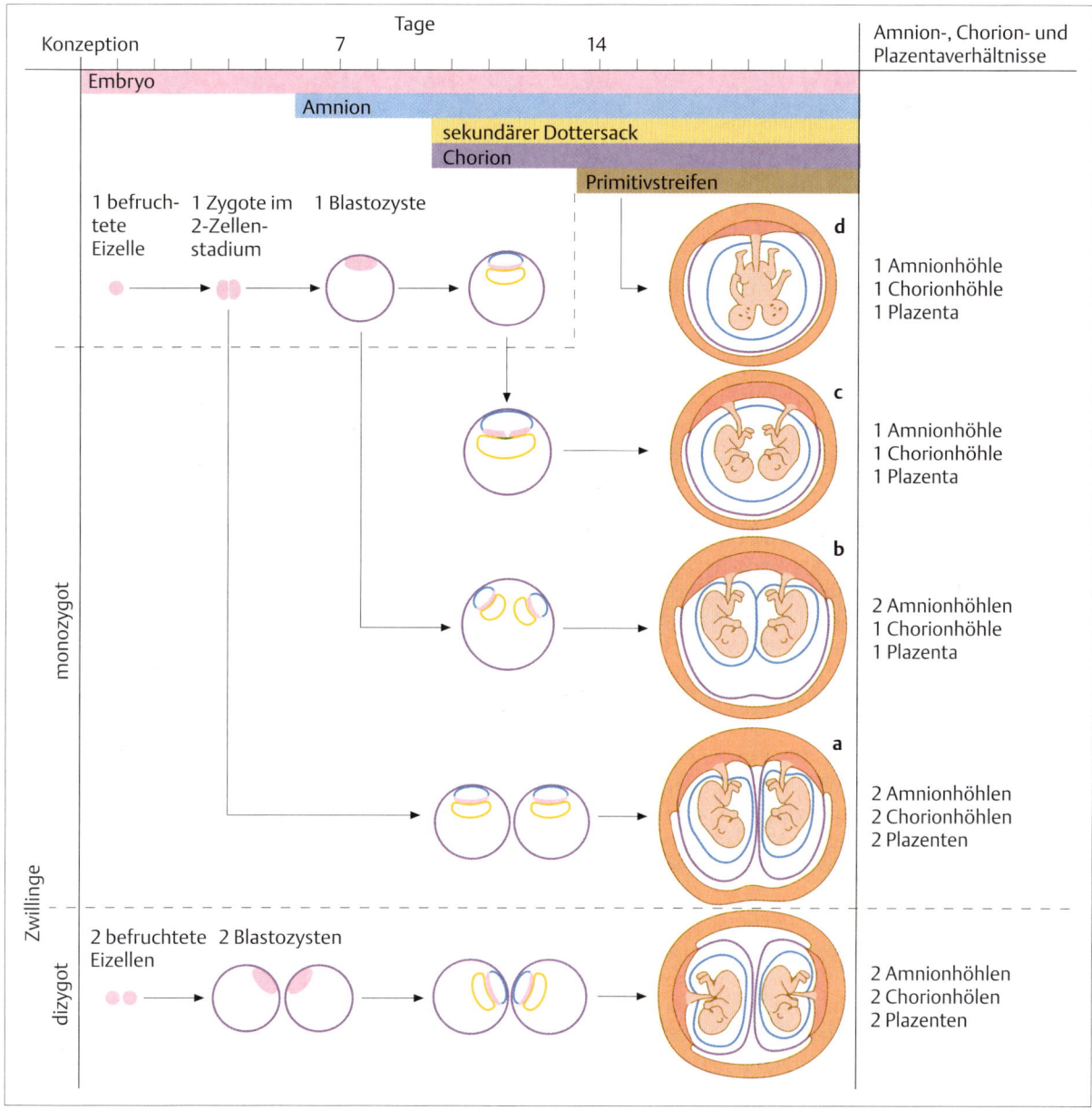

◉ 26.18 Zwillingsschwangerschaften

Die Zahl der Eihäute bei Zwillingen ist von der Art der Zwillingsbildung (monozygot oder dizygot) und bei monozygoten Zwillingen vom Zeitpunkt der Trennung der Zygote abhängig (nähere Erläuterungen zu den verschiedenen Möglichkeiten der Embryonalentwicklung siehe Text; Abbildung nach Tutschek).

Dichorische Zwillinge sind in 90% dizygot und in 10% monozygot, monochorische Zwillinge sind monozygot.

Risiko für Mutter und Kind in der Schwangerschaft: Der Schwangerschaftsverlauf bei Mehrlingen birgt für die Kinder große Gefahren und für die Mutter oft eine erhebliche Mehrbelastung:
➤ 30–60% der Mehrlingsschwangerschaften enden mit einer Frühgeburt; die durchschnittliche Tragzeit verkürzt sich mit der Zahl der Mehrlinge und beträgt bei Zwillingen ca. 262 Tage p.m., bei Drillingen ca. 247 Tage p.m., bei Vierlingen ist die Tragzeit noch kürzer; mögliche Ursachen sind eine Zervixinsuffizienz oder ein vorzeitiger Blasensprung (s. S. 411);
➤ intrauterine Wachstumsretardierung (s. S. 419);
➤ Fehlbildungen (s. S. 455ff);
➤ fetofetales Transfusionssyndrom: zwischen den Plazenten monozygoter Zwillinge bestehen oft arterielle und venöse Gefäßverbindungen, die zu einem arterio-venösen Shunt führen; durch den Shunt kommt es beim Empfängerkind zur Plethora, zu Ödemen und

einem Hydramnion (s. S. 412f), beim Spenderkind zur Anämie und Dehydratation; die Folge sind nicht nur unterschiedlich große Zwillingskinder, sondern auch eine um das 3- bis 6fache erhöhte Morbidität und Mortalität;

Bei der Mutter beobachtet man häufiger:
- hypertensive Schwangerschaftserkrankung (s. S. 317ff),
- Anämie (s. S. 334ff),
- Herzbeschwerden und Atemnot durch Zwerchfellhochstand,
- Stauungsödeme in den Beinen mit vermehrter Varizenbildung (s. S. 274f).

Diagnostik: Die Diagnose der Mehrlingsschwangerschaft erfolgt heute in der Regel durch die erste sonographische Screeninguntersuchung (s. S. 306f). Die rechtzeitige Diagnose einer Mehrlingsschwangerschaft ist wegen des erhöhten Risikos für die Kinder und die Mutter sehr wichtig (T 26.7).

Bei der Sonographie in der Frühschwangerschaft (8.–12. SSW) gelingt es darüber hinaus am sichersten, die Zahl der Chorion- und Amnionhöhlen zu erkennen. Die endgültige Sicherung der Eihautsituation erfolgt bei der Geburt durch die Inspektion der Eihäute bzw. histologische Untersuchung (26.19).

Geburtshilfliches Vorgehen: Die Geburt muß in einem Zentrum erfolgen, in dem alle Möglichkeiten zur sofortigen Intensivtherapie von Mutter und Kindern gegeben sind. Bei der Entbindung müssen pro Kind mindestens ein erfahrener Geburtshelfer, ein Neonatologe, eine Hebamme und eine Kinderkrankenschwester im Kreißsaal anwesend sein.

Bei einer unkomplizierten Zwillingsschwangerschaft wird die Geburt aufgrund der Gefahr einer Plazentainsuffizienz in der 38. Woche eingeleitet. Eine primäre Kaiserschnittentbindung ist indiziert, wenn das vorausgehende Kind nicht in Schädellage liegt, das geschätzte Geburtsgewicht der Kinder unter 1500 g ist sowie mehr als zwei Kinder geboren werden müssen.

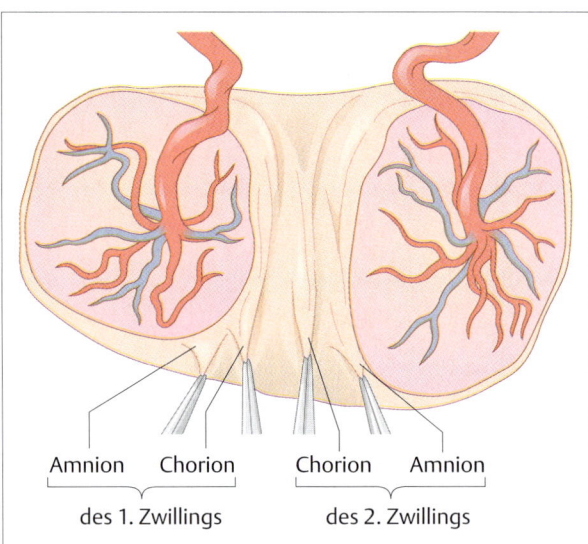

26.19 Dichorisch-diamniotische Zwillinge

Amnion Chorion   Chorion Amnion
des 1. Zwillings   des 2. Zwillings

Die vierschichtige Trennwand spricht für eine dichorisch-diamniotische Eihautsituation. Es handelt sich damit um dichorische Zwillinge, die in 90% der Fälle dizygot, in 10% der Fälle monozygot sind.

Der Geburtsablauf ist gekennzeichnet durch:
- vermehrtes Auftreten von Regelwidrigkeiten der Lage und der Poleinstellung der Kinder (55% beide Schädellage (SL); 20% 1. Kind SL, 2. Kind BEL; 10% 1. Kind BEL, 2. Kind SL),
- Möglichkeit des Verhakens der Kinder, wenn der 1. Zwilling in Beckenendlage, der 2. in Schädellage liegt,
- Überdehnung der Uteruswand mit:
  - Wehenschwäche (s. S. 400),
  - Plazentalösungsstörungen (s. S. 428f),
  - postpartualer Atonie (s. S. 428f),
- veränderte hämodynamische Verhältnisse,
- relativer O_2-Mangel, insbesondere für den zweiten Zwilling nach der Geburt des ersten,
- Nabelschnurkomplikationen (s. S. 409f),
- vorzeitige Plazentalösung (s. S. 415f) nach der Geburt des ersten Zwillings.

26.10 Regelwidrigkeiten der Nachgeburtsperiode

Die Nachgeburtsperiode ist für die Mutter die bei weitem gefährlichste Phase der Geburt. Im Vordergrund steht die Gefährdung durch einen zu hohen Blutverlust.

Eine Gefährdung der Frischentbundenen besteht, wenn der Blutverlust 300 ml überschreitet.

Man muß unterscheiden zwischen Blutungen:
- vor Lösung der Plazenta, meist aus einer Geburtsverletzung,
- während der Lösung der Plazenta (sog. Lösungsblutung),
- bei gelöster, aber noch nicht geborener Plazenta,
- nach Ausstoßung der Plazenta bei der postpartualen Atonie.

Geburtsverletzungen

Verletzungen der Haut im Bereich der Vulva

Im Bereich der Vulva kann es beim Durchtritt des Kopfes durch verstärkte zirkuläre Spannung zu Verletzungen

26.10 Regelwidrigkeiten der Nachgeburtsperiode

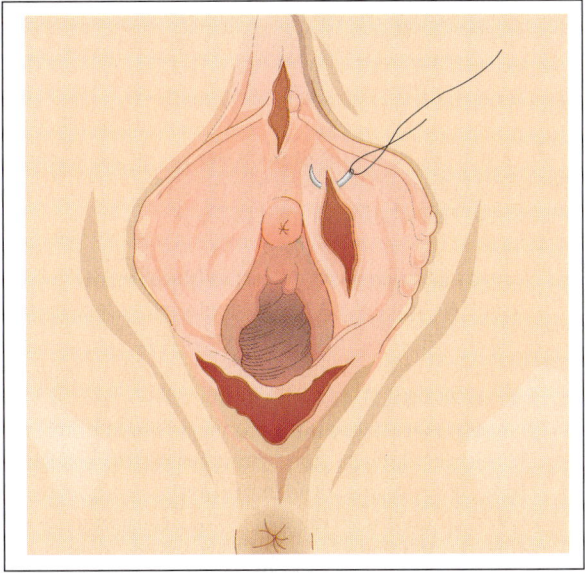

26.20 Hautverletzungen im Vulvabereich

Bei den Hautverletzungen handelt es sich vorwiegend um Dehnungsrupturen, die aufgrund der zirkulären Spannung beim Durchtritt des Kopfes entstehen.

der Haut kommen. Blutungen und die beim Wasserlassen auftretenden Schmerzen machen eine primäre, adaptierende Wundversorgung erforderlich (26.20).

Dammriß

Der Dammriß ist neben der Episiotomie (s. S. 392f) die häufigste Weichteilverletzung. Man unterscheidet **3 Verletzungsgrade**:

- **Dammriß I. Grades** (26.21 a): Die Haut ist im Bereich der hinteren Kommissur eingerissen.
- **Dammriß II. Grades** (26.21 b): Die Dammuskulatur ist eingerissen.
- **Dammriß III. Grades** (26.21 c): Der M. sphincter ani externus ist eingerissen, ggf. besteht zusätzlich ein Einriß der Rektumvorderwand.

Der Dammriß muß unter sorgfältiger Adaptation der einzelnen Schichten genäht werden.

Zervixriß

Während ein seitlicher Einriß des Muttermundes (quergespaltener Muttermund der Frau, die geboren hat) physiologisch ist, kommt es bei ca. 1% aller Entbindungen zu einem Zervixriß (26.22) mit Verletzung der zervikalen Äste der A. uterina. Kennzeichnend ist eine unmittelbar nach der Entwicklung des Kindes einsetzende, starke vaginale Blutung. Die Verletzung muß in Narkose unter Spekulumeinstellung operativ versorgt werden.

Infralevatorielles und supralevatorielles Hämatom

Als **infralevatorielles Hämatom** bezeichnet man eine Blutung im Bereich der Fossa ischiorectalis kaudal des M. levator ani (26.23). Dem Hämatom liegt meist eine Blutung aus einem Ast der A. pudendalis zu Grunde, der während der Geburt, z.B. bei einer Vakuumextraktion, verletzt wurde oder eine mangelhafte Blutstillung bei der Versorgung einer Dammverletzung.
Das Hämatom stellt sich als ein weicher, livider, gut sicht- und tastbarer Tumor dar. Zur Behandlung muß das Hämatom eröffnet, das blutende Gefäß umstochen und

26.21 Verletzungen des Dammes

a Dammriß I. Grades b Dammriß II. Grades c Dammriß III. Grades

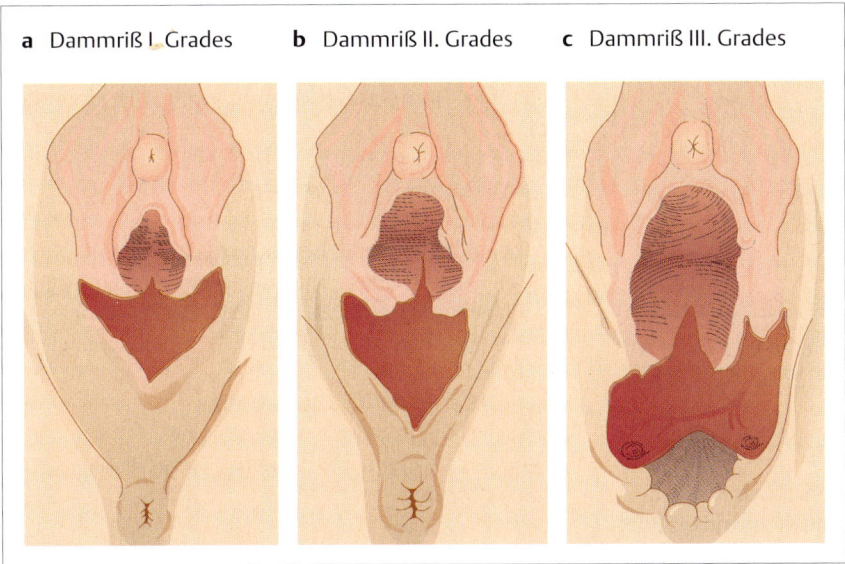

a Einriß der Dammhaut im Bereich der hinteren Kommissur. **b** Riß der Dammuskulatur bis an den M. sphincter ani externus. **c** Riß des M. sphincter ani externus und der Rektumvorderwand.

26.22 Zervixriß

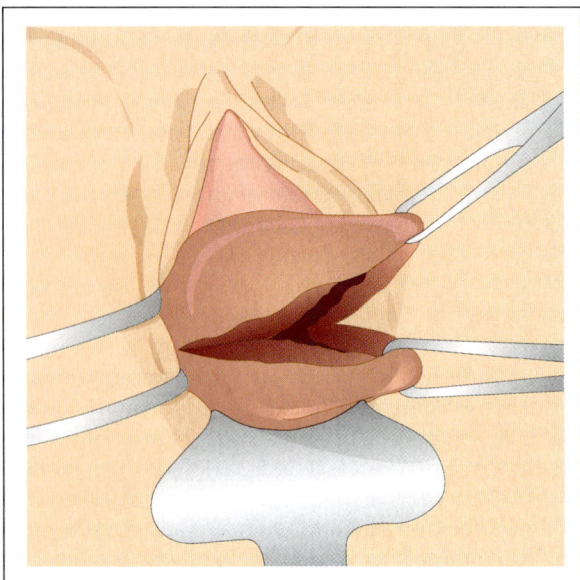

Einriß der seitlichen Zervixwand. Bei tiefen Rissen besteht die Gefahr einer Verletzung des R. descendens der A. uterina mit der Folge einer lebensbedrohlichen Blutung. Zur besseren Darstellung des Ausmaßes der Verletzung sowie zur Erleichterung der operativen Versorgung werden die Ränder des Muttermundes mit 2 Kugelzangen gefaßt und vorgezogen.

26.23 Infralevatorielles Hämatom

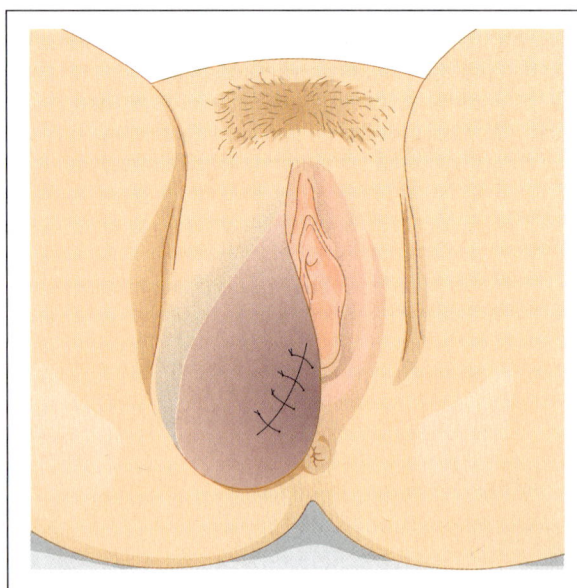

Im Bereich der durch Naht versorgten Episiotomie ist es aufgrund einer Nachblutung zur Ausbildung eines Hämatoms gekommen.

die Haut über einem Drain wieder verschlossen werden. Kommt die Blutung aus einem Ast der A. uterina, bildet sich das Hämatom retroperitoneal. Es handelt sich dann um ein **supralevatorielles Hämatom**. In diesem Fall ist eine Laparotomie indiziert.

Störungen der Plazentalösung

Ist die Plazenta 30 Minuten nach der Geburt des Kindes noch nicht geboren, so spricht man von einer Plazentaretention. Als Ursachen kommen in Frage:

Die Plazenta ist noch nicht gelöst; es blutet nicht:
1. *Ursache:* Wehenschwäche (Placenta adhaerens);
   Therapie: Harnblase entleeren, Oxytocin:
   ▶ wenn erfolglos: Wehe anreiben, Credé-Handgriff (s. 👁 **26.28a**, S. 434): nach manueller bzw. medikamentöser Weheninduktion wird der Fundus uteri mit der flachen Hand breit gefaßt und in Richtung der Führungslinie exprimiert;
   ▶ wenn ebenfalls erfolglos: Narkose, manuelle Lösung der Plazenta (s. 👁 **26.28b**, S. 434): dabei wird die Nachgeburt nach dem Eingehen mit der ganzen Hand in das Cavum uteri von dessen Innenfläche abgeschält und entfernt;
2. *Ursache* (selten): Lösungsstörung der Plazenta infolge einer Placenta accreta, increta oder percreta (s. S. 414); meist handelt es sich um eine Fehldiagnose, weil die manuelle Ablösung nicht in der richtigen Schicht erfolgt ist;
   Therapie:
   ▶ läßt sich eine Fehldiagnose ausschließen, wird Oxytocin i.v. gegeben und mit der großen, stumpfen Kürette (Bumm-Kürette) kürettiert; dann wird Prostaglandin $PGF_{2\alpha}$ i.v. im Dauertropf gegeben;
   ▶ steht die Blutung nicht, ist eine Hysterektomie nötig.

Die Plazenta ist noch nicht gelöst; es blutet:
1. *Ursache:* Plazenta in beginnender Ablösung bei Lösungsmodus Duncan, bei partieller Ablösung durch Wehenschwäche, nach frühzeitigen Expressionsversuchen;
   Therapie: Harnblase entleeren, Wehe anreiben, Oxytocin;
2. *Ursache:* Rißverletzung, z.B. Scheidenriß, Zervixriß, Uterusruptur;
   Therapie:
   ▶ bei nicht bedrohlicher Blutung: abwarten;
   ▶ bei bedrohlicher Blutung: manuelle Lösung der Plazenta (s. 👁 **26.28b**, S. 434), Nachtastung;
   ▶ bei Vaginal- oder Zervixriß: Spiegeleinstellung, Naht;
   ▶ bei Uterusruptur: Laparotomie;
3. *Ursache* (selten): Gerinnungsstörung;
   Therapie: Plazenta entfernen; Therapie der Gerinnungsstörung.

Die Plazenta ist gelöst, aber nicht ausgestoßen (Placenta incarcerata):
1. *Ursache:* Plazenta im unteren Uterinsegment/Vagina;
   Therapie: Cord traction (s. S. 393);
2. *Ursache:* Konstriktion des unteren Uterinsegments oder Überfüllung der Harnblase;
   Therapie: Harnblase entleeren, Spasmolyse; dann Cord traction.

Die Plazenta ist geboren, aber unvollständig:
Jeder Plazentarest in utero führt zu Blutungen und zur aszendierenden Infektion im Wochenbett, einer für die Wöchnerin immer sehr bedrohlichen Situation. Die Nachtastung im Wochenbett oder eine Kürettage im Wochenbett sind sehr gefährlich!
Therapie (sofort post partum): Narkose, Austastung des Uterus mit Entfernung des Plazentarestes.

Blutung bei vollständig entleertem Uterus:
Ursachen:
➤ atonische Nachblutung durch Kontraktionsschwäche z.B. nach protrahiertem Geburtsverlauf, bei einer Mehrlingsschwangerschaft oder einem Hydramnion; die Blutung verläuft meist in Schüben mit sich wiederholendem Vollbluten des Uterus; die Gefahr ist groß, den Blutverlust zu unterschätzen;
➤ größere Eihautreste können zu einer Atonie Anlaß geben;
➤ Blutung bei Vaginal- oder Zervixriß oder Uterusruptur;
➤ Gerinnungsstörung;
Therapie:
➤ manuelle Nachtastung zum Ausschluß einer Uterusruptur, eines hohen Zervixrisses, eines Plazentarestes und von Eihautresten; die Nachtastung regt den Uterus zur Kontraktion an;
➤ Methergin i.v., Prostaglandin PGF$_{2\alpha}$ systemisch und evtl. lokal intramural;
➤ Kontrolle der Blutgerinnung.

Geburtshilfliche Koagulopathie

Eine geburtshilfliche Koagulopathie (s. S. 467 ff) ist relativ selten (ca. 0,05 %), aber stets lebensbedrohend.
Die **Verbrauchskoagulopathie** wird nach disseminierter intravasaler Gerinnung (DIG) infolge einer Einschwemmung thromboplastinhaltiger Substanzen bei vorzeitiger Plazentalösung (s. S. 416), nach einer Fruchtwasserembolie (s. S. 413), bei einem Dead-Fetus-Syndrom (s. S. 421) und besonders bei septischem Schock im Rahmen einer Chorioamnionitis (s. S. 412) beobachtet. Es kommt zum Verbrauch der plasmatischen Gerinnungsfaktoren, einer Hypofibrinogenämie und zur Thrombozytopenie. Die Verlegung der terminalen Strombahn führt zu hypoxischen Gewebsschädigungen.
Die *Diagnose* wird gestellt anhand einer vaginalen Blutung, Ungerinnbarkeit des Blutes im Clot-observation-Test (s. 28.1, S. 468), eines schweren Schockzustandes und Funktionsstörungen von Lunge, Herz und Niere.
Die *Therapie* besteht in dem Ersatz der Gerinnungsfaktoren unter Berücksichtigung der hämostaseologischen Untersuchungsergebnisse, Ausgleich der Hypofibrinogenämie, Unterbrechung der DIG durch Antithrombin III und Schockbekämpfung.
Eine **Verlustkoagulopathie** wird nach starken Blutungen besonders bei einer Uterusatonie beobachtet.

Auf die Besonderheiten des geburtshilflichen Schocks wird in Kapitel 28 „Akute Notfallsituationen" (s. S. 466 f) näher eingegangen.

26.11 Grundzüge der wichtigsten geburtshilflichen Operationen

Grundlagen

Die geburtshilflichen Operationen sind Bestandteil der fakultativen Weiterbildung „Spezielle Geburtshilfe und Perinatalmedizin" und Inhalt spezieller Lehrbücher. Sie übersteigen damit selbst die Inhalte der Weiterbildung zum Frauenarzt. Ihre Anwendung setzt eine genaue Kenntnis der Geburtsmechanik der regelrechten und aller regelwidrigen Geburten, eine spezielle Schulung und große geburtshilflich-klinische Erfahrung voraus.

Einteilung: Man unterscheidet Operationen zur:
➤ Entbindung auf vaginalem Weg bei:
  – Schädellage: Entbindung mit der geburtshilflichen Zange (Forzeps, s. 26.24 a) oder dem Vakuumextraktor (26.25 a);
  – Beckenendlage (s. 26.4, S. 405): Manualhilfe, Entwicklung des nachfolgenden Kopfes, Extraktion am Beckenende;
  – Querlage: äußere und innere Wendung auf den Fuß und Extraktion;
  – Nabelschnurvorfall und Schädellage: innere Wendung auf den Fuß und Extraktion;
  – spezielle Operationen bei Mehrlingsschwangerschaften;
  – totem Kind: zerstückelnde Operationen;
➤ Entbindung auf abdominalem Weg: Sectio caesarea (Kaiserschnitt);
➤ künstlichen Beseitigung der Schwangerschaft (s. S. 372);
➤ Behandlung des Abortes (s. S. 371 f);
➤ Lösung der Plazenta: Credé-Handgriff (s. 26.28 a,

26.24 Zangenextraktion

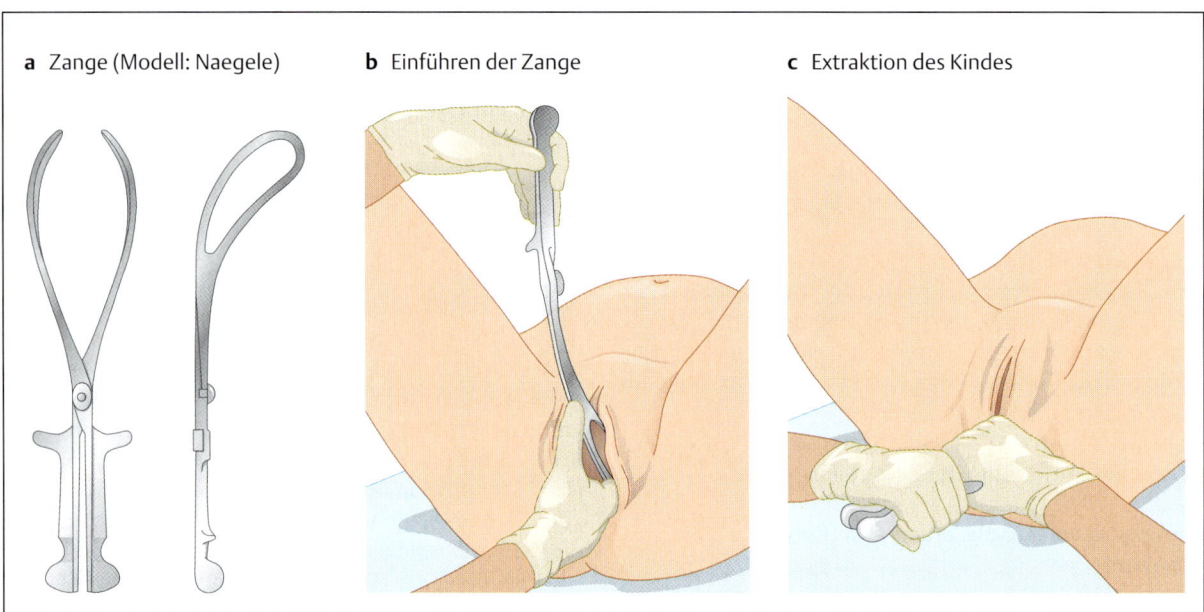

a Zange (Modell: Naegele) **b** Einführen der Zange **c** Extraktion des Kindes

a Ein Beispiel für eine Kreuzzange ist die kleine Naegele-Zange mit gefensterten Löffeln, Becken- und Kopfkrümmung. Mit ihr kann bei tiefstehendem Kopf schonend operiert werden. **b** Der erste (linke) Löffel wird aus der Senkrechten entlang des linksseitig eingeführten Fingers der rechten Hand zwischen kindlichem Kopf und Beckenwand vorgeschoben. Die Positionierung des zweiten (rechten) Löffels erfolgt analog mit der rechten Hand. **c** Die Extraktion erfolgt nach Zusammenfügen der beiden Löffel im Schloß in der Führungslinie.

26.25 Vakuumextraktion

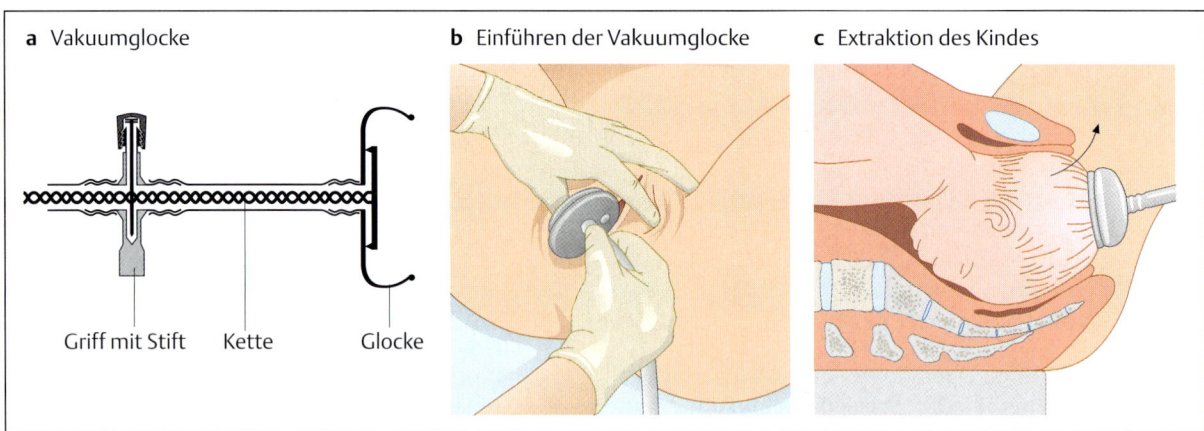

a Vakuumglocke **b** Einführen der Vakuumglocke **c** Extraktion des Kindes

Griff mit Stift   Kette   Glocke

a Dargestellt ist eine Vakuumglocke nach Malmström und Evelbauer. Durch die innen liegende Kette wird der Zug unmittelbar vom Griff auf die Glocke übertragen. Die seitliche Ausbuchtung der Vakuumglocke führt zu einer besseren Fixierung am kindlichen Kopf und erhöht so die Zugfestigkeit. **b** Nach Spreizen der Schamlippen wird die Vakuumglocke mit der Kante voran in die Vagina eingeführt und unmittelbar vor dem kindlichen Kopf um 90° in die richtige Position gedreht. Nach Ansetzen der Glocke am kindlichen Kopf wird diese durch Erzeugung eines Unterdruckes angesaugt. **c** Die Extraktion erfolgt wehensynchron in Richtung der Führungslinie.

S. 434), manuelle Lösung (s. ◉ **26.28 b**, S. 434) und Nachtastung;
➤ Behandlung von Geburtsverletzungen.

Operationen zur Entbindung auf vaginalem Weg

Vorteile:
Bei einem erfahrenen und in dieser Technik geübten Geburtshelfer ist eine Entbindung auf vaginalem Weg
➤ für die Mutter schonender, da die Risiken eines derartigen Eingriffs wesentlich geringer sind als die einer Sectio caesarea,
➤ für das Kind schonender und eventuell lebensrettend, da seine Geburt bei akuter Asphyxie sehr viel rascher möglich ist,
➤ wesentlich kostengünstiger, da der Eingriff im normalen Kreißsaal ohne Operationsteam und in vielen Fällen auch ohne Allgemeinnarkose durchgeführt werden kann.

Nachteile: Bei fehlender Übung und Erfahrung des Geburtshelfers, besonders aber bei falscher Indikation und fehlenden Vorbedingungen zu diesem Eingriff sind erhebliche Verletzungen von Mutter und Kind möglich:
➤ Verletzungen der Mutter: z.B. Damm-, Scheiden- oder Zervixriß oder gar eine Uterusruptur;
➤ Verletzungen des Kindes: z.B. Schädelverletzungen, intrakranielle Blutungen, Frakturen und Luxation von Extremitäten.

Da heute die Gerichte eher dazu neigen, für die Entwicklungsstörung eines Kindes nach seiner Geburt auf vaginalem Wege den Geburtshelfer verantwortlich zu machen, insbesondere auch deshalb, da das Risiko einer Entbindung durch Sectio caesarea heute wesentlich geringer ist als früher und durch eine Akuttokolyse in den heute besser ausgestatteten Krankenhäusern eine Sectio caesarea überall innerhalb von 20 Minuten möglich ist, tritt die Schnittentbindung heute meist an die Stelle einer Entbindung auf vaginalem Wege, auch wenn letztere grundsätzlich möglich wäre.

Entbindung durch Zange oder Vakuumextraktion

Indikationen:
➤ akute, drohende intrauterine Asphyxie unter der Geburt bei Schädellage,
➤ Geburtsstillstand in der Austreibungsperiode, z.B. bei tiefem Querstand,
➤ Fieber unter der Geburt,
➤ Erkrankungen der Mutter, die das Mitpressen verbieten,
➤ eklamptischer Anfall.

Vorbedingungen:
➤ Es darf kein Mißverhältnis zwischen Kopf und Becken bestehen.
➤ Der Kopf muß zangengerecht, d.h. möglichst auf dem Beckenboden stehen. Steht der Kopf höher, setzt eine risikolose Entbindung ganz besondere Erfahrungen des Geburtshelfers voraus.
➤ Der Muttermund muß vollständig eröffnet sein.
➤ Der Kopf muß eine solche Form und Größe haben, daß er sich mit der Zange fassen bzw. sich die Saugglocke aufsetzen läßt.
➤ Die Fruchtblase muß eröffnet sein.

Ablauf des Eingriffs:
➤ Aufklärung und Einwilligung der Kreißenden;
➤ Anästhesie: meist genügen ein Pudendusblock (s. S. 398) oder die Lokalinfiltration vor der Episiotomie (s. S. 398), besonders bei der Vakuumextraktion;
➤ Anlegen einer lateralen oder mediolateralen Episiotomie (s. S. 392 f);
➤ sorgfältige vaginale Untersuchung zur genauen Diagnose der Einstellung des kindlichen Kopfes;
➤ Anlegen der Zangenlöffel (◉ **26.24 b**) bzw. der Saugglocke (◉ **26.25 b**);
➤ Extraktion des Kindes: mit der Zange entwickelt der Geburtshelfer den Kopf in einer Traktion, indem er den optimalen Ablauf der Geburt selbst vorgibt (◉ **26.24 c**); mit dem Vakuumextraktor erfolgt die Extraktion des Kopfes wehensynchron über mehrere Wehen, wobei der Kopf, dem natürlichen Ablauf entsprechend, selbst folgt (◉ **26.25 c**).

Auswahl des Verfahrens: Die Extraktion des Kindes mit der **Vakuum-** oder **Saugglocke** (◉ **26.25**) stellt heute die häufigste vaginal-operative Entbindungsmethode dar. Sie ist besonders dann indiziert, wenn keine akute Asphyxie besteht und der Geburtshelfer geringere Erfahrung besitzt.
Die **Zangenextraktion** (◉ **26.24**) erlaubt eine wesentlich raschere Entbindung und ist deshalb besonders bei akuter Sauerstoffnot des Kindes indiziert. Sie setzt aber ein wesentlich größeres Können des Geburtshelfers voraus.

Kristeller-Handgriff

Der Kristeller-Handgriff (◉ **26.26**) ist ein einfacher Handgriff zur Unterstützung der Geburt in der letzten Phase der Austreibungsperiode. Mit den flach auf den Fundus uteri aufgelegten Händen wird in der Preßwehe das Kind nach unten geschoben. Der Handgriff soll die Preßwehe unterstützen und die Geburt beschleunigen.

26.26 Kristeller-Handgriff

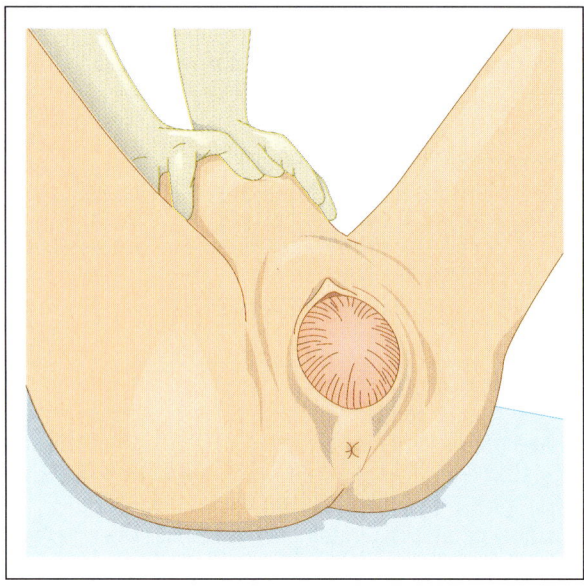

Während der Wehe wird mit flach aufgelegten Händen Druck auf den Fundus uteri in Richtung der Führungslinie ausgeübt.

Indikationen:
- Erschöpfung der Kreißenden;
- Entbindung aus Beckenendlage: die Austreibung des Kindes erfolgt durch die Wehe, die durch diesen Handgriff unterstützt werden muß, um eine einfache Manualhilfe zu ermöglichen (s. S. 407);
- evtl. Vakuumextraktion.

Der Kristeller-Handgriff ist, wenn er wirkungsvoll sein soll, für die Kreißende oft sehr unangenehm und setzt deshalb eine strenge Indikationsstellung voraus.

Manualhilfe bei Beckenendlage

Siehe dazu ● 26.5 a und b auf S. 407.

Kaiserschnitt

Synonym: Sectio caesarea
engl.: cesarean section, CS

Der Begriff „Sectio caesarea" ist sehr wahrscheinlich von der Geburt des ersten Cäsaren, der aus dem Leib der Mutter geschnitten wurde (lat.: caedere = schneiden), abzuleiten.

Bei dieser Operation werden heute die Bauchdecken so gut wie ausnahmslos durch einen tiefen Unterbauch-Querschnitt, der auch als Pfannenstiel-Schnitt bezeichnet wird, eröffnet (● 26.27 a). Der Uterus wird nach Abschieben der Blase quer im unteren Uterinsegment inzidiert (● 26.27 b). Da nur im unteren Uterinsegment genügend Bindegewebe vorhanden ist, ist nur hier eine gute Narbenbildung gewährleistet. Die Uteruswunde wird dann nach beiden Seiten stumpf erweitert (● 26.27 c) und das Kind mit der flachen Hand (● 26.27 d) oder mit der Vakuumglocke entwickelt. Die Plazenta wird manuell gelöst, mit den Eihäuten entfernt und die Hysterotomie einschichtig verschlossen (● 26.27 e).

Entscheidungs-Entwicklungs-Zeit

Sehr viele geburtshilfliche Operationen zur Entbindung lassen sich nicht planen, sondern werden notwendig, wenn z.B. unter der Geburt unvorhergesehen eine akute intrauterine Asphyxie (s. S. 419 f) auftritt. Für alle entbindenden Operationen, die zur Überwindung einer akuten Gefährdung von Mutter oder Kind vorgenommen werden, gilt heute die „E-E-Zeit" (Entscheidungs-Entwicklungs-Zeit) als wichtiges Kriterium.

> Für eine „*Not-Sectio*" sollte die E-E-Zeit nicht länger als 20 Minuten dauern.

Operationen zur Lösung und Entfernung der Plazenta

Credé-Handgriff

Um die nicht gelöste Plazenta (s. S. 428) zu entfernen, wird mit der Hand eine Wehe angerieben. Dann wird der Fundus uteri mit der Hand umfaßt und exprimiert (● 26.28 a).

Manuelle Lösung der Plazenta

Bei der manuellen Plazentalösung (● 26.28 b) wird die Nachgeburt in tiefer Narkose nach dem Eingehen mit der ganzen Hand in das Cavum uteri im Bereich der Dezidua basalis von der Innenfläche des Uterus abgeschält und entfernt (s. S. 434).

26.12 Müttersterblichkeit

Definition: In Deutschland ist „der Tod einer Frau während der gesamten Schwangerschaft oder innerhalb von 42 Tagen nach der Entbindung" ein Müttersterbefall, wenn die Todesursache in Beziehung zur Schwangerschaft oder deren Behandlung steht, nicht aber, wenn er durch einen Unfall oder durch ein zufälliges Ereignis bedingt ist. Die statistische Berechnung bezog sich bisher auf 100 000 lebendgeborene Kinder. Neuerdings wird

26.27 Sectio caesarea

a Eröffnung der Bauchdecke

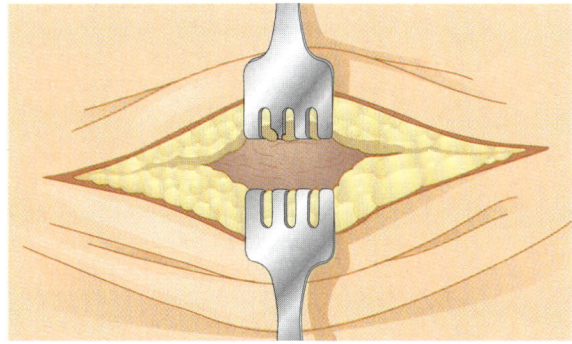

b Querinzision des Uterus im unteren Uterinsegment

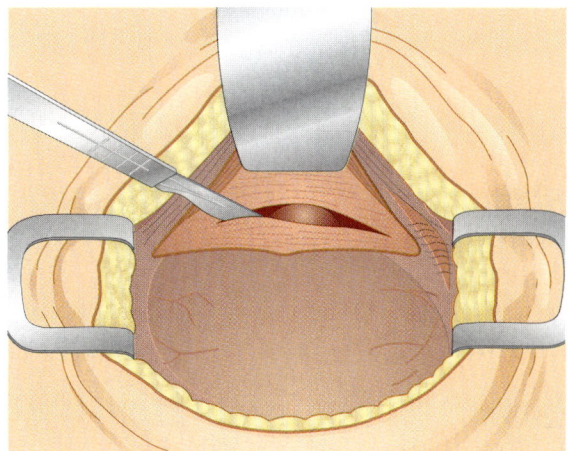

c stumpfe Erweiterung der Uterotomie

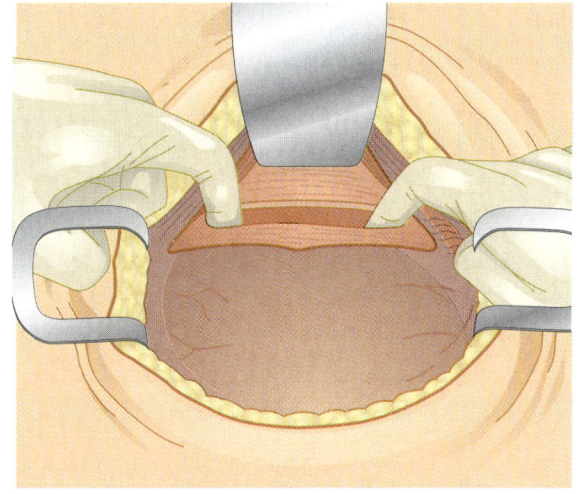

d Entwicklung des Kindes

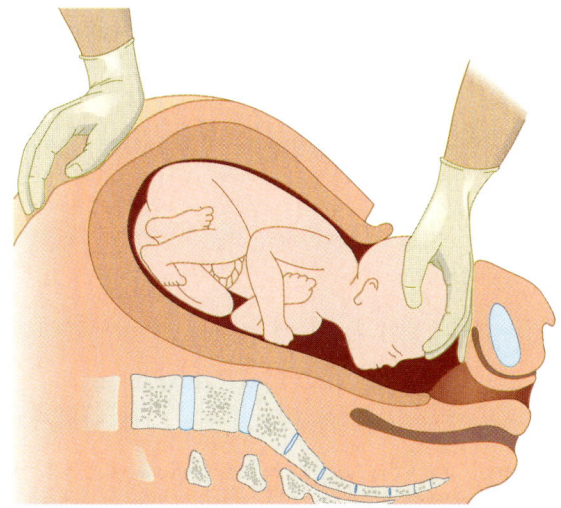

e Naht der Uterotomie

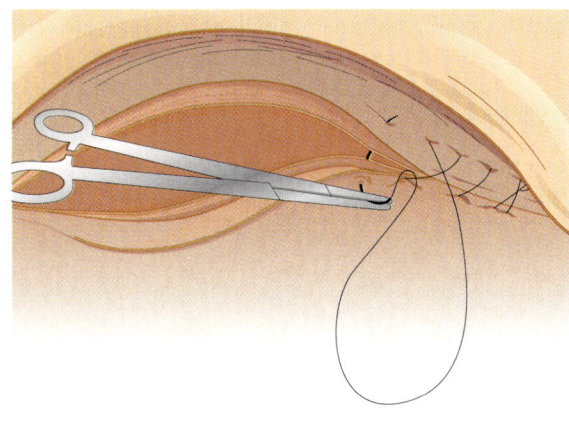

a Die Bauchdecke wird mit einem tiefen Unterbauchquerschnitt, dem sog. Pfannenstiel-Querschnitt, eröffnet. **b** Nach Inzision des Blasenperitoneums wird der Uterus im Bereich des unteren Uterinsegments quer inzidiert (Hysterotomie). **c** Die Uteruswunde wird stumpf nach beiden Seiten erweitert. **d** Der vorangehende kindliche Teil wird vorsichtig, eventuell mit der Saugglocke, entwickelt. **e** Nach der Plazentaextraktion wird die Uteruswand mit einer fortlaufenden, weitausgreifenden Allschichtnaht verschlossen.

26.28 Lösung und Entfernung der Plazenta

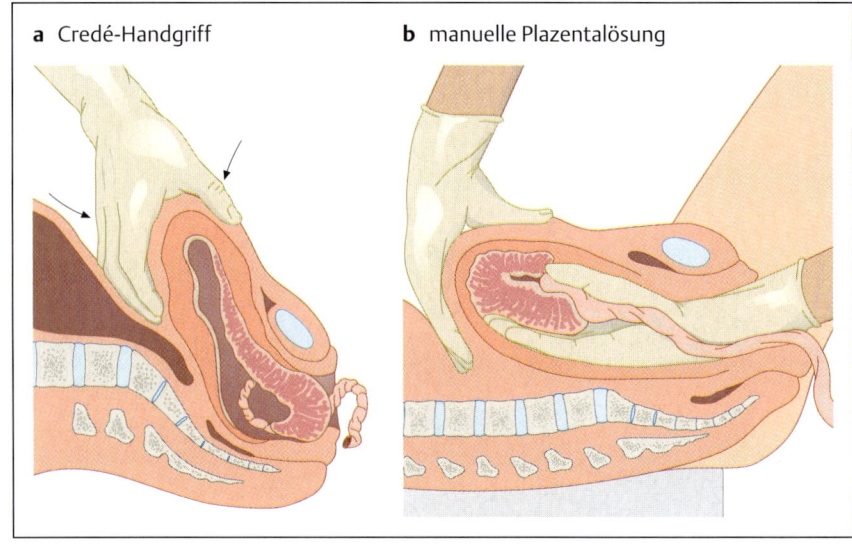

a Credé-Handgriff **b** manuelle Plazentalösung

a Nach Anreiben einer Wehe wird der Fundus uteri flach gefaßt und in Richtung des Vaginalausgangs exprimiert. **b** In Narkose wird eine Hand zunächst in die Scheide eingeführt, um dann – unter gleichzeitigem Stützen des Fundus uteri mit der anderen Hand – langsam in den Uterus vorzudringen. Die Ablösung der Plazenta erfolgt mit der Kleinfingerseite der inneren Hand. Dabei beginnt man am besten an einer bereits abgelösten Stelle, da hier die richtige Schicht (Dezidua basalis) am sichersten aufzufinden ist. Die äußere Hand hält gleichzeitig die entsprechende Stelle der Uteruswand der operierenden inneren Hand entgegen. Ist die Plazenta vollständig abgelöst, wird sie gefaßt und durch Zurückziehen der Hand extrahiert.

26.8 Ursachen der Müttersterblichkeit in Bayern von 1983–1996

Todeszeitpunkt	Prozentualer Anteil an den Gesamttodesfällen	Todesursache
während der Schwangerschaft und nach Fehlgeburten	30%	Thromboembolie (s. S. 275, 336), ektopische Schwangerschaft (s. S. 373ff), Herz-Kreislauferkrankung (s. S. 331ff), Subarachnoidal-, Intrazerebralblutung (s. S. 344), Komplikationen bei Fehlgeburten
während der Geburt	5%	Thromboembolie, geburtshilfliche Blutung (s. S. 428f),
im Wochenbett	65%	hypertensive Erkrankung (s. S. 317ff), genitale Infektion (s. S. 355ff)

empfohlen, auch die totgeborenen Kinder in die Berechnung einzubeziehen.

Man unterscheidet weiterhin „direkt gestationsbedingte Sterbefälle" von „indirekt gestationsbedingten Sterbefällen", „späte Müttersterbefälle" (42 Tage–1 Jahr nach Beendigung der Schwangerschaft), „Sterbefälle während der Gestation" (unabhängig von der Todesursache) und „nicht gestationsbedingte Sterbefälle".

Häufigkeit: Während die direkte und indirekte Müttersterblichkeit, bezogen auf 100 000 Lebendgeborene, in Deutschland in den Jahren 1900 bis 1938 bei 300–550 Fällen/Jahr und 1950–1955 bei ca. 200 Fällen/Jahr lag, beträgt sie seit 1993 weniger als 10 Fälle/Jahr.

Die Letalität im Falle einer Sectio ging von 0,23‰ in den Jahren 1983 bis 1988 auf 0,13‰ in den Jahren 1989 bis 1994 und im Falle einer vaginalen Entbindung von 0,033‰ auf 0,024% zurück.

> Die Letalität bei einer primären Sectio caesarea ist bei präoperativ gesunden Schwangeren etwa um den Faktor 2–3 höher als die Letalität bei einer vaginalen Entbindung.

Ursachen: Eine Übersicht über die häufigsten Ursachen mütterlicher Todesfälle im Zusammenhang mit einer Schwangerschaft gibt **26.8**.

26.13 Kindliche Mortalität

Perinatale Mortalität

Definition: Unter perinataler Mortalität versteht man die Zahl der Todesfälle ab der 22. SSW bzw. ab einem Geburtsgewicht von 500 g bis zum 7. Lebenstag nach der Geburt bezogen auf 100 000 Lebend- und Totgeborene.

Häufigkeit: In Deutschland ist die perinatale Mortalität inzwischen auf einen extrem niedrigen Wert von 6,4‰ abgesunken.

Ursachen:
- Frühgeburten (> 60% der perinatalen Mortalität),
- Fehlbildungen,
- Folgen einer intrauterinen Asphyxie,
- Infektionen,
- postpartuale respiratorische Störungen.

Säuglingssterblichkeit

Definition: Als Säuglingssterblichkeit bezeichnet man die Sterblichkeit aller Lebendgeborenen bis zum Ende des 1. Lebensjahres.

Häufigkeit: Auch die Säuglingssterblichkeit ist von 55,3‰ im Jahr 1950 auf 5,6‰ im Jahr 1994 gesunken. Der Rückgang ist auf eine signifikante Abnahme der Frühsterblichkeit (1.–7. Lebenstag) zurückzuführen, die Spätsterblichkeit (8.–28. Lebenstag) und die Nachsterblichkeit (29. Tag bis Ende 1. Lebensjahr) haben sich dagegen seit 1965 kaum verändert.

Ursachen:
- Infektionen,
- kongenitale Anomalien,
- Affektionen aus der Perinatalzeit.

Literatur

In der Zeitschrift „Der Gynäkologe" Springer, Heidelberg erschienen folgende Themenhefte:
  Frühgeburt – ein multifaktorielles Krankheitsbild (1995), 28: Heft 3
  Intrauterine Diagnostik und Therapie in der Schwangerschaft (1995), 28: Heft 5
  Dilemma der intrapartalen Überwachung des Feten – wie weiter? (1996), 29: Heft 1
  Gynäkologisch-geburtshilfliche Infektiologie (1996), 29: Heft 2
  Die mütterliche Gefährdung während der Perinatalperiode. (1997), 30: Heft 10
  Die mütterliche Gefährdung während der Schwangerschaft (1997), 30: Heft 9
  Mehrlingsschwangerschaft (1998), 31: Heft 3
  Operative Entbindungsverfahren (1998), 31: Heft 9
  Medikamentöse Therapie in der Schwangerschaft (1998), 31: Heft 11
  Geburtshilfe – sanft und sicher (1999), 32: Heft 1
  Symptome, Diagnostik und Prävention der drohenden Frühgeburt (2000), 33: Heft 5
  Wunschsektio – aktueller Stand des Irrtums? (2000), 33: Heft 12
Dudenhausen, J.W., Schneider, H.P.G.: Frauenheilkunde und Geburtshilfe. de Gruyter, Berlin 1995
Grospietsch, G., Schneider, K.T.M.: Deutsche Gesellschaft für Gynäkologie und Geburtshilfe: Empfehlung zur Tokolyse. Frauenarzt 40 (1999) 1479–1480
Knörr, K., Knörr-Gärtner, H., Beller, F.K., Lauritzen, C.: Geburtshilfe und Gynäkologie. 3. Aufl. Springer, Heidelberg 1989
Künzel, W.: Die fetale Herz-Kreislauf-Reaktion auf akuten und chronischen Sauerstoffmangel. Gynäkologe 26 (1993) 46–53
Künzel, W., Wulf, K.H.: Geburt I. In: Wulf, K.H., Schmidt-Matthiesen, H. (Hrsg.): Klinik der Frauenheilkunde und Geburtshilfe, Bd. 6. 3. Aufl. Urban & Schwarzenberg, München 1996
Künzel, W., Wulf, K.H.: Geburt II. In: Wulf, K.H., Schmidt-Matthiesen, H. (Hrsg.): Klinik der Frauenheilkunde und Geburtshilfe, Bd. 7. 3. Aufl. Urban & Schwarzenberg, München 1997
Ragosch, V., Dudenhausen, J.W., Gravel, L., Schneider, K.T.M., Vetter, K., Weitzel, H.: Deutsche Gesellschaft für Gynäkologie und Geburtshilfe: Empfehlungen zum Vorgehen beim vorzeitigen Blasensprung. Frauenarzt 41 (2000) 271–272
Schuhman, R., Stotz, F.: Funktionelle Morphologie und Pathologie der Plazenta. In: Künzel, W., Wulf, K.H. (Hrsg.): Klinik der Frauenheilkunde und Geburtshilfe, Bd. 4. 3. Aufl. Urban & Schwarzenberg, München 1992, S. 13–30
Voigt, H.J.: Diagnostisch-therapeutisches Konzept bei Hydrozephalus. Gynäkologe 28 (1995) 346–355

27 Mutter und Kind nach der Geburt

M. Breckwoldt

Die Belastungen der Mutter in den ersten Wochen nach der Entbindung und die Anpassungsvorgänge des Kindes als Folge der Umstellung vom intrauterinen zum extrauterinen Leben werden in ihrer Bedeutung oftmals unterschätzt. Nach Schwangerschaft und Geburt stellt das Wochenbett eine Phase der Anpassung dar, in der
- die anatomischen und physiologischen Schwangerschaftsveränderungen sich wieder zurückbilden,
- Wundheilungsvorgänge stattfinden,
- die Laktation einsetzt und
- die Wiederaufnahme der Ovarialfunktion beginnt.

Für das Neugeborene bedeutet die Adaptation an das extrauterine Leben die Umstellung des Herz-Kreislauf-Systems, der Atmung, Ausreifung des Gastrointestinaltrakts mit veränderter Magen-Darm- und Leberfunktion sowie die Reifung des Immunsystems und der Temperaturregulation.

27.1 Physiologie des Wochenbetts (Puerperium)

Das Wochenbett beginnt mit dem Ausstoßen der Nachgeburt und dauert bis zur vollständigen Rückbildung der genitalen und extragenitalen Schwangerschaftsveränderungen einschließlich der hormonellen Umstellung ca. 6 Wochen. Die ersten sieben Tage werden als „Frühwochenbett" bezeichnet.

Genitale Rückbildungsvorgänge

Uterus

Der puerperale Uterus wiegt unmittelbar nach der Entbindung etwa 1–1,2 kg bei einer Größe von 16–18 cm. 6 Wochen später kann sein Gewicht mit weniger als 100 g und seine Größe mit 6–8 cm veranschlagt werden.
Drei Phasen kennzeichnen die Involution des Uterus:
- Kontraktion,
- Abbau von Muskelsubstanz und
- Regeneration des Endometriums.

Bedingt durch den raschen Östrogen- und Progesteronabfall werden proteolytische Enzyme wie z.B. die Kollagenasen verstärkt exprimiert und bewirken den Abbau der in der Schwangerschaft hyperplastischen und hypertrophischen Gebärmutter (*Abbau von Muskelsubstanz*).
Der Rückbildungsvorgang wird begünstigt durch eine starke *Kontraktion* des Myometriums, die durch eine Oxytocinausschüttung aus dem Hypophysenhinterlappen – reflektorisch ausgelöst durch den Saugreiz des Kindes an der Mamille – und Prostaglandin $F_{2\alpha}$ unterhalten wird. Die anfangs wechselnd starken Kontraktionen komprimieren die Blutgefäße und Sinus im Bereich der Plazentahaftfläche und führen über die Gebärmutterkontraktion zu einem verminderten Blutverlust. Durch die uterinen Kontraktionen verkleinert sich unmittelbar nach der Ausstossung der Plazenta die Wundfläche auf mehr als die Hälfte. Ebenfalls unterstützen sie das Ausstoßen uteriner Um- und Abbauprodukte mit den Lochien.

Die Epithelialisierung der großen Wundflächen mit Differenzierung in Epithel- und Stromazellen geht von den Drüsenresten der bei den Abstoßungsvorgängen verbliebenen Endometriumdrüsen aus. Bereits 10 Tage nach der Geburt ist die Uterushöhle mit einem niedrigproliferierenden *Endometrium* überzogen.
Bei der klinischen Überwachung der uterinen Rückbildung steht die Palpation des puerperalen Uterus im Vordergrund mit der Beurteilung von Fundusstand, Konsistenz und Druckschmerzhaftigkeit, die Beurteilung von Menge, Farbe und Geruch der Lochien sowie die vaginale Kontrolle des Zervixverschlusses.
Für den **Fundusstand** gelten folgende Befunde als normal:
- nach Ausstoßen der Nachgeburt (unmittelbar postpartual) steht der Fundus zwischen Symphyse und Nabel,
- 1. Wochenbettstag: 1 Querfinger unterhalb oder in Nabelhöhe (höher als unmittelbar postpartual!),
- 3. Wochenbettstag: 3 Querfinger unter dem Nabel,
- 8. Wochenbettstag: 2 Querfinger über der Symphyse,
- 10. Wochenbettstag: an der Symphysenoberkante.

Die Ultraschallkontrolle des Uterus kann als zusätzliche diagnostische Möglichkeit zur Beurteilung der Uterusrückbildung eingesetzt werden. Damit lassen sich die Größe und die Entleerung des Cavum uteri überprüfen (👁 27.1).
Die **Cervix uteri** gewinnt nach vollständiger Entleerung des Uterus schnell ihren Tonus zurück und ist am Ende der ersten Woche post partum bereits wieder formiert. Die physiologischen, leichten seitlichen Einrisse heilen schnell ab; sie führen zu dem für die Para typischen quergespaltenen Muttermund.
Die **Lochien** (Wochenfluß) sind das Wundsekret, das aus der Wunde des Plazentabettes stammt und durchsetzt ist von Blut, Leukozyten und Resten der enzymatisch abgebauten Dezidua. Menge, Farbe und Geruch des Wochenflusses zeigt an, wie die Wundheilung der Plazenta-

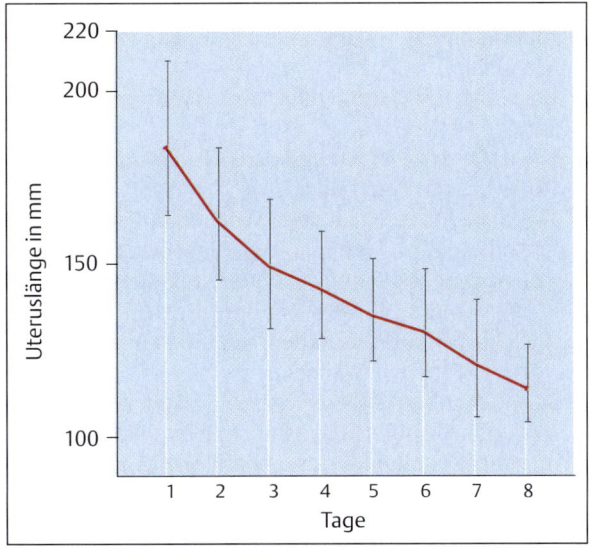

◉ 27.1 Uterusrückbildung: sonographische Kontrolle

Die sonographische Messung der Uteruslänge im Verlauf der 1. Woche post partum vermag in Verbindung mit der Kavumkontrolle die uterinen Rückbildungsvorgänge und die vollständige Entleerung des Cavum uteri zu überprüfen. (nach Kluge)

haftfläche und die Regeneration des Endometriums voranschreiten.
Unter physiologischen Bedingungen verändert sich der Lochialfluß im Verlauf des Wochenbetts folgendermaßen:
- 1. Woche: blutig („Lochia rubra"),
- 2. Woche: braun-rot („Lochia fuscia"), wird allmählich gelb („Lochia flava"),
- 3. Woche: hell („Lochia alba") für 4–6 Wochen.

Extragenitale Rückbildungsvorgänge

Klinische Bedeutung kommt der muskulären Tonuszunahme im Bereich der glatten und quergestreiften Muskulatur zu. Der **Beckenboden** festigt sich und übernimmt wieder seine physiologische Verschlußfunktion. Die **Bauchdeckenmuskulatur** wird zunehmend straffer, oftmals bleibt über einige Wochen eine *Rektusdiastase* tastbar, die insbesondere bei Mehrgebärenden persistieren kann.

Blase und Darm

Blase und Darm sind besonders im Frühwochenbett durch die noch anhaltende schwangerschaftsbedingte Dilatation der glatten Muskulatur, unter Umständen in ihrer Entleerungsfunktion beeinträchtigt. Die Urinausscheidung ist ohnehin im Wochenbett durch die Ausschwemmung der schwangerschaftsbedingten Wassereinlagerungen gesteigert. Die verstärkte Wassereinlagerung während der Schwangerschaft beruht zum großen Teil auf einer gesteigerten Aldosteronsekretion, die eine verstärkte Natrium- und Wasserretention nach sich zieht. Daher gilt es, Sorge für eine regelmäßige Blasenentleerung zu tragen, da eine überfüllte Harnblase sowohl die Kontraktilität der Gebärmutter behindert als auch eine Keimaszension in die ableitenden Harnwege und die Nieren begünstigt. In Einzelfällen kann es zu erheblichen Harnentleerungsstörungen kommen, die dann eine Katheterisierung notwendig machen. Meist gelingt es aber durch frühzeitige Mobilisation, Gabe von spasmolytischen Medikamenten oder durch äußere Wärmeanwendungen die Blasenfunktion zu normalisieren.
Bei Darmentleerungsstörungen können oral oder auch rektal *Abführmittel* eingesetzt werden.

Hämodynamische Veränderungen

Auch im Bereich des venösen Schenkels geht die Schwangerschaft mit einem zunehmenden Tonusverlust einher, so daß es bei einem Teil der Frauen zur Varizenbildung unterschiedlichen Ausmaßes kommt. Des weiteren vermindert sich durch die verstärkte Wasserausscheidung auch die in der Schwangerschaft erworbene Plasmaverdünnung (s. S. 273 ff). Gleichzeitig findet sich eine Erhöhung der Thrombozytenzahl, des Fibrinogens und des Prothrombinkomplexes sowie eine gesteigerte Thrombozytenaggregation. Daher ist die **Thromboseprophylaxe** im Wochenbett äußerst wichtig. Die Frühmobilisierung und gegebenenfalls das Anlegen von Kompressionsstrümpfen stehen im Vordergrund. Unter physiologischen Bedingungen normalisiert sich der Hämoglobinwert, der bei der Geburt leicht abfällt, innerhalb einer Woche. Die unter und nach der Geburt nachweisbare Leukozytose bis 20 000/mm^3 mit gleichzeitiger Linksverschiebung bleibt als Folge der dezidualen Abbauvorgänge noch bis zur zweiten Woche post partum erhalten.

Hormonale Umstellung

Nach der Ausstoßung der Plazenta kommt es bei der Wöchnerin zu einem raschen Abfall aller Plazentahormone (Östrogene, Progesteron, hCG, s. auch ⊤ 17.1, S. 269). Der Spiegel von Prolaktin, dem Schlüsselhormon für die am 3. Tag post partum einsetzende Laktation, normalisiert sich bei nichtstillenden Frauen in 3–4 Wochen. In dieser Zeit wird die Gonadotropinausschüttung aus dem Hypophysenvorderlappen gehemmt. Ferner normalisiert sich die in der Schwangerschaft erhöhte Aktivität von Schilddrüse und Nebennierenrinde.
Während der Stillzeit besteht bei 80 % der Wöchnerinnen eine **Stillamenorrhö**, verursacht durch die Hyperprolaktinämie mit Hemmung der gonadotropen Funktion des Hypophysenvorderlappens. Bei stillenden Frau-

en ist nicht vor der 30. Woche post partum, bei nichtstillenden Wöchnerinnen nicht vor der 6. Woche mit der Ausbildung eines reifen Follikels zu rechnen. Bei Blutungen vor der 8. Woche handelt es sich so gut wie immer um eine anovulatorische Blutung. Eine antikonzeptionelle Beratung sollte trotzdem frühzeitig erfolgen, da diese „physiologische Phase der Unfruchtbarkeit" keinen vollkommenen Schutz vor einer erneuten Konzeption bietet (s. auch S. 94ff).

Die Psyche der jungen Mutter

Psychische Veränderungen bestehen anfangs zumeist in einer auffallend euphorischen Stimmungslage. Diese Euphorie mag mit den unter Geburt verstärkt freigesetzten Endorphinen zusammenhängen.

Nicht selten weicht diese Euphorie am zweiten oder dritten Tag nach der Geburt u.a. aufgrund des Abfalls der Sexualhormone einer meist nur kurz anhaltenden depressiven Verstimmung. Eine enge Verbindung zwischen Mutter und Kind (rooming-in) und der häufige Kontakt zur restlichen Familie wirken sich positiv auf die junge Mutter aus.

Bei anhaltender bzw. sich verschlimmernder depressiver Symptomatik muß eine echte Psychose im Sinne einer endogenen Depression (s. S. 347) mit suizidalen Tendenzen ausgeschlossen werden.

Pflege im Wochenbett

Zu den pflegerischen Aufgaben im Wochenbett gehören:
- Frühmobilisierung und Thromboseprophylaxe (s.o.),
- Wochenbettgymnastik mit Atem-, Kreislauf-, Beckenboden- und Bauchmuskelübungen,
- routinemäßige Puls- und Temperaturkontrolle (2mal/Tag),
- Kontrolle von Miktion und Darmentleerung in den ersten 2–3 Tagen,
- Kontrolle der Lochien und der Episiotomiewunde,
- Anleitung zur Genitalhygiene:
  – Da die Vorlagen, die den Wochenfluß aufnehmen, kontaminiert sind, darf das Pflegepersonal sie nur instrumentell entfernen. Wechselt die Wöchnerin die Vorlagen selbst, so muß sie die Hände anschließend sorgfältig waschen, um eine Kontamination der Brust zu vermeiden.
  – Die Säuberung des äußeren Genitales erfolgt durch Abspülen mit einer milden Desinfektions- oder Kamillenlösung etwa 3mal/Tag auf einer Bettschüssel bzw. einer speziellen Spültoilette, womit zugleich die Dammnaht gereinigt wird. Die Wundschmerzen können durch das Auflegen eines Salbenläppchens und, sofern notwendig, durch Gabe eines Antiphlogistikums vermindert werden.
  – Sitzbäder sind ab dem 3. Tag post partum erlaubt.
- Anleitung zum Stillen und zur Brustpflege,
- ausgewogene Ernährung mit eiweiß- und vitaminreicher Kost: Dabei sollte ein zusätzlicher Kalorienbedarf von ca. 500 kcal sichergestellt sein. Auf eine ausreichende Versorgung mit Calcium und Iod ist zu achten. Der Calciumbedarf der stillenden Frau liegt bei 1,5 g/d. Zur Vermeidung eines Iodmangels ist die tägliche Gabe von 250 µg Iodid/Tag sinnvoll.

27.2 Pathologie des Wochenbetts

Rückbildungsstörungen

Subinvolutio uteri

engl.: subinvolution

Definition: Die Subinvolutio uteri ist die verzögerte und mangelhafte Rückbildung der Gebärmutter.

Ätiologie: Die Subinvolutio tritt bevorzugt nach Entbindung mit vorausgegangener Überdehnung des Uterus (Mehrlinge, Hydramnion), nach protrahierten Geburtsverläufen mit primärer oder sekundärer Wehenschwäche sowie bei mangelnder endokriner Stimulation (wenn die Mutter nicht stillt) auf.

Symptomatik und Diagnostik:
- nicht zeitgerechter Hochstand des Fundus uteri,
- verstärkte übelriechende Lochien sowie
- Druckschmerzhaftigkeit des puerperalen, weichen und schlaffen Uterus.

Die verzögerte Rückbildung des Uterus begünstigt die Entstehung von Infektionen.

Therapie: Zur Behandlung werden Kontraktionsmittel wie Oxytocin oder Prostaglandinderivate eingesetzt. Diese Uterotonika sind den Mutterkornpräparaten vorzuziehen, da letztere laktationshemmend wirken.

Lochialstauung

Synonym: Lochiometra
engl.: lochiometra

Ätiologie: Selten wird eine Lochialstauung beobachtet, die auf eine Entleerungsstörung des Uterus infolge von

27.2 Uteruskompression nach Hamilton

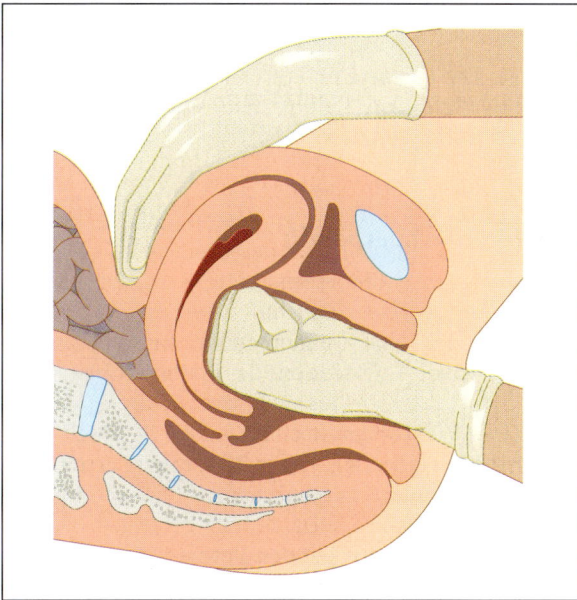

Bei unstillbarer postpartualer Blutung wird eine Hand in die Vagina eingeführt, die den Uterus aus dem kleinen Becken hochschiebt. Anschließend wird die innere Faust gegen die Uterusvorderseite gepreßt, und gleichzeitig übt die äußere Hand einen kräftigen Gegendruck auf den Gebärmutterfundus aus. (nach Vorherr)

Blutkoageln oder meist von Eihautresten im Zervikalkanal zurückzuführen ist.

Symptomatik und Diagnostik:
- auffällige Verringerung oder Sistieren des Wochenflusses,
- fötider Geruch der Lochien,
- druckempfindlicher Uterus bei nicht zeitgerechtem hohen Fundusstand,
- plötzlicher Temperaturanstieg, oft begleitet von Kopfschmerzen.

Therapie: Auch hier ist die Gabe von Kontraktionsmitteln (z.B. Oxytocin) die Therapie der Wahl. Bei verengtem Zervikalkanal empfiehlt sich die zusätzliche Gabe eines Spasmolytikums.
Die Therapie muß frühzeitig einsetzen, um die Entwicklung einer Endometritis puerperalis (s. S. 440) zu verhindern.

Verstärkte vaginale Blutungen

engl.: vaginal bleeding, vaginal hemorrhage

Ätiologie: Verstärkte Blutungen postpartual können auf drei verschiedene Ursachen zurückzuführen sein:
- Blutungen aus Zervix-, Vaginal- oder Dammrissen,
- Blutungen bei unvollständiger Kavumentleerung mit retinierten Plazentaresten oder wandständigen Koageln,
- Blutungen bei uteriner Atonie nach vollständiger Ausstoßung von Plazenta und Eihäuten.

⚠ Über die Bildung eines Plazentapolypens kann es dabei zu lebensbedrohlichen Blutverlusten kommen.

Symptomatik und Diagnostik:
- verstärkte und schubweise Blutung oft nach symptomfreiem und bisher unkompliziertem Wochenbettverlauf,
- nicht zeitgerecht zurückgebildeter Uterus,
- Zervikalkanal klafft auch nach einigen Tagen noch.

Therapie:

Blutungen aus Zervix-, Vaginal- oder Dammrissen: Derartige Blutungen müssen chirurgisch versorgt werden (s. S. 426f).
Blutungen bei unvollständiger Kavumentleerung: Es kommt die digitale Ausräumung mit der sich anschließenden schonenden Kürettage unter Verwendung einer stumpfen Kürette in Betracht. Bei extrem starken Blutverlusten sind Transfusionen erforderlich (s. S. 427f).
Blutungen bei uteriner Atonie nach vollständiger Ausstoßung von Plazenta und Eihäuten:
- intravenöse Gabe von Kontraktionsmitteln wie Oxytocin in hoher Dosierung als Dauerinfusion, Prostaglandin $F_{2\alpha}$ ($PGF_{2\alpha}$) oder Sulproston (z.B. Nalador),
- Blut- und Volumenersatz sowie Gabe von Gerinnungsfaktoren (FFP),
- Entleerung der Harnblase, zusätzlich „Massage" und „Halten" des Uterus, evtl. manuelle Uteruskompression, z.B. mit dem Hamilton-Handgriff (👁 **27.2**),
- in verzweifelten Einzelfällen kann nach Stabilisierung von Kreislauf und Gerinnungssystem die Hysterektomie als Ultima ratio in Erwägung gezogen werden.

Blutungen aufgrund von **prä-, peri- oder postpartualen Koagulopathien** sind auf S. 429 u. 467f dargestellt.
Auch bei der selten vorkommenden inkompletten oder kompletten Ausstülpung des Gebärmutterinnenraumes (**Inversio uteri puerperalis**) imponieren neben den Schmerzen und dem sich rasch entwickelnden peritonealen Schock ebenfalls vaginale Blutungen.

Puerperalfieber

Synonym: Kindbettfieber
engl.: puerperal fever, childbed fever

Definition: Unter dem Begriff des „puerperalen Fiebers" werden alle post partum von den Genitalorganen ausgehenden Infektionen zusammengefaßt. Die wichtigsten Infektionen im Wochenbett sind:
- Infektionen des Genitaltraktes:
  – Endometritis, Endomyometritis (einschließlich

Adnexentzündung, Pelveoperitonitis, Peritonitis, Parametritis, puerperale Sepsis),
- Infektionen bei Wundheilungsstörung eines Scheiden- oder Dammrisses,
▶ Harnwegsinfektionen (s. S. 443 f),
▶ Mastitis puerperalis (s. S. 461 ff).

Die Geschichte des Puerperalfiebers ist eng mit dem Namen Ignaz Philipp Semmelweis (1818–1865) verbunden.

Epidemiologie: Fieber im Wochenbett wird mit einer Häufigkeit von 8–10% beobachtet, insbesondere nach Schnittentbindungen.

🛇 Die Infektionen des Genitaltraktes und die Blutungen während des Wochenbetts sind auch heute noch die häufigsten Ursachen der Müttersterblichkeit.

Ca. 2–3 Frauen pro 100 000 Lebendgeborenen sterben am Kindbettfieber. An der Müttersterblichkeit insgesamt ist das Puerperalfieber mit seinen Folgen (septische Thrombophlebitis, Endotoxinschock, intravasale Gerinnung, Lungenembolie) zu etwa 25% beteiligt.

Ätiologie: Ausgedehnte Wundflächen der noch nicht verheilten Plazentahaftfläche, ein noch weit offener Zervikalkanal und Muttermund, eine Lochialstauung und häufige gynäkologische Untersuchungen oder ein operativer Eingriff während oder nach der Geburt begünstigen die Keimaszension. Die topographisch-anatomischen Verhältnisse bewirken, daß der Geburtskanal schnell mit Keimen der Vagina, des Dammes, der Urethra und des Darms besiedelt werden kann. Die Infektion kann auch durch die Übertragung nosokomialer Keime erfolgen. Das Keimspektrum umfaßt aerobe und anaerobe Keime wie Staphylokokken, Streptokokken und E. coli, des weiteren kommen Chlamydien, Mykoplasmen, Clostridien, Bacteroides und B-Streptokokken in Frage. Eine besondere Gefahr bedeutet die Infektion mit Streptokokken der Gruppe A, die zur Sepsis mit uncharakteristischem Verlauf ohne Temperaturerhöhung und ohne Leukozytose führen kann. Abhängig von der Virulenz der Erreger, der Abwehrlage der Wöchnerin und dem Infektionszeitpunkt kann sich das puerperale Fieber in Ausmaß und Lokalisation stark unterscheiden: Die Infektion kann sich *lokal* auf das Cavum uteri beschränken, kann sich aber auch bei nicht rechtzeitigem und konsequentem Handeln *kanalikulär* und *lymphogen* auf andere Beckenorgane und das Peritoneum ausbreiten bzw. von jeder Stufe aus auf *hämatogenem Weg* in einer puerperalen Sepsis enden.

Symptomatik und Diagnostik: Das Leitsymptom ist Fieber im Wochenbett mit einer rektal gemessenen Temperaturerhöhung über 38 °Celsius. Wichtige klinische Anzeichen sind:
▶ Druckschmerzhaftigkeit des Uterus,
▶ allgemeine Adynamie,
▶ der allmähliche Verfall der Patientin und

▶ Erhöhung des C-reaktiven Proteins (CRP) als zuverlässiger Indikator einer entzündlichen Erkrankung.

Therapie: Die Therapie richtet sich nach Art und Schweregrad der Infektion. Eine gezielte Antibiotikatherapie ist in jedem Fall indiziert.

Endometritis puerperalis

engl.: puerperal endometritis

Definition: Bei einer Endometritis puerperalis beschränkt sich die Infektion auf das Endometrium.

Symptomatik und Diagnostik:
▶ subfebrile Temperaturen bis 38 °C in den ersten Wochenbetttagen,
▶ fötide riechende Lochien,
▶ Druckschmerzhaftigkeit des weichen Uterus,
▶ Leukozytose sowie mäßiggradiger CRP-Anstieg.

🛇 Kann ein Harnwegsinfekt, eine Mastitis puerperalis oder eine Infektion von Scheiden- oder Dammwunde ausgeschlossen werden, sollten subfebrile Temperaturen und Zeichen der gestörten uterinen Rückbildung an eine Endometritis puerperalis denken lassen.

Therapie: Die Behandlung besteht in der Gabe von Kontraktionsmitteln. Kommt es nicht zur Normalisierung der Körpertemperatur, ist die Anwendung von Antibiotika angezeigt.

Endomyometritis puerperalis

engl.: puerperal endomyometritis

Definition: Greift die Entzündung des Endometriums auf die Muskelschicht des Uterus über, so entsteht das ernstzunehmende Krankheitsbild der Endomyometritis puerperalis.

Symptomatik und Diagnostik:
▶ anhaltende Temperaturen > 38 °C,
▶ verzögerte uterine Rückbildung mit Druckschmerzhaftigkeit der Gebärmutter und verstärktem Wochenfluß bzw. uteriner Blutung,
▶ Tachykardie,
▶ stark gestörtes Allgemeinbefinden.

Es sollte umgehend eine bakteriologische Untersuchung und Resistenzbestimmung von Abstrichmaterial des Zervikal- bzw. Scheidensekrets und der Lochien erfolgen.

Therapie: Bis zum Vorliegen des Antibiogramms erfolgt die Gabe eines Breitbandantibiotikums (mit Anaerobierwirkung), danach die gezielte Antibiotikabehandlung.

Uterotonika empfehlen sich als flankierende Maßnahme.

Adnexitis puerperalis

engl.: puerperal adnexitis

Ätiologie und Symptomatik: Die fortschreitende Keimaszension in die Tube führt über die lokale Beteiligung des Peritoneums im kleinen Becken zu schweren Krankheitssymptomen mit
- Schmerzen und Abwehrspannung im Bereich des Unterbauches,
- remittierenden Fieberschüben,
- Pulsbeschleunigung und
- Darmatonie.

Therapie: Die Gabe von breit abdeckenden Antibiotika ist zwingend indiziert, um der gefürchteten Sepsis vorzubeugen.

Parametritis puerperalis

engl.: puerperal parametritis

Eine seltenere Komplikation einer puerperalen Genitalinfektion ist die Parametritis, die auch zur Bildung von parametranen Abszessen führen kann. Als besondere Gefahr gilt die aufsteigende retroperitoneale Infektion.

Symptomatik und Diagnostik: Die Diagnose, die im Frühstadium schwierig sein kann – besonders wenn aufgrund der extraperitonealen Lokalisation peritoneale Symptome fehlen –, wird erhärtet durch:
- schmerzhafte parametrane Infiltrate bei der rektalen Untersuchung,
- den durch die meist einseitig ausgebildete Parametritis zur entgegengesetzten Seite verdrängten Uterus,
- zunehmende Schmerzen in der Tiefe des kleinen Beckens,
- allgemeine Krankheitssymptome wie Fieber, Leukozytose, erhöhter CRP-Wert und stark gestörtes Allgemeinbefinden.

Therapie: Die Behandlung besteht in der möglichst gezielten und hochdosierten Antibiotikagabe unter Berücksichtigung des anaeroben Keimspektrums und der Punktion bzw. Spaltung parametraner Abszesse.

Peritonitis puerperalis

engl.: puerperal peritonitis

Ätiologie und Symptomatik: Bei weiterer Aszension von virulenten Keimen kann sich eine diffuse puerperale Peritonitis mit typischen Symptomen entwickeln:

- Abwehrspannung,
- Druckschmerzhaftigkeit,
- paralytischer Subileus oder Ileus,
- remittierende Temperaturerhöhung,
- Tachykardie,
- Abgeschlagenheit mit schwerer Beeinträchtigung des Allgemeinbefindens sowie
- Übelkeit und Erbrechen.

Therapie: Die Behandlung dieses schweren, lebensbedrohlichen Krankheitsbildes sollte unter intensiv-medizinischen Bedingungen erfolgen.

Sepsis puerperalis

engl.: puerperal sepsis

Ätiologie: Die puerperale Sepsis ist die generalisierte Form des Kindbettfiebers und geht am häufigsten von einer Endo-(myo-)metritis oder Thrombophlebitis im kleinen Becken aus.

Bei diesem auch heute noch oft tödlich verlaufenden Krankheitsbild wird der gesamte Organismus auf **hämatogenem Wege** von Erregern überflutet, was zu einer funktionellen Beeinträchtigung lebenswichtiger Organe führt. Auch kann es zur Absiedlung septischer Metastasen, u.a. in Lunge und Gehirn, kommen.

Symptomatik und Diagnostik: Die Diagnose der **Puerperalsepsis** wird anhand der typischen klinischen Symptomatik gestellt:
- schwere Beeinträchtigung des Allgemeinzustandes mit Unruhe,
- starke Pulsbeschleunigung,
- Tachypnoe,
- Blutdruckabfall,
- im Blutbild: Hb-Abfall infolge einer Hämolyse, Leukozytose mit Linksverschiebung.

Gelingt es nicht, die puerperale Sepsis erfolgreich zu therapieren, entwickelt sich durch den Zerfall der Bakterien ein **Endotoxinschock** (**septischer Schock**), der rasch zum Tode führen kann:
- rasche Verschlechterung des Allgemeinzustandes mit Bewußtseinstrübung,
- Anurie (Schockniere),
- Herz-Kreislauf-Versagen,
- Zusammenbruch der Leberfunktion,
- schwere Verbrauchskoagulopathie mit disseminierter intravasaler Gerinnung.

Therapie: Neben der Anwendung von Antibiotika und intensivmedizinischen Maßnahmen zur Kreislaufstabilisierung und Normalisierung der Gerinnungsparameter sollte die Hysterektomie in Erwägung gezogen werden, um den Sepsisherd zu entfernen.

Thromboembolische Erkrankungen

engl.: thromboembolism

Ätiopathogenese: Thrombosen im Wochenbett werden begünstigt durch:
- *Weitstellung* der venösen Gefäße,
- *Hyperkoagulabilität* aufgrund der Einschwemmung thromboplastischen Materials unter der Geburt,
- *Endothelschäden* an venösen Gefäßwänden und
- *venöse Stase* im Bereich der unteren Körperhälfte, die durch eine Immobilisation der Wöchnerin begünstigt wird.

Dabei muß zwischen *oberflächlichen Thrombophlebitiden* und *tiefen Bein- und Beckenvenenthrombosen* unterschieden werden.

Oberflächliche Thrombose

Symptomatik: An varikös veränderten Gefäßen kommt es infolge einer lokalen intravasalen Gerinnung mit Ausbildung eines Blutpfropfes zur Bildung oberflächlicher druckempfindlicher Knoten mit entzündlich geröteter Umgebung. Das Allgemeinbefinden der Wöchnerin wird dabei nicht beeinträchtigt.

Therapie:
- weitere Mobilisation mit Kompressionsstrümpfen,
- heparinhaltige Salben,
- Antiphlogistika.

Tiefe Bein- und Beckenvenenthrombose

Symptomatik: Auf eine tiefe Bein- und Beckenvenenthrombose weisen folgende Symptome hin:
- subfebrile Temperaturen,
- treppenförmiger Anstieg der Pulsfrequenz („Kletterpuls"),
- schmerzhafte Druckpunkte im Verlauf der großen Beinvenen (Adduktorenbereich) oder in der Leistengegend,
- schmerzhafte bläuliche Schwellung mit Zunahme des Beinumfangs der betroffenen Extremität,
- vermehrte Füllung des Umgehungskreislaufes im Bereich der V. epigastrica superficialis,
- Temperaturdifferenz zwischen dem gesunden und dem erkrankten Bein,
- positives Lowenberg-Zeichen: Schmerzhaftigkeit auf der erkrankten Seite bei Wadenkompression,
- Fußsohlenschmerz und/oder schmerzhafte Druckpunkte beidseits der Achillessehne.

Diagnostik: Bei typischer klinischer Symptomatik werden zur Verifizierung von tiefen Becken- und Beinvenenthrombosen eine Phlebographie und Duplexsonographie durchgeführt.

Komplikationen: Mögliche Komplikationen einer tiefen Becken- und Beinvenenthrombose sind eine *Lungenembolie* sowie die Entwicklung eines *postthrombotischen Syndroms*.

Therapie: Zunächst wird unter Bettruhe und Hochlagerung des Beines *Heparin* i.v. initial als Bolus (5000 IE), danach in einer Dosierung verabfolgt, die zu einer deutlichen Verlängerung der partiellen Thromboplastinzeit (PTT) von mehr als 45 Sekunden führt.

Nach Besserung der Symptomatik kann frühzeitig mit der *Mobilisation* der Patientin begonnen werden. Für die längere Behandlung (3–6 Monate, falls notwendig auch länger) wird die Patientin auf *Cumarinderivate* (z.B. Marcumar) eingestellt.

Bei frühzeitiger Diagnose der tiefen Becken- und Beinvenenthrombose kann eine *thrombolytische Therapie* mit Strepto- oder Urokinase durchgeführt werden. Auch die Möglichkeit einer *Thrombektomie* sollte überlegt werden.

Lungenembolie

engl.: pulmonary embolism

Definition: Die Lungenembolie, eine lebensbedrohliche Komplikation im Wochenbett, führt zu einer Einengung der arteriellen Lungenstrombahn durch einen aus der Peripherie eingeschwemmten Thrombus.

Symptomatik und Diagnostik: Die Folgen und die Schwere der Symptomatik hängen von der Lokalisation und Größe des Embolus in der Lunge ab.

Für einen **großen Embolus**, der die zentrale pulmonale Zirkulation blockiert, sprechen folgende typische Kriterien:
- akuter thorakaler Schmerz,
- Dyspnoe, Tachypnoe und Zyanose,
- unterschiedlich stark ausgeprägte Schocksymptomatik,
- hochgradiges Angstgefühl der Patientin.

Kleinere Embolien können ganz ohne klinische Symptomatik bleiben oder in Schüben ablaufend eine weniger eindeutige Symptomatik zeigen:
- Dyspnoe,
- Tachykardie,
- subfebrile Temperaturen,
- reduziertes Allgemeinbefinden,
- blutiges Sputum,
- EKG: Cor pulmonale,
- Röntgenthorax: Lungeninfarkt.

Therapie: Eine intensivmedizinische Diagnostik und Therapie mit entsprechender Überwachung ist in jedem Fall indiziert. Die Prinzipien der Intensivtherapie sind in ⊤ 27.1 zusammengestellt. Eine wichtige Voraussetzung

T 27.1 Therapie der Lungenembolie

Einteilung	therapeutische Maßnahmen
symptomatische Initialtherapie	
➤ Lagerung	Oberkörper hochlagern, nur bei schwerem Schock mit Blutdruckabfall Oberkörper flachlagern mit erhöhten Beinen
➤ Sauerstoffzufuhr	durch Maske oder Nasensonde, bei Bedarf Intubation
➤ Analgosedierung	Morphin (2,5–10 mg i.v.), Diazepam (z.B. Valium 2,5–10 mg i.v.), Midazolam (z.B. Dormicum 2,5–7,5 mg i.v.)
Antikoagulanzientherapie	*sofort:* 10 000 IE Heparin als Bolus i.v., *danach:* kontinuierliche Infusion von 1000 IE Heparin/h in Abhängigkeit von der aktivierten partiellen Thromboplastinzeit (aPTT);
	Die aPTT sollte auf das 1,5- bis 2fache der Norm verlängert sein.
	bei Bedarf: Lysebehandlung mit Strepto- bzw. Urokinase i.v., daher grundsätzlich keine i.m. Applikation von Medikamenten
Therapie der Komplikationen	
➤ (drohende) Rechtsherzinsuffizienz	vasoaktive Substanzen wie Dopamin, Dobutamin, Suprarenin und Nitrate: Dosierung ist von der Kreislaufsituation abhängig
➤ Kreislaufstillstand	Reanimation nach dem ABC-Schema inklusive erweiterter Maßnahmen

für die effektive Behandlung der Lungenembolie ist das Bereithalten der erforderlichen Medikamente und des Instrumentariums (sog. Emboliebesteck) im Kreißsaal und auf der Wochenstation.

Erkrankungen der Harnorgane

Zystitis

engl.: cystitis, inflammation of the bladder

Ätiopathogenese: Erkrankungen der Harnorgane im Wochenbett stehen mit dem schwangerschaftsbedingten Tonusverlust der ableitenden Harnwege, der dadurch bedingten Stase und der erhöhten Harnblasenkapazität in Zusammenhang. Restharnbildung und Harnverhaltung begünstigen die Aszension pathogener Keime.

Symptomatik und Diagnostik:
➤ schmerzhafte Miktion,
➤ Miktionsdrang bei gleichzeitiger Harnverhaltung,
➤ Schmerzen oberhalb der Symphyse,
➤ gelegentlich subfebrile Temperaturen bei sonst wenig gestörtem Allgemeinbefinden,
➤ Urinsediment (Leukozyten, vereinzelt Erythrozyten, erhöhte Keimzahl), Urinkultur.

Therapie: Prophylaxe und Therapie bestehen in einer regelmäßigen und ausreichenden Blasenentleerung, gegebenenfalls werden blasentonisierende Medikamente wie Doryl 1–2 Tabletten/Tag, Ubretid 1 Tablette/Tag erforderlich. Zusätzlich empfiehlt sich die Gabe von Bärentraubenblättertee (Folia uvae ursi). In Einzelfällen kann die gezielte Anwendung von Antibiotika notwendig werden.

Pyelonephritis puerperalis

engl.: puerperal pyelonephritis

Ätiologie: Meist handelt es sich dabei um ein Rezidiv einer *Pyelonephritis gravidarum.* Auch die nicht rechtzeitige Behandlung einer Zystitis kann zur Keimaszension in die Niere führen.

Symptomatik und Diagnostik:
➤ Fieber, auch Schüttelfrost,
➤ Nieren- bzw. Flankenschmerz,
➤ Urinsediment mit reichlich Leukozyten, Erregernachweis im Urin (Urinkultur).

Therapie: Die Therapie besteht in einer gezielten antibiotischen Behandlung.

Harninkontinenz

engl.: urinary incontinence

Die Harninkontinenz ist Folge einer funktionellen geburtstraumatisch bedingten Schwäche des Blasensphinkters. Das *Symptom* des unwillkürlichen Urinabgangs ist äußerst störend. Die *Behandlung* besteht in einer intensiven Beckenbodengymnastik.

Fistelbildungen

engl.: fistula

Die heute seltenen Fistelbildungen im Bereich des Septums vesicovaginale entstehen traumatisch bei schwierigen entbindenden Operationen oder als Nekrosefisteln.

Die *Primärbehandlung* besteht in der suprapubischen Harnableitung unter Antibiotikaschutz. Kommt es nicht zum spontanen Fistelverschluß, so wird eine operative Korrektur (vaginal oder abdominal) nach 2–3 Monaten vorgenommen.

Hormonale Störungen

Laktationsatrophie des Genitales

Synonym: Chiari-Frommel-Syndrom
engl.: Chiari-Frommel-syndrome, Frommel's disease

Ätiologie: Die Ursache dieser **postpartualen persistierenden Hyperprolaktinämie** ist eine Regulationsstörung im hypothalamisch-hypophysären Regelkreis, was zu einer Hemmung der endokrinen Ovarialfunktion führt.

Symptomatik: Typische Symptome sind eine über Monate oder Jahre anhaltende Laktation sowie die Atrophie des Uterus mit sekundärer Amenorrhö.

Diagnostik:
➤ Nachweis einer stark erhöhten Prolaktinausscheidung,
➤ Verminderung von FSH, LH, Östrogenen und Gestagenen,
➤ bildgebende Verfahren zum Ausschluß eines Hypophysentumors (in ca. 30%).

Therapie: Dopaminagonisten wie Bromocriptin, Lisurid oder Cabergolin sind indiziert.

Sheehan-Syndrom

Synonym: postpartualer Hypopituitarismus
engl.: Sheehan syndrome, postpartum pituitary necrosis

Ätiopathogenese: Infolge einer starken intra- oder postpartualen Blutung kommt es zur ischämischen Nekrose des Hypophysenvorderlappens (HVL). Die nachgeordneten Drüsen (Nebennierenrinde, Ovarien, Schilddrüse) zeigen entsprechende Ausfallserscheinungen.

Symptomatik: Folgende klinische Symptome können ein Hinweis auf ein Sheehan-Syndrom sein:
➤ Ausbleiben der Laktation (Agalaktie),
➤ Adynamie,
➤ Hypothermie,
➤ Hypotonie,
➤ Hypoglykämie,
➤ sekundäre Amenorrhö mit Atrophie der Genitalorgane.

Diagnostik: Erniedrigte Gonadotropin- und Östrogenwerte in Plasma sowie alle Laborwerte, die auf eine sekundäre Insuffizienz von Nebennierenrinde, Ovarien und Schilddrüse hinweisen, erhärten die Diagnose.

Therapie: Alle lebenswichtigen Hormone müssen adäquat substituiert werden.

Gestationsbedingte Pelveopathien

Ätiologie: Bei einer postpartualen Schmerzhaftigkeit des Beckenringes mit Bevorzugung der Symphyse handelt es sich meist um eine gesamte, das kleine Becken betreffende **Beckenringlockerung** während der Schwangerschaft bzw. um eine unter der Geburt auftretende **Symphysenzerrung** oder **Symphysenruptur**.

Symptomatik: In leichteren Fällen ist lediglich die Symphyse druckschmerzhaft. Bei höhergradigen Auflockerungen im Bereich der Ileosakralgelenke wird über starke Schmerzhaftigkeit in dieser Region geklagt, die in Extremfällen auch zu einer Gehbehinderung mit „Watschelgang" führen kann.
Zusätzlich kann auch eine **Steißbeinfraktur** bestehen, bei der die Schmerzen im Sitzen und bei der Defäkation in den Rücken ausstrahlen.

Diagnostik: Wichtigstes diagnostisches Hilfsmittel ist die Röntgenuntersuchung des Beckenskeletts.

Therapie: Die Therapie besteht neben symptomatischen Maßnahmen zur Schmerzlinderung in der orthopädischen Versorgung, z.B. einem nach Maß angefertigten Beckenring-Stützgürtel.

Puerperale Psychosen

(s. S. 347)

In seltenen Fällen entwickelt sich postpartual eine über die depressive Verstimmung hinaus anhaltende psychotische Symptomatik mit ausgeprägter Depression bis hin zur Suizidgefahr.

> Die Behandlung der „echten Wochenbettpsychose" gehört unbedingt in die Hand eines Psychiaters.

27.3 Das gesunde Neugeborene

Anpassung an das extrauterine Leben

Die Neugeborenenphase umfaßt die Zeit vom ersten Atemzug bis zum 28. Lebenstag. Die Trennung des kindlichen vom mütterlichen Organismus bei der Geburt und die Anpassung des Neugeborenen an das extrauterine Leben sind gekennzeichnet durch zahlreiche Umstellungsvorgänge:
- *Kreislaufumstellung* durch Eröffnung der pulmonalen Zirkulation (👁 27.3),
- Umstellung der *Atmung* vom plazentaren auf pulmonalen Gasaustausch,
- Übernahme der *Temperaturregulation*,
- Übernahme der *Stoffwechselregulation* durch die anfangs funktionell noch unreifen Organe (Leber, Nieren, Magen, Darm, ZNS, Lunge, Haut),
- *Keimbesiedlung* und *Auseinandersetzung mit Mikroorganismen* aus der Umwelt,
- Wechsel von parenteraler auf enterale *Ernährung*.

Herz-Kreislauf-System

Vor der Geburt ist der pulmonale Gefäßwiderstand etwa fünfmal so hoch wie nach der Geburt: Weniger als 10% des Herzzeitvolumens fließen vor der Geburt durch die Lunge. Es besteht ein physiologischer Rechts-Links-Shunt.
Der Übergang von der intrauterinen plazentaren zur extrauterinen pulmonalen Atmung macht eine Umstellung des Kreislaufs vom fetalen auf den neonatalen Funktionszustand erforderlich.

Auslösend wirkt einerseits die vermehrte Sauerstoffsättigung des Blutes, die mit dem Einsetzen der Lungenatmung erfolgt. Zugleich wird der bestehende Spasmus der Lungenarteriolen gelöst, so daß mit einer Zunahme der pulmonalen Durchblutung der Druck in der Pulmonalarterie abfällt. Schließlich kommt der Lungendurchblutung das aus dem plazentaren Kreislauf nach dem Abnabeln des Kindes übergehende Reserveblut zugute (s. S. 447). Der resultierende Druckanstieg im linken Vorhof verschließt das Foramen ovale. Mit dem Verschluß des Ductus Botalli zwischen A. pulmonalis und Aorta sowie dem Verschluß des Ductus venosus Arantii zwischen unterer Hohlvene und Umbilikalvene ist die Kreislaufumstellung beendet.

Das Herz verfügt in der Neugeborenenzeit über eine erhebliche Leistungsreserve. Ursache hierfür ist die muskuläre Hypertrophie als Folge des im Vergleich zum Kreislauf des Neugeborenen um 30% größeren fetoplazentaren Kreislaufvolumens. Der mit der Abnabelung eintretende „Gebietsverlust" wird durch die Eröffnung des Lungenkreislaufs nur zum Teil wieder ausgeglichen. Die Pulsfrequenz sinkt im Neugeborenenalter im Vergleich zum Fetalleben auf ca. 135 Schläge pro Minute. Systolische Herzgeräusche sind während der Kreislaufumstellung keine Seltenheit und dürfen nicht ohne weiteres Anlaß zur Diagnose eines Vitium cordis führen.

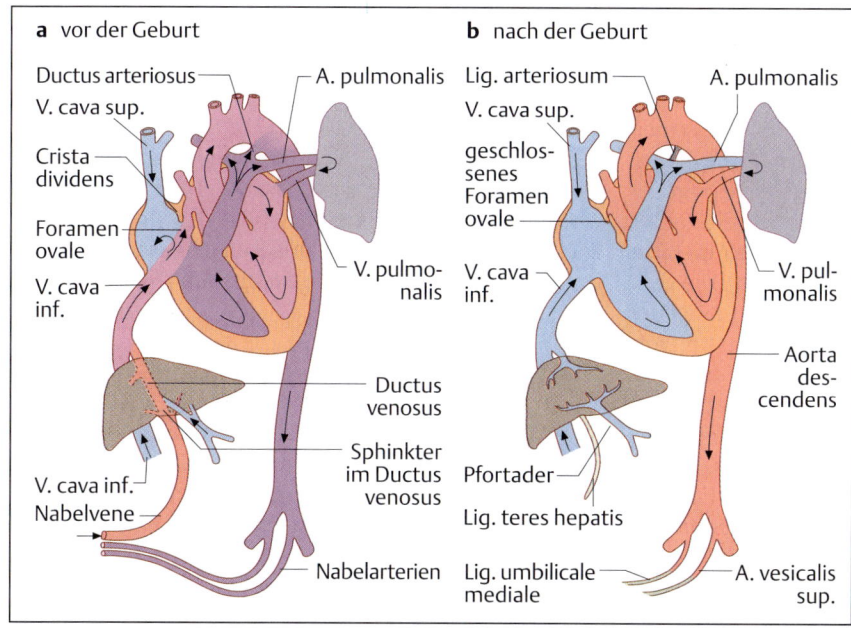

👁 **27.3 Umstellung des Blutkreislaufs bei der Geburt**

a Die Pfeile zeigen die Richtung des Blutstromes an. In der Leber, in der V. cava inf., im rechten und linken Vorhof sowie an der Einmündung des Ductus arteriosus in die absteigende Aorta mischt sich sauerstoffreiches und sauerstoffarmes Blut. **b** Nach der Geburt sinkt durch die Lungenbelüftung der Druck im kleinen Kreislauf. Foramen ovale und Ductus arteriosus schließen sich und die Nabelgefäße obliterieren. Großer und kleiner Kreislauf sind somit voneinander getrennt.

Atmung

Bei der Geburt aus Schädellage werden durch die starke thorakale Kompression unter der Geburt bis zu 40 ml Flüssigkeit aus den kindlichen Bronchien und Alveolen gepreßt. Das Kind wird in Exspirationsstellung geboren. Das Einsetzen der **Lungenatmung** ist an 3 Voraussetzungen geknüpft:
- das Vorhandensein funktionsbereiter Lungen,
- das störungsfreie Funktionieren des Atemzentrums, das die Startsignale in Form des Kältereizes an der Haut, des Absinkens des O_2-Partialdrucks und des CO_2-Anstiegs zu registrieren hat,
- die Umstellung des fetalen Kreislaufs.

Bereits mit dem ersten Schrei des Kindes erfolgt zumeist eine ausreichende Entfaltung der Lungen. Auf diese Weise wird schließlich eine maximale *Vitalkapazität* von 130–160 ml sowie ein *Atemminutenvolumen* von 400–600 ml erreicht. Dabei beträgt die normale *Atemfrequenz* 35–40/min bei einem *Atemzugvolumen* von 15–20 ml. Nach der vordergründig mechanischen Öffnung der Lungenalveolen muß eine ausreichende *Lungenreifung* durch Bildung von sog. Surfactant aus Lezithin und Sphingomyelin dafür sorgen, daß die eröffneten Alveolen im Exspirium ausgespannt und mit Luft gefüllt bleiben.

Temperaturregulation und Energiehaushalt

Auch bei reifen Neugeborenen kommt es in den ersten beiden Tagen noch leicht zu Wärmeverlusten. Die Rektaltemperatur kann um 1–2°C schwanken, liegt dann aber konstant um 37 °C. Untergewichtige und Frühgeborene sowie Kinder mit prä- und postnataler Hypoxie sind von einem Wärmeverlust noch stärker betroffen.

Zur Aufrechterhaltung der Körpertemperatur braucht das Neugeborene viel Energie. Bei normaler Ernährung reicht die Menge der Nahrung erst zwischen dem 6.–10. Lebenstag aus, um einen anabolen Stoffwechsel zu unterhalten. Bis dahin lebt das Kind von körpereigenen Energiereserven, überwiegend in Form von Glykogen und braunem Fett. In den ersten Lebenstagen beträgt der kalorische Erhaltungsbedarf 30–50 kcal/kg KG unter Voraussetzung einer **neutralen Umgebungstemperatur** (32–36°C, abhängig vom Reifegrad des Kindes). Die neutrale Umgebungstemperatur ist die Temperatur, bei der in Ruhe der geringste Energieumsatz und Sauerstoffverbrauch stattfindet. Jede Temperaturänderung, die unter oder über der Neutraltemperatur liegt, bedeutet für das Neugeborene eine relative Erhöhung von Energieumsatz und Sauerstoffverbrauch. Der in den ersten Tagen fast immer bestehende Mangel an Flüssigkeit und Kalorien bedingt den postpartualen Gewichtsverlust, der bis 10% des Geburtsgewichts tolerierbar ist.

Alle Maßnahmen wie Untersuchung, Reanimation usw. sollten deshalb unter dem Wärmestrahler oder unter Verwendung von warmen Tüchern vorgenommen werden. Die Gefahr der Hypothermie besteht auch bei der Entbindung in einem zu kalten Kreißsaal oder dem Versäumnis, das Kind abzutrocknen.

„**Durstfieber**" ist die Reaktion des Neugeborenen auf ein zu geringes Flüssigkeitsangebot. Bei Flüssigkeitszufuhr sinkt das Fieber sofort.

Blut und Blutgerinnung

Das **relative Blutvolumen** (Blutvolumen pro kg KG) ist beim Neugeborenen mit 10–11% im Vergleich zum Erwachsenen (7,8%) erhöht. Die **Eiweißkonzentration** steigt in den ersten 3 Lebensmonaten von 1–2 g% auf 5,5 g% an. Die **zellulären Blutelemente** sind durch eine Erythrozytenzahl von $4,5–7 \times 10^6/mm^3$, eine physiologische Neugeborenenleukozytose von $15000–20000/mm^3$ und Thrombozytenwerte von $200000–300000/mm^3$ gekennzeichnet.

Die **Blutgerinnung** weist sinnvolle Abweichungen von den Gegebenheiten des späteren Lebens auf, die auf der einen Seite Blutungen, zugleich aber intravasale Gerinnungen verhindern (verkürzte Reaktionszeiten bei den globalen Gerinnungstests, verlängerte Reaktionszeiten bei den Gruppentests). Da Gerinnungsfaktoren nicht plazentagängig sind und die Leber funktionell noch unreif ist, sind beim Neugeborenen fast alle Gerinnungsfaktoren erniedrigt. Die verlängerte Prothrombinzeit ist ein Ausdruck des für das Neugeborene typischen *Vitamin-K-Mangels*. Da auch die Muttermilch kaum Vitamin K enthält, vermindern sich die Faktoren II, VII, IX und X in den ersten Lebenstagen rasch. Zur Prophylaxe des Vitamin-K-Mangels erhält das gesunde Neugeborene per os je 1 mg Vitamin K bei der Geburt, am Entlassungstag aus der Klinik und im Alter von 5 Wochen. Risikogeborenen wird bei der Geburt 1 mg Vitamin K s.c. injiziert.

Das **fetale Hämoglobin** (HbF), bei der Geburt noch etwa 80% des gesamten Hämoglobins, wird bis zum 3. Lebensmonat zunehmend durch HbA ersetzt. Dabei ist zu beobachten, daß die *Lebensdauer der fetalen Erythrozyten* auf ca. 70–80 Tage verkürzt ist (normal 120 Tage). Diese Tatsache sowie der gleichzeitige Abbau der nun nicht mehr notwendigen Polyglobulie erklären den erhöhten Anfall an Bilirubin (s. Icterus neonatorum, S. 447 und S. 455f).

Gastrointestinaltrakt und Verdauung

Die Magen-Darm-Funktion ist für das Neugeborene eine bereits intrauterin durch die orale Flüssigkeitsaufnahme von Fruchtwasser geübte Funktion. Extrauterin ist die Magen-Darm-Funktion primär an der Ausscheidung von **Mekonium** (Kindspech) 12–24 Stunden nach der Geburt erkennbar. Das Mekonium besteht aus Schleim, Epidermiszellen und Lanugohaaren.

Die zumeist dünnen, grünlichen **Übergangsstühle** werden in den folgenden Tagen 4- bis 5mal entleert. Die anschließend ausgeschiedenen gelb-grünlichen **Brustmilchstühle** riechen infolge der frühen Besiedlung des Darmes mit dem Lactobacillus bifidus sauer.

Leber

Das Hauptziel der Stoffwechselfunktion ist bis zur Geburt die Energieversorgung. Die Leber zeichnet sich durch eine intensive Glykogensynthese aus.
Die **Bilirubinausscheidung**, die bis zur Geburt von der Plazenta übernommen wurde, muß erst durch Aktivierung der Glukuronyltransferase zur Bildung des wasserlöslichen Konjugats von Bilirubin und Glukuronsäure erlernt werden. Diese vorübergehende Funktionsstörung erklärt zusammen mit der plötzlichen Ausschaltung der Leber aus der unmittelbaren plazentaren Versorgung die „physiologische Hyperbilirubinämie" des Neugeborenen (bis maximal 15 mg%) mit dem zwischen dem 4. und 6. Lebenstag auftretenden **Icterus neonatorum**.

Nieren

Die Nieren verfügen nach der Geburt über eine in der Fetalzeit bereits geübte Funktion, sind aber während des ersten Lebensjahres in ihrer Funktion noch unreif. Bereits in den ersten Lebenstagen können sie sich ausreichend an das unterschiedliche Volumenangebot und die wechselnde Osmolarität anpassen. Für eine Zeit bedürften sie allerdings noch einer um das 2,5fach höheren Wassermenge zur Ausscheidung der harnpflichtigen Substanzen, da die Filtrations- und Konzentrationsleistung noch eingeschränkt ist. Eine ungenügende Flüssigkeitszufuhr in dieser Lebensphase muß deshalb vermieden werden.

Immunsystem und Auseinandersetzung mit Mikroorganismen

Das Immunsystem reift erst nach der Geburt vollständig aus. Die **humorale Abwehr** ist durch die von der Mutter transplazentar übertragenen IgG-Antikörper bestimmt (Nestschutz). Die (natürliche) **zellvermittelte Immunität** funktioniert beim Neugeborenen schon weitgehend. Das ist wichtig, da eine Kontamination mit Keimen bereits während der Geburt stattfindet und eine Woche post partum Haut und Schleimhäute des Kindes bereits mit den Keimen von Kontaktpersonen und Umwelt besiedelt sind.

Erstversorgung des Neugeborenen

Nach der vollständigen Geburt des Kindes gilt die erste Maßnahme der **Freilegung der Atemwege** durch Absaugen von Mund und Rachen mit einem sterilen Einmalkatheter. Die obligatorisch durchzuführende Sondierung des Magens über die Nase sollte erst nach Stabilisierung der Atmung durchgeführt werden, frühestens also 10 Minuten nach der Geburt.

Abnabelung

Der **Zeitpunkt** der Abnabelung ist nach wie vor Gegenstand kontroverser Diskussionen. Unmittelbar postpartual kommt es physiologischerweise zu einer Blutverschiebung von der Plazenta via Nabelschnurgefäße zum Kind. Diese „Transfusion von Plazentablut" kann bis zu 20% des Gesamtvolumens des Neugeborenen betragen.
Bei einer *Frühabnabelung* und besonders, wenn das Neugeborene oberhalb des Plazentaniveaus liegt, wie dies zumeist bei der Schnittentbindung der Fall ist, bleibt die Transfusion von der Plazenta zum Neugeborenen aus. Hierbei kann es sogar zum Blutverlust des Neugeborenen in die Plazenta mit nachfolgender Hypovolämie und Anämie kommen. Diese Gefahr ist auch bei einer Lagerung des geborenen Kindes auf den Leib der Mutter noch vor dem vorläufigen Abnabeln gegeben.
Bei einer *Spätabnabelung* kann es dagegen zu einer plethorischen Kreislaufsituation mit respiratorischen Störungen und einer Hyperbilirubinämie kommen.
Als **Richtlinie** für die Abnabelung gelten folgende Empfehlungen (die Einteilung der Kinder entspricht dem Apgar-Score, der im folgenden Abschnitt besprochen wird):

- *reifes, lebensfrisches Kind:* Abnabelung nach 2–3 Minuten. Der Abschluß des Übertrittes des plazentaren Blutes zum Kind wird am Kollabieren der Nabelschnur erkennbar.
- *niedriger Apgar-Wert:* In der Regel hat die Umverteilung infolge der Streßsituation des Kindes bereits vor der Geburt stattgefunden. Die Abnabelung sollte deshalb unverzüglich vorgenommen werden, um keine Zeit für die Reanimation zu verlieren.
- *Frühgeborene und Sectiokinder:* Durch mehrmaliges Ausstreichen der Nabelschnurgefäße in Richtung zum Kind wird die Bluttransfusion von der Plazenta in den Neugeborenenkreislauf beschleunigt.
- *Blutgruppeninkompatibilität (Morbus haemolyticus gestalis):* Die Abnabelung erfolgt sofort unmittelbar nach der Geburt ohne Ausstreichen der Nabelschnur.

Erstuntersuchung des Neugeborenen

Unmittelbar nach der Geburt verschafft sich der Geburtshelfer einen Eindruck von dem anatomischen und funktionellen Zustand des Neugeborenen:

Apgar-Score (T 27.2): Die sofort nach der Geburt des Kindes vorgenommene Beurteilung des Gesamtzustandes gibt aufgrund des 1-Minutenwertes einen Anhalt über die Notwendigkeit zusätzlicher unterstützender Maßnahmen im Sinne der Reanimation und Stabilisierung der Adaptationsvorgänge. Diese Beurteilung wird nach 5 und 10 Minuten wiederholt.

pH-Wert-Bestimmung im Nabelarterienblut (T 27.3): In Ergänzung zum Apgar-Score liefert die Bestimmung des Säure-Basen-Status einen objektiven Befund über den aktuellen Zustand des Neugeborenen. Aus dem Blut der Nabelschnurarterie des Kindes werden der pH-Wert, die Blutgase, das Standardbikarbonat und der Basenexzeß bestimmt. Während der pH-Wert im Nabelschnurblut Rückschlüsse auf die Sauerstoffversorgung des Kindes vor der Geburt zuläßt, ist ein erniedrigter Apgar-Score keineswegs spezifisch für eine durchgemachte Hypoxie oder Asphyxie. Eine Depression der kindlichen Vitalität kann auch Folge mütterlicher Medikamenteneinnahme, intrauteriner Infektionen, vorgeburtlicher genetisch bedingter oder während der Schwangerschaft erworbener Schädigungen, eines Geburtstraumas oder einer Frühgeburtlichkeit sein.

Erstuntersuchung auf dem Wickeltisch (U1): Es ist auf die Vitalfunktionen (s. Apgar-Score), Verletzungen und Fehlbildungen zu achten.

Bestimmung des Gestationsalters: Ein somatischer Reifescore erlaubt die Bestimmung der Gestationswoche (s. Lehrbücher der Pädiatrie). T 27.4 gibt eine Übersicht über die Merkmale eines reifen Neugeborenen.

Nachdem das Neugeborene im Einvernehmen mit der Mutter die **Credé-Prophylaxe** (Eintropfen 1%iger $AgNO_3$-Lösung in den Bindehautsack) als vorbeugende Behandlung gegen eine Gonoblennorrhö erhalten hat und die Erstuntersuchung des Neugeborenen (U1) durch den Geburtshelfer erfolgt ist, übernimmt die nun folgende ärztliche Betreuung in den geburtshilflichen Kliniken zunehmend der Pädiater. Sie besteht in der **Neugeborenen-Basisuntersuchung (U2)** und zwar bei fehlenden Auffälligkeiten zwischen dem 3. und 5. Lebenstag sowie in täglichen Visiten.

T 27.3 Schweregrad der Azidose anhand des pH-Wertes des Nabelarterienblutes

pH-Wert des Nabelarterienblutes	Bewertung
> 7,30	normaler pH-Wert
7,20–7,29	leichte Azidose
7,10–7,19	mittelgradige Azidose
7,00–7,09	fortgeschrittene Azidose
< 7,00	schwere Azidose

Screening-Verfahren beim Neugeborenen

Zu den **Neugeborenen-Suchtests** gehören:
- *Mukoviszidosetest:* noch vor der ersten Nahrungsaufnahme wird zur Erkennung einer Mukoviszidose der Albumingehalt im ersten Mekonium ermittelt (Basis-Mukoviszidosetest = BM-Test),
- *TSH-Test:* zur frühzeitigen Erkennung einer Hypothyreose (4.–6. Lebenstag),
- *Guthrie-Test:* nachdem das Neugeborene schon Protein aufgenommen hat (4.–6. Lebenstag), wird die Untersuchung auf Phenylketonurie (Syn.: Brenztraubensäureschwachsinn), Galaktosämie und Homozystinurie durchgeführt.

Meist werden heute bei allen Neugeborenen die Hüftgelenke sonographisch untersucht.

Pflege des Neugeborenen

Das Neugeborene braucht eine spezielle Pflege, zu der auch die Mutter unbedingt angeleitet werden sollte. So

T 27.2 Apgar-Score

Punkte	0	1	2
Aussehen (Hautfarbe)	blau oder weiß	Stamm rosig, Extremitäten blau	rosig
Puls	fehlt	schwach (< 100/min)	kräftig (> 100/min)
Grimassen (Reflexe) beim Absaugen	keine	Grimassen	kräftiges Schreien, Husten, Niesen
Aktivität (Muskeltonus)	keine Spontanbewegungen, schlaff	geringe Flexion der Extremitäten, träge	aktive Spontanbewegungen
Respiration (Atmung)	keine	unregelmäßig, schnappend	regelmäßig

Durchführung: 1, 5 und 10 Minuten post partum werden für alle Aspekte Punkte vergeben und addiert.
Bewertung: 8–10 Punkte = lebensfrisches Kind, 5–7 Punkte = leichte Depression, 0–4 Punkte = schwere Depression

27.4 Pathologie des Neugeborenen

Merkmale	Ausprägung
Atmung	kräftiger Schrei, ruhige Atmung
Haut	rosig
subkutanes Fettgewebe	gleichmäßig ausgeprägt
Vernix caseosa	Reste vorhanden
Lanugobehaarung	Reste im Bereich des Rückens und der Streckseite der Oberarme
Kopfhaare	3–7 cm lang, Stirn frei
Ohrknorpel	tastbar ausgebildet
Nägel	überragen die Fingerkuppen bzw. erreichen die Zehenkuppen
Fußsohlen	durchgehend gefurcht
Geschlechtsorgane	Knaben: Hoden beidseits deszendiert, Mädchen: große Labien bedecken die Klitoris und die kleinen Labien

T 27.4 Merkmale eines reifen Neugeborenen (aus [16])

soll sie zu den pflegerischen Maßnahmen zugezogen bzw. diese ihr sehr bald überlassen werden.
Die Pflege umfaßt die Körperpflege, das regelmäßige Windeln, die Versorgung des Nabels, die richtige Lagerung im Bett und das Anziehen des Kindes unter Benutzung einer der Raumtemperatur angepaßten Kleidung. Bei jeder Versorgung des Kindes ist auf Auffälligkeiten zu achten. Zur Prophylaxe von Infektionen – in der Klinik im Rahmen des infektiösen Hospitalismus – ist peinlich auf Sauberkeit und ein aseptisches Verhalten aller an der Pflege Beteiligten zu achten. Die Mutter sollte auf die Wichtigkeit der täglichen Gabe von Vitamin D_3 (500 E/Tag) – beginnend mit dem Ende der ersten Lebenswoche – hingewiesen werden.

27.4 Pathologie des Neugeborenen

Adaptationsstörungen

Adaptationsstörungen können prä-, peri- und postnatal entstehen. Eine wichtige Rolle spielen Schädigungen durch intrauterine fetale Versorgungsstörungen. Als klinisch wichtigste Ursache der intrauterinen Mangelversorgung des Kindes wurde das **Plazentainsuffizienzsyndrom** (s. S. 414f) bereits dargestellt. Es tritt in den folgenden beiden **Formen** auf:
- die *chronische, vorwiegend nutritive Mangelversorgung* mit Geburt eines dystrophen Kindes (s. S. 419, 459f),
- die *akute zirkulatorische Mangelversorgung* mit nachfolgender intrauteriner Hypoxie (s. S. 419f) und postnataler Asphyxie bzw. fetalem Schocksyndrom (s. u.).

Es ist hier nochmals darauf hinzuweisen, daß der chronischen plazentaren Mangelversorgung als Ursache postnatal sich manifestierender psychomotorischer Retardierung – insbesondere im Verlauf prozessualer Auseinandersetzungen – oftmals nicht die ihnen zukommende Beachtung geschenkt wird. Nach amerikanischen Untersuchungen müssen jedoch sogar über 90% aller postpartual sich manifestierenden psychomotorischen Schädigungen auf eine plazentogene chronisch nutritive Mangelversorgung zurückgeführt werden. Damit ist diese Versorgungsstörung weit häufiger Ursache psychomotorischer Störungen als die subpartuale Hypoxie. Fehlbewertungen vor allem in Sachverständigengutachten als „subpartuale hypoxische Hirnschädigungen" haben vielfach zu nicht vertretbaren Verurteilungen des Geburtshelfers geführt.

Postnatale Asphyxie

engl.: postnatal asphyxia

Definition: Unter einer Asphyxie versteht man eine Depression der Vitalfunktionen, in der Regel bedingt durch eine Störung bzw. ein Nichteinsetzen der Lungenatmung.

Ätiologie: Die häufigsten Ursachen der prä- (s. auch S. 414f) und postnatalen Asphyxie sind in den ◉ **27.4 a** und **b** dargestellt.

Symptomatik: Die postnatale Asphyxie ist charakterisiert durch:
- Kreislaufstörung mit Tachykardie oder Bradykardie,
- Zyanose bzw. blasse Hautfarbe,
- herabgesetzten bis fehlenden Muskeltonus.

Über die Hypoxämie kann es zur ischämischen Schädigung zahlreicher Organe kommen, abhängig vom Reifegrad des Kindes und der Dauer und Schwere der Asphyxie:
- **Lungen:** Mekoniumaspiration, persistierende fetale Zirkulation mit Rechts-Links-Shunt, Atemnotsyndrom des Frühgeborenen, Schocklunge, Lungenödem, Lungenblutung,
- **ZNS:** Hirnödem, Krämpfe, hypoxisch-ischämische Enzephalopathie, erhöhte Gefahr intra- bzw. periventrikulärer Blutungen bei Frühgeborenen,
- **kardiovaskuläres System:** kardiogener Schock, Papillarmuskelnekrosen,

👁 **27.4 Die häufigsten prä- und postnatalen Ursachen der Asphyxie**

aus [6]

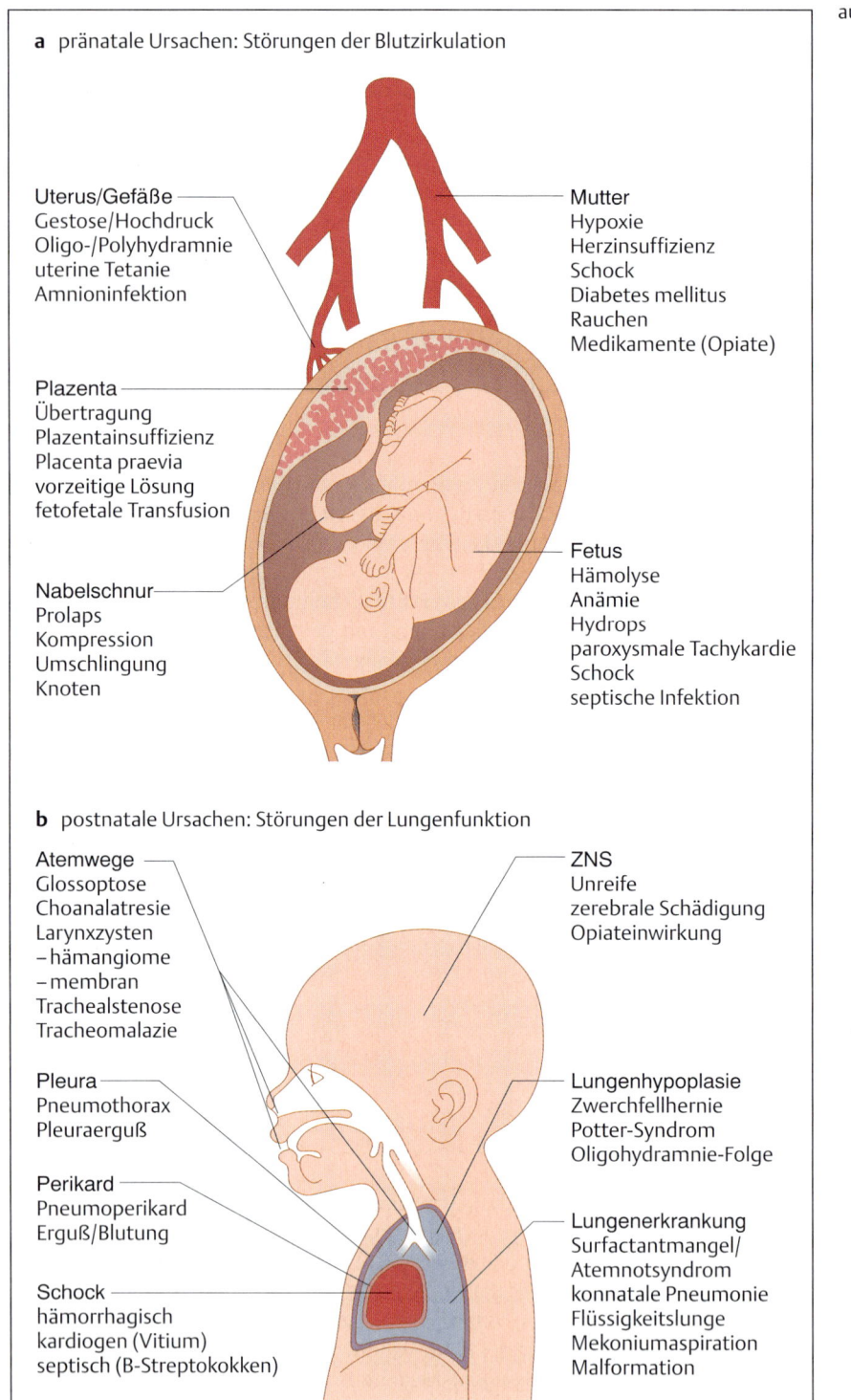

a pränatale Ursachen: Störungen der Blutzirkulation

Uterus/Gefäße
Gestose/Hochdruck
Oligo-/Polyhydramnie
uterine Tetanie
Amnioninfektion

Mutter
Hypoxie
Herzinsuffizienz
Schock
Diabetes mellitus
Rauchen
Medikamente (Opiate)

Plazenta
Übertragung
Plazentainsuffizienz
Placenta praevia
vorzeitige Lösung
fetofetale Transfusion

Nabelschnur
Prolaps
Kompression
Umschlingung
Knoten

Fetus
Hämolyse
Anämie
Hydrops
paroxysmale Tachykardie
Schock
septische Infektion

b postnatale Ursachen: Störungen der Lungenfunktion

Atemwege
Glossoptose
Choanalatresie
Larynxzysten
– hämangiome
– membran
Trachealstenose
Tracheomalazie

ZNS
Unreife
zerebrale Schädigung
Opiateinwirkung

Pleura
Pneumothorax
Pleuraerguß

Lungenhypoplasie
Zwerchfellhernie
Potter-Syndrom
Oligohydramnie-Folge

Perikard
Pneumoperikard
Erguß/Blutung

Lungenerkrankung
Surfactantmangel/
Atemnotsyndrom
konnatale Pneumonie
Flüssigkeitslunge
Mekoniumaspiration
Malformation

Schock
hämorrhagisch
kardiogen (Vitium)
septisch (B-Streptokokken)

➤ **Niere:** prä-/intrarenales Nierenversagen, tubuläre Nekrose, Nierenvenenthrombose, inadäquat gesteigerte ADH-Sekretion,
➤ **Gastrointestinaltrakt:** mesenteriale Hypoperfusion, nekrotisierende Enterokolitis, Darmperforation, Lebernekrose,
➤ **Stoffwechsel:** Laktatazidose, Hypokalzämie, Hyponaträmie, Hyper- oder Hypoglykämie, Störungen der Temperaturregulation,
➤ **Gerinnung:** disseminierte intravasale Gerinnung, Blutungen.

Diagnostik: Wichtige diagnostische Hilfsmittel sind der **Apgar-Score** und die Bestimmung des **Nabelschnur-pH-Wertes** (s. S. 448). Diesen Werten entsprechend kann zwischen einer „blauen Asphyxie" und einer „weißen Asphyxie" unterschieden werden. Die Übergänge zwischen einer leichten „blauen Asphyxie" mit Apgarwerten zwischen 4–6 und einem Nabelschnur-pH-Wert von 7,10–7,24 zu einer schweren „weißen Asphyxie" mit Apgarwerten zwischen 0–3 und einem Nabelschnur-pH-Wert < 7,10 sind dabei fließend.

Das akute Versagen des Gasaustausches in den Organen mit resultierender Laktatazidose infolge anaerober Glykolyse ist laborchemisch an einer Hypoxämie, Hyperkapnie und metabolischen Azidose objektivierbar.

Therapie: Während die „blaue Asphyxie" als Adaptationsstörung nach protrahierten bzw. operativ beendeten Geburten beobachtet wird und schon durch wenige Reanimationsmaßnahmen kurzfristig überwindbar ist, muß bei anhaltender „weißer Asphyxie" mit fetalem Schocksyndrom sofort mit intensiven Reanimationsmaßnahmen begonnen werden (T 27.5). Fehlbildungen bzw. Erkrankungen erfordern spezielle Reanimationsmaßnahmen (T 27.6).

Prognose: Die Prognose einer schweren und langandauernden Asphyxie ist ernst hinsichtlich bleibender Hirnschädigungen, sofern die Sauerstoffversorgung nicht innerhalb von 5–10 Minuten in ausreichendem Maß sichergestellt werden kann.

Mekoniumaspiration

engl.: meconium aspiration

Ätiopathogenese: Eine intrauterine Hypoxie führt zu einer gesteigerten Darmperistaltik des Feten, wobei es zu einem Mekoniumabgang in das Fruchtwasser kommen kann. Eine Gefährdung des Kindes entsteht, wenn dieses grünlich gefärbte, erbsbreiartige mekoniumhaltige Fruchtwasser beim ersten Atemzug des Neugeborenen eingeatmet und in die tiefen Luftwege aspiriert bzw. bei der Reanimation in die Lungen gepreßt wird.

Folgen der Mekoniumaspiration:
➤ Diffusionsstörungen bzw. ein persistierender pulmonaler Hochdruck aufgrund der mechanischen Verlegung der Atemwege oder
➤ eine, durch den hohen Gehalt des Mekoniums an Galle und Pankreassekret ausgelöste schwere Pneumonie.

Therapie: Die Therapie dieser ernsten Komplikation liegt neben der raschen Beendigung der Geburt in den in T 27.5 dargestellten Maßnahmen.

Atemnotsyndrom

(s. S. 296, S. 422f, 459)

T 27.5 Reanimation bei postnataler Asphyxie

Zustand des Kindes		Maßnahmen
Risiko erkennbar		Reanimationstisch vorbereiten, Instrumentarium überprüfen, Wärmestrahler einschalten, Tücher vorwärmen, Kinderarzt verständigen, Ruhe und Übersicht bewahren
leichte Asphyxie	Apgar-Wert 4–6, pH-Wert 7,00–7,20	Lagerung des Kindes auf dem Reanimationstisch, Kind abtrocknen, mit warmen Tüchern zudecken, Lungenbelüftung und Herzfrequenz stethoskopisch überprüfen, Luftwege freimachen, d.h. Rachen und Nase absaugen, Maskenbeatmung
schwere Asphyxie	Apgar-Wert 0–3, pH-Wert < 7,00	Lagerung und Warmhalten des Kindes (s. oben), nasotracheale Intubation und O_2-Beatmung, Herzmassage, wenn Herzfrequenz < 60/min, Legen eines Nabelvenenkatheters und Messen des ZVD (zentraler Venendruck), Volumensubstitution über den Nabelvenenkatheter bis ZVD positiv ist: Serumkonserve, evtl. „Blindpufferung" mit $NaHCO_3$ in einer Dosis von 3mmol/kg KG, 1:1 mit 5%iger Glucose verdünnt, langsam infundieren!, Bluttransfusion bei posthämorrhagischem Schock: 10 ml Blut/kg KG der Blutgruppe 0, rh-negativ und lysinfrei, endotracheale Applikation von Epinephrin 0,01–0,03 mg/kg KG, Vitamin K 1mg s.c.

Tabelle 27.6 Reanimation bei einer Erkrankung bzw. Fehlbildung des Neugeborenen (nach Obladen)

Erkrankung bzw. Fehlbildung	Maßnahmen
Hydrops fetalis (s. S. 348ff)	Nabelvenenkatheter, ZVD messen, Hämatokritbestimmung, Aderlaß, Blutteilaustausch, Aszites-, Pleurapunktion
hämorrhagischer Schock	Nabelvenenkatheter, ZVD messen, Hämatokritbestimmung, Transfusion von Frischblut der Blutgruppe 0, rh-negativ und lysinfrei
fetofetales Transfusionssyndrom (s. S. 425)	Nabelvenenkatheter, ZVD messen, Hämatokritbestimmung, je nach kindlichem Zustand Aderlaß/Hämodilution/Transfusion
Mekoniumaspiration (s. S. 451)	primär keine Beatmung, pulmonale Lavage, dann Reanimation fortführen entsprechend dem Schweregrad der Asphyxie (s. 27.5)
Zwerchfellhernie (s. S. 457f)	*keine* Beutelbeatmung, sofortige Intubation, offene Magensonde
Gastroschisis, Omphalozele (s. S. 458)	*keine* Beutelbeatmung, offene Magensonde, steril und feucht abdecken

Geburtsverletzungen

Geburtsverletzungen werden nach traumatisierenden operativen Entbindungen, aber auch nach Spontangeburten (!) beobachtet.

Kephalhämatom und Caput succedaneum

Durch eine im Verlauf der Passage des Geburtskanals eintretende Abscherwirkung auf das Periost entsteht ein **Kephalhämatom** (27.5b), eine Blutung zwischen Periost und Schädelknochen (subperiostales Hämatom). Charakteristisch ist die im Gegensatz zum **Caput succedaneum**, der sog. Geburtsgeschwulst (27.5a), bestehende Begrenzung des Hämatoms durch die Ränder der Schädelknochen, an denen das Periost haftet. Diese Blutgeschwulst fluktuiert deutlich und ist meist tauben- bis hühnereigroß. Eine *Therapie* erübrigt sich. Die Rückbildung kann nach wenigen Wochen, aber auch erst nach Monaten abgeschlossen sein.

 Ein Kephalhämatom darf aufgrund der Infektionsgefahr *niemals* punktiert werden.

Schiefhals

Synonym: Torticollis, Caput obstipum
engl.: torticollis

Der Schiefhals wird als Folge einer Druckschädigung bzw. Verletzung des M. sternocleidomastoideus vor allem bei Beckenendlagenkindern gesehen. Entstandene Hämatome lassen sich als spindelförmige Auftreibung des Muskels seitlich am Hals tasten. Die nachfolgende Muskelschrumpfung führt in den ersten Lebenswochen zunehmend zu einer Neigung des Kopfes zur erkrankten und Drehung des Gesichtes zur gesunden Seite.
Eine frühzeitig begonnene, korrigierende Lagerung, evtl. auch eine spätere operative Korrektur können diesen Veränderungen vorbeugen.

Frakturen

Klavikulafraktur: Dies ist die häufigste und zugleich harmlose Fraktur, die unter der Geburt entstehen kann. Die Klavikulafraktur kann durch Krepitation, eine Schwellung oder eine Deformierung in diesem Bereich auffallen, oftmals aber auch überhaupt nicht bemerkt

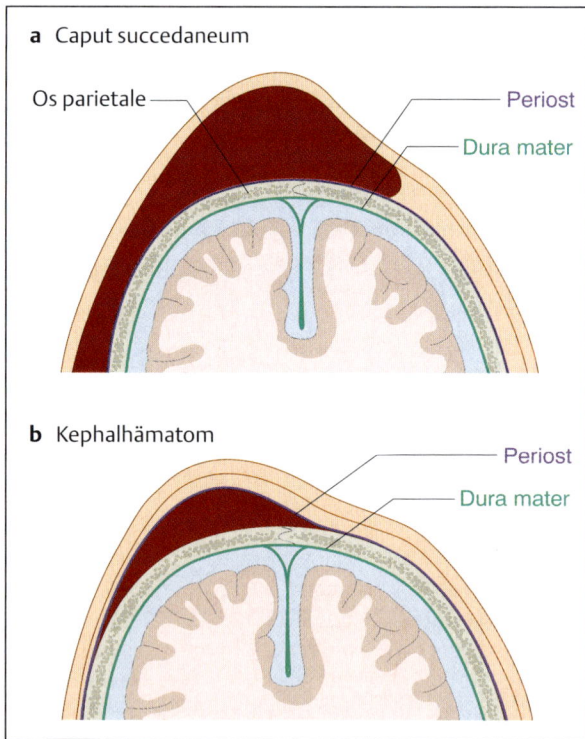

27.5 Caput succedaneum und Kephalhämatom

a Beim Caput succedaneum (Synonym: Geburtsgeschwulst) ist das Ödem im subkutanen Gewebe der Kopfhaut lokalisiert. Es greift über die Nähte über und klingt innerhalb der ersten Lebenstage ohne Behandlung ab. **b** Das Kephalhämatom ist subperiostal lokalisiert und durch das an den Schädelknochen fixierte Periost begrenzt. Die Schädelnähte werden daher nicht überschritten. Das Kephalhämatom kann auch doppelseitig auftreten.

werden. Grünholzfrakturen führen eventuell zu einer Armschonung der betroffenen Seite und zu einem asymmetrischen Mororeflex. Diese Frakturen heilen ohne Therapie bei sehr schnell einsetzender Kallusbildung aus.

Humerusfraktur: Die Humerusfraktur als Folge der Armlösung ist seltener als die Klavikulafraktur. Sie imponiert durch eine Schwellung des Oberarmes und Schonhaltung des Armes. Der Arm muß geschient bzw. am Körper ruhiggestellt werden, um eine Fehlstellung zu verhindern.

Nervenverletzungen

Fazialisparese: Sie tritt durch Druckwirkung bevorzugt nach Zangenentbindungen auf. Charakteristisch ist, daß sich der Mund beim Schreien zur gesunden Seite verzieht. Das Auge schließt sich nicht, so daß die Gefahr von Hornhautschädigungen gegeben ist. Ihr wird durch ölige Augentropfen und das Anlegen eines Schutzverbandes vorgebeugt. Innerhalb weniger Tage kommt es meistens zur Spontanheilung.

Armplexuslähmung: Bei Beckenendlagengeburten oder bei einer Schulterdystokie, d.h. wenn nach der Geburt des kindlichen Kopfes die Schulter über der Symphyse hängen bleibt wie z.B. beim Riesenkind (s. S. 404), können die erforderliche Schulter- bzw. Armlösungen zu Schädigungen des Plexus brachialis führen. Man unterscheidet zwei Formen:
➤ *obere Plexuslähmung* (Syn.: Erb-Duchenne-Lähmung; Segmente C5-C6)**:** Hierbei kommt es zum Ausfall der Schultermuskulatur, der Abduktoren und der Außenrotatoren des Oberarmes sowie der Beuge- und Supinationsmuskulatur des Unterarmes. Bei tiefstehender Schulter hängt der Arm nach innen rotiert schlaff herab. Die Hand steht in Pronationsstellung bei erhaltenem Greifreflex der Hand.
➤ *untere Plexuslähmung* (Syn.: Klumpke-Lähmung; Segmente C8-Th1, evtl. auch C7): Charakteristisch ist die Fallhand bei gleichzeitiger Lähmung der Extensoren und Flexoren der Finger sowie der Horner-Symptomenkomplex (Enophthalmus, Miosis, Ptosis).

Die Lähmungen des Plexus brachialis haben meist eine günstige Prognose, solange keine kompletten Wurzelausrisse vorliegen. Initiale Schonung, passende Lagerung und eine bald einsetzende gezielte tägliche physiotherapeutische Behandlung unterstützen die Wiederherstellung.

Radialisparese: Sie besteht in der typischen Fallhand als Folge einer Druckschädigung des N. radialis im Bereich des Oberarmes.

Phrenikusparese: Ist bei der oberen Plexuslähmung noch das Segment C4 mitbetroffen, entwickelt sich durch Mitbeteiligung des N. phrenicus eine Phrenikusparese mit einseitigem Zwerchfellhochstand. Das Neugeborene fällt durch Dyspnoe auf. Der Zwerchfellhochstand kann röntgenologisch und sonographisch diagnostiziert werden; paradoxe Bewegungen des betroffenen Zwerchfelles sind bei der Durchleuchtung zu erkennen. Zunächst ist ein konservatives Vorgehen empfohlen, da es meist zur spontanen und vollständigen Rückbildung kommt, die jedoch Wochen bis Monate dauern kann.

Intrakranielle Blutungen

Ätiopathogenese: Intrakranielle Blutungen mit nachfolgenden Hirnschädigungen werden pathogenetisch bis heute zu häufig als Folge eines „Geburtstraumas" verstanden. Ohne Zweifel treten sie nach technisch schwierigen operativen Entbindungen, nach schwerer Asphyxie, am häufigsten aber bei unreifen Kindern mit verstärkt konfigurierbarem Schädel auf. Intrakranielle Blutungen sind in vielen Fällen, besonders aber bei Frühgeburten, bereits präpartual entstanden, ohne daß ihre Pathogenese geklärt werden kann.

Blutungslokalisation: Aufgrund der Blutungslokalisation, die auch gleichzeitig ein Hinweis auf den Schweregrad ist, sind folgende **Stadien** zu unterscheiden:
➤ *subependymale Blutung:* häufig und harmlos,
➤ *intraventrikuläre Blutung:* Blutung ist in die Seitenventrikel eingebrochen, resorbiert sich meist spontan, gute Prognose,
➤ *Ventrikeltamponade:* nachfolgend kann sich evtl. ein posthämorrhagischer Hydrozephalus entwickeln,
➤ *Ventrikeltamponade mit Parenchymeinbruch:* je nach dem Ausmaß der Blutung werden kleinere oder größere Gehirnareale zerstört, so daß bei überlebenden Kindern mit bleibenden Schädigungen gerechnet werden muß.

Symptomatik: Die Symptomatik variiert sowohl hinsichtlich der Klinik als auch des Manifestationszeitpunktes:
➤ erhöhte Schläfrigkeit mit Trinkschwäche,
➤ Atemstörungen,
➤ Azidoseneigung,
➤ als Zeichen des erhöhten Hirndrucks athetoide Bewegungen und Krämpfe,
➤ Erbrechen.

Diagnostik: Der Blutungsnachweis und die -lokalisation gelingen mit der Sonographie, die bei jeglichem Verdacht frühzeitig indiziert ist.

Therapie:
➤ O_2-Zufuhr bei ateminsuffizienten Neugeborenen,
➤ antikonvulsive Therapie bei Krampfanfällen,
➤ evtl. hämostyptische Behandlung mit PPSB-Fraktion und Vitamin K,
➤ Heparin i.v. bei V.a. Verbrauchskoagulopathie,

- Hirndrucksenkung durch Glucocorticoide, Humanalbumin 20%, Furosemid,
- Liquordrainage bei posthämorrhagischem Hydrocephalus occlusus.

Infektionen

Infektionen sind die häufigsten Erkrankungen des Neugeborenen. Mütterliche Infektionen während der Schwangerschaft und Geburt, vorzeitiger Blasensprung, operative Entbindung, invasive Behandlungs- und Untersuchungsmethoden sowie Unreife oder Frühgeburt des Kindes sind prädisponierende Faktoren.

Das Neugeborene ist als „Objekt des Hospitalismus" einerseits erheblich durch hausinterne Erregerübertragungen gefährdet, andererseits ist ihm durch die Ausstattung mit maternen Immunglobulinen bis zu einem gewissen Grad die Möglichkeit zur Infektabwehr gegeben. Nachfolgend werden die für die Neonatalperiode typischen Infektionen besprochen. Über die angeborenen, intrauterin bzw. subpartual erworbenen Infektionen wird auf S. 355ff berichtet.

Häufigste Erreger postnataler Infektionen sind:
- grampositive Erreger: B-Streptokokken, Staphylokokken, Pneumokokken,
- gramnegative Erreger: E. coli, Pseudomonas, Klebsiellen,
- Anaerobier: Bacteroidesarten,
- Pilze: Candida albicans.

Lokale Infektionen

Manifestationsorte einer lokalen Infektion sind überwiegend die Haut, das Nagelbett und der Nabel.

Nabelinfektionen: Sie treten in Form eines nässenden, eventuell eiternden Nabels, als Nabelblennorrhö, als Ulcus umbilici, aber auch als Nabelgefäßinfektion mit nachfolgender Sepsis auf. Bei letzterer sind eventuell die verdickten Nabelgefäße unterhalb des Nabels durch die Bauchdecken zu tasten.

Hautinfektionen: Eine typische Neugeboreneninfektion ist der im Rahmen des Hospitalismus erworbene *Pemphigus neonatorum*. Das fleckförmige Exanthem und die Bläschenbildungen mit bernsteinfarbenem Inhalt (hochinfektiös), bevorzugt am Stamm, in den Leisten und am Gesäß, sind charakteristisch. Die Handflächen und Fußsohlen bleiben im Gegensatz zur Lues connata frei. Die schwerste, prognostisch ungünstige Form ist die *Dermatitis exfoliativa infantum* (Syn.: Ritter-von-Rittershain-Erkrankung).

Konjunktivitiden: Nach der Credé-Augenprophylaxe entwickelt sich häufig am 2.–4. Lebenstag ein *Argentumkatarrh*. Eine typische infektiöse Konjunktivitis ist die *Einschlußkörperchenblennorrhö* bei Chlamydieninfektionen (s. S. 363f).

Infektionen mit Streptokokken der Gruppe B

(s. S. 362f)

Die Infektion mit **ß-hämolysierenden Streptokokken der Gruppe B** (GBS) ist eine häufige und äußerst schwerwiegende Erkrankung des Neugeborenen mit hoher Mortalität. 1–5% der Neugeborenen, deren Mutter einen mit GBS besiedelten Geburtskanal aufweisen, zeigen auch Krankheitssymptome in Form einer Sepsis, Pneumonie oder Meningitis. Bei den Neugeboreneninfektionen durch GBS werden 2 Formen unterschieden (s. ▼ 22.3, S. 362).

Wichtigstes Frühsymptom einer beginnenden Neugeborenensepsis ist das schlechte Aussehen des Kindes. Bei auch nur geringem Verdacht ist der Pädiater zu konsultieren.

Störungen der Stoffwechseladaptation

In den ersten Lebenstagen sind die Adaptation des Calciumstoffwechsels und des Säure-Basen-Haushaltes, aber auch des Glucose- und Bilirubinstoffwechsels besonders störanfällig.

Hypoglykämie

Definition: Von einer Hypoglykämie spricht man bei Blutzuckerwerten von $\leq$ 35 mg/dl beim reifen und $\leq$ 25 mg/dl beim unreifen Kind innerhalb der ersten 3 Lebenstage.

Ätiopathogenese: Mit der Nabelschnurdurchtrennung sistiert die Versorgung des Kindes mit dem für den oxidativen Stoffwechsel wichtigsten Substrat Glucose. Schnell sinkt der Glucosespiegel auf Werte um 50 mg/dl, oftmals auch niedriger. Erst nach 1–2 Tagen bildet sich beim reifen, gesunden Neugeborenen ein Gleichgewicht zwischen Glucoseverbrauch und Glucosebereitstellung durch die Gluconeogenese aus.

Besonders anfällig für eine Hypoglykämie sind:
- Neugeborene mit verminderten Glykogenreserven (Frühgeborene, dystrophe Kinder),
- Neugeborene mit angeborenen Stoffwechselstörungen (z.B. Glykogenspeicherkrankheit),
- Neugeborene mit vermehrter Insulinproduktion bei diabetischen Müttern (s. S. 324ff): auch bei gut eingestelltem mütterlichem Diabetes ist die Hypoglykämie die häufigste postpartuale Stoffwechselstörung des Kindes.

- Kinder mit einem Geburtsgewicht < 2500 g bzw. > 4000 g,
- übertragene Kinder > 41 Wochen.

Symptomatik: Die klinischen Symptome der Hypoglykämie sind bei einem Neugeborenen sehr variabel:
- Blässe,
- neuromuskuläre Übererregbarkeit,
- Zyanose,
- Apnoe/Tachypnoe,
- Schwitzen,
- Apathie oder Koma.

Neugeborene diabetischer Mütter sind außerdem gefährdet durch eine Hypokalzämie, eine Hypomagnesämie, eine Hyperbilirubinämie und eine Polyzythämie.

Diagnostik: Beim Neugeborenen einer diabetischen Mutter empfehlen Fachgesellschaften folgende Laboruntersuchungen zur Stoffwechselkontrolle:
- Bestimmung der Blutglucose 30 Minuten, 1 Stunde und 3 Stunden post partum,
- 2 weitere präprandiale Blutzuckerbestimmungen an den beiden folgenden Tagen,
- Hämatokrit- und Hämoglobinwertbestimmung,
- Bestimmung von Magnesium (obligat bei Hypokalzämie), Calcium (2. und 3. Lebenstag) und Bilirubin (3.–5. Lebenstag) im Serum.

Therapie: Glucose wird je nach Blutzuckerspiegel oral verabreicht (Tee-Traubenzucker-Lösung) bzw. infundiert (5% Glucoselösung), erniedrigte Calcium- und Magnesiumspiegel werden korrigiert und es wird für einen schnellen Nahrungsaufbau gesorgt. Die beste Ernährung auch dieser Neugeborenen ist das Stillen.

Abweichend von der normalen Neugeborenenernährung wird bei Kindern diabetischer Mütter die Frühestfütterung von Glucoselösungen (z.B. Dextroneonat) in häufigen kleinen Portionen (z.B. 6- bis 8mal/24 h) empfohlen, um eine Hypoglykämie zu verhindern.

Wünschenswert sind Blutglucosekonzentrationen von 50–65 mg/dl, bei höheren Werten kann es zu einer Hyperglykämie kommen.

Hyperbilirubinämie

Physiologischerweise werden die höchsten Bilirubinspiegel (indirektes Bilirubin) zwischen dem 4.–7. Lebenstag beobachtet.

Definition:
physiologischer Icterus neonatorum: Ein physiologischer Ikterus wird nicht vor dem 2.–3. Lebenstag sichtbar und dauert ca. 8 Tage.

Icterus praecox: Besteht bereits am ersten Lebenstag eine sichtbare Hyperbilirubinämie (indirektes Bilirubin > 7 mg/dl), so handelt es sich um einen Icterus praecox.

Icterus prolongatus: Dauert die Hyperbilirubinämie über die ersten beiden Lebenswochen hinaus an, so spricht man von einem Icterus prolongatus.

Icterus gravis: Bei Abweichungen von den Gegebenheiten eines physiologischen Icterus neonatorum ist der Pädiater zu konsultieren, um der Entstehung eines Icterus gravis mit Hirnschädigung in Form des Kernikterus vorzubeugen. Die wichtigste Ursache eines Icterus gravis ist die Bilirubinerhöhung aufgrund einer verstärkten Hämolyse wie sie beim *Morbus haemolyticus neonatorum* infolge einer Blutgruppeninkompatibilität zwischen Mutter und Kind im AB0-System (s. S. 353) oder Rh-System (s. S. 348ff) beobachtet wird.

Pathogenese: Immer wieder sieht sich der Geburtshelfer vor die Aufgabe der differentialdiagnostischen Klärung eines verstärkten oder verlängerten Ikterus gestellt. Eine Übersicht über die unterschiedliche Pathogenese gibt die T 27.7.

Therapie: Je nach Ausmaß der Hyperbilirubinämie, dem Reifegrad, Gewicht und Alter des Kindes kann eine **Fototherapie** notwendig sein, bei sehr hohen Bilirubinwerten auch ein Blutaustausch, der jedoch nur in einer Kinderklinik vorgenommen wird.

Bei der Fototherapie wird das Bilirubin in der Haut durch Lichteinwirkung metabolisiert. Die Metabolite sind nicht hirntoxisch und können ohne Glukuronidierung ausgeschieden werden. Vor der Durchführung einer Fototherapie sollten Ausmaß, Ursache und die mögliche Gefahr der Hyperbilirubinämie mit dem Pädiater oder Neonatologen abgeklärt werden.

Oberhalb eines Bilirubinwertes von 16 mg/dl wird bei den meisten reifen Kindern eine Fototherapie prophylaktisch durchgeführt, obwohl eine Gehirnschädigung infolge eines Kernikterus bei Werten < 20 mg/dl eher unwahrscheinlich ist.

Nebenwirkungen: Unter der Fototherapie kann das Neugeborene leicht austrocknen; der Flüssigkeitsbedarf ist in dieser Zeit um ca. 20 ml/kg KG erhöht. Ebenso können ein Exanthem, häufige, oft dünnbreiige Stühle und Störungen der Temperaturregulation auftreten. Zur Vermeidung von Netzhautschäden sollte das Kind während der Bestrahlung eine Augenbinde tragen.

Fehlbildungen

Die Zahl der bereits unmittelbar nach der Geburt vorhandenen bzw. erst in den ersten Lebenstagen erkennbaren Fehlbildungen ist vielfältig. Angeborene Anomalien können vererbt sein, durch multifaktorielle Störungen der Embryogenese oder auch ohne erkennbare Ursache entstehen. T 27.8 stellt den Versuch einer pathogenetischen Systematisierung der wichtigsten angeborenen Anomalien dar.

Eine Übersicht über die wichtigsten Fehlbildungen gibt die T 27.9. Nachfolgend finden hier nur die für die Erstversorgung des Kindes relevanten und damit für den Geburtshelfer klinisch bedeutsamen Fehlbildungen mit dringlichem Handlungsbedarf Berücksichtigung.

Hydrozephalus

engl.: hydrocephalus

Über die pränatale Diagnostik und Geburtsleitung wird auf S. 409 berichtet. Durch eine Überweisung an einen Kinderchirurgen zum Anlegen eines Shunts können weitere Druckschädigungen des Gehirns vermieden werden.

T 27.7 Differentialdiagnose des Ikterus im Neugeborenenalter

Erkrankung	Erkrankungsbeginn (Lebenstag)	Serumbilirubin (mg/dl)	Pathogenese
Icterus neonatorum	2.–3.	bis 15	Glukuronyltransferasemangel, verkürzte Erythrozytenlebenszeit
Belastungsikterus	1.–2.	rascher Anstieg bis 20	protrahierter Geburtsverlauf, operative Entbindung, Hämatom, besonders Kephalhämatom (s. S. 452)
Morbus haemolyticus	1.–2.	rascher Anstieg über 20	hämolytischer Ikterus bei Blutgruppeninkompatibilität (s. S. 348ff)
kongenitale hämolytische Anämie	3.	bis 20	Sphärozytose, Enzymdefekt
pharmakogene Hämolyse	3.	bis 20	Sulfonamide, synthetisches Vitamin K u.a.
Infektionen	variabel	bis 20	Lues (s. S. 364f), Hepatitis (s. S. 360ff), Toxoplasmose (s. S. 366ff), Listeriose (s. S. 365f), Zytomegalie (s. S. 359f)

T 27.8 Pathogenetische Systematisierung der wichtigsten angeborenen Anomalien

Pathogenese der Schädigung		Beispiele angeborener Anomalien
Genopathie	Genmutation bzw. Chromosomenaberration	Hämophilie, Klumpfuß (s. S. 458), Ichthyosis congenita, Epidermolysis bullosa hereditaria, Enzymdefekte
Gametopathie	Gametenschädigung bzw. numerische Chromosomenanomalie	Down-Syndrom, Trisomie 18, Mosaikbildung
Blastopathie	Schädigung der Blastula in den ersten 15 Tagen nach der Konzeption	Doppelmißbildung, Rumpfspaltbildung, in 50% der Fälle Eitod
Embryopathie	Schädigung des Embryos bis zur 12. Woche p.c.	embryofetales Alkoholsyndrom (s. S. 308), Gregg-Syndrom (s. S. 356), in 10% der Fälle Abortivei (s. S. 369)
Fetopathie	Schädigung des Fetus nach Abschluß der Organogenese	Lues connata (s. S. 364f), kongenitale Toxoplasmose (s. S. 366f), kongenitale Zytomegalie (s. S. 359f), Neugeborenenlisteriose (s. S. 365f), Fetopathia diabetica (s. S. 325), Morbus hämolyticus neonatorum (s. S. 348), fetales Alkoholsyndrom (s. S. 308), nutritive bzw. hypoxische Schädigung des Fetus (s. S. 414f)

Choanalstenose, Choanalatresie

engl: choanal stenosis, choanal atresia

Bei diesem knöchernen oder membranösen Verschluß der hinteren Nasenöffnung kann es zu schwerster Atemnot kommen, da das Neugeborene noch nicht fähig ist, spontan durch den Mund zu atmen. Dieser Defekt ist an der Behinderung des Sondierens des Nasenrachenraumes, spätestens indessen am Auftreten von Zyanosen beim Stillen des Kindes zu erkennen. Zur Vermeidung von Aspirationen muß sofort auf Sondenernährung umgestellt und die operative Behandlung vorbereitet werden.

Zwerchfellhernie

engl.: diaphragmatic hernia, diaphragmatocele

Bei dieser Fehlbildung kommt es zur Verlagerung der Bauchorgane in den Thorax. Der aufmerksame Geburtshelfer erkennt eine Zwerchfellhernie sofort an den postnatalen Schwierigkeiten bei der Reanimation und aufgrund der häufig linksseitigen Hernienlokalisation an der verdrängungsbedingten Dextrokardie. Über der linken Thoraxseite sind Darmgeräusche, zumindest aber keine Atemgeräusche feststellbar. Die Fehlbildung wird meist schon durch die pränatale Ultraschalldiagnostik erkannt, die Bestätigung erfolgt röntgenologisch. Eine sofortige kinderchirurgische Intervention ist zur Lebenserhaltung erforderlich.

Ösophagusatresie

engl.: esophageal atresia

Bei einer Ösophagusatresie besteht aufgrund ihres häufig kombinierten Auftretens mit einer **Ösophagotrachealfistel** eine akute Gefährdung des Kindes. Neben einer starken Salivation, reichlich schaumigem Sekret im Nasen-Rachen-Raum, Husten und Niesen treten Schwierigkeiten bei der Magensondierung auf. Die sofortige kinderchirurgische Behandlung ist für die Prognose von

T 27.9 Fehlbildungen des Neugeborenen

Körperteil, Organ oder Organsystem	Fehlbildung
Kopf	Hydrozephalus, Zelenbildung, z.B. Enzephalozele, Mikrozephalie, Anenzephalie, Anophthalmie, Schrägstellung der Lidspalten, Epikanthus, Anotie, Gesichtsspalte, Lippen-Kiefer-Gaumenspalte, Choanalstenose, -atresie (s. oben)
Wirbelsäule	Rachischisis, Myelomeningozele
Schilddrüse	Struma connata
Herz	Vitium
Gastrointestinaltrakt	Omphalozele, Gastroschisis (s. S. 458), Ösophagusatresie, evtl. mit Ösophagotrachealfistel (s. S. 458), Duodenal-, Rektum-, Analatresie (s. S. 458), Gallengangsverschluß
Urogenitalsystem	ausgebliebener Hodendeszensus, Epi-, Hypospadie (s. S. 27f), Blasenekstrophie, Pseudohermaphroditus masculinus internus (s. S. 9), Hermaphroditus verus (s. S. 8f), adrenogenitales Syndrom (AGS, s. S. 72)
Haut	Ichthyosis congenita, Epidermolysis bullosa hereditaria, Hämangiome, Lymphangiome
Hernie	Zwerchfellhernie (s. oben), Leistenhernie

größter Bedeutung. Jede postnatale orale Nahrungszufuhr hat zu unterbleiben, da die Gefahr der Aspirationspneumonie besteht, wodurch sich die Prognose des Kindes erheblich verschlechtern würde!

Atresien im Magen-Darm-Kanal

engl.: atresia in gastrointestinal tract

Sie kommen als **Duodenal-, Rektum- oder Analatresien** vor. Bei *hochsitzenden Atresien* wird die Symptomatik durch frühzeitiges Erbrechen, bei *tiefsitzenden Atresien* durch die fehlende Mekoniumausscheidung bestimmt. Die operative Korrektur ist dringend.

Omphalozele, Gastroschisis

engl.: omphalocele, gastroschisis

Bei diesen Fehlbildungen kommt es aufgrund eines Defektes der Bauchdecke zum Vorfall der Baucheingeweide. Bei einer **Omphalozele** enthält die Nabelschnur als Bruchsack Anteile von Dünn- und Dickdarm, der Leber und eventuell anderer Baucheingeweide. Bei einer **Gastroschisis** ist der Defekt kleiner, ein Bruchsack fehlt; hier kann eine Darmschädigung durch Strangulation, ödematöse Aufquellung und fibrinöse Begleitperitonitis entstehen. Eine Operation in Form eines Primärverschlusses, eventuell auch eine Bauchdeckenersatzplastik ist schnellstmöglich anzustreben. Das Kind soll sofort nach der Geburt mit sterilen Tüchern bedeckt werden und eine offene Nasensonde erhalten.

Herzfehler

Synonym: Vitium cordis
engl.: heart defect, vitium

6–10 von 1000 Lebendgeborenen kommen mit einem Herzfehler zur Welt, 10% davon leiden an einem gleich nach der Geburt vital bedrohlichen Defekt. Angeborene Herzfehler sind häufig mit Chromosomenanomalien oder Fehlbildungen anderer Organsysteme kombiniert. Die häufigsten angeborenen Herzfehler sind:
➤ Transposition der großen Arterien,
➤ Pulmonalstenose: Verdacht bei (generalisierter) Zyanose,
➤ Lungenvenenfehlmündung,
➤ Fallot-Tetralogie,
➤ hypoplastisches Linksherzsyndrom: Verdacht bei Herzinsuffizienz,
➤ Aortenisthmusstenose,
➤ persistierender Ductus arteriosus Botalli: Verdacht bei systolischen Geräuschen,
➤ Ventrikelseptumdefekt.

Auffällige Neugeborene sollten möglichst umgehend der kinderkardiologischen Diagnostik und Therapie zugeführt werden.

Hüftgelenkdysplasie

Synonym: Dysplasia coxae luxans
engl.: dysplasia of hip

Diese mit 1–2% häufigste Fehlbildung tritt mit 4- bis 5fach höherer Frequenz bei Mädchen auf. Für die so wichtige Frühdiagnose stehen das schon bei der U1 zu prüfende Ortolani-Ausrenkungsphänomen, vor allem aber die sonographische Kontrolle der Hüfte im Verlauf der 1. Lebenswoche zur Verfügung. Die Behandlung hat noch im Neugeborenenalter zu beginnen.

Klumpfuß

Synonym: Pes equinovarus
engl.: clubfoot, clump foot

Diese erbliche Fehlbildung geht mit einer Spitzfuß-, Suppinations- und Adduktionsstellung des Fußes einher. Sie ist von dem Knickfuß (Pes adductus) und dem Hakkenfuß (Pes calcaneus) als Folge intrauteriner Zwangshaltungen abzugrenzen. Eine normale Funktion kann durch eine frühzeitig eingeleitete adäquate orthopädische Behandlung erreicht werden.

Früh- und Mangelgeborenes

Bei der Beurteilung untergewichtiger Kinder ist die folgende **Nomenklatur** zu beachten:
➤ *Frühgeborenes:* Neugeborenes mit einem Schwangerschaftsalter von weniger als 37 abgeschlossenen Wochen p.m. und einem Geburtsgewicht von 2500 g und weniger,
➤ *Mangelgeborenes* (fetale Dystrophie): Neugeborenes mit einem Geburtsgewicht unter der 10. Perzentile der Standardgewichtskurve.

Frühgeborenes

engl.: premature infant

Merkmale: Das Frühgeborene weist eine der Tragzeit entsprechende Unreife und Untergewichtigkeit auf. Es ist gekennzeichnet durch:
➤ relative Makrozephalie,
➤ dünne, kurze Haare bei tiefem Haaransatz,
➤ fehlende Augenbrauen,
➤ schlaffe Ohrmuscheln,
➤ dünne, glasig wirkende Haut mit geringer Entwicklung des Unterhautfettgewebes,

➤ Neigung zu Ödemen,
➤ bei Jungen: Testes sind häufig noch nicht deszendiert,
➤ bei Mädchen: die großen Labien bedecken nicht die kleinen.

Risiken: Das anfangs auch bei sehr unreifen Kindern oftmals überraschend gute funktionelle Verhalten darf nicht zu einer ungerechtfertigten günstigen Prognose veranlassen. Vielfach verfällt das Kind nach kurzer Zeit; es treten **Atemstörungen** mit interkostalen Einziehungen und Apnoen infolge der Unreife des Atemzentrums und eines Alveolarkollapses ein, bis sich schließlich ein **hyalines Membransyndrom** entwickelt. Zusätzliche Gefährdungen sind durch Aspirationspneumonien, Ausbildung eines Pneumothorax als Folge der Beatmung, hypoxischer Myokardschädigungen, aber auch in Form von Blutungen, insbesondere von intrakraniellen Blutungen und Retinaschäden gegeben.

Entbindungsmodus: Eine Indikation zur Lungenreifeinduktion ist von der 24.–26. SSW p.m. an gegeben. Die Indikation zur **Schnittentbindung** unter dem Aspekt der Lebenserhaltung des Kindes (!) ist bei sorgfältiger Berücksichtigung der individuellen Gegebenheiten nach einem Schwangerschaftsalter von etwa 26 Wochen zu vertreten und damit erwägenswert. Eine sorgfältige Problemerörterung mit den Eltern ist Voraussetzung für entsprechende Entscheidungen.

Bei der Frühgeburt ist es – statistisch vielfach bewiesen – für das Kind prognostisch von erheblicher Bedeutung, daß die Geburtsleitung in einem Perinatalzentrum mit angeschlossener pädiatrischer Intensivstation erfolgt. So werden die für das Kind schonende Geburtsleitung und die Primärversorgung durch den Neonatologen sichergestellt.

Perinatale Mortalität: Der prozentuale Anteil bleibender Schädigungen und der postnatalen Sterblichkeit der Frühgeborenen ist vor allem von der Schwangerschaftsdauer und damit vom Geburtsgewicht, aber auch von der Geburtsleitung und der postnatalen neonatologischen Versorgung des Kindes abhängig. „Echte Frühgeborene" haben im Vergleich zu „Mangelgeborenen" aufgrund der funktionellen Unreife eine ungünstigere Prognose.

T 27.10 Neonatale Mortalität

Geburtsgewicht (g)	Mortalität (%)[1]	Überlebende ohne Behinderung (%)[2]
< 500	82	zuverlässige Daten fehlen
500–599	62	67
600–699	41	61
700–799	29	54
800–899	14	62
900–999	14	63
1000–1499	7	89–94[3]

[1] aus [3]
[2] aus [26]
[3] aus [30]

Eine Übersicht über die, vom Geburtsgewicht abhängige und unter optimalen Bedingungen eines Perinatalzentrums registrierte Mortalität bei Frühgeborenen gibt die **T 27.10**.

Mangelgeborenes

engl.: dystrophic infant, „small-for-date-baby"

Merkmale: Das Mangelgeborene weist im Gegensatz zu den Unreifesymptomen des Frühgeborenen die Zeichen des „**Überreifesyndroms**", die sog. Clifford-Zeichen, auf. Dazu gehören:
➤ fehlende Vernix caseosa,
➤ trockene, faltige, pergamentartige Haut mit verstärkter Desquamatio lamellosa,
➤ Waschfrauenhände,
➤ bei funktioneller Reife zu erkennende, nur kurzfristige Gewichtsabnahme bzw. die nachfolgende schnelle Gewichtszunahme unter der Voraussetzung eines ausreichenden Flüssigkeitsangebots.

Ätiologie: Die Ursache der intrauterinen Dystrophie besteht in einer nutritiven Plazentainsuffizienz (s. S. 414f).

Risiken: Die im Vergleich zu gleichgewichtigen Frühgeborenen vermehrte funktionelle Reife der Kinder darf nicht ihre erhöhte Gefährdung außer acht lassen. Auch sie bedürfen zur Prophylaxe momentaner Schäden einer pädiatrischen Behandlung in einem Neonatalzentrum.

27.5 Physiologie und Pathologie der Laktation

Ernährung des Neugeborenen

Es besteht keinerlei Zweifel daran, daß die **Muttermilchernährung** und damit das Stillen in den ersten 3–6 Monaten für das Neugeborene die größten Vorteile bietet. Dieses gilt bereits für das relativ eiweißreiche und fettarme Kolostrum, das mit seinem hohen IgA-Gehalt lokal an der Darmschleimhaut – wie nach Passage der Darmwand allgemein – die Infektabwehr spezifisch und unspezifisch unterstützt. Zugleich bedeutet das Stillen eine geringere Belastung der Verdauung, da das Eiweißangebot mit dem geringen Kaseingehalt, die Fettzufuhr mit dem muttermilcheigenen hohen Lipasegehalt und das Kohlenhydratangebot vordergründig in Form der Laktose – um nur das Wichtigste zu nennen – dem Nährstoffbedarf optimal angepaßt sind.

Die Zusammensetzung der Milch ändert sich in den ersten Tagen und Wochen nach der Geburt. Während der Schwangerschaft und in den ersten 2–3 Tagen post partum wird das **Kolostrum** (Vormilch) gebildet. Um den 3. Wochenbettstag kommt es zur Bildung der **Übergangsmilch**, deren Fettgehalt höher liegt als der in der Kolostralmilch. Nach ca. 15 Tagen erhält das Kind die **reife Frauenmilch**.

> Mit der *Finkenstein-Regel* wird die vom Kind in etwa benötigte tägliche Milchmenge berechnet. Sie lautet: (Lebenstag − 1) x 50g.

Die wichtigsten **Vorteile der Muttermilchernährung** sind:
- artspezifische Nahrungszusammensetzung mit besonderer Berücksichtigung des Stoffwechsels und der Funktion des kindlichen Verdauungsapparates (adaptiert),
- bessere Absorption von Nahrungsstoffen wie Vitaminen und Spurenelementen aus der Muttermilch als aus Kuhmilchpräparaten,
- spezifische Antikörper (IgA) gegen enterale Infektionen durch Bakterien, z.B. enteropathogene E. coli, und Viren,
- zellulärer Infektionsschutz durch Makrophagen, Granulozyten und Lymphozyten,
- Stärkung der unspezifischen Abwehr durch Schutzstoffe bzw. Inhibine gegen bakterielle Infektionen wie z.B. Komplement, Lysozym, Laktoferrin, Neuraminsäure, Linolsäure,
- epidermaler Wachstumsfaktor zur Stimulierung der Teilungsrate der Darmepithelien,
- Schutz vor frühzeitiger Sensibilisierung gegen Fremdeiweiß,
- Keimarmut,
- Nahrung ist jederzeit vorrätig, einfach zu gewinnen und zu verabreichen,
- Verbesserung der Beziehung zwischen Mutter und Kind.

Laktation

Eine für das Kind ausreichende Laktation ist von folgenden Vorgängen abhängig:
- **Mammogenese:** Entwicklung der Brustdrüsen unter dem Einfluß der ovariellen Hormone im Verlauf der Pubertät,
- **Laktogenese:** Laktationsvorbereitung unter dem Einfluß der plazentaren Hormone im Verlauf der Gravidität (Ausreifung des Drüsengewebes),
- **Galaktogenese:** postpartuale Laktationsauslösung unter dem Einfluß von Prolaktin nach Wegfall der Steroidhormone,
- **Galaktopoese:** Milchbildung unter dem Einfluß des Saugreflexes und die daran gekoppelte weitere Produktion von Prolaktin im HVL,
- **Galaktokinese:** Milchabgabe während des Saugens durch Oxytocinausschüttung. Oxytocin führt zu einer Kontraktion der Myoepithelien, die die Alveolen umgeben; hinzu kommt der Unterdruck, der beim Saugen durch das Kind entsteht. Die zur Galaktokinese notwendige hypophysäre Ausschüttung von Oxytocin unterstützt gleichzeitig die Uterusrückbildung der Wöchnerin.

Stilltechnik

Die Stilltechnik hat einen maßgebenden Einfluß auf die Milchbildung und -abgabe. Aus diesem Grunde sind die folgenden **Empfehlungen** zu beachten:
- Zur Anregung der Galaktopoese, aber auch zur frühzeitigen Herstellung des Mutter-Kind-Kontaktes wird das Kind bereits unmittelbar nach der Geburt angelegt.
- Das Stillen erfolgt heute überwiegend in Form des „Self-demand-feeding" bei erkennbarem Nahrungsbedarf.
- Die Mutter wird als Voraussetzung für ein gutes Stillergebnis sorgfältig angeleitet; sie sollte gerade in der ersten Zeit Geduld haben, denn das Stillen ist für Mutter und Kind ein beiderseitiger Lernprozeß: In bequemer Haltung sollen dem Kind bei jeder Mahlzeit beide Brüste angeboten werden, wobei die Brust, an der zuerst angelegt wird, bei jeder Mahlzeit gewechselt werden sollte. Um Rhagaden an der Brustwarze und damit den möglichen Auslöser einer Brustentzündung (Mastitis puerperalis) zu vermeiden, sollte das Kind nicht länger als 5–10 Minuten an jeder Seite angelegt werden. In dieser Zeit hat das Kind die Hauptmenge der benötigten Nahrung zu sich genommen. Die Brust soll sauber und nach dem Stillen trocken gehalten werden (Luft und Sonne!).
- Das Kind sollte zum Stillen hungrig, trocken und der Temperatur angemessen bekleidet sein. Es muß während des Stillens frei atmen können.

Medikamente während der Laktation

Bei der Verabreichung von Medikamenten an die Mutter während der Stillzeit ist die potentielle Gefährdung des Kindes durch eine eventuelle Milchgängigkeit bei sogar möglicher Konzentration des Pharmakons in der Brustmilch zu beachten. Unsere Kenntnisse hierüber weisen zum Teil bis heute erhebliche Lücken auf, so daß nur Monosubstanzen bzw. Medikamente Verwendung finden dürfen, deren Ungefährlichkeit als bewiesen anzusehen ist (**T 27.11**).

> Nimmt die Mutter Antikonvulsiva während der Stillzeit ein, muß beim Neugeborenen eine Vitamin-K-Prophylaxe durchgeführt werden, da Antikonvulsiva Vitamin-K-Inhibitoren sind.

Umweltchemikalien (Chlorkohlenwasserstoffe wie Pestizide oder chlorierte Biphenyle), die bei uns seit einigen Jahren verboten sind, die aber vor dem Verbot über die Nahrung aufgenommen wurden, lagern heutzutage noch im Fettgewebe der Frauen im gebärfähigen Alter. Diese lipophilen Substanzen gelangen beim Stillen in die Milch. Zahlreiche Untersuchungen haben ergeben, daß die Mengen dieser Rückstände in der Frauenmilch abnehmen und bei den Kindern keine gravierenden, darauf zurückzuführenden Veränderungen aufgetreten sind. Die Vorteile der Muttermilchernährung überwiegen bei weitem, so daß die Rückstände dieser Umweltchemikalien in Kauf genommen werden können.

Stillschwierigkeiten und -hindernisse

Zahlreiche Regelwidrigkeiten können eine ausreichende Ernährung des Neugeborenen mit Muttermilch beeinträchtigen. Unter klinischen Gesichtspunkten sind die **Stillschwierigkeiten** von den **Stillhindernissen** zu trennen. Die wichtigsten Stillschwierigkeiten und -hindernisse werden zusammen mit den therapeutischen Möglichkeiten in **27.12** dargestellt.

Mastitis puerperalis

engl.: puerperal mastitis

Epidemiologie: Die Mastitis puerperalis ist eine Infektion, die in der Regel im Rahmen des infektiösen Hospitalismus erworben wird. Bei den Erregern handelt es sich meistens um nosokomiale Keime, die zum Auftreten von Endemien auf Wochenstationen führen können.

Ätiologie: Der Erreger ist in der Mehrzahl der Fälle **Staphylococcus aureus**. Die Erregerübertragung erfolgt bevorzugt über das Pflegepersonal auf den Nasen-Rachen-Raum des Säuglings und damit auf die laktierende Mamma. Begünstigt wird die Infektion durch einen Milchstau oder durch die Bildung von Rhagaden im Brustwarzenbereich.

Symptomatik und Diagnostik: Die Mastitis puerperalis (**27.6**) gefährdet sowohl die Mutter als auch das Kind. Klinisch finden sich primär eine meist einseitige teigige Schwellung der Mamma mit Rötung und Überwärmung der Haut, eine schon frühzeitige Schwellung der axillä-

27.11 Kontraindizierte Medikamente in der Stillzeit (nach Nars, Hüter, Kunz, Schreiner und ergänzt nach Fabel)

Stoffgruppe	relative Kontraindikation	absolute Kontraindikation
Antibiotika	Streptomycin, Pyrimethamin, Metronidazol, Nitrofurantoin, Trimethoprim, Isoniazid, Erythromycin	Tetrazykline, Chloramphenicol, Sulfonamide, Nalidixinsäure
Narkotika, Hypnotika, Psychopharmaka, Drogen	Psychopharmaka, Phenytoin, Phenobarbital, Diazepam	Bromide, Valproat, Lithium, Heroin
Analgetika, Antipyretika, Antirheumatika	Opiate, Pethidin, Salizylate, Phenazetine	Indometazin, Goldsalze
Antihypertensiva, Antiarrhythmika, Diuretika	einige Diuretika	Guanethidin, Clonidin, Amiodaron, Chlorthalidon, Reserpin
Hormone	ovarielle Steroide, Ovulationshemmer, Glucocorticosteroide, Propylthiouracil	orale Antidiabetika, Thiouracil, Carbimazol, radioaktives Jod
Weitere	Atropin, Theophyllin	Zytostatika, radioaktive Substanzen, Methamphetamine, Anthrachinone, Kumarine, Ergotamine, Methadon

ren Lymphknoten bei gleichzeitiger, eventuell mit einem Schüttelfrost einhergehender Temperaturerhöhung und Schmerzen.

Grenzt sich das Infiltrat ab, so erkennt man entsprechend der Anatomie der Mamma eine Keilform der Infiltration mit einer zur Mamille gerichteten Spitze.

Der **mastitische Abszeß** ist durch die tastbare Fluktuation und eine Kontinua der Temperaturkurve gekennzeichnet. Der **Montgomery-Abszeß** (27.6b) stellt eine Sonderform der Mastitis dar. Es handelt sich um eine Furunkelbildung im Umfeld einer Talgdrüse im Warzenhofbereich. Sie führt zu einer oft bohnengroßen, schnell abszedierenden Schwellung.

Therapie:
Mastitisches Infiltrat: Zur Behandlung des mastitischen Infiltrats ist eine bereits nach wenigen Stunden beginnende *medikamentöse Prolaktinhemmung* (z.B. Pravidel 3x1 Tablette/Tag à 7,5 mg Bromocriptin über 3 Tage; dann 11 Tage 2x1 Tablette/Tag) bei gleichzeitigen *antiphlogistischen Maßnahmen* indiziert. Gehen die entzündlichen Erscheinungen nicht zurück oder bestehen von Anfang an hochentzündliche Veränderungen, so ist eine gezielte, *staphylokokkenwirksame Antibiotikatherapie* erforderlich. Da viele Frauen auch während der Erkrankung weiterstillen möchten, sollte die Bestimmung der Keimzahl in der Muttermilch vorgenommen werden. Liegen die Keimzahlen während der akuten Infektion > 100 000/ml, so sollte in dieser Zeit das Stillen an der erkrankten Seite unterbleiben.

Mastitischer Abszeß: Nach Abschluß der Einschmelzung des entzündlichen Infiltrats, die durch Wärmean-

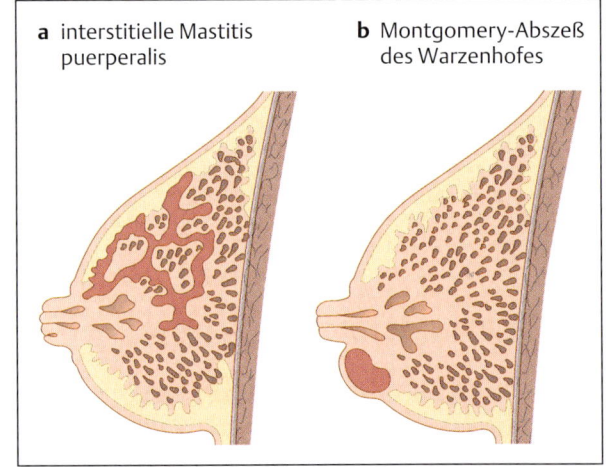

27.6 Brustentzündungen der laktierenden Mamma

a interstitielle Mastitis puerperalis   **b** Montgomery-Abszeß des Warzenhofes

a Der Erregereintritt in die laktierende Mamma erfolgte über eine Rhagade. Die Infektion breitet sich im Interstitium der Mamma aus. **b** Die Infektion einer Talgdrüse im Bereich des Warzenhofes hat zur Bildung eines Furunkels geführt. Nach eingetretener Abszedierung ist die Inzision erforderlich.

27.12 Therapie der Stillschwierigkeiten und -hindernisse

	Stillschwierigkeit bzw. -hindernis	*Therapie*
Mutter	Stillschwierigkeiten:	
	➤ Anlagefehler der Mammae bzw. Warzen (Hohlwarzen, Athelie, Amastie)	Verwendung von Saughütchen
	➤ Hypo-, Agalaktie	ein die Galaktopoese anregendes Medikament ist bis heute nicht bekannt
	➤ verspäteter Milcheinschuß	häufiges Anlegen zur Förderung der Prolaktinsekretion, Zufuhr von reichlich Flüssigkeit
	➤ verstärkter Milcheinschuß	warme Umschläge, Begrenzung der Trinkmenge, Gabe niedrigdosierter Prolaktinhemmer für 1–2 Tage
	➤ Galaktorrhö der kontralateralen Mamma während des Stillens	häufiger Wechsel der Stilleinlagen, um eine Keimvermehrung zu verhindern
	Stillhindernisse:	
	➤ schwere Allgemeinerkrankung	Stillverbot, um Mutter zu schonen
	➤ Infektion	Stillverbot bei HIV-Infektion (s. S. 360), HBV-Infektion (s. S. 361f), aktiver infektiöser Lues (s. S. 364f) im 3. Trimenon
	➤ mastitischer Abszeß	s. oben
	➤ Medikamenteneinnahme	Zytostatika, Thyreostatika, Antikoagulanzien, orale Antidiabetika etc. (s. 27.11)
Kind	Stillschwierigkeiten:	
	➤ Fehlbildungen (Hasenscharte, Wolfsrachen, Choanalatresie),	Neugeborenen kann über eine Magensonde die abgepumpte Muttermilch verabreicht werden
	➤ kindliche Unreife (Frühgeborenes),	
	➤ Geburtsverletzung,	
	➤ angeborene Infektion	

wendung gefördert werden kann, erfolgt eine ausreichende (!) *radiäre Inzision* (zur Schonung der Milchgänge), bei großen Höhlen in Verbindung mit einer Drainage nach außen vom unteren Pol der Abszeßhöhle aus. Auch der **Montgomery-Abszeß** bedarf nach Einschmelzung der Inzision.

Literatur

Berg, D.: Schwangerschaftsberatung und Perinatologie. 3. Aufl. Thieme, Stuttgart 1988

Fabel, G.: Medikation in der Schwangerschaft und Stillzeit. Urban & Schwarzenberg, München 1993

Niesen, M., Jährig, D.: Das Neugeborene der diabetischen Mutter. Gynäkologe 31 (1998) 76

Ohde, A., Uhlemann, M., Bolz, M., Briese, V., Plath, C., Westphal, B.C.: Perinatale und neonatale Mortalität und Morbidität bei Neugeborenen bis 1000 g. Zbl. Gynäk. 117 (1995) 358

Rath, W., Hölzl, H., Kuhn, W.: Thromboembolische Erkrankungen in Schwangerschaft, Wochenbett und nach Kaiserschnitt. Prophylaxe und Therapie. Gynäkol. Praxis 6 (1982) 241

28 Akute Notfallsituationen

A. Pfleiderer

28.1 Genitale Blutung

engl.: genital bleeding, genital hemorrhages

Die Blutung aus dem Genitale der Frau zur Zeit der Geschlechtsreife ist Ausdruck normaler endokrinologischer Abläufe. Eine genitale Blutung, die nicht der normalen Menstruationsblutung entspricht, ist oft kein akuter Notfall, muß aber stets umgehend abgeklärt werden, da sie immer Ausdruck einer Erkrankung ist und da ihr auch ein Malignom zugrunde liegen kann. Die Differentialdiagnose ist trotz der Fülle der Möglichkeiten (T 28.1) relativ einfach, wenn man sich folgende Fragen beantwortet:

➤ **In welcher Lebensphase befindet sich die Frau?**
In jeder Lebensphase stehen andere Ursachen an der Spitze der Möglichkeiten:
– Vor der Pubertät, während der hormonalen Ruhephase, müssen bei genitalen Blutungen zunächst der Verdacht auf eine Vergewaltigung, dann ein Fremdkörper in der Vagina und schließlich eine Entzündung ausgeschlossen werden. Weitere Ursachen sind Zeichen einer Östrogenwirkung (Pubertas praecox, östrogenbildender Ovarialtumor) und sehr selten ein maligner Tumor.
– Besteht eine Schwangerschaft? In der Geschlechtsreife muß man in erster Linie an eine Schwangerschaftskomplikation und
– in der Postmenopause an ein Malignom denken.

➤ **Woher kommt die Blutung?**
– Ist die Blutungsquelle in der Vulva, der Vagina oder der Zervix, ist sie bei der Spiegeleinstellung oder kolposkopisch zu sehen?
– Kommt sie aus dem Muttermund (Corpus uteri), so ist eine Abrasio oder eine Hysteroskopie nötig.
– Sind die Endozervix oder die Uterushöhle als Quelle auszuschließen, so kann die Blutung aus der Tube kommen.
– Läßt sich das Genitale als Blutungsquelle ausschließen, kann die Blutung auch aus den Harnwegen oder dem Darm kommen.

➤ **Ist die Blutung funktionell,** d.h. hormonell gesteuert, also Ausdruck einer endogenen Hormonwirkung oder einer exogenen Hormonzufuhr?
– Anamnese? Andere Hinweise auf eine vermehrte Östrogenbildung, z.B. Vaginalzytologie, Endometriumhistologie?
– Ausschluß einer organischen Ursache.

➤ **Besteht eine Blutgerinnungsstörung?**
– Laborbefunde?

Die allermeisten genitalen Blutungen sind schwach und nicht unmittelbar lebensbedrohend. Sie erfordern zwar eine alsbaldige Abklärung, aber keine Kreislaufbehandlung oder gar Bluttransfusionen.

In der **Schwangerschaft** und **unter der Geburt** gibt es allerdings eine besonders große Zahl schwerer und unmittelbar lebensbedrohlicher Blutungen, die eine **sofortige Behandlung** in einer geburtshilflichen Abteilung nötig machen. Dabei steht die rechtzeitige Diagnose im Mittelpunkt. Das gilt besonders bei einer:

➤ intraabdominalen Blutung bei extrauteriner Schwangerschaft (s. S. 373 ff),
➤ Blutung bei Fehlgeburt (s. S. 369 ff),
➤ intrauterinen Blutung bei vorzeitiger Lösung der Plazenta (s. S. 416 f),
➤ Placenta praevia (s. S. 417 f),
➤ Blutung in der Nachgeburtsperiode (s. S. 428 f).

Bei diesen Blutungen ist die sofortige Einweisung in eine geburtshilfliche Abteilung wichtiger als jede zeitverzögernde Kreislaufbehandlung.

Außerhalb der Schwangerschaft sind fast alle Blutungen zunächst schwach und erlauben deshalb Zeit zu ihrem Erkennen und ihrer diagnostischen Abklärung. Auch hier steht die sachkundige Behandlung ganz im Mittelpunkt. Besonders häufig sind Blutungen mit größerem Blutverlust bei

➤ Uterus myomatosus (s. S. 166),
➤ Zervixkarzinom (s. S. 198),
➤ juvenilen Blutungen (s. S. 69).

T 28.1 faßt die im folgenden Text aufgeführten möglichen Ursachen genitaler Blutungen zusammen. Dort finden sich auch die Seitenverweise, wo nähere Informationen nachgeschlagen werden können.

28.1 Mögliche Ursachen einer genitalen Blutung

Lebensphase	Lokalisation der Blutung	Ursache	Bemerkungen	weitere Informationen
Neugeborenenphase	Uterus	Abbruchblutung	physiologisch	S. 50
präpubertäre Ruhephase	Vulva, Vagina	Verletzung: – Vergewaltigung, – Fremdkörper, – Unfall (z.B. Pfählungstrauma) Entzündung Tumor: – traubenförmiges Scheidensarkom, – Rhabdomyosarkome, – Dottersacktumoren	 extrem selten	 S. 472ff S. 40, 137 S. 473f S. 136f, S. 191 S. 191 S. 216
	Uterus	prämature Menarche Pubertas praecox (hypothalamisch) hormonbildender Ovarialtumor (Pseudopubertas praecox)		S. 55 S. 55 S. 176f, 215
Pubertät	Vulva, Vagina	Verletzung, Vergewaltigung Defloration Kolpitis		S. 472ff S. 137
	Uterus (Muttermund: MM)	Menarche juvenile Blutung Schwangerschaft: s.u.	physiologisch Follikelpersistenz bei Anovulation	S. 54 S. 68f
Geschlechtsreife	Uterus (MM)	*dysfunktionelle Blutungen:* – Entzugsblutung, – Mittelblutung (bei Ovulation), – Durchbruchblutung, – prämenstruelle Vorblutung (Corpus-luteum-Insuffizienz), – azyklische Blutung (Anovulation) *Hypermenorrhö* (regelmäßig verstärkte Regelblutung) *Menorrhagie* (verstärkte und verlängerte Blutung zum Regeltermin): – Uterus myomatosus, – Endometritis, – Adnexitis, – Polyposis uteri, – Uterushypoplasie *Metrorrhagie* (unregelmäßig bzgl. Frequenz und Stärke): – submuköses Myom, – Adenomyosis uteri, – hormonbildender Ovarialtumor, – Endometriumkarzinom, – Polyposis uteri	 häufig in Verbindung mit einer Menorrhagie eine der häufigsten Ursachen	 S. 54 S. 56ff S. 98 S. 69 S. 68ff S. 64 S. 64 S. 166 S. 129 S. 131f S. 159 S. 63f S. 64 S. 166f S. 160ff S. 176f, 215 S. 204 S. 159
	Cervix uteri	– Portioektopie, – Zervixkarzinom,	Fluor, Kontaktblutungen Fluor, Kontaktblutungen	S. 154ff S. 198
	Vulva, Vagina	Verletzung: s.o., Kohabitation, Masturbation		

28.1 (Fortsetzung)

Lebensphase	Lokalisation der Blutung	Ursache	Bemerkungen	weitere Informationen
Schwangerschaft	Uterus (MM)	Abbruchblutung bei extrauteriner Gravidität (EUG)		S. 373ff
		Abort		S. 369ff
		fetale Blutung	Nachweis fetalen Hämoglobins	S. 411, 414, 417
		Placenta praevia		S. 417
		vorzeitige Plazentalösung		S. 416
		Randsinusblutung		S. 417
	Cervix uteri	Zervixpolyp,	Fluor, Kontaktblutungen	S. 157f
		polypöse Ektopie,		S. 156
		Zervixkarzinom		S. 200f, 347f
Postmenopause	Vulva, Vagina	Verletzung: s.o.	durch Östrogenmangel, häufiger als während der Geschlechtsreife	
		Colpitis senilis	blutig tingierter Fluor insbesondere bei Deszensus und/oder Pessartherapie	S. 75ff, 125f
		Druckulkus		S. 247
		Vulvakarzinom		S. 188
		Vaginalkarzinom		S. 191
		Vaginalmetastase		S. 191
		eingebrochener Tumor aus Ovar, Rektum oder Harnblase		
	Uterus (MM)	Abbruchblutung bei Östrogentherapie		S. 77
		hormonbildender Ovarialtumor:		S. 215f.
		– Granulosa- und Thekazelltumor,		
		– Ovarialkystom,		
		– Ovarialkarzinom		
		Polyposis uteri	oft ohne Symptome	S. 159
		Endometritis, Pyometra		S. 129
		Endometriumkarzinom	erste Differentialdiagnose	S. 201ff
		Uterussarkom		s. S. 206f
		Ovarialkarzinom		s. S. 211, 215
		Tubenkarzinom		s. S. 208
	Cervix uteri	Erosio vera		S. 159
		Zervixkarzinom		S. 195ff
		Zervixpolyp		S. 157f
		Myoma in statu nascendi		S. 164

28.2 Geburtshilflicher Schock

Als Schock wird jede akute hämodynamische Störung mit kritischer Verminderung des Herzminutenvolumens bezeichnet, die sekundär zu Mikrozirkulationsstörungen und hypoxischen Gewebsschädigungen führt.
Die zugrundeliegenden Ursachen sind vielfältig, in der Geburtshilfe ist der posthämorrhagische Schock am wichtigsten (T 28.2).
Der Schock verläuft in 2 Phasen:

1. Schockphase: Infolge eines peripheren Volumenmangels werden vermehrt Katecholamine ausgeschüttet, die Gegenregulationen in Gang setzen. Diese umfassen die Drosselung der Durchblutung lebensunwichtiger Organe (Haut, Muskulatur) durch arterielle Vasokonstriktion *(Zentralisation)* sowie den Einstrom extravasaler Gewebsflüssigkeit in die Blutbahn. Diese Schockphase ist durch

28.2 Mögliche Schockursachen in der Geburtshilfe

Klassifikation		Ursachen
posthämorrhagischer Schock	in der Schwangerschaft	Fehlgeburt Extrauteringravidität vorzeitige Lösung der Plazenta Placenta praevia
	während der Geburt	Uterusruptur
	in der Nachgeburtsperiode	Rißblutung Atonie Koagulopathie
vasomotorischer Schock		protrahierte Geburt (Erschöpfung) Pharmaka, Narkose Endotoxinschock intravasale Gerinnung
peritonealer Schock		intraperitoneale Blutung Uterusruptur Uterusinversion forcierter Kristeller-Handgriff forcierter Credé-Handgriff perforierte Appendizitis stielgedrehter Ovarialtumor
kardiogener Schock		Myokardinfarkt Herzinsuffizienz Lungenembolie (Luftembolie) Fruchtwasserembolie

➤ weiße, kühle Haut,
➤ zunehmende Tachykardie und
➤ Einengung der Blutdruckamplitude charakterisiert. Durch die o.g. Gegensteuerungsmechanismen können Blutverluste bis zu 1500 ml kompensiert werden.

2. Schockphase: Durch Mikrozirkulationsstörungen und Thrombozytenaggregation kommt es zu irreversiblen hypoxischen Gewebsschädigungen (hypoxische Myokardose, Schockniere, zentrale Somnolenz). Der Abfall des Drucks in den Glomeruli führt zu einer verminderten Urinausscheidung bis hin zur Anurie (akutes Nierenversagen). Diese Schockphase ist gekennzeichnet durch:
➤ Unruhe und Somnolenz durch zentrale Hypoxie,
➤ Anstieg der Pulsfrequenz > 140/min,
➤ Abfall des systolischen Blutdruckes < 80 mmHg,
➤ Oligurie bis Anurie,
➤ Azidose.

Diagnostik:

🛇 Die anfangs nur geringen Blutdruckveränderungen führen dazu, die Gefahr zu unterschätzen.

Eine gute Hilfe ist der **Schockindex** = Puls/systolischer Blutdruck. Dieser ist z.B. mit 60 : 120 = 0,5 normal. Im I. Schockstadium könnte er 100/100 = 1,0 betragen, im II. Schockstadium 100 : 70 = 1,5.

Therapie: Dem Volumenersatz bei gleichzeitiger Blutstillung kommt höchste Priorität zu. Die medikamentöse Schocktherapie folgt intensivmedizinischen Grundsätzen.

28.3 Geburtshilfliche Koagulopathie

Die geburtshilfliche Koagulopathie ist relativ selten (ca. 0,05%), aber stets lebensbedrohlich. Grundsätzlich muß unterschieden werden zwischen einer
➤ *Verlustkoagulopathie* nach starken Blutungen, insbesondere bei Vorliegen einer Atonie (s. S. 428f), und einer
➤ *Verbrauchskoagulopathie* nach disseminierter intravasaler Gerinnung (DIC) mit nachfolgender *reaktiver Hyperfibrinolyse* infolge einer Einschwemmung thromboplastinhaltiger Substanzen bei vorzeitiger Plazentalösung (s. S. 416), Fruchtwasserembolie (s. S. 413), Dead-fetus-Syndrom und besonders beim septischen Schock im Rahmen einer Chorioamnionitis (s. S. 412)

◉ 28.1 Clot-observation-Test

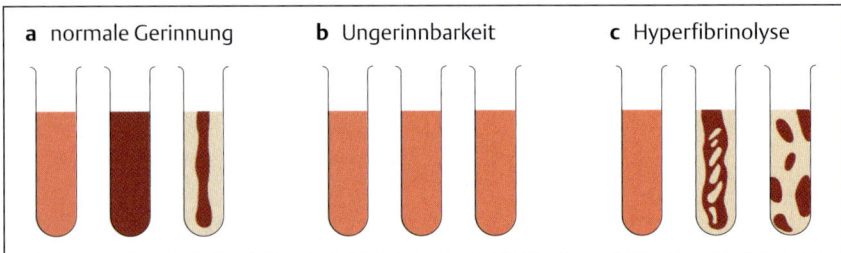

a normale Gerinnung   **b** Ungerinnbarkeit   **c** Hyperfibrinolyse

Kubitalvenen- und Vaginalblut wird in je ein Röhrchen aufgefangen. Die Gerinnungsfähigkeit wird makroskopisch beurteilt: **a** innerhalb von 6–15 Minuten bildet sich, unter Abtrennung des Serums, ein stabiles Gerinnsel, welches sich durch Schütteln nicht zerstören läßt; **b** die Blutgerinnung bleibt aus; ursächlich kann ein Mangel von Gerinnungsfaktoren bei Verbrauchskoagulopathie sein; **c** wenn sich ein instabiles Gerinnsel wieder auflöst, ist dies ein Zeichen für eine gesteigerte fibrinolytische Aktivität (z. B. reaktiv im Rahmen einer disseminierten intravasalen Gerinnung).

Bei letzterer kommt es zum Verbrauch plasmatischer Gerinnungsfaktoren, zur Hypofibrinogenämie und zur Thrombozytopenie. Die Verlegung der terminalen Strombahn führt zu hypoxischen Gewebsschädigungen.

Symptomatik und Diagnostik: Bei Bestehen einer vaginalen Blutung nach Ausschluß von Verletzungen, Plazentaresten u. ä. sowie bei sichtbar ausbleibender Gerinnung des abgeflossenen Blutes muß an eine Koagulopathie gedacht werden. Diese kann verifiziert werden durch
▶ den Clot-observation-Test (◉ **28.1**),
▶ Bestimmung des Fibrinogens (<100 mg%),
▶ Bestimmung des Fibrins und der Fibrinspaltprodukte,
▶ Bestimmung der Thrombozytenzahl (<80 000/mm^3)
▶ durch Bestimmung der PTT.
Außerdem können ein schwerer Schockzustand sowie Funktionsstörungen von Lunge, Herz und Niere bestehen.

Therapie: Der Ersatz der Gerinnungsfaktoren unter Berücksichtigung der hämostaseologischen Untersuchungsergebnisse, der Ausgleich der Hypofibrinogenämie sowie die Unterbrechung der DIC durch die Gabe von Antithrombin III stehen neben allgemeinen Maßnahmen zur Schockbekämpfung im Vordergrund der therapeutischen Maßnahmen.

28.4 Akute Schmerzzustände: akutes Abdomen

Unter dem Begriff „akutes Abdomen" versteht man eine lebensbedrohliche Situation, die durch verschiedene Krankheitszustände hervorgerufen werden kann. Dabei kann die Patientin über Schmerzen, Erbrechen, Obstipation und urogenitale Funktionsstörungen klagen. Bei der Untersuchung ist das Abdomen gespannt, es besteht eine Abwehrreaktion, eine schwere Beeinträchtigung des Allgemeinzustandes und im weiteren Verlauf oft Fieber. Kommt eine Patientin mit einem akuten Abdomen zum Arzt, so wird der Chirurg in erster Linie an einen mechanischen Ileus, an eine Peritonitis durch Magen- oder Darmperforation, eine Appendizitis, Cholezystitis oder ein Bauchtrauma, der Internist an einen Herzinfarkt, eine Pankreatitis, eine Porphyrie oder eine Verlegung eines Gefäßes denken. Der Gynäkologe dagegen erwartet eine extrauterine Schwangerschaft, eine Adnexitis oder eine Stieldrehung eines Ovarialtumors. Die richtige Diagnose aber liegt nicht selten im Fachgebiet des Kollegen. Vor einer Fehldiagnose bewahren hier nur das umfassende klinische Wissen und das Zuziehen erfahrener Kollegen aus anderen Fachgebieten.

Akute abdominale Schmerzen

Akute abdominale Schmerzen sind das beherrschende Leitsymptom des akuten Abdomens. Wichtige Hinweise ergeben sich aus einer sorgfältigen Anamnese über die Entstehungsgeschichte, die Lokalisation (◉ **28.2**), sowie die Qualität der Schmerzen, die man in „viszerale" und „somatische" einteilen kann:
▶ Die Bauchorgane und das viszerale Peritoneum werden vom vegetativen Nervensystem versorgt. Seine Reizung führt zu **viszeralen Schmerzen**. Sie sind krampfartig oder bohrend und werden meist wenig lokalisierbar in der Mitte des Abdomens angegeben.
▶ Die Bauchwand, das parietale Peritoneum und der Mesenterialansatz haben sensible Fasern aus dem zentralen Nervensystem. Bei ihrer Reizung entstehen **somatische Schmerzen**. Diese sind dumpfe, selten schneidende Dauerschmerzen und besser lokalisierbar als viszerale Schmerzen. Sie zeigen eine typische Lage- und Bewegungsabhängigkeit und bessern sich bei Schonhaltung.

Nach der Qualität der Schmerzen ergeben sich wichtige pathogenetische Hinweise. Zu unterscheiden ist zwi-

👁 28.2 Schmerzlokalisation verschiedener Ursachen eines akuten Abdomens

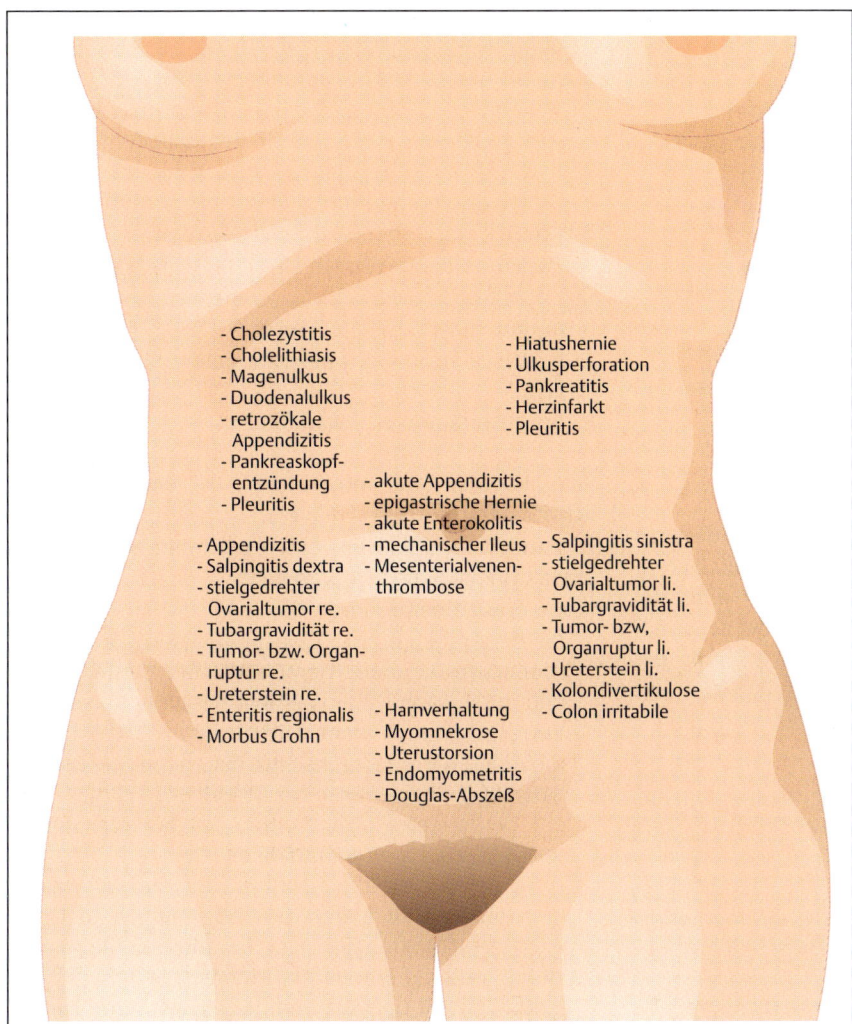

schen kontinuierlichen, intermittierenden und kolikartigen Schmerzen.
Eine weitere Differenzierung ist bei Beachtung folgender Regeln möglich:
➤ Das Punctum maximum entspricht zumeist, aber nicht zuverlässig dem Entstehungsort der Schmerzen.
➤ Erkrankungen eines parenchymatösen Organs führen eher zu gleichbleibend dumpfen, kontinuierlichen Schmerzen mit einer unexakten Primärlokalisation im Mittelbauch (Nabelgegend).
➤ Erkrankungen eines Hohlorgans verursachen häufig wellenförmige, bohrende Schmerzen.
➤ Der Verschluß eines Hohlorgans führt zu spastischen, kolikartigen Schmerzen.
➤ Bei der Perforation eines Hohlorgans kommt es zu einem akuten Vernichtungsschmerz. Nach einem schmerzarmen Intervall geht dieser in einen diffusen Dauerschmerz über.

➤ Bei einer Beteiligung des parietalen Peritoneums findet sich eine Lage- und Bewegungsabhängigkeit der Schmerzen mit gleichzeitiger Minderung der Schmerzen bei Schonhaltung (z.B. durch Anziehen bzw. Aufstellen der Beine).
➤ Bei länger als 6 Stunden anhaltenden starken Schmerzen ist meist eine chirurgische Intervention erforderlich.
➤ Vorzeitige Analgetikagaben vermögen eventuell die Grundkrankheit zu verschleiern.

Akute abdominale Schmerzen durch gynäkologisch-geburtshilfliche Erkrankungen

Häufigkeit: Im Krankengut großer Frauenkliniken rechnet man damit, daß etwa 2,5% der Patientinnen mit dem Bild eines akuten Abdomens aufgenommen werden. Am häufigsten findet sich das Ereignis vor dem 40. und nur selten nach dem 50. Lebensjahr.

Die bei weitem häufigsten **Ursachen** sind die extrauterine Schwangerschaft, die akute Adnexitis und die Stieldrehung einer Ovarialzyste.

Diagnostisches Vorgehen: Die Therapie bei akutem Abdomen ist meistens einfach, wenn die Diagnose gesichert ist. Zur Diagnosestellung ist aus gynäkologischer Sicht die Beantwortung von 3 Fragen maßgebend (T 28.3):
▶ Ist die Patientin schwanger?
  – Alter?
  – Anamnese, Frage nach der letzten Menstruation,
  – ggf. hCG im Urin oder Serum bestimmen.
▶ Handelt es sich um einen afebrilen, primär nicht entzündlichen Prozeß?
  – Temperatur messen, CRP.
▶ Besteht der Verdacht auf eine innere Blutung?
  – Blutdruck, Puls,
  – Anämie (Farbe der Schleimhäute)?

Als Ausdruck der intraabdominalen Blutung findet man Blässe, Pulsbeschleunigung, einen Blutdruckabfall (Zentralisation), Schwindel, Schulterschmerzen und erst später den Hämoglobinabfall. Oft läßt sich bei der gynäkologischen Untersuchung auch eine Vorwölbung des Douglas-Raumes feststellen und bei der Punktion des Douglas-Raumes Blut gewinnen.

Differentialdiagnostische Überlegungen:
Intraabdominale Blutung, keine Schwangerschaft, kein Fieber:
Die verschiedenen Ursachen einer intraabdominalen, von den Genitalorganen ausgehenden Blutung ziehen therapeutische Konsequenzen von z.T. sehr unterschiedlichem Ausmaß nach sich:
▶ Ein retrograder Blutaustritt in die Bauchhöhle im Rahmen der *Menstruation*, eine
▶ verstärkte Blutung aus dem *rupturierten Follikel* oder aus einer entsprechenden Lutein- oder Corpus-luteum-Zyste (s. S. 171 ff, 178)

bedürfen meist keiner besonderen Maßnahmen. Bei ausgeprägter Symptomatik wird man eine diagnostische Laparoskopie vornehmen. Stellt sich dabei eine leichte oder mäßig starke Ovulationsblutung heraus, so kann auf eine Laparotomie meist verzichtet werden. Ist der Blutverlust stark, so muß operiert werden.

Hingegen ist bei folgenden Ursachen eine Laparotomie in jedem Fall erforderlich:
▶ Ruptur eines *Ovarialtumors* (s. S. 178),
▶ bei Verdacht auf Blutungen aus *malignen Veränderungen*,
▶ bei postoperativer *Nahtdehiszenz*.

Kein Hinweis auf intraabdominale Blutung, keine Schwangerschaft, kein Fieber:
Es handelt sich also um einen peritonealen Reiz, der ebenfalls zum Schock führen kann:
▶ *akute Stieldrehung eines Tumors* (s. auch S. 167, 177 f): Bei dieser Symptomatik ist sie die häufigste und bedrohlichste Ursache. Der Eintritt der Symptomatik fällt in schweren Fällen perakut mit einer Körperdrehung zusammen oder tritt langsam zunehmend, nicht selten frühmorgens nach der ersten Drehung im Bett auf. Es besteht ein lokalisierbarer Schmerz, oft ein peritonealer Schock, eine Pulsbeschleunigung und schließlich eine allmähliche Temperatursteigerung. Bei der gynäkologischen Untersuchung tastet man einen Tumor, der druckempfindlich und zunächst gut abgrenzbar ist. Die Ultraschalluntersuchung bestätigt den Befund. Bei diesem Befund muß baldmöglichst operiert und der stielgedrehte Tumor entfernt werden.

T 28.3 Gynäkologisch-geburtshilfliche Ursachen eines akuten Abdomens

Befundkonstellation	Schwangerschaft und Postpartualphase	keine Schwangerschaft
Fieber	infizierte, alte Extrauteringravidität, febriler/septischer Abort, Amnioninfekt, Puerperalfieber, puerperale Salpingitis, Peritonitis	akute Keimaszension, Ruptur einer Pyosalpinx, Ruptur eines Tuboovarialabszesses, infiziertes Myom, zerfallendes Karzinom
kein Fieber, ▶ **keine Blutung**	Retroflexio uteri gravidi fixata, V.-cava-Syndrom, Myomnekrose, Einkeilung eines Ovarialtumors oder eines Myoms, Stieldrehung (zystischer Ovarialtumor, Hydrosalpinx, gestieltes Myom, Adnexe)	Ovulation, Molimina menstrualia, Dysmenorrhö, Myomnekrose, Einkeilung eines Ovarialtumors oder eines Myoms, Stieldrehung (zystischer Ovarialtumor, Hydrosalpinx, gestieltes Myom, Adnexe)
▶ **Blutung**	extrauterine Gravidität, Uterusruptur, vorzeitige Lösung der Plazenta	retrograde Menstruation, Ovulationsblutung, Ruptur einer Ovarial- oder Luteinzyste, Perforation eines Karzinoms, postoperativ: Nahtdehiszenz

- *Ruptur einer Ovarialzyste* (s. S. 178),
- *aseptische Totalnekrose eines Myoms* (s. S. 167),
- *Einkeilung eines Tumors im kleinen Becken* (s. S. 166f),
- *Ovulationsschmerz,*
- *Hymenal- oder Vaginalatresie* (s. S. 24): periodenähnliche Schmerzen ohne (sichtbare) Blutungen bei einem jungen Mädchen vor der Menarche (Molimina menstrualia),
- *Dysmenorrhö* (s. auch S. 112ff): Sie kann von einer Bauchdeckenspannung, einem Kollapszustand und Erbrechen begleitet sein. Wichtig ist hierbei nur, alle gefährlichen Formen eines akuten Abdomens auszuschließen. Das gelingt nicht selten durch die Anamnese und die sorgfältige gynäkologische Untersuchung. Die Behandlung besteht in der Beobachtung und der Psychotherapie.
- *Ureterkolik und eine Harnsperre:* Zum Ausschluß muß die Untersuchung deshalb immer mit einer Entleerung der Harnblase und in allen Zweifelsfällen mit dem Katheterisieren begonnen werden.

Fieber oder andere Zeichen eines entzündlichen Prozesses, keine Schwangerschaft:
- *akute Adnexitis* (z.B. durch akute Keimaszension, s. S. 130ff) oder *Ruptur eines Tuboovarialabszesses* (z.B. einer Pyosalpinx): Bei etwa 10% aller Adnexentzündungen findet sich die Symptomatik eines akuten Abdomens. Bei der akuten Keimaszension findet man einen rasch zunehmenden Schmerz, bei der Ruptur nicht selten sogar einen typischen Perforationsschmerz. Die Bauchdeckenspannung ist zunächst auf den Unterbauch begrenzt, breitet sich dann aber über das Abdomen als Ausdruck einer allgemeinen Peritonitis aus.
- *Karzinom- oder Myomnekrose,*
- *Chlamydieninfektion* (s. S. 139ff): Häufig ist auch der Oberbauch durch eine Perihepatitis (s. S. 140) mitbetroffen. Zunächst bestehen oft nur Schmerzen bei der Defäkation und eine Dysurie, später kann ein paralytischer Ileus auftreten. Das Fieber ist oft hoch, der Pulsanstieg in prognostisch günstigen Fällen gering, in ungünstigen hoch. Schon früh finden sich eine Leukozytose und im Urin meist die Zeichen eines Harnweginfektes. Der BSG-Anstieg folgt oft erst Tage später.

Die gynäkologische Untersuchung beginnt in diesen Fällen mit einer sorgfältigen Keimanalyse aus Zervix und Urethra zum Ausschluß einer Chlamydien- oder Gonokokkeninfektion.

> Lassen eine trübe Sekretion aus der Zervix und der Tastbefund an eine akute Adnexitis denken, so muß sofort (nach der Abstrichentnahme) die antibiotische Therapie (s. S. 132ff) folgen.

Zusätzlich ist oft eine Ultraschalluntersuchung des kleinen Beckens bei gefüllter Harnblase sehr hilfreich.
Der Verlauf entscheidet über das weitere Vorgehen: kommt es nicht zu einer raschen Besserung des Beschwerdebildes binnen weniger Stunden, so muß zumindest laparoskopiert, in der Regel laparotomiert werden. Dies gilt besonders dann, wenn eine Appendizitis oder auch eine Darm- oder Magenperforation nicht ausgeschlossen werden kann. Weitere Differentialdiagnosen sind eine Enteritis, eine Cholezystitis oder sogar eine Zystopyelitis.

Schwangerschaft, Zeichen innerer Blutungen, kein Fieber:
- **Frühschwangerschaft:**
  - *Extrauteringravidität:* Sie ist die häufigste Ursache eines akuten Abdomens in der Gynäkologie. Sie ist in 98% der Fälle in der Tube, in je 1% im Ovar und im Abdomen lokalisiert. Die Erkrankung verläuft in 30% der Fälle mit Kollaps und akutem Abdomen und in 60% nur mit akuter Symptomatik. In etwa 5–10% der Fälle ist eventuell sogar eine Spontanheilung möglich; sie darf aber nicht erwartet werden. Symptom einer blutenden Extrauteringravidität ist ein gut lokalisierbarer Schmerz, der oft weit ausstrahlt und nicht selten von einer Phrenikusreizung (Schulterschmerz, eventuell Singultus) begleitet ist. Ist der Blutverlust groß (nicht selten finden sich 1–3 l Blut in der Bauchhöhle), so ist die Patientin zentralisiert, blaß und kurzatmig. Zusätzlich besteht oft ein peritonealer Schock mit Bauchdeckenspannung, fehlender Darmperistaltik und Erbrechen. Die Diagnose ist in typischen Fällen leicht und ergibt sich schon durch den Aspekt und die Anamnese einer oft nur kurz dauernden Amenorrhö. Bei der Untersuchung findet man einen Portiolüftungsschmerz, eine weiche Resistenz in der Adnexgegend, den vorgewölbten Douglas-Raum und den Zervixschleim prämenstruell verändert. Die Hormonentzugsblutung bei gestörtem Trophoblasten hat aus dem Uterus in akuten Fällen noch nicht begonnen, kann aber bei langsamem Zugrundegehen des Trophoblasten zu lang dauernden Schmierblutungen führen. Zur Diagnose verhelfen der positive Schwangerschaftsnachweis (hCG-Nachweis), die Ultraschalluntersuchung und die Laparoskopie (s. S. 373ff).
- **Spätschwangerschaft:**
  - *vorzeitige Lösung der normal sitzenden Plazenta* (s. S. 415ff),
  - *Uterusruptur* (s. S. 418f).

Bestehen trotz subtiler Ultraschalluntersuchung Zweifel, so muß eine Klärung der Ursache durch Laparotomie erreicht werden.

Schwangerschaft ohne Zeichen innerer Blutungen, mit oder ohne Fieber:
- *schweres V.-cava-Syndrom* (s. S. 334): sehr selten kann es ein akutes Abdomen vortäuschen,
- häufiger sind *Ursachen, die nicht direkt auf den Fetus und seine Plazenta zurückgehen*: die Stieldrehung,

Ruptur oder Infektion eines Ovarialtumors oder eines ernährungsgestörten Myoms; auszuschließen sind eine Appendizitis, eine Cholezystitis, ein Ileus, eine Pankreatitis oder eine Magenperforation: Alle diese Erkrankungen sind in der Schwangerschaft sehr viel schwerer zu diagnostizieren. Oft weisen nur der schlechte Allgemeinzustand, der Pulsanstieg und die Empfindlichkeit sowie ein vermehrter Kontraktionszustand des Uterus auf eine Peritonitis hin. Leider fehlt die sonst charakteristische Bauchdeckenspannung häufig, so daß die lebensrettende Laparotomie, die bei lebensfähigem Kind immer mit einer Entleerung des Uterus (Sectio caesarea) verbunden werden sollte, nicht selten zu spät kommt.

▶ *komplizierter, fieberhafter oder septischer Abort* (s. S. 372): Dieses sehr bedrohliche Krankheitsbild, ausgelöst durch Manipulationen zum Schwangerschaftsabbruch mit der Folge einer akuten Keimaszension, ist glücklicherweise selten geworden.
Bessern sich die Zeichen des akuten Abdomens unter antibiotischer Therapie nicht innerhalb von Stunden, so muß durch eine Laparoskopie eine Uterusverletzung, durch Sonographie ein Fremdkörper (eingebracht zu Abtreibungszwecken) oder eine akute oder perforierende Appendizitis und in jedem Fall eine generalisierte Peritonitis ausgeschlossen und ggf. laparotomiert werden.

Extragenital bedingte Schmerzursachen im Unterbauch:
▶ Für das Vorliegen einer **Appendizitis** sprechen eine Abwehrspannung mit dem Punctum maximum im rechten Unterbauch (McBurney Punkt) nach einer Art Schmerzwanderung, ausgehend vom Epigastrium und von periumbilikal, ein ausgeprägter Loslaßschmerz (Blumberg-Zeichen), eine Zunahme der Schmerzen bei Druck auf den geblähten Darm links (Rovsing-Zeichen) und der Psoasschmerz, der beim Heben des gestreckten, rechten Beines gegen einen Widerstand auftritt. Die axillare/rektale Temperaturdifferenz sollte dagegen nicht überbewertet werden. Einen Portioschiebeschmerz kennt man nicht nur bei der Adnexitis, sondern auch bei der Appendizitis. Die Differentialdiagnose ist am besten mit der Laparoskopie möglich.
▶ Ein akuter Schub eines **Morbus Crohn** kann häufig von einer Appendizitis oder Adnexitis kaum unterschieden werden. Wegweisend ist die Anamnese, falls frühere Episoden von Diarrhö oder rechtsseitigen Unterbauchschmerzen oder perianale Fistelungen aufgetreten sind. In der Akutsituation kann ein erfahrener Sonographeur möglicherweise einen entzündlichen Konglomerattumor im rechten Unterbauch sehen und den Verdacht auf einen Morbus Crohn äußern. Häufig wird die Diagnose aber intraoperativ oder durch den Pathologen gestellt, was jedoch wegen der Operationskomplikationen hinsichtlich der Prognose ungünstig ist.
▶ An eine **Divertikulitis des Sigmas** ist bei einer akuten Schmerzsymptomatik vorwiegend im linken Unterbauch zu denken. Ein Hinweis auf diese Erkrankung sind Schwierigkeiten bei der Defäkation sowie Stuhlabnormitäten. Die Diagnose erfolgt durch den Kolondoppelkontrasteinlauf und durch Nachweis einer pathologischen Kokarde in der Sonographie.
▶ **Ureterkoliken** zeigen sich als einseitige, akute, kolikartige Unterbauchschmerzen, die ohne wesentliche Abwehrspannung einhergehen. Die Schmerzen strahlen in die Blasengegend aus. Die Diagnose erfolgt aufgrund der Hämaturie sowie durch Sonographie (evtl. Konkrementnachweis, Harnaufstau usw.).

28.5 Verletzungen des Genitales

Kohabitationsverletzungen, Vergewaltigung

Die **erste Kohabitation** (Defloration) führt gewöhnlich zu ein- oder mehrfachen Einrissen des Hymens, die mit einer leichten Blutung einhergehen können, gelegentlich aber so stark bluten, daß sie chirurgisch versorgt werden müssen. Die blutende Wunde kann im Scheidenvorhof, am Harnröhrenwulst, in der Gegend der Klitoris oder am Damm lokalisiert sein. Besonders stark bluten Verletzungen in der Gegend der Klitoris (◉ **28.3 a**).
Kohabitationsverletzungen bei Vergewaltigung betreffen am häufigsten die Scheidenwand oder das seitliche Scheidengewölbe. Hymenalsaum und Vagina können bei einer Vergewaltigung gelegentlich unversehrt bleiben, während der Damm einreißt und der Penis in das rektovaginale Bindegewebe bis zum Rektum unter Zerreißung des M. sphincter ani eindringt.
Bei **sexuellem Mißbrauch von Kindern** können beim Versuch des Koitus Deflorationsverletzungen ausbleiben, da die Dammulde dem Penis nachgeben kann. Kohabitationsverletzungen können auch bei Frauen in der **Postmenopause** auftreten, wenn bei fehlenden Östrogenen die Elastizität und Dehnbarkeit der Scheide nachläßt. Am häufigsten kommen die stark blutenden und behandlungsbedürftigen Kohabitationsverletzungen im hinteren Scheidengewölbe vor (◉ **28.3 b**). Sie sind meistens halbmondförmig und liegen etwas seitlich. Bei solchen Rissen kann sogar der Douglas-Raum eröffnet werden.

28.3 Kohabitationsverletzungen

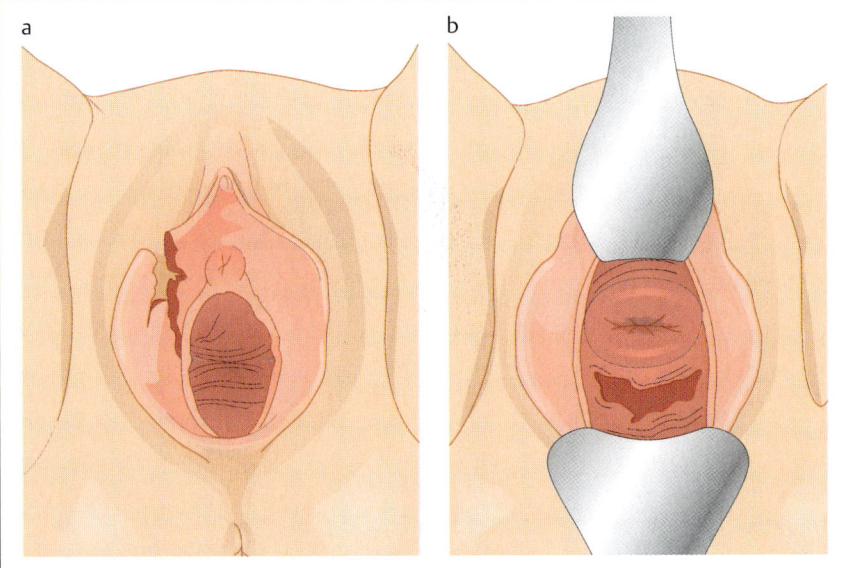

a Rißwunde rechts neben der Klitoris. **b** Kohabitationsverletzung im hinteren Scheidengewölbe.

Diagnostische und therapeutische Maßnahmen:

- Da Gewaltanwendung gegen Frauen leider häufig ist, sollte man bei Verletzungen im Bereich des Genitales bis zum Beweis des Gegenteils zunächst an eine Vergewaltigung denken.

Sehr häufig werden diese Gewaltanwendungen von den Betroffenen aus Scham verschwiegen.
Der erstuntersuchende Arzt (möglichst ein Frauenarzt, noch besser eine Frauenärztin!) hat folgende Aufgaben:
Sorgfältige Befunderhebung:
➤ Wunden genau inspizieren.
➤ Sind Hohlorgane (Urethra, Blase, Rektum, Bauchhöhle) eröffnet bzw. verletzt?
➤ Der ganze Körper muß nach Spuren von Gewalteinwirkungen abgesucht werden.
➤ Eine frische Defloration kann nur innerhalb von 3 Tagen beurteilt werden.
Exakte Befunddokumentation: Die Verletzungen werden photographisch dokumentiert und ihre Größe in Zentimetern angegeben.
Untersuchung auf Sperma: Aus der Vulva, der Vagina und dem Zervikalkanal muß Material zum Spermiennachweis gewonnen werden. Untersucht werden sowohl ein Nativpräparat als auch ein gefärbtes Präparat. Bewegliche Spermien können 3–5 Stunden, unbewegliche 10–14 Stunden nach dem Delikt nachgewiesen werden. Der Nachweis der sauren Phosphatase weist auf das Vorliegen von Samenflüssigkeit.
Suche nach einer sexuell übertragbaren Infektion: Abstriche aus Urethra und Zervix zum Ausschluß einer *Gonorrhö* (s. S. 141f) bzw. einer *Chlamydieninfektion* (s. S. 140f). Bei Kindern und nach der Menopause ist eine Keimuntersuchung auch von der Vulva und der Vagina erforderlich. Bei negativem Ergebnis der ersten Untersuchung empfiehlt es sich, die Abstriche zum Ausschluß einer Gonorrhö bzw. einer Chlamydieninfektion nach einer Woche zu wiederholen. Nach 6 und 12 Wochen muß Blut zur HIV- und Syphilisdiagnostik entnommen werden (s. S. 143f, 148f).
Versorgung der Verletzungen: Stark blutende Wunden müssen umstochen bzw. sorgfältig genäht werden. Bei allen tiefer reichenden Wunden, insbesondere ausgehend von der Scheidenwand, empfiehlt sich eine Behandlung mit Antibiotika. Kommen als Ursache der Verletzungen Holzgegenstände in Frage, so ist eine Tetanusprophylaxe nötig.
Psychologische Betreuung: Bei der großen Betroffenheit der Frau bzw. des Kindes ist es unerläßlich, sofort einen erfahrenen Psychologen, möglichst eine Psychologin hinzuzuziehen. Die Verarbeitung einer solchen Gewalteinwirkung dauert erfahrungsgemäß sehr lange und bedarf dringend frühzeitig einer entsprechenden (psychotherapeutischen) Betreuung und Behandlung.
Polizeiliche Untersuchung: Vergewaltigung, insbesondere Unzucht mit Kindern, sind strafbare Handlungen und sollten nach Rücksprache mit der Betroffenen bei der Staatsanwaltschaft angezeigt werden. Die Vergewaltigung (Notzucht) wird nach Paragraph 177 StGB, die sexuelle Nötigung nach Paragraph 178 StGB geahndet, der sexuelle Mißbrauch von Kindern und Abhängigen nach Paragraph 174, 176, 179 StGB.

Genitalverletzungen durch Unfall

Die Geschlechtsorgane der Frau sind gegen Traumen, die von außen auf den Körper einwirken, durch den knöchernen Beckenring und durch den reflektorischen Oberschenkelschluß besonders gut geschützt. Es kommt daher im Vergleich zu anderen Körperteilen nur verhältnismäßig selten zu Verwundungen des weiblichen Genitales durch von außen einwirkende Traumen. Sie kommen während des Kindesalters häufiger als bei der erwachsenen Frau vor. Ihre Ursachen sind beim Neugeborenen geburtshilfliche Operationen, im Kindesalter Unfälle vorwiegend beim Spielen oder seltener das Einführen von Fremdkörpern in die Vagina.

Verletzungen werden in **3 Formen** beobachtet:
Als Folge einer stumpfen Gewalteinwirkung auf das gut vaskularisierte Gewebe können subkutane Blutungen zu **Hämatomen** von beeindruckender Größe führen, bis die Steigerung des Binnendrucks eine Kompression der Blutungsquelle bewirkt. Die Therapie beschränkt sich auf konservative Maßnahmen.

Mit den Hämatomen sind meist Rißwunden, sog. **Lazerationen** verbunden. Bei **Pfählungsverletzungen** verhält man sich wie bei schweren Kohabitationsverletzungen. Eine Tetanusimmunisierung ist unerläßlich.

Iatrogene Verletzungen

Naturgemäß sind iatrogene Verletzungen bei gynäkologischen Operationen, insbesondere an der Blase, am Darm und an den Ureteren, aber auch am inneren Genitale, wenn dieses erhalten werden soll, nicht auszuschließen. Das betrifft den operativ tätigen Gynäkologen. In der Praxis des niedergelassenen Arztes stehen die Uterusverletzungen bei einem intrauterinen Eingriff, z.B. bei einer Abrasio und das immer wieder vorkommende Perforieren des Uterus beim Einführen eines Intrauterinpessars im Mittelpunkt. Wichtig ist es, derartige Verletzungen sofort zu erkennen und gegebenenfalls (z.B. bei Perforation durch ein Intrauterinpessar) eine Sonographie durchzuführen. Die betroffene Patientin muß darüber baldmöglichst sachlich aufgeklärt werden. Es empfiehlt sich dringend, den Eingriff sofort abzubrechen und für alle weiteren hier anstehenden diagnostischen und therapeutischen Maßnahmen einen erfahrenen Kollegen hinzuzuziehen.

Spätfolgen von Verletzungen

Geburtshilfliche Verletzungen haben nicht selten störende anatomische und funktionelle Konsequenzen. So führen
➤ Narbenspangen zu Kohabitationsbeschwerden,
➤ ein unzureichender Verschluß des Introitus vaginae zum „Flatus vaginalis", einem hörbaren Geräusch durch das Entweichen von Luft aus der Scheide,
➤ geburtstraumatische Defekte des Beckenbodens zum Descensus vaginae et uteri (s. S. 244ff).

Sie machen eventuell später plastische Korrekturen erforderlich. Die Möglichkeit der Prophylaxe ist bis zu einem gewissen Grad durch die rechtzeitig vorgenomme-

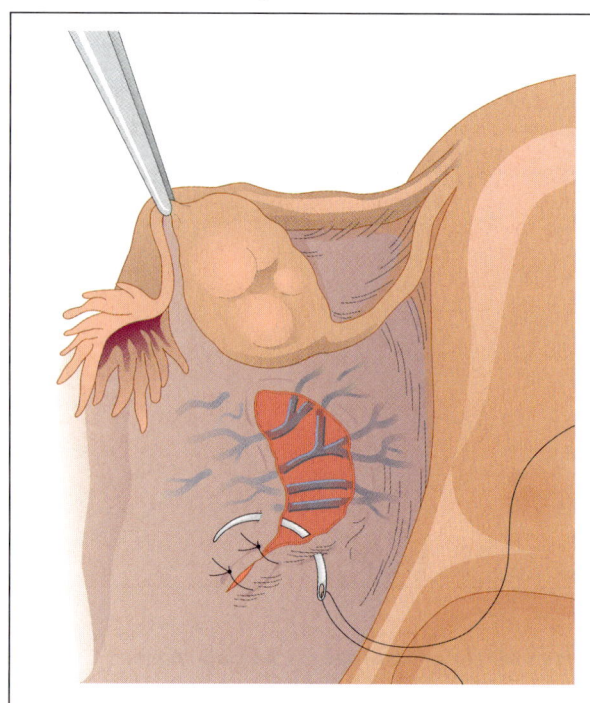

◉ **28.4 Allen-Masters-Syndrom**

Ein unter der Geburt entstandener Riß am hinteren Blatt des Lig. latum mit Varikosis in der Tiefe. Naht des Peritonealrisses.

ne Episiotomie gegeben, zumal Schnittwunden eine bessere Heilungstendenz als Rißwunden aufweisen.

Zervixrisse können zum Bild eines großen Ektropiums führen und zu zervikalem Fluor (s. S. 125) Anlaß geben. Bei starkem, störendem Fluor oder bei einer sekundären Sterilität kann eine operative Korrektur nötig werden.
Bestehen flächenhafte oder strangförmige Verwachsungen im Cavum uteri, so bezeichnet man das als *Asherman-Fritsch-Syndrom*. Sie sind meist Folge einer Entfernung der Basalis des Endometriums bei scharfer Kürrettage im Wochenbett oder nach einer Fehlgeburt, oder aber die Folge einer schweren Endometritis. Die resultierenden narbigen Veränderungen im Bereich des Endometriums und des Isthmus uteri können zur uterin bedingten Hypo- und Amenorrhö führen. Bei späteren Schwangerschaften sind Störungen der Plazentabildung und Lösungsstörungen beschrieben (s. S. 414, 416f, 427ff).

Inwieweit das *Allen-Masters-Syndrom* (◉ **28.4**) in Form oberflächlicher peritonealer Einrisse im Bereich des hinteren Blattes des Lig. latum für die ihm zugeschriebenen Unterleibs- und Kreuzschmerzen verantwortlich ist, ist nicht sicher entschieden. So ist bis heute die Indikationsstellung zur Naht der Peritonealverletzung umstritten. Eher führen die Ligatur von häufig gleichzeitig im Lig. latum vorhandenen Varikositäten, die Zuwendung des Arztes und der psychisch bedeutsame Aufwand der Operation zur Besserung der Beschwerden.

Literatur

In der Zeitschrift „Der Gynäkologe" Springer, Heidelberg erschien das Themenheft:
Uterine Blutungen (2000), 33: Heft 9

Bernoth, E., Link, M., Weise, W.: Verletzungen und Fremdkörper. In: Bernoth, E., Link, M., Weise, W.: Gynäkologie, Differentialdiagnose und Klinik. Karger, Basel 1984, S. 611–618

Gille, J.: Akute abdominale Schmerzen, akutes Abdomen. In: Martius, G.: Differentialdiagnose in Geburtshilfe und Gynäkologie. 2. Aufl. Thieme, Stuttgart 1987

Martius, G.: Gynäkologische Operationen. 2. Aufl. Thieme, Stuttgart 1990

Martius, G., Schmidt-Gollwitzer, M.: Differentialdiagnose in Geburtshilfe und Gynäkologie. 2. Aufl. Thieme, Stuttgart 1987

Neeser, E., Keller, E.: Genital bedingte akute abdominale Schmerzen, akutes Abdomen. In: Martius, G.: Therapie in Geburtshilfe und Gynäkologie. 2. Aufl. Thieme, Stuttgart 1991

Schmidt-Matthiesen, H., Hepp, H.: Gynäkologie und Geburtshilfe. 8. Aufl. Schattauer, Stuttgart 1992

Quellenverzeichnis

[1] Beck, L.: Gynäkologische Urologie. In: Käser, O. u. Mitarb.: Gynäkologie und Geburtshilfe. Thieme, Stuttgart 1985

[2] Burghardt, E., Pickel, H., Girardi, F.: Colposcopy. Cervical Pathology. Textbook and Atlas. 3rd revised and enlarged edition. Thieme, Stuttgart 1998

[3] Committee of Newborn Infants, Jap. Ped. Assoc-Ross-Conference Washington 1994

[4] Cramer, H.: Die Kolposkopie in der Praxis. 3. Aufl. Thieme, Stuttgart 1975

[5] Dietz, G.: Düsseldorf, Habilitationsschrift 1974

[6] Dudenhausen, J.W., Schneider, H.P.G. (Hrsg.): Frauenheilkunde und Geburtshilfe. de Gruyter, Berlin 1994

[7] Gauge, S.M., Henderson, C.: CTG-Training. Thieme, Stuttgart 1996

[8] Goerke, K., Steller, J., Valet, A.: Klinikleitfaden Gynäkologie und Geburtshilfe. 4. überarb. Aufl. Gustav Fischer, Stuttgart 1997

[9] Haagedoorn, E.M.L. et al.: Basiswissen Onkologie. Ullstein Mosby, Berlin 1996

[10] Hilgarth, M., Seidel, S.: Basic Colposcopy. Tutorials of Cytology. Intern. cytology slide sets, Vol. XLI. Chicago 1992

[11] Hoeffken, W., Lanyi, M.: Erkrankungen der Brustdrüse. In: Schinz, H.R. u.a.: Lehrbuch der Röntgendiagnostik, Bd. II/2. Thieme, Stuttgart 1981

[12] Janovski, N.A., Paramanandhan, T.L.: Ovarian Tumors. Thieme, Stuttgart 1973

[13] Kaiser, R.: Hormonale Behandlung von Zyklusstörungen. Thieme, Stuttgart 1984

[14] Käser, O. et al.: Atlas der gynäkologischen Operationen. 4. Aufl. Stuttgart, Thieme, Stuttgart 1983

[15] Keck, C., Neulen, J., Breckwoldt, M.: Endokrinologie, Reproduktionsmedizin, Andrologie. Thieme, Stuttgart 1997

[16] Knörr, K. et al.: Geburtshilfe und Gynäkologie. Physiologie und Pathologie der Reproduktion. 3. Aufl. Springer, Berlin 1989

[17] Leucht, D., Madjar, H.: Lehratlas der Mammasonographie. 2. Aufl. Thieme, Stuttgart 1995

[18] Lutzeyer, W., Melchior, H.: Urodynamics. Berlin, Springer 1973

[19] Medizinisches Bildarchiv Thomae

[20] Melton, L.J., Riggs, B.L.: Epidemiology of age-related fractures. In: Avioli, L.M. (ed.): The osteoporotic syndrome: detection, prevention and treatment. Grune and Stratton, New York 1983, S. 45–72

[21] Merz, E.: Sonographische Diagnostik in Gynäkologie und Geburtshilfe. Bd. 1. 2. Aufl. Thieme, Stuttgart 1997

[22] Peters, F.: Prolaktin und Erkrankungen der Brust. Urban & Schwarzenberg, München 1986

[23] Petersen, E.: Infektionen in Gynäkologie und Geburtshilfe. 3. Aufl. Thieme, Stuttgart 1997

[24] Petersen, E.: Infektionen in Gynäkologie und Geburtshilfe. Thieme, Stuttgart 1988

[25] Petri, E.: Urogynäkologische Diagnostik vor konservativer und operativer Therapie. Gynäkologe 30 (1997) 447–455

[26] Piecuch, R.E., Leonard, C.H., Cooper, B.A., Sehring, S.A.: Outcome of extremely low birth weight infants (500 to 999 grams) over a 12-year period. Pediatrics 100 (1997) 633ff

[27] Pitkin, R.M.: Nutritional support in obstetrics and gynecology. Clin. Obstet. Gynecol. 19 (1976) 3

[28] Pschyrembel, W. et al.: Praktische Gynäkologie für Studium, Klinik und Praxis. 5. Aufl. de Gruyter, Berlin 1990

[29] Robert-Koch-Institut 1997, Grafik: Hamburgisches Krebsregister 1998

[30] Roberton, N.R.C.: Textbook of Neonatology. Churchill Livingstone, 1998, S. 53

[31] Saling, E.: Das Kind im Bereich der Geburtshilfe. Thieme, Stuttgart 1966

[32] Keck, Ch., Neulen, J., Breckwoldt, M.: Endokrinologie, Reproduktionsmedizin, Andrologie. Thieme, Stuttgart 1997

[33] Statistisches Landesamt Saarland: Sonderheft 191/1998

[34] Viereck, V., Peschers, U., Singer, M., Schüßler, B.: Metrische Quantifizierung des weiblichen Genitalprolapses: Eine sinnvolle Neuerung in der Prolapsdiagnostik? Geburtsh. u. Frauenheilk. 57 (1997) 177–182

Sachverzeichnis

A
AB0-Inkompatibilität 353
Abbruchblutung 97, 99, 465f
Abdomen 34
Abdomenvorderwanddefekt 270
Abdominalgravidität 374f
Abdominalsonographie 179
Ablatio mammae 218, 224
– placentae 415
Abnabelung 392f, 445, 447
Abort 6, 369ff
– Amniozentese 295
– habitueller 78, 270, 370
– immunologisch bedingter 370
– septischer 472
– verhaltener 371
– zervikaler 371
Abortiva 105
Abortivei 369
Abortus completus 371f
– febrilis 371f
– imminens 371
– incipiens 371
– incompletus 371f
Abrasio, forcierte 72, 81
– fraktionierte 205
Abruptio graviditatis s. Schwangerschaftsabbruch
Abstrichentnahme 36
Abszeß, gonorrhoischer 141
– mastitischer 462f
– parametraner 21, 441
– paranephritischer 21
– retromammärer 135f
Abwehr, humorale 447
Abwehrspannung 472
ACE-Hemmer 319
Acetylcholinesterase 296
Acetylsalicylsäure (ASS) 324
Aciclovir 145, 359
Acquired immune deficiency syndrome s. AIDS
Acrosin 260
ACTH (adrenocorticotropes Hormon) 277
Addison-Syndrom 331
Adenoakanthom 192, 202
Adenokarzinom, endometrioides 192
– hellzelliges, vaginales 191
Adenom, tubuläres 10
Adenomyom 162, 165
Adenomyosis uteri 160, 162, 165
– – CA-125-Spiegel 167
– – Retroflexio-Retroversio uteri 242
Adenosinmonophosphat, zyklisches (cAMP) 281
Adenosis vaginae 153
Adhäsiolyse 90
Adhäsion 81, 131, 243
Adipositas 41, 99
– Endometriumkarzinom 202
– Stein-Leventhal-Syndrom 70
Adnexe, unbewegliche 133
Adnexendometriose 133
Adnexitis 130ff
– akutes Abdomen 471
– chronische 133
– Differentialdiagnose 133f, 170f
– Erregersuche 37
– gonorrhoica 141
– Intrauterinpessar 97
– puerperalis 441

– Therapie 134
Adnextumor, entzündlicher 141
Adoleszenz 52ff
– Amenorrhö 67
– Dysmenorrhö 74
Adrenalektomie 240
Adrenalin 389
Adrenocorticotropes Hormon (ACTH) 277
Adrenogenitales Syndrom 72
Adynamie 444
AFP s. α_1-Fetoprotein
Afterloadingverfahren 201, 206
Agalaktie 444, 462
AGS (adrenogenitales Syndrom) 72
Ahornsirup-Krankheit 296
AIDS 95, 147ff, 360, 367
Akanthose 119
Akne 100
Akrosom 259
Akrosomenreaktion 260
Aktin 281
Akutes Abdomen 468ff
– – Extrauteringravidität 375
– – Schwangerschaft 471f
Akzeleration 291f, 395
– wehensynchrone 289
Albothyl 128
Albumin-/Globulinquotient 277
Aldosteron 278
Alkohol 83
Alkoholsyndrom, embryofetales 308
Allantois 5f
Allen-Masters-Syndrom 474
Allotransplantat, haploidentisches 270f
Alopezie 65, 70, 72
Alveole 22, 47
Amastie 30, 462
Amenorrhö 66f, 72
– Anorexia nervosa 56
– hypothalamische 68
– normoprolaktinämische, normogonadotrope 69, 88f
– primäre 7, 11, 63, 66
– sekundäre 63f, 66, 444
– uterine 65, 72
Aminkolpitis 123
Aminoglutethemid 240
Amnion 264, 271, 282
– Bruchspannung 271, 384
Amniondurchmesser, mittlerer (MAD) 286
Amnionhöhle 264f
Amnioninfektionssyndrom 394
Amnioninfusionssyndrom 413
Amnionzellen 296
Amnioskopie 297
Amniozentese 295f, 350f
Anaerobier-Infektion 131
Analatresie 458
Analgetika 397, 461
Anämie 167, 334ff
– fetale 296, 311, 350
– hämolytische, kongenitale 456
– Hypermenorrhö 69
– Lupus erythematodes 343
Anamnese 302
– biographische 113
– psychosoziale 115
Anaphase 2
Anastrozol 240
Androblastom 176

Androgene 3, 47, 50
– Skelettreifung 54
– Sterilitätsbehandlung 90
Androgenresistenz 10
Androgenrezeptor 11, 117
Androgenrezeptordefekt 8, 10
Androgensekretion, adrenale 70
– ovarielle 52
Androgenstoffwechsel 69
Androgensynthese 49, 58, 60, 69ff
Androspermatozoon 261
Androstendion 49f, 69, 202
Anenzephalus 423
Anfall, eklamptischer 320, 323
– epileptischer 346
Angst 113, 284, 397
Angststörung 109
Anisokaryose 42
Anisomastie 30
Anisozytose 42
Ankündigungsblutung 417
Anorexia nervosa 56, 109
– – chronifizierte 67f
– – Fertilitätsstörung 79
Anorgasmie 110
Anosmie 68
Anteflexio uteri 244
Antepositio uteri 242f
Anti-A-Antikörper 353
Antiarrhythmika 332
Anti-B-Antikörper 353
Antibiotika 461
Antibiotikaprophylaxe 333
Anti-D-Antikörper 349f
Antidiabetika, orale 327
Anti-D-Immunglobulin 299, 314, 352
Anti-D-Prophylaxe 352
Antiemetika 317
Antigen, karzinoembryonales 270
Antigestagene 105
Anti-HBs 362
Antihypertensiva 318f, 461
Antikoagulanzien 333
Antikoagulation 333, 336
Antikonvulsiva 346, 461
Antikörper, antinukleäre 343
– irreguläre 349f, 353
– gegen native Doppelstrang-DNS 343
– gegen Spermatozoen 81
– spezifische 460
Antikörper-Suchtest 299f, 306, 314, 349
Anti-Müller-Hormon (AMH) 3f, 10
Antiöstrogene 65, 89, 240
Antithrombin-Konzentration, verminderte 99
Antituberkulotika 337
Antriebsmangel 115, 346f
Anurie 323, 341, 467
Anus vestibularis 29f
Aorta, fetale 322
Apgar-Score 448
Apgar-Wert 451
– niedriger 393, 447
Aplasia uterovaginalis 25
Aplasie 25
Apoptose 1, 6
Appendix, Mukozele 176
Appendizitis 81, 338
– Adnexitis 130
– akutes Abdomen 472
– Differentialdiagnose 133
Äquatorialteilung 2, 261

Arabin-Pessar 247, 422f
Arachidonsäure 324
Areola mammae 22
– mammifera 53
Argentumkatarrh 454
Arm, Lymphödem 239
– Vorfall 409
– Vorliegen 409
Armplexuslähmung 453
Aromatase 58
Aromatasehemmer 240
Aromatasemangel 70
Arrhenoblastom 176
Arteria arcuata 321f
– cerebri media 350f
– epigastrica 14
– iliaca interna 21
– ovarica 19, 21
– umbilicalis (s. auch Nabelschnurarterie) 5, 21
– uterina 18, 21, 427
Arteriosklerose 77
Arzt, Rollenaspekt 107
– Selbstdefinition 234
Arzt-Patienten-Beziehung 107, 111, 230, 234
Asherman-Syndrom 72, 81, 372, 474
Aspermie 84
Asphyxie, intrauterine 415, 419f, 431
– postnatale 449ff
Aspirationsgefahr 276
Asthenozoospermie 84
Asthma bronchiale 337f
Aszites 88, 211f
– Enteroptose 245
– Ovarialfibrom 176
Atemminutenvolumen 275
Atemnot, neonatale 457
Atemnotsyndrom 325
Atemstörung, neonatale 459
Atemtechnik 315
Atemzugvolumen 275
Athelie 30, 462
Äthinylöstradiol 97f, 103
Atmung 446
Atonie, uterine 429, 439
– – Prophylaxe 394
Atresia ani 29f
– recti 29
Atresie 25, 458
Aufhängeapparat, uteriner 242
– Erschlaffung 245
Aufrichtungsschmerz 243
Augenflimmern 321
Augenhintergrund 321
Augmentationsplastik 31
Ausfluß s. Fluor genitalis
Ausscheidungsurogramm 197
Austauschtransfusion 352
Austreibungsperiode 381, 384, 390ff
– Schmerzerleichterung 398
Austreibungswehe 380
Autoantikörper 328f, 345
Autoimmundermatitits, progesteronbedingte 343
Autoimmunerkrankung 67, 72
Autosom 1f, 4
Autosomenaberration 6
Axilla 33
Axillarbehaarung 10, 54
Azidose 395, 411
– metabolische 396, 419f
– respiratorische 396, 420
Azinus 22
Azoospermie 84

B
Bakteriospermie 128
Bakteriurie, asymptomatische 325, 340, 366
Ballonzellen s. Koilozyten
Bandl-Furche 381, 419
Bardenheuer-Bogenschnitt 135
Barr-Körperchen 3
Bartholin-Drüse 16, 257
– Macula gonorrhoica 141
Bartholinitis 121f
Basalfrequenz 292
Basalplatte 266, 288
Basaltemperatur 57, 62, 80
– Messung 84, 95
– Sterilitätsdiagnostik 84
Basaltemperaturkurve 62f, 68
Basalzelle 43, 53, 60
Bauchdeckenmuskulatur 437
Bauchdeckenspannung 471
Bauchhöhlenschwangerschaft 373
Bauchpresse 34
Bauchwand 13f
Bauchwanddefekt 296
Becken 13, 17
– enges 402, 408f
– knöchernes 378f
– plattes (rachitisches) 408
Beckenausgang 378f
Beckenaustastung, geburtshilfliche 314
Beckenbindegewebe 21
– Entzündung 129
Beckenboden 13ff, 34
– Geburt 379, 388, 437
– Insuffizienz 245, 250
– Rekonstruktion 248
Beckenbodengymnastik 247, 253
Beckendiagnostik 313, 408
Beckenebene, parallele nach Hodge 388
Beckeneingang 13, 34, 378f
– verengter 403
Beckenendlage 382f, 404ff
– Gewichtsschätzung 287
– Herzton, fetaler 290
– Wendung, äußere 406
Beckenenge 379, 383
Beckenform, gynandroide 10
Beckenhöhle 379
Beckenknochen, Beweglichkeit 379
Beckenmaße 379
Beckenniere 29
Beckenringlockerung 444
Beckenvenenthrombose 336
Beckenwandrezidiv 237
Befruchtung 260f
Befunddokumentation 39f
Bein, Lymphödem 237
Beinödem 309
Beinvenenthrombose 99, 442
Belastungsikterus 456
Benommenheit 317
Beratung, psychosoziale 108
Bestrahlung 72
Betablocker 318f, 332
Betamimetika 333
Bewältigungsstrategie 114, 231ff
Bewegung, fetale 284, 292, 294, 309
Bewußtseinsstörung 344
Beziehungsstörung 110
Bilirubin 348, 447
– Fruchtwasser 350
– indirektes 352, 455
– konjugiertes 339
Billings-Methode 95
Bindegewebsschwäche 242, 245
Bisphosphonate 241
Bläschendrüse 83

Blase 5, 17, 21
– instabile 250
– Speicherfunktion 252
– überfüllte 437
– Versorgung, nervöse 249
– volle 32
Blasenboden 21
Blasenekstrophie 27
Blasenentleerung 249
Blasenentleerungsstörung 252, 437
Blasenmole 173, 369
Blasen-Scheiden-Fistel 198, 237f
Blasensedativum 255
Blasensprung 384
– vorzeitiger 384, 387, 411f
Blasentenesmen 129
Blasentraining 254f
Blasenverschluss 249
Blastomer 262
Blastopathie 456
Blastozyste 261f, 264, 424
Blastozystentransport 261
Blumberg-Zeichen 472
Blumenkohltumor 197
Blutdruckabfall 273, 334, 467
Blutdruckkontrolle 314
Blutdruckmessung 42, 46, 318, 321
Blutdrucksenkung 318, 323
Blutdruckwert, hypertoner 318
Blutfluß, uteriner 280
Blutflußmessung, dopplersonographische 288f, 322, 350f
Blutgasanalyse, fetale 396
Blutgruppe 300, 306, 348
Blutgruppeninkompatibilität 348, 353, 447
Blutmole 371
Blutsenkungsgeschwindigkeit 133, 277
Bluttransfusion, intrauterine 296, 351
Blutung, genitale 464ff
– fetale 411, 414, 417
– intraabdominale 178, 464, 470
– intrakranielle 344
– – kindliche 453
– intrazerebrale 344
– vaginale, dysfunktionelle 465
– – Frühschwangerschaft 370
– – juvenile 69
– – Ovarialtumor 177
– – perinatale 426f
– – Plazentalösung 416
– – postmenopausale 75, 204
– – – Endometriumpolyp 159
– – – Ovarialkarzinom 211
– – postpartale 439
– – Tubenkarzinom 208
– – unregelmäßige 159
– – zyklusunabhängige 198
Blutungsneigung 336
Blutungsstörung 109, 129
– Uterus myomatosus 166, 168
Blutvolumen 273f
Blutzucker 278f, 326f
Blutzuckerbestimmung, postnatale 455
Borderline-Tumor 173, 209f
BPD (biparietaler Kopfdurchmesser) 286f
Bradykardie, fetale 291, 394f, 410
Braxton-Hicks-Kontraktion 380, 386
BRCA-1-Gen 217
BRCA-2-Gen 217
Brechreiz 317
Bromocriptin 329
Brustdrüse s. Mamma

Brustmilchstuhl 447
Bubo 143
Bulbus vestibuli 16
Bulimie 79, 109
Bumm-Kürette 428
Bundessozialhilfegesetz 241

C
CA-125 133, 167, 212f
– Ovarialtumor 179, 181, 238
Calcitonin 278
Calcium 77, 281, 308
Calciumantagonisten 319, 333
Calciumbedarf 278, 438
Calcium-Resorption, intestinale 278
cAMP (zyklisches Adenosinmonophosphat) 281
Candida albicans 151
– – Kolpitis 127
– – Kontrazeptiva, hormonale 100
Caput succedaneum 452
Carboplatin 214, 239
Carcinoma in situ, Mamma 217f
– duktales 217
– lobuläres 217
– vulväres 187f
– zervikales 192f, 195
Caruncula hymenalis 15
– myrtiformis 16
Cavum uteri 17, 66
– – Deformation 81
– – Entleerung, unvollständige 439
– – Kontrastdarstellung 86
– – Verödung 263
– – Verwachsung, strangförmige 474
CEA (karzinoembryonales Antigen) 270
Cerclagepessar nach Arabin 423
Cervix uteri s. Zervix
Chemotherapie 72, 214, 229
Chiari-Frommel-Syndrom 444
Chlamydia pneumoniae 139
– psittaci 139
– trachomatis 139, 144, 363f
Chlamydieninfektion 81, 138ff
– Adnexitis 130f
– akutes Abdomen 471
– Erregernachweis 37, 141, 473
– Kontrazeptiva, hormonale 100
– Schwangerschaft 363f, 367
– Therapie 141
– Zervizitis 128, 364
Chlamydosporen 152
Chloasma uterinum 282, 309
Chlormadinonacetat 97, 103
Choanalatresie 457
Choanalstenose 457
Cholestase 276, 339, 360
Cholesterin 47, 49, 279
Cholestyramin 339
Cholezystolithiasis 339
Chorda umbilicalis 21
Chordozentese 296
Chorioamnionitis 412, 468
Chorioangiom 414
Chorionepitheliosis 208
Chorion 264, 271, 282
– Bruchspannung 271, 384
Chorionepitheliom 173
Choriongonadotropin, humanes (hCG) 60, 106, 269f
– – Ovulationsauslösung 87ff
– – Schwangerschaftserbrechen 316
– – Serumspiegel, erhöhter 173, 369
Chorionhöhle, Nachweis, sonographischer 286

Chorionkarzinom 192, 208, 216
– Vaginalmetastase 191
Chorionplatte 266, 288
Chorionsomatomammotropin, humanes 270
Chorionzottenbiopsie 296f
Chromatide 2, 4
Chromopertubation 66, 87
Chromosom, Strukturanomalie 6, 8
Chromosomenaberration 5ff, 370
Chromosomenanalyse 296
Chromosomenanomalie 295
Chromosomenfaden 2, 4
Chromosomenmorphologie 4
Chromosomensatz, diploider 1, 261
– haploider 1f
Chromosomenzahl 3
CIN s. Neoplasie, intraepitheliale, zervikale
Circumferentia frontooccipitalis 377
– hyoparietalis 403
– maxilloparietalis 403
– mentooccipitalis 377
– occipitofrontalis 403
– suboccipitobregmatica 377
Cisplatin 214f
Clear-cell-carcinoma 203
Clifford-Zeichen 459
Climacterium praecox 7, 72
CLIS (Carcinoma lobulare in situ) 217
Clomifen 81, 89
Clomifentest 65, 86
Clot-observation-Test 468
Clue cells 124
CMF-Chemotherapie 225, 241
Cocktail lytique 397
Codein 229
Coitus interruptus 95
Colitis ulcerosa 338
Collins-Test 119
Colpitis granularis 126f, 149
– macularis 127
– senilis 125, 204
Columnae rugarum 16
Commissura anterior 16
– posterior 16
Condylomata acuminata 146f, 153f, 362, 367
– lata 143
Conjugata vera obstetrica 379
Coombs-Test, direkter 349
– indirekter 349
Cooper-Ligament 22, 254f
Coping-Analyse 232
Cord traction 385, 393, 428
Corona radiata 259f
Corpus albicans 21, 57, 60
– cavernosum 16
– clitoridis 16, 257
– luteum 20f, 57f, 171
– – graviditatis 270, 304
– – Lebensdauer 60
– – Progesteronsynthese 50
– – zystisches 172f
– uteri 17f
– – Kontraktion 381
– – Tumor, benigner 159ff
Corpus-luteum-Insuffizienz 51f, 69
– Basaltemperatur 63
– Endometriumbiopsie 86
– Fertilitätsstörung 80
– Pubertät 54
– Schmierblutung 67
– Sterilitätsbehandlung 88f
– Uterus myomatosus 168f
Corpus-luteum-Phase 57, 59ff

Corpus-luteum-Zyste 172f
Corticotropin-releasing-Hormon (CRH) 270
– plazentares 381
Cortisol 56, 65, 278
Cortisolsynthesedefekt 70
Couvelaire-Syndrom 416
Craurosis vulvae 120
C-reaktives Protein 132, 412, 440
Credé-Handgriff 428, 432
Credé-Prophylaxe 448
Crohn-Krankheit 338, 472
Crossing-over 2, 6
CTG s. Kardiotokographie
Cumulus oophorus 20, 84, 91
Cumulus-oophorus-Zelle 59
Cushing-Syndrom 331
Cyproteronacetat 97, 103

D
Damminfiltration 398
Dammnaht 438
Dammplastik, hintere 248
Dammriß 379, 426f
Dammschnitt 379, 392
Dammschutz 391f
Danazol 163, 182
Darm 5f
– Fehlmündung 29
Darmatonie 441
Darmentleerungsstörung 437
Darmerkrankung, chronisch-entzündliche 338
Darmkolik 132
Darmparasiten 137
Darmperistaltik, eingeschränkte 276
Darmträgheit 276
DCIS (duktales Carcinoma in situ) 217f
Dead-fetus-Syndrom 421
Decidua basalis 263
– capsularis 263
– parietalis 263
Defäkation, schmerzhafte 471
Deflexionshaltung 401ff
Deflexionslage 401ff
Defloration 16, 472f
Dehydroepiandrosteron 49f, 56, 269
Dehydroepiandrosteron-Sulfat (DHEA-S) 69
Deletion 6
Denver-Schema 6
Depotgestagen 105
Depression 112f, 347
Dermatitis exfoliativa infantum 454
Dermatose, polymorphe, juckende 343
Dermoidzapfen 176
Dermoidzyste 174, 176f
– Ruptur 178
Desensibilisierungsverfahren 109
Desogestrel 103
Desquamatio lamellosa 459
Desquamationsfluor 122
Descensus uteri 242ff
– – Diagnostik 247
– – Operation 248
– – Physiotherapie 247
– vaginae 242ff
Detrusor 249
Detrusordyssynergie 250, 255
Detrusorinaktivität 255
Dexamethason 296
Dexamethasonhemmtest 65
Dextrokardie 458
Dextropositio uteri 242f
Dezeleration 292

Dezeleration, frühe 292f, 395
– späte 292ff, 395
– variable 292, 295, 395
– Vena-cava-Kompressionssyndrom 334
Dezidua 262f, 281f
– Aktivierung 381
– Differenzierung 263
Dezidualisation 263
Diabetes insipidus 330
– mellitus 100, 305, 324ff
– – Entbindung 328
– – Klassifikation 327
– – latenter 279
– – Mißbildungsrisiko 328
– – Pruritus vulvae 117
– – Stoffwechselkontrolle, neonatale 455
– – Therapie 326ff
Diagnostik, pränatale 295ff, 309ff
Diakinese 2
Diameter biparietalis 377
– frontooccipitalis 377
– mentooccipitalis 377
– suboccipitobregmaticus 377
Diapedese 267
Diaphragma pelvis 15
– urogenitale 15, 17
Diaphragmahernie 311
Diäthylstilböstrol 153, 191
Dienogest 103
Differenzierung, sexuelle 1ff
Diffusion, einfache 267f
– erleichterte 267f
Diffusionsfluor 122
Digitalisglykoside 332
Dihydergot 334
Dihydralazin 318f, 324
Dihydrotestosteron 9, 117
Diktyotän 2
Diplotän 2
Distraktion 381
Diuretika 319, 332
Divertikulitis 130, 134, 472
DNA-Doppelhelix 2, 4
Döderlein-Bakterien 50, 54, 59, 122
Dokumentation 39f
Dopamin 47
Dopaminagonisten 73, 83
– Sterilitätsbehandlung 89f
Dopplersonographie 179, 222, 280, 288f, 321f
Doppler-Ultraschallkardiographie 290
Dotter 259
Dottersack 264, 286
Dottersackstiel 6
Dottersacktumor 209, 216, 465
Douglas-Abszeß 131f, 134
Douglaszele 244, 246
Douglas-Raum 16ff
– Endometriose 163, 212, 243
– Knoten, derber 212
– Palpation 179
– Schmerzhaftigkeit 374
– Vorwölbung 470f
Drainage, fetoamniale 311
Dranginkontinenz 250f
Drogen 308, 347
Druck, intraabdominaler 249
Druckmessung, intrauterine 290
Ductus arteriosus Botalli 445, 458
– lactiferus 22
– venosus Arantii 266
Duktektasie 136, 183
Duncan-Modus 385
Duodenalatresie 458
Durand-Nicolas-Favre-Krankheit 144

Durchbruchblutung 98f
Durchtrittsplanum 403
Durstfieber 446
Dysfunktion, hypothalamisch-hypophysäre 85
– psychoneuroendokrine 74
Dysgerminom 7, 209, 215
Dyskariose 43f, 193
Dysmenorrhö 63, 74, 109
– Adnexitis 133
– Endometriose 161, 243
– Kollaps 471
– Kontrazeptiva, hormonale 100
– primäre 74, 112
– sekundäre 74
Dysmorphie, kraniofaziale 308
Dysmukorrhö 80f
Dyspareunie 81, 110
– Kandidamykose 151
– Kolpitis 126
Dysplasie 43f, 187, 192f
– olfaktogenitale 68
Dyspnoe 275, 453
Dystokie 400f
Dystrophie, atrophische 117, 120
– fetale 459
– gemischtförmige 121
– hyperplastische 119ff
– hypertrophische 117
Dysurie 131, 236, 251
– Schleimhautatrophie 258
– Chlamydieninfektion 139, 471
– Kandidamykose 151
– Zystitis 340

E
Early-Protein 146
EDRF (endothelium derived relaxing factor) 273
E-E-Zeit (Entscheidungs-Entwicklungs-Zeit) 407, 432
Effloreszenz 143ff
Ehe 81, 107ff
Eiaufnahmemechanismus 88, 259, 261
Eierstock s. Ovar
Eihäute 264, 271, 282
– Bruchspannung 384
– Regelwidrigkeit 411
– Ruptur, vorzeitige 411
Einschlußkörperchenkonjunktivitis 364
Einstellung 312f, 382
– regelwidrige 403ff
Eisen 308
Eisenmangelanämie 335
Eisenstoffwechsel 275
Eisensubstitution 275, 279, 335
Eizelle s. Oozyte
Eizellspende 93
Ejakulat 84, 259
Ejakulation 258
Eklampsie 320
Ektoderm 264
Ektopie 155f, 160
– glandulär-papilläre 155f
– Infektionsrisiko 140
Ektozervix 140, 154f
– Dysplasie 194
– Zervixkarzinom 196
Ektropium 125, 128
– Definition 155
– Infektionsrisiko 140
Elektrokardiographie 290f
Elektrolytstoffwechsel 279
Elementarkörperchen 139
Elephantiasis 144
Elevatio uteri 242f

Elongatio colli 244
Embryo 264
– Vitalitätskriterien 286, 371
Embryoblast 261f
Embryonalanlage 264
Embryonalschild 264
Embryonenschutzgesetz 92f
Embryopathie 456
– diabetische 325f
– Zytomegalie 359
Embryotransfer 92
Emmet-Riß 81, 125
Empty-nest-Symptom 115
Endokarditisprophylaxe 333
Endokrines System 277f
Endometriose 160ff, 242
– Differentialdiagnose 133
– retrouterine 243
– Sterilität 81
– Therapie 163
Endometriosezyste, ovarielle 163, 174, 176
Endometriosis extragenitalis 161
– genitalis externa 161
– – interna 160
– tubae 160
– uteri interna 160
Endometritis 97, 129
– puerperalis 440
– senilis 129
– tuberculosa 134
Endometrium 17f, 57
– Atrophie 98, 105, 163
– Befund in der Neugeborenenphase 50
– Desquamation 57, 60
– nicht reaktionsfähiges 65
– Schädigung 81
– Umwandlung, sekretorische 60
– Veränderung, schwangerschaftsspezifische 281f
– – zyklische 57
Endometriumbiopsie 65, 86
Endometriumdicke 63
– präovulatorische 80
Endometriumhyperplasie, glandulärzystische 69, 75, 168, 464f
Endometriuminsuffizienz 369
Endometriumkarzinom 192, 201ff
– Abrasio, fraktionierte 205
– Früherkennungsuntersuchung 41
– Grading 205f
– Invasionstiefe 204
– Mammakarzinom-Koinzidenz 238
– Metastasierung 191, 204
– östrogenabhängiges 201f
– östrogenunabhängiges 203
– Rezidiv 206, 238
– Risikofaktor 41, 99, 202
– Therapie 206
– Zellabstrichuntersuchung 36, 44, 204
Endometriumpolyp 159, 161
Endometriumring 286
Endomyometritis puerperalis 440
Endosalpingiose 170
Endosalpingitis 130, 141
Endoskopie, gynäkologische 66
Endothelium derived relaxing factor (EDRF) 273
Endotoxinschock 340, 371, 441
Endozervix 19, 154
– Hyperplasie, zystische, mikroglanduläre 158
Energiestoffwechsel, mütterlicher 279
Entbindung, vaginale, Letalität 406, 434
– – operative 429ff
– vorzeitige, Diabetes mellitus 327f

– – Präeklampsie 323f
Entbindungstermin 286
Enteritis 237
– radiogene 200
Enteroptose 245
Enterotoxin F 128
Enterovirusinfektion 360
Enterozele 244, 246
Entoderm 264
Entscheidungs-Entwicklungs-Zeit (E-E-Zeit) 407, 432
Entwicklung nach Bracht 407
– geschlechtsspezifische 50ff
– sexuelle 110
Entwicklungsstörung, geschlechtsspezifische 55f
– psychomotorische 348
Eosinophilie 342
Eosinophilie-Index 59, 61
EPH-Gestose 318
Epiandrosteron 49
Epididymitis 79
Epiduralanästhesie 398
Epilepsie 346f
Epiphysenfuge 54
Episiotomie 379, 392f
– Versorgung, chirurgische 393f
Epispadie 27f
Epstein-Barr-Virus 360
Erb-Duchenne-Lähmung 453
Erbrechen 214, 316f, 339
– akutes Abdomen 471
Erektion 258
Ergotamin 343
Erkältungskrankheit 360
Erkrankung, entzündliche 117ff
– hämatologische 334ff
– maligne 347f
– mütterliche 316ff
– neurologische 344ff
– psychiatrische 347
– sexuell übertragbare 138ff
Ermüdungswehenschwäche 400
Ernährung 307f
Eröffnungsperiode 381, 384, 389f
– Analgesie 398
Eröffnungswehe 380
Erosio 194
– vera 155f, 159
Erregersuche 37
Erythem, schmetterlingsförmiges 357
Erythroplasie Queyrat 187f
Erythropoese 269, 274f
Erythrozyten, fetale 446
Erythrozytenkonzentrat 351
Erythrozytenvolumen 274
Erziehungsgeld 298
Erziehungsurlaub 298
Escherichia coli 127
Essigsäure 36, 42
Eßstörung 109
Ethambutol 337
Etoposid 215
Eumenorrhö 64
Euphorie 438
ΔE-Wert 296, 350
Exanthem 143, 356
– makulopapulöses 365
– urtikarielles 150
Excavatio rectouterina 17f, 21, 131
– vesicouterina 18
Exercise-Test 295
Exozölom 264
Extrauteringravidität 373ff
– akutes Abdomen 471
– Differentialdiagnose 133, 208

– Fertilität 376
– In-vitro-Insemination 92
Extremitätenanlage 264

F
Facies ovarica 212
Faktor, testisdeterminierender (TDF) 1, 3f
Fallhand 453
Familienplanung 94ff
– nach Mammakarzinom 240
Farbdopplersonographie 179
Färbung nach Papanicolaou 42
Farnkrautphänomen 57, 59
Fascia diaphragmatica 14
– obturatoria 14
– transversalis abdominis 14
Faszienzügelplastik 253
Fazialisparese 453
Fehlbildung, genitale 24ff, 370
– kindliche 297, 456ff
– – Diagnostik, pränatale 288, 309ff
– – Frühgeburt 422
– – medikamentenbedingte 308
– – Schwangerschaftsabbruch 311
Fehlgeburt 369ff
– Definition 421
– drohende 200
Femidom 96
Feminisierung, testikuläre 9ff
Ferguson-Reflex 384, 401
Ferritin 335
Fertilisation 260
Fertilität 51, 54
– Extrauteringravidität 376
– nach hormonalen Kontrazeptiva 104
Fertilitätsstörung 78ff
– Diagnostik 80, 82ff
– männliche 82
– Therapie 87ff
– Ursache 80ff
Fetometrie 287
Fetopathie 456
– diabetische 325
Fetoplazentare Einheit 269, 279
α_1-Fetoprotein 270, 296
– Dottersacktumor 216
Fetoskopie 297
Fettgewebe 278
Fettleber, akute 339
Fettsäure 279
Fettstoffwechsel 279
Fettverteilungstyp, androgener 63
Fetus, Aktivitätszustand 291f
– Beweglichkeit, erhöhte 405, 413
– Gefährdung 291, 294f
– Lebensfähigkeit, extrauterine 311
– männlicher 270
– Mazerationserscheinung 421
– papyraceus 424
– Überwachung bei Präeklampsie 321ff
– Untersuchung 298, 306f, 314f
– Urinausscheidung 271
Fibrinogen 276, 468
Fibrinolyse 62, 413
Fibroadenom 184, 219
Fibrom 174, 176
Fibrosis mammae 182
Fieber 471
FIGO (Féderation Internationale de Gynécologie et d'Obstétrique) 186
Filtrationsrate, glomeruläre 276
Filzlaus 138, 150
Fimbrientrichter 19
– Stomatoplastik 90

– Verklebung 131
Finkenstein-Regel 460
Fischer-Score 292ff, 395
Fischl-Erosion 155
Fissur 151
Fissura urethrae 27
Fistelbildung 443f
– radiogene 192
– tumorbedingte 237
– Vaginalkarzinom 191
Fitz-Hugh-Curtis-Syndrom 140
Flachwarze 31
Flankenschmerz 340
Flatus vaginalis 474
Fleischmole 371
Flexio uteri 242f
Flowmessung 288f
Fluor genitalis 109, 124f, 280
– – Adenosis vaginae 153
– – eitriger 128
– – Endometriumkarzinom 204
– – gelblicher 127
– – grünlicher 127, 149
– – Herpes-simplex-Virusinfektion 145
– – Kontrazeptiva 99
– – korporaler 125, 159, 166f, 204
– – krümeliger 127, 151
– – neonatalis 50
– – Pruritus vulvae 117
– – puberalis 55
– – schaumiger 127
– – schleimiger 157
– – tubarer 125, 208
– – Tubenkarzinom 208
– – übelriechender 123, 191
– – vaginaler 109, 125
– – weißlich-grauer 123
– – zervikaler 125, 128, 140f, 155f, 157, 198
– – Zervixkarzinom 198
Fluorescence-Treponema-Antibody-Test (FTA-Test) 144
Folliculitis vulvae 121
Follikel, Östrogensynthese 58
– persistierender 172
– präovulatorischer, dominanter 86
– reifer 20
– zystisch-atretischer 172
Follikelepithelzelle 1
Follikelflüssigkeit 58
Follikelpersistenz 63, 67
– Hyperplasieblutung 68
– Klimakterium 75
Follikelphase 47, 57ff, 62
– Dauer 59
Follikelreifung 84, 87
– Vaginalsonographie 84
Follikelreifungsstörung 67, 70
– Dysmukorrhö 81
– Fertilitätsstörung 80
Follikelwachstum 171
Follikelzyste 171f
Follikelzysten, multiple 70
Follikulogenese 20
Folsäure 275, 301, 307, 335, 346
Folsäuremangelanämie 335
Fontanelle, große 378
– kleine 378, 388
Foramen ovale 445
Formestan 240
Fossa ovarica 19
Fototherapie 352, 455f
Fraktur 452f
– pathologische 77, 220, 240
Frankenhäuser-Zervixplexus 22
Fremdkörper, vaginaler 464

Fremdkörperperitonitis 178
Frenulum clitoridis 15f
– labiorum pudendi 16
Frigidität 81, 110
Fruchtbarkeit s. Fertilität
Fruchtblaseneröffnung 389
Fruchtdrehung 405
Fruchthöhle, leere 369
Fruchtkapselaufbruch, äußerer 374
– innerer 374
Fruchttod, intrauteriner 329, 421
Fruchtwasser 264, 271, 295f
– Beurteilung, qualitative 297
– Braunfärbung 297
– Grünfärbung 297, 390
– Spektrophotometrie 349f
– übelriechendes 412
– Verfärbung, fleischwasserähnliche 297
Fruchtwasserabgang 386
Fruchtwasserembolie 413
Fruchtwassermenge 271, 288
– verminderte 322f
Frühabnabelung 392f, 447
Früherkennungsuntersuchung 41ff
Frühgeborene 459
– Abnabelung 393
– Blutung, intrakranielle 453
Frühgeburt 421ff
– Beckenendlage 405f
– Blasensprung, vorzeitiger 411
– drohende 422f
– Episiotomie 392
– Mehrlingsschwangerschaft 425
Frühgestose 316
Frühschwangerschaft 270, 286
– akutes Abdomen 471
– Blutung, vaginale 304, 370
– Erbrechen 316f
– Insulinbedarf 327
– Insulinempfindlichkeit 278
FSH (follikelstimulierendes Hormon) 47, 49f
– Hemmung 58
– Kindheit 50
– Plasmakonzentration 56f, 65
– – erhöhte 56, 72, 74, 83
– – erniedrigte 60, 69f
– Pubertät 52
– Pulsatilität, aufgehobene 73
– Schwangerschaft 277
– Sterilitätsbehandlung 87f
– Wirkung 58, 60, 172
FSH-Ausschüttung, verstärkte 65, 75
FSH-Rezeptor, defekter 7
FTA-Test (Fluorescence-Treponema-Antibody-Test) 144
Führungslinie 380
Fundus uteri 17f
Fundusstand 309f, 312f
– Wochenbett 436f
Funiculus umbilicalis 271
Funktionstest 63, 86
Furunculosis vulvae 121
Fußlage 405
Fußsohlenschmerz 442

G

Galaktogenese 280, 460
Galaktographie 183f
Galaktokinese 460
Galaktopoese 280, 460
Galaktorrhö 184
Galaktosämie 448
Gallenstein 276

Gallensteinkolik 339
Gamet 259f
– aneuploider 6
– Befruchtungsfähigkeit 260
– weiblicher 1
Gametentransfer, intratubarer 88, 92
Gametopathie 456
Gardnerella vaginalis 123f, 127
Gartner-Gang-Zyste 153, 169
Gasaustausch 268
Gastroduodenalulkus 338
Gastrointestinaltrakt 276f
Gastroschisis 452, 458
Gebäralter, optimales 301
Gebärmutterinnenraum, Ausstülpung 439
Geburt, Analgesie 397ff
– Blutung, vaginale 384
– Blutverlust 385, 426
– Kardiotokographie 394f
– Kindposition 382
– Lagerung 390f
– pathologische 400ff
– regelhafte 377ff
– regelwidrige 400ff
– Schmerzerlebnis 396
– Überwachung 386ff
Geburtenabstand, optimaler 301
Geburtenkontrolle 94ff
Geburtsablauf 381, 384f
Geburtsbeginn 386ff
Geburtsdauer 385
Geburtseinleitung, künstliche 390
– Prognoseindex nach Bishop 387
– Übertragung 423
Geburtsfortschritt 379
Geburtsgeschwulst 452
Geburtsgewicht 286
Geburtshilfe, Untersuchungsmethode 285ff
Geburtshindernis 409, 419
Geburtskanal 378ff
– Dehnungselastizität 402
– Führungslinie 380
Geburtslage 382f
Geburtsleitung 386
Geburtsobjekt 377f
Geburtsstillstand 431
Geburtstermin 302ff
Geburtsverlauf 389ff
– protrahierter 385, 397f
– – Makrosomie 328
Geburtsverletzung 426f, 452ff
Geburtsvorbereitung 315, 396
Geburtswehe 380, 386, 401
Gefäß, uterines 280
Gefäßdilatation, dermale 282
Gefäßerkrankung 100
Gefäßspasmus 343
Gefäßsystem 264
Gefäßwiderstand, Abnahme 273
– erhöhter 321ff
Gehirnmetastase 225, 241
Gelbkörper s. Corpus luteum
Gelbkörperhormon 50
Gendefekt 10
Genitale 4f
– äußeres 15f, 34
– Doppelbildung 25ff
– Elephantiasis 144
– Gefäßversorgung 21f
– inneres 16ff
– – Bandverbindung 20f
– Innervation 22
– Involution 258
– Lagesicherung 242

– Lageveränderung 242ff
– Laktationsatrophie 444
– Veränderung, schwangerschaftsspezifische 280f
– Verletzung 472ff
Genitalfehlbildung 24ff
Genitalhygiene 196, 438
Genitalhypoplasie 242, 244, 301
Genitalstrang 5
Genitaltuberkulose 134
Genitalverletzung, iatrogene 474
– Spätfolge 474
– traumatische 473f
Genmanipulation 93
Genopathie 456
Geradstand, hoher 382, 403f
– tiefer 382
Gerinnung 321, 446
– intravasale, disseminierte 429, 467
Gerinnungsfaktor 275f, 446, 468
– Aktivierung 99
Gerinnungsstörung 336, 464
Geschlecht, chromosomales 1, 3
– gonadales 1, 3
– indifferentes 4
– männliches 4
– phänotypisches 1, 3
– psychisches 1, 3, 12
Geschlechtsbestimmung, pränatale 296
Geschlechtschromosom 1
Geschlechtsdetermination 7, 261
Geschlechtsdifferenzierung 8
Geschlechtsentwicklung, normale 1ff
– Störung 5ff
Geschlechtsidentität, gestörte 109
Geschlechtskrankheit 138
Geschlechtsmerkmal, sekundäres 15
– Unterentwicklung 9
Geschlechtsumwandlung 12
Geschlechtsverkehr 256
Gesichtslage 403
– mentoposteriore 403
Gestagene 47, 97
– Endometriumkarzinom 206
– Mammakarzinom-Therapie 240
– Mastopathie 182
– niedrigdosierte 98
– Postmenopause 77
Gestagenentzugsblutung 63
Gestagenrezeptor, vaginaler 122
Gestagensynthese 60
Gestagentest 63, 67, 80
– Sterilitätsdiagnostik 86
Gestagenvaginalring 105f
Gestationsdiabetes 276, 314, 325f
Gestoden 103
Gestose 316
Gewicht, fetales 287
Gewichtskontrolle 305
Gewichtsverlust, postpartaler 446
Gewichtszunahme 100, 319f
GIFT s. Gametentransfer, intratubarer
Gingivitis hypertrophicans 276
Glandula areolaris 23
– vestibularis minor 16
Glans clitoridis 257
Globuline 276f
Glucocorticoide 89, 337
Glucose 279, 306
50-g-Glucosebelastung 325f
Glucosesparmechanismus 279
Glucosetoleranztest, oraler 306, 314, 326
Glukosurie 276
Glykoprotein 267
α_2-Glykoprotein 270

β₁-Glykoprotein 270
GnRH (Gonadotropin-releasing-Hormon) 47, 52, 270
– Sterilitätsbehandlung 87
GnRH-Analoga 55, 240
– Endometriose-Therapie 163
– Nebenwirkung 163
– Ovulationshemmung 106
GnRH-Sekretion, desynchronisierte 67
– fehlende 68
– Rhythmus, pulsatiler 60
– verminderte 79
GnRH-Test 65, 69
Gonadektomie 7, 11
Gonadenanlage, indifferente 4
Gonadenanomalie 8
Gonadendysgenesie 6f, 67
– Amenorrhö 72
Gonadenmesenchym 209
Gonadoblastom 11
Gonadotropin 47, 87f
– menopausales, humanes 74
Gonadotropinausschüttung 52, 437
– Unterdrückung 55
Gonadotropinpeak 57
Gonadotropin-releasing-Hormon s. GnRH
Gonadotropinspiegel, erniedrigter 68
Gonoblennorrhö 448
Gonokokken, Nachweis 141f
Gonorrhö 37, 138, 141f, 364, 367
– Adnexitis 130f
– im Kindesalter 136
– Zervixkarzinom 196
– Zervizitis 128
Gonosom 1ff, 6
Graaf-Follikel 57f, 171
Granulosazellen 7, 20, 173
– Gestagensynthese 40, 60
– Östrogensynthese 49f, 58
– Vaskularisation 60
Granulosazelltumor 55, 174, 215f
– Endometriumkarzinom 202
Gravidarium 304
Gregg-Syndrom 356
Grundumsatz 277
Grünholzfraktur 453
Gummen 143
Gürtelrose 358
Guthrie-Test 448
Gynäkomastie 82
Gynospermatozoon 261

H
Haarausfall 100, 309
Haarbalginfektion 121
Hackenfuß 413, 458
Haemophilus ducreyi 144
Hairless woman 9ff
Halsteratom 409
Haltung 382
– regelwidrige 401ff
Hämatokolpos 24f
Hämatokritabfall 274
Hämatologie 275
Hämatom 474
– infralevatorielles 427f
– peritubares 374
– retroplazentares 385, 416
– supralevatorielles 427
Hämatometra 24
Hämatosalpinx 160, 169
– Differentialdiagnose 208
Hamilton-Handgriff 439
Hämoccullttest 42, 46

Hämoglobin 306, 334
– A_{1c} 326
– fetales 268f, 446
Hämoglobinopathie 296
Hämokonzentration 321
Hämolyse, akute 320
– fetale 296, 348f, 351
– pharmakogene 456
Hämorrhagische Diathese 336
Harndrang 139, 249f
– Uterus myomatosus 166
Harnfistel 255
Harninkontinenz 245, 249ff
– Deszensus 247
– Diagnostik 251f
– puerperale 443
– Therapie 253ff
Harnsperre 471
Harnstau 28
Harnwege, Fehlbildung 26
– Spaltbildung 27f
Harnwegsinfektion 305, 340, 355, 366
Hashimoto-Thyreoiditis 329
Haut 264
– Schwangerschaftsveränderung 282f
Hautinfektion, neonatale 454
Hautinspektion 41, 46
Hautkrankheit 342f
Hb A_{1c} 326
HBcAg 362
HBeAg 361f
HBsAg 361f
hCG s. Choriongonadotropin, humanes
HCG-Test 285
HDL-Cholesterin 99, 101
Hebamme 391, 397
Hechelatmung 392
Hellin-Regel 424
HELLP-Syndrom 320f, 339
Hemivulvektomie 189
Hemmungsfehlbildung 24
Heparin 333, 336
Hepatitis 138, 300
Hepatitis A 360f, 367
Hepatitis B 314, 361f, 367
– Antikörper-Suchtest 300, 306
Hepatitis-B-Impfung 362
Hepatosplenomegalie 350, 366
Hermaphroditus verus 8f
Herpes genitalis 144ff, 357f, 367
– gestationis 342
– labialis 357
– neonatorum 358
– zoster 358
Herpes-simplex-Virusinfektion 41, 138, 144f
– Kolpitis 127
Herzarrhythmie 332
Herzblock, kongenitaler 343
Herzerkrankung 331ff
– Entbindung 333
Herzfehler, angeborener 458
Herzfrequenz, fetale 289ff
– – Abfall 292, 420
– – pathologische 394f
– – mütterliche, Steigerung 274
Herzgröße 274
Herzinfarkt 77, 99
Herzinsuffizienz 332
Herzklappenersatz, synthetischer 333
Herzklopfen 76, 330, 333
Herz-Kreislauf-System 273ff, 331
Herzminutenvolumen 274, 330
Herzton, fetaler 290, 313, 388
– – Alteration 314
– – Fehlen 421

Herzvitium, kongenitales 331, 333
HES s. Schwangerschaftserkrankung, hypertensive
Hexenmilch 50
Hiatus genitalis 15
Hidradenom 153
High-risk-Metastase 240f
Hilus ovarii 19
Hinterhauptslage 377, 382ff
– Herzton, fetaler 290
– hintere 382, 404
– vordere 382, 402
Hirninfarkt 345
Hirnschädigung 420, 449
Hirntumor 345
Hirsutismus 63, 65
– adrenogenitales Syndrom 72
– Androblastom 176
– Kontrazeptiva, hormonale 100
– Stein-Leventhal-Syndrom 70
Hitzewallungen 76
HIV-Antikörper 148, 301
HIV-Infektion 138, 147ff, 360
– Schwangerschaftsabbruch 306
HIV-Protease-Blocker 149
HIV-Test 306
hMG 87f
Hochleistungssport 79
Hochvoltbestrahlung, perkutane 192, 200f, 206
Hochwuchs 10
Hoden, dystoper 9
Hodenpalpation 82
Hodgkin-Lymphom 348
Höhenstand 383, 387f
– nach DeLee 388
Hohlwarze 31, 462
Holzuterus 416
Homozystinurie 448
Hormon, antidiuretisches (ADH) 277
– follikelstimulierendes s. FSH
– hypothalamisches 47
– Laktation 461
– luteinisierendes s. LH
– melanozytstimulierendes 282
– thyreoideastimulierendes 65, 270, 277
Hormonanalyse 65
Hormonbildung, Ovarialtumor 176
Hormonstatus 83
Hormonsubstitution, postmenopausale 77
Hormontherapie, ablative 240
– additive 240
hPL (humanes Plazentalaktogen) 269f, 279, 419
Hüftgelenkdysplasie 458
Humerusfraktur 453
Hutchinson-Trias 365
Hydantoinsyndrom, fetales 346
Hydramnion 412f
Hydronephrose 28, 167, 198
Hydrops fetalis 348, 357, 452
– tubae profluens 125, 208
Hydrosalpinx 131, 169, 208
Hydrothorax 88
Hydroureter 197
21-Hydroxylasemangel 71, 80
17-Hydroxyprogesteron 72
Hydrozephalus 311, 366, 409, 457
– posthämorrhagischer 453f
Hygiene, mangelhafte 137
Hymen 15f, 51, 54
– occlusivus 24f
– septus seu duplice perforatus 25
Hymenalatresie 24f
Hymenalöffnung, doppelte 25f

Hymenalöffnung
– – Therapie 27
Hymenalsaum 16
Hyperaktivität, uterine 400f
Hyperandrogenämie 63, 70
– adrenale 80
– Hyperthecosis ovarii 70
– ovarielle 68
– Sterilitätsbehandlung 88f
Hyperbilirubinämie, neonatale 393, 447, 455
Hypercholesterinämie 77
Hypercortisolismus 331
Hyperemesis gravidarum 109, 316f
Hyperfibrinolyse, reaktive 467
Hyperglykämie 324f
Hyperkaliämie 331
Hyperkalzämie 330
Hyperkeratose 119, 146
Hyperkoagulabilität 275, 336
– puerperale 442
Hyperlipidämie 99
Hyperlipoproteinämie 101
Hypermenorrhö 63f, 67
– Follikelpersistenz 68f
– Uterus myomatosus 166
Hyperparathyreoidismus 330
Hyperpigmentation 282
Hyperplasie, adenomatöse, atypische 202, 206
Hyperprolaktinämie 47, 65f, 85
– Duktektasie 136
– dysfunktionelle 73
– Fertilitätsstörung 79
– funktionelle 80
– Galaktorrhö 184
– Mastopathie 182
– postpartuale 437, 444
– Prolaktinom 73
– Psychopharmaka bedingte 82
– Sterilitätsbehandlung 88f
Hyperreflexie 319, 323
Hyperthecosis ovarii 71, 172
Hyperthyreose 329
Hypertonie, arterielle 77, 305, 317ff
– – paroxysmale 331
– – Präeklampsie 321
– – renale 341
– – schwangerschaftsinduzierte 314
– pulmonale 332
– uterine 400f
Hypertrophie, fetale 287
Hypofibrinogenämie 429, 468
Hypoglykämie 278, 325
– neonatale 325, 454f
Hypogonadismus 73f
– hypergonadotroper 7, 56, 72, 75
– hypogonadotroper 56, 68, 88
Hypokalzämie 330, 455
Hypomagnesämie 455
Hypomenorrhö 63f
Hyponatriämie 331
Hypoparathyreoidismus 330
Hypophyse 47, 65, 329f
Hypophysenhinterlappen 277
Hypophyseninsuffizienz 79
Hypophysentumor 79
Hypophysenunterfunktion 85
Hypophysenvorderlappen 277
– Nekrose 68, 330, 444
Hypopituitarismus, postpartaler 444
Hypoplasie, genitale 242, 244, 301
Hypospadie 10, 27f
Hypothalamus 47, 52
Hypothalamus-Hypophysen-Regelkreis 48
– Entzügelung 75

Hypothermie 446
Hypothyreose 329, 448
Hypotonie 305, 333f
– muskuläre 345
Hypotrophie, fetale 287
Hypoxie, fetale 290, 419f
– – Blutgasanalyse 396
– – Dystokie 401
– – Fruchtwasser, Grünfärbung 297
– – Kardiotokographie 394f
– – Mekoniumabgang 451
– – Oszillation 291
– – Vena-cava-Kompressionssyndrom 334
Hysterektomie 108
– abdominale 168
– psychologische Aspekte 168f
– Scheidenstumpfprolaps 245
– vaginale 168
Hysterosalpingographie 66, 80, 86
Hysterosalpingo-Kontrastsonographie 80, 86
Hysteroskopie 66, 86f, 205
Hysterotomie 432f

I

ICS-Quantifizierungssystem 247
Icterus gravis 455
– neonatorum 447, 455
– praecox 455
– prolongatus 455
Identität, sexuelle 3, 12
IgG-Antikörper 267
Ikterus 338f, 360
– neonataler 366, 456
Ileosakralgelenk, Auflockerung 444
Ileus 211
Immunglobulin 267
Immunität, zellvermittelte 447
Immunschwäche 151
Immuntoleranz 270
Impfung 312
Implantation 261f
Implantationsstörung 319
Impotentia coeundi 78, 88
– concipiendi 78
– generandi 78
– gestandi 78
Imprägnation 259f
Infektabwehr 454, 460
Infektion, aufsteigende 130, 95, 411f
– bakterielle 362ff, 367
– kongenitale 367
– neonatale 367, 454
– parasitäre 366ff
– puerperale 439f
– sexuell übertragbare 138ff, 473
– vaginale 100
– virale 355ff, 367
– zervikale 81, 100
Infektionsrisiko, erhöhtes 325
Infertilität, Definition 78
– männliche 82, 88, 92
Infiltrat, mastitisches 462
Informationsvermittlung 107f
Infundibulum 19
Inguinalhernie 9
Inhibin 58, 60, 70
Inklusionszyste 171
Insemination 90f
– ethisch-juristische Aspekte 92f
– extrakorporale 87, 91f
– intrauterine (IUI) 88, 90
– intrazervikale 90
Insertio centralis 414

– lateralis 414
– marginalis 414
– velamentosa 414
Insulinbedarf 279, 327
Insulinempfindlichkeit 278f
Insulinresistenz 100, 279, 327f
Insulintherapie 326f
Intermediärzellen 43, 53, 60
International Planned Parenthood Federation (IPPF) 94
Internationale Kontinenz Gesellschaft (ICS) 247
Intersexualität 7ff
Interspinalebene 388
Interspinallinie 387
Intertrigo 118
Intervention, verhaltenstherapeutische 114
Interzeption 104
Interzeptiva 95
Intrauterinpessar (IUP) 96f
– Extrauteringravidität 373
– Pearl-Index 95
– Perforation 474
– Schwangerschaft 373
Introitus vaginae 16f, 34
– – Lividität 305
– – Stenose 120
– – Verschluß, unzureichender 474
Inversio uteri puerperalis 439
In-vitro-Fertilisation (IVF) 91f
– ethisch-juristische Aspekte 93
– Indikation 88
Involution, postnatale 51
Iowa-Trompete 398
Ischuria paradoxa 167, 251
Isochromosom 6
Isoniacid 337
Isthmus uteri 18f, 280
– – Auflockerung 305
IUGR s. Wachstumsretardierung, intrauterine
IVF s. In-vitro-Fertilisation

J

Jod 278
Jodallergie 36
Jodid 438
Jodmangel 277, 307f
Jodprobe 36, 156
Juckreiz s. Pruritus

K

Kachexie 211f
Kaiserschnitt s. Sectio caesarea
Kallmann-Syndrom 67f
Kälteintoleranz 329
Kaltenbach-Schema 64
Kandidamykose 138, 151f, 367f
Kapazitation 259
Kardiographie 290
Kardiotokogramm, Akzeleration 289, 292, 395
– Alteration 314
– antepartuales 292, 294f
– Kurvenverlauf, vogelschwingenartiger 395
– Oszillation 289ff, 395, 397
– subpartuales 294
Kardiotokographie (CTG) 289ff, 299
– Anwendung 294
– Beurteilung 291ff
– Geburt 394f
– Indikation 314f

- Score nach Fischer 292f, 395
- Streßtest 294f
Karies 276, 309
Karpaltunnelsyndrom 345f
Karyogramm 3f
Karyopyknose-Index 59, 61
Karyotyp 1, 3
Karzinom, embryonales 215
- hormonabhängiges 202
- Intervention, psychoonkologische 230f
- kolorektales 210
- Progression 228
- seröses, extraovariales 215
- Terminalphase 234f
Katecholamine 331, 333, 466
Kaudalanästhesie 398
Keilwirbelbildung 77
Keimaszension 130
Keimblatt 264
Keimdrüse 5
Keimepithel 19f, 209
Keimepithelstrang 1
Keimepithelzelle, 1
Keimepithelzyste 173f
Keimstrang-Stroma-Tumor 173f, 176
Keimzellen 20
Keimzelltumor 173f, 176f, 215f
Kephalhämatom 452
Kephalometrie 287
Kernatypie 193
Kernikterus 348, 352f
Ketoazidose 324
Ketonkörper 279
Kindbettfieber 439
Kinderlosigkeit 41, 78
Kinderwunsch, unerfüllter 265
Kindheit 50f
Kindsbewegung 284, 292, 294
- erste 309
Kindsteil, vorangehender 382, 386f
- - Höhenstand 387f
Klavikulafraktur 452f
Kleinwuchs 7
Kletterpuls 442
Klimakterium 51, 75ff, 114f
- Hormonhaushalt 74
Klitoris 15f, 257
Klitorishypertrophie 65, 176
- Hyperthecosis ovarii 70
Kloake 5f, 29f, 198
Kloakenmembran 5f
Klumpfuß 458
Klumpke-Lähmung 453
Knaus-Ogino-Kontrazeptionsmethode 94
Knickfuß 458
Knielage 405
Knipsbiopsie 45
Knöchelödem 274
Knochen, Demineralisierung 77
Knochenalter 54
Knochenmetastase 220, 225, 236
- Behandlung 240f
Knochenschmerz 236
Knospenbrust 53
Koagulopathie 429, 467f
Kobelt-Zyste 169
Kohabitarche, frühe 196
Kohabitationsbeschwerden 474
- Adnexitis 133
- Endometriose 163
- Östrogenmangel 115, 258
Kohabitationsfähigkeit 258
Kohabitationsverletzung 472f
Kohlenhydratstoffwechsel 278

Kohlenhydratstoffwechselstörung 296, 325
Koilozyten 146, 154, 194, 196
Kollaps 471
- orthostatischer 305, 308
Kollumkarzinom s. Zervixkarzinom
Kolostrum 280, 460
Kolpitis 37, 126f
- im Kindesalter 137
- Trichomonadeninfektion 149
Kolporrhaphie 248, 253
Kolposkopie 36, 42
Kolposuspension 253ff
Komedokarzinom 217
Kommunikation, offene 235
Kompetenz, psychosoziale 230
Kondom 95f
Kondylom, flaches 196
Konisation 45f
- Indikation 195, 199
Konjugation 261
Konjunktivitis 140, 364, 454
Kontaktbestrahlung, intrakavitäre 192
- lokale 200f
Kontaktblutung 198
Kontaktekzem 117
Kontraktion, uterine 281, 289, 380
- - schmerzhafte 386
Kontraktionsring 381, 419
Kontrazeption 94ff
Kontrazeptionsmethode, symptothermale 95
- Zuverlässigkeit 94
Kontrazeptiva, hormonale 97ff
- - Absetzen 104
- - Arzneimittelinteraktion 101, 134
- - Depotpräparat 98f
- - Einnahme, unregelmäßige 104
- - Einphasenpräparat 98
- - Globulinproduktion, gesteigerte 277
- - Handelsnamen 103
- - Ikterus 338
- - Kontraindikation 101
- - Kontrolluntersuchung 102
- - Minipille 98
- - Nebenwirkung, erwünschte 100
- - Pearl-Index 95
- - Risikoprofil 102
- - Schwangerschaft 104
- - Verschreibungspraxis 101f
- - Vorteil 94
- - Wirkung, unerwünschte 99f
- - Zervixkarzinom 196
- - Zweiphasenpräparat 98
- - Zykluskontrolle 97f
Konzentrationsmangel 115
Konzeption 78
Konzeptionsoptimum 62
Konzeptionstermin 302
Kopf, kindlicher, Auffangmechanismus, gestörter 405
- - Beugung 383, 388, 402
- - Deflexionshaltung 402f
- - Durchschneiden 391f
- - Durchtrittsplanum 402
- - Einstellung, regelwidrige 403f
- - Haltung, regelwidrige 401ff
- - Höhenstand 387f
- - Konfiguration 382
- - Längsdurchmesser 377
- - Querdurchmesser 377
- - Rotation 383, 388
- - Streckung 383, 389
- - Überdrehung 404
Kopfanlage 264

Kopf-Becken-Mißverhältnis 387, 390
Kopfdurchmesser, biparietaler (BPD) 286f
Kopfleitstelle 391f
Kopfschmerz 333, 344
Kopf-Thorax-Index 287
Kopfumfang 377
Kopf-Zervix-Reflex 401
Koronarsklerose 99
Körpergewicht 305
Körpertemperatur 84
Körperwachstum 54
Korpuskarzinom s. Endometriumkarzinom
Korpusmyom 164
Korpuspolyp 159
Kotyledo 266, 268
Krampfanfall 344
Kraniopharyngeom 74
Krankengeld 241
Krankengymnastik 239
Krankheitsbewältigung 231
Krankheitstheorie, subjektive 107
Kranznaht 378
Kreatininclearance, erhöhte 276
Krebs 230
Krebsentstehung 146
Krebsfrüherkennung 33, 41
Krebsnachsorge 228
Krebsneuerkrankung 185
Krebsregister 185
Krebsvorsorge 41ff, 195
Kreislaufdysregulation, hypotone 333f
Kreislauferkrankung 330f
Kreislaufumstellung 445
Kreißende, Erschöpfung 431
- Lagerung 390f
- psychologische Führung 389, 396f
Kremer-Test 86
Kreuzschmerz 77, 167, 243
Kreuzzange 430
Krise, hypertensive 329
Krisenintervention 231ff
- beim Tumorrezidiv 234
Kristeller-Handgriff 407, 431f
Kryptozoospermie 84
Kupferpessar 96f
Kur 241
Kürettage 371f
Kurzatmigkeit 330, 332
Kurzrok-Miller-Test 86
Kyphose 77
Kystom, multilokuläres 172
- seröses 174, 178

L
Labium majus 15f, 257
- minus 15f
Lackmusprobe 411
Lage 312ff, 382
- Regelwidrigkeit 407f
Laktation 47, 277, 437, 460ff
- Ausbleiben 444
Laktationsatrophie 444
Laktationsreflex, neurohormonaler 280
Laktobakterien 122, 124
- falsche 123
Laktogenese 460
Lambdanaht 378
Lamina basalis 18
- functionalis 18
Längslage 382
Lanugobehaarung 449
Laparoskopie 66, 87, 134
Laparotomie 214

Late-onset-AGS 72
Lazeration 474
LDH 215, 321
LDL-Cholesterin 99, 101
LDL-/HDL-Cholesterin-Quotient 163
Lebensphase 50f
Leberfunktionsstörung 101
Leberkapselspannung 320
Lebermetastase 225
Lebertumor 99f
Leberveränderung, funktionelle 276f
Leberzellhyperplasie, noduläre 100
Leberzirrhose 202
Leibesumfang 177
Leihmutterschaft 93
Leiomyomatose 164f
Leiomyosarkom 167, 206
Leistenhoden 10, 79
Leistungsfähigkeit 236
Leitstelle 387
Leitungsanästhesie 398f
Leopold-Handgriffe 312f
– bei Querlage 408
– bei Beckenendlage 406
Leptotän 2
Lernen am Modell 112, 115
Leukämie 348
Leukoplakie 42, 155f, 160, 194f
Leukozyten 275
Leukozytose 132, 437
Levatorschenkel, Auseinanderklaffen 247
Levonorgestrel 103
Leydigzellen 4, 20, 173
– Stimulation 270
Leydig-Zell-Insuffizienz 79, 83f
LH (luteinisierendes Hormon) 47, 49f
– Ausschüttung, vermehrte 65, 75
– Plasmakonzentration 50, 52, 56f
– – erhöhte 58, 69f
– Pulsatilitätsstörung 69, 73
– Schwangerschaft 277
– Sterilitätsbehandlung 87f
– Wirkung 60
LH-Rezeptor 60
Libido 81, 99, 258f
Lichen ruber planus 117
– sclerosus 117, 119ff
Ligamentum cardinale (Mackenrodt) 17, 20f, 242
– latum 18f, 21
– – Riß 474
– ovarii proprium 17ff, 20
– pectineale 254f
– pubourethrale 250
– pubovesicale 21, 250
– rotundum s. Ligamentum teres uteri
– sacrouterinum 17f, 20f, 242
– – Spasmus 130
– – verdicktes 129
– suspensorium ovarii 17, 19f
– teres uteri 17f, 20
– umbilicale 14, 21
– vesicouterinum 20
Ligase-Kettenreaktion 149
Liley-Schema 350
Linea alba 14
– arcuata 14, 378
– fusca 282
– terminalis 378f
Linksherzsyndrom, hypoplastisches 458
Lipide 279
Lipidose 296
Lipolyse 270, 279
Lippes-Schleife 96
Liquor amnii 271

Listeriose 365ff
Lobulus 22
Lochialstauung 438f
Lochien 436f
– übelriechende 438, 440
Lokalanästhesie 398f
Loslaßschmerz 472
Lowenberg-Zeichen 442
Low-risk-Metastase 240
Lues 138, 142ff, 300, 364f
– Antikörper-Suchtest 300, 306
– connata 364f
Lugol-Jodlösung 36
Lunge 275
Lungenembolie 442f
Lungenmetastase 225
Lungenödem 332
Lungenperfusion 275
Lungenreifeinduktion 296, 422, 459
Lungenreifung 296, 326, 446
Lungentuberkulose 336f
Lupus erythematodes, systemischer 343f
Lupusantikoagulans 343
Lutealphase 47
Luteinzyste 369
Lymphadenopathie-Syndrom 148
Lymphdrainage 239
Lymphknoten, axillärer 23, 219
– iliakaler 191, 197, 203
– infraklavikulärer 23, 33
– interiliakaler 203
– interpektoraler (Rotter) 23
– lumbaler 203
– paraaortaler 197f
– parametraner 22, 198
– perirektaler 191
– sakraler 191
– supraklavikulärer 23, 33
Lymphknotenmetastase 22
– axilläre 225
– iliakale 208
– inguinofemorale 189
– paraaortale 208
– pelvine 189
– supraklavikuläre 211
Lymphknotenschwellung 356f
– HIV-Infektion 148
– Lues 143
– schmerzhafte 144
– zervikonuchale 366
Lymphödem 225, 237, 239
Lymphogranuloma inguinale (= venereum) 138, 144
Lymphographie 197
Lymphozyten 197
Lynch-II-Syndrom 210
Lynestrenol 103

M
Macula coerulea 150
– gonorrhoica 141
MAD (mittlerer Amnionduchmesser) 286
Magenentleerung 276
Magensäure 276
Magersucht 56, 68
Magnesium 279, 307f, 345
– Frühgeburt, drohende 422
Magnesiumtherapie, intravenöse 323
Magnetresonanztomographie 204, 222
Makromastie 31
Makrosomie 325
– Geburtshindernis 409
– Geburtsverlauf 328
– Schulterdystokie 404

Malignität 42
Mamille 22
– Furche, ringförmige 219
– Retraktion 219
– Rötung, entzündliche 217f
Mamillenpapillom 184
Mamillenveränderung 31
Mamma 22f
– aberrierende 30
– akzessorische 30
– Anomalie, kongenital determinierte 30f
– areolata 53
– Befund in der Neugeborenenphase 50
– blutende 183
– Carcinoma in situ 217f
– Einziehung 32
– Erkrankung, entzündliche 135f
– papillata 53
– Papillomatose 181ff
– puerilis 53
– Rekonstruktion 239
– Retraktionszeichen 32
– Schwangerschaftsveränderung 279f
– Sekretprovokation 33
– Selbstuntersuchung 33f
– sezernierende 182ff, 221
– Solitärzyste 184
– Spannungsgefühl 74, 100
– Untersuchung 32f
– Veränderung, zyklische 61f
– Volumenzunahme 258
Mamma-Abszeß 135f
Mammadysplasie 182
Mammaentwicklung, Stadium nach Hubert und Hiersche 53
– Tanner-Stadium 52f
Mammafrühkarzinom 222
Mammahypertrophie, einseitige 31
Mammakarzinom 218ff
– Biopsie 223
– duktales 218
– Fernmetastasierung 220, 226
– Früherkennungsuntersuchung 41
– Grad der Behinderung 241
– High-risk-Metastase 240f
– Hormonrezeptor 223
– hormonrezeptornegatives 225, 239f
– hormonrezeptorpositives 226, 239f
– inflammatorisches 220
– invasives 218ff
– Inzidenz 185, 217
– Kontrazeptiva, hormonale 99
– lobuläres 219
– Lokalbefund 219f
– Low-risk-Metastase 240
– Mammographie 221f
– medulläres 219
– Metastasen-Behandlung 225, 240f
– Metastasierung 219f
– Multifokalität 219
– Multizentrizität 219
– muzinöses 219
– Nachsorge 239ff
– Operation, brusterhaltende 225
– Postmenopause 226, 240
– Prämenopause 225, 240
– Prognose 226
– Prognosefaktor 223
– Punktionszytologie 223
– Rezidiv 240
– Risikofaktor 41, 217
– Schwangerschaft 227f, 346f
– Stadieneinteilung 223f
– szirrhöses 218, 222
– Therapie 224ff, 240

– tubuläres 219
– ulzeriertes 219f
Mammaknoten 219f
Mamma-Ovarialkarzinomsyndrom 210
Mammasonographie 222f
Mammogenese 460
Mammographie 46, 182f, 221f
– Mikroverkalkung 217, 222
Mangelgeborene 459f
Mangelversorgung, fetale 449
Manschette, orgastische 257
Manualhilfe nach Bracht 407
Marsupialisation 122
Masern 357, 367
Mastdarm, gefüllter 32
Mastektomie, subkutane 217
Mastitis, interstitielle 135
– nonpuerperalis 135f, 220
– puerperalis 135, 461ff
Mastodynie 182
Mastopathia cystica fibrosa 182f
Mastopathie 182f
– Carcinoma in situ 217
– Karzinomrisiko 182
Mastoptose 31
Matronenpolyp 159
Mayer-v.Rokitansky-Küster-Syndrom 25, 72
McCoy-Zellen 364
McRoberts-Manöver 404
Medikamente 308
– ergotaminhaltige 343
– Laktation 461
Medikamentenanamnese 82
Medroxyprogesteronazetat 98
Megaureter 28
Mehrlingsgeburt 424ff
Mehrlingsschwangerschaft 424ff
– nach Clomifentherapie 89
– Gonadotropin-Gabe 87
Meigs-Syndrom 176, 212
Meiose 2, 6, 260f
Mekonium 446
Mekoniumaspiration 449, 451
Mekoniumausscheidung, vorzeitige 297
Melanom, vaginales 192
Melanotropin 270
Membran, synzytiokapilläre 267
Membransyndrom, hyalines 459
Menarche 51f, 54
– prämature 55
Meningitis 362f, 365
Menopause 51, 75
– prämature 72
– Stromahyperplasie 172
Menopausenalter 75
Menorrhagie 63f, 132, 465
– Uterus myomatosus 166
Menstruation 62
– Blutungsfrequenz 63f
– Blutungsstärke 63f
– Blutverlust 62
– verlängerte 75
– Verlegung 102
Menstruationshygiene 63
Menstruationsstörung 133
Mesoderm 264
Mesometrium 21
Mesosalpinx 19, 21, 169
Mesotheliom 215
Mesovar 19, 21
Metaphase 2
Metaplasie 155ff
Metastasentherapie 229, 240f
Metastasierung 228
Methergin 394

Methyldopa 318f
Metritis 128
Metronidazol 124
Metroplastik 27
Metrorrhagie 63f, 132, 465
– Endometriumkarzinom 204
– Uterus myomatosus 166
– Uterussarkom 207
– Zervixkarzinom 198
Migräne 101, 344
Mikrohämaturie 340
Mikromastie 31
Mikropille 98
Mikroverkalkung 217, 221
Mikrozephalie 308, 346, 356
Miktionstagebuch 251
Milbe 150
Milchabfluß 22
Milcheinschuß, verspäteter 462
Milchgang 22
– Differenzierung 47, 52
– erweiterter 183
Milchgangspapillom 184
Milchleiste 30
Milchproduktion, postpartale, fehlende 330
Milchsäure 124
Milchsäurelösung 137
Milchsäurestäbchen 122
Milchsinus 22
Milchstau 135
Minderwuchs 55
Minipille 98, 104
Mißbildung, Diabetes mellitus 325, 328
– Epilepsie 346
– Hypothyreose 329
Mißbrauch, sexueller 101, 472f
Mißbrauchstrauma 112
Missed abortion 371
Mißempfindung 330
Mitpressen 391
Mittelhaltung 382
Mole, invasive 208
Molenschwangerschaft 369
Molimina menstrualia 24, 26
Monarthritis 140
Mononukleose 360
Monosomie 6
Mons pubis 15
Montgomery-Abszeß 462f
Montgomery-Drüse 22
Morbus (s. auch Eigenname) haemolyticus 296, 348
– – Differentialdiagnose 456
Morgagni-Hydatide 169f
Morning-after-pill 104
Morphium 229
Mortalität, neonatale 459
– perinatale 300, 325, 423, 434
Morula 261
Mosaik 6, 42, 146f, 156
Motilitätsabnahme, gastrointestinale 276
Müdigkeit 113, 332f
Mukoviszidosetest 448
Müller-Gang 4f, 192
– Agenesie, doppelseitige 25
– Fehlentwicklung 72
– rudimentärer 25
Müller-Hügel 5
Müller-Tumor 206
Multiple Sklerose 345
Mumps 357, 367
Münchner Klassifikation 43f
Musculus bulbospongiosus 14f, 257f
– ischiocavernosus 14f, 258

– levator ani 14f, 17
– obliquus externus abdominis 13f
– – internus abdominis 13f
– pectoralis major 22
– rectus abdominis 13f
– sphincter ani 14f
– – – Riß 427, 472
– – urethrae 258
– sternocleidomastoideus 452
– transversus abdominis 13f
– – perinei profundus 14f
– – – superficialis 14f
Muskelschmerz 365
Muskeltonus, erhöhter 257
– verminderter 276
Muskulatur 264
Mutterschutzgesetz 298
Muttermilch 460
– Umweltchemikalien 461
Muttermund, quergespaltener 436
– schlaffer 387
– spastisch veränderter 387
Muttermundöffnung 381, 384, 387
– protrahierte 389
– Verlauf, zeitlicher 389
Muttermundweite 381, 387
Mutterpaß 301, 307
Mutterschaftsgeld 308
Mutterschaftsrichtlinie 299, 301
Mutterschutzfrist 298
Mutterschutzgesetz 301, 308
Müttersterblichkeit 432, 434
Muttterkornpräparat 394
Muzinfäden 59
Myasthenia gravis 345
Mykoplasmainfektion 138, 142
Mykoplasmenpneumonie 337
Mykose 117, 151f, 368
Myom 163ff
– Chromosomenaberration 164
– Diagnostik 167
– Differentialdiagnose 129, 207
– Entartung, maligne 164
– Fertilitätsstörung 81
– intraligamentäres 129, 164f
– intramurales 164, 166, 178
– Polyp-Koinzidenz 159
– Schwangerschaft 169, 409
– submuköses 164ff
– subseröses 164f, 169
– Symptomatik 166f
– Therapie 167ff
Myoma in statu nascendi 164
Myomenukleation 168
Myometrium 17f, 280
– Hypertrophie 165
– Kontraktilität 62, 73, 281, 381
– Kontraktur 343
– Relaxation 74, 333
– Überstimulierung 390
Myomnekrose 167
Myosin 281
Myzel 152

N
Nabelinfektion 454
Nabelschnur 264f, 271f
– Vorliegen 409f
Nabelschnurarterie 266, 271f, 351
– Aplasie 411
– Flußgeschwindigkeit 321f
– pH-Wert 448, 451
Nabelschnurgefäß 264, 271f
– Einreißen 411
– Kollabieren 447

Nabelschnurgefäß, Punktion, transabdominale 296
Nabelschnurinsertion 267, 414
Nabelschnurknoten, echter 411
– unechter 411
Nabelschnurkompression 291, 395
Nabelschnurumschlingung 392, 411
Nabelschnurvorfall 389, 409f
Nabelschnurzug 393
Nabelvenenblut 351
Nachblutung, atonische 428
Nachgeburt 385
Nachgeburtsperiode 385, 393f
– Regelwidrigkeit 426ff
Nachgeburtswehe 380, 385
Nachsorgeuntersuchung 236ff
Nachwehe 380, 385
Nackenfalte 307
Nackenhaaransatz, tiefer 7
Naegele-Zange 430
Nägele-Regel 303f
Nahtdehiszenz, postoperative 470
Natriumretention 273
Natriumrückresorption 276
Natriumzufuhr 332
Nebenniere 329, 331
Nebennierenrinde 50, 69, 278
Nebennierenrindeninsuffizienz, primäre 331
Nebenplazenta 414
– retinierte 394
Nebenschilddrüse 278, 329f
Nekrose, tubuläre, akute 341
Neoplasie, intraepitheliale 41f
– – vulväre 119, 187f
– – zervikale 43, 192ff
Nephrolithiasis 340f
Nephropathie, diabetische 327f
Nervensystem 264
Nervenverletzung 453
Nervus pelvicus 22
– pudendus 22
– splanchnicus minor 22
– thoracicus longus 224
– thoracodorsalis 224
Neugeborene, Adaptation 436, 445ff
– Adaptationsstörung 449ff
– Blutung, vaginale 465
– Blutverlust 447
– Depression, opiatinduzierte 397
– Ernährung 460
– Erstuntersuchung 448
– Erstversorgung 392f, 447
– Immunsystem 447
– Infektion 142, 454
– Pflege 448f
– Reanimation 451f
– reifes 449
Neugeborenen-Basisuntersuchung 448
Neugeborenenblutung 50
Neugeborenenhämolyse 353
Neugeborenenleukozytose 446
Neugeborenenlisteriose 365
Neugeborenenmyasthenie 345
Neugeborenenphase 50
Neugeborenenschädel 378
Neugeborenensepsis 454
Neugeborenen-Suchtest 448
Neuralgie 346
Neuralplatte, dorsale 264
Neuralrinne 264
Neuralrohrdefekt 270, 296, 301
Neurodermitis circumscripta vulvae 118
Neurosyphilis 143
Neurovegetativum 62
New York Heart Association (NYHA) 331f

Nidation 262
– Extrauteringravidität 373
– fimbriennahe 374f
– Hemmung 104f
– isthmische 374f
– uterusnahe 375
Nidationsblutung 262, 304, 370
Nidationsstörung 369ff
Niere, dystope 28
Nierenagenesie 25
Nierenbecken, Dilatation 275
– doppeltes 29
Nierendurchblutung 276
Nierendystopie, kongenitale 29
Nierenerkrankung, chronische 341f
Nierenfehlbildung 28
Nierenfunktionsstörung 276
Nierenlager, schmerzhaftes 365
Nierenrindennekrose 341
Nierentransplantation 341f
Nierenversagen, akutes 341
Nierenverschmelzung 28
Nikotin 83
Nitroprussidnatrium 324
NO (Stickstoffmonoxid) 273, 280f
Non-A-Non-B-Hepatitis 362
Non-disjunction, meiotische 6
– mitotische 6
Nonoxinol 95
Non-Streßtest 292, 294
Norethisteron 103
Norethisteronacetat 103
Norethisteronenantat 98
Norgestimat 103
Norgestrel 97
Normospermie 259
Notfallsituation 464ff
Nötigung, sexuelle 473
Not-Sectio 432
Nüchternblutzucker 278f, 326f
Nullipara 16, 201
NYHA (New York Heart Association) 331f

O
OAT-Syndrom 84
Oberbauchbeschwerden 320, 339
Oberflächenepithel 19
Obstipation 276, 309
– Rektozele 245
– Uterus myomatosus 167
Ödem, generalisiertes 319f
Ohnmacht 332f
OHSS s. Überstimulationssyndrom, ovarielles
Oligohydramnion 288, 413
Oligomenorrhö 63f, 67
Oligozoospermie 80, 84
Oligurie 340f
Omphalozele 296, 452, 458
Onkogen E7 196
Onkologie 185ff
Oogenese 1f, 56
Oogonie 1f
Ooplasma 259
Oozyte 1f, 20, 259f
– Befruchtungsfähigkeit 260
– Furchungsteilung 262
– Reduktionsteilung 261
Oozytengewinnung 91
Operation, geburtshilfliche 429ff
– nach Strassmann 27, 90
– nach Vechietti 25
– nach Wertheim-Meigs 200
Opiate 229, 397

Orgasmus 256ff
Ösophagotrachealfistel 458
Ösophagusatresie 458
Osteoporose 76f
Ostium abdominale tubae uterinae 19
– externum canalis isthmi 17
– internum uteri 17
– urethrae externum 16f
– uteri externum 17
– uterinum 19
– – tubae 17
Östradiol 47, 49f, 65
– mikrogenisiertes 77
– Plasmakonzentration 52, 56f
– – sinkende 74
– Prostaglandinsynthese 74
Östradiol-17ß 58, 269
Östradiolsynthese 58
Östradiolvalerat 77
Östriol 49f, 269, 419
Östrogenantagonist 225
Östrogene 47, 49f, 54
– Endometriumkarzinom 202
– Gefäßproliferation 276
– Gewichtszunahme 100
– Gonadendysgenesie 7
– nach Mammakarzinom 239f
– plazentares 269
– Produktion, erhöhte 70, 176
– Stimmungslage 62
– Wehen 381
– Wirkung 58, 62
– Wochenbett 437
Östrogenentzugsblutung 54, 65, 68f
Östrogen-Gestagen-Substitution 75, 77
Östrogen-Gestagen-Test 67
Östrogenmangel 63, 75ff
– Endometritis 129
– Fertilitätsstörung 80
– Harninkontinenz 249, 251
Östrogenrezeptor 117, 240
– Endometriumkarzinom 201f
– Mammakarzinom 223
– Myom 164
– vaginaler 122
Östrogentest 63, 65, 80
– Sterilitätsdiagnostik 86
Östron 50, 202, 269
Oszillation 289ff
Oszillationsamplitude 291f, 395
Oszillationsfrequenz 291f, 395
Oszillationsverlust 397
Ovar 4, 17, 19ff
– druckempfindliches 133
– Endometriosezyste 163, 176
– Funktionsstörung 47, 66ff
– Gewicht 52
– knotiges 173
– polyzystisches 69f, 88, 172f
– Ruhigstellung 55
– Stromahyperplasie 172f
– tastbares 179
– Tastuntersuchung, bimanuelle 38f, 178f
– Umwandlung, bindegewebige 6
– Vaskularisation, verstärkte 212
– Veränderung, schwangerschaftsspezifische 277
– – zyklische 57ff, 171
– vergrößertes 70, 88
Ovaranlage 1
Ovarektomie 225
Ovarialabszeß 131
Ovarialagenesie 25
Ovarialfibrom 176
Ovarialfunktion, endokrine 47

- Erlöschen 114
- exokrine 47
- Geschlechtsreife 56 ff
- Nachlassen 75
Ovarialgravidität 373
Ovarialinsuffizienz 55, 85
- hyperandrogenämische 67, 69 f
- hypergonadotrope 67, 72
- hypogonadotrope 67 f, 87 f
- normogonadotrope 67 f
- normoprolaktinämische 67 f
- präklimakterische 164
- Zyklusanomalie 63, 65
Ovarialkarzinom 209 ff
- BRCA-1-Mutation 216
- Chemotherapie 214
- Differentialdiagnose 133, 208
- Endometriumkarzinom-Koinzidenz 203
- Früherkennungsuntersuchung 41
- intraperitoneal wachsendes 214
- Inzidenzrate 185, 210
- Kontrazeptiva, hormonale 99
- lokal wachsendes 214
- muzinöses 175, 179
- Prognose 214 f
- Rezidiv 213, 238 f
- Risikofaktor 41
- Stadieneinteilung 213
- Tumormarker 212
- 5-Jahres-Überlebensrate 214 f
Ovarialkarzinomsyndrom 210
Ovarialödem 172
Ovarialschmerz 39
Ovarialstroma 20
- Umwandlung, thekaähnliche 176
Ovarialsyndrom, polyzystisches 88 f
Ovarialtumor 21, 173
- Borderline-Tumor 209 f
- Diagnostik 178 f
- Differentialdiagnose 29, 179 ff
- Dignität 181
- epithelialer 20, 173 ff
- gutartiger 171 ff
- hormonbildender 176, 465 f
- Infektion 178
- maligner 209 ff
- Schwangerschaft 409
- solider 180
- Sonographiebefund 179 f
- Stieldrehung 133, 177 f
- Symptomatik 177
- Therapie 181
- zystischer 180 f
Ovarialzyste 108, 170 f
- Ruptur 178
- Stieldrehung 177
Ovotestis 9
Ovula Nabothi 155 f, 158
Ovulation 20, 57, 259
- Ausbleiben 70
- Auslösung 47, 58, 65, 87
- Diffusionsfluor 122
- laparoskopisches Bild 61
- Tubenlage 242
Ovulationsblutung 470
Ovulationshemmdosis 97 f
Ovulationshemmer s. Kontrazeptiva, hormonale
Oxytocin 22, 277, 381, 389 f
- Galaktokinese 460
- Plazentaablösung 393
- Rückbildungsvorgang, postpartualer 436
Oxytocinausschüttung, erhöhte 401
Oxytocinbelastungstest 294 f

P
Paartherapie 111 f
Pace maker 401
Pachytän 2
Paclitaxel 214
Paclitaxelresistenz 239
Paget-Karzinom 219
Paget-Zellen 219
Palmarerythem 282
Pankreatitis 339 f
Papanicolaou-Klassifikation 43 ff, 193
Papeln, kondylomatöse 146
- multifokale, pigmentierte 146
Papillom 153
- intrazystisches 170
- Milchgang 183 f
- ovarielles, seröses 174
Papillomatose 362
Papillomavirusinfektion 41, 138, 146 f
- Krebsentstehung 158
- Vulvakarzinom 187
- Zervixkarzinom 192, 196
Pap-Test 193
Papulose, bowenoide 146, 187
Parabasalzelle 43, 60
Parakeratose 187
Parakolpium 153
Parametritis 128 ff
- Mykoplasmainfektion 142
- puerperalis 441
Parametrium 39
- derbes 129
Paraplazenta 271
Parasiten 138, 149 f
Parathormon 278
Parazervikalanästhesie 398
Paroophoronzyste 169
Parovarialzyste 169 f
Partialprolaps 244
Partnerschaft 110
Partnerschaftskonflikt 115
Partogramm 389
Patellarsehnenreflex 323
Patientin, pflegeleichte 234
- sterbende 234 f
PCO_2 275
PCO-Syndrom 70
Pearl-Index 94 f
Peau d'orange 219
Pectoralisfaszie 22
Pelveopathie, gestationsbedingte 444
Pelveoperitonitis 131, 141
Pelvic reeducation 253
Pelvipathia vegetativa 242
Pelviskopie 66
Pemphigus neonatorum 454
Percolldichtegradienten-Zentrifugation 90
Perfusion, uteroplazentare 333 f
Periappendizitis 131, 140
Periduralanästhesie 389, 398 f
Perihepatitis 131, 140
Perimenopause 74
Perimetritis 128
Perimetrium 18
Perioophoritis 131
Perisalpingitis 131
Peritonealbiopsie 213
Peritonealgravidität 373
Peritonealkarzinom 210
Peritonealkarzinose, Diagnose 212, 238
- feinknotige 215, 238
- Ovarialkarzinom 210 f
- Therapie 238 f
Peritoneallavage 213

Peritonealriß 474
Peritonealzyste 171
Peritoneum 17
- Duplikatur 21
Peritonitis 131, 133, 472
- abakterielle 176
- Ovarialtumor, stielgedrehter 178
- puerperalis 441
Perivulvitis 118
Personenstandsgesetz 92
Perzentilenschema 287
Pessartherapie 248
Pfählungsverletzung 474
Pfannenstiel-Schnitt 432
Pfeilnaht 378, 388, 403
- quere 382
Pfropfgestose 316
Pfropfpräeklampsie 317 f
- Wiederholungsrisiko 324
Phäochromozytom 329, 331
Phenylketonurie 448
Phenytoin 346
Phimose 82
Phlebolith 153
Phonokardiographie 290
Phosphatase, alkalische 277, 339
- saure 473
Phosphatidylglycerol 326
Phospholipide 296, 326
Phrenikusparese 453
Phrenikusreizung 471
pH-Wert 396, 448
Pigmentanomalie 187
Pigmentierung, verstärkte 309
Pilzinfektion 151 f
Pinozytose 267
Piskaček-Schwangerschaftszeichen 305
Placenta accreta 414
- adhaerens 428
- bipartita 414
- incarcerata 428
- increta 414
- membranacea 414
- percreta 414
- praevia 416 ff
- - Diagnose, sonographische 288
- - marginalis 418
- - partialis 418
- - totalis 418
- succenturiata 414
Planum frontooccipitale 377
- mentooccipitale 377
- suboccipitobregmaticum 377
Plasmavolumen 274
Plasmin 62
Plateauphänomen 219
Platin 238 f
Platinresistenz 239
Plattenepithel 155 f
- metaplastisches 196
Plattenepithelhyperplasie 118 f
Plattenepithelkarzinom, vaginales 191
Platten-/Zylinderepithel-Grenze 36, 46
Plazenta 266 ff
- Alterung 414, 423
- Durchblutung 268
- Fetalisierung 266
- Formanomalie 414
- Gasaustausch 268
- Kalkauflagerung 414
- Nachgeburt 385
- Reifegradeinteilung 288
- Reifung, verzögerte 413
- - vorzeitige 413
- Sitz, tiefer 417 f

- Stoffaustausch 267f
- unvollständige 428
- Vollständigkeitsprüfung 394
Plazentablut, Transfusion 392f, 447
Plazentaentwicklung nach Brandt-Andrews 393
Plazentafunktion, endokrine 269
- Überprüfung 270
Plazentagefäß, aberrierendes 414
Plazentagerüst 266
Plazentainfarkt 414
Plazentainsuffizienz 414f
- akute 415f
- chronische 325, 415
- CTG-Veränderung 294
- physiologische 271
- Zwillingsschwangerschaft 426
Plazentalaktogen, humanes (hPL) 269f, 279, 419
Plazentalokalisation 288
Plazentalösung 385, 393
- Credé-Handgriff 432
- manuelle 393, 432
- Störung 427f
- vorzeitige 415f
- - Differentialdiagnose 417
- - Präeklampsie 320
- - Wiederholungsrisiko 416
Plazentaoberfläche, mütterliche 267f, 394
Plazentaperfusion, Steigerung 419
Plazentapolyp 439
Plazentaretention 393, 427f
Plazentation 262f
Plazentatumor 414
Plazentitis 414
Pleuraerguß 176
Pleurakarzinose 211, 238
Plexus cavernosus communicans 16
- pampiniformis 22
- renalis 22
- sacralis 249
- venosus unterinus 22
- - vaginalis 22
Plexuslähmung 453
Plica lata 21, 203
Pneumonie 338, 362
Poleinstellung 382
- regelwidrige 404ff
Polioschluckimpfung 312
Polkörperchen 260
Pollakisurie 139, 166
Polydipsie 330
Polyembryom 215
Polyhydramnion 288, 325f, 412f
Polymastie 30
Polymenorrhö 63f
Polymerase-Kettenreaktion 149
Polymerase-/Ligase-Kettenreaktion 141
Polyovulation 87
Polyp, atrophischer 159
- funktioneller 159
- hyperplastischer 159
- Portiopolyp 157
Polyspermiebarriere 261
Polythelie 30
Polyurie, fetale 325
Polyzoospermie 84
Polyzythämie, neonatale 455
Porphyrie 101
Portio 16ff
- Abstrichentnahme 36
- atrophische 159
- Fleck, roter 155f
- Kondylom 146f
- Mosaik 6, 42, 146f, 156

- Punktierung 42
- supravaginalis 18
- Transformationszone, atypische 42
- Untersuchung, kolposkopische 36
- Veränderung, gutartige 155f
- - zyklische 57
Portiopolyp 157
Portioschiebeschmerz 39, 133
- Appendizitis 472
- Extrauteringravidität 374
Positio uteri 242f
Position 382
Postkoitaltest nach Sims-Huhner 80, 86
Postmenopause 74, 76
- Blutung, vaginale 466
- Kohabitationsverletzung 472
Potentia generandi 265
Potter-Syndrom 311
Präeklampsie 314, 317f, 319ff
- Blutdruckwert 321
- Fetusüberwachung 321ff
- Prävention 324
- Therapie 323f
Praeputium clitoridis 15f
Präimplantationsdiagnostik 93, 301
Präkanzerose 187, 193
Präkursor, fetaler 269
Prämenarche 51f
Prämenopause 51, 74f
Prämenstruelles Syndrom 74f, 109, 112
Pränataldiagnostik 295ff, 309ff
Präsakralanästhesie 398
Preßdrang 391f
Pressen 384
Preßperiode 384
- Lagerung 390
Preßwehe 380, 391
Primäraffekt 143
Primärfollikel 1, 20, 57
Primärzotte 266
Primordialfollikel 1, 20, 57
Probeexzision 45
Progesteron 47, 49
- Basaltemperatur 62
- Hydroxylierung 50
- Immunität 270, 343, 380
- Plasmakonzentration 56f, 65
- plazentares 269
- Prostaglandinsynthese 74
- Tonusverminderung, muskuläre 276
- Wirkung 60, 62, 278
- Wochenbett 437
Progesteronrezeptor 58, 117, 240
- Hyperplasie, adenomatöse 202
- Mammakarzinom 223
- Myom 164
Progesteronrezeptorblocker 105
Progesteronsekretion, unzureichende 69
Prognoseindex nach Bishop 387
Proktitis 237
Prolaktin 47, 52, 270
- Ausschüttung 65
- Plasmakonzentration 32, 56f, 65
- - Normwert 57
- - Schwangerschaft 277
- Wochenbett 437
Prolaktinom 73, 329f
Prolaktinrezeptor 136
Prolaps 244ff
- Quantifizierung 247
Promiskuität 196
Promontorium 13, 17, 378
Prostaglandine 62, 73f, 381
- Abort 371f
- Extrauteringravidität 375
Prostaglandinsynthesehemmer 422

Prostata 83
Prostazyklin 62, 73f, 273, 319, 324
Protein, C-reaktives 132, 412, 440
Proteinstoffwechsel 279
Proteinurie 276, 341
- Präeklampsie 314, 317, 319, 321
Proteohormon, plazentares 270
Prothrombinzeit, verlängerte 446
Prurigo gestationis 343
Pruritus 150, 276, 338
- generalisierter 342
- Kandidamykose 151
- vaginalis 109, 112
- vulvae 108, 112, 117f, 187f
Psammomkörperchen 170, 209, 215
Pseudohermaphroditus masculinus internus 9
Pseudomuzin 175
Pseudomuzinkystom 174f, 179
Pseudomyxoma peritonei 174ff
Pseudomyzel 151f
Pseudopubertas praecox 55
Psoasschmerz 472
Psyche 62, 283f
Psychoonkologie 231
Psychopharmaka 397, 461
Psychose 347
- puerperale 444
Psychosomatik, gynäkologische 107ff
Psychosyndrom 330
Psychotherapie 231
Pterygium colli 7f
Pubarche 51f, 54f
Pubertas praecox 55
- tarda 7, 55f
Pubertät 51ff
Pudendusanästhesie 398
Puerperalfieber 439f
Puerperium 436ff
Pulmonalstenose 458
Punktierung 42, 156
Punktmutation 5, 7
Pyelonephritis 340, 366
- puerperalis 443
Pyometra 129
Pyosalpinx 131, 134
- doppelseitige 141
Pyovar 131

Q
Querlage 382, 407f
- Häufigkeit 383
- verschleppte 407
Querstand, hoher 382
- tiefer 403f

R
Radialisparese 453
Rauchen 41, 99, 308
- Gefäßerkrankung 100
- Krebsentstehung 146
- Zervixkarzinom 196
Reaktion, anorektische 56
Reaktionszyklus, sexueller 257
Reanimation 451f
- intrauterine 420
5 α-Reduktasemangel 9, 120
Reduktionsplastik 31
Reduktionsteilung 2
Reflexinkontinenz 251
Reflux, gastroösophagealer 338
Regulationsstörung, orthostatische 333
Rehabilitation 241
Reifung, sexuelle, vorzeitige 55

Reisen, Schwangerschaft 308
Reiter-Syndrom 140
Reizbarkeit 113
Reizblase 250
Rektozele 236, 244, 246
Rektum 21
Rektumatresie 458
Rektum-Scheidenfistel 198, 237f
Rektusdiastase 437
Remission 229
Renin-Angiotensin-Aldosteron-System 273, 276
Rente 241
Rentenversicherung 241
Reproduktion, technisch assistierte 90ff
Reservezellen 156, 158, 196
Residualkapazität, funktionelle 275
Restharn 166
Rete ovarii, Zyste 169
Retentionszyste 156, 171
Retinaculum uteri 21
Retinopathie, proliferative 327f
Retraktionsfurche nach Bandl 280
Retraktionsstörung, spastische 387
Retroflexio-Retroversio uteri fixata 243f
– – gravidi 242
– – mobilis 242
Retropositio uteri 242f
Rezidiv 228ff
– lokales 228, 240
– loko-regionäres 228, 238, 240
– Patientin-Situation, psychosoziale 233f
Rhabdomyosarkom 465
– traubenförmiges 191
Rhabdosphinkter 249
Rhachischisis 296
Rhesusfaktor 306, 348
Rhesusinkompatibilität 348ff
Rhesusprophylaxe 352f
Rhesussensibilisierung 352
Rhombenzephalon 264
Rhythmus, vegetativer, biphasischer 62
Riesenkystom 174f
Rifampicin 134, 337
Rima pudendi 16
Ringchromosom 6f
Ringelröteln 357, 367
Risikogeburt 299, 394
Risikoschwangerschaft 299
Ritter-von-Rittershain-Erkrankung 454
Roederer-Kopfhaltung 401f
Rokitansky-Küster-Mayer-Syndrom 25, 72
Rooming-in 438
Röteln 300, 355ff, 367
– Antikörper-Suchtest 300, 306
Rötelnembryopathie 356
Rötelnimpfung 357
Rovsing-Zeichen 472
Rückbildung, mangelhafte 245
Rückbildungsstörung 438f
Rückbildungsvorgang, extragenitaler 437
– uteriner 436
Rücken, kindlicher 388
Rückenschmerz 77

S
Sakralplexus 22
Saktosalpinx 130, 169, 181
Salpingektomie 134
Salpingitis 129, 131
– Chlamydieninfektion 140
– isthmica nodosa 81, 161

– tuberculosa 134
Salzverlustsyndrom 71
Samenflüssigkeit 259, 473
Samenspender 92
Sarkoidose 337
Sarkom, mesodermales 191
– vaginales 192
Saugglocke 431
Säuglingssterblichkeit 435
Saugreflex 460
Schädellage 377, 382f
Schambehaarung 51, 53f
– Fehlen 10
Schambogenwinkel 13
Schamhaargrenze 34
Schamlippe, große 15f, 34, 121
– kleine 16, 34, 120
Schanker, harter 143
Scheide s. Vagina
Scheidendiaphragma 95f
Scheidengewölbe 17, 38, 55
– hinteres 16, 44
– vorderes 16
Scheidensarkom 465
Scheidenspülung 95, 125
Scheidenstumpf 191, 237
Scheidenstumpfprolaps 245
Scheidenverwachsung 237
Scheidenvorhof 16
Scheinzwitter 8f
Scheitelbeineinstellung 403f
Scheitel-Steiß-Länge (SSL) 264, 286
Schenkelhalsbruch 76
Schiebeschmerz 39
Schiefhals 413, 452
Schilddrüsenerkrankung 329
Schilddrüsenfunktionsstörung 47, 65, 80
– Hyperprolaktinämie 73
– Mastopathie 182
Schilddrüsenhormon 329
Schilddrüsensuppression, fetale 329
Schilddrüsenveränderung, schwangerschaftsspezifische 277f
Schiller-Jodprobe 36, 192
Schlafstörung 76, 99
Schlaganfall 77, 344
Schleimhaut, Lividität 280
Schleimpfropf, zervikaler 259
Schlingenoperation 250
Schlüsselzellen 124
Schmerz, bohrender 469
– chronischer 112
– epigastrischer 319
– kolikartiger 469
– kontinuierlicher 469
– somatischer 468
– Tubenkarzinom 208
– Uterus myomatosus 167
– viszeraler 468
Schmerztagebuch 109, 113
Schmerztherapie 229f, 235
Schmerzzustand, akuter 468ff
Schmierblutung 67, 99
– Extrauteringravidität 374, 471
– Uterus myomatosus 166
Schneegestöberbild 369
Schock, geburtshilflicher 466f
– hämorrhagischer 416, 452
– kardiogener 413
– peritonealer 470
– septischer 441
Schockindex 467
Schocksyndrom, toxisches 128
Schokoladenzyste 163
Schoßfugenrandebene, obere 388
– untere 388

Schräglage 407f
Schulterdystokie 400, 404
Schulterentwicklung 384, 392
Schultergeradstand, hoher 404
Schulterquerstand, tiefer 404
Schulterschmerz 470f
Schultze-Modus 385
Schüttelfrost 340
Schwangerenberatung 301, 307ff, 314
Schwangerschaft 13, 63
– akutes Abdomen 471f
– Anamnese 302
– Anpassung, psychische 283f
– Anpassungsvorgang 273ff
– Blutdruckmessung 318, 321
– Blutung, vaginale 416f, 464, 466
– ektope 373ff
– Entstehung 256ff, 265
– Ernährung 307f
– Erstuntersuchung 302ff
– Gesamtflüssigkeitszunahme 273
– Gewichtszunahme 278, 305f
– Hyperthermie 84
– Impfung 312
– Infektion 355ff, 411
– Infektionsrisiko, erhöhtes 325
– Insulinbedarf 327
– Insulinempfindlichkeit 278f
– intakte 286
– Kalorienbedarf 326
– Kontrazeptiva, hormonale 104
– bei liegender Intrauterinspirale 373
– Mammakarzinom 226, 240
– Myom 169
– Ultraschalluntersuchung 286, 299, 306f
– Untersuchung 304f, 313f, 312f
– Uteruswachstum 280
– Vorsorgeuntersuchung 298ff
– Zervixkarzinom 200
Schwangerschaftsabbruch 94, 372
– Fehlbildung, fetale 311
– Herzerkrankung 333
– HIV-Infektion 306
– Notlagenindikation 311
Schwangerschaftsalter 286f
Schwangerschaftsanlage, Entwicklungsstörung 369ff
Schwangerschaftsbeendigung, Präeklampsie 323f
Schwangerschaftsbeginn 302
Schwangerschaftsdauer 302
– regelwidrige 421ff
Schwangerschaftsdermatose 342f
Schwangerschaftsdiabetes 276, 314, 325f
Schwangerschaftsektopie, hyperplastische 200
Schwangerschaftsepulis 276
Schwangerschaftserbrechen 316f
Schwangerschaftserkrankung 316ff
Schwangerschaftshormon 269f
Schwangerschaftshydrämie 274
Schwangerschaftshypertonie 317
Schwangerschaftsikterus, idiopathischer 338
Schwangerschaftsprodukt, Immunschutz 263, 270f
Schwangerschaftsprotein 270
Schwangerschaftsstörung 273
Schwangerschaftstest 285
Schwangerschaftsverhütung, postkoitale 104
Schwangerschaftswehe 380
Schwangerschaftswoche/Fundusstand-Relation 310

Schwangerschaftszeichen, sicheres 304f
- unsicheres 280, 304f
- wahrscheinliches 304f
Schweißausbruch 76, 115
Schweißbildung 117
Schweißdrüsenadenom 153
Schwerbehindertenausweis 241
Schwindel 333
Seborrhö 100
Sectio caesarea 408, 432f
- - Abnabelung 393
- - Beckenendlage 406f
- - Herpes genitalis 358
- - Herzerkrankung 333
- - Makrosomie 328
- - Morbidität, mütterliche 406
- - Müttersterblichkeit 432, 434
- - Präeklampsie 323f
- - Stirnlage 403
- tubae 374
Sekundärfollikel 1, 20, 57f, 172
Sekundärzotte 266
Selbsthilfegruppe 241
Selbstkonfrontations-Training 109
Self-demand-feeding 460
Seminalplasma 259
Senium 51
Senkniere 29
Senkung 244ff
Sentinel-Lymphknoten 220
Sepsis 362f
- Abortus febrilis 372
- puerperale 441
Septierung 25f
Septum 266
- rectovaginale 6
- urethrovaginale 5, 27
- urorectale 5f
- vesicourethrovaginale 21
- vesicovaginale 199, 443
Serosazyste 161
Sertoli-Leydig-Zell-Tumor 174, 176
Sertoli-Zellen 4, 20, 173
Sexchromatin 3
Sex-flush 258
Sexual transmitted disease (STD) 138
Sexualakt 256, 258
Sexualanamnese 110
Sexualaversion 112
Sexualhormonsynthese 47ff
Sexualität 236
Sexualstörung, funktionelle 110ff
Sexualtherapie 111
Sexualverhalten 256, 258f
Sexualzyklus 256ff
Sheehan-Syndrom 67f, 330, 444
Sichelzellanämie 335f
Sigma, Divertikulitis 472
Sigmoiditis 237
Silent menstruation 99
Silikonplastikkapsel 105
Silikonprothese 224, 239
Sinistropositio uteri 242f
Sinnesorgan 264
Sinus lactiferus 54
- urogenitalis 5, 9f, 25
- - Persistenz 29
Sinusthrombose 345
Sinustumor, endodermaler 209
Sitzbad 118, 137
Skabies 138, 150
Skelett, weibliches 13
Skene-Drüse 16
Skrotum 82
Small-for-date-Baby 459
Social support 231ff

Sodbrennen 276, 338
Solco-Derman 147
Solitärniere 28
Somatisierungsstörung 112
Somatogramm 287
Somnolenz 467
Soorkolpitis 126
Spaltbildung 270
Spaltwarze 31
Spasmolyse 397f
Spätabnabelung 392f, 447
Spätgestose 316
Spätschwangerschaft 279
Spektrophotometrie 349f
Spekulumuntersuchung 35
Sperma 473
Spermaimmunität 81
Spermatogenese 1
Spermatogramm 259
Spermatozoen 1, 3, 259
- aufbereitete 90f
- Befruchtungsfähigkeit 260
- Kapazitation 91f
- Reifung 259
- Überlebensdauer 259
Spermatozoenaszension 259
Spermatozoenautoantikörper 82
Spermatozoendichte 84
Spermatozoenmotilität 84, 86
Spermienaspiration, epididymale, mikrochirurgische (MESA) 92
Spermienextraktion, testikuläre (TESE) 92
Spermieninjektion, intrazytoplasmatische (ICSI) 88, 92
Spermiogramm 79, 82, 84
Spider naevi 282
Spiralarterie 60, 62, 266f, 280f
Sport 308
Spülung, vaginale 95, 125
Spurenelementstoffwechsel 279
SSL (Scheitel-Steiß-Länge) 264, 286
Staphylococcus aureus 128, 135, 462
Staphylokokken 127
Status, endokriner 50ff
- geburtshilflicher 386
Stauungsmastitis 135
Stein-Leventhal-Syndrom 70, 202
Steißbeinfraktur 444
Steiß-Fußlage 405
Steißlage 405f
Steißteratom 409
Stellung 312f, 382
- I.Stellung 382, 388
- II.Stellung 382, 388
Step-Test 295
Sterben 233ff
Sterilisation 105
Sterilität 78f, 301
- Adnexitis 134
- Chlamydieninfektion 139
- Endometriose 161
- immunologische 81f
- relative 54
- Therapie 87ff
- tubare 81, 90f
- uterine 88, 90
- Uterus myomatosus 169
- zervikale 88
Steroidhormonsynthese, ovarielle 47ff
Stickstoffmonoxid (NO) 273, 280f
Stieldrehung 177f, 470f
Stillamenorrhö 437
Stillen 104, 460ff
Stillhindernis 462
Stillschwierigkeit 462

Stimmungsschwankung 76, 99, 113
Stirnlage 377, 403
Stirnnaht 378
Stoffaustausch, maternofetaler 263, 271
Stoffbewegung, passive 267
Stofftransport, aktiver 267
Stoffwechsel, intermediärer 278f
Stoffwechselstörung, angeborene 296
Stomatoplastik 90
STORCH-Infektionen 355
Störung, psychosomatische 109ff
Strahlenblase 200
Strahlentherapie 229
- Spätfolge 200, 237f
Stratum compactum 281f
- spongiosum 281f
Streak gonad 6
Streckhaltung 382, 402f
Streptokokken, ß-hämolysierende 362, 454
Streptokokkeninfektion 367
- neonatale 454
- Wochenbett 440
Streptomycin 337
Streßbewältigungstechnik 114
Streßhormon 389
Streßinkontinenz 250ff
- Therapie 254
Streßsituation, chronische 79
Streßtest 294f
Striae gravidarum 283
Stromahyperplasie 172f
Stromamyose, endolymphatische 165
Stromasarkom 206f
Stromazellen 20
- Hypertrophie 277
Struma, fetale 329
- ovarii 177
Stuhl, Blutbeimengung 236
Stuhlinkontinenz 29
Stützapparat 242, 245
Subarachnoidalblutung 344
Subinvolutio uteri 438
Suizidalität 113, 115, 444
Superfizialzelle 43, 53, 59f
Surfactant 296, 446
Sutura 378
Swim-up-Methode 90f
Swyer-Syndrom 7
Sympathikotonie 75
ß-Sympathomimetika 281, 333, 422
Symphysen-Fundus-Abstand 420
Symphysenknorpel 17
Symphysenspalt 27
Symphysenzerrung 444
Symphysis ossis pubis 13
Syndrom der partiellen Androgenresistenz 10
- der polyzystischen Ovarien 67, 69f
Synechien, uterine 81
Synkarzinogenese 201
Synzytiotrophoblast 262f, 266f
Syphilis 142ff, 364f, 367
Systemkarzinom 192

T
T4-Lymphozyten 148
Taches bleues 150
Tachykardie, fetale 269, 291, 394f
- - Chorioamnionitis 412
- - mütterliche 334, 440f, 467
- - Therapie 332
Tachysystolie 401
Talgperitonitis 178

Tamoxifen 225, 240
Tanner-Stadium 52f
Tastuntersuchung, bimanuelle 38f
– rektale 39
– rektovaginale 39
Teleangiektasie 282
Telemetrie 394
Telophase 2
Temperatur, subfebrile 440
Teratom, unreifes 215
– zystisches 176
Teratozoospermie 84
Tertiärfollikel 20, 57f
Tertiärzotte 266
Testis 4
Testosteron 4, 11, 65
– Biosynthese 49f, 69
– Ovarialtumor 176
– Plasmakonzentration 56
– – erhöhte 80
– – erniedrigte 83
– Transformation 117
Testosteronmangel 79
Tetanie, hypokalzämische 330
Thalassämie 296, 335
Theka, luteinisierte, hypertrophische 173, 277
Thekaluteinzyste 172f
Thekazellen 20, 49, 173
– Androgenproduktion 60, 70
Thekazellhyperplasie 70
Thekazelltumor 174, 176
Thelarche 51ff
– prämature 55
T-Helferzellen 149
T-Helferzellen/T-Supressorzellen-Quotient 148
Thelitis 135
Therapie, adjuvante 228
– kurative 228
– palliative 229f
– pränatale 311
Thorax, faßförmiger 7
Thoraxquerdurchmesser (ThQ) 286f
Thromboembolie 99, 101
– puerperale 442f
Thrombolyse 442
Thrombophilie 275, 336
Thrombophlebitis 275
Thrombose 99, 336, 442
– Lupus erythematodes 343
Thromboseprophylaxe 437
Thromboserisiko, erhöhtes 275, 336
Thromboxan 62, 324
Thrombozyten 275
Thrombozytenaggregation 62, 99, 437, 467
Thrombozytopenie 321, 336
– Verbrauchskoagulopathie 429, 468
Thyreostatika 329
Thyreotropin (TSH) 270, 277
Thyreotropin-releasing-Hormon (TRH) 47, 65
Thyroxin 277f, 329
TNM-Klassifikation 186
Tokogramm, Basaltonus, erhöhter 401
– Kamelwehe 401
Tokographie, externe 289
– interne 289f
Tokolyse 401, 420
– Frühgeburt, drohende 422
Toluidinblauprobe 119
Tonusverlust, muskulärer 437
Torulopsis glabrata 151f
Totalprolaps 244f, 247
Toxoplasmose 306, 366ff

TPHA-Test (Treponema-pallidum-Hämagglutimationstest) 144, 365
Tragzeit 302
Transcortin 278
Transfer, diaplazentarer 267
Transformation 155f, 158
Transformationszone 155ff, 160
Transfusionssyndrom, fetales 452
– fetofetales 425
Transkriptase, reverse, Inhibitor 149
Translokation, reziproke 6
Transportglobulin 276, 278
Transsexualität 8, 12
Transsexuellengesetz 12
Transvestit 12
Treponema pallidum 142
Treponema-pallidum-Hämagglutinationstest (TPHA-Test) 144, 365
TRH-Test 65
Trichomadeninfektion 126f, 149f
– im Kindesalter 137
Trichomoniasis 149f
Trichterbecken 408
Triglyzeride 279
Trijodthyronin 277
Triple-Test 295
Triplo-X-Syndrom 7
Tripper 141
Trisomie 6, 295
Trophoblast 261f, 280
– Ischämie 319
– Maturitas praecox 413
– – retardata 413
Trophoblastantigen 270
Trophoblastdifferenzierung 263
TSH s. thyreoideastimulierendes Hormon 65, 270, 277
TSH-Test 448
Tubarabort 373f
Tubargravidität 97, 373f
Tubarruptur 374
Tubarusur 374f
Tube 17, 19, 81
– Blastozystentransport 261
– Eiabnahmemechanismus 259, 261
– Follikelphase 58
– Koagulation, transumbilikale 105
– Kontrastdarstellung 86
– Stenose 80
– Tumor, benigner 169ff
Tubendurchgängigkeit 66, 87
– Wiederherstellung 90
Tubenkarzinom 125, 208
Tubenkatarrh 130
Tubenmotilität 81, 90
Tubensterilisation 105
Tuberkulintest 336f
Tuberkulose 130, 134, 336f
Tuboovarialabszeß 131, 134
– Differentialdiagnose 208
– Ruptur 471
Tubulusschädigung 83, 90
Tumenol-Zinkoxyd-Schüttelmixtur 118
Tumor, choriongonadotropinproduzierender 55
– endometrioider 209
– fetaler 409
– gutartiger 153ff
– intestinal-muzinöser 209f
– klarzelliger 209
– maligner 185ff
– seröser 209
– Stieldrehung 470f
– zervikal-muzinöser 209f
Tumordebulking 229

Tumormarker 200, 212, 236
Tumorrezidiv 228ff, 233f
Tunica albuginea, verdickte 70, 172

U
Übelkeit 132, 316f, 339
Übergangsstuhl 447
Überlaufblase 166f
Überlaufinkontinenz 251, 255
5-Jahres-Überlebensrate 185f
Überreifesyndrom 459
Überstimulationssyndrom, ovarielles 88
Übertragung 423
Überwässerung 319
Ulcus durum 143
– molle 138, 144
– vulvae chronicum 144
Ullrich-Turner-Syndrom 7f, 67, 72
Ultraschallbiometrie 300
Ultraschalluntersuchung 46
– Ovarialtumor 179
– Schneegestöberbild 369
– Schwangerschaft 286ff, 299, 306f
Umweltchemikalien 461
Unruhe 467
Unterbauchschmerz 472
– Abort 371
– Adnexitis 133
– chronischer 107, 109, 112ff
– Endometriose 161
– Ovarialtumor 177
– Parametritis 129
– Tubargravidität 374
Untersuchung, gynäkologische 32ff
– – beim Kind 40
– histologische 44ff
– rektale 46
Urachus 5
Urämie 237
Ureaplasma urealyticum 142
Ureter 17, 21
– bifidus 28f
– Dilatation 275
– duplex 28f
– fissus 29
– Mündung, ektope 28
Ureterkolik 471f
Ureterstenose 198, 237
Urethra 17, 21
– Deszensus, rotatorischer 250f, 253
– – vertikaler 250f, 253
– Druckreserve 250
– Drucktransmission 250
– hypotone 249f, 252
– – Therapie 255
– Spaltbildung 27
– Verschlußdruck 249f, 253
Urethradivertikel 28
Urethradruckprofil 252f
Urethraepithel, Atrophie 249
Urethralänge, funktionelle 252
Urethralöffnung 34
Urethramündung 15
Urethra-Scheiden-Fistel 238
Urethrasphinkter 249
Urethrastreßprofil 253
Urethraverschlußfunktion 252
Urethritis 139ff
Urethrovesikalwinkel 250f
Urethrozele 28
Urethrozystogramm, laterales 252
Urethrozystometrie 252
Urethrozystoskopie 252
Urgeinkontinenz 250f
– Diagnostik 252

Urgeinkontinenz, Therapie 255
Uriculttest 340
Urinabgang, unwillkürlicher 250f
Urinableitung, perkutane 237
Urinuntersuchung 42, 46, 306
Urkeimzelle 1f
Urniere 5
Urnierengang 169f
Uroflowmetrie 252
Urogenitalfalte 4f
Urogenitalsystem, intersexuelles 10
Ursamenzelle 259
Uterinsegment, unteres 18f, 280, 381
– – Entfaltung 417
– – Schmerzhaftigkeit 419
Uterotonika 438
Uterotonin 381
Uterus 5, 17ff
– Anteversio-Anteflexio-Lage 21, 242
– arcuatus 26
– Bandverbindung 20
– Befund 50f, 54
– bicornis 25ff
– biforis 26
– didelphys 26f
– Druckschmerzhaftigkeit 129, 440
– Entwicklung 53
– Erkrankung, entzündliche 128f
– Fehlen 11
– Gefäßversorgung 21
– Hypertrophie 164
– hypoplastischer 56
– Lagevariation 242f
– Lymphbahn 22
– myomatosus 165f
– Partialprolaps 244
– schmerzhaft kontrahierter 416
– septus 26
– Sinistropositio 244
– subseptus 26
– Tastuntersuchung, bimanuelle 38
– Totalprolaps 245
– unicornis 25
– Veränderung, schwangerschaftsspezifische 280ff
– – zyklische 57ff
– Vergrößerung 129, 167
Uterusatonie 394, 429, 439
Uterusdurchblutung 401
Uterusfehlbildung 80f
Uterusinvolution 380
Uteruskompression, manuelle 439
Uteruskontraktion 289, 380, 386
– Hemmung 281
– Stimulation 281
Uterusmyom s. Myom
Uterusperforation 205
Uterusprolaps 244f
Uterusrückbildung 436f
– mangelhafte 438
Uterusrudiment 10
Uterusruptur 401, 418f
– drohende 419
– wehenlose 419
Uterussarkom 192, 206f
Uterusserosa, Zyste 170
Uterustumor, maligner 192ff
Uterusverletzung 474

V

Vagina 5f, 16ff, 21f
– Austastung 37f
– Befund 50f, 54
– duplex 26
– Endometriumkarzinommetastase 204
– Feuchtigkeitsgehalt 122
– Keimspektrum 122
– pH-Wert 59, 122, 155, 280
– Physiologie 122f
– Rötung 151
– septa 26
– subsepta 26
– Transsudation 257
– Verfärbung, violette 280
Vaginalabstrich 53, 59
– Gestagenwirkung 60, 63
– Östrogenwirkung 60, 63
Vaginalaplasie 11, 25
Vaginalepithel 16, 36
– Veränderung, zyklische 57, 59ff
Vaginalflora 122ff
– gestörte 126
Vaginalinfektion 126f, 355
Vaginalkarzinom 191f
– Risikofaktor 41
Vaginalmetastase 191, 208
Vaginalrezidiv 238
Vaginalsekret 124, 355
Vaginalsonographie 46
– Endometriumdicke 63
– Ovarialtumor 179
– Zyklusstörung 84
Vaginalwand, hintere 16
– Rötung 149
– vordere 16
Vaginalzyste 153
Vaginismus 81, 107
– Definition 110
– Desensibilisierungsverfahren 109
Vaginose, bakterielle 123f, 145
– – Schwangerschaft 366
Vaginoskopie 40
Vagotonus, fetaler 395
Vakuumaspiration 372
Vakuumextraktion 430f
Varikosis 101
– Schwangerschaft 275, 280, 309
– Wochenbett 447
Varikozele 79, 83
Varizellen 358f, 367
Varizellensyndrom, kongenitales 358f
Vasa iliaca externa 17
– uterina 21
Vasektomie 95
Vasodilatation 62
Vasodilatator 318
Vasokongestion 256f
Vasokonstriktion 62
Vasopressin 277, 330
VDRL-Test (Veneral-Disease-Research-Laboratory-Test) 144
Vegetativ-klimakterisches Syndrom 74ff
Vena axillaris 224
– cava 274
– epigastrica 14
– ovarica 22
– umbilicalis 266, 272
– uterina 18
Vena-cava-Kompressionssyndrom 334, 471
Venendruck 274f
Venenthrombose 99, 442
– Thrombophilie 275, 336
Veneral-Disease-Research-Laboratory-Test (VDRL-Test) 144
Ventrikel-Hemisphären-Index 409
Ventrikeltamponade 453
Verbrauchskoagulopathie 319, 336, 467
– Fruchtwasserembolie 413
– Sepsis puerperalis 441
– Ursache 429
Vergewaltigung 464, 472f
Verhalten 108
Verhaltensanalyse 109
Verlustkoagulopathie 429, 467
Vernichtungsschmerz 469
Vernix caseosa 297, 449
– – fehlende 459
Versio uteri 242f
Verstimmung, depressive 76, 115, 346, 438
Verwirrtheit 347
Vestibulum vaginae 5
– – gerötetes 126
VH-Index 409
VIN s. Neoplasie, intraepitheliale, vulväre
Virilisierung 9, 69
– adrenogenitales Syndrom 72
– Kontrazeptiva, hormonale 100
– Hyperthecosis ovarii 70
Virusinfektion 144ff
Vitalitätskriterien 286, 371
Vitamin-K-Mangel 346, 446
Vitamin-K-Prophylaxe 461
Vitaminzufuhr 308
Völlegefühl 211, 236
Volumenmangel 466
Vorblase 384, 387
Vorderhauptslage 403
Vorfall 244
Vorkern 260
Vorsorgeuntersuchung 298ff
– 2. Trimenon 309ff
– 3. Trimenon 312ff
– Durchführung 42ff
– vor Schwangerschaftsbeginn 301
– Zeitpunkt 300
Vorwehe 380, 386
Vulva 15, 21f, 117
– Carcinoma in situ 119, 187f
– Elektroresektion 190
– ödematös geschwollene 119
– Ulzeration 189
– Varizen 280
– Verletzung 426f
Vulvaatrophie 119
Vulvadysplasie 119
Vulvadystrophie 117ff, 187f
Vulvakarzinom 120, 186ff
– invasives 188ff
– Prognose 190
– Rezidiv 236f
– Risikofaktor 41
– Stadieneinteilung 189
– Therapie 189f
Vulvamelanom 190
Vulvatumor, benigner 153
Vulvazyste 153
Vulvitis 117f, 190
– Kandidamykose 151
– im Kindesalter 136
– radiogene 237
Vulvovaginitis 136f

W

Wachstumsfaktor, transformierender 4
Wachstumshormon 277
Wachstumskontrolle, fetale 287
Wachstumsretardierung, intrauterine 415, 419
– – asymmetrische 419
– – Diabetes mellitus 325
– – Diuretika 332
– – Herzerkrankung 332
– – Hypotonie 333

– – Präeklampsie 318
– – Rauchen 308
– – symmetrische 419
– – Ultraschalluntersuchung 286f
Wachstumsschub 52, 54
Warze 146
Waschfrauenhand 459
Wassereinlagerung 437
Watschelgang 444
Wehe 380ff
– Dauer 381
– Dezeleration 292
– Druckwert 290, 381
– falsche 380, 386
– Schrittmacher 381, 401
– Stärke 381
Wehenausbreitung 401
Wehenbeginn 380f
Wehendystokie 400f
Wehenhemmung 389
Wehenindunktion 295, 390
Wehenregulierung 390
Wehenschmerz 381f
Wehenschwäche 400
– Gesichtslage, mentoposteriore 403
– Muttermund, schlaffer 387
– Placenta adhaerens 428
– primäre 400
– sekundäre 400, 402
– Therapie 400
Wehenstörung, hypertone 387
Wehensturm 401, 415
Wehentätigkeit 289f, 381f
– ineffiziente 389
– regelwidrige 400f
– vorzeitige 314, 320
Wehenunterstützung 389
Wehenwirksamkeit 389
Weichteilrohr 379f
Wendung, äußere 408
– kombinierte 408
Wharton-Sulze 271, 411
White-Klassifikation 327
Windpocken 358
Wochenbett 436ff
– Pathologie 438ff
– Pflege 438
Wochenbettpsychose 347, 444
Wolff-Gang 3ff
Wolff-Körper 5
Würfelpessar 248

X
X-Chromosom 1, 3f
– Fehlen 6
– inaktiviertes 3
X0-Gonadendysgenesie 7
XX-Gonadendysgenesie 7, 9
XXX-Syndrom 7
XY-Gonadendysgenesie 7

Y
Y-Chromosom 1, 3f

Z
Zahnfleischblutung 276
Zangenextraktion 430f
– Fazialisparese 453
Zangenmeister-Handgriff 408f
Zeichnen der Kreißenden 384, 386
Zeitrente 241
Zeitwahlmethode nach Knaus-Ogino 94
Zellabstrichuntersuchung 35ff
– Treffsicherheit 42, 44
Zelle, eosinophile 61
– halonierte s. Koilozyten
– hormonbildende 20
– luteinisierte 20
– pyknotische 61
– Transformation, maligne 196
Zentriol 259
Zentromer 3f
Zervix 17ff, 154ff
– Ausziehung 244
– Befund 50, 55
– Carcinoma in situ 108, 192f, 195
– Dilatation 205, 371
– Lymphbahn 22
– ödematöse, gerötete 355, 364
– Östrogenwirkung 58f
– Rückbildungsvorgang 436
– Sekretion, schleimig-eitrige 140
– septierte 26
– Transformationszone 155f
– Veränderung, zyklusabhängige 61
– Verdickung 198
– Verfärbung, violette 280
– Verstreichen 386
Zervixabrasio 199
Zervixabstrich 36, 43f
Zervixauflockerung 280
Zervixdrüse, zystisch erweiterte 157
Zervixdrüsenfeld 154f
Zervixdystokie 400f
Zervixepithel, schleimbildendes 154
Zervixgravidität 373, 418
Zervixinsuffizienz 370, 422f
Zervixkarzinom 36, 192ff
– endophytisches 198
– exophytisches 198
– Früherkennungsuntersuchung 40ff
– Histologie 44ff, 193
– invasives 44f, 193, 194ff
– Inzidenz 185, 195
– Kolposkopie 42
– Kontrazeptiva, hormonale 99
– Lokalisation 196
– Pap-Test 43f, 193
– Prognose 201
– Rezidiv 237
– Risikofaktor 41, 196
– Schwangerschaft 200, 348, 409
– Spätfolge, therapiebedingte 237f
– Stadieneinteilung 198ff
– Therapie 200f
Zervixmyom 164, 409
Zervixpolyp 156ff
– Blutung, postmenopausale 159
Zervixprotektion 372
Zervixreifung 381, 384, 387
Zervixriß 81, 128, 427f, 474
Zervixschleim 57, 59
– visköser 81
Zervixschleimhaut, hyperplastische 155
Zervixscore 84
Zervixsekret 63, 86, 95
– Antikörper 80
– trübes 471
Zervixumschlingung, operative 422
Zervizitis 128, 355
– Chlamydieninfektion 140, 364
– Erregersuche 37
– Gonorrhö 142
Zidovudin 149
Zinkaspartat 308
Zona pellucida 259f
Zone, erogene 256
Zosterhyperimmunglobulin 358f
Zoster-Virus 358f
Zottenglatze 263
Zotteninvasion 261
Zottenoberfläche 267
Zottenproliferation 263
Zottenreduktion, partielle 263
Zottenreifung 267
Zottenstroma 267
Zottenvene 266
Zwangshaltung, intrauterine 458
Zwerchfellhernie 452, 457f
Zwerchfellhochstand 275, 453
Zwillingsschwangerschaft 295, 424ff
Zwitter, echter 8f
Zygotän 2
Zygote 1, 261, 373
Zygotentransport 373
Zyklomat 87
Zyklus, anovulatorischer 52, 54, 63, 68f
– – Fertilitätsstörung 80
– – Sterilitätsbehandlung 88f
– menstrueller 56ff
Zyklusanomalie 63ff, 67
Zyklusdiagnostik 84
Zykluskontrolle 97f
Zylinderepithel 154f
Zystadenom, Differentialdiagnose 209
– muzinöses 174f, 179
– papilläres 174
– seröses 174
Zyste, Gartner-Gang 169
– parovariale 169f
– Vulva 153
Zystitis 340
– atrophische 250
– puerperale 443
– Uterus myomatosus 166
Zystometrie 252
Zystoskopie 252
Zystourethropexie 255
Zystozele 236, 244, 246, 250
Zytodiagnostik 42ff
Zytolyse 122
Zytomegalie 138, 359f, 367
Zytostatika 214
Zytotrophoblast 262f, 266f